물리치료 임상매뉴얼

CLINICAL MANUAL OF

PHYSICAL THERAPY

물리치료 임상매뉴얼
CLINICAL MANUAL OF PHYSICAL THERAPY

2021년 3월 5일 1판 1쇄 발행
2023년 6월 20일 1판 2쇄 발행

지은이 | 이전형 · 김 경 · 국중석 · 김기철 · 이미영 · 최유림 외
펴낸이 | 김진환
펴낸곳 | 학지사메디컬 HAKJISA MEDICAL
04031 서울특별시 마포구 양화로 15길 20 마인드월드빌딩
대표전화_ 02-330-5188 팩스_ 02-326-0338
등 록 | 2010년 2월 8일 제313-2010-36호
메 일 | hakjisamd@hakjisamd.co.kr
홈페이지 | http://www.hakjisamd.co.kr

ISBN 978-89-6069-930-4 93510

가 격 | 36,000원

물리치료
임상매뉴얼

이전형 · 김 경 · 국중석 · 김기철 · 이미영 · 최유림 외 공저

CLINICAL MANUAL OF

PHYSICAL THERAPY

학지사메디컬
HAKJISA MEDICAL

저자 소개

대표저자

이전형 대구보건대학교

김　경 대구대학교

편집위원

국중석 선린대학교

김기철 대구보건대학교

이미영 대구한의대학교

최유림 대구과학대학교

집필진

국중석 선린대학교

김경태 제주한라대학교

김　경 대구대학교

김경훈 김천대학교

김기철 대구보건대학교

김상진 호산대학교

김성호 신구대학교

김윤환 군장대학교

김희탁 포항대학교

남형천 경북전문대학교

배주한 구미대학교

신형수 경운대학교

양회송 청암대학교

이건철 경남정보대학교

이동엽 선문대학교

이미영 대구한의대학교

이병준 경복대학교

이연섭 대원대학교

이재홍 대구보건대학교

이전형 대구보건대학교

인태성 김천대학교

차현규 중부대학교

최석주 대구과학대학교

최유림 대구과학대학교

머리말

「물리치료 임상매뉴얼」은 물리치료사의 첫발을 내딛는 신임 물리치료사뿐만 아니라 임상실습을 준비하는 학생들에게 필수적으로 필요한 물리치료 전반의 핵심 키워드를 담고 있는 포켓북 형태의 책입니다.

「물리치료 임상매뉴얼」은 임상 현장에서 환자를 치료하면서 겪게 되는 문제점을 해결하기 위해 질환의 특성, 질환에 대한 물리치료적 진단, 질환에 대한 중재방법 등을 담은 책이기에 물리치료사 또는 물리치료학과 학생들이 언제든 휴대하면서 필요할 때마다 손쉽게 찾아볼 수 있도록 만들었습니다.

「물리치료 임상매뉴얼」은 물리치료 개론, 물리치료 검사 및 평가, 물리치료 중재, 질환별 물리치료 등 4개 챕터 그리고 부록으로 해부학, 의학용어 등이 구성되어 있습니다.

첫째로, 물리치료 개론은 물리치료 기본 개념, 물리치료 평가 개념으로 나누어 물리치료의 역사, 의료보험 수가, 감염관리, SOAP, 임상의사 결정, ICF 모형 등 다양한 물리치료의 기초 개념을 담고 있습니다.

둘째로, 물리치료 검사 및 평가는 ROM, MMT, 보행 등 기초 검사 및 평가 그리고 전문화된 근골격계, 신경계, 심장계, 호흡계, 피부계, 안뜰계에 대한 핵심적인 물리치료 검사 및 평가를 담고 있습니다.

셋째로, 물리치료 중재는 전기치료, 광선치료, 수치료 등의 인자치료와 관절운동범위 운동, 뻗침운동, 균형운동 등의 운동치료와 같은 기초 물리치료 중재 그리고 전문화된 근골격계, 신경계, 심호흡계, 피부계, 안뜰계에 대한 핵심적인 중재 방법을 담고 있습니다.

넷째로, 질환별 물리치료는 근골격계, 신경계, 심호흡계, 피부계, 안뜰계 질환의 개요, 임상증상, 검사 및 평가, 중재 등으로 기술되어 질환에 적절한 물리치료적 진단과 그에 따른 적절한 중재를 적용할 수 있도록 구성하였습니다.

이처럼 「물리치료 임상매뉴얼」은 물리치료 전반의 과정을 임상에 맞추어 간략, 명확하게 체계적으로 기술하였고, 이러한 내용은 임상에서 필요한 물리치료 분야의 내용을 손쉽게 파악하고 익힐 수 있는 자료를 제공하기 위한 목적으로 만들게 되었습니다. 이 한 권의 책이 물리치료의 모든 영역을 담기에는 너무도 부족하지만 임상경험이 풍부한 현장의 물리치료사와 상호 협의를 통해 더욱 중요하고, 꼭 익혀야 할 내용만을 간추려 정리를 하였기에 물리치료학과 학생들과 임상 물리치료사에게 많은 도움이 될 수 있기를 기대합니다.

바쁜 일정에도 2년의 시간 동안 이 책이 완성되기까지 노력해주신 집필진 교수님과 아낌없이 자문을 해주신 임상 물리치료사 선생님들에게 다시 한 번 감사의 인사를 드립니다. 그리고 이 책의 출간을 위해 헌신적인 지원을 해주신 학지사메디컬 대표님을 비롯한 임직원 분들에게도 깊은 감사드립니다.

2021년 2월

대표저자 이전형, 김 경

차례

1 물리치료 개론

2 물리치료 검사 및 평가

별첨

부록

1

물리치료 개론

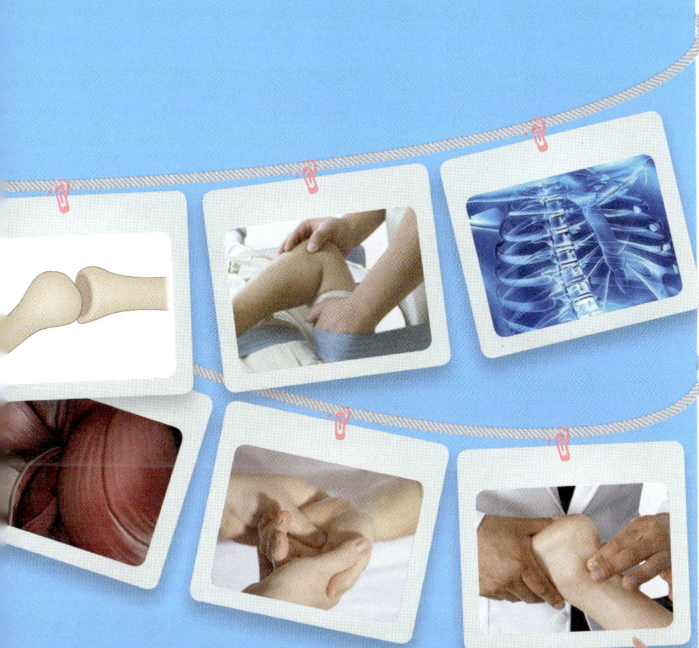

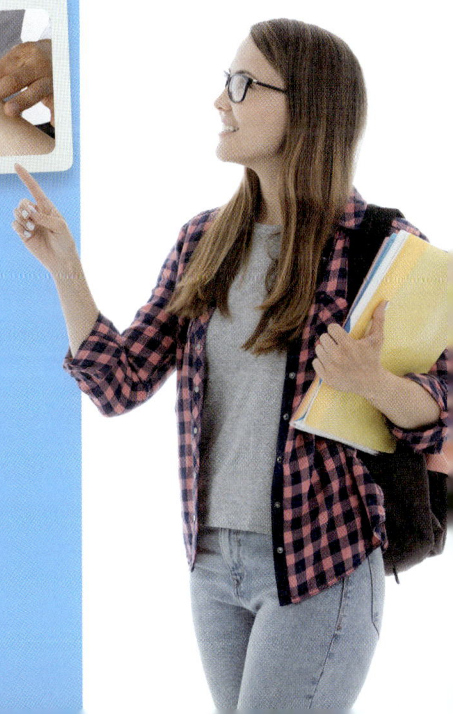

1절

물리치료 기본 개념

1. 물리치료의 역사

1) 서양 물리치료 역사

- 인류의 역사가 시작되면서부터 자연 현상을 이용한 물리적 인자치료가 적용
- Hippocrates(히프크라테스)와 Galenus(갈레누스) 등은 기원전 460년경에 수치료, 맨손 치료, 마사지 등을 만들어 시행
- 1887년 스웨덴의 국제보건복지회에 "Physical therapist"가 공식적으로 등록
- 1894년에는 영국간호사 4명이 Chartered Society of Physiotherapy를 설립
- 1900년대 초 소아마비가 창궐하여 이를 치료하기 위한 물리치료가 시행
- 미국 여성 물리치료협회 초대 회장이기도 한 Mary McMillan은 1910년대 미국에서 물리치료 정규 프로그램을 시작한 최초의 물리치료사
- 1913년 뉴질랜드 오타고 대학에 물리치료과 설립
- 1~2차 세계대전으로 물리치료 교육프로그램과 물리치료사 양성 과정이 필요에 의해 많이 생겨남
- 1951년 세계물리치료 연맹이 만들어져 현재 120개국 450,000명의 물리치료사들이 활동하고 있음(그림 1-1)

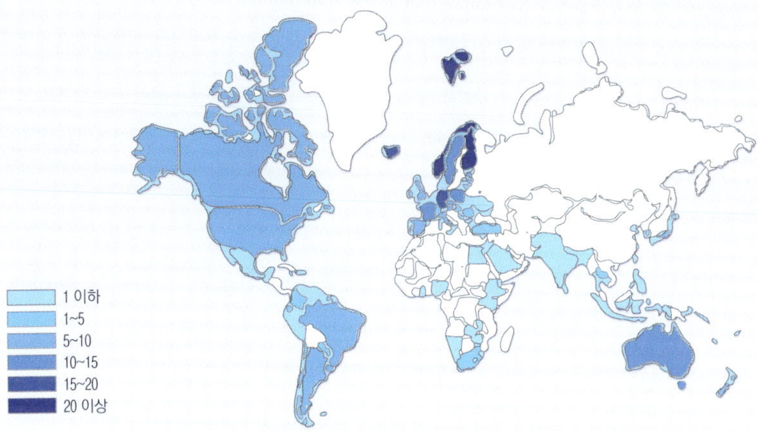

그림 1-1 나라별 인구 10,000명당 물리치료사 수

2) 우리나라 물리치료 역사

- 서양의학은 1884년 알렌이라는 의사에 의해 우리나라에 처음 도입
- 1906년 간호양성소 설치
- 물리치료가 우리나라에 도입된 것은 2차 세계대전 이후 1945년에 미군인 Geraidiane Lindberg가 미 27병원에서 군인들을 대상으로 치료한 것이 시작
- 1949년 미국 물리치료사이며 선교사인 Miss Thelma Maw(모우숙)이 세브란스 병원에서 환자를 대상으로 물리치료 실시
- 한국전쟁 기간인 1950년부터 1953년까지 여러 외국인 물리치료사들이 들어와 물리치료를 시행. 김정순, 김은재, 이강월 등은 물리치료 교육과정 이수
- 1952년 부산 동래에는 의사인 Rusk가 정부와의 협의를 통해 동래재활원 개설
- 1958년 10월 서울에 국립의료원 설치

- 노르웨이 오슬로 국립물리치료학교 강사 Eli Anderson이 흉곽치료 운동법을 교육
- 1959년 캐나다 선교사인 Miss Current(구애련)이 들어와 1960년대 세브란스 병원을 중심으로 사람들을 모집하여 물리치료 교육을 시작, 이후 연세대학교 물리치료학과 교수로 후학을 양성, 한국 물리치료의 발전을 위해 지대한 공헌
- 1963년 미국 물리치료사인 Poe가 대구 동산병원 물리치료실에서 근무
- 1963년 영국인인 Pattricia Hunn은 대구 구라선교회 병원에서 나병환자 물리치료를 실시
- 정규교육과정으로는 1963년 수도의과대학병설 의학기술초급대학에서 처음으로 2년제 물리치료과 개설
- 또한 같은 해 한국물리치료사협회가 서울에 만들어짐
- 1965년 물리치료사의 면허제와 대한물리치료사협회 설립
- 1974년 세계물리치료연맹의 회원국으로 정식 가입
- 1979년 연세대학교에서 4년제 교육과정 시작
- 2019년 현재 3년제 대학(39개교), 4년제 대학(45개교)에 물리치료학과가 개설, 대학원 33개교

2. 업무범위

1) 법적 업무범위

○ 의료기사 등에 관한 법률 시행령

[시행 2019.7.2.] [대통령령 제29950호, 2019.7.2., 타법개정]

제2조(의료기사, 보건의료정보관리사 및 안경사의 업무 범위 등)

① 「의료기사 등에 관한 법률」(이하 "법"이라 한다) 제2조제2항에 따른 의료기사의 종류에 따른 업무 및 법 제3조에 따른 의료기사, 보건의료정보관리사 및 안경사(이하 "의료기사 등"이라 한다)의 구체적인 업무범위는 별표 1에 따른다[전문개정 2018.12.18.].

3. 물리치료사
가. 신체의 교정 및 재활을 위한 물리요법적 치료에 관한 다음의 구분에 따른 업무
1) 물리요법적 기능훈련 · 재활훈련
2) 기계 · 기구를 이용한 물리요법적 치료
3) 도수치료: 기구나 약물을 사용하지 않고 손으로 하는 치료
4) 도수근력(손근력) · 관절운동범위 검사
5) 마사지
6) 물리요법적 치료에 필요한 기기 · 약품의 사용 · 관리
7) 신체 교정운동
8) 온열 · 전기 · 광선 · 수(水)치료
9) 물리요법적 교육
나. 그 밖에 신체의 교정 및 재활을 위한 물리요법적 치료에 관한 업무

2) 직무기술서(안)

물리치료사의 업무는 근무지의 형태에 따라 세부 업무 형태가 상이하나 2012년 한국보건의료인국가시험원의 물리치료사 2차 직무분석 연구에 따른 결과를 참고하면 대분류와 중분류는 아래 표와 같고 소분류를 포함한 안은 〈별첨 1〉과 같이 나눌 수 있다.

2012년 물리치료사 직무기술서(안)

물리치료사는 노화, 손상, 질병 및 환경적 요인과 연관된 움직임을 진단평가하여 정상적인 움직임과 기능적 활동으로 유지, 증진 및 회복시켜 주는 건강 전문가이다.

대분류(임무)	중분류(일)
1. 물리치료 자료수집	1. 환자정보 수집하기
	2. 병력 확인하기
2. 물리치료 검사 및 평가	1. 기초검사하기
	2. 근골격계 검사하기
	3. 근골격계 특수검사하기

대분류(임무)	중분류(일)
2. 물리치료 검사 및 평가	4. 신경계 검사하기
	5. 신경계 특수검사하기
	6. 순환호흡계 검사하기
	7. 순환호흡계 특수검사하기
	8. 피부계 검사하기
	9. 피부계 특수검사하기
3. 기타 검사	1. 소아 검사하기
	2. 노인 검사하기
	3. 여성 검사하기
	4. 계통별 특수검사하기
4. 물리치료 진단평가	1. 임상의사 결정하기
5. 치료계획	1. 목표 설정하기
	2. 치료계획 작성하기
	3. 치료계획 설명하기
6. 물리치료 중재	1. 치료적 운동하기
	2. 기능훈련하기
	3. 도수치료하기
	4. 도구 및 장비 사용과 훈련하기
	5. 물리적 인자치료하기
	6. 오리엔탈 물리치료하기
7. 재평가 및 모니터링	1. 재평가하기
	2. 초기 평가와 비교하기
	3. 목표 재평가하기
	4. 치료계획 재설정하기

3) NCS 기반 직무설명서: 물리치료

<table>
<tr><td rowspan="3">직무 분야</td><td rowspan="3">물리
치료</td><td colspan="4">NCS 분류체계</td></tr>
<tr><td>대분류</td><td>중분류</td><td>소분류</td><td>세분류</td></tr>
<tr><td>06. 보건/의료</td><td>02. 의료</td><td></td><td></td></tr>
<tr><td>주요 사업</td><td colspan="5">• 지역주민의 건강을 책임지는 다양한 공공의료사업 및 전문적인 의료서비스를 제공하기 위해 진료, 교육, 연구 등 다양한 의료 관련 사업 수행</td></tr>
<tr><td>직무 수행
내용</td><td colspan="5">• (물리치료) 만성통증 및 신체기능장애를 가진 환자를 대상으로 물리적인 방법, 즉 온열치료, 전기치료, 광선치료, 수치료, 기계 및 기구치료, 마사지, 기능훈련, 신체교정운동 및 재활훈련과 이에 필요한 기기, 약품의 사용관리, 기타 물리요법적 치료를 적용하는 업무 등</td></tr>
<tr><td>능력
단위</td><td colspan="5">• (물리치료) 01. 해부학 02. 생리학 03. 운동치료 04. 전기치료 05. 광선치료 06. 수치료 07. 물리치료 검사 및 평가 08. 정형계 물리치료 09. 신경계 물리치료 10. 심폐피부계 물리치료 11. 보장구 의지 12. 스포츠 물리치료 13. 보건행정 14. 물리치료실 및 병원 인증, 각종 평가관리</td></tr>
<tr><td>필요
지식</td><td colspan="5">• (물리치료) 인체의 구조, 형태, 병리에 대한 지식, 운동치료의 개념과 운동중재의 원리 그리고 운동기법 적용에 따른 적응증, 금기증에 대한 지식, 물리적 인자(전기, 광선, 물) 응용에 대한 과학적 이해와 각 치료별 적용 부위, 특성 및 금기증과 적응증에 대한 지식, 환자의 전반적인 상태를 확인하기 위한 각 질환(근골격계, 신경계, 심혈관계, 스포츠 손상 등)을 이해하고 질환별 치료법에 대한 지식, 보조기와 의지의 생체 역학을 고려하여 사용목적과 적응증의 이해, 절단부에 대한 적절한 관리와 의지의 선택과 착용 방법에 대한 이해, 보건통계 관련 지식, 의료폐기물 관련 지식, 감염관리 지침 및 유해물질 안전관리 지식, 의료관계법규 등</td></tr>
<tr><td>필요
기술</td><td colspan="5">• (물리치료) 운동치료의 목적에 따른 기법 적용과 신체 부위에 따른 치료적 운동을 적용시킬 수 있는 기술, 여러 질환의 특성에 맞는 평가방법 적용 기술, 여러 질환의 특성에 맞는 물리적 인자(전기, 광선, 물)치료 적용 기술, 질환별(근골격계, 신경계, 심장호흡계)로 파악하고 평가지를 확인할 수 있는 기술, 환자 기록지를 보고 평가와 치료계획을 설정할 수 있는 기술, 환자를 대상으로 한 치료적 운동 적용 기술, 환자에게 알맞은 보조기와 의지를 선택하여 올바른 착용 방법을 훈련시킬 수 있는 기술, 신의료기술 수행을 위한 자료수집 능력, 의료장비 관리 능력, 보고서 작성 및 전산 업무를 위한 컴퓨터 활용능력</td></tr>
<tr><td>직무 수행
태도</td><td colspan="5">• (물리치료) 전문성 향상을 위한 적극적인 학습태도, 정확하고 신속하게 검사결과를 산출하려는 태도, 효율적인 의사결정을 위한 적극적인 의사소통 태도, 성실하고 꼼꼼한 업무 수행 태도, 환자에게 친절한 태도, 지속적으로 자신을 관리하는 태도(시간, 체력, 감정 등), 합리적 문제 해결 능력, 행정관리 능력, 갈등해결 능력, 유관부서 업무 이해 능력</td></tr>
<tr><td>직업 기초
능력</td><td colspan="5">• 의사소통능력, 문제해결능력, 자기개발능력, 대인관계능력, 기술능력, 조직이해능력, 직업윤리</td></tr>
</table>

3. 의료보험 수가

물리치료의 의료보험 수가는 이학요법료라 칭하며 이에 대한 적용기준 및 수가 관련 자료는 다음과 같다.

1) 적용기준(2018년 07월 기준)

〈별첨 2〉 참조

2) 건강보험요양급여비용(2019년 3월판)

〈별첨 3〉 참조

3) 의료보험 수가 계산법

(1) 유형별 분류

유형별 분류	점수당 단가
「의료법」 제3조제2항제3호에 따른 의료기관 중 병원, 요양병원 및 종합병원	77.3원
「의료법」 제3조제2항제1호에 따른 의료기관 중 의원	87.6원
「의료법」 제3조제2항제1호 및 같은 항 제3호에 따른 의료기관 중 치과의원 및 치과병원	88.7원
「의료법」 제3조제2항제1호 및 같은 항 제3호에 따른 의료기관 중 한의원 및 한방병원	89.8원
「의료법」 제3조제2항제2호에 따른 조산원	140.3원
「약사법」 제2조제3호에 따른 약국 및 같은 법 제 91조에 따른 한국희귀·필수의약품센터	90.9원
「지역보건법」에 따른 보건소·보건의료원 및 보건지소와 「농어촌 등 보건의료를 위한 특별조치법」에 따라 설치된 보건진료소	86.1원

(2) 의료보험 수가 계산식

의료보험 수가 = 점수×치료단가(유형별 분류에서 정하는 점수당 단가)

예 종합병원 물리치료실에서 표층열 치료를 적용할 경우 수가는?

(계산식) 수가 = 9.2(표층열 점수)×77.3(종합병원 점수당 단가)

= 711.16원

4. 감염관리

1) 물리치료사의 감염예방을 위한 검사 및 예방접종 목록

- 흉부 X-ray(결핵) 검사
- B형 간염
- 수두
- MMR(홍역, 유행성이하선염, 풍진)
- T-dap(파상풍, 디프테리아, 백일해)
- A형 간염
- 인플루엔자

2) 물리치료실의 감염환자 관리

- 감염환자의 치료 전후 손 위생을 철저히 하고 사용한 베개와 매트는 꼭 소독을 실시한다.
- 감염이 우려될 시 마스크와 1회용 가운을 꼭 착용한다.
- 치료실에 외부인 출입을 자제시킨다.

3) 물리치료실 주요 오염원 처리 방법

- **세척**: 눈에 보이는 오염으로, 물과 세제를 이용하여 토양, 유기물과 같은 이물질을 제거하는 기계적인 마찰 과정을 의미
- **오염 제거**: 질병을 일으키는 미생물을 제거하여 취급하기 안전한 수준으로 만드는 과정
- **소독**: 질병을 발생시키는 미생물을 거의 대부분 파괴하거나 사멸시키는 과정으로서 세균의 아포는 제거하지 못함
- **멸균**: 아포를 포함하여 모든 형태의 미생물을 파괴시키는 과정으로 미생물의 절대적 사멸과정을 의미

4) 물리치료실 내 오염세탁물 및 의료폐기물 관리

- 젖은 세탁물의 경우 새지 않는 수집용기 사용
- 오염세탁물과 기타 세탁물의 분리보관 및 표식
- 오염세탁물은 오염 즉시 밀봉하여 이동
- 오염세탁물과 기타 세탁물을 구분하여 이동

5) 물리치료 기구 관련 감염관리 방법

- 호흡기 치료기구 관련 폐렴예방 및 관리: 흡인 시 멸균 카테터 및 생리식염수 관리
- 유치 도뇨관 관련 감염예방 및 관리: 소변백이 항상 방광보다 아래에 위치해야 하며, 유치 도뇨관 및 소변백의 폐쇄 상태 유지

6) 사용한 N95 마스크의 처리

- 공기 전파가 가능한 환자의 병실에 들어가기 전에 사용
- 사용한 N95 마스크는 환자의 병실을 나와 병실 문을 닫은 후에 제거

7) 전파경로에 따른 감염확산 방지와 감염예방을 위한 보호용구 착용 방법

- 일반 마스크는 환자의 혈액, 체액, 분비물, 배설물 등이 직원의 얼굴이나 점막에 튈 가능성이 있을 때 사용
- 일반 마스크는 비말전파를 할 수 있는 환자가 1m 이내에 접근할 때 사용
- 보호용구 앞면은 균에 오염된 것으로 간주하여 처리하고, 손으로 만지지 않아야 함
- 일회용 장갑은 재사용하지 않음

8) 비말주의 환자 병실 치료 시 유의사항

- 다른 환자의 침상과 1m 이상의 거리를 두어야 하며, 치료 시 접촉을 최소화하기 위하여 침상 사이에 커튼을 침
- 비말감염 환자가 동일한 비말감염이 아닌 환자와 같은 병실을 사용해야 하는 경우에는 고위험군 환자와 같은 병실의 사용을 피해야 함

9) 기타 개인위생 및 치료실 위생과 관련된 참고사항

- 개인위생 항목

① 손 씻기(출근 시, 점심식사 후, 퇴근 전, 환자치료 전, 환자나 치료기구 접촉 후, 화장실 이용 후, 코 푼 후, 상처 부위 접촉 전후)(그림 1-2)

② 감염성 환자는 보호장구 착용 후 치료한다.

③ 손 세척 시 항균제가 함유된 비누를 사용하여 흐르는 물에 씻는다.

④ 손을 씻을 시(15초 이상, 손톱을 주의 깊게, 반지 및 시계 제거 후) 깨끗이 씻는다.

⑤ 치료 가운은 1주일에 2~3회 갈아입는다.

⑥ 손톱은 늘 짧게 깎아 청결히 하며 매니큐어를 바르지 않는다.

⑦ 치료 후 샤워를 실시한다.

⑧ 머리카락은 목 칼라에 닿지 않게 자르거나 올린다.

⑨ 환자에게 상처를 주지 않는 매끈한 반지 외에 다른 반지나 손목 장식품은 하지 않는다.

⑩ 신발(실내화)은 청결을 유지한다.

⑪ 치료복을 입고 병원 밖으로 나가지 않는다.

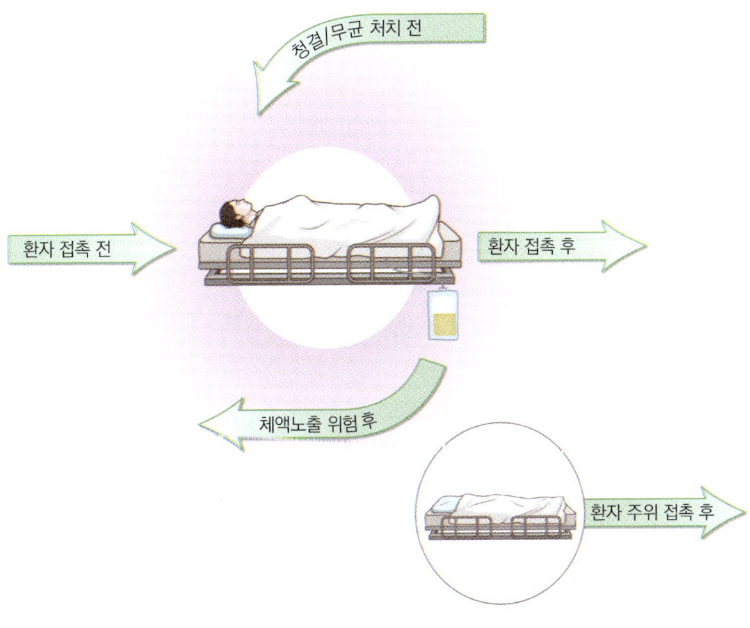

그림 1-2 손 위생이 필요한 다섯 가지 시점
출처: WHO Guides on Hand Hygiene in Health Care(2009).

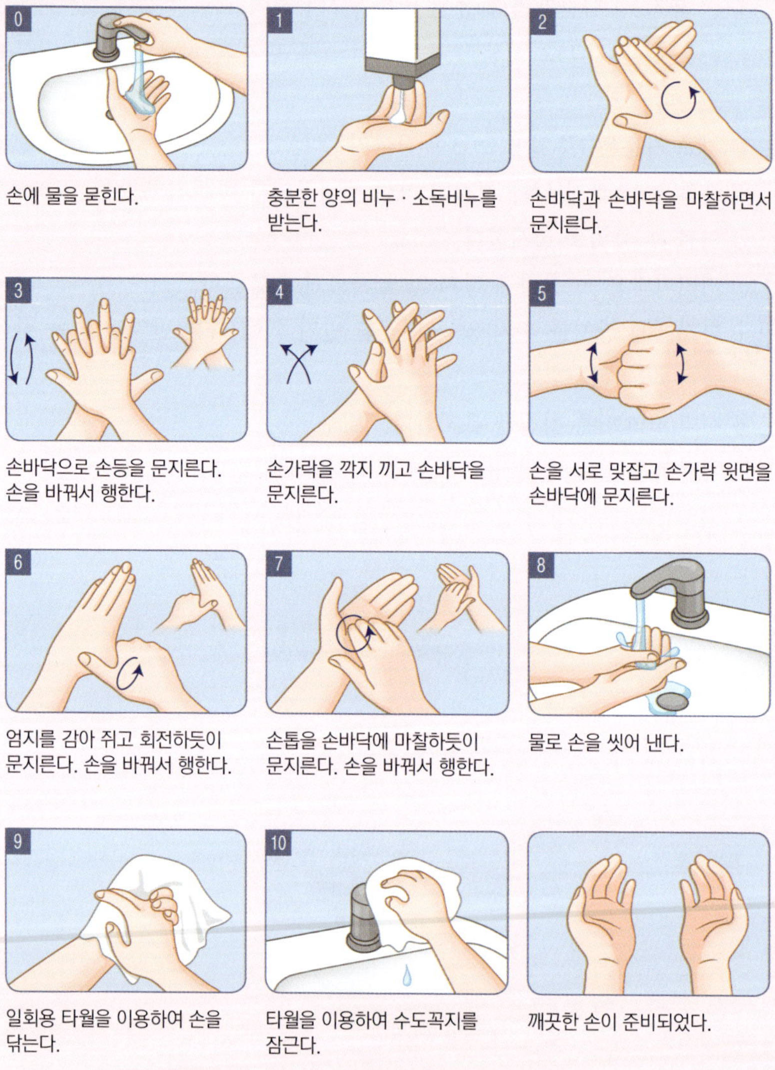

그림 1-3 물과 비누를 이용한 손씻기 방법
출처: WHO Guidelines on Hand Hygiene in Health Care (2009).

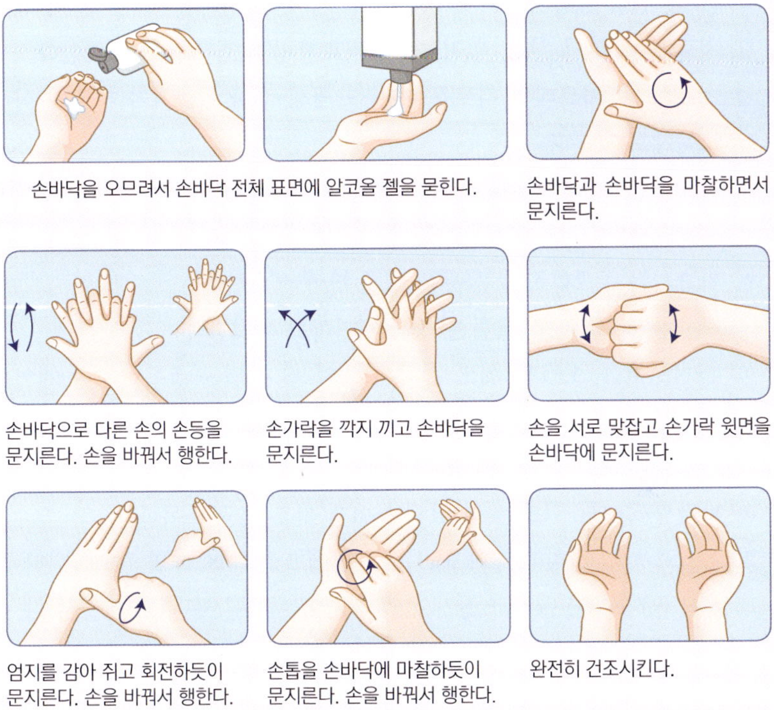

그림 1-4 물 없이 적용하는 손 소독 방법
출처: 질병관리본부(2016).

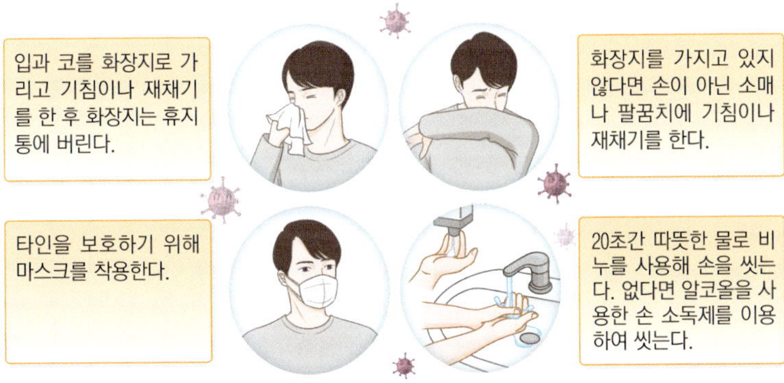

그림 1-5 기침방법
출처: https://www.cdc.gov/flu/prevent/actions-prevent-flu.htm?CDC_AA_refVal=https%3A%2F%2Fwww.cdc.gov%2Fflu%2Fprotect%2Fhabits%2Findex.htm

- 치료실 위생 항목

① 치료실 내 바닥 청소, 먼지 제거, 치료장비 청소를 매일 실시한다.
② 치료실 내 치료대의 시트를 매일 교체해 주거나 환자가 바뀔 때마다 소독제로 닦는다.
③ 치료실 내 베개 커버를 매일 갈아주거나 환자가 바뀔 때마다 일회용을 사용한다.
④ 가습기는 주 2회 닦고 물통은 매일 닦아 사용한다.
⑤ 사용한 치료기구의 오물은 즉시 제거하고 세척한다.
⑥ TENS, ICT, EST의 패드 전극은 매일 씻고 멸균 소독하거나 개인용을 사용한다.
⑦ 초음파 치료기의 도자(head)는 매일 멸균 소독한다.
⑧ 파라핀(paraffin) 욕조는 한 달에 3~4회 씻고 멸균 소독한다.
⑨ 온습포 가열 장치(hot pack unit)는 한 달에 3~4회 씻고 멸균 소독한다.
⑩ 온습포(hot pack) 타월과 전기 온열팩 커버는 매일 세탁하고 교체한다.
⑪ 와류욕조(whirlpool bath)와 하바드 탱크(Hubbard Tank) 혹은 수중풀은 매일 씻고 멸균 소독한다.
⑫ 일반 쓰레기와 의료용 적출물은 분리하여 버린다.

출처: 김종순(2008), 한국콘텐츠학회, vol.8(11), 89-202.

치료실 기구 소독지침

용도		사용 소독제	소독제 희석	사용방법
기구 소독	전기치료 패드 사용	락스	200배 희석 = 물 1L+락스 5mL	• 패드: 10분 침적→물로 헹굼→건조
	FES, Vital stim 사용	알코올 솜	80% 에탄올 흡착 솜	• 치료 전 환자 피부소독 (알코올 알러지가 있는 경우 제외) • 개방된 상처에 사용 금지 • 패드는 개인별 사용

용도		사용 소독제	소독제 희석	사용방법
기구 소독	보행훈련용 벨트, 기립훈련용 벨트	소독제 (락스, 설파니오스 등)	400배 희석 = 물 1L+소독제 (설파니오스 2.5mL)	• 오염이 심할 경우 벨트 교체 • 종이시트나 수건 사용 • 환자 사용 후 적당 비율로 희석하여 닦아낸다.
	환자용 치료용 매트, 테이블, 치료기구나 도구			
	감염환자 사용 기구		200배 희석 = 물 1L+ 락스 5mL	

※ 치료실 소독지침은 해당 의료기관의 소독지침규정에 따른다.

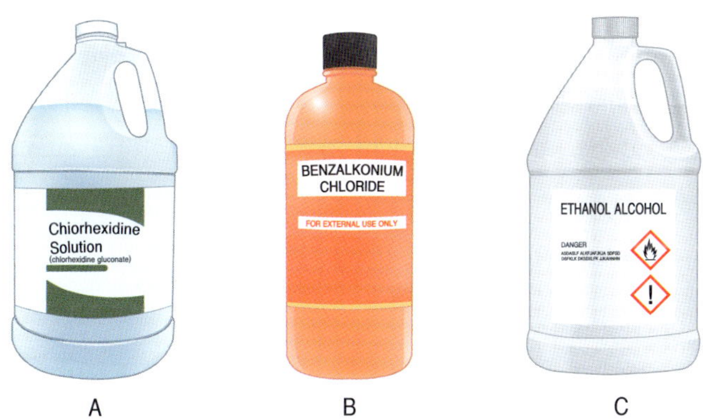

그림 1-6 일반적인 소독제. A. 클로르헥시딘 B. 염화젠잘코늄 C. 알코올(에탄올)

5. 환자 대응

1) 환자의 권리와 의무

① **권리:** 진료권, 알권리 및 자기결정권, 비밀보호권, 상담 및 조정 신청권
② **의무:** 치료사에 대한 신뢰 및 존중, 부정한 방법으로 진료 받지 않기, 병원 규정 준수

2) 물리치료사의 환자 대응

환자중심 접근, 상세하고 쉬운 설명, 라포 형성, 근면하고 성실 및 정직한 태도, 단정한 용모, 감정 조절, 유머감각, 봉사정신으로 환자에게 대응

3) 물리치료사의 안전관리

환자를 치료하는 물리치료사는 관절을 많이 사용하여 근골격계에 많은 부담을 주며 이는 환자의 안전에도 영향을 미쳐 의료사고를 야기할 수 있기 때문에 주의가 필요하다. 본인의 안전을 위해 생체역학적 이득을 가져오는 자세로 치료하며 본인 및 환자 모두에게 일어날 수 있는 낙상, 화상 및 감염, 골절, 열상, 파열 등을 유의하여야 한다(예시).

치료실에서 지켜야 할 안전수칙

① 치료실 내 미끄럼 방지를 위해 바닥에 미끄럼 방지 소재를 사용하며 항상 깨끗하게 마른 상태로 유지한다.
② 전기치료기에 의한 화상 및 수포 발생 예방에 신경 쓴다.
③ 치료기구 사용 시 물리치료사의 허락하에 사용하도록 한다.
④ 치료실의 동선이 환자나 치료사의 이동 시 방해받지 않도록 항상 정리한다.
⑤ 안전 상황 발생 시 담당의사를 호출하고 즉시 상급자에게 보고한다.

예시 2014년_전국 병원안전보건관리자협의회(재해 사례집)

불균형 및 무리한 동작: 환자를 들어 올리다가 손목에 염좌

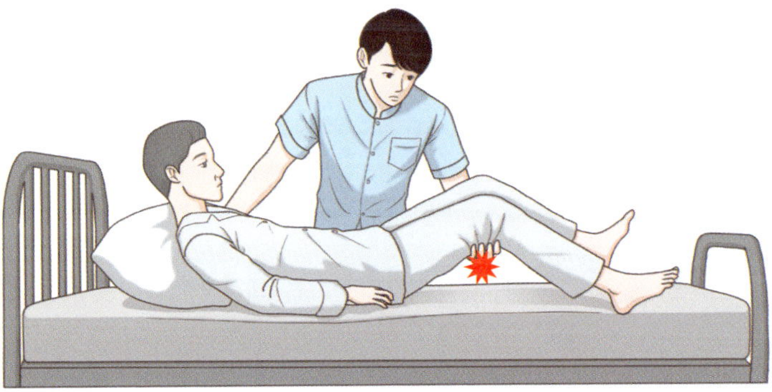

재해 개요

이송요원이 환자를 이동용 카트에서 침대로 옮기던 중 환자의 다리를 무리하게 들어 올리려다가 손목에서 뚝 하는 소리가 나면서 통증이 있었고 추후 손을 움직이는데 불편함이 있어 진료결과 손목 염좌 진단을 받음

재해 원인

1. 환자를 옮기는 과정에서의 인력부족 – 2인이 머리와 다리를 들어 옮김
2. 무리한 힘을 사용하여 환자를 옮김
3. 근골격계 질환 예방과 관련된 교육시스템 부족
4. 근무 전 스트레칭 미실시

예방대책

1. 환자를 옮길 때 최소 3인 이상 협력하여 작업
2. 환자를 옮길 때 도구(easy slide)나 침대시트를 이용하여 들지 않고 끌어당기는 방법으로 작업
3. 근무 전 스트레칭으로 근육 이완
4. 근골격계 질환 예방과 관련된 교육시스템 구축

6. 물리치료사의 윤리

물리치료사는 박애와 봉사정신을 바탕으로 인간의 생명과 건강을 보살핌으로써 국민보건 향상에 기여한다.

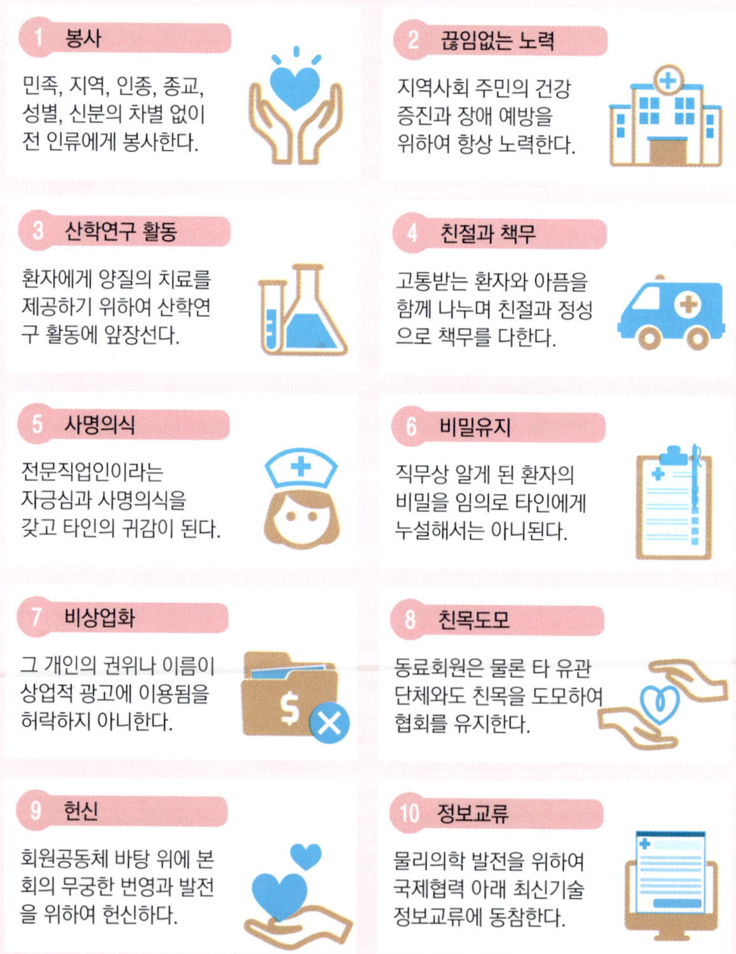
1 봉사
민족, 지역, 인종, 종교, 성별, 신분의 차별 없이 전 인류에게 봉사한다.
2 끊임없는 노력
지역사회 주민의 건강 증진과 장애 예방을 위하여 항상 노력한다.
3 산학연구 활동
환자에게 양질의 치료를 제공하기 위하여 산학연구 활동에 앞장선다.
4 친절과 책무
고통받는 환자와 아픔을 함께 나누며 친절과 정성으로 책무를 다한다.
5 사명의식
전문직업인이라는 자긍심과 사명의식을 갖고 타인의 귀감이 된다.
6 비밀유지
직무상 알게 된 환자의 비밀을 임의로 타인에게 누설해서는 아니된다.
7 비상업화
그 개인의 권위나 이름이 상업적 광고에 이용됨을 허락하지 아니한다.
8 친목도모
동료회원은 물론 타 유관 단체와도 친목을 도모하여 협회를 유지한다.
9 헌신
회원공동체 바탕 위에 본회의 무궁한 번영과 발전을 위하여 헌신하다.
10 정보교류
물리의학 발전을 위하여 국제협력 아래 최신기술 정보교류에 동참한다.

그림 1-7 물리치료사의 윤리
출처: http://www.kpta.co.kr/center/kpta/ethic

7. 물리치료행정

물리치료사는 치료대상이 되는 모든 이들을 위한 업무, 교육, 행정, 정책 등을 수행하기 위해 행정능력을 갖추어야 하며 행정관리자로서의 역할을 수행할 수 있어야 한다. 이를 위해 물리치료의 예약, 접수, 수납, 보험청구, 통계 등과 관련된 정보를 처리할 수 있는 원무시스템에 대한 이해가 있어야 한다. 또한 기획, 조직, 인사, 지시(지휘), 조정, 보고, 예산(재정, 평가) 등을 활용한 행정과정 역시 수행 가능해야 한다.

물리치료실 관리자 담당업무

① 물리치료실 업무 총괄(인증, 사업계획 수립, 발전계획, 홍보계획 등)
② 물리치료 상담
③ 물리치료실 인력관리(신규 채용, 직원 및 환자 교육 , 행사 지원, 지각, 결근 관리)
④ 예산 및 결산 등 관리
⑤ 물리치료실 문서수신 및 발신 관리
⑥ 의료장비(구매계획 포함) 및 비품 관리
⑦ 물리치료 환자 배정 및 관리 조율
⑧ 임상실습 학생 관리

2절

물리치료 평가 개념

1. SOAP 노트

SOAP 노트는 환자 치료 시 치료의 진행상황에 대한 문서화 방법으로 여러 가지 형식이 있으나 공통된 사항들은 모두 포함된다. 환자의 치료현황 뿐만 아니라 다른 치료팀과의 정보 교류 및 임상추론과정에 대한 정보를 제공한다. 이에 대한 표준화된 지침은 없지만 미국 물리치료사협회에서는 환자의 자기보고(self-report), 환자에게 제공된 구체적인 중재에 대한 세부 사항, 사용된 장비, 환자 상태 변화, 합병증이나 부작용, 중재의 변화 요소, 기술된 목표를 향한 향상 정도, 환자나 가족들, 다른 치료팀과의 의사소통 내용 등이 꼭 들어가야 한다는 가이드라인을 제시하였다.

1) 주관적 정보(Subjective information)

환자의 현재 상태(환자 자신, 보호자 및 가족)에 대한 정보 수집, 기능과 주 호소, 심리 상태, 장애, 증상, 병력, 치료에 대한 반응, 가족 상황과 관련하여 자세하게 서술형으로 기술(환자가 직접 언급한 내용 그대로)한다.

2) 객관적 정보(Objective information)

치료사가 환자의 상태를 검사하고, 측정을 통해 객관적으로 평가하여 기록하는 단계로 신체계통 검사(systems review), 검사 및 측정(test & measure), 환자치료내용(변화, 반복횟수, 통증 등), 교육 내용 등을 포함한다.

3) 평가(Assessment)

환자의 주된 문제점을 분석, 통합, 해석을 통해 도출해 내는 과정으로 환자의 문제목록(problem list), 물리치료 진단(Pt diagnosis), 예후, 단기목표, 장기목표로 구성된다.

4) 계획(Plan)

치료에 대한 목표를 성취하기 위해 프로그램, 중재방법(횟수, 내용), 평가 및 재평가 계획, 퇴원계획을 기술한다.

5) SOAP 노트 예시

<table>
<tr><td>이름</td><td>이**</td><td>나이</td><td>53세</td><td>성별</td><td>남</td><td>생년월일</td><td>1967.12.**</td><td>평가일</td><td>2019.1.9</td></tr>
<tr><td>병명</td><td colspan="6">Hemiplegia d/t Lt. MCA infarction</td><td colspan="2">물리치료사</td><td>김 **</td></tr>
<tr><td>C/C</td><td colspan="9">빨리 걷고 싶다. 걸을 때 오른쪽 무릎이 빠진다. 오른쪽 팔다리가 약화된다.</td></tr>
<tr><td>주관적 정보 (Subjective information)</td><td colspan="9">• 신원정보: 53세 남성으로 2018년 12월 25일 밤 11시경 말이 어눌해지고 오른쪽 팔다리에 마비가 발생하여 응급실 내원, 검사 후 Lt. MCA infarction 진단받음. 우측 반마비
• 주호소: 걸을 때 오른쪽 무릎이 뒤로 빠짐
• 우세손: 오른손
• 직업: 고등학교 체육 선생님
• 가족력: 아버지 뇌졸중 앓고 계심
• 사회력: 가족과 함께 거주, 간병인 간호 중
• 생활환경: 복도식 아파트 10층 거주
• 술/담배: 주량 – 소주 1병(주), 흡연 – 하루 한 갑
• 약물: 복용 중인 약물 없음
• “힘이 없고 걸을 때 무릎이 안 빠지며 절뚝거리지 않게 걷고 싶다” 호소</td></tr>
<tr><td>객관적 정보 (Objective information)</td><td>신체 계통 검사</td><td colspan="8">• 심혈관/폐 – 혈압 150/100mmHg, 맥박 78bpm, 호흡수 28
• 근육뼈대계 – 신장 185cm, 체중 87㎏, 우측 반마비
• 신경근육계 – 우측 팔다리 감각 손상 및 근력약화
• 의사소통, 감정, 인지, 학습형태 – 오른쪽 반신마비이지만 실어증과 조음장애가 동반되지 않았고 인지능력이 좋아 의사소통 및 협조가 잘됨</td></tr>
</table>

<table>
<tr><td>객관적 정보
(Objective information)</td><td>검사 및 측정</td><td>· Mental Status: alert, orientation: 시간 손상, 장소 · 사람은 정상
· ROM: Rt shouler flex 50° , ext 30°, abd 100°, Rt hip ext 20°, abd 20° limitation
· Muscle Strength: upper P, lower F-
· Sensation: 오른쪽 팔다리에서 일반촉각, 압각, 고유수용성 감각 모두 손상
· VAS : shoulder 3, knee 3
· MAS: Rt shouldr G2, Rt knee G1
· MFT: 8/29
· MBI: 72/100
· Balance: Sitting: static/dynamic : G/G
Standing: static/dynamic : G/mild difficulty
· functional ability: independent gait (FAC 3), 10m walking test: 40sec</td></tr>
<tr><td rowspan="5">평가
(Assessment)</td><td>문제 목록</td><td>1. 어깨와 무릎 통증, 2. 보행 시 무릎 빠짐, 3. 시간에 대한 지남력 손상, 4. 우측 근력 손상 및 ROM 제한, 5. 지구력 저하</td></tr>
<tr><td>물리 치료 진단</td><td>우측 반마비 및 감각 손상으로 보행 시 무릎이 뒤로 빠져(back knee) 보행에 어려움을 느낌</td></tr>
<tr><td>예후</td><td>1. 재활 잠재력: 양호
2. 예상기간: 18주
3. 예후에 영향을 주는 요소: 시간지남력, 치료의지 강함, 직장으로 복귀 간절함
4. 퇴원 후 필요한 서비스: 보행 및 지구력 훈련
5. 사회활동 참여: 보행능력 향상을 통한 직장복귀</td></tr>
<tr><td>단기 목표</td><td>1. 8주 내 보행 후 VAS를 1~2로 줄인다.
2. 8주 내 10m walking test를 30초대로 도달한다.
3. 8주 내 우측의 근력을 F로 할 수 있고 관절운동범위를 10° 향상시킨다.
4. 8주 내 무릎의 빠짐을 수의적으로 조절할 수 있도록 만든다.
5. 8주 내 FAC 4점을 만든다.
6. 8주 내 15분 이상 보행이 가능하도록 만든다.</td></tr>
<tr><td>장기 목표</td><td>1. 16주 내 보행 후 VAS를 0으로 줄인다.
2. 16주 내 10m walking test를 20초대로 도달한다.
3. 16주 내 우측의 근력을 G로 할 수 있고 관절운동범위를 정상운동 범위로 만든다.
4. 16주 내 무릎의 빠짐이 나타나지 않도록 만든다.
5. 16주 내 FAC 5점을 만든다.
6. 16주 내 30분 이상 보행이 가능하도록 만든다.</td></tr>
</table>

계획 (Plan)	1. 어깨와 무릎 통증을 위한 물리적 인자치료 적용 ▸ 하루 2회 핫펙, ICT, 초음파를 적용하여 환자의 통증을 치료 2. knee의 안정성 및 근력 강화를 위한 치료 ▸ 치료사는 Quardiceps와 hamstiring에 대해 적절한 고유감각훈련을 실시 ▸ 각각의 근육의 등척성, 등장성, 원심성 수축을 적용하여 모든 유형의 근수축이 가능하도록 훈련 ▸ 계단을 이용한 step 훈련을 통해 무릎의 조절 능력 확보 3. 보행 훈련 ▸ 환자의 보행능력 증진을 위해 속도 및 지구력 강화 프로그램 실시 ▸ 점진적 목표지점 찍고 돌아오기, 정해진 시간 내 목표한 거리 걸어가기 실시

2. 임상의사 결정

- WCPT에 의한 정의에 따르면 임상추론/임상의사 결정이란 물리치료사가 환자에 대한 정보를 수집하고 평가 및 진단을 통해 환자의 문제점을 다루고 판단하기 위한 추론과정으로 정의
- O'Sullivan(2014)은 임상판단이란 임상적 추론과정의 결과이자 환자 관리의 기본 형태이며, 임상의사 결정에 영향을 미치는 요소로는 치료사의 목표와 가치, 신념, 심리적 기술, 기초지식, 전문지식 등이 있다고 주장
- 환자의 특성(목표, 가치, 신념, 신체적, 심리사회적, 교육적, 문화적 요소)과 환경요소(임상치료 환경, 전반적인 자원, 시간, 재정지원 수준, 사회적 지원 수준) 등도 포함
- 이를 바탕으로 환자/고객 관리의 틀, 장애모델, 근거중심실무에 대한 이해가 선행되면 효과적인 임상의사 결정을 수행할 수 있게 됨
- 임상의사 결정의 틀은 알고리즘으로 표현되며 추론과정에 도움을 받기 위해 숙련된 치료사들이 발전시켜옴
- 대표적인 알고리즘이 HOAC(Hypothesis-oriented Algorithm for clinicians II)이며 여러 가능성 있는 해결책을 고려하여 문제해결을 수행할 수 있도록 단계적으로 만들어짐(그림 1-10~11)

- 구체적인 임상 문제와 의사결정 단계를 파악하고 문제의 치료를 위한 가능한 선택에 근거하여 수행할 수 있음
- 여러 순차적인 문제들이 제시되고 일반적인 예/아니오 형식으로 선택하며, 측정이 범주 안에 드는지 확인
- 가설은 실행 가능하도록 세우며, 목표는 달성되고, 전략은 적절해야 하며, 치료계획은 정확하게 수행되는지 확인해야 함
- 가설은 환자의 문제에 관한 잠재적 이유로 정의되며, 원인에 대한 추측을 나타냄
- 문제는 활동 제한으로 정의
- 알고리즘에서 질문에 '아니오'라고 대답하는 것은 가설 실행에 대한 실행 가능성을 다시 재평가하는 것과 결정의 재고를 의미
- HOAC II를 임상의사 결정 모델로 사용할 때 물리치료사는 중재가 예방을 위해 사용되지 않는 경우 일어날 가능성이 있는 손상인 존재하는 문제와 예상되는 문제를 구별해야 함
- 알고리즘의 가치는 의사결정의 윤곽을 잡을 수 있게 치료사를 돕는 데 있음(그림 1-12)
- 임상의사 결정의 단계는 환자 검진, 자료 분석 및 문제 인식, 진단, 예후와 치료계획 수립, 치료계획 실행, 치료결과 평가 및 재검진으로 나뉨

1) 환자 검진

- 환자의 문제점과 이를 바탕으로 한 적절한 중재를 인식하는 단계
- 병력, 계통별 문진, 검사와 측정을 포함

2) 자료 분석 및 문제 인식

- 검진을 통해 획득한 정보를 조직적으로 분석하는 단계
- 손상 수준, 기능 및 장애 수준, 환자의 전반적 건강 상태, 가용한 사회지원 여부, 생활환경, 잠재적 퇴원목표 등에 대해 고려
- 임상의사 결정과정의 주요 변수인 여러 계통의 신체적 침범, 심각한 손

상 및 기능장애, 긴 투병기간, 합병증, 환자의 전반적 불안정성에 특히 주의

3) 진단

- 의학적 진단에 근거한 물리치료 진단을 내리는 것
- 의사들이 내리는 넓은 범주의 진단보다 세부적으로 신체의 결손과 기능적 제한 측면에 초점을 두는 것. 예 척수손상이 진단명인 환자의 경우 물리치료 진단은 외상성 척수손상으로 인한 하지 운동기능 손상으로 진단

4) 예후와 치료계획 수립

- 예후는 목표수준을 이루기 위해 필요한 시간의 양과 최적의 필요 기능수준을 예측하는 것
- 질병에 따라 예측이 다르며 경험이 부족한 치료사의 경우 숙련된 치료사의 지도나 물리치료사 업무지침을 참고하여 판단
- 치료계획 수립은 예후 예측 후 중재방법을 결정하는 것으로 자료 해석 및 통합능력, 임상추론 능력을 바탕으로 시행
- 목표와 결과, 이용 가능한 구체적인 치료방법, 치료기간과 횟수, 퇴원기준 설정 등의 필수 요소들을 고려하여 수립

5) 치료계획 실행

- 치료 횟수, 치료실의 상태, 안전수칙, 환자의 체성신경계통과 자율신경계통 간의 항상성 균형, 중추신경계의 전신 상태 등의 요소를 고려
- 환자와 교감하며 목표와 환자의 요구를 반영하여 치료

6) 치료결과 평가 및 재검진

- 치료목표 및 계획과 결과에 대한 피드백을 실시하는 것
- 효과 및 재평가가 동시에 진행
- 치료의 결과가 긍정적이거나 부정적이거나 모두에서 재검토 필요

- 기존 계획과 맞게 치료결과가 나온다면 상관없으나 경과가 예상보다 빠르거나 느린 경우는 치료계획과 실행에 대한 재검토 필요
- 재검토 시 필요한 요소들: 치료목표의 현실성, 치료의 적합성, 환자의 동기 유무, 치료 제한요소
- 치료의 부적절성이 확인될 경우: 추가정보를 활용하여 다른 치료방법을 적용 및 치료목표에 대한 변경 필요
- 치료가 잘 수행되었다면 퇴원계획을 세우며 집으로 돌아갈 경우 주거환경 평가 및 개선 계획(환자, 가족, 보호자 교육, 추가치료 및 적절한 의뢰, 가정운동 프로그램에 대한 지도 등) 필요
- 미국 물리치료사협회에서는 환자관리를 위한 요소로 검진, 평가, 진단, 예후, 중재, 결과의 6단계로 나누기도 함(그림 1-8)
- 물리치료사는 복잡한 환경에서 치료하고 있으며 제한적인 치료환경 하에서 갈수록 어려운 결정을 해야 함. 예 여러 동반질환을 가진 환자를

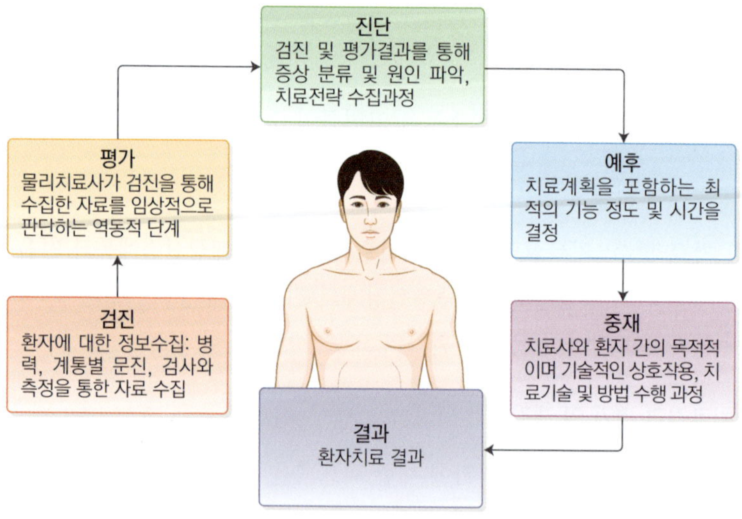

그림 1-8 환자관리를 위한 6단계 요소

입원한지 72시간 내에 재활병동으로 보내기 위해 치료시점을 결정해야 할 상황

- 제한된 시간 내에 수행할 수 있는 치료권한 역시 줄어들 것이고 치료를 수행할 수 있는 시간이 짧아지는 것은 의사결정과정을 복잡하게 만들 것
- 이러한 상황에서 초보 치료사는 상황에 쉽게 압도될 수 있으므로, 임상 의사 결정에 대한 틀과 환자 관리에 대해 숙지해야 하며 데이터를 조직화하고 우선순위화 할 수 있어야 함
- 환자와 치료팀의 필요도와 목표, 요구도에 상응하는 효과적인 치료를 계획할 수 있어야 함

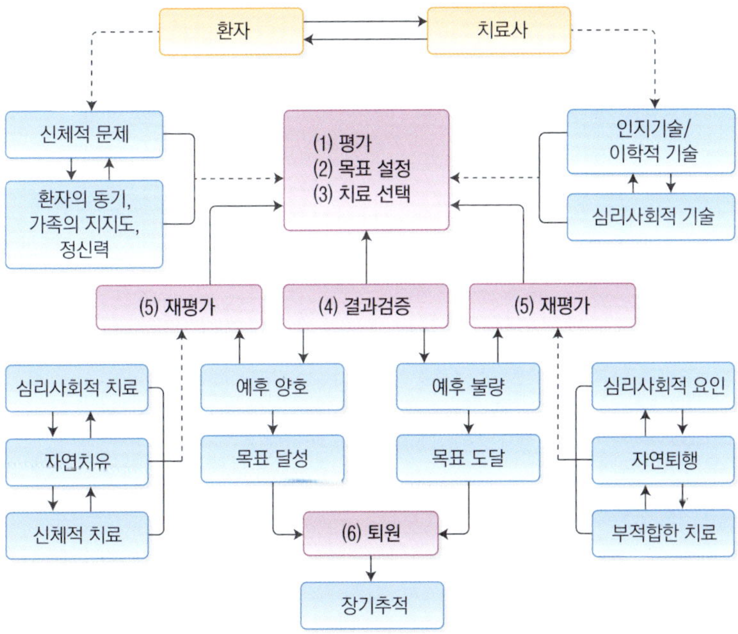

그림 1-9 의사결정 모델 흐름의 모형도
출처: 오설리반 & 스미츠(2007), 질환별 물리치료 4판, 영문출판사, p.13.

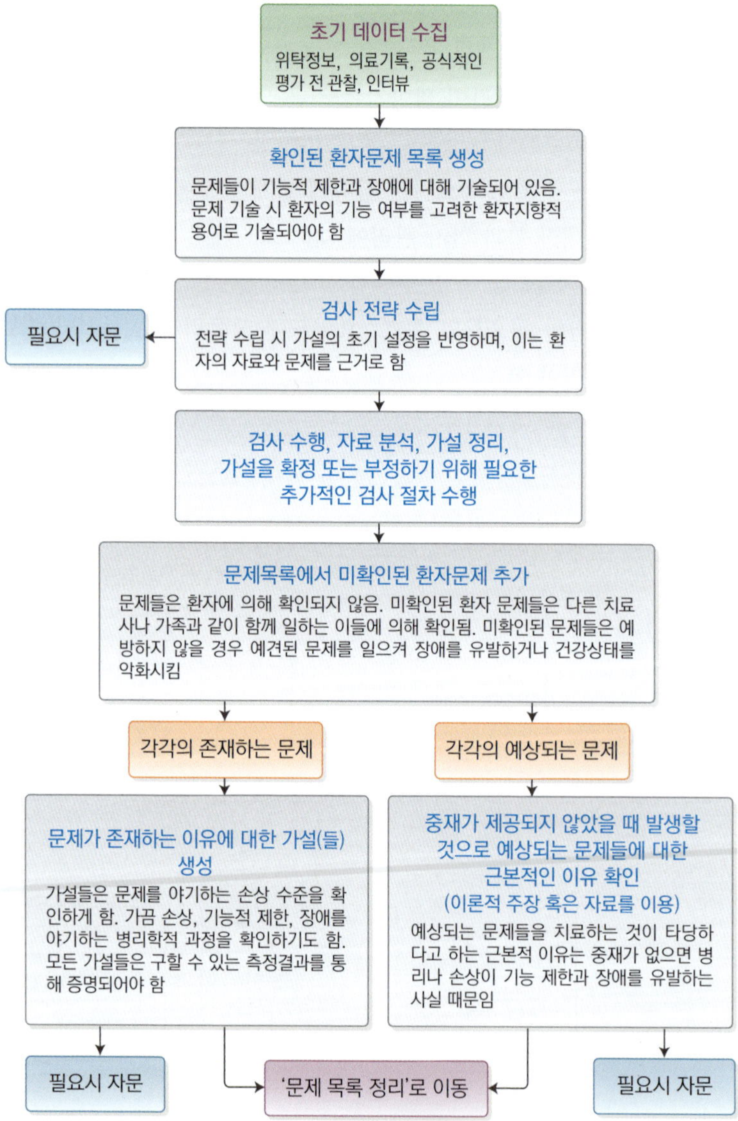

그림 1-10 HOAC II(Hypothesis-Oriented Algorithm for Clinicians II) Part 1

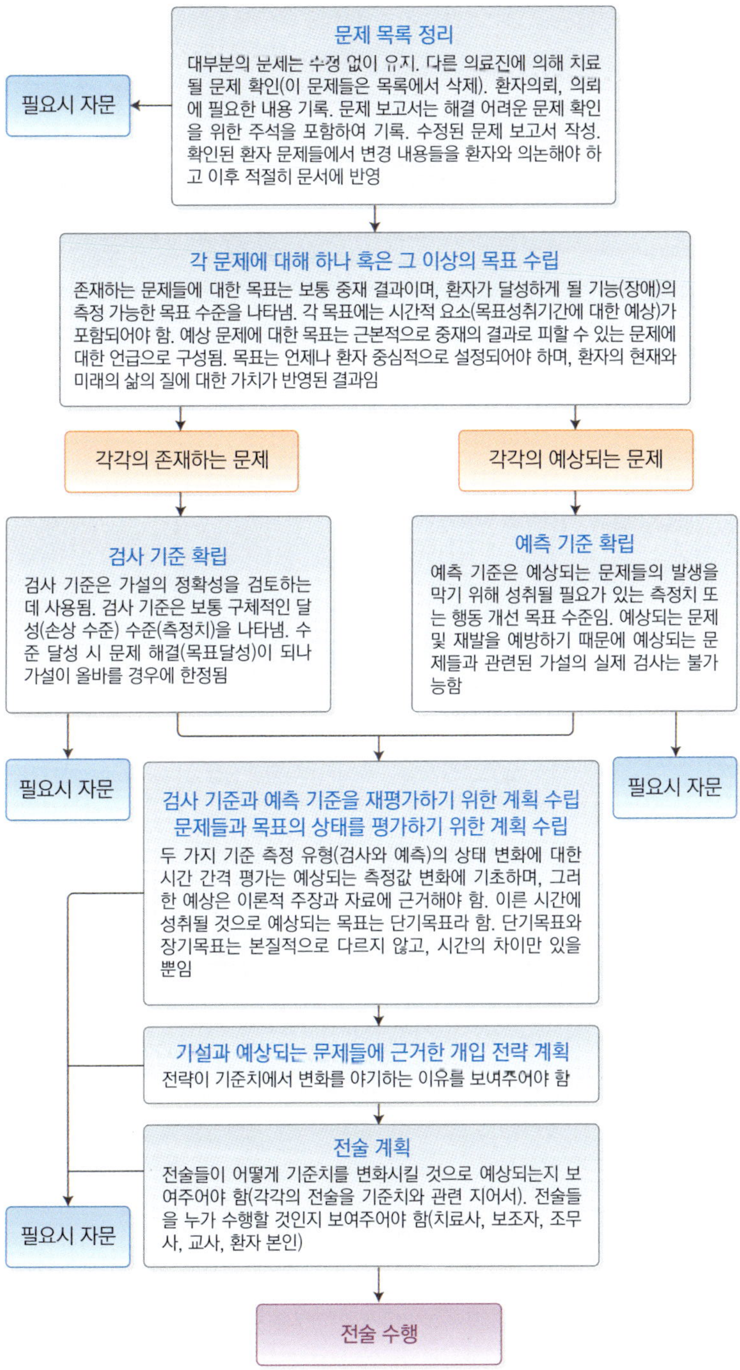

그림 1-10 HOAC II(Hypothesis-Oriented Algorithm for Clinicians II) Part 1 (계속)

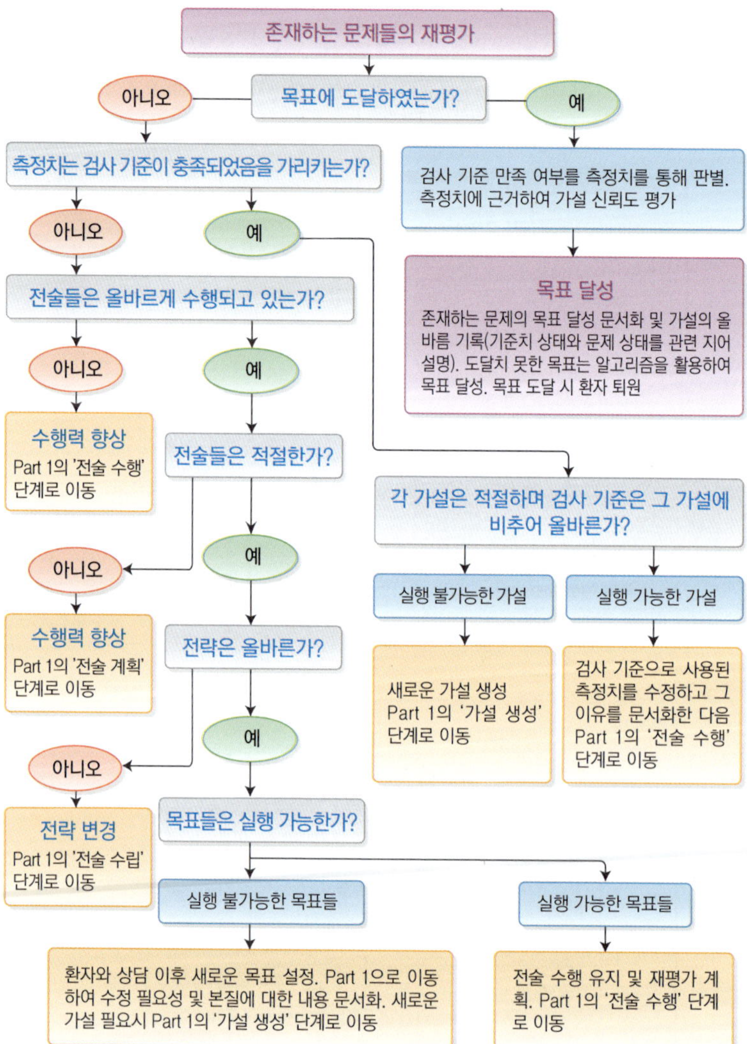

그림 1-11 HOAC II – Part 2

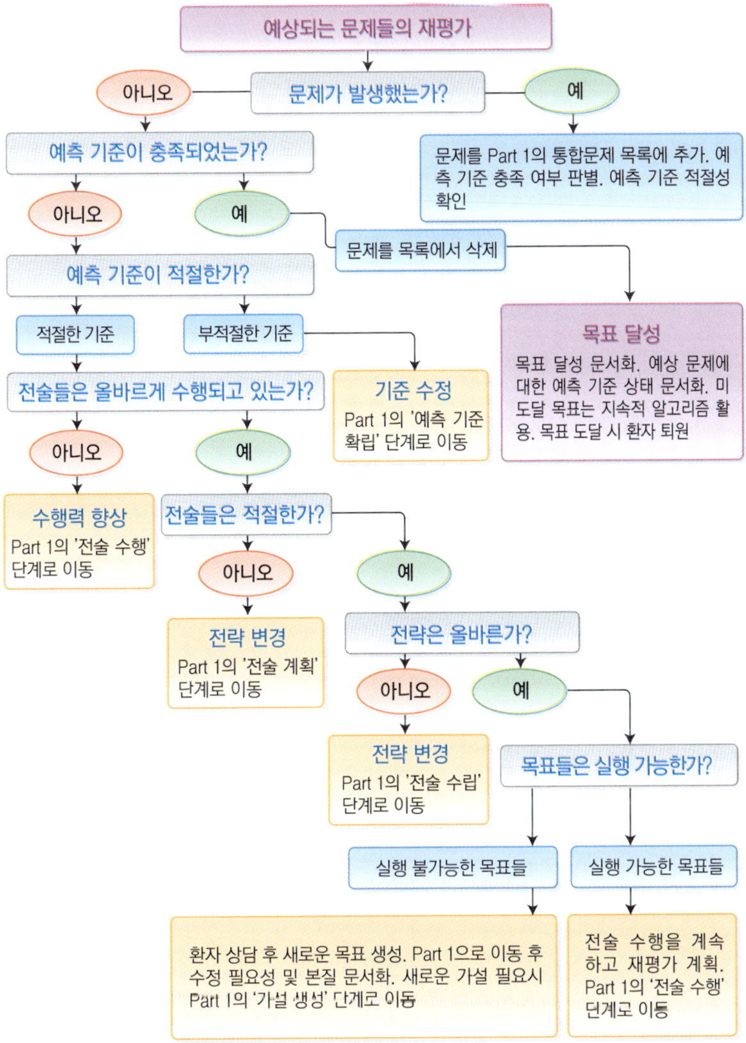

그림 1-11 HOAC II – Part 2 (계속)

출처: Physical Therapy, Volume 83, Issue 5, 1 May 2003, Pages 455 – 470
임상의사 결정, 아카데미아, Pages 32–34

요통 알고리즘

병력과 초기 평가

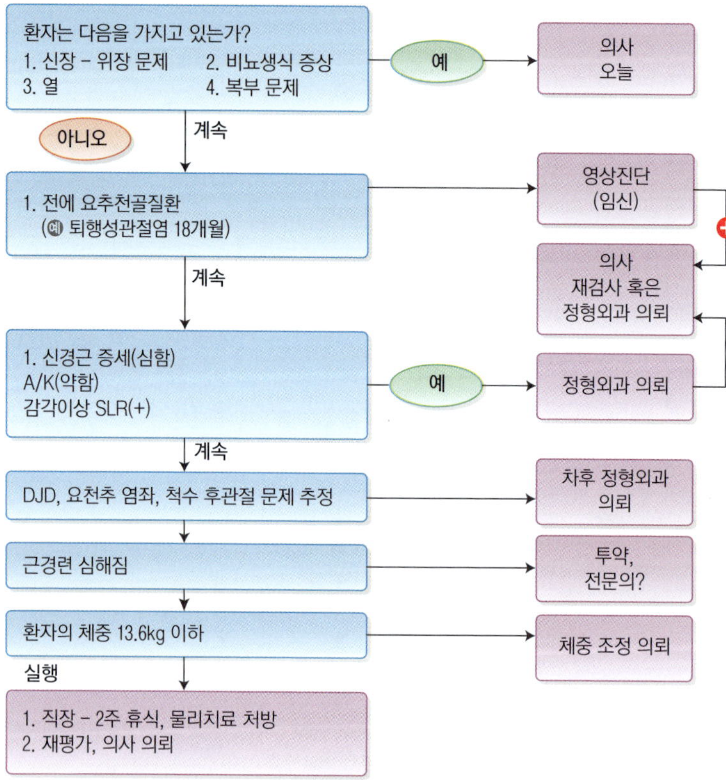

요통 계통의 재검토

예	아니오	
		체온 37.7 ℃ 이상
		혈압 160/95 이상
		휴지맥박 부정기적이거나 분당 100 이상
		휴지호흡 분당 25 이상
		최근 체중감소(4.54kg 이상) – 반드시 기록
		환자 병색, 전반적 약화, 질병 방광의 비정상, 직장 출혈, 변실금, 요실금
		만일 해당 증세 있다면 – 의사에게 일차 의뢰
예	**아니오**	
		최근 월경불순
		기타 의학적 문제
		만일 해당 증세 있다면 – 의사에게 일차 자문

그림 1-12 요통 알고리즘과 계통 재검토

출처: 오설리반 & 스미츠(2007), 질환별 물리치료 4판, 영문출판사, P12

3. ICF 모형(국제 기능 · 장애 · 건강분류)

1) 정의

국제 기능·장애·건강분류(international classification of functioning, disability and health; ICF)는 건강 및 건강과 관련된 영역들에 대한 분류이다. 개인의 일상에서 일어나는 기능과 장애의 맥락에서 환경적인 요소까지 포함한다. 물리치료사는 ICF에서 다루는 질병, 사회적 참여, 건강상태, 배경적 요소들과의 관련성을 이해하고 이에 근거한 분석 결과를 활용하여 적절한 중재 및 환자 교육을 시행할 수 있어야 한다.

2) 목적

- 건강과 건강 관련 상태, 결과 및 결정요인에 대한 이해 및 연구를 위한 과학적 기반 제공
- 장애가 있는 사람을 포함한 보건 전문가, 연구원, 정책 입안자, 일반인과 같은 다양한 사용자들 사이의 소통을 향상시키기 위해 건강과 건강 관련 상태를 표현할 수 있는 공통언어 확립
- 국가, 보건 관련 학문, 서비스 및 시간에 대한 자료 비교 가능
- 건강정보시스템을 위한 체계적 코드화 방식 제공

3) 구성요소

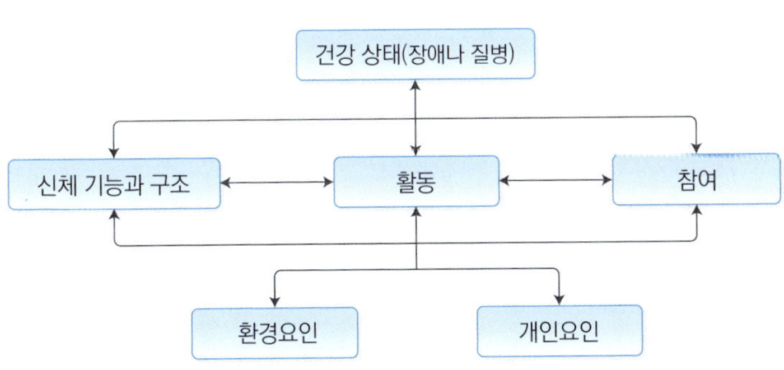

그림 1-13 ICF 모형

(1) 신체 기능과 구조 및 손상

- **신체 기능**: 신체계통의 생리적 기능(심리적 기능 포함)
- **신체 구조**: 기관, 팔다리 및 그 구성요소들과 같은 신체의 해부학적 부위
- **손상**: 주된 변형이나 손실에 의한 신체 기능 또는 구조 문제

(2) 활동과 참여/활동 제한과 참여 제약

- **활동**: 개인이 과제나 행위를 실행하는 것
- **참여**: 생활 상황에 관여하는 것
- **활동 제한**: 개인 활동 실행 시 겪을 수 있는 어려움
- **참여 제약**: 생활 상황에 관여하는 동안 개인이 경험할 수 있는 문제

(3) 환경요인과 개인요인

- **환경요인**: 사람이 생활하고, 그들의 삶을 수행하는 물리적·사회적 및 태도적 환경을 구성
- **개인요인**: 개인의 삶과 생활에 대한 특정 배경으로, 건강 상태나 상황에 해당하지 않는 개인의 특성들로 구성

4) 사용법

알파벳과 숫자를 혼용한 체계를 사용하며 b(신체 기능), s(신체 구조), d(활동과 참여), e(환경요인)가 그것이다. 분류척도를 최소 한 자리, 두 자리 또는 더 많은 숫자를 점(또는 분리점) 다음에 기입하여 코드화한다(예 b260.2 고유감각). 알파벳 다음에 오는 숫자 코드는 각 해당 장의 숫자(한 자리 수)를 시작으로 해서, 다음에는 두 번째 단계(두 자리 수), 이어서 세 번째와 네 번째 단계(각 한 자리 수)가 오게 된다. 숫자 코드 분류는 아래와 같다.

xxx.0	문제 없음	(없음, 부재, 무시해도 될 정도의,…)	0~4%
xxx.1	가벼운 정도의 어려움	(약간, 낮은,…)	5~24%
xxx.2	중간 정도의 어려움	(중간, 중,…)	24~49%
xxx.3	심한 정도의 어려움	(높은, 심한,…)	50~95%
xxx.4	극심한 정도의 어려움	(전체,…)	96~100%
xxx.8	상세불명		
xxx.9	해당 없음		

환경요인(e)의 경우, 첫 번째 분류척도는 환경에 대한 긍정적 영향, 즉 촉진요인의 정도 또는 부정적 영향, 즉 장해 정도를 나타내는 데 사용된다. 두 경우 모두 동일한 0~4점 척도를 사용하지만, e110+2와 같은 예를 보면 촉진요인임을 나타내기 위해 +기호로 점을 대체한다. 환경요인은 각 구성개념과 관련하여 개별적으로 코드화하거나 특정 개별 구성개념과 상관없이 전체적으로 코드화할 수 있다. 영향력과 기여도를 더 명료하게 확인할 수 있다는 점에서 개별적 코드화를 선호한다.

5) 분류척도

구성요소	첫 번째 분류척도	두 번째 분류척도
신체 기능 (b)	손상의 정도나 범위를 나타내기 위해 사용되는 부정적 척도에 부과되는 포괄적 분류척도 예 b167.3은 언어에 대한 특정 정신기능의 심각한 손상을 의미한다.	없음
신체 구조 (s)	손상의 정도나 범위를 나타내기 위해 사용되는 부정적 척도에 부과되는 포괄적 분류척도 예 s730.3은 팔의 심각한 손상을 의미한다.	각 신체 구조에 나타난 변화의 특성을 나타내는 데 사용됨 0 구조 변화 없음 1 완전 부재 2 부분 부재 3 부분 추가 4 이상 크기 5 불연속 6 이상 정렬 7 체액 축적을 포함한 신체 구조의 질적 변화 8 상세불명 9 해당 없음 예 s730.32는 팔의 부분 부재를 의미한다.
활동과 참여 (d)	**수행** 포괄적 분류척도 개인의 현재 환경에서의 문제 예 d5101.1_은 현재 환경에서 사용 가능한 보조기구를 사용하여 전신을 씻는데 가벼운 어려움이 있다는 것을 의미한다.	**능력** 포괄적 분류척도 보조가 없으면 제한됨 예 d5101._2는 전신을 씻는데 중간 정도의 어려움이 있다는 것을 의미한다. 즉 보조장치나 인적보조가 없으면 중간 정도의 어려움이 있다는 것을 의미한다.

구성요소	첫 번째 분류척도	두 번째 분류척도
환경요인 (e)	장해요인과 촉진요인의 범위를 각각 나타내기 위해 부정적 척도와 긍정적 척도에 부과되는 포괄적 분류척도 예 e130.2는 교육용 제품이 중간 정도의 장해요인임을 의미한다. 반대로 e130+2는 교육용 제품이 중간 정도의 촉진요인임을 의미한다.	없음

6) 적용사례

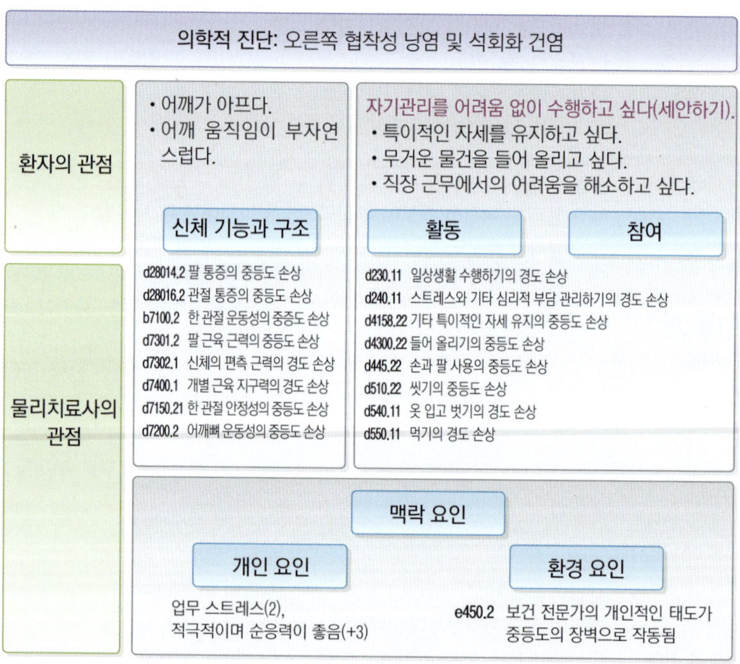

그림 1-14 적용사례 1
인용: J Korean Soc Phys Med, 2017; 12(4): 19-28, Fig. 1.

7) 참조사이트

아래 사이트를 참조하면 각 질환별 상호작용 가능한 전자 ICF 기반 문서 도구들을 선택할 수 있다.

- https://www.icf-core-sets.org/

아래 사이트는 다양한 ICF 기반 사례들을 살펴볼 수 있는 곳이다.

- https://www.icf-casestudies.org/

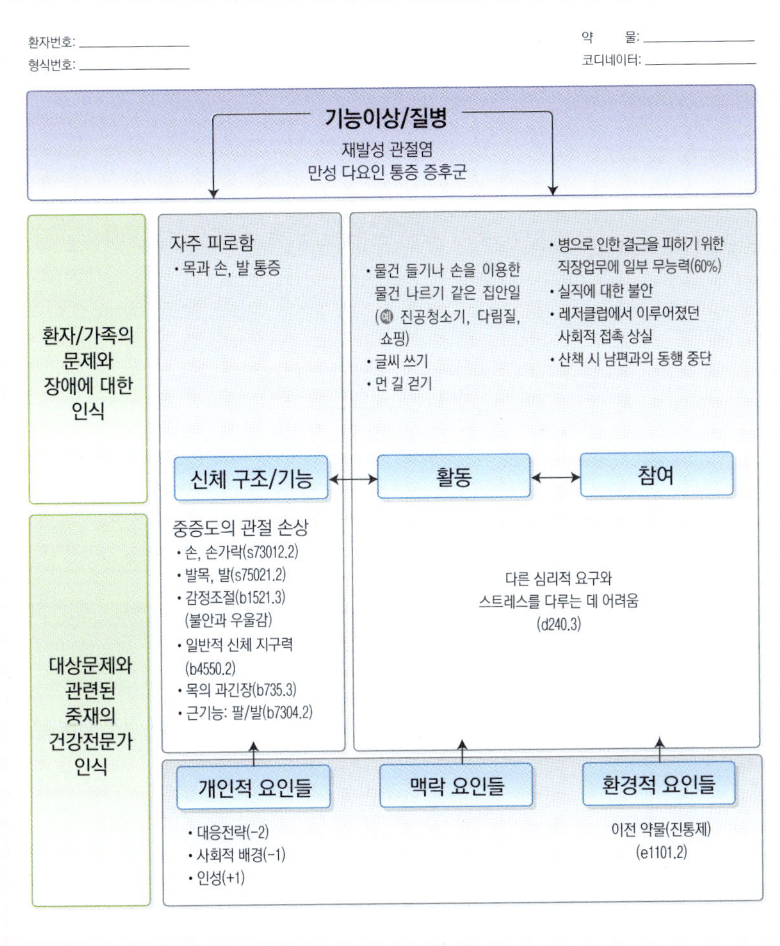

그림 1-15 적용사례 2

2

물리치료 검사 및 평가

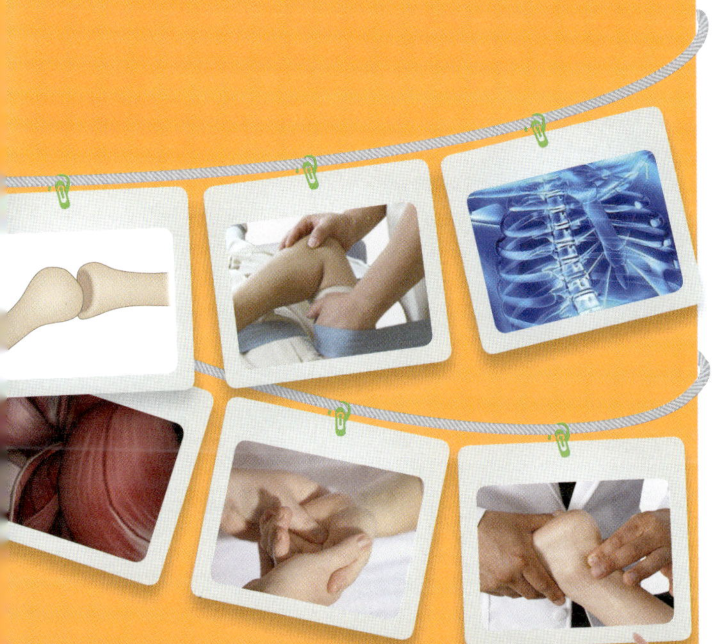

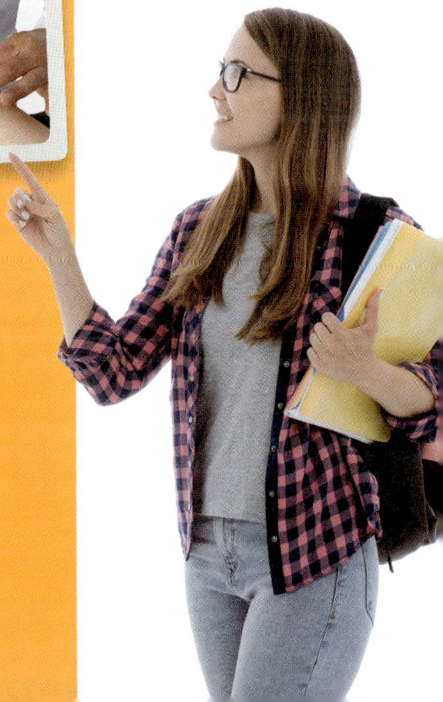

1절

기초 검사 및 평가

1. 자세 평가

목적

- 환자 상태를 관찰하고 기록
- 비정상적인 정렬상태 인지
- 병적 대상작용(습관) 확인
- 뼈 및 연부조직의 기능적 불균형 파악
- 운동중재프로그램을 계획할 때 기초자료로 활용

검사방법

- 최소한의 긴장과 부하가 주어진 편안한 상태에서 관찰
- 검사장소는 밝고 추위를 느끼는 않는 적정 온도가 유지되는 곳에서 검사
- 검사는 앞면, 뒷면, 옆면(좌, 우)에서 각각 평가하고 몸의 중심선을 기준으로 좌우 비대칭에 초점을 둠
- 발에서 머리 방향으로 천천히 진행하고 신체의 주요 관절 부위에 초점을 둠

검사 시 주의사항

- 환자에게 “자세”라는 말은 사용하지 말고, “가능하면 가장 편하게 서 있어봐라” 하고 유도

- 너무 두꺼운 옷은 검사자의 시야를 방해할 수 있으므로 최대한 얇고 몸에 붙는 옷을 입게 함
- 보조기를 사용할 경우 보조기를 착용한 상태와 보조기를 착용하지 않은 상태를 비교 관찰

1) 자세평가 기준

구분	자세평가 기준 항목	자세 그림
앞면	가상선이 양쪽 발뒤꿈치 중간에서 시작해 다리와 골반의 중앙선, 몸통 그리고 머리뼈를 차례로 관통해야 함 **[수직 기준점]** 두덩결합, 배꼽, 칼돌기, 목아래 패임, 코뼈 **[수평 기준점]** • 발 각도, 궁, 복사뼈 • 종아리머리뼈 위치 • 무릎의 곧은 정도(밖굽이/안굽이 무릎) • 무릎뼈가 앞쪽을 바로 향해 있는 것 • 두덩결합 위치 • 앞위엉덩뼈가시 위치 • 엉덩뼈능선 위치 • 이완된 상태에서 손바닥을 앞쪽으로 향함 • 팔꿈치 운반각도 • 허리각도(평형, 팔과 허리 사이의 동일한 거리) • 갈비뼈, 복장뼈, 빗장뼈, 봉우리빗장관절(위치, 대칭성) • 어깨(위치, 주로 사용하는 쪽이 더 낮은 것은 정상) • 등세모근과 목 사이(우세쪽 경사가 더 큼) • 코(정중선) • 턱(이완된 자세) • 머리(중앙선에 대해 곧음, 기울어짐, 회전을 관찰)	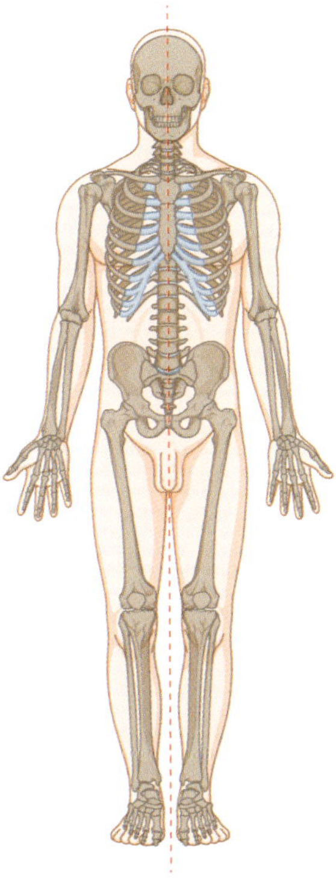

구분	자세평가 기준 항목	자세 그림
옆면	**[수직 기준점]** • 중심선이 측면 복사뼈에 대해 앞에 있는지 검사 • 종아리 머리뼈 • 넙다리뼈 큰돌기 • 어깨뼈봉우리 • 목뼈 몸통 • 바깥귀길/귀구슬 **[수평 기준점]** • 무릎(5°~15° 약간 구부러짐) • 골반각(남성 0°~10°, 여성 15°~30°) • 가슴(오목가슴/새가슴) • 복부근 • 가슴과 등 • 어깨(전방회전) • 척추(정상 척주굽이) • 귓볼(어깨뼈봉우리와 일직선상에 있는지와 엉덩뼈능선의 다른 수직 경계선과 일치하는지를 검사)	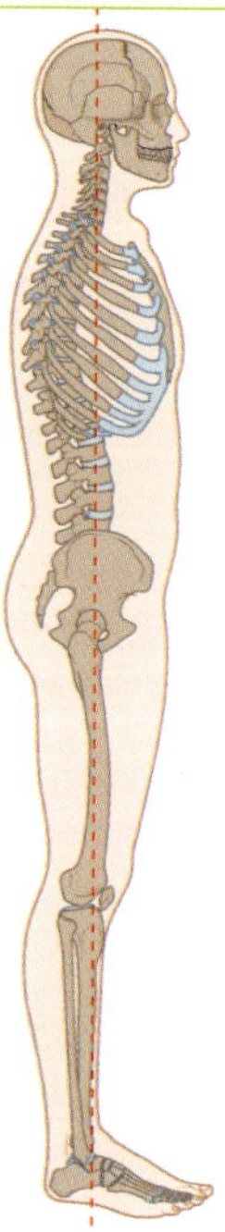
뒷면	**[수직 기준점]** • 2번 엉치뼈 • 7번 목뼈 • 뒤통수점 **[수평 기준점]** • 발꿈치(곧음, 안쪽/밖으로 각이 짐) • 발꿈치 힘줄(곧음, 안쪽/밖으로 각이 짐) • 다리오금 위치 • 볼기접힘(위치, 대칭성) • 뒤엉덩뼈가시 위치 • 발(몸통으로부터 동일한 위치에 있는지) • 허리 각도(평행/위치, 몸통으로부터 동일한 위치에 있는지) • 갈비뼈(불쑥 나옴) • 척주(곧음, 측면으로 휘어 있는지) • 어깨뼈아래각 위치 • 어깨 위치 • 머리 정중선	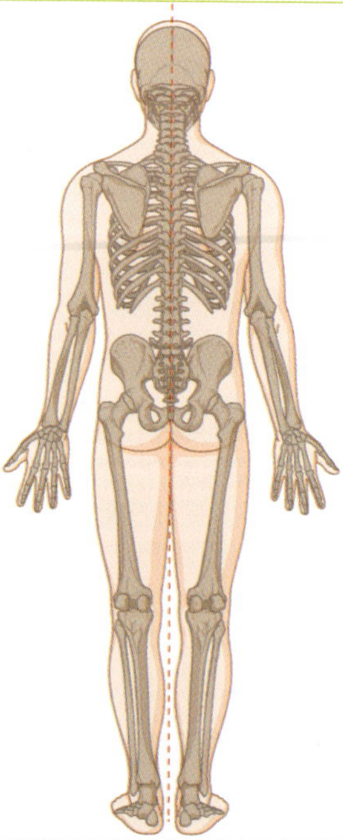

2. 관절운동범위 검사

팔다리, 몸통의 각 관절을 검사자가 수동적으로 관절운동범위 내에서 움직여 발생된 운동범위를 측정하는 것을 의미

목적

- 근력검사의 보조수단
- 측정된 정보를 근거로 장단기 목표 설정
- 관절운동범위 인지를 통해 동기 부여
- 치료기록에 대한 자료 사용
- 관절 상태에 대한 객관적 정량화
- 치료프로그램의 효율성 파악

검사방법

- 대상작용이 없는 해부학적 자세에서 시작
- 운동축을 찾아 측정도구 축에 일치시킴
- 검사자는 고정팔을 고정하고 운동팔을 움직여 각도 측정
- 각도는 5° 단위로 기록

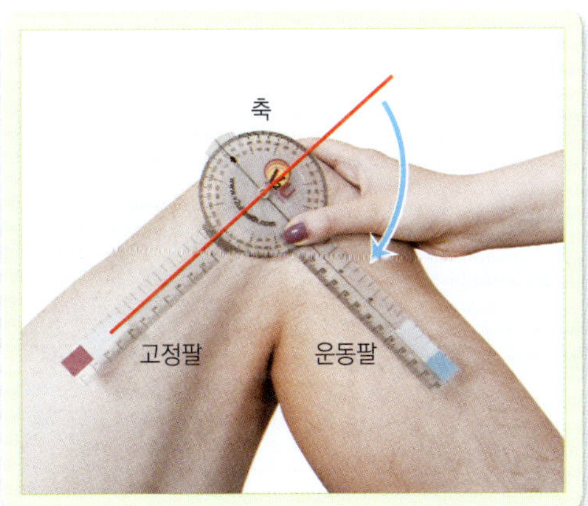

검사 시 주의사항

- 검사 시 각도에 영향을 줄 수 있는 인자를 기록하는 것이 좋음
- 측정값의 신뢰도를 높이기 위해 착용한 옷의 불편함이나 측정시간, 자세 등을 동일하게 함
- 검사자는 동일한 사람이 할 수 있도록 함
- 두 관절 이상 지나는 근육 길이의 영향을 고려해야 함

관절운동	검사방법	검사사진	
목굽힘	• **평가자세**: 선 자세 혹은 앉은 자세 • **운동범위**: 40°~60° • **끝느낌**: 뻣뻣함(firm) • **축**: 바깥귀길 혹은 꼭지돌기 • **고정팔**: 바닥에서 수직선 방향 • **운동팔**: 코 방향	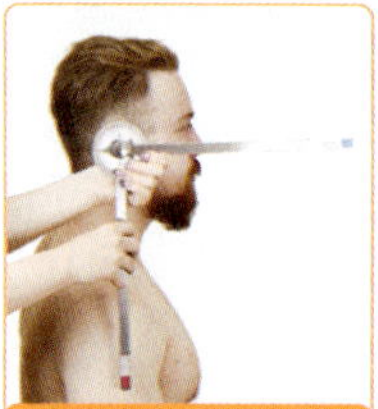 시작 자세	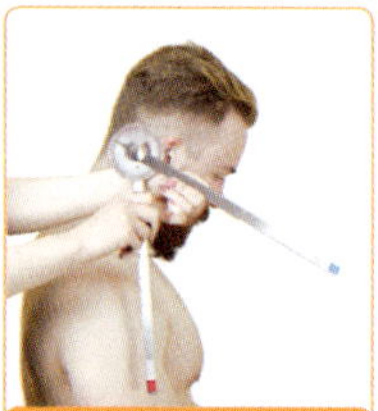 끝 자세
목폄	• **평가자세**: 선 자세 혹은 앉은 자세 • **운동범위**: 50°~70° • **끝느낌**: 뻣뻣함 • **축**: 바깥귀길 혹은 꼭지돌기 • **고정팔**: 바닥에서 수직선 방향 • **운동팔**: 코 방향	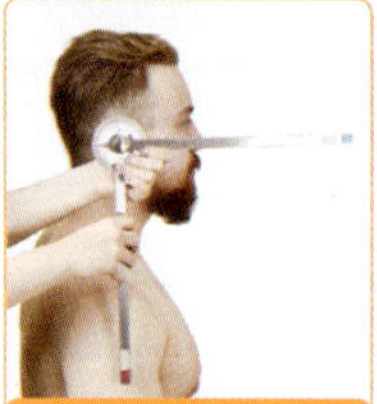 시작 자세	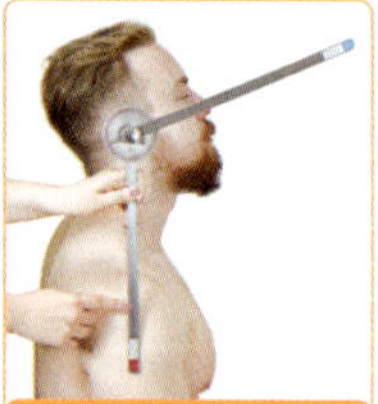 끝 자세
목가쪽 굽힘	• **평가자세**: 선 자세 혹은 앉은 자세 • **운동범위**: 20°~45° • **끝느낌**: 뻣뻣함 • **축**: C7의 가시돌기 • **고정팔**: 등뼈의 가시돌기에 맞춰 지면과 수직선 방향이 되도록 함 • **운동팔**: 뒤통수뼈융기의 중앙	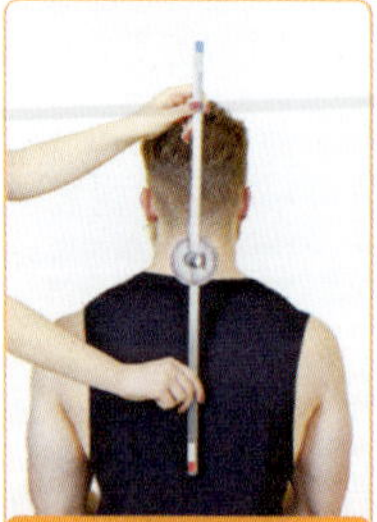 시작 자세	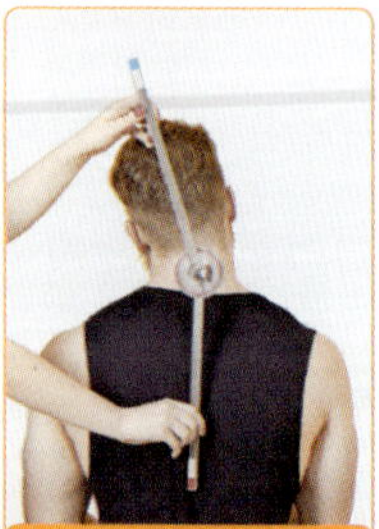 끝 자세

관절운동	검사방법	검사사진
목돌림	• **평가자세**: 앉은 자세 • **운동범위**: 60°~70° • **끝느낌**: 뻣뻣함 • **축**: 머리 꼭대기 중심 • **고정팔**: 양쪽 어깨뼈봉우리에 가상의 중심선을 그어 정렬 • **운동팔**: 코끝을 기준	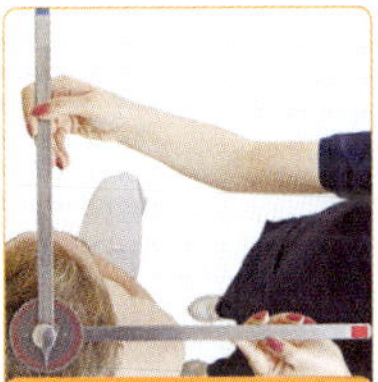 시작 자세 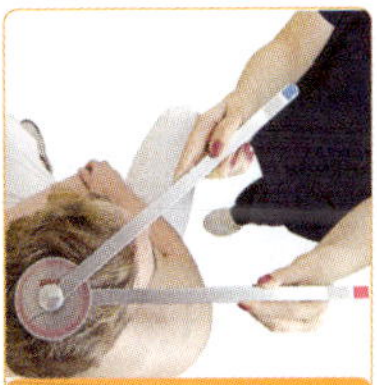 끝 자세
등굽힘	• **평가자세**: 선 자세 • **운동범위**: 3~4cm • **끝느낌**: 뻣뻣함 • **축**: 줄자 측정이므로 축이 없음 • **시작점**: T1의 가시돌기 • **끝점**: T12의 가시돌기	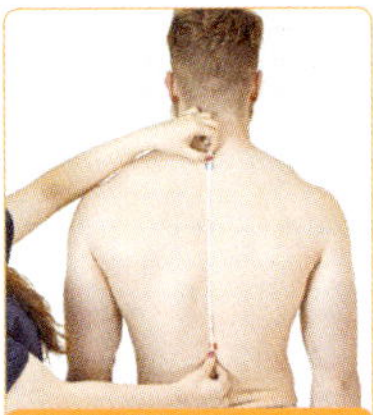 시작 자세 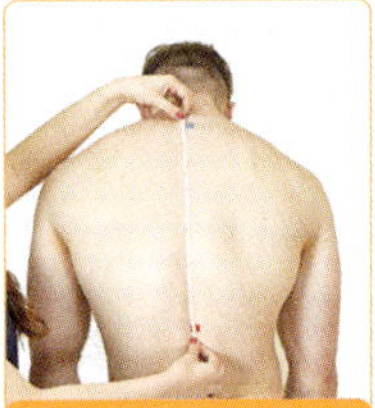 끝 자세
등폄	• **평가자세**: 선 자세 • **운동범위**: 1~2cm • **끝느낌**: 뻣뻣함 • **시작점**: T1의 가시돌기 • **끝점**: T12의 가시돌기	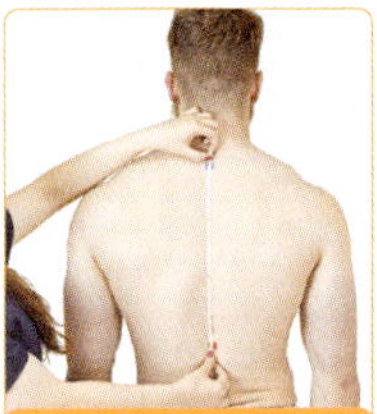 시작 자세 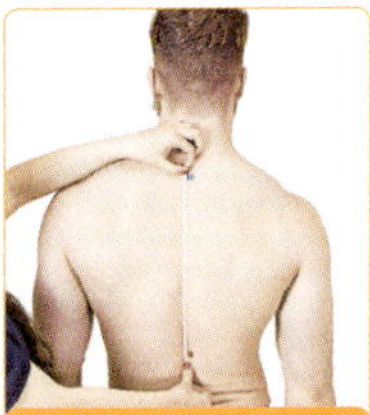 끝 자세
등가쪽굽힘	• **평가자세**: 선 자세 • **운동범위**: 20~22cm • **끝느낌**: 뻣뻣함 • **시작점**: 바로 선 자세에서 셋째 손끝 • **끝점**: 가쪽굽힘 후 셋째 손끝	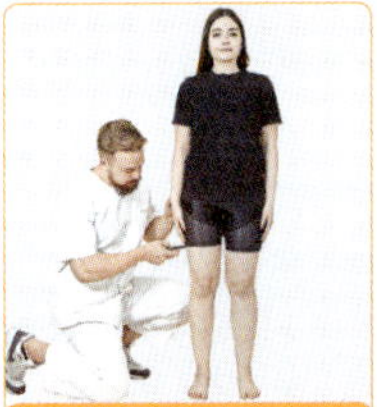 시작 자세 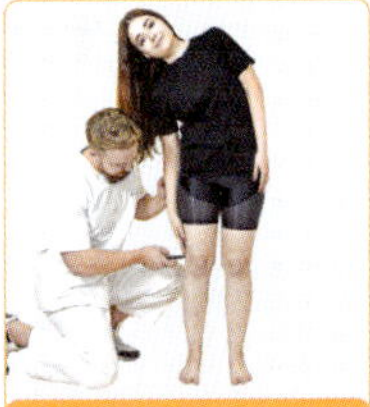 끝 자세
등허리돌림	• **평가자세**: 앉은 자세 • **운동범위**: 45° • **끝느낌**: 뻣뻣함 • **축**: 머리뼈 중앙 • **고정팔**: 양측 엉덩뼈능선 중앙의 가상선 • **운동팔**: 양쪽 어깨뼈봉우리의 가상선	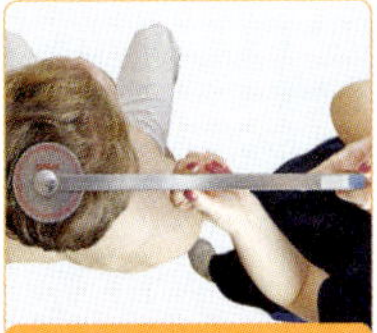 시작 자세 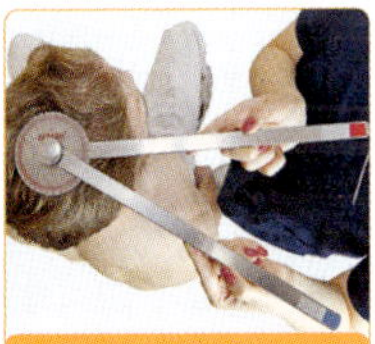 끝 자세

관절운동	검사방법	검사사진
허리굽힘	• **평가자세**: 선 자세 • **운동범위**: 5~7cm • **끝느낌**: 뻣뻣함 • **시작점**: T12의 가시돌기 • **끝점**: S2의 가시돌기	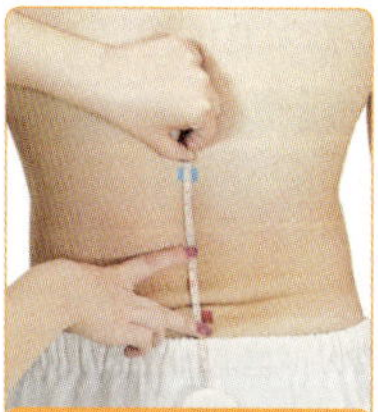 시작 자세 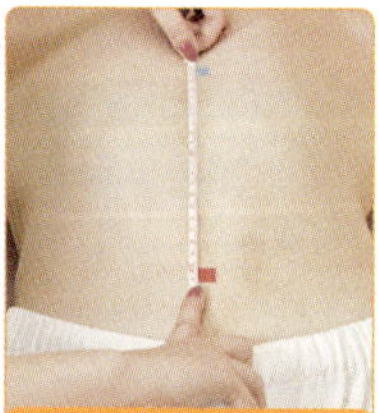 끝 자세
허리폄	• **평가자세**: 선 자세 • **운동범위**: 1~2cm • **끝느낌**: 뻣뻣함 • **시작점**: T12의 가시돌기 • **끝점**: S2의 가시돌기	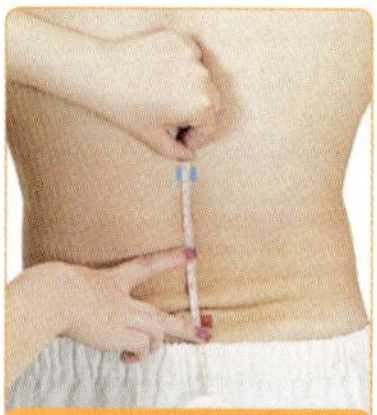 시작 자세 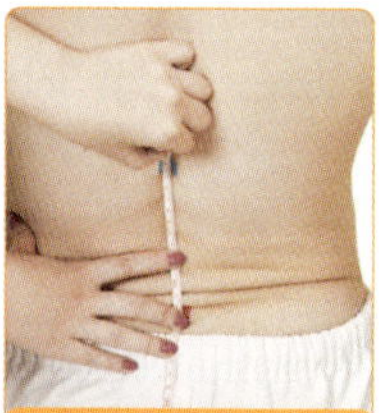 끝 자세
어깨관절 굽힘	• **평가자세**: 앉은 자세(위팔 중립, 모음) • **운동범위**: 0°~180° • **끝느낌**: 부드럽거나 뻣뻣함 • **축**: 어깨뼈봉우리 약간 아래 • **고정팔**: 몸통 겨드랑이 중심선 • **운동팔**: 위팔뼈 가쪽 중심선	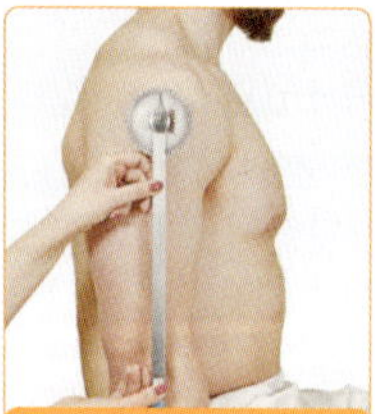 시작 자세 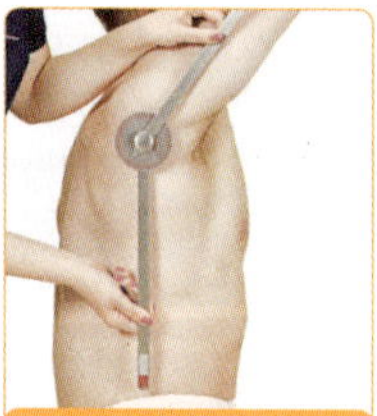 끝 자세
어깨관절 폄	• **평가자세**: 앉은 자세(위팔 중립) • **운동범위**: 0°~60° • **끝느낌**: 뻣뻣함 • **축**: 어깨뼈봉우리 약간 아래 • **고정팔**: 몸통 겨드랑이 중심선 • **운동팔**: 위팔뼈 가쪽 중심선	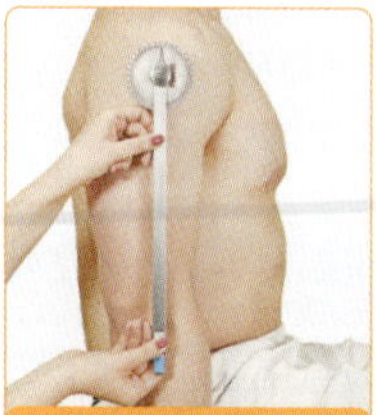 시작 자세 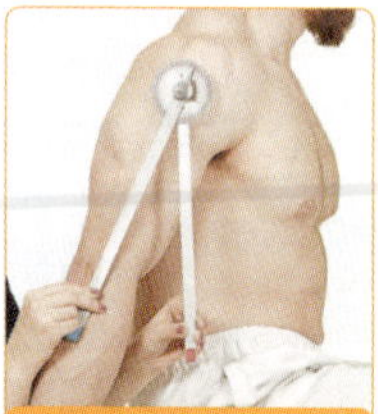 끝 자세
어깨관절 벌림	• **평가자세**: 앉은 자세 • **운동범위**: 0°~180° • **끝느낌**: 뻣뻣함 • **축**: 어깨뼈봉우리 또는 어깨관절 뒷면 • **고정팔**: 어깨뼈봉우리를 통과하는 수직선 • **운동팔**: 위팔뼈 중심선	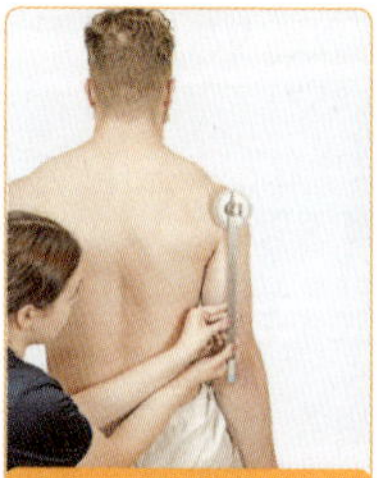 시작 자세 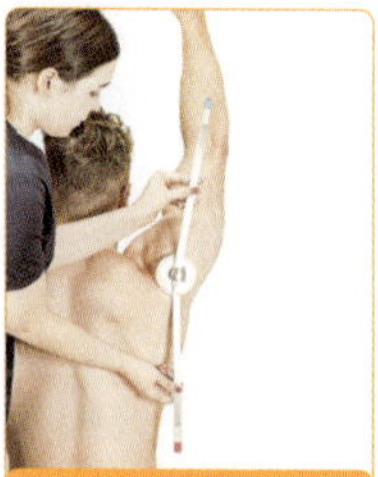 끝 자세

관절운동	검사방법	검사사진
어깨관절 모음	• **평가자세**: 선 자세 • **운동범위**: 0°~45° • **끝느낌**: 뻣뻣함 • **축**: 어깨관절 앞면 또는 어깨뼈 봉우리 • **고정팔**: 어깨뼈봉우리를 통과하는 수직선 • **운동팔**: 위팔뼈 중심선	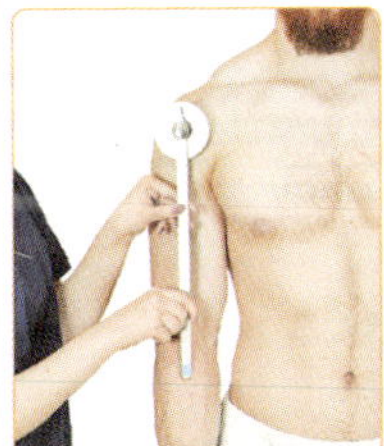 시작 자세 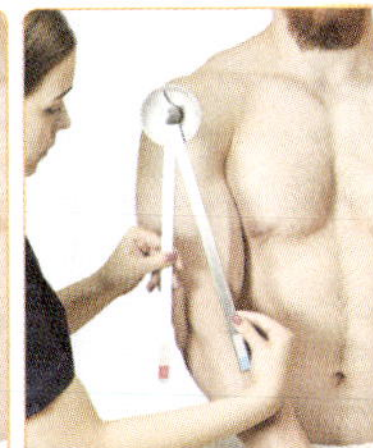 끝 자세
어깨관절 수평벌림	• **평가자세**: 앉은 자세/선 자세(어깨관절 90° 벌림) • **운동범위**: 0°~30° • **끝느낌**: 뻣뻣함 • **축**: 어깨뼈봉우리 위 • **고정팔**: 위팔뼈 중심선과 어깨뼈봉우리를 통과하는 수평선 • **운동팔**: 위팔뼈 중심선	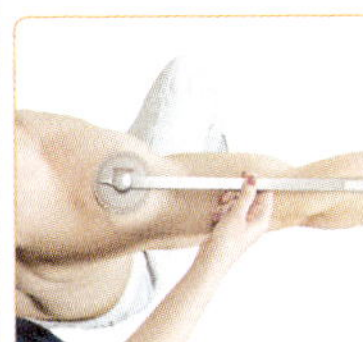 시작 자세 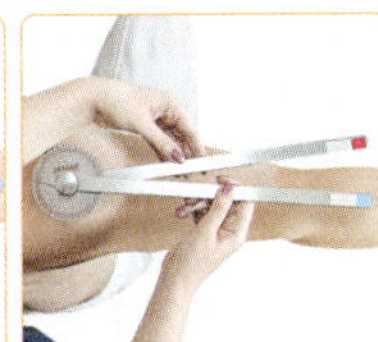 끝 자세
어깨관절 수평모음	• **평가자세**: 앉은 자세/선 자세(어깨관절 90° 벌림) • **운동범위**: 0°~135° • **끝느낌** : 뻣뻣함 • **축**: 어깨뼈봉우리 위 • **고정팔**: 위팔뼈 중심선과 어깨뼈봉우리를 통과하는 수평선 • **운동팔**: 위팔뼈 중심선	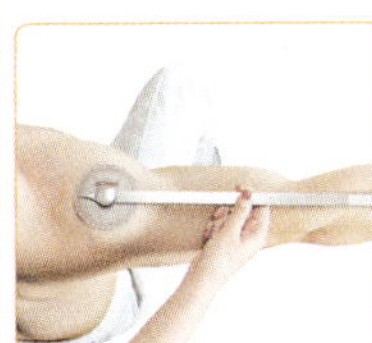 시작 자세 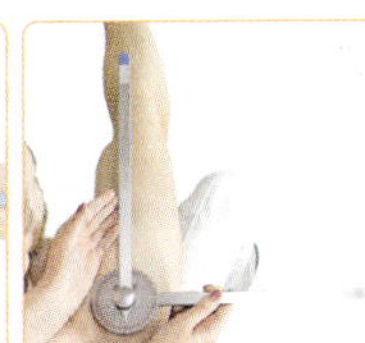 끝 자세
어깨관절 안쪽돌림	• **평가자세**: 앉은 자세(팔꿉관절 90° 굽힘, 아래팔 중립 혹은 엎침) • **운동범위**: 0°~70° • **끝느낌**: 뻣뻣함 • **축**: 팔꿈치머리 • **고정팔**: 팔꿈치머리와 평행한 수평선 • **운동팔**: 자뼈 중앙과 자뼈붓돌기를 잇는 중심	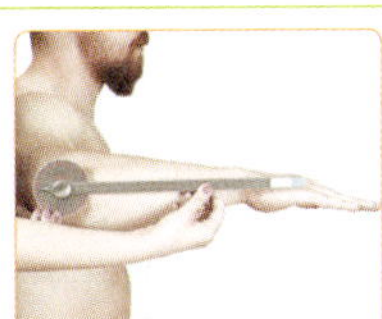 시작 자세(시상면 상) 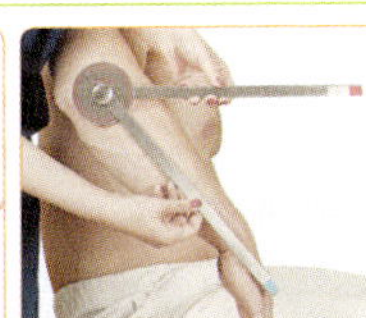 끝 자세(시상면 상) 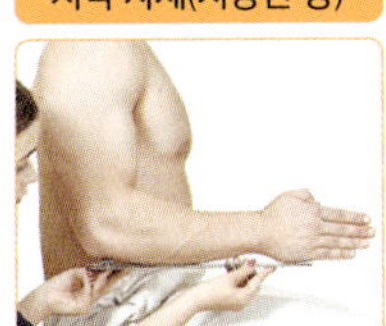 시작 자세(수평면 상) 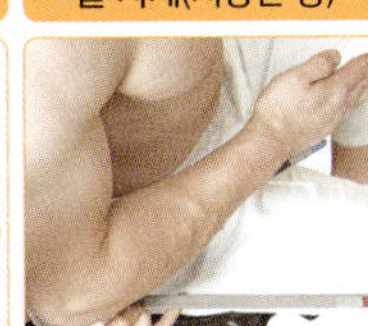 끝 자세(수평면 상)

관절운동	검사방법	검사사진
어깨관절 가쪽돌림	· **평가자세**: 앉은 자세(팔꿉관절 90° 굽힘, 아래팔 중립 혹은 엎침) · **운동범위**: 0°~90° · **끝느낌**: 뻣뻣함 · **축**: 팔꿈치머리 · **고정팔**: 팔꿈치머리와 평행한 수평선 · **운동팔**: 자뼈 중앙과 자뼈붓돌기를 잇는 중심	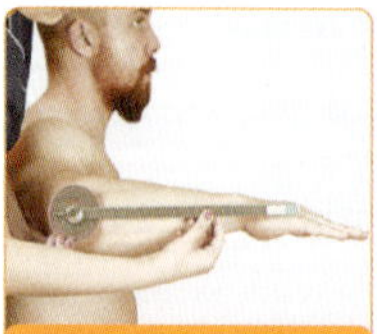 시작 자세(시상면 상) 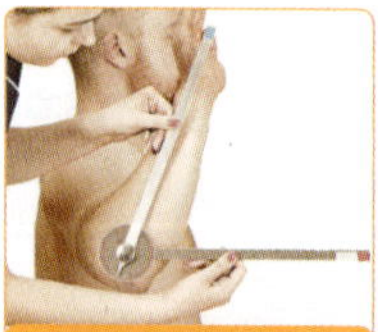 끝 자세(시상면 상) 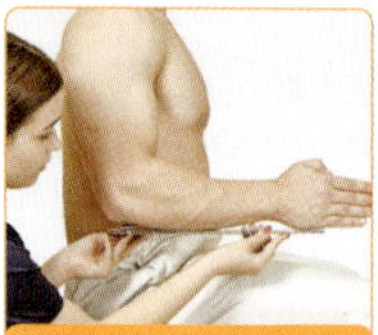 시작 자세(수평면 상) 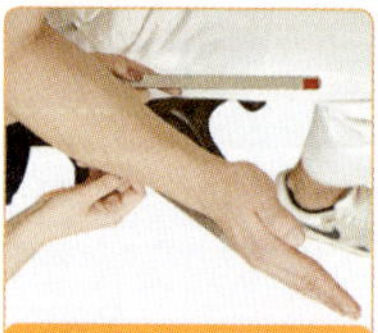 끝 자세(수평면 상)
팔꿉관절 굽힘과 폄	· **평가자세**: 바로 누운 자세 혹은 앉은 자세 · **운동범위**: 0°~145° · **끝느낌**: 부드러움 · **축**: 가쪽위관절융기 · **고정팔**: 위팔 중앙과 어깨뼈봉우리를 잇는 가쪽 중심선 · **운동팔**: 노뼈 중앙과 노뼈붓돌기를 잇는 중심선	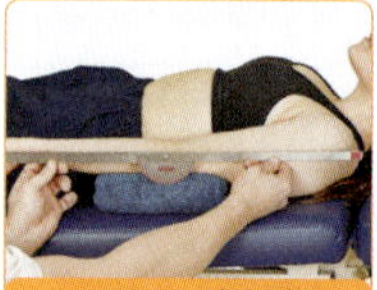 시작 자세(굽힘) 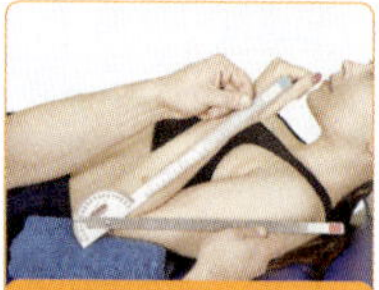 끝 자세(굽힘) 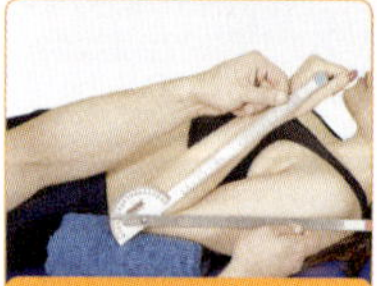 시작 자세(폄) 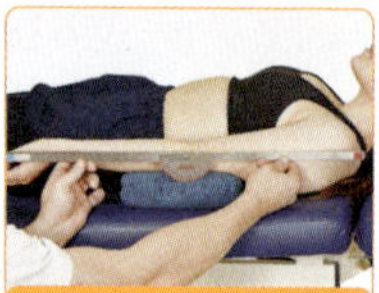 끝 자세(폄)
아래팔엎침	· **평가자세**: 앉은 자세(팔꿉관절 90° 굽힘, 아래팔 중립) · **운동범위**: 0°~90° · **끝느낌**: 뻣뻣함 · **축**: 자뼈붓돌기 가쪽 · **고정팔**: 자뼈붓돌기와 바닥을 잇는 수직선 · **운동팔**: 노뼈와 자뼈의 붓돌기와 평행한 선(손등쪽)	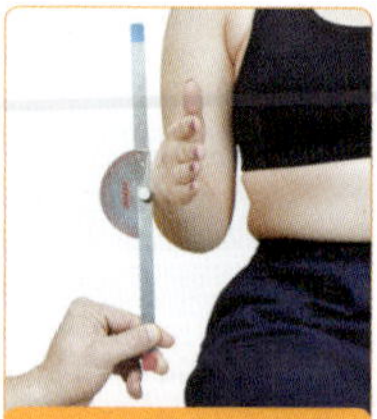 시작 자세 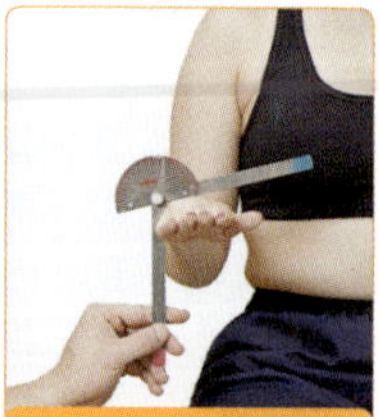 끝 자세

관절운동	검사방법	검사사진
아래팔뒤침	• **평가자세**: 앉은 자세(팔꿉관절 90° 굽힘, 아래팔 중립) • **운동범위**: 0°~90° • **끝느낌**: 뻣뻣함 • **축**: 자뼈붓돌기 안쪽 • **고정팔**: 자뼈붓돌기와 바닥을 잇는 수직선 • **운동팔**: 노뼈와 자뼈의 붓돌기와 평행한 선(손바닥쪽)	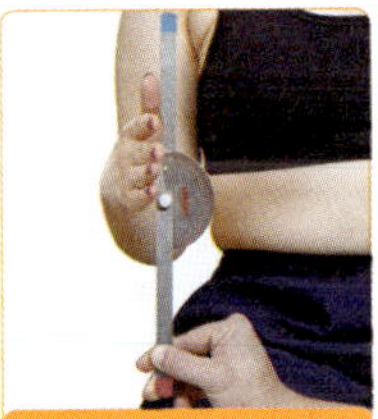 시작 자세 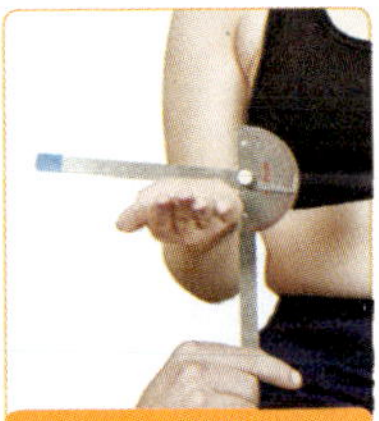 끝 자세
손목굽힘	• **평가자세**: 앉은 자세(아래팔 엎침, 손목 중립) • **운동범위**: 0°~90° • **끝느낌**: 뻣뻣함 • **축**: 노뼈붓돌기 • **고정팔**: 노뼈 중심선 • **운동팔**: 2번째 손허리뼈 중심선	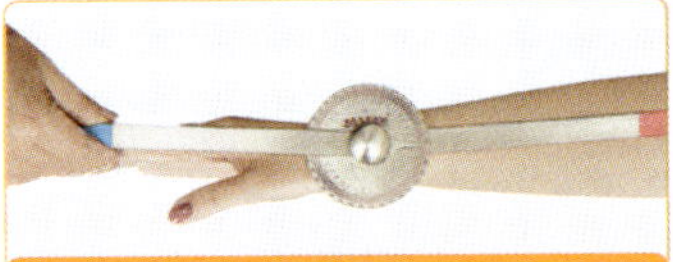 시작 자세 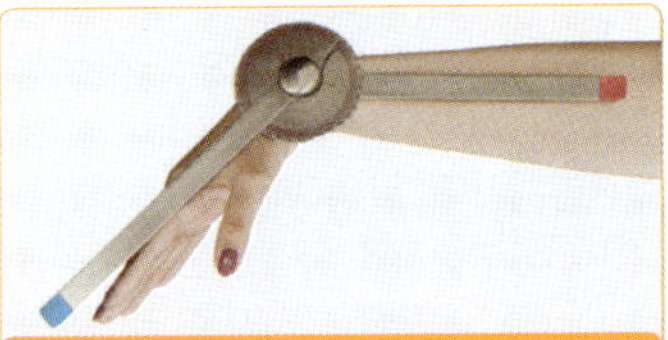 끝 자세
손목폄	• **평가자세**: 앉은 자세(아래팔 엎침, 손목 중립) • **운동범위**: 0°~70° • **끝느낌**: 뻣뻣함 • **축**: 노뼈붓돌기 • **고정팔**: 노뼈 중심선 • **운동팔**: 2번째 손허리뼈 중심선	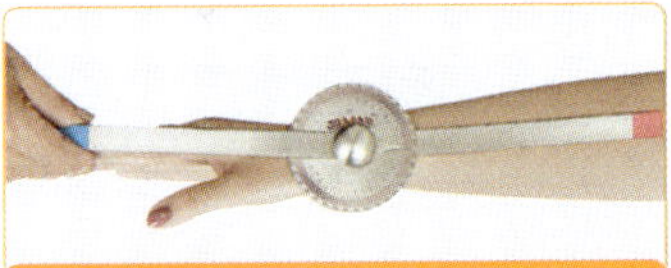 시작 자세 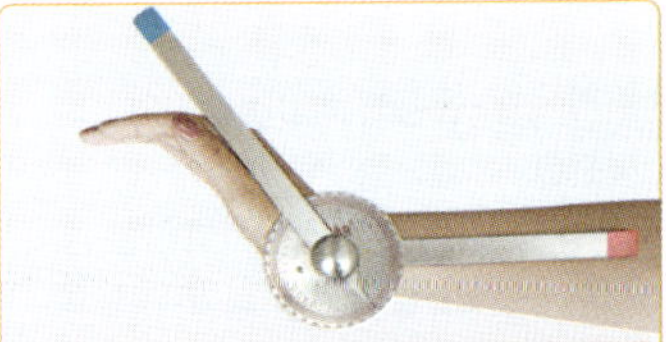 끝 자세

관절운동	검사방법	검사사진
손목 노쪽편위	• **평가자세**: 앉은 자세(아래팔 엎침, 손목 중립) • **운동범위**: 0°~25° • **끝느낌**: 뻣뻣함 • **축**: 알머리뼈 등쪽 • **고정팔**: 아래팔 등쪽 중심선 • **운동팔**: 3번째 손허리뼈 등쪽 중심선	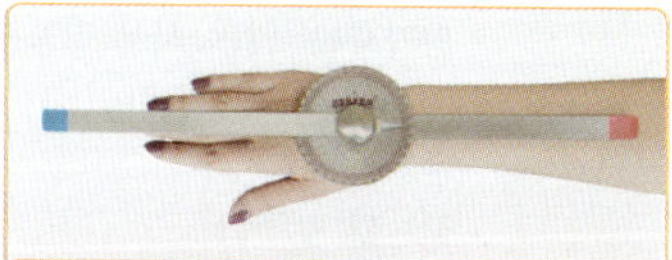 시작 자세 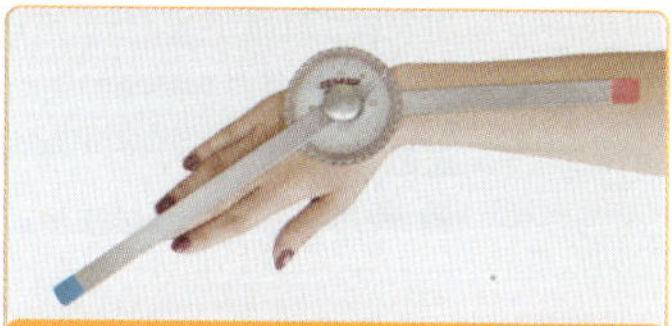 끝 자세
손목 자쪽편위	• **평가자세**: 앉은 자세(아래팔 엎침, 손목 중립) • **운동범위**: 0°~55° • **끝느낌**: 뻣뻣함 • **축**: 알머리뼈 등쪽 • **고정팔**: 아래팔 등쪽 중심선 • **운동팔**: 3번째 손허리뼈 등쪽 중심선	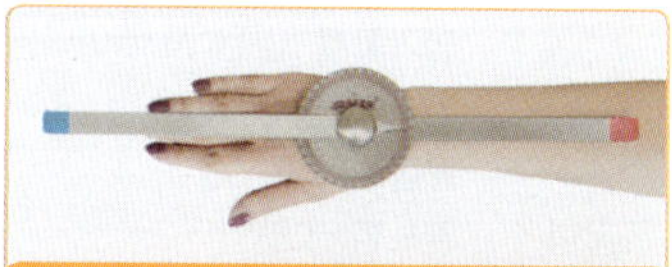 시작 자세 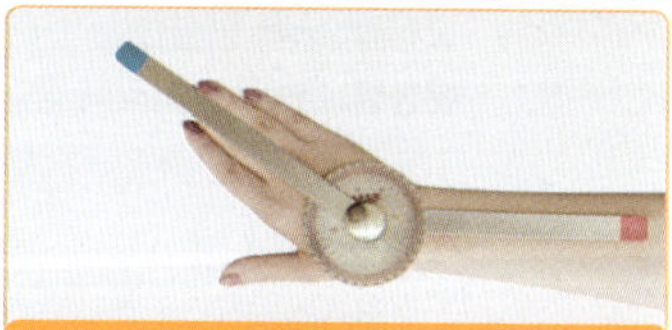 끝 자세
손허리 손가락관절 굽힘	• **평가자세**: 앉은 자세(아래팔 엎침, 손목 중립) • **운동범위**: 0°~90° • **끝느낌**: 뻣뻣함 • **축**: 손허리손가락관절 등쪽 • **고정팔**: 손허리 부위 등쪽 • **운동팔**: 손가락 부위 등쪽	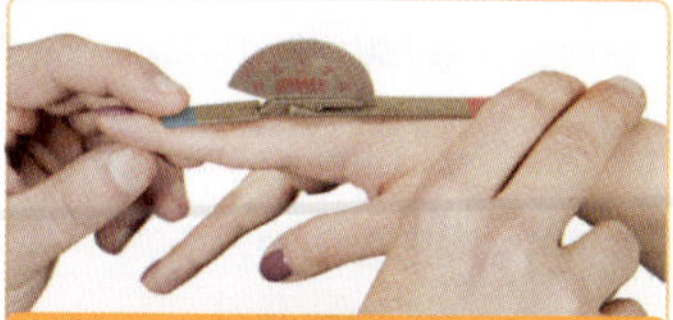 시작 자세 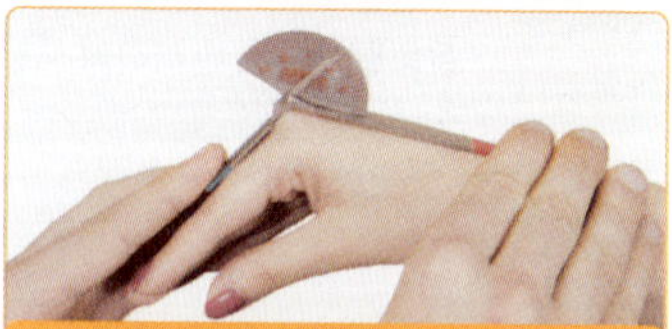 끝 자세

관절운동	검사방법	검사사진
손허리 손가락관절 벌림	• **평가자세**: 앉은 자세(아래팔 엎침, 손목 중립) • **운동범위**: 0°~20° • **끝느낌**: 뻣뻣함 • **축**: 2번째 손허리손가락관절 등쪽 • **고정팔**: 3번째 손허리뼈 중심선과 평행 • **운동팔**: 2번째 몸쪽손가락뼈 중심선	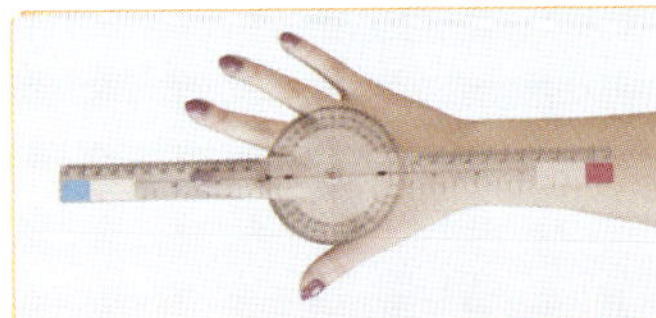 시작 자세 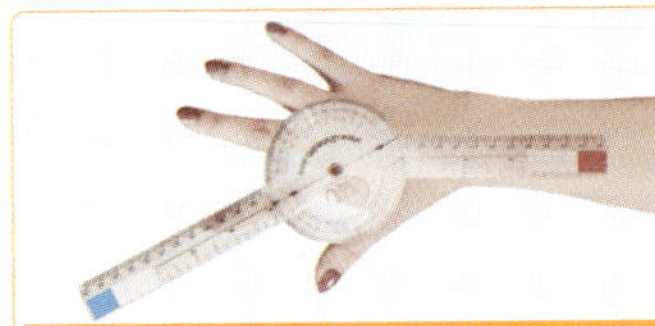 끝 자세
몸쪽 손가락뼈 사이관절 굽힘	• **평가자세**: 앉은 자세(아래팔 엎침, 손목 중립) • **운동범위**: 0°~100° • **끝느낌**: 뻣뻣함 • **축**: 몸쪽손가락뼈사이관절 등쪽 • **고정팔**: 몸쪽손가락뼈 중심선에 평행 • **운동팔**: 중간손가락뼈 중심선에 평행	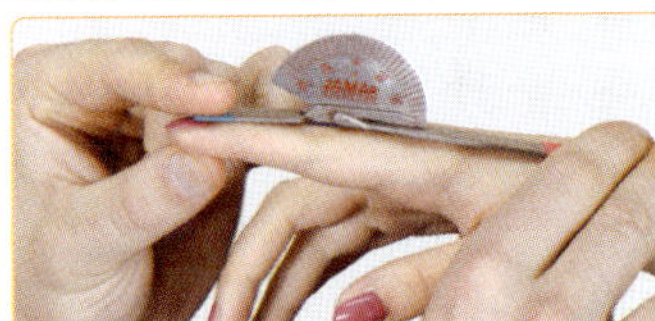 시작 자세 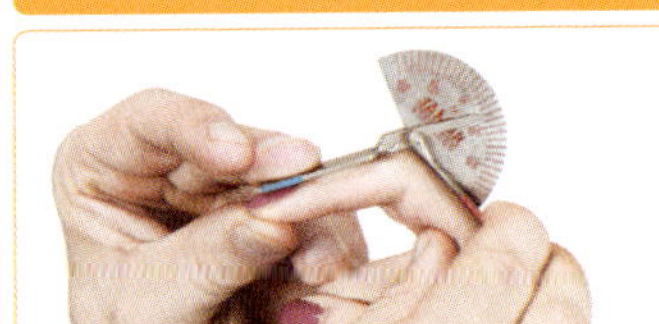 끝 자세
먼쪽 손가락뼈 사이관절 굽힘	• **평가자세**: 앉은 자세(아래팔 엎침, 손목 중립) • **운동범위**: 0°~90° • **끝느낌**: 뻣뻣함 • **축**: 먼쪽손가락뼈사이관절 등쪽 • **고정팔**: 중간손가락뼈 중심과 평행 • **운동팔**: 먼쪽손가락뼈 중심과 평행	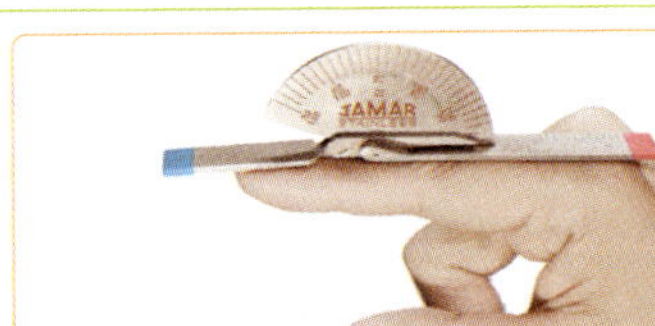 시작 자세 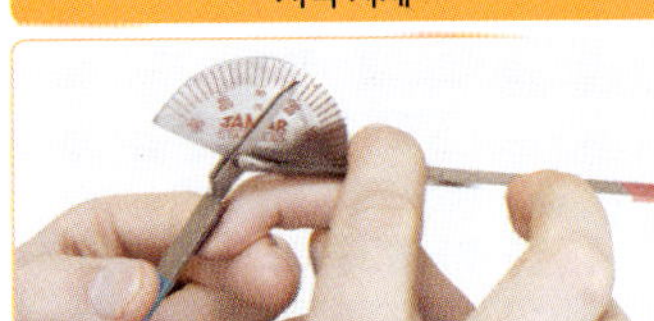 끝 자세

관절운동	검사방법	검사사진
무릎폄 상태에서 엉덩관절 굽힘	• **평가자세**: 바로 누운 자세 • **운동범위**: 0°~90° • **끝느낌**: 부드러움 • **축**: 넙다리뼈 큰돌기 • **고정팔**: 몸통 가쪽의 중심선과 평행 • **운동팔**: 넙다리뼈 가쪽의 중심선과 평행	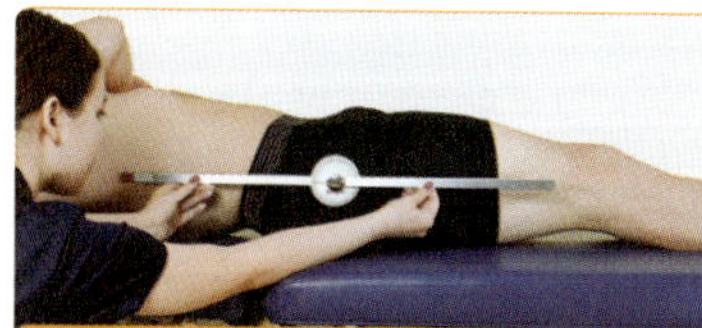 시작 자세 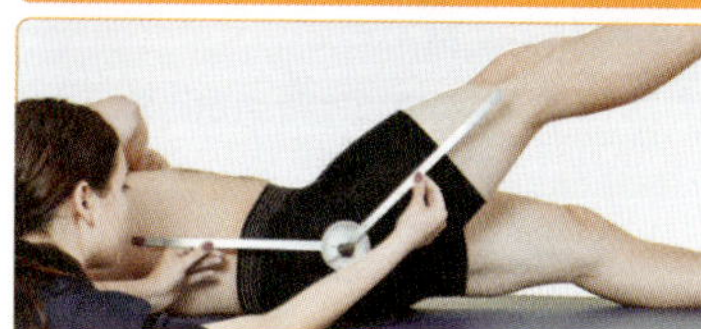 끝 자세
무릎굽힘 상태에서 엉덩관절 굽힘	• **평가자세**: 바로 누운 자세 • **운동범위**: 0°~125° • **끝느낌**: 부드러움 • **축**: 넙다리뼈 큰돌기 • **고정팔**: 몸통 가쪽의 중심선과 평행 • **운동팔**: 넙다리뼈 가쪽의 중심선과 평행	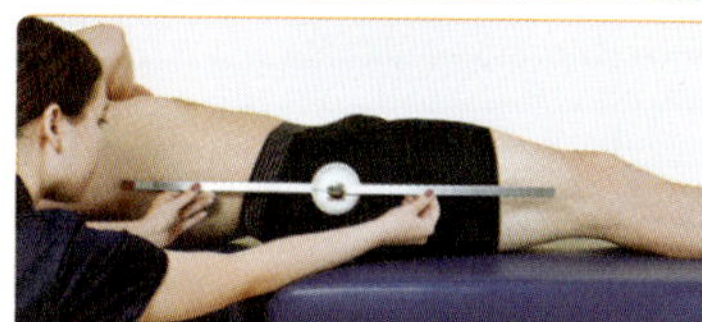 시작 자세 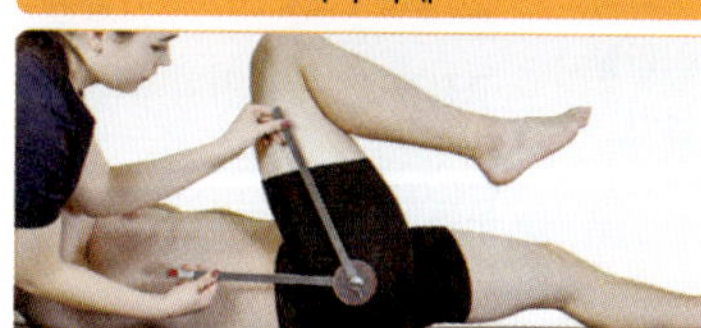 끝 자세
무릎폄 상태에서 엉덩관절 폄	• **평가자세**: 엎드려 누운 자세 • **운동범위**: 0°~20° • **끝느낌**: 뻣뻣함 • **축**: 넙다리뼈 큰돌기 • **고정팔**: 몸통 가쪽의 중심선과 평행 • **운동팔**: 넙다리뼈 가쪽의 중심선과 평행	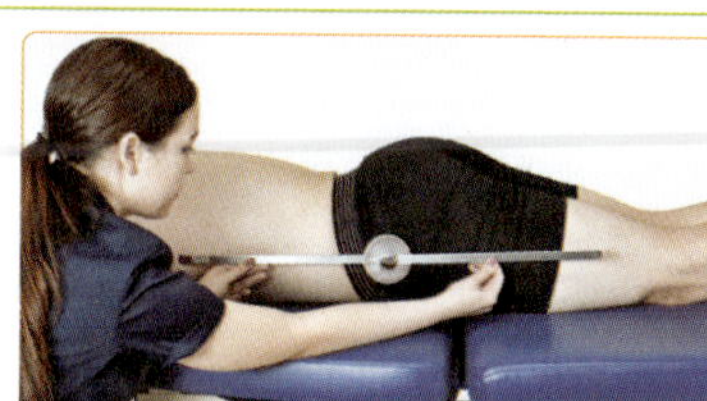 시작 자세 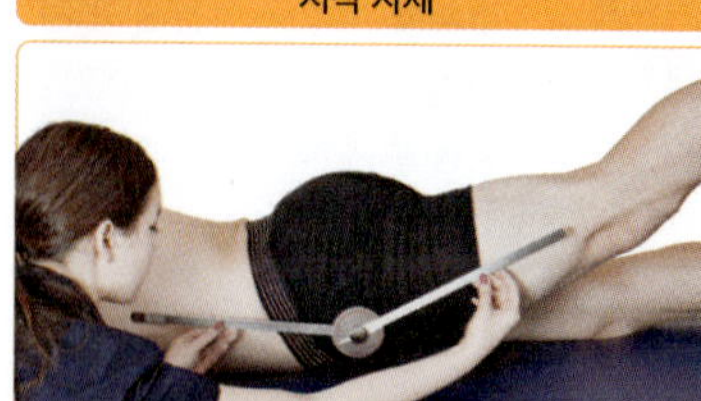 끝 자세

관절운동	검사방법	검사사진
엉덩관절 벌림	• **평가자세**: 바로 누운 자세 • **운동범위**: 0°~40/45° • **끝느낌**: 뻣뻣함 • **축**: 위앞엉덩뼈가시 • **고정팔**: 양쪽 위앞엉덩뼈가시를 연결한 가상의 선과 평행 • **운동팔**: 넙다리뼈 앞쪽의 중심선과 평행	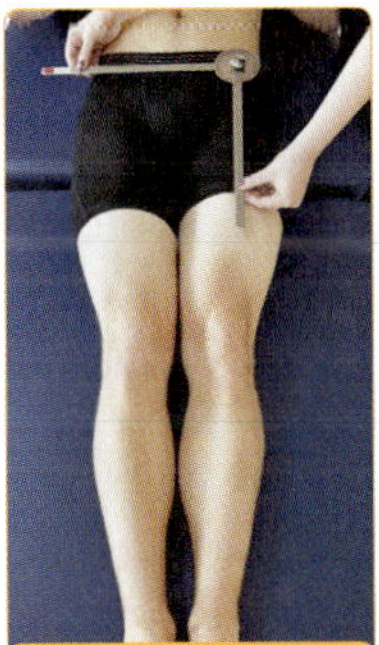 시작 자세 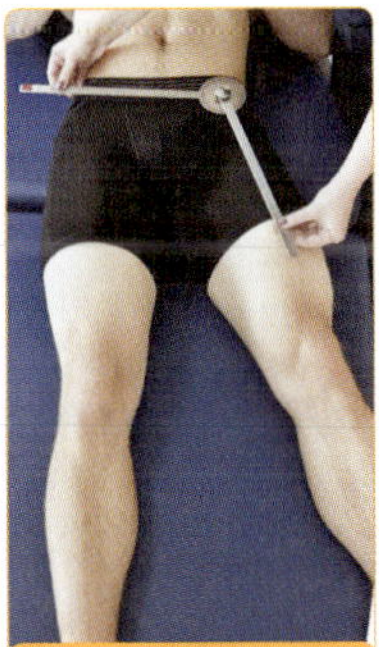 끝 자세
엉덩관절 모음	• **평가자세**: 바로 누운 자세 • **운동범위**: 0°~20° • **끝느낌**: 뻣뻣함 • **축**: 위앞엉덩뼈가시 • **고정팔**: 양쪽 위앞엉덩뼈가시를 연결한 가상의 선과 평행 • **운동팔**: 넙다리뼈 앞쪽의 중심선과 평행	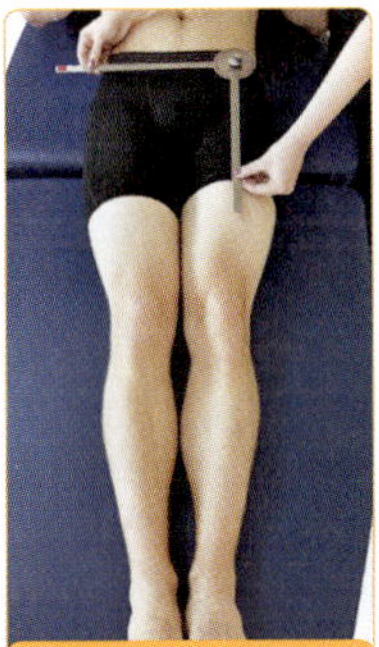 시작 자세 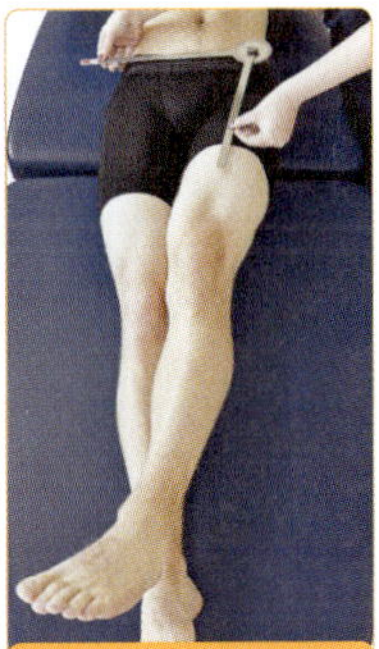 끝 자세
엉덩관절 가쪽돌림	• **평가자세**: 앉은 자세 • **운동범위**: 0°~45° • **끝느낌**: 뻣뻣함 • **축**: 무릎뼈 정중앙 • **고정팔**: 지면과 수직 • **운동팔**: 정강뼈 앞쪽 중심선과 평행	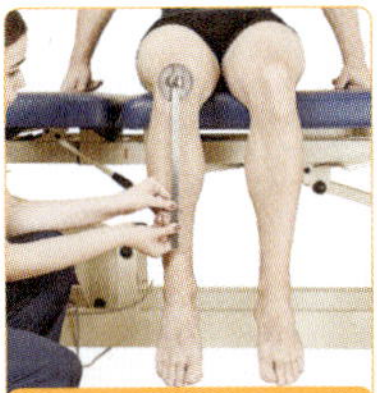 시작 자세 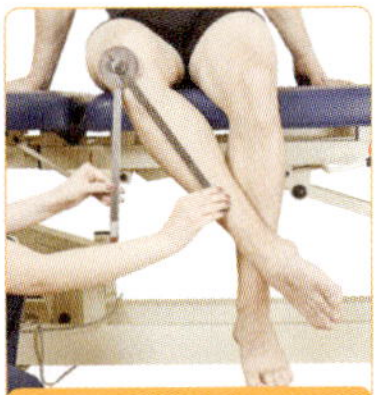 끝 자세
엉덩관절 안쪽돌림	• **평기지세**: 앉은 자세 • **운동범위**: 0°~45° • **끝느낌**: 뻣뻣함 • **축**: 무릎뼈 정중앙 • **고정팔**: 지면과 수직 • **운동팔**: 정강뼈 앞쪽 중심선과 평행	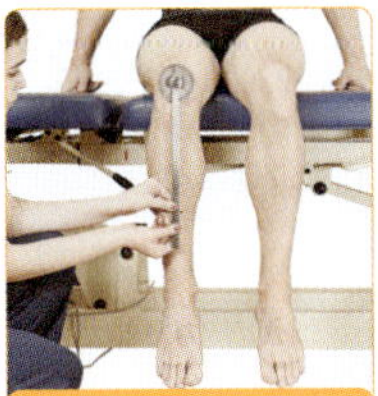 시작 자세 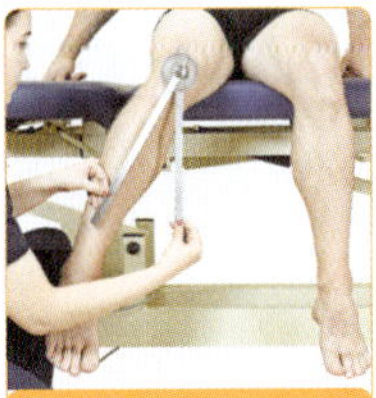 끝 자세

관절운동	검사방법	검사사진
무릎관절 굽힘과 폄	• **평가자세**: 엎드려 누운 자세 • **운동범위**: 0°~135° • **끝느낌**: 일반적으로 부드러운 (soft) 느낌이지만 넙다리네갈래근이 단축되었다면 뻣뻣함 • **축**: 넙다리뼈 가쪽위관절융기 또는 종아리뼈 머리 • **고정팔**: 넙다리뼈 가쪽의 중심선과 평행 • **운동팔**: 종아리뼈 가쪽의 중심선과 평행	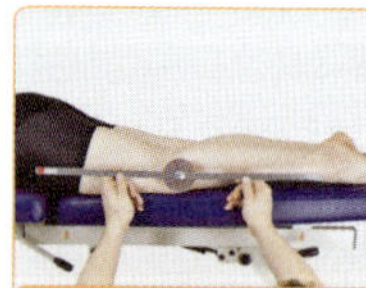 시작 자세(굽힘) 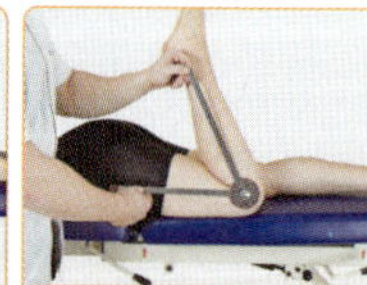 끝 자세(굽힘) 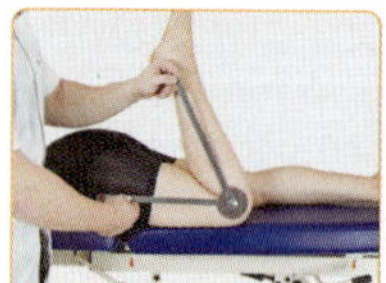 시작 자세(폄) 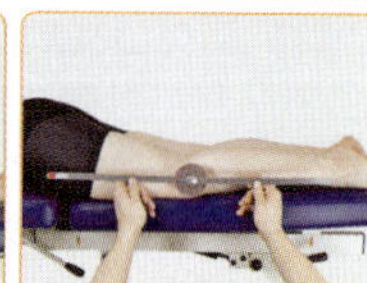 끝 자세(폄)
발목관절 발바닥굽힘	• **평가자세**: 엎드려 누운 자세 또는 앉은 자세에서 무릎관절 90° 굽힘 • **운동범위**: 0°~45° • **끝느낌**: 인대의 장력으로 뻣뻣한 느낌 또는 뼈의 부딪힘으로 딱딱함 • **축**: 가쪽복사뼈 • **고정팔**: 종아리뼈 가쪽의 중심선과 평행 • **운동팔**: 5번째 발허리뼈 가쪽의 중심선과 평행	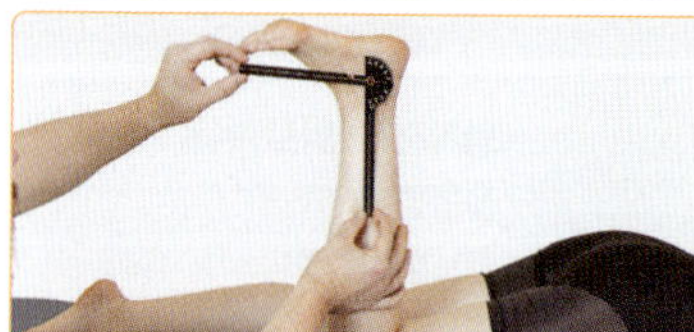 시작 자세 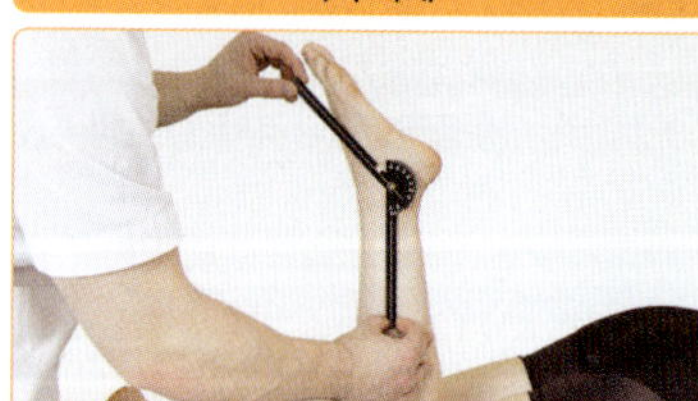 끝 자세
발목관절 발등굽힘	• **평가자세**: 엎드려 누운 자세 또는 앉은 자세에서 무릎관절 90° 굽힘 • **운동범위**: 0°~20° • **끝느낌**: 뻣뻣함 • **축**: 가쪽복사뼈 • **고정팔**: 종아리뼈 가쪽의 중심선과 평행 • **운동팔**: 5번째 발허리뼈 가쪽의 중심선과 평행	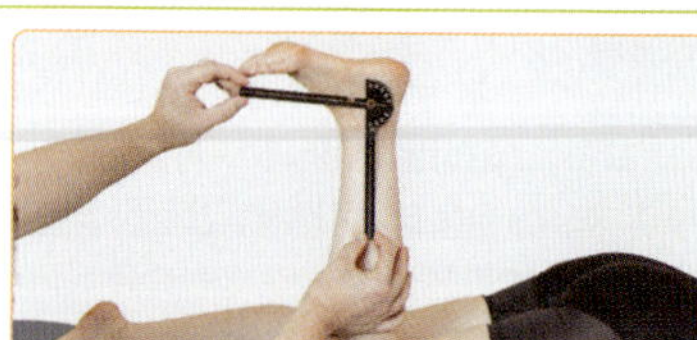 시작 자세 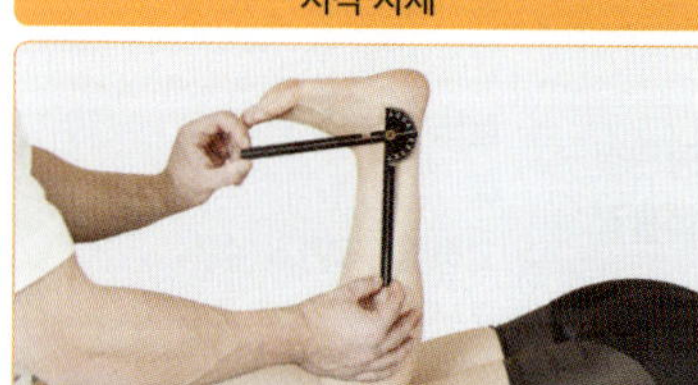 끝 자세

관절운동	검사방법	검사사진
발목관절 안쪽번짐	· **평가자세**: 엎드려 누운 자세 · **운동범위**: 0°~15° · **끝느낌**: 뻣뻣함 · **축**: 양쪽 복사뼈 사이의 발목 중간 뒷면 · **고정팔**: 종아리뼈 뒤쪽의 중심선과 평행 · **운동팔**: 발꿈치뼈 뒤쪽의 중심선과 평행	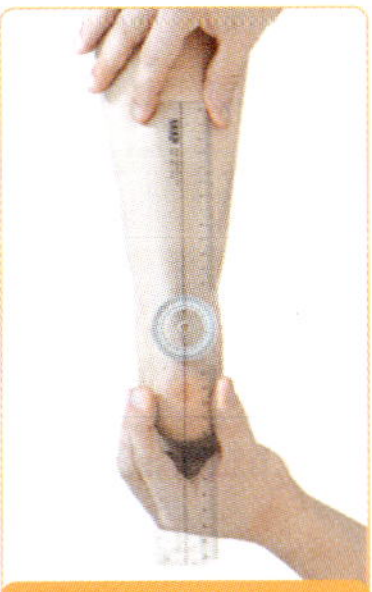 시작 자세 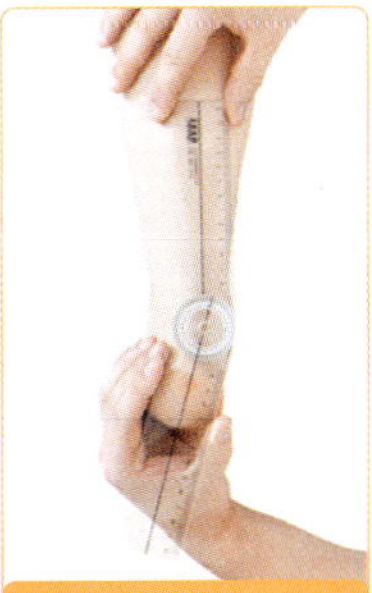 끝 자세
발목관절 가쪽번짐	· **평가자세**: 엎드려 누운 자세 · **운동범위**: 0°~9° · **끝느낌**: 뻣뻣함 · **축**: 양쪽 복사뼈 사이의 발목 중간 뒷면 · **고정팔**: 종아리뼈 뒤쪽의 중심선과 평행 · **운동팔**: 발꿈치뼈 뒤쪽의 중심선과 평행	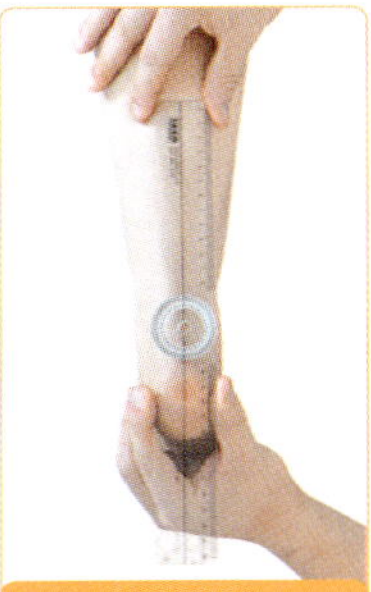 시작 자세 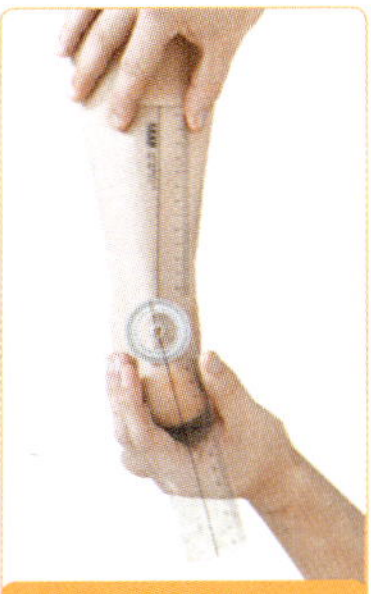 끝 자세

3. 맨손근력검사(manual muscle testing; MMT)

목적

- 진단 보조
- 근재교육과 운동치료의 기초자료 제공
- 근육, 뼈대, 신경계통의 예후 판정자료
- 치료결과와 치료효과를 판정
- 외과 수술의 자료 활용
- 보조기구의 필요성 파악

검사방법

- 평가순서

① **자세 정하기**: 중력을 고려하여 측정 자세를 취함

(N,G,F – 중력 받는 자세, P – 중력 배제 자세)

② **고정**: 검사 부위의 몸쪽 부위(muscle origin)

* 통증 있는 부위, 예민한 부위, 검사근육 위는 피해야 함

③ **촉진**: 2, 3번째 손가락 끝을 사용하여 힘줄 부착부 또는 부착부 가까운 근육 촉진

④ **관찰**: 움직임의 범위, 관절의 구축 정도, 통증 여부, 보상운동

⑤ **저항**: 검사근육이 운동을 일으키는 관절의 운동분절 먼쪽 부분에 수직 방향(움직임의 반대 방향)으로 저항을 줌

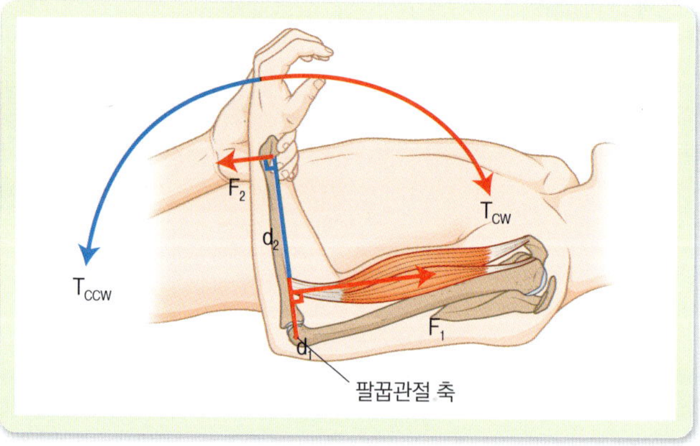

⑥ **등급결정**: 등급기준 정의에 맞게 근력을 등급화 함

- 검사 시 주의사항

① 잦은 자세 변경은 피해야 함

② 나이, 성별, 직업, 체형 등에 따라 저항의 정도가 차이가 있음을 고려하여 평가

③ 근피로가 발생할 수 있기에 3회 이상 반복을 피함

④ 통증, 부종, 근경련, 강직 등이 검사의 제한 요인이 될 수 있음

맨손근력검사 등급

- 일반적인 맨손근력등급은 N, G, F, P, T, Z의 6개 등급을 사용
- 맨손근력 등급은 일반적으로 개인차가 있으므로 4등급과 5등급의 차이는 반대쪽 근육과 비교하여 조금 약한 정도로 평가하여 측정
- F+ 등급은 인체분절 무게에 더하여 가벼운 보조기구를 장착하여 사용
- F 이하 등급은 외부 도움을 받아야 하므로 장애 평가 및 기능적 활동에 영향을 줌

	숫자(등급)	문자(등급)	설명
중력에 대한 검사	5	정상 (normal, N)	중력과 최대 저항에 대항하여 완전한 운동범위 수행
	4	우 (Good, G)	중력과 중등도의 저항에 대항하여 완전한 운동범위 수행
	4−	우$^-$ ((good, G^-)	중력과 중등도의 저항에 대항하여 완전한 운동범위의 1/2 이상 가능
	3+	양$^+$ (fair$^+$, F^+)	중력과 중등도의 저항에 대하여 완전한 운동범위의 1/2 이하 가능
	3	양 (fair, F)	중력에 대항하여 완전한 운동범위 수행
중력을 제거한 검사	3−	양$^-$ (fair, F^-)	중력에 대항하여 완전한 운동범위의 1/2 이상 가능
	2+	가$^+$ (poor$^+$, P^+)	중력에 대항하여 관절범위의 1/2 이하 가능
	2	양 (poor, P)	중력 제거(최소화) 상태에서 완전한 운동범위 수행
	2−	가$^-$ (poor$^-$, P^-)	중력 제거(최소화) 상태에서 완전한 운동범위 수행
	1	불가 (trace, T)	중력 제거(최소화) 상태에서 관절운동이 없으며, 촉지나 시진을 통한 근수축(연축) 확인 가능
	0	0 (zero, Z)	중력 제거(최소화) 상태에서 관절운동이 없으며, 촉지나 시진을 통한 근수축 없음

얼굴 근력 등급

기본적인 등급 수준	기능적인 등급 수준
• **정상**(normal, N): 쉽게 완전한 표정을 지을 수 있거나 저항을 이겨낼 수 있음 • **양**(fair, F): 어렵지만 완전한 표정을 지을 수 있거나 저항을 이겨낼 수 없음 • **불가**(trace, T): 근수축 약간 있음 • **영**(zero, Z): 근수축 전혀 없음	• **기능적**(functional, F): 정상 또는 약간의 손상, 검사 움직임을 쉽게 조절하여 수행 • **기능적이지만 약함**(weak functional, WF): 능동적인 운동에 영향을 미칠 정도의 중등도 손상, 검사 움직임을 어렵게 수행 • **기능적이지 못함**(non-functional, NF): 심한 손상, 최소 근수축 • **영**(absent, 0): 완전 손상, 반응 없음

근육의 맨손근력 측정 방법

관절 운동	작용근	측정 방법 (→ 운동방향 → 저항방향)
머리 굽힘	• 앞머리곧은근(rectus capitis anterior) • 가쪽머리곧은근(rectus captis lateralis) • 머리긴근(longus capitis)	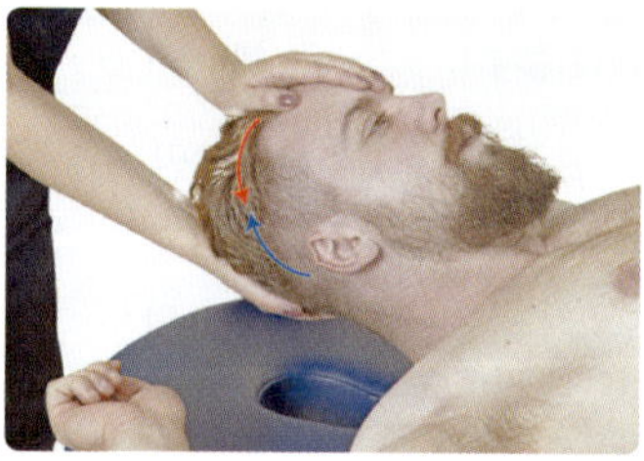
목굽힘	• 목빗근(sternocleidomastoid) • 목긴근(longus colli) • 앞목갈비근(scalenus an terior)	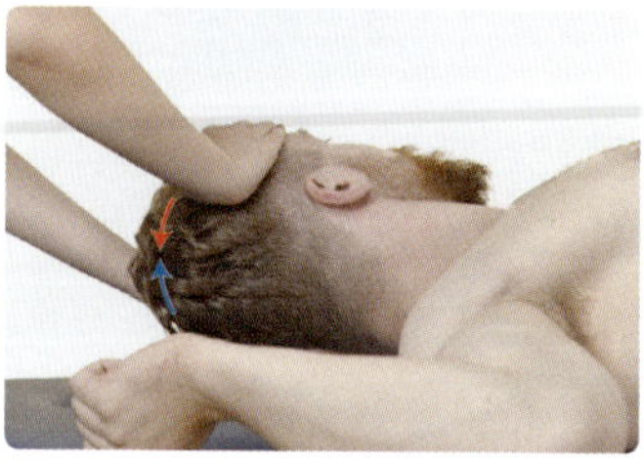

관절 운동	작용근	측정 방법 (→ 운동방향 → 저항방향)
머리, 목폄	• 큰뒤머리곧은근(rectus capitis posterior major) • 작은뒤머리곧은근(rectus capitis posterior minor) • 머리긴근(longissimus capitis) • 윗머리빗근(obliquus capitis superior) • 아랫머리빗근(obliquus capitis inferior) • 머리널판근(splenius capitis) • 머리반가시근(semispinalis capitis) • 머리가시근(spinalis capitis) • 목반가시근(semispinalis cervicis) • 목엉덩갈비근(iliocostalis cervicis) • 목널판근(splenius cervicis) • 목긴근(longissimus cervicis)	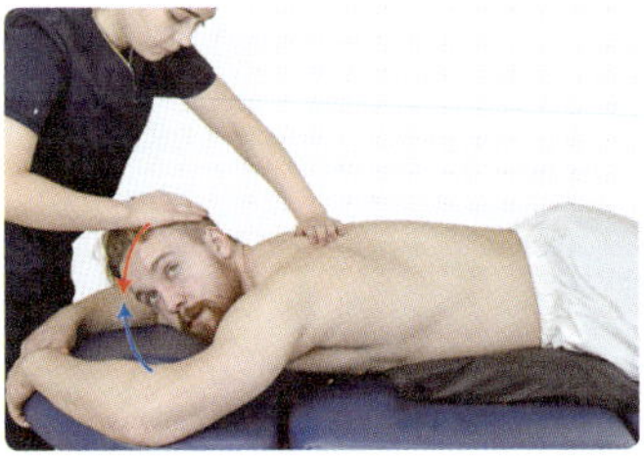
몸통굽힘	• 배곧은근(rectus abdominis) • 배바깥빗근(external abdominal oblique) • 배속빗근(internal abdominal oblique) * **G 등급**: 양손 가슴앞 교차	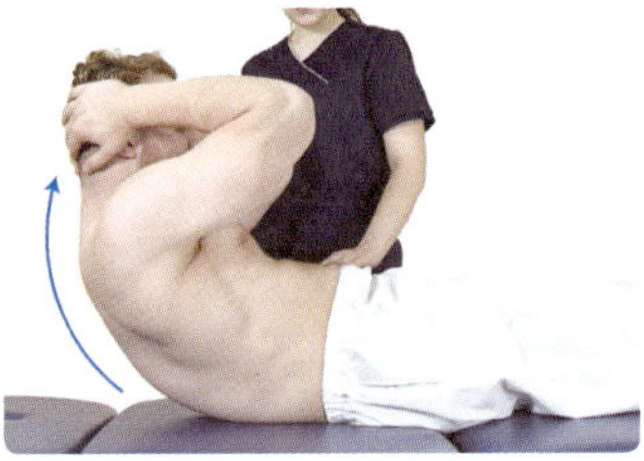
몸통돌림	• 배바깥빗근(external abdominal oblique) • 배속빗근(internal abdominal oblique) * **G 등급**: 양손 가슴앞 교차	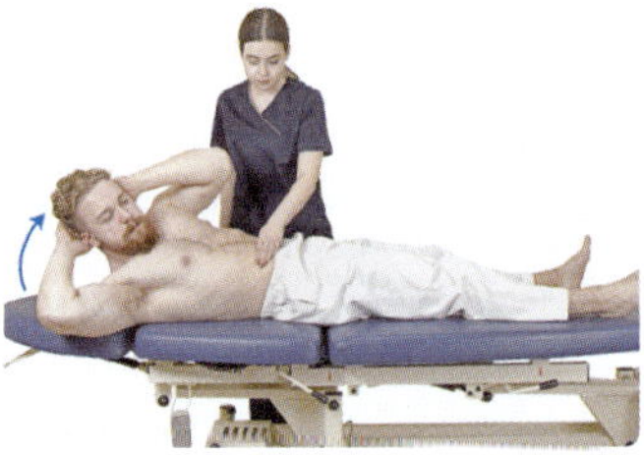
몸통폄	• 등엉덩갈비근(iliocostalis thoracis) • 등가장긴근(longissimus thoracis) • 등가시근(spinalis thoracis) • 등반가시근(semispinalis thoracis) • 허리엉덩갈비근(iliocostalis lumborum) • 뭇갈비근(multifidus)	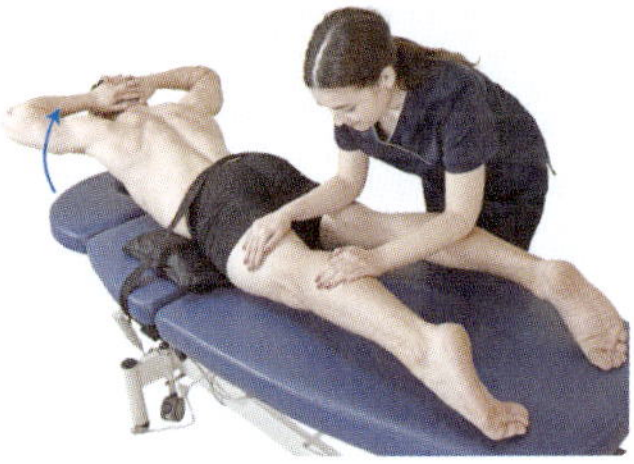

관절 운동	작용근	측정 방법 (→ 운동방향 → 저항방향)
골반올림	• 허리네모근(quadratus lumborum)	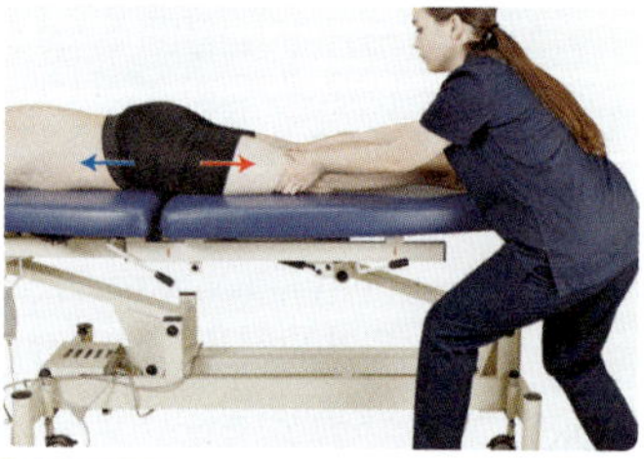
어깨뼈올림	• 어깨올림근(levator scapulae) • 등세모근 위섬유(trapezius upper fiber)	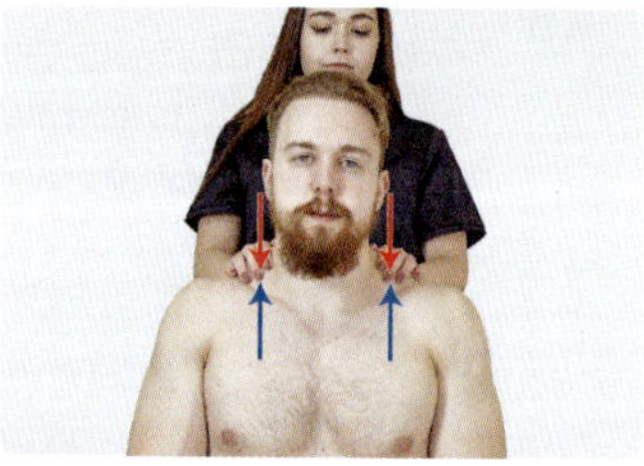
어깨뼈모음	• 등세모근 중간섬유(trapezius middle fiber)	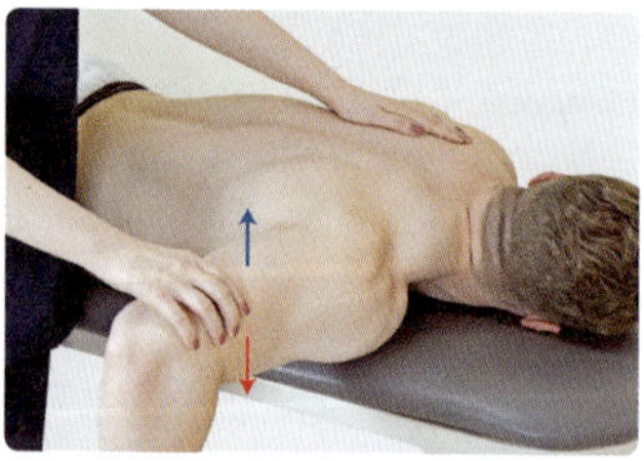
어깨뼈 내림과 모음	• 등세모근 아래섬유(trapezius lower fiber)	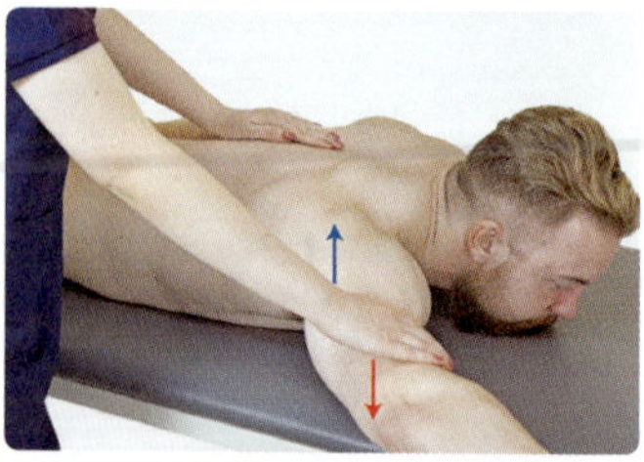
어깨뼈 모음과 아래쪽 돌림	• 큰마름근(rhomboid major) • 작은마름근(rhomboid minor)	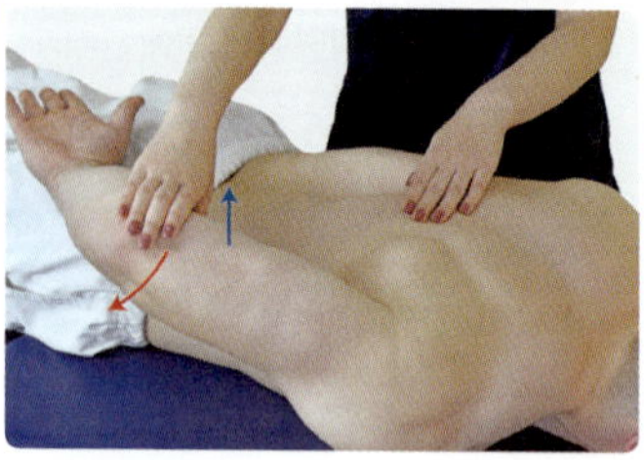

관절 운동	작용근	측정 방법 (→ 운동방향 → 저항방향)
어깨뼈 벌림과 위쪽돌림	• 앞톱니근(serratus anterior)	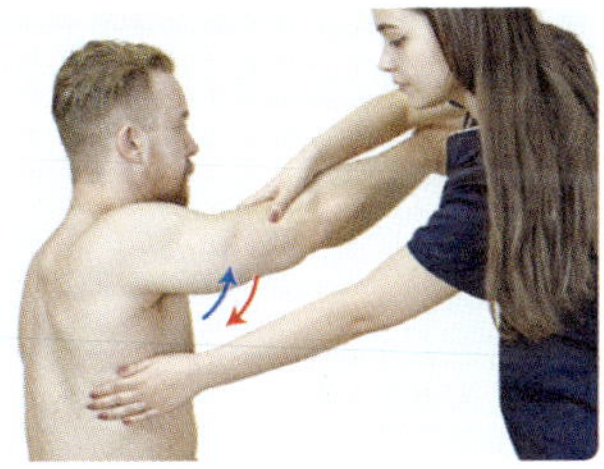
어깨관절 굽힘	• 어깨세모근 앞섬유(deltoid anterior fiber) • 부리위팔근(coracobrachialis)	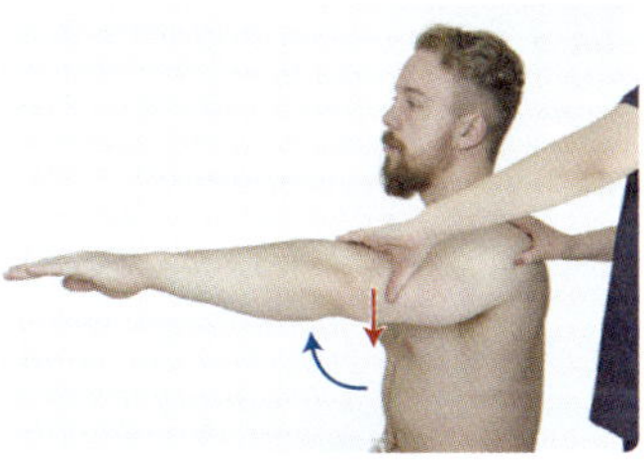
어깨관절 폄	• 넓은등근(latissmus dorsi) • 어깨세모근 뒤섬유(deltoid posterior fiber) • 큰원근(teres major)	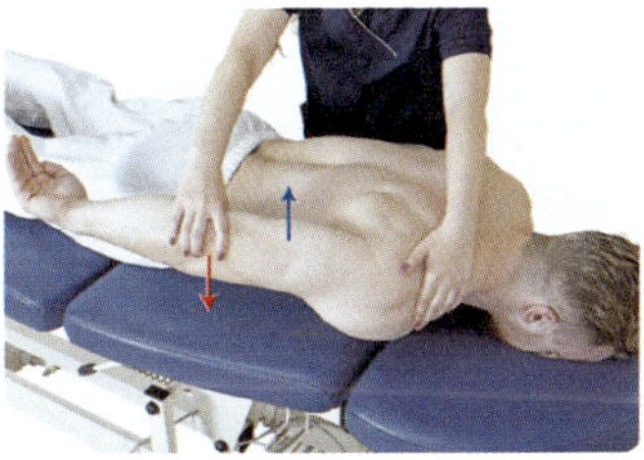
어깨관절 벌림	• 어깨세모근 중간섬유(deltoid middle fiber) • 가시위근(supraspinatus)	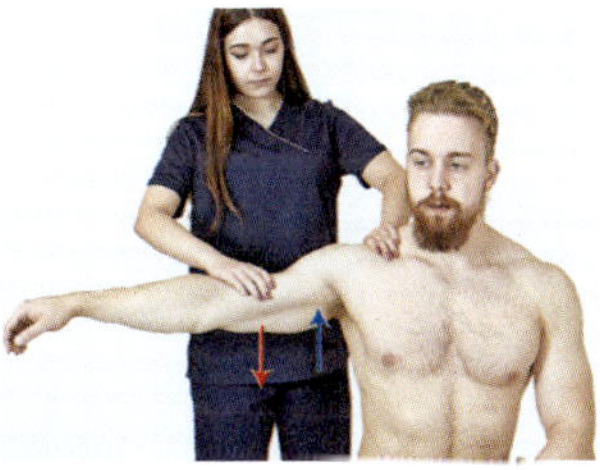
어깨관절 수평벌림	• 어깨세모근 뒤섬유(deltoid posterior fiber)	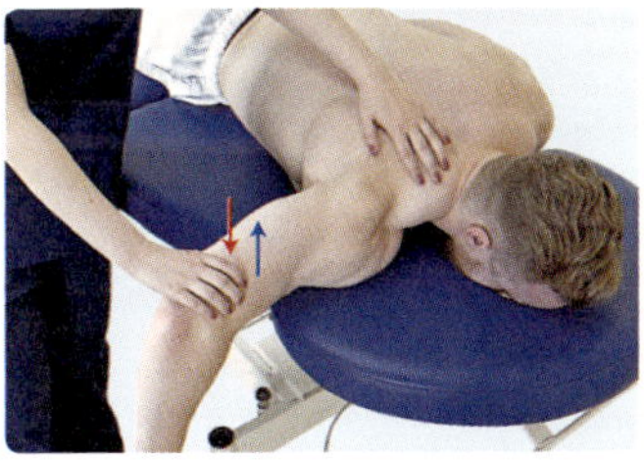

관절 운동	작용근	측정 방법 (→ 운동방향 → 저항방향)
어깨관절 수평모음	• 큰가슴근(pectoralis major)	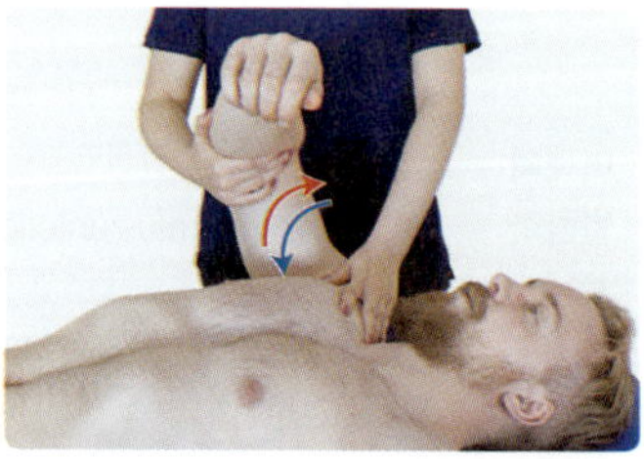
어깨관절 가쪽돌림	• 가시아래근(infraspinatus) • 작은원근(teres minor)	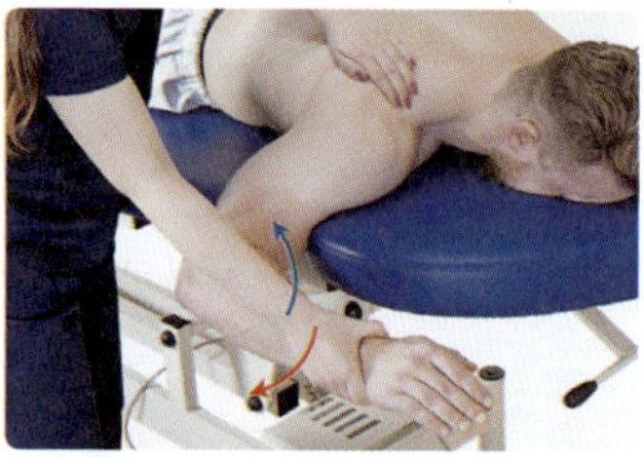
어깨관절 안쪽돌림	• 어깨밑근(subscapularis)	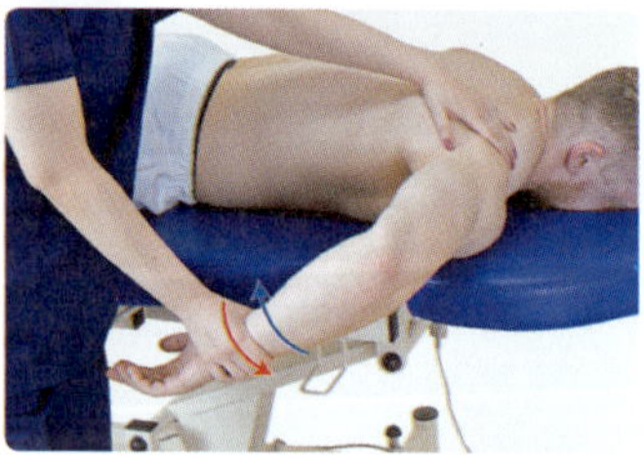
팔꿉관절 굽힘	• 위팔두갈래근(biceps brachii) • 위팔근(brachialis) • 위팔노근(brachioradialis)	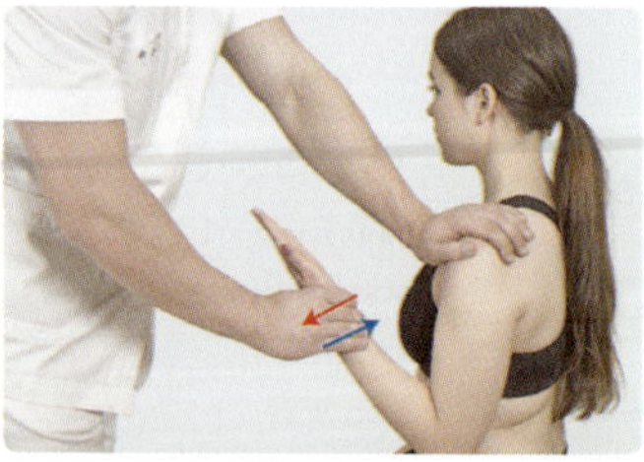
팔꿉관절 폄	• 위팔세갈래근(triceps brachii)	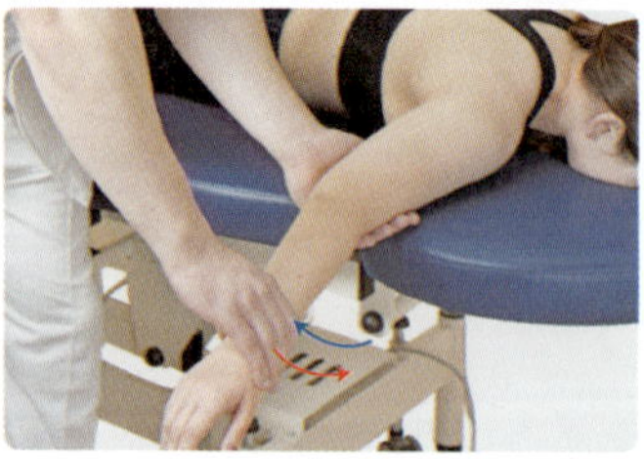

관절 운동	작용근	측정 방법 (⟶ 운동방향 ⟶ 저항방향)
아래팔 뒤침	• 뒤침근(supinator) • 위팔두갈래근(biceps brachii)	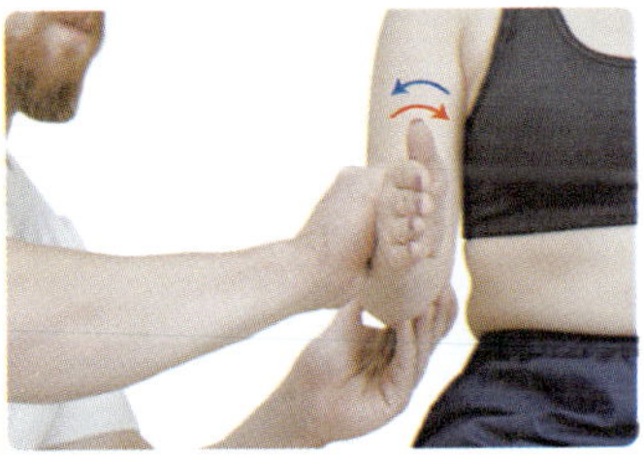
아래팔 엎침	• 원엎침근(pronator teres) • 네모엎침근(pronator quadratus)	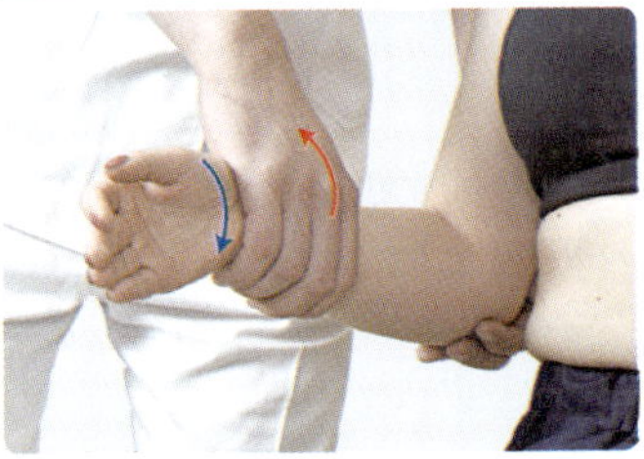
손목관절 굽힘	• 노쪽손목굽힘근(flexor carpi radialis) • 자쪽손목굽힘근(flexor carpi ulnaris) • 긴손바닥근(palmaris longus)	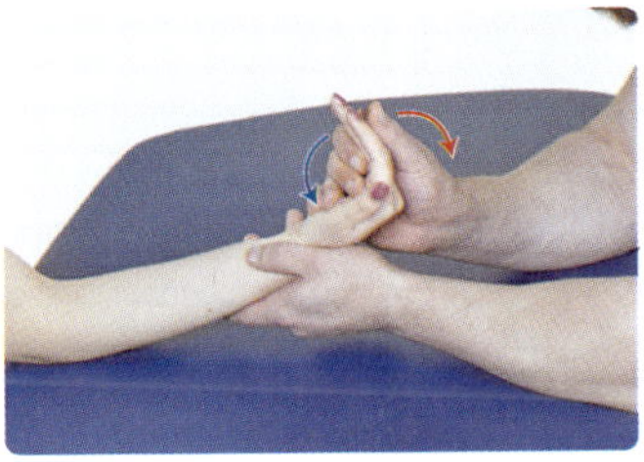
손목관절 폄근	• 긴노쪽손목폄근(extensor carpi radialis longus) • 짧은노쪽손목폄근(extensor carpi radialis brevis) • 자쪽손목폄근(extensor carpi ulnaris)	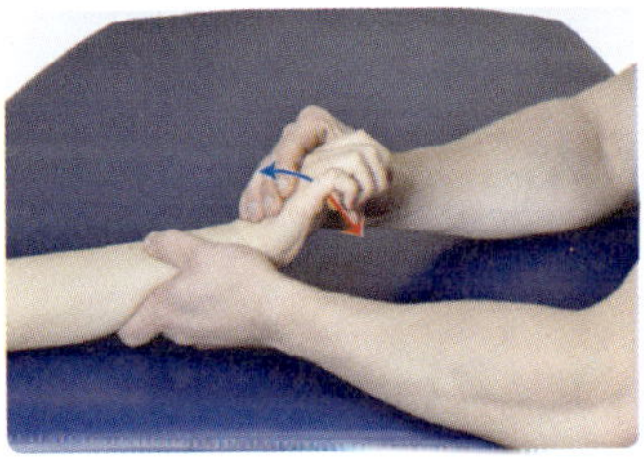
손허리 손가락 굽힘	• 벌레근(lumbricals)	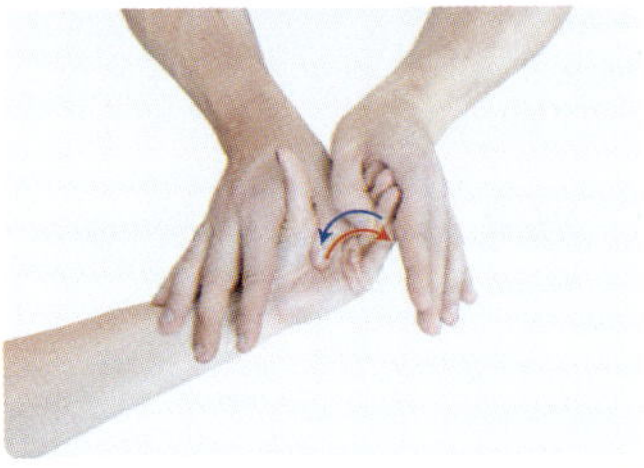

관절 운동	작용근	측정 방법 (→ 운동방향 → 저항방향)
몸쪽 손가락뼈 사이관절 굽힘	• 얕은손가락굽힘근(flexor digitorum superficialis)	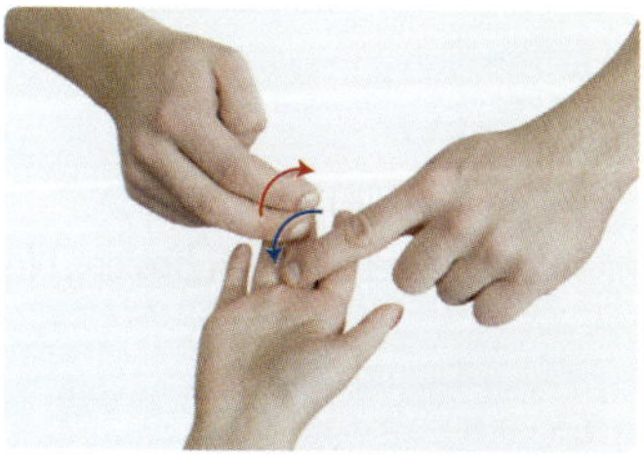
먼쪽 손가락뼈 사이관절 굽힘	• 깊은손가락굽힘근(flexor digitorum profundus)	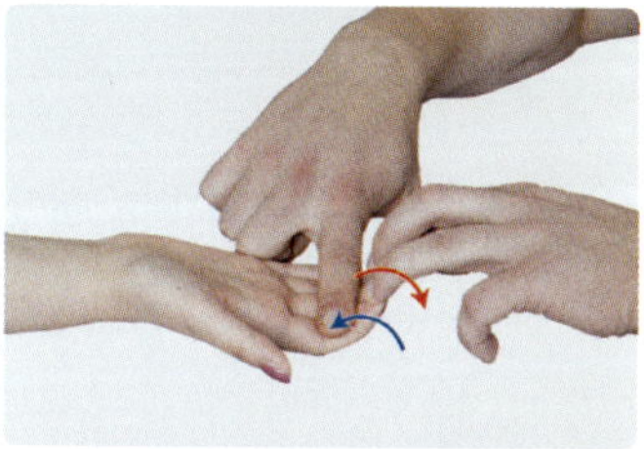
손허리 손가락관절 폄	• 손가락폄근(extensor digitorum) • 집게폄근(extensor indicis) • 새끼폄근(extensor digiti minimi)	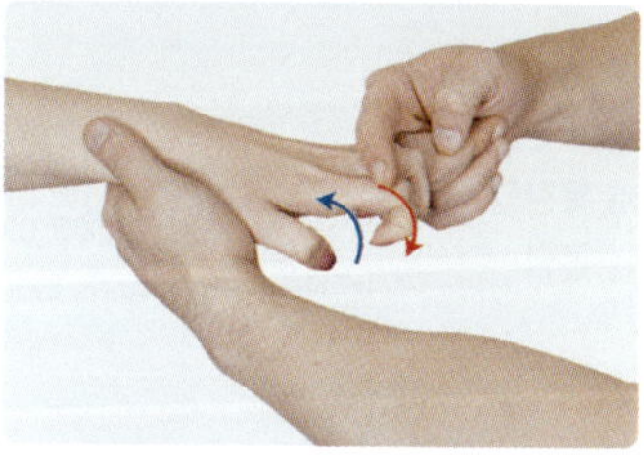
손가락벌림	• 등뼈사이근(dorsal interossei) • 새끼벌림근(abductor digiti minimi)	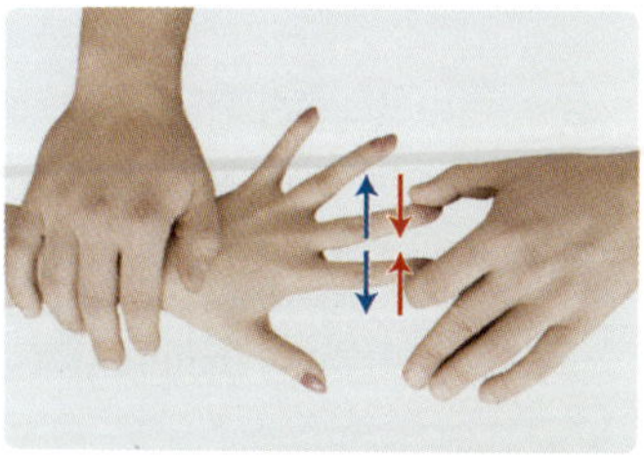
손가락모음	• 바닥쪽뼈사이근(palmar interossei)	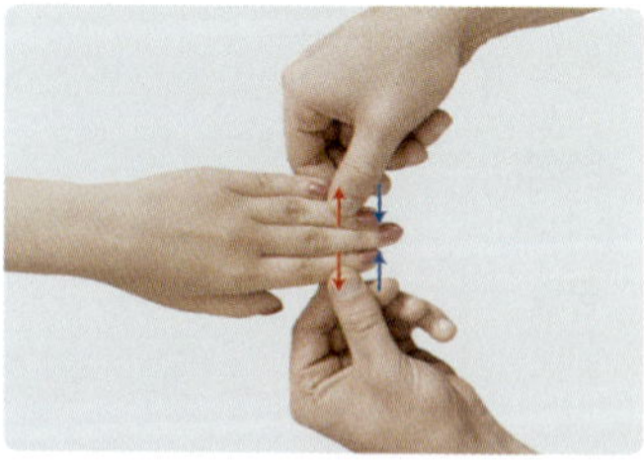

관절 운동	작용근	측정 방법 (→ 운동방향 → 저항방향)
엄지 손허리 손가락관절, 손가락뼈 사이관절 굽힘	• 짧은엄지굽힘근(flexor pollicis brevis) • 긴엄지굽힘근(flexor pollicis longus)	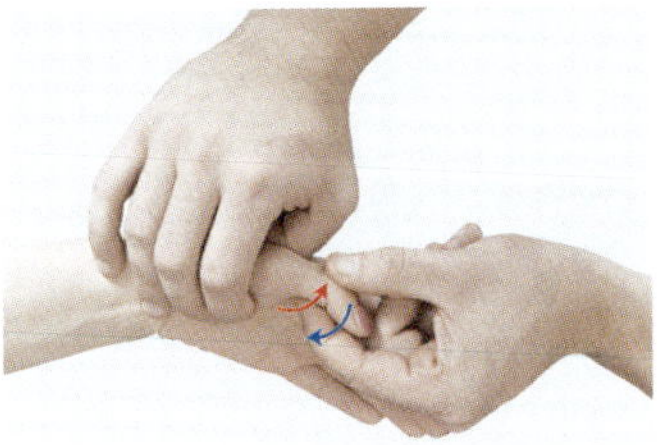
엄지 손허리 손가락관절, 손가락뼈 사이관절 폄	• 짧은엄지폄근(extensor pollicis brevis) • 긴엄지폄근(extensor pollicis longus)	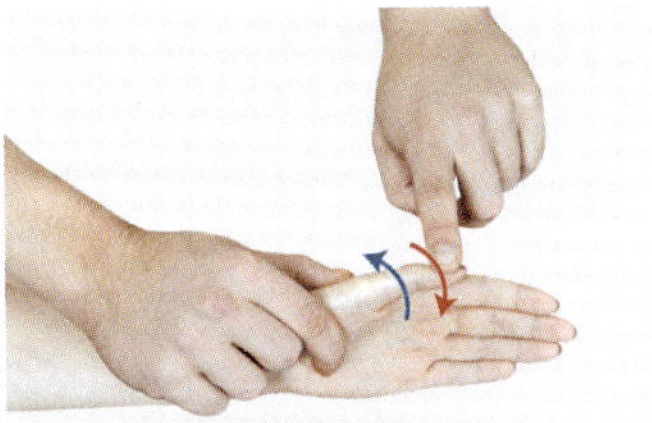
엄지 벌림	• 짧은엄지벌림근(abductor pollicis brevis) • 긴엄지벌림근(abductor pollicis longus)	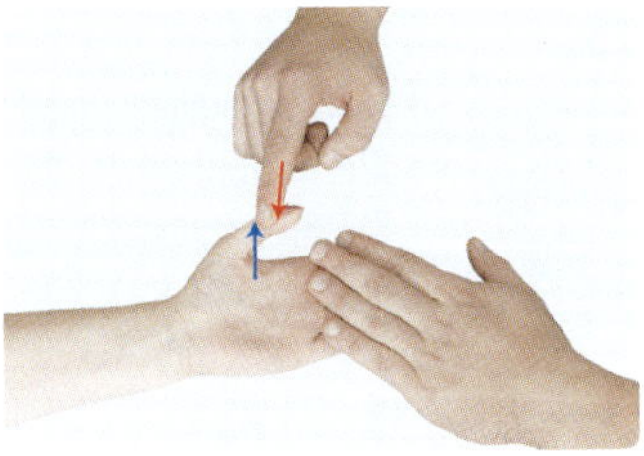
엄지 모음	• 엄지모음근(adductor pollicis)	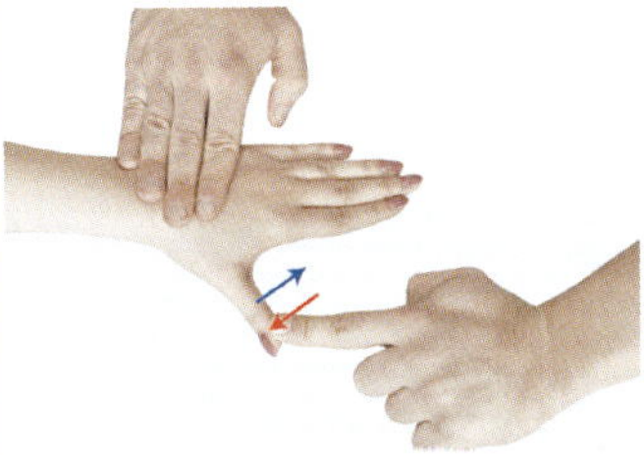
엄지 대립	• 엄지맞섬근(opponens pollicis) • 새끼맞섬근(opponens digiti minimi)	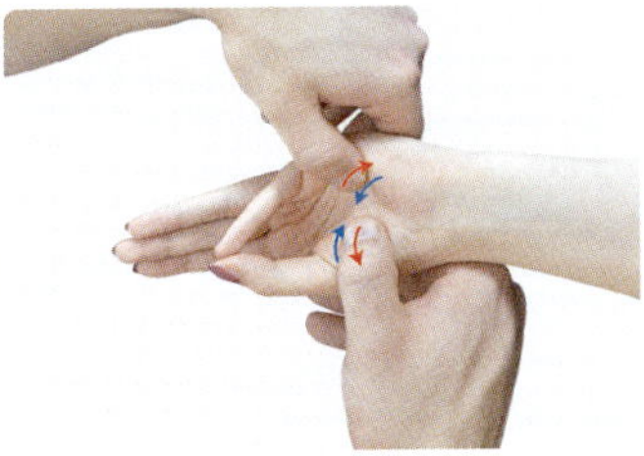

관절 운동	작용근	측정 방법 (⟶ 운동방향 ⟶ 저항방향)
엉덩관절 굽힘	• 큰허리근(psoas major) • 엉덩근(iliacus)	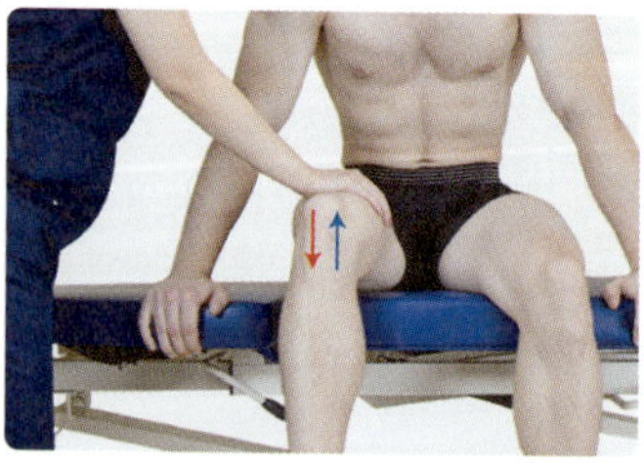
엉덩관절 폄	• 큰볼기근(gluteus maximus) • 반힘줄근(semitendinosus) • 반막모양근(semimembranosus) • 넙다리두갈래근-긴머리(biceps femoris-long head) * 큰볼기근 격리검사(무릎관절 굽힘상태에서 엉덩관절 폄)	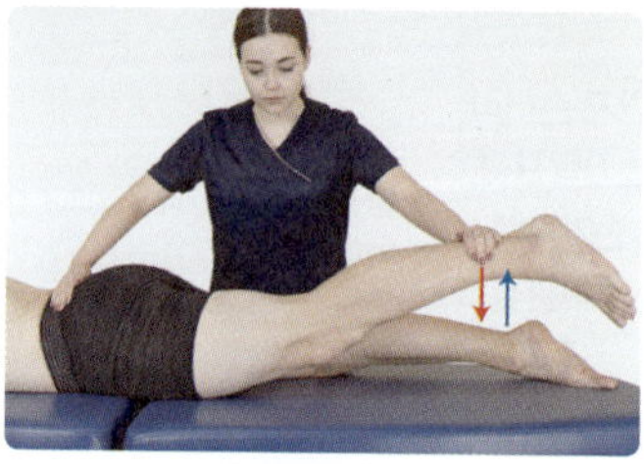
엉덩관절 모음	• 큰모음근(adductor magnus) • 짧은모음근(adductor brevis) • 긴모음근(adductor longus) • 두덩근(pectineus) • 두덩정강근(gracilis)	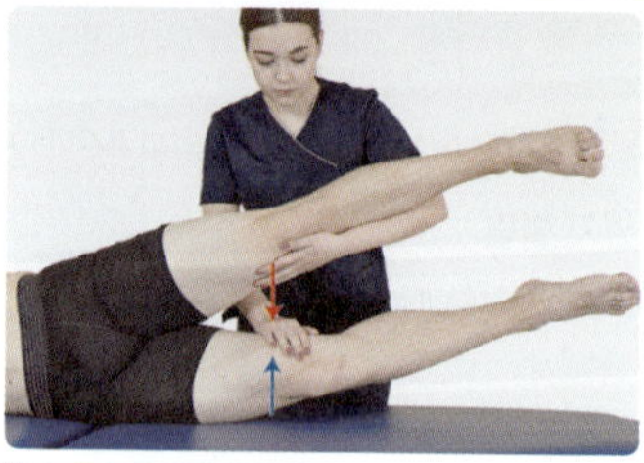
엉덩관절 벌림근	• 중간볼기근(gluteus medius)	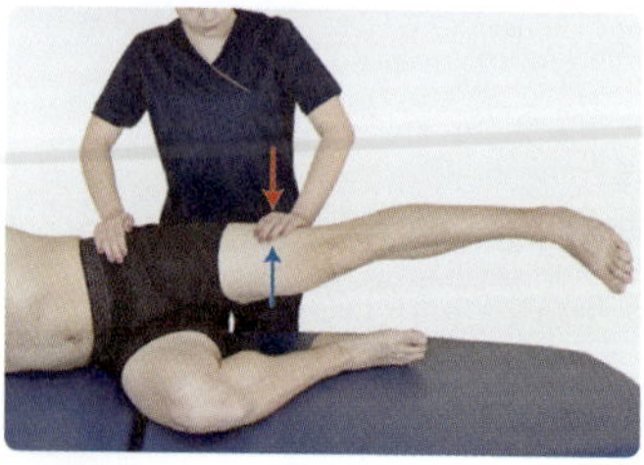
엉덩관절 바깥돌림	• 바깥폐쇄근(obturator externus) • 속폐쇄근(obturator internus) • 넙다리네모근(quadratus femoris) • 궁둥구멍근(piriformis) • 위쌍둥이근(gemellus superior) • 아래쌍둥이근(gemellus inferior)	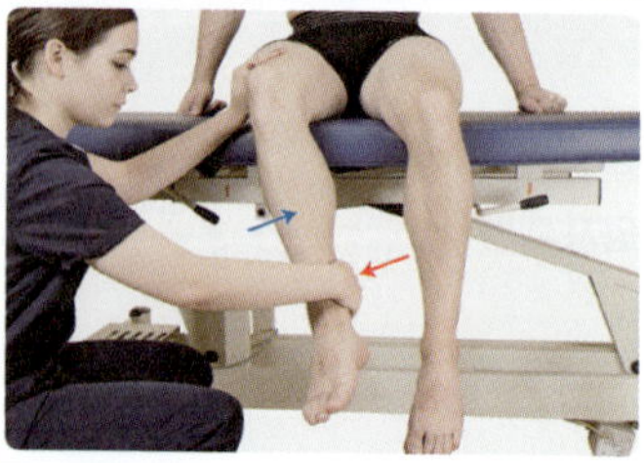

관절 운동	작용근	측정 방법 (→ 운동방향 → 저항방향)
엉덩관절 안쪽돌림	• 작은볼기근(gluteus minimus)	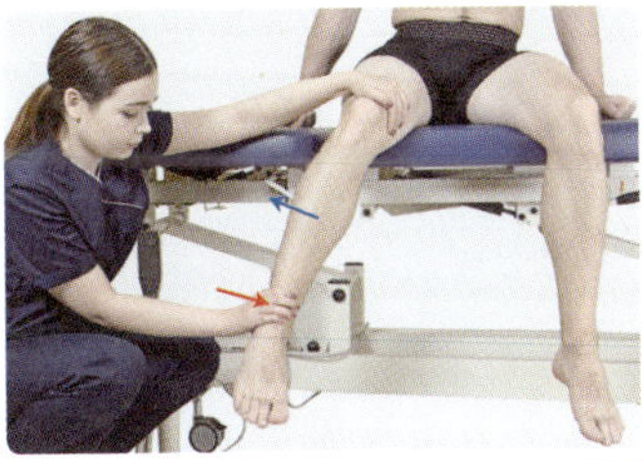
무릎관절 굽힘	• 넙다리두갈래근(biceps femoris) • 반힘줄근(semitendinosus) • 반막모양근(semimembranosus)	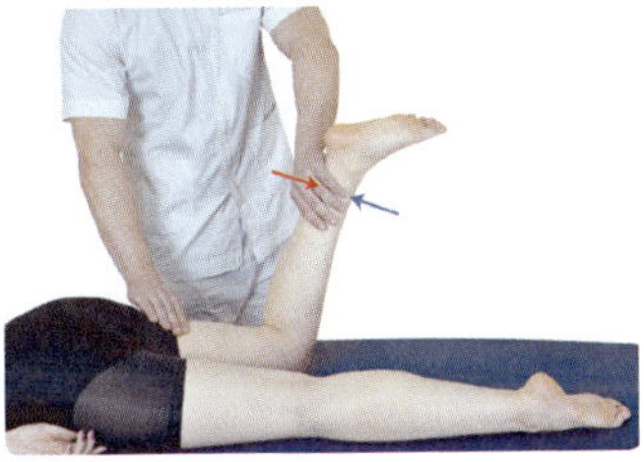
무릎관절 폄	• 넙다리곧은근(rectus femoris) • 중간넓은근(vastus intermedius) • 안쪽넓은근(vastus medialis) • 가쪽넓은근(vastus lateralis)	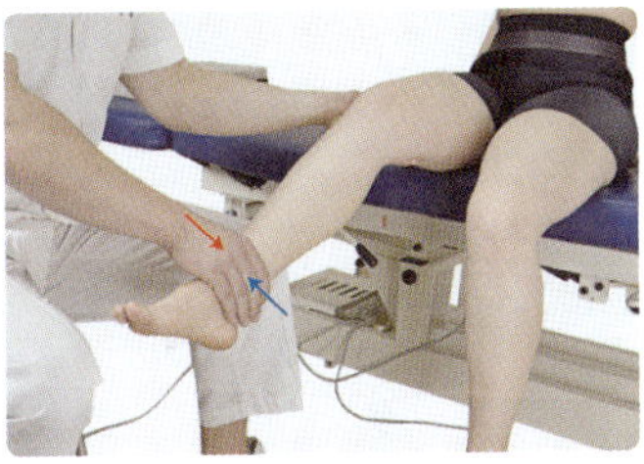
발목관절 발바닥 굽힘근	• 장딴지근(gastrocnemius) • 가자미근(soleus) * 가자미근 격리검사(무릎관절 굽힘상태에서 발목관절 발바닥굽힘) * N등급(20회 이상) G등급(10~19회) F등급(1~9회)	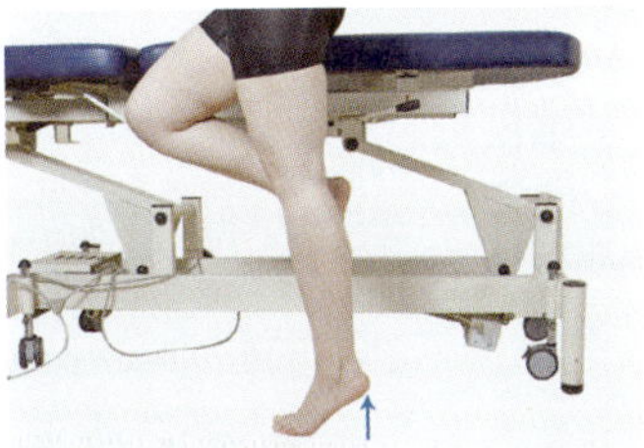
발목관절 발등굽힘과 안쪽번짐	• 앞정강근(tibialis anterior)	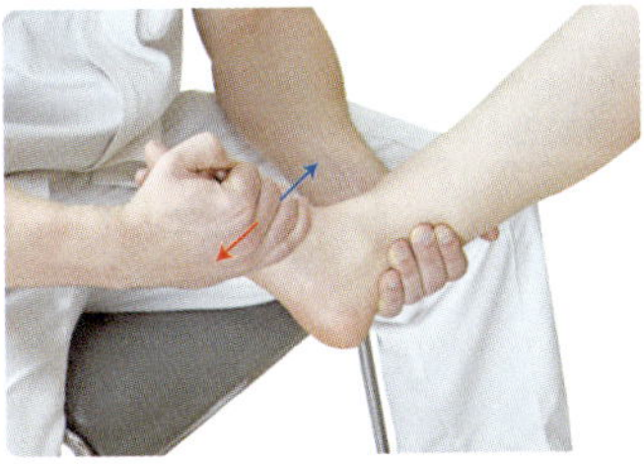

관절 운동	작용근	측정 방법 (→ 운동방향 → 저항방향)
발의 안쪽번짐	• 뒤정강근(tibialis posterior)	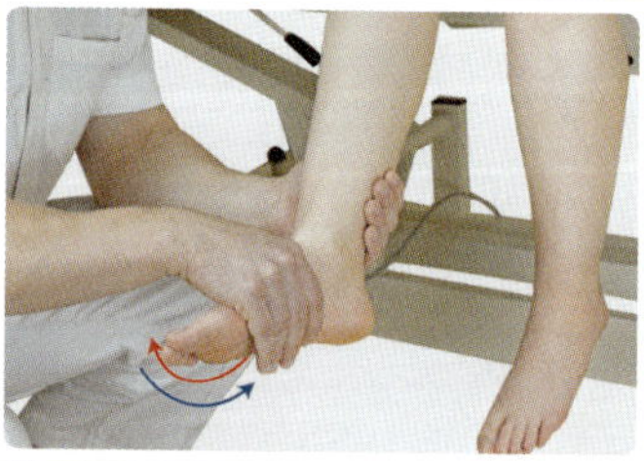
발의 가쪽번짐	• 긴종아리근(peroneus longus) • 짧은종아리근(peroneus brevis)	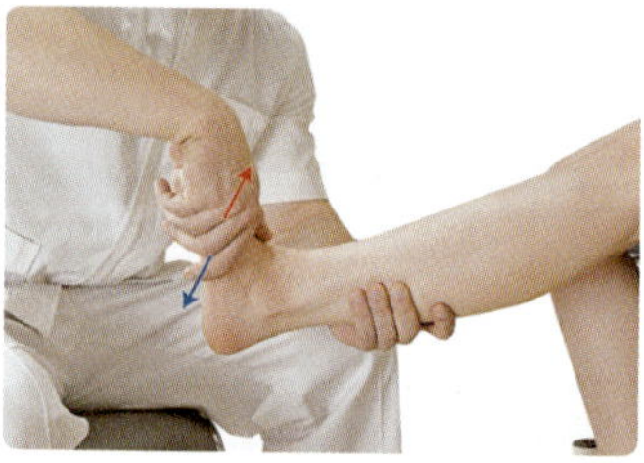
엄지와 발가락의 발허리 발가락관절 굽힘	• 벌레근(lumbricals)	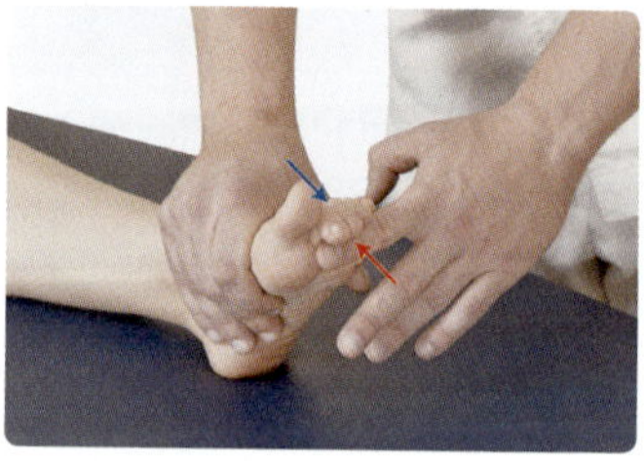
엄지와 발가락의 뼈사이관절 굽힘	• 긴발가락굽힘근(flexor digitorum longus) • 짧은발가락굽힘근(flexor digitorum brevis) • 긴엄지굽힘근(flexor pollicis longus)	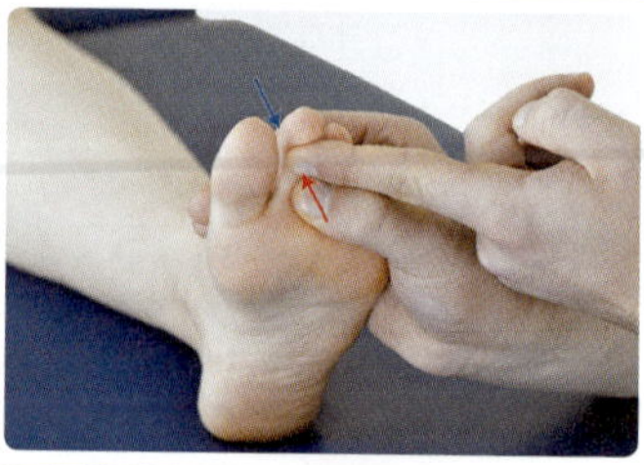
엄지와 발가락의 뼈사이관절 폄	• 긴발가락폄근(extensor digitorum longus) • 짧은발가락폄근(extensor digitorum brevis) • 긴엄지폄근(extensor pollicis longus)	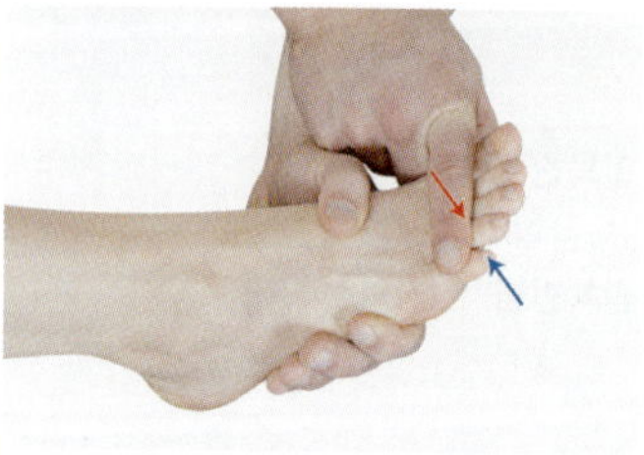

4. 신경학적 검사

1) 감각검사

몸감각 감각검사		특성 및 방법
피부분절 감각검사	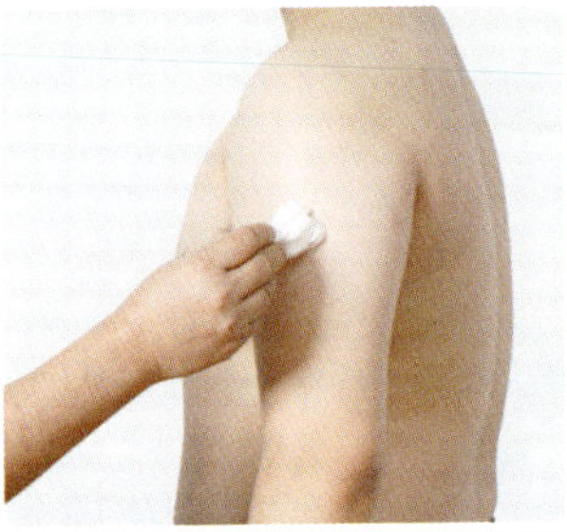	**피부분절 감각 유무** 감각을 느낄 수 있는 것을 피부에 접촉시켜 상하 또는 수평으로 그어보고 둔함, 예리함 평가
말초신경 감각검사	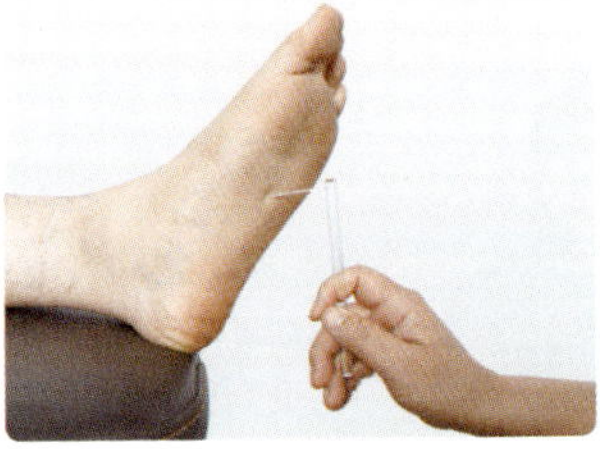	**말초신경감각 상태** 주로 발과 다리를 포함한 곳에 검사도구를 접촉시켜 통증, 경련, 촉각 과민반응 평가
면봉 검사	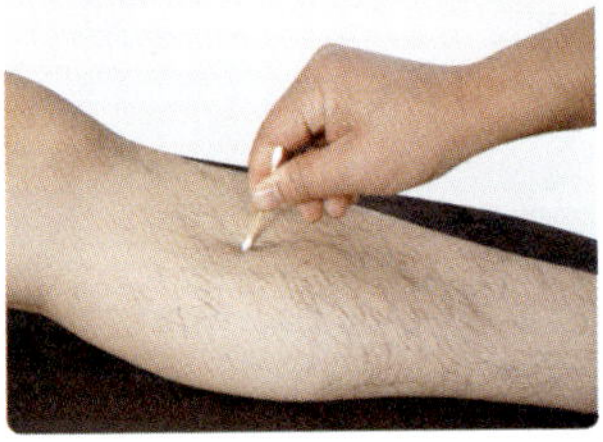	**촉각검사** 1.5초간 손과 수직 방향이 되도록 하여 면봉끝이 약간 휘어질 정도로 누름 자극 인식 여부에 따라 예 또는 아니오
핀 찌르기 검사	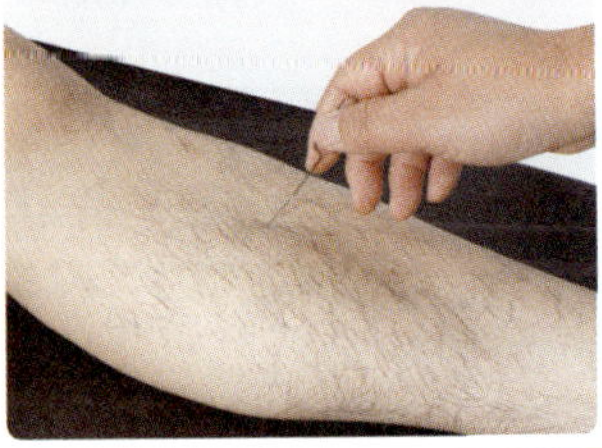	**통증검사** 말초 감각분포를 따라 날카롭거나 둔한 자극을 무작위로 적용 날카롭다 또는 둔하다로 표현

몸감각 감각검사		특성 및 방법
두점 식별 검사	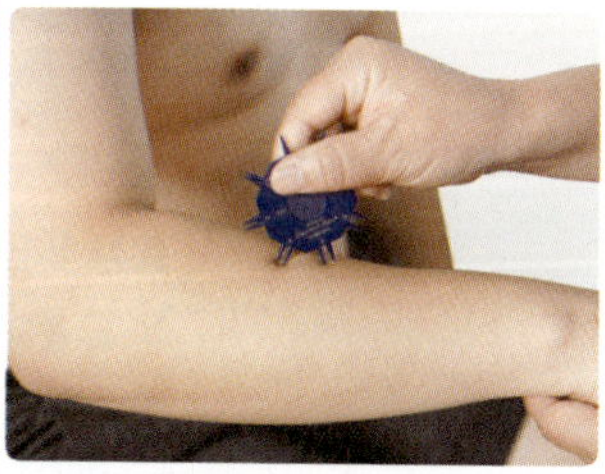	**감각신경 손상 검사** 두 점 간의 인지 거리를 평가하여 손상 정도 파악 ▸6mm 미만: 정상 ▸6mm 이상: 감각 저하 ▸두 점의 거리 인지 불가: 무감각
온도감각검사	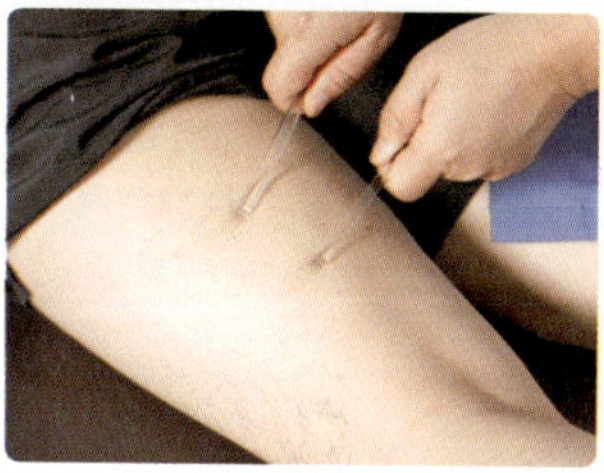	**피부검사** ▸2개의 시험관(7°, 43°)을 시험관 측면 부위를 이용, 무작위로 피부 표면에 접촉 ▸뜨겁다, 차갑다로 표현
고유감각 검사	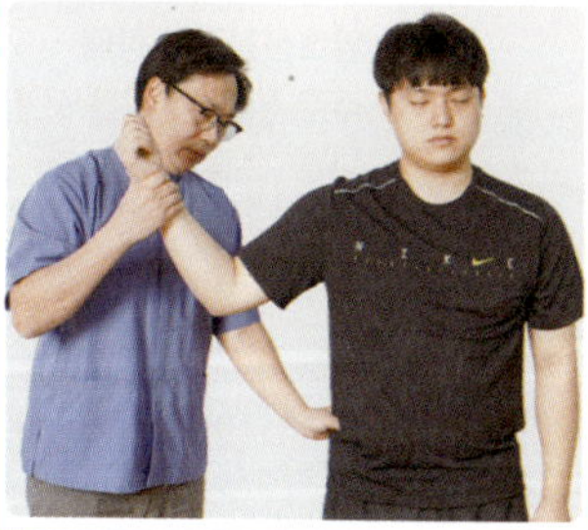	**근육, 관절 또는 내부조직 감각검사** ▸신체의 측면을 잡고 천천히, 수동적으로 다양한 자세를 취한 후 유지

2) 반사검사

(1) 깊은힘줄반사

반사	특성	방법
위팔두갈래근	C5, C6 신경뿌리 지배 위팔두갈래근 힘줄	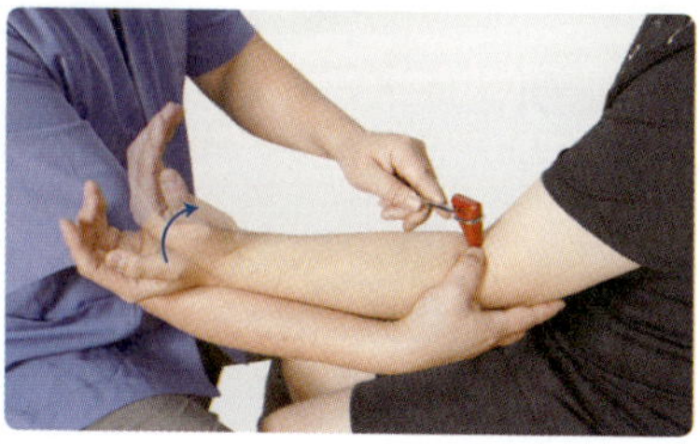

반사	특성	방법
위팔노근	C6 신경뿌리 지배 노뼈붓돌기	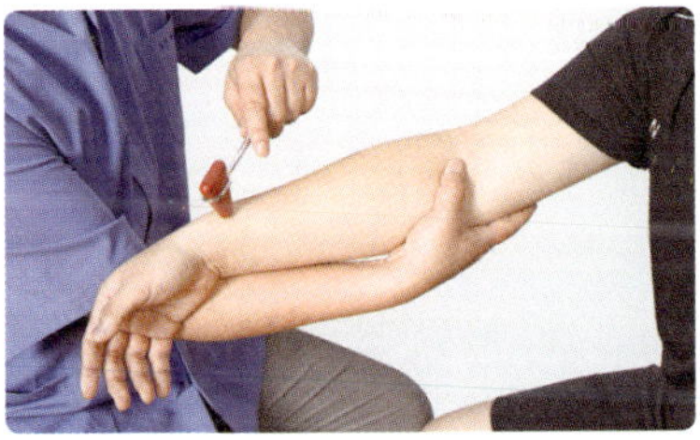
위팔세갈래근	C7 신경뿌리 지배 팔꿈치오목	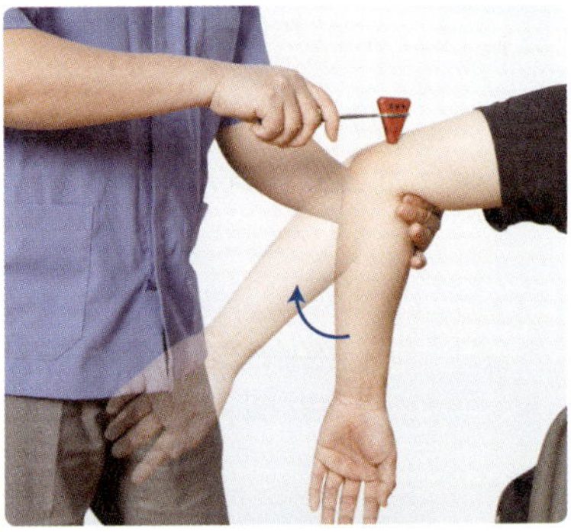
무릎	L4 신경뿌리 지배 무릎뼈 아래 힘줄	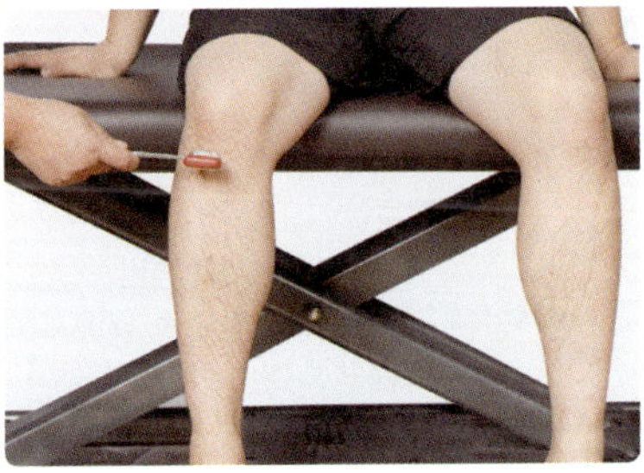
아킬레스 힘줄	S1 신경뿌리 지배 아킬레스 힘줄	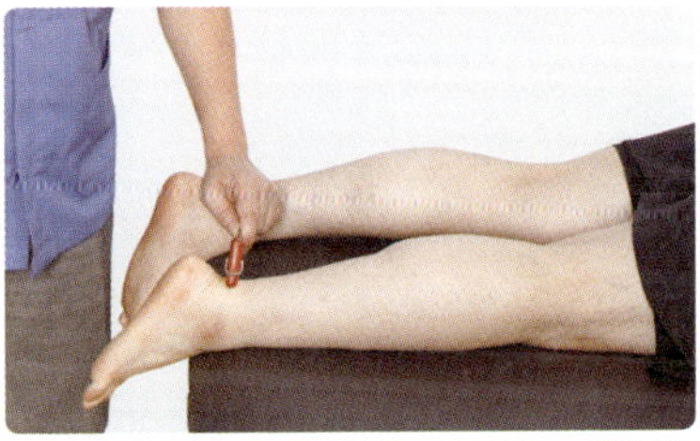

(2) 병적반사

반사	특성	방법
강제쥐기	**위운동신경세포 병변** 아래팔과 손바닥을 위에서 아래로 자극	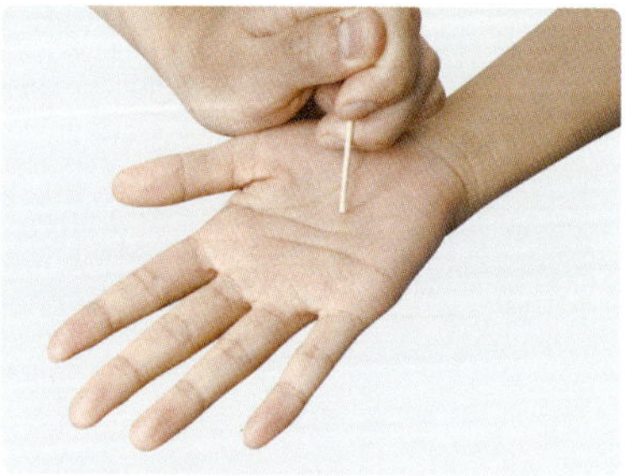
고든	**위운동신경세포 병변** 종아리를 꼬집음	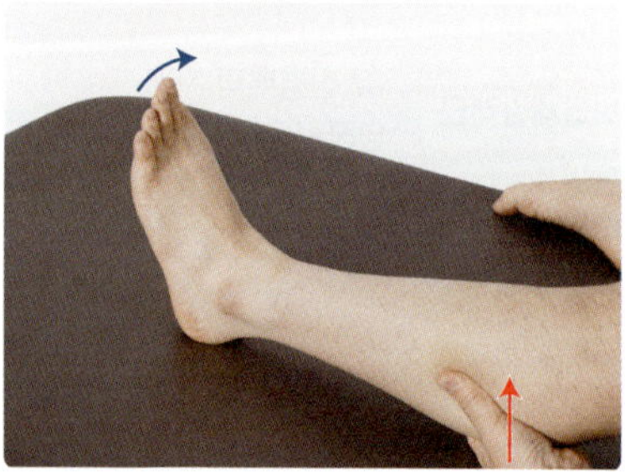
오펜하임	**위운동신경세포 병변** 정강이뼈 앞쪽을 위에서 아래로 자극	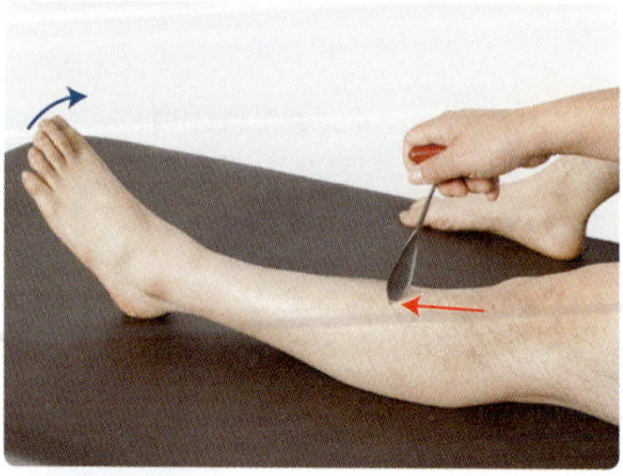
트롬너	**피라미드로 병변** 가운데 손가락 끝 자극	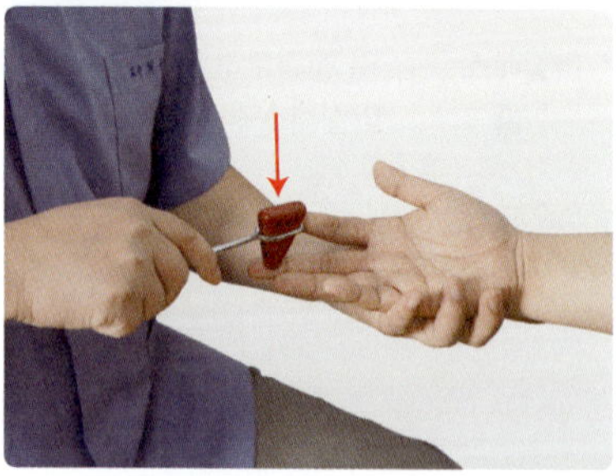

5. 보행 평가

1) 정상 걸음주기

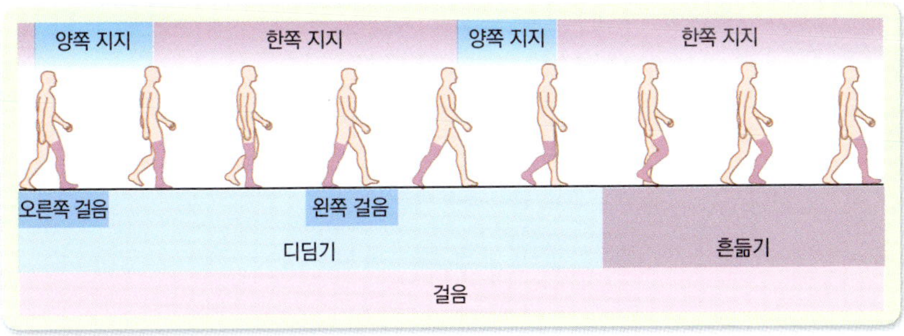

2) 보행 평가 용어

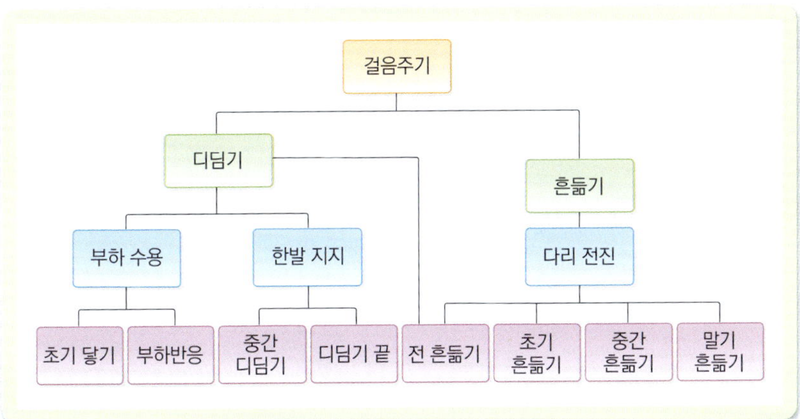

초기 닿기 (Initial contact)	• "즉시" 발이 땅에 닿는 순간	
	엉덩이	엉덩이 폄근(큰볼기근, 넙다리뒤근)은 편심성으로 작용하면서 엉덩이 안정성 유지
	무릎	넙다리네갈래근과 넙다리뒤근은 무릎의 안정성에 상호작용
	발목	앞정강근은 동심성으로 작용하여 발목 유지

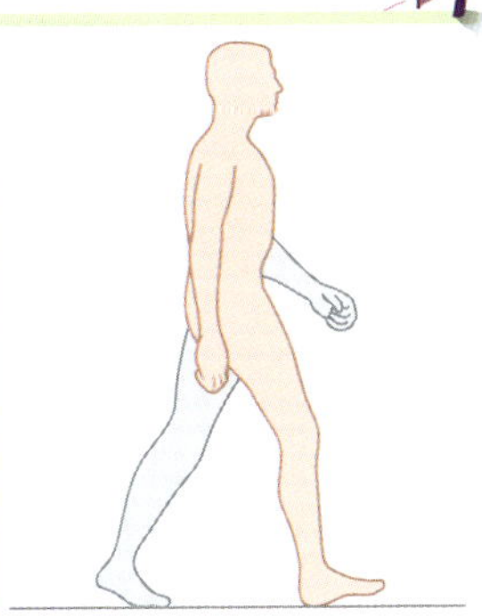

<table>
<tr><td rowspan="4">부하반응
(Loading response)</td><td colspan="2">• “첫 번째 양쪽지지” 초기 닿기의 끝부터 반대쪽 다리가 땅을 떠날 때까지</td><td rowspan="4">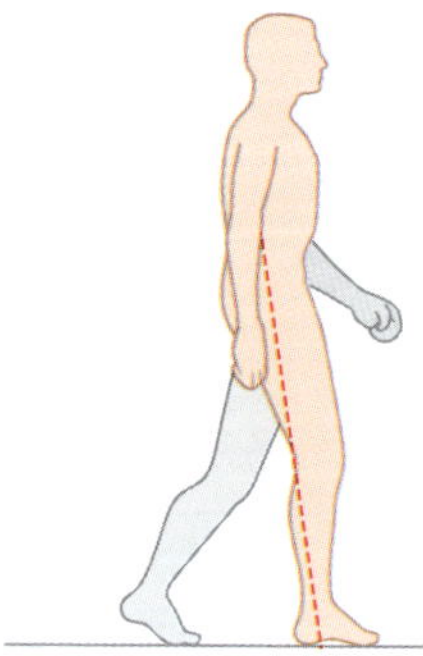</td></tr>
<tr><td>엉덩이</td><td>엉덩이폄근(주로 볼기근 최대 및 약간의 넙다리뒤근)은 이 단계를 통해 다리에 부하하기 위한 동심성으로 작용</td></tr>
<tr><td>무릎</td><td>무릎굽힘을 억제(제한하지 않음)하는 강력한 편심성 넙다리네갈래근 활동, 충격 흡수 역할</td></tr>
<tr><td>발목</td><td>발등굽힘근은 이 단계를 통해 발바닥 굽힘의 속도 제어</td></tr>
<tr><td rowspan="4">중간디딤기
(Midstance)</td><td colspan="2">• 하중 반응의 끝부터 신체가 같은쪽(지지) 다리 앞쪽으로 진행될 때까지</td><td rowspan="4">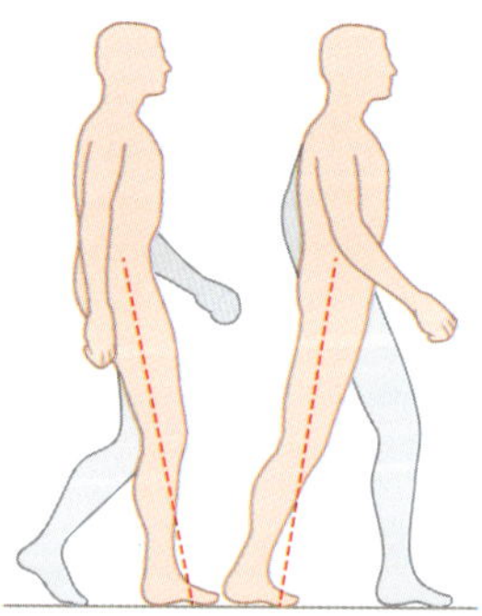</td></tr>
<tr><td>엉덩이</td><td>엉덩폄근은 이 단계를 통해 다리에 부하를 주기 위해 계속 동심성으로 작용</td></tr>
<tr><td>무릎</td><td>중간디딤기의 초기 기간 동안 충격 흡수를 위해 여전히 편심성 넙다리네갈래근이 필요
그러나 체중을 지나는 벡터가 무릎 축과 일직선인 경우 폄근 안정성은 필요하지 않게 됨(제거)</td></tr>
<tr><td>발목</td><td>발바닥굽힘근은 발 위에 정강뼈의 앞쪽 진행을 조절하고 발등굽힘의 속도를 제한하기 위해 편심성으로 작용</td></tr>
<tr><td rowspan="3">디딤기 끝
(Terminal stance)</td><td colspan="2">• 중간디딤기 끝에서 반대쪽 다리의 초기 닿기 직전까지</td><td rowspan="3">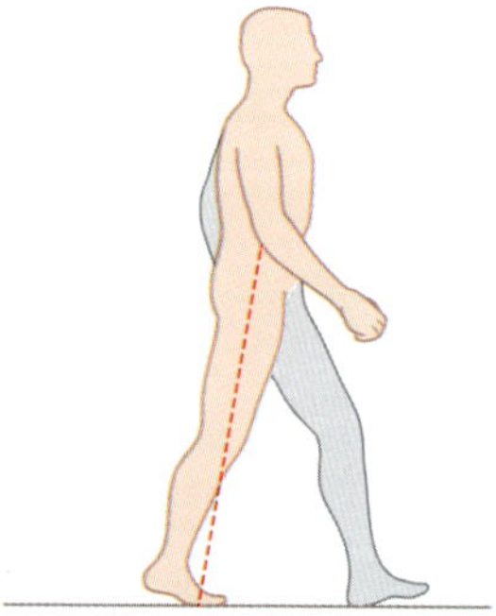</td></tr>
<tr><td>엉덩이/
무릎</td><td>일반적으로 엉덩이와 무릎에서 근육 활동이 많지 않음. 엉덩이 폄근은 진행을 도울 수는 있음</td></tr>
<tr><td>발목</td><td>발바닥굽힘근은 몸이 앞으로 나갈 수 있도록 동심성으로 작용</td></tr>
</table>

단계	부위	내용	그림
전 흔듦기 **(Preswing)**	• "두 번째 양쪽 지지" 반대쪽 다리의 초기 닿기에서 같은쪽 다리의 들이 올리기까지		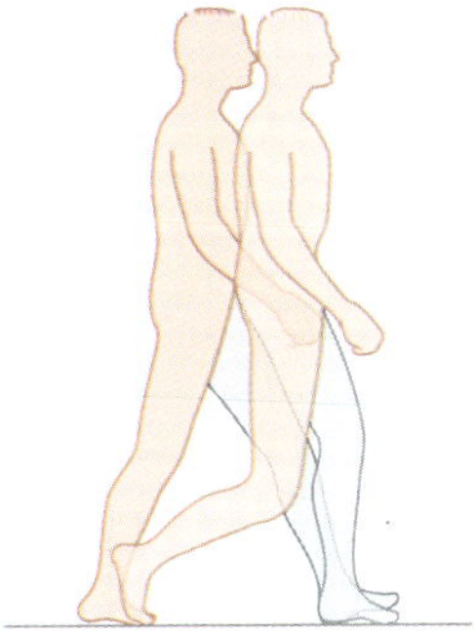
	엉덩이	넙다리곧은근과 엉덩허리근이 다리가 앞으로 나가려고 준비할 때 다리를 들어 올리는데 작용	
	무릎	장딴지근 활동에 의해 무릎 굽힘됨	
	발목	**초기 흔듦기 전:** 발바닥굽힘근 활동 지속 **후기 흔듦기 전:** 발등굽힘근이 발을 땅에서 들어 올리기 위해 동심성으로 작용 시작	
초기 흔듦기 **(Initial swing)**	• 같은쪽 발에서 같은쪽 최대 무릎굽힘까지		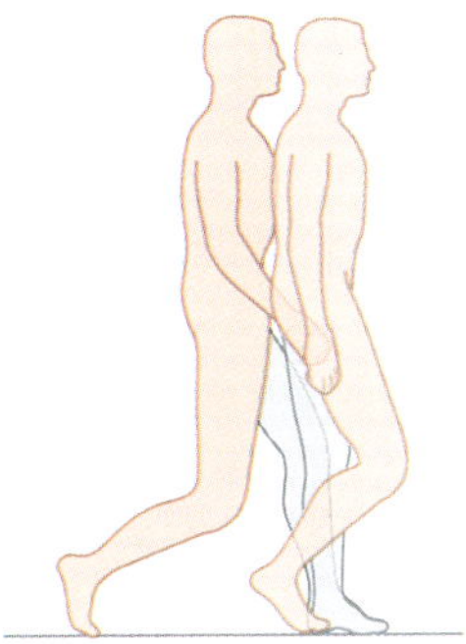
	엉덩이	다리를 앞쪽으로 이동시키기 위해 엉덩굽힘근(넙다리곧은근, 엉덩허리근)의 강한 동심성 수축이 일어남	
	무릎	무릎굽힘근은 수동적 무릎굽힘 기전에 의해 작용	
	발목	발등굽힘근의 작용은 발을 땅에서 들어 올리는데 도움을 줌	
중간 흔듦기 **(Midswing)**	• 같은쪽 최대 무릎굽힘에서 같은쪽 정강뼈가 수직 위치에 있을 때까지		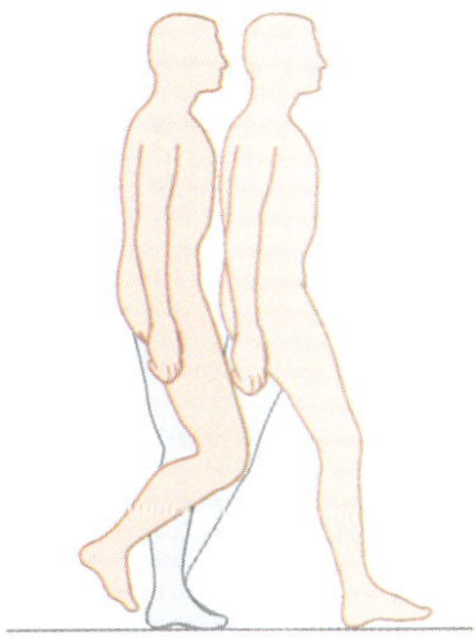
	엉덩이/무릎	엉덩이와 무릎굽힘(다리 전진)은 초기 흔듦기 중에 얻은 운동량에 의해 계속됨	
	발목	발등굽힘의 최소 작용	

말기 흔듦기 (Terminal swing)	• 같은쪽 수직 정강뼈에서 같은쪽 초기 닿기 직전까지		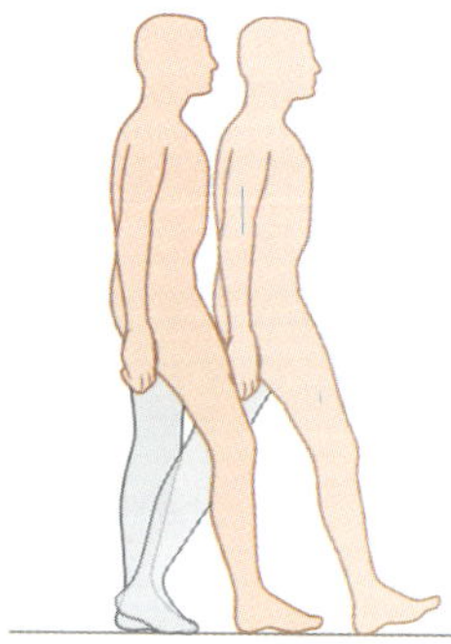
	엉덩이	넙다리뒤근의 강한 편심수축은 엉덩이 굽힘을 감속하고 무릎 폄을 조절하여 다리가 땅에 닿을 수 있도록 준비	
	무릎	넙다리네갈래근의 작용은 지면 닿기에 대비하면서 무릎을 펴하기 시작	
	발목	발목 발등굽힘 작용이 다시 활성화되어 디딤기를 위해 발을 중립으로 배치시킴	

- 양발 넓이(step with, a): 5~10cm
  - ▸ 보행 시 양발 뒤꿈치 중심 사이의 거리
- 한 걸음 길이(step length, b): 약 72cm
  - ▸ 한쪽 발뒤꿈치 닿기에서부터 반대쪽 발뒤꿈치 닿기까지의 거리
- 걸음걸이(stride length, c): 약 144cm
  - ▸ 한쪽 발뒤꿈치 닿기에서부터 같은쪽 발뒤꿈치 닿기까지의 거리
- 발 각도(foot angle, e): 5°~7°
  - ▸ 신체의 진행 방향선과 발 장축 사이의 각도

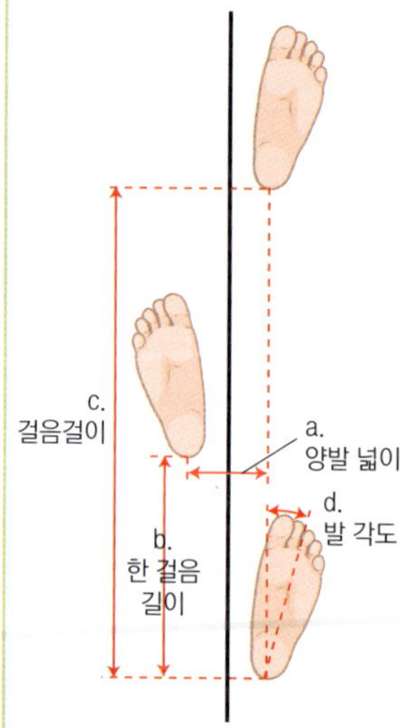

3) 보행 시 관절 변화

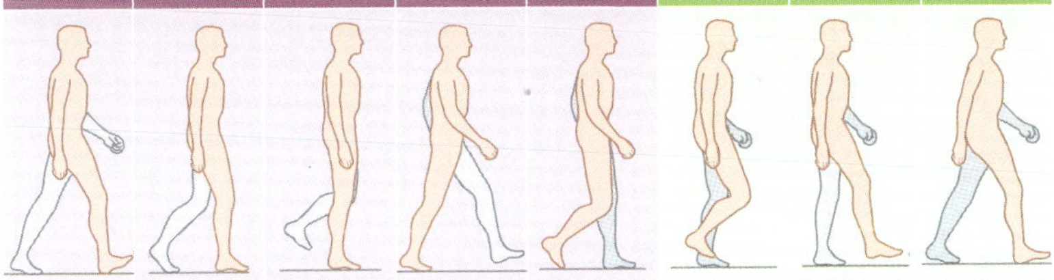

	디딤기(60%)					흔듦기(40%)		
	초기 닿기	부하반응	중간디딤기	디딤기 끝	전 흔듦기	초기 흔듦기	중간 흔듦기	말기 흔듦기
엉덩이	30° 굽힘	폄~5° 폄	폄	10° 과다폄	자연스러운 폄	20° 굽힘 엉덩허리근	30° 굽힘	30° 굽힘
무릎	완전 폄	15° 굽힘	폄	완전 폄	35° 굽힘	60° 굽힘	60°~30° 굽힘	폄
발목	자연스러운 발끔치	15° 발바닥 굽힘	발바닥굽힘 ~10° 발등 굽힘	반대쪽 발의 초기 닿기 전에 정강뼈 안정 및 발꿈치 들어 올리기	20° 발바닥 굽힘	10° 발바닥 굽힘	자연스러운 위치	자연스러운 위치

임상노트

한발짝율, 분속수(Cadence): 걸음 수/분

한발짝율 증가는 양쪽지지(double stance) 감소를 의미하고 보행 속도가 빠른 상태임

2절

근골격계 검사 및 평가

1. 어깨 검사 및 평가

1) 시진(Inspection)

양쪽 대칭성 비교를 통해 정확한 검사결과 유도

앞면	양쪽 어깨 높이, 빗장뼈 기울기, 어깨세모근, 겨드랑이 넓이 등 확인
측면	위팔뼈 기울기, 팔길이, 어깨뼈봉우리 등 확인
뒤쪽	양쪽 어깨뼈 높이, 어깨뼈 아래각, 안쪽면, 등뼈, 날개어깨뼈 등 확인

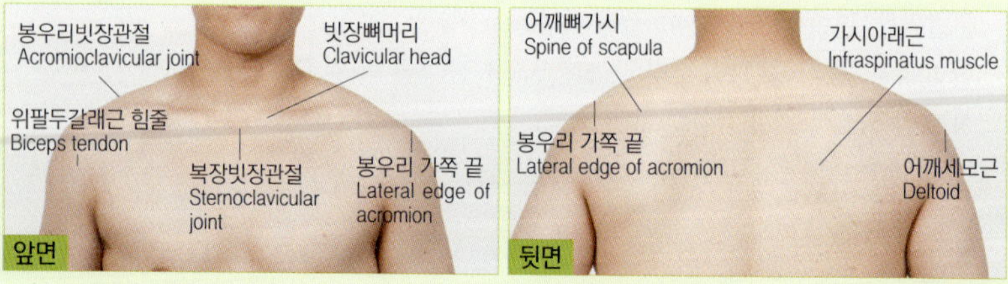

2) 촉진(Palpation)

조직의 부종, 온도, 비대칭, 감각 이상 유무

조직의 부종(부기)	가벼운 압박으로 유무 파악
조직의 온도	손등을 이용하여 부위별 피부온도 측정

비대칭 상태	손가락을 이용하여 외형에 대한 비대칭 및 조직 유연성 파악
감각 이상	감각솔을 이용하여 피부분절에 대한 감각 이상 유무 파악
통증 유무	가볍거나 깊은 압박을 주어 압통 유무 파악

3) 동작검사

동작	작용근육	신장조직	압박조직
굽힘	어깨세모근(앞섬유), 위팔두갈래근, 큰가슴근, 부리위팔근	넓은등근, 큰원근, 큰가슴근, 위팔세갈래근, 아래위팔어깨관절주머니, 원뿔인대	가시위근힘줄, 어깨세모근밑주머니, 위쪽위팔어깨관절주머니
폄	어깨세모근(뒤섬유), 넓은등근, 큰원근, 작은원근, 가시아래근, 위팔세갈래근	어깨세모근(앞섬유), 위팔두갈래근, 큰가슴근, 앞위팔어깨관절주머니	뒤위팔어깨관절주머니
벌림	가시위근, 어깨세모근(중간섬유), 등세모근, 앞톱니근	넓은등근, 큰원근, 큰가슴근(아래섬유), 위팔세갈래근, 아래위팔어깨관절주머니, 원뿔인대	가시위근힘줄, 어깨세모근밑주머니, 위쪽위팔어깨관절주머니
모음	어깨세모근(앞섬유), 큰가슴근, 넓은등근, 큰원근, 부리위팔근, 등세모근	어깨세모근(중간섬유), 뒤위팔어깨관절주머니	큰가슴근, 봉우리빗장관절, 복장빗장관절, 앞위팔어깨관절주머니
가쪽돌림	가시아래근, 작은원근, 어깨세모근(뒤섬유)	큰가슴근, 어깨밑근, 앞위팔어깨관절주머니	뒤위팔어깨관절주머니
안쪽돌림	큰가슴근, 어깨밑근, 어깨세모근(앞섬유), 큰원근, 넓은등근	가시아래근, 작은원근, 어깨세모근(뒤섬유), 뒤위팔어깨관절주머니	앞위팔어깨관절주머니

4) 도수근력검사

도수근력검사(MMT) : 어깨관절 굽힘, 폄, 벌림, 안쪽돌림, 가쪽돌림
말초혈관/신경 상태 검사(맥박, 감각, 두점 식별 등)

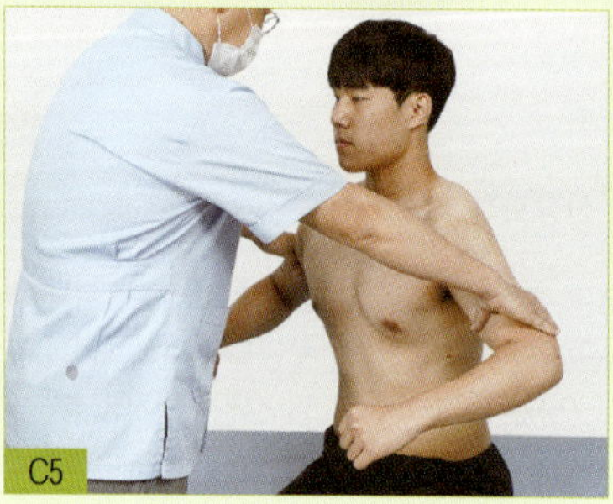

어깨벌림 저항

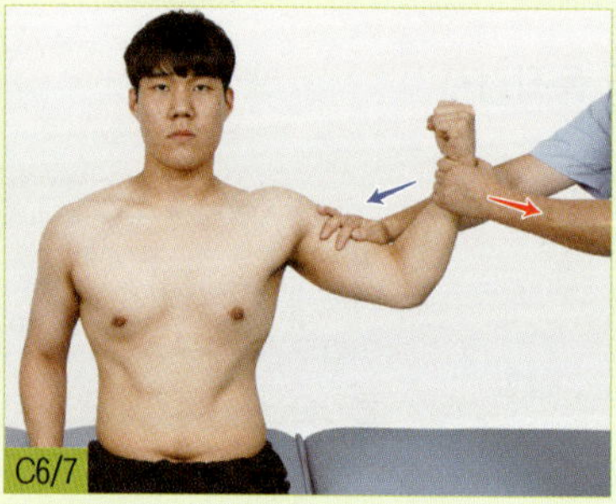

팔꿉 굽힘/폄 저항

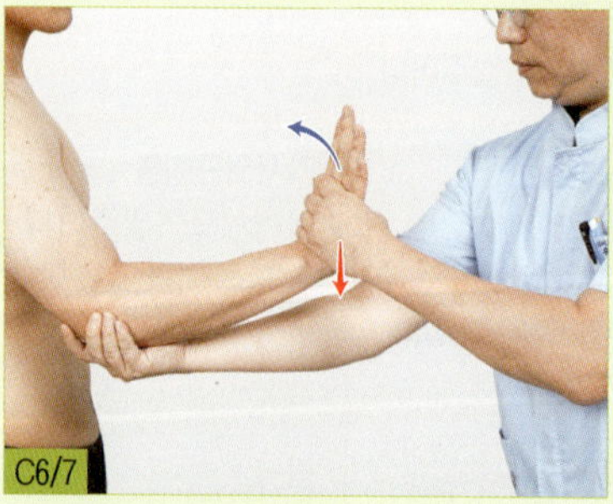

손목 굽힘/폄 저항

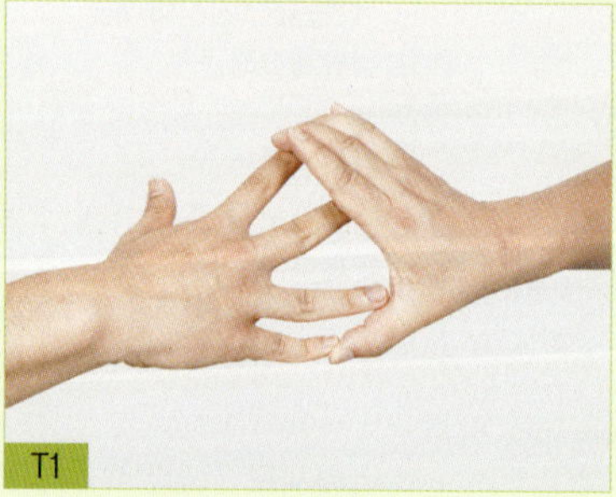

손가락 모음 저항

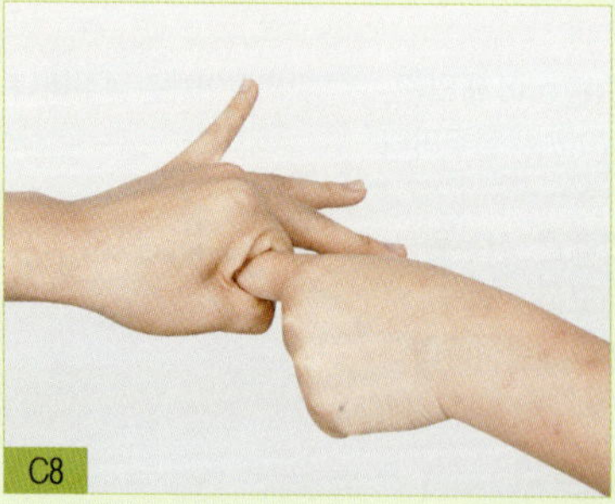

손가락 굽힘 저항

5) 특수검사

니어 징후 검사(Neer sign test)		
검사 목적	가시위근, 위팔두갈래근 충돌증후군 유무 평가	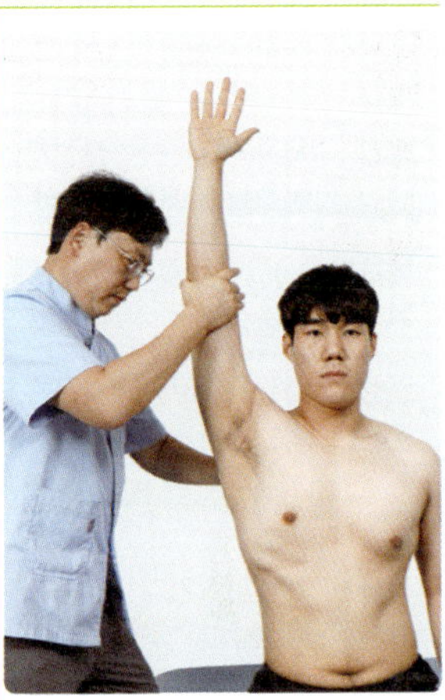
검사 방법	환자의 팔을 가쪽돌림한 상태에서, 수동적으로 어깨관절 완전 굽힘된 상태에서 적용함. 그 후 팔을 안쪽으로 돌린 채 같은 동작을 반복해 봄	
평가 기준	(+)위팔 안쪽돌림 + 어깨관절 굽힘했을 때 통증 → 가시위근 충돌, 봉우리밑주머니염 (+)위팔 가쪽돌림 + 어깨관절 굽힘했을 때 통증 → 위팔두갈래근 충돌	
임상 노트	충돌을 유발하기 위해 어깨관절 완전굽힘 끝부분에서 약간의 압력을 가함	

호킨스-케네디 검사(Hawkins-Kennedy test)		
검사 목적	가시위근 충돌, 근육둘레띠 찢어짐, 뼈관절염 유무 평가	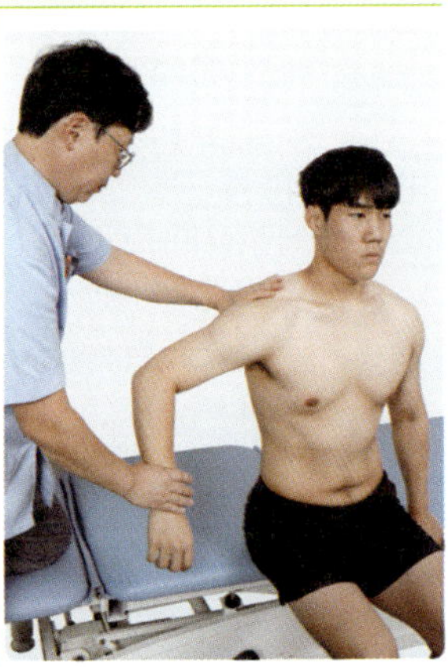
검사 방법	환자를 어깨 90°, 팔꿉 90° 굽힘 상태로 앉힘. 검사자는 어깨를 안쪽으로 돌림	
평가 기준	(+)앞가쪽 어깨통증 → 가시위근 충돌, 근육둘레띠 찢어짐 (+)마찰음 → 뼈관절염	
임상 노트	이 검사는 부리빗장인대와 가시위근힘줄이 눌리게 할 수 있는 좋은 방법이다. 일반적으로 니어 검사보다 충돌증후군 평가에 더욱 민감하게 반응함	

스피드 검사(Speed test)

검사 목적	위팔두갈래근 힘줄염 유무 평가
검사 방법	환자는 팔꿉관절 폄과 아래팔 뒤침 상태에서 어깨관절을 약 60°~120°까지 능동적으로 굽힘. 이때 검사자의 한손은 결절사이고랑에 두고 다른 한손은 아래팔에 저항을 가함
평가 기준	(+)위팔두갈래근고랑 위의 통증 → 위팔두갈래근 힘줄염
임상 노트	결절사이고랑에서 '툭' 하는 느낌이 나게 되면 몸쪽 위팔두갈래근 힘줄의 아탈구를 의미함

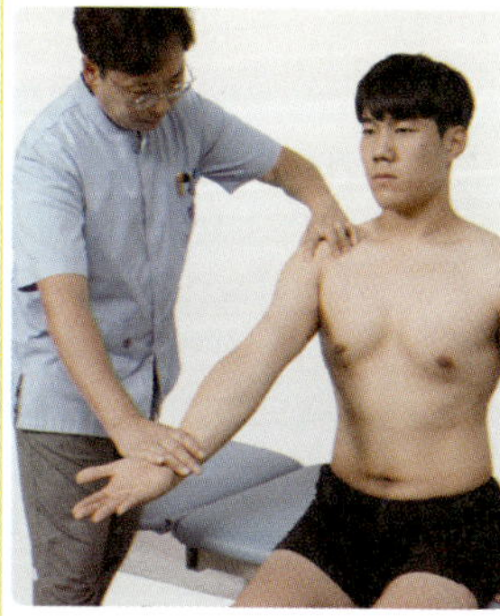

요가손 검사(Yergason test)

검사 목적	가로위팔인대 찢어짐 및 위팔두갈래근 힘줄염 유무 평가
검사 방법	환자는 팔꿈치를 90° 굽힘, 아래팔을 엎침한다. 검사자는 환자가 능동적으로 아래팔을 뒤침하고 위팔을 가쪽돌림하는 동안 위팔두갈래근힘줄을 촉진하면서 움직임에 저항을 줌
평가 기준	(+)위팔두갈래근고랑 위의 통증 → 위팔두갈래근 힘줄염 (+)결절사이고랑에서 힘줄 탈출('툭' 소리) → 가로위팔인대 찢어짐
임상 노트	요가손 검사는 가로위팔인대 찢어짐에 좋은 특이성을 나타냄

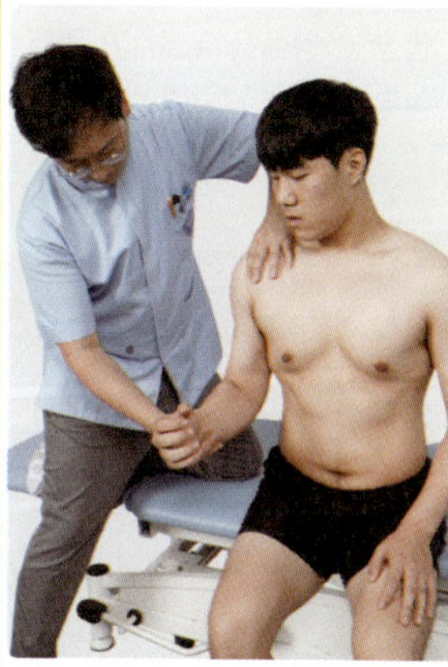

오브라이언 검사(O'Brien test)

검사 목적	위쪽 오목테두리 찢어짐(SLAP) 유무 평가
검사 방법	환자는 어깨를 90° 굽히고 팔을 20° 모은 상태로 앉는다. 검사자가 환자의 팔을 아래로 누르는 동안 환자는 버팀
평가 기준	(+)손바닥을 위로 향한 자세에서 통증 → 위팔두갈래근 힘줄염 (+)엄지손가락이 아래로 향한 자세에서 통증 → SLAP
임상 노트	엄지손가락이 아래로 향한 자세에서 통증이 있었으나 손바닥을 위로 향한 자세에서 통증이 감소되면 SLAP 병변을 의심할 수 있음

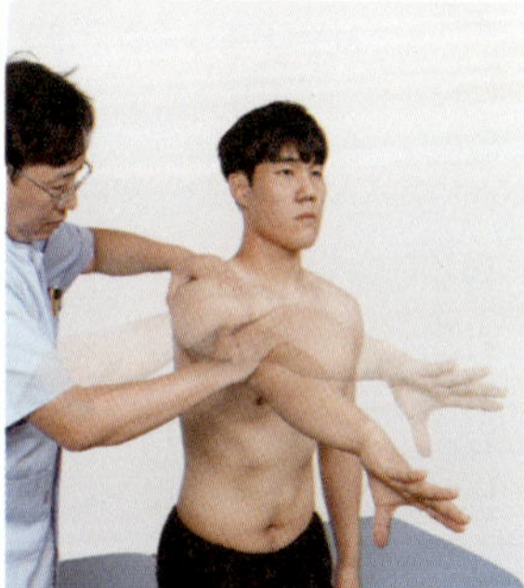

크랭크 검사(Crank test)

검사 목적	오목테두리 찢어짐 손상 유무 평가
검사 방법	환자의 어깨관절을 160~180° 벌림 및 팔꿉관절 90° 굽힘 상태로 눕히고 검사자는 위팔뼈에 축성압박을 가하면서 가쪽/안쪽돌림을 함
평가 기준	(+)어깨통증과 마찰음 → 오목테두리 병변
임상 노트	이 검사는 오목테두리 찢어짐을 알아보기 위한 좋은 특이도를 나타냄

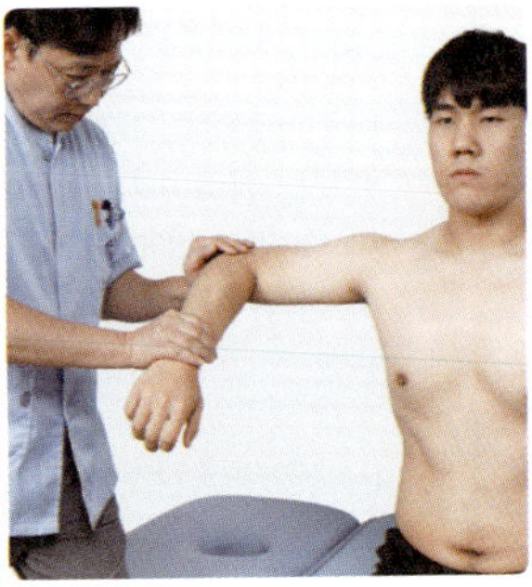

앞불안 검사(Anterior apprehension test)

검사 목적	오목위팔관절의 앞쪽 불안정 유무 평가
검사 방법	환자를 앉히거나 바로 눕혀 어깨관절을 90° 벌리고 팔꿉을 90°굽히고 검사자는 오목위팔관절 뒤쪽에 손을 놓고 앞쪽으로 부드럽게 압력을 가함
평가 기준	(+)과도한 앞 전위, 탈구, 불안 → 앞쪽 오목위팔관절의 불안정
임상 노트	바로 누운 자세에서 검사를 하면 환자의 얼굴에서 불안징후를 더욱 잘 관찰할 수 있음 너무 과한 압력을 가하면 탈구시킬 수 있으므로 주의

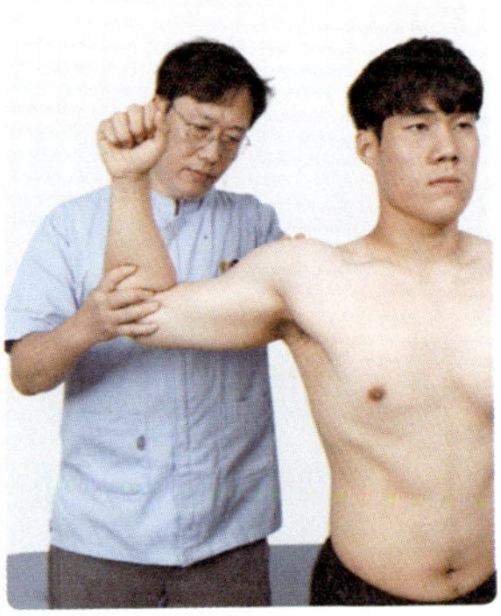

뒤불안 검사(Posterior apprehension test)

검사 목적	오목위팔관절의 뒤쪽 불안정 유무 평가
검사 방법	환자를 바로 눕힌 후 오목위팔관절을 90° 굽힘 및 팔꿉관절 굽힌한 자세에서 검사자는 팔꿈치(위팔뼈)를 뒤쪽으로 밀어 압력을 가함
평가 기준	(+)뒤쪽 운동범위 증가 → 오목위팔관절 뒤쪽 불안정
임상 노트	뒤쪽 운동범위 증가 없이 오목위팔관절 뒤쪽에 국소 통증이 나타나면 돌림근띠 손상을 의심할 수 있음

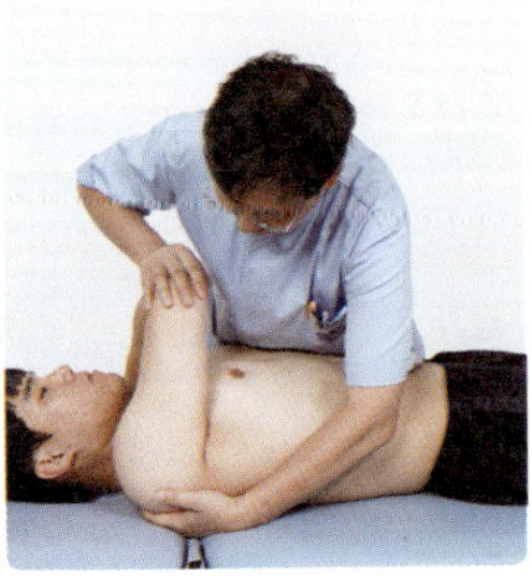

재위치 검사(Relocation test)	
검사 목적	오목위팔관절의 앞쪽 불안정 유무 평가
검사 방법	바로 누운 자세에서 어깨관절을 90° 벌리고 바깥돌림시킨 상태에 두면 앞쪽 오목위팔관절의 불안감이 증가됨. 이때 검사자가 오목위팔관절을 뒤로 밀어 정상 위치로 재위치시켜 불안감이 감소되는지 관찰
평가 기준	(−)불안/통증감소 → 앞쪽 오목위팔관절의 불안정
임상 노트	재위치 검사는 앞불안 검사의 양성반응이 나왔을 때 재확인을 위해 이어서 실시

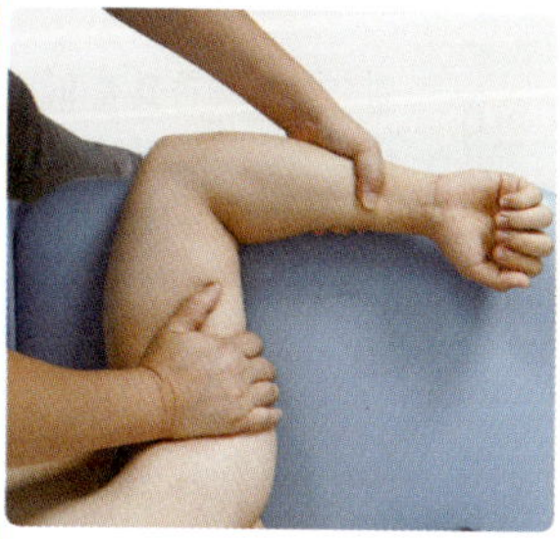

고랑 징후 검사(Sculus sign test)	
검사 목적	오목위팔관절의 아래쪽 불안정 유무 평가
검사 방법	환자는 옆으로 팔을 늘어뜨린 상태로 앉거나 서고 검사자는 위팔뼈를 긴축 방향으로 떼어당김을 적용함
평가 기준	(+)아래 운동범위 증가 → 오목위팔관절 아래 불안정
임상 노트	위팔뼈를 떼어당김 시 검사하는 쪽의 어깨 고정이 필요함

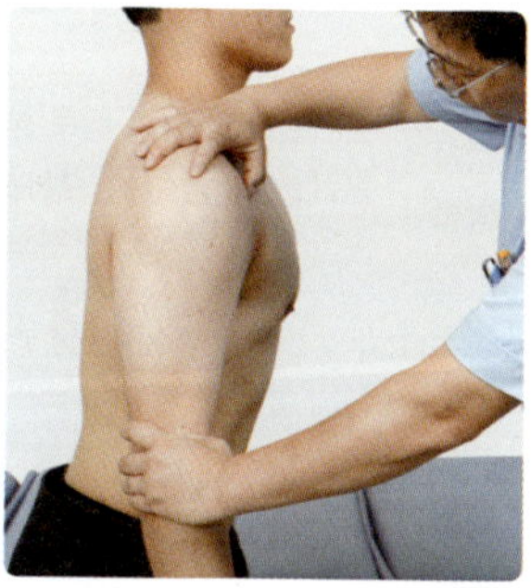

코드만 팔낙하 검사(Codman's drop arm test)	
검사 목적	가시위근힘줄염/손상, 근육둘레띠 찢어짐, 통증호증후군 유무 평가
검사 방법	수동적으로 환자의 팔을 90°~150°까지 벌림시키고 이때 환자의 팔을 받치고 있는 손을 떼면서 유지하게 하거나 천천히 내려놓도록 지시함
평가 기준	(+)팔이 순간적으로 아래로 떨어지면 근육둘레띠 완전 찢어짐 (+)갑작스럽게 떨어지지 않지만 비교적 빠르게 떨어지면 근육둘레띠 부분 찢어짐/염증성 병변
임상 노트	이 검사는 근육둘레띠 찢어짐을 감별하는데 매우 유용함 90°~150°까지는 어깨세모근의 기능으로 천천히 팔을 떨어뜨릴 수 있으나 90° 이하에서는 작용을 못함

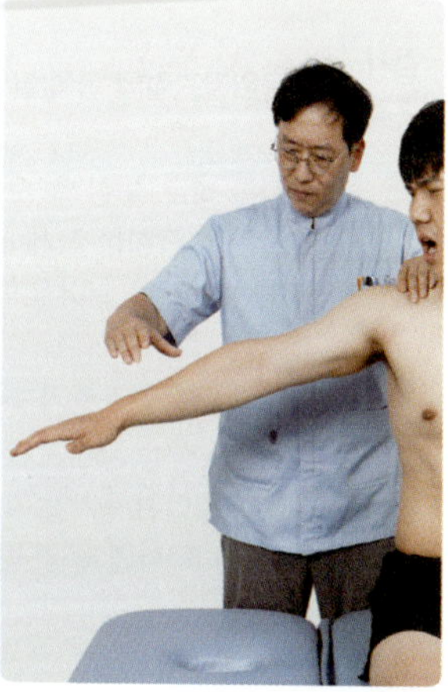

깡통 채우기/깡통 비우기 검사(Full/Empty can test)	
검사 목적	가시위근의 손상 및 충돌 유무 평가
검사 방법	깡통 채우기 검사: 환자는 능동적으로 엄지손가락을 위로 한 상태에서 팔을 90~120° 벌림(어깨뼈 면) 이때 검사자는 환자의 아래팔을 아래로 누르면서 저항을 가함 깡통 비우기 검사: 깡통 채우기 검사와 같으며 단지 엄지손가락이 아래로 향한 상태(위팔뼈 안쪽돌림)에서 검사함
평가 기준	(+)통증이나 약화 → 가시위근의 (힘줄)손상이나 병변
임상 노트	가시위근 병변이나 충돌(impingement)을 평가하며 동작의 약화는 충돌로 인한 통증 또는 가시위근의 손상을 의미

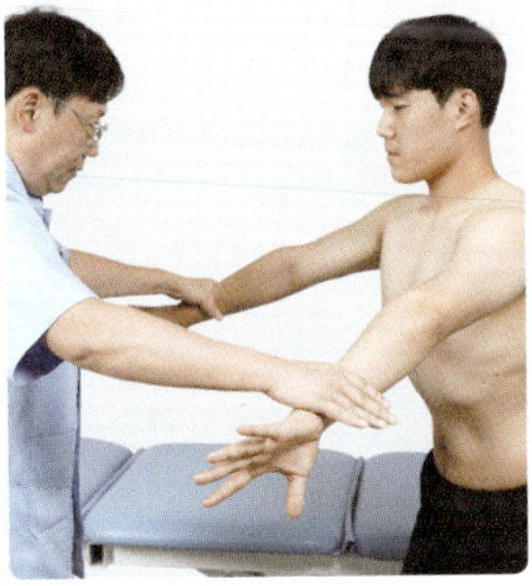

통증호(충돌증후군) 검사[Painful arc(impingement syndrome) Test]	
검사 목적	가시위근힘줄염 손상 유무 평가 오목위팔관절 또는 봉우리빗장관절 손상 부위 감별
검사 방법	환자의 손바닥을 앞으로 하고 어깨를 능동적으로 벌리도록 하고 이때 통증이 있는 범위를 확인
평가 기준	(+)어깨통증 → 오목위팔관절통증(60~120°) 병변, 봉우리빗장관절 병변(170~180°)
임상 노트	이 검사는 필수적인 능동 어깨운동범위 검사 일반적으로 가시위근힘줄염과 충돌로 인한 통증은 60°~120°에서 일어남

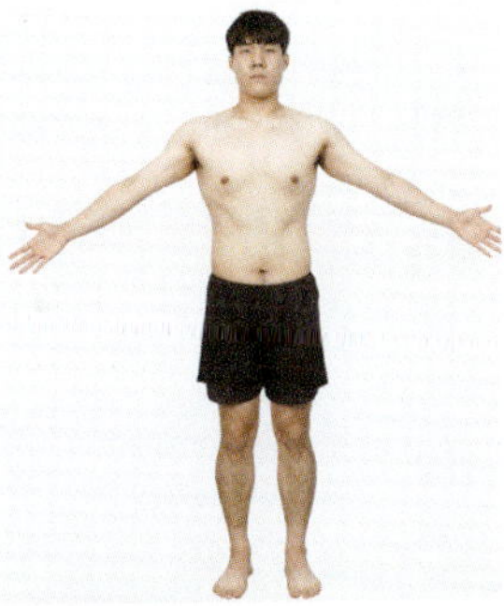

바깥돌림 저항 검사(External rotation against resistance test)	
검사 목적	가시아래근힘줄역 손상 유무 평가
검사 방법	환자는 엄지손가락이 위로 향하게 하고 팔꿈치를 90° 굽힌한 상태에서 팔을 능동적으로 바깥돌림하고 이때 검사자는 환자의 아래팔 등쪽에 안쪽돌림 방향으로 저항을 가함
평가 기준	(+)어깨통증 → 가시아래근힘줄염 병변
임상 노트	어깨벌림된 상태에서 바깥돌림에 대한 저항 검사를 하면 작은원근 검사가 됨

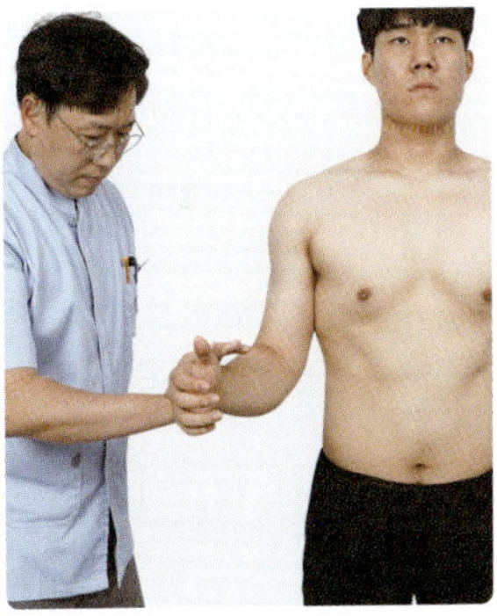

안쪽돌림 저항 검사(Lift-off test)		
검사 목적	어깨밑근 손상 유무 평가	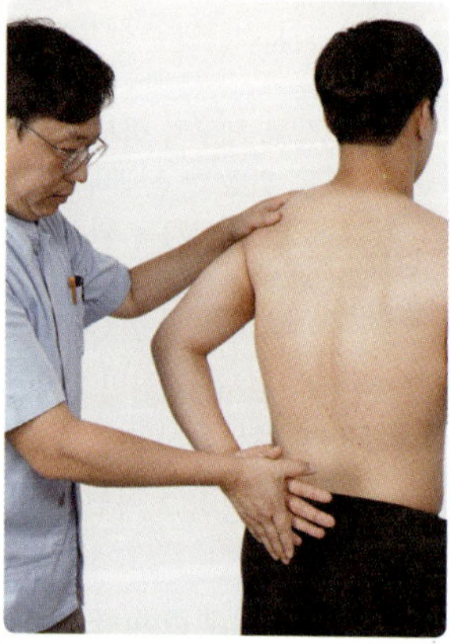
검사 방법	환자의 팔을 몸통 뒤로 옮기게 하여 손등이 엉치뼈 위에 놓이도록 하고 이 자세에서 손등이 엉치뼈와 떨어지면서 들어 올릴 때 검사자는 저항을 가함	
평가 기준	(+)어깨통증 및 엉치뼈에서 손을 떼지 못함 → 어깨밑근의 병변(찢어짐, 마비 등)	
임상 노트	이 검사는 어깨밑근 찢어짐 여부를 판단하는데 매우 좋은 특이도를 나타냄. 위팔뼈의 저항, 안쪽돌림 자세에서도 검사할 수 있음(배 압박 검사)	

아플레이 긁기 검사(Apley scratch test)		
검사 목적	근육둘레띠 근육 병변 유무 평가	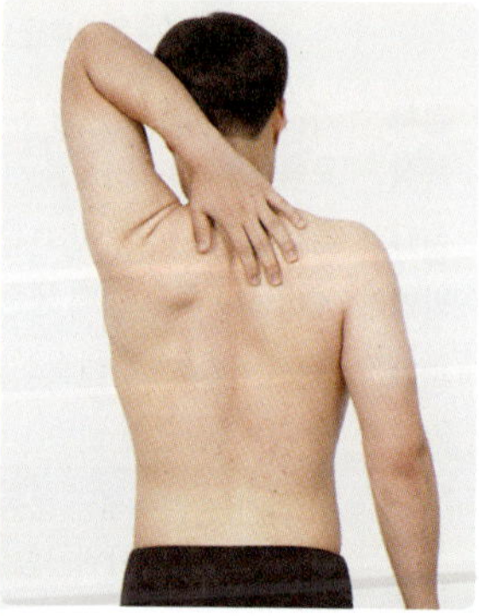
검사 방법	환자는 앉거나 서고 능동적으로 한쪽 손을 가슴 앞 뒤에서 반대쪽 어깨 위에 닿는 동작을 함	
평가 기준	(+)어깨통증 및 동작수행이 어려움 → 돌림근띠 병변, 오목테두리 병변, 봉우리빗장관절염, 관절주머니 및 근육 구축	
임상 노트	우성팔(dominant arm)은 유연성이 떨어짐. T1가시돌기와 손가락끝 사이의 거리를 측정하여 재평가할 수 있음	

교차-팔 검사(Cross arm test)		
검사 목적	봉우리빗장관절 기능장애 유무 평가	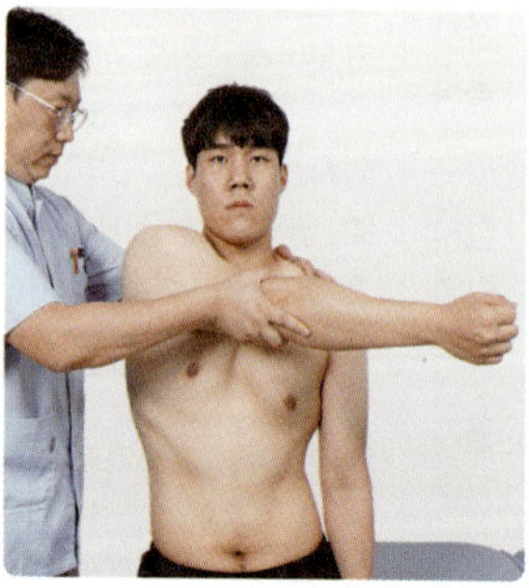
검사 방법	환자는 어깨관절을 90° 굽힌 후 수평모음함	
평가 기준	(+)봉우리빗장관절/빗장뼈 가쪽 통증 → 봉우리빗장관절 관절염, 관절주머니 찢어짐	
임상 노트	이 검사는 봉우리빗장관절 기능장애 유무를 평가하는데 유용하게 사용되는 검사	

| 보존적 치료에 반응하지 않는 어깨통증이 있는 경우 고려할 점 |

어깨통증이 어깨 자체가 아니라 다른 곳이 원인이 되어 발생할 수 있다. 즉 보존적 치료에 반응하지 않는 어깨통증이 있는 환자의 경우 목뼈 디스크 질환으로 인한 요인도 고려해야 한다. 따라서 환자의 어깨통증을 검사할 때 이전의 목 부상에 대한 의문을 제기해야 하며 검사자는 목을 돌리거나 움직일 때 어깨통증이 악화되는지 여부를 확인해야 한다. 이것은 디스크 질환을 시사하기 때문이다. 일반적으로 어깨통증이 목에서 시작되거나 팔꿈치를 지나서 발생하는 경우 더욱 그러하다.

방사선 검사를 통해 감별진단을 할 수 있고 또한 추가적인 특수검사로 확인이 가능하다.

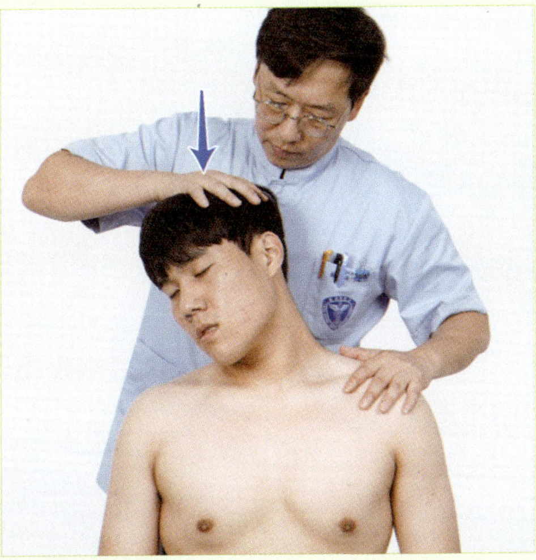

스펄링 검사(Spurling's test)

스펄링 검사는 목뼈신경뿌리 질환을 판별하기 위한 검사로 통증이 있는 쪽의 어깨쪽으로 머리를 폄하고 회전시킨 상태에서 아래 방향으로 축성압박을 가한다. 이때 어깨통증이 증가되고 팔꿈치 아래로 방사되는 통증이 나타난다면 목뼈신경뿌리 질환을 의심할 수 있다.

6) 어깨통증과 관련된 연관통

- 목뼈 디스크 질환
- 근막통증점
- 앞쪽 폐종양 심근경색
- 협심증(왼쪽 어깨)
- 지라(spleen) 손상(왼쪽 어깨)
- 담낭 질환(오른쪽 어깨)

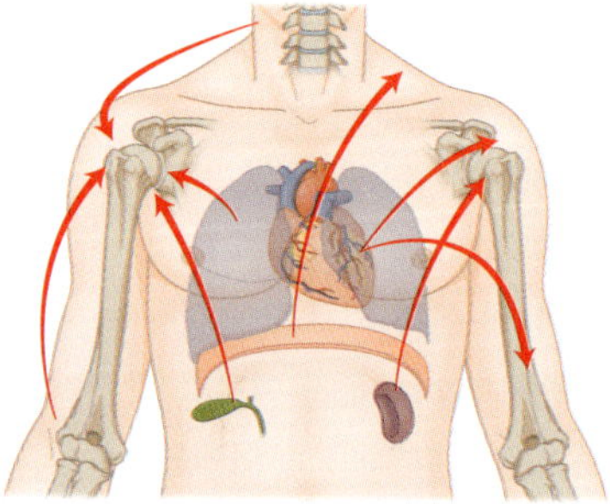

7) 방사선 검사

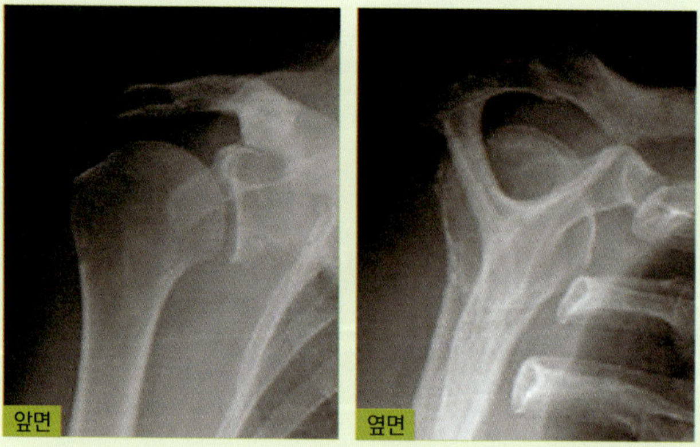

정상적인 어깨관절 모습

임상노트

- **뼈**: 골절이나 탈구를 평가한다.
- **정렬**: 오목위팔관절과 봉우리빗장관절의 정렬을 평가한다.
- **연골**: 비정상 시 뼈공간과 관절공간을 검사한다(대칭성, 연속성, 석회화 등).
- **연부조직**: 비정상적인 석회화, 혈관, 덩어리, 부종 여부를 평가한다.
- **기형(변형)**: 원뿔결절(coronoid tubercle), 거짓 종양(pseudotumor)

2. 팔꿉 검사 및 평가

1) 시진(Inspection)

앞면	팔꿈치 운반각(carrying angle) 확인
측면	팔꿈치 굽힘 변형 확인
뒤쪽	흉터, 부기, 발진, 류마티스 결절, 건선 확인

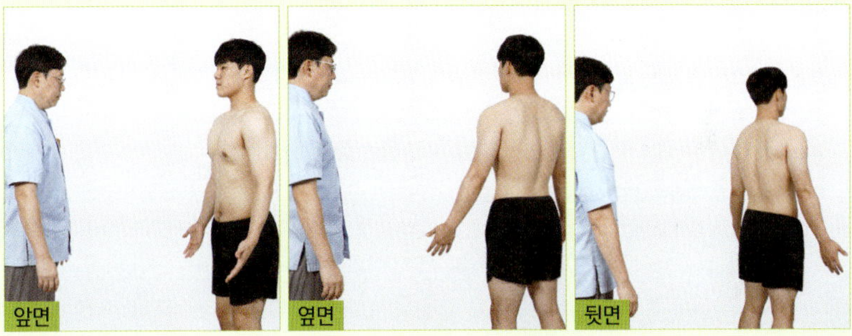

임상노트

- 팔꿈치 운반각은 5°~15°이며 여자가 남자보다 더 큰 경향이 있다.
- **운반각 증가**(cubitus valgus deformity): 아래팔이 몸통과 멀어지는 모습이며 위팔뼈 원위부 가쪽위관절융기 골절 불유합에 기인한다.
- **운반각 감소**(cubitus varus deformity): 일명 'Gunsrock deformity'로 어린 시절에 발생한 위팔뼈의 관절융기위 능선(supracondylar crest) 골절의 부정유합에 기인한다.

2) 촉진(Palpation)

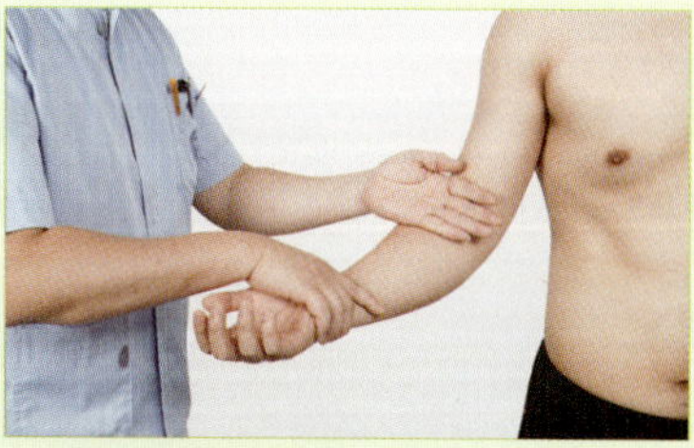

관절 열감 촉진(염증 유무)

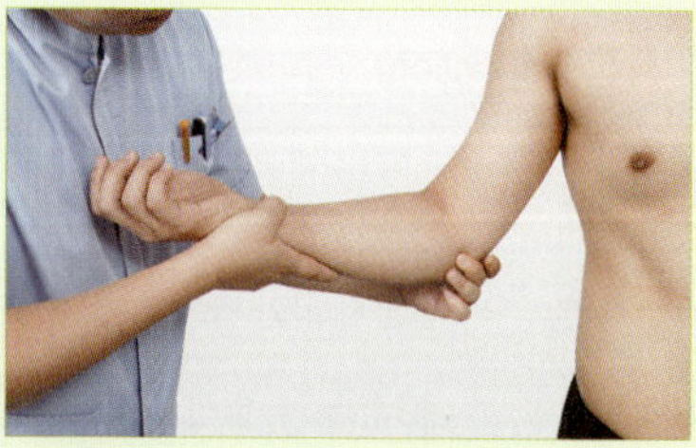

안쪽/가쪽위관절융기 압박(힘줄염 유무)

3) 도수근력검사/반사검사

도수근력검사(MMT) : 팔꿉관절 굽힘, 폄, 엎침, 뒤침

※ 자세한 검사방법은 1절 기초 검사 참고

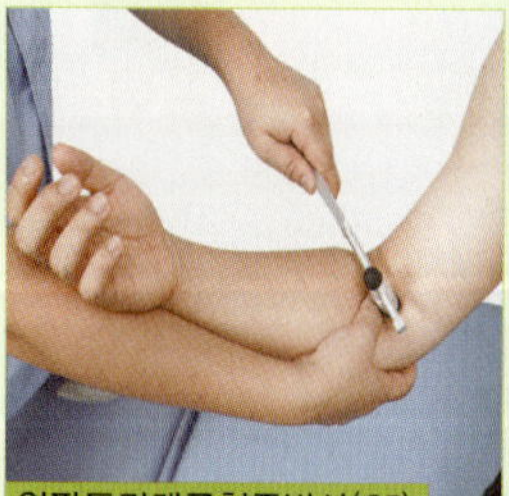

위팔두갈래근힘줄반사(C5)

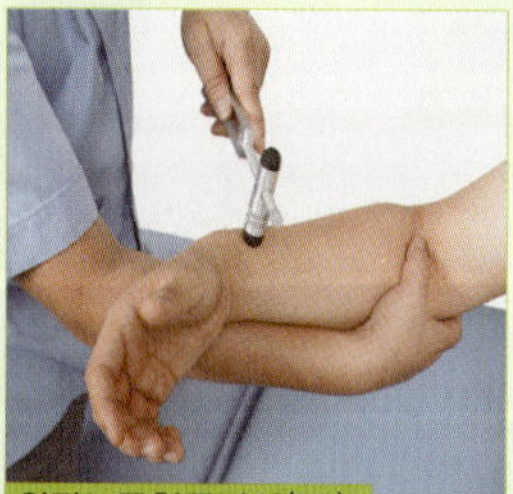

위팔노근힘줄반사(C6)

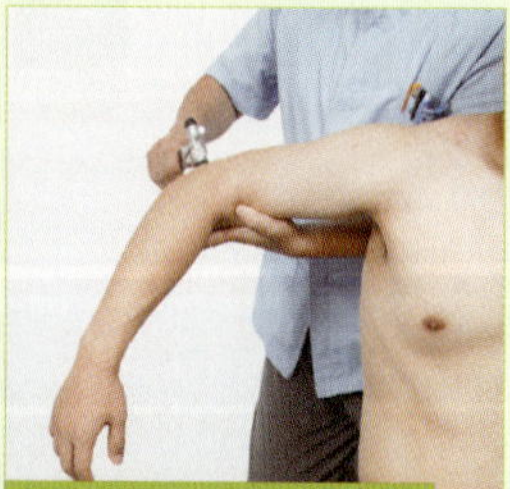

위팔세갈래근힘줄반사(C7)

반사검사

임상노트

- 팔꿉복합체 관련 근력검사 시 목이나 어깨의 상태가 영향을 미칠 수 있기 때문에 원인을 평가할 때 주의해야 한다.
- 일반적으로 뒤침 도수근력검사 시 약화나 통증은 위팔두갈래근 힘줄염 또는 파열을 의미할 수도 있다.

4) 특수검사

외반 팔꿉 스트레스 검사(Valgus elbow stress test)		
검사 목적	팔꿉관절 안쪽곁인대의 불안정성 유무 평가	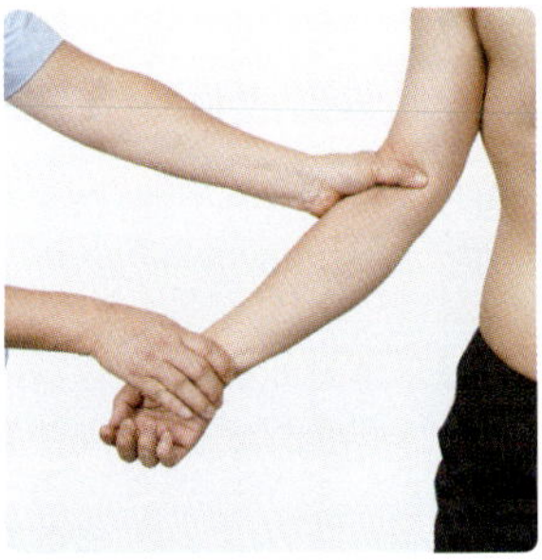
검사 방법	검사자는 환자의 팔꿉을 완전히 편 상태에서 바깥굽은 힘을 가함. 검사자는 팔꿉을 30° 굽힘하고 아래팔을 뒤침 상태에서 바깥굽힘 힘을 가함	
평가 기준	(+)통증이나 과도한 움직임 → 안쪽곁인대 불안정(삠/찢어짐)	
임상 노트	팔꿉관절의 운동범위가 넓기 때문에 팔꿉관절을 완전히 편한 자세와 팔꿉관절을 30° 굽힘한 자세에서 모두 검사 내반 팔꿉 스트레스 검사는 적용되는 힘만 반대가 됨	

움직임 외반 검사(Moving valgus test)		
검사 목적	팔꿉관절 안쪽곁인대의 불안정성 유무 평가	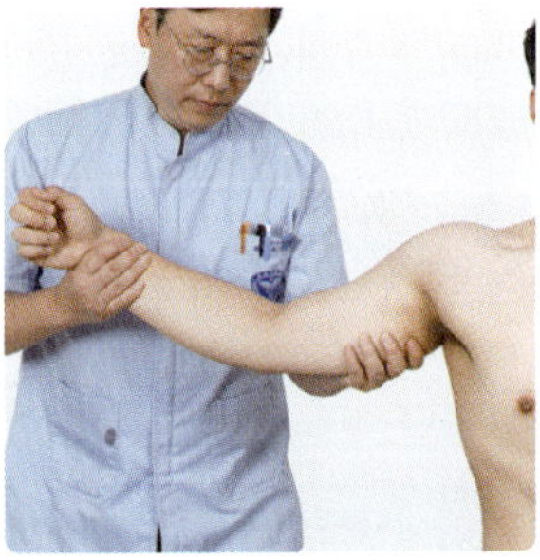
검사 방법	환자는 어깨를 90° 벌림, 팔꿉은 완전히 굽힘한다. 검사자는 위팔뼈를 잡고 다른 한손은 아래팔 먼쪽을 잡아 팔꿉에 외반 힘을 지속적으로 가하면서 30~150° 폄함	
평가 기준	(+)통증이나 과도한 움직임 → 안쪽곁인대 불안정(삠/찢어짐)	
임상 노트	임상적으로 70°~120°에서 통증이 나타남	

밀킹 검사(Milking's test)	
검사 목적	팔꿉관절 안쪽곁인대의 불안정 유무 평가
검사 방법	환자는 아래팔을 뒤침, 어깨관절 벌림, 팔꿉관절을 90° 이상 굽힌다. 검사자는 환자의 팔꿈치를 고정하고 다른 손으로 환자의 엄지나 손을 잡고 당기면서 바깥굽힘 힘을 가함
평가 기준	(+)통증이나 과도한 움직임 → 안쪽곁인대 불안정(삠/찢어짐)
임상 노트	환자의 팔꿈치가 고정되지 않고 앞으로 이동하게 되면(대상작용) 정확한 검사를 할 수 없음

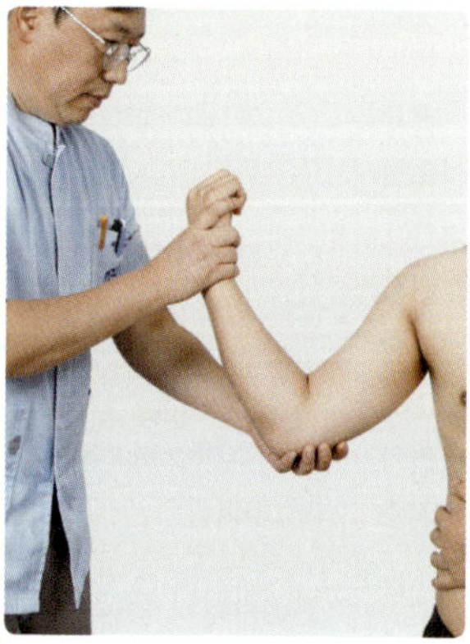

압력 자극 검사(Pressure provocation test)	
검사 목적	자신경 압박 유무 평가
검사 방법	검사자는 팔꿉굴(cubital tunnel)과 안쪽위관절융기 사이 고랑 위를 손끝이나 반사망치로 4~6회 타진
평가 기준	(+)아래팔의 안쪽부터 손 안쪽을 따라 나타나는 (전기)통증 → 자신경 압박
임상 노트	검사자의 가운데손가락이나 집게손가락으로 60초 정도 압박한 후 환자의 증상을 살필 수도 있음

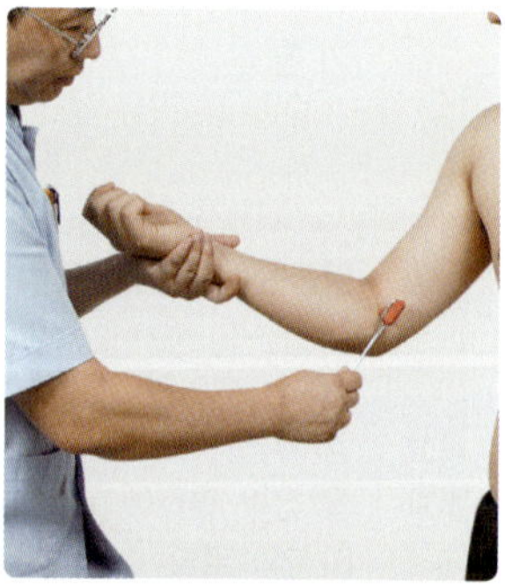

원엎침근 증후군 검사(Pronator teres syndrome test)	
검사 목적	정중신경 압박 유무 평가
검사 방법	환자는 팔꿉관절 굽힘과 아래팔 엎침 동작을 하고 검사자는 엎침 동작의 반대 방향으로 저항을 가함
평가 기준	(+)저림이나 감각이상 → 정중신경 압박
임상 노트	해부학적으로 정중신경은 원엎침근 두 갈래 사이를 지나는데 엎침이 저항을 받을 때 수축된 근육 압력으로 먼쪽에 신경학적 징후가 나타남

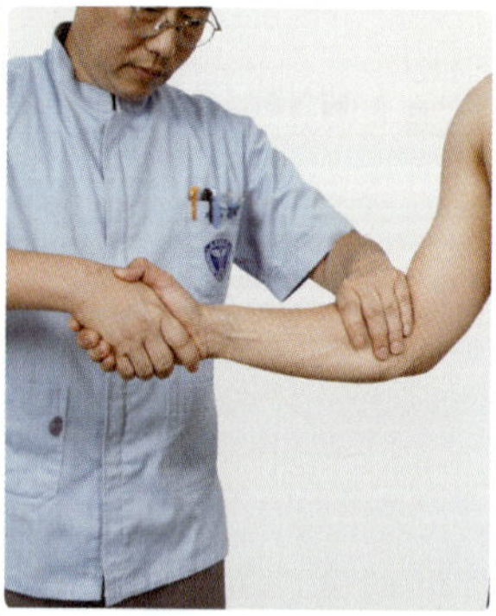

밀 검사(Mill's test)		
검사 목적	가쪽위관절융기염 유무 평가	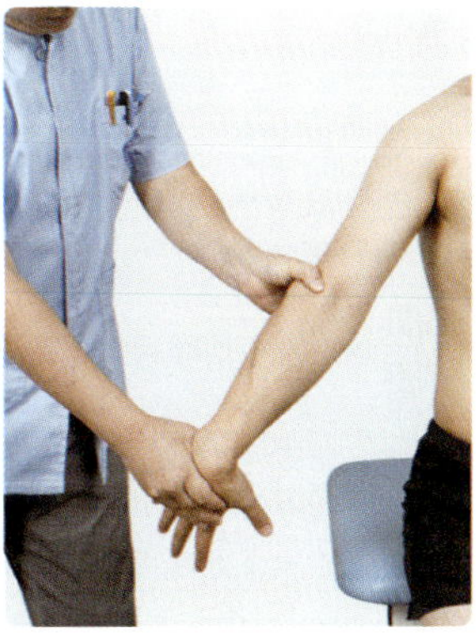
검사 방법	검사자는 환자의 손목을 굽힘, 팔꿉 폄, 아래팔 엎침하면서 자쪽편위시킴	
평가 기준	(+)팔꿈치 가쪽 통증 → 가쪽위관절융기염	
임상 노트	검사의 민감도를 높이기 위해 검사를 진행하는 동안 검사자의 다른 손 엄지손가락으로 가쪽위관절융기를 약간 압박을 할 수 있음. 이 검사는 가쪽위관절융기염을 위한 치료로 사용될 수 있음(온폄근힘줄의 신장)	

코젠 검사(Cozen's test)		
검사 목적	가쪽위관절융기염 유무 평가	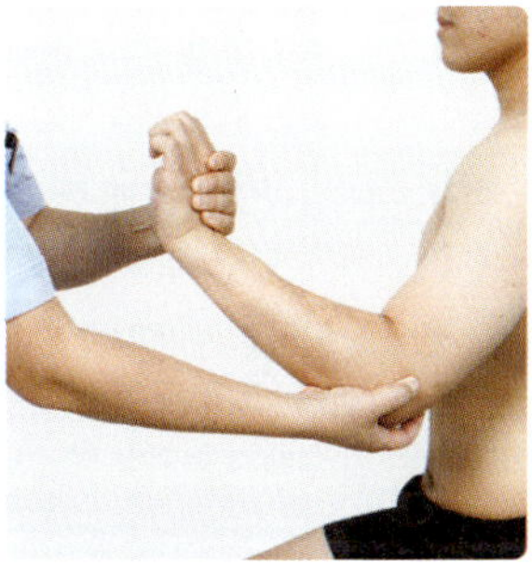
검사 방법	환자는 팔꿉관절 굽힘, 아래팔 엎침, 손목관절 폄함. 검사자는 환자의 팔꿈치를 고정하고 다른 한 손으로 팔꿉을 펴고 손목을 구부리는 방향으로 힘을 가함	
평가 기준	(+)통증이나 동작 약화 → 가쪽위관절융기염	
임상 노트	환자는 종종 예리하고 쿡쿡 쑤시는 통증을 호소. 이러한 통증은 노신경과 온폄근힘줄 위를 촉진할 때 나타날 수 있음	

마우드슬리 검사(Maudsley's test)		
검사 목적	가쪽위관절융기염 유무 평가	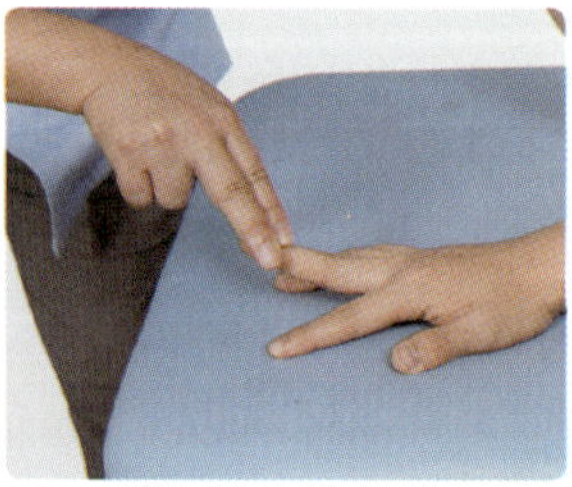
검사 방법	환자는 팔꿉관절 굽힘, 아래팔 엎침, 가운데손가락 폄을 유지. 검사자는 환자의 팔꿈치를 고정하고 다른 손의 손가락으로 가운데손가락 폄에 저항을 가함	
평가 기준	(+)통증이나 동작 약화 → 가쪽위관절융기염	
임상 노트	온손가락폄근은 가쪽위관절융기에 있는 온폄근힘줄에서 시작하여 두 번째 및 세 번째 손가락뼈사이관절에 닿음	
카플란 검사(Kaplan's test)		
검사 목적	가쪽위관절융기염 유무 평가	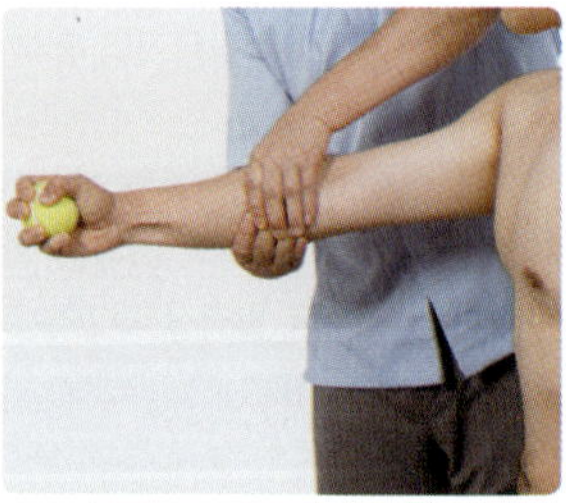
검사 방법	환자는 팔꿉을 90° 굽힘. 먼저 쥐는 힘을 힘측정계(dynamometer)를 통해 측정하고 다음으로 검사자는 환자의 팔꿉관절에서 먼쪽을 감싸 잡은 상태에서 쥐는 힘을 재측정함	
평가 기준	(+)감싸 잡았을 때 쥐는 힘 증가 및 통증감소 → 가쪽위관절융기염	
임상 노트	강하게 쥐는 동작을 하기 위해서는 손목관절 폄 근육들이 작용하고 손목관절을 약 35° 폄과 5° 자쪽편위 상태가 되어야 함(길이-장력 관계)	

임상노트

주먹을 쥐는 동작을 반복적으로 많이 하는 사람은 가쪽위관절융기염이 호발될 수 있으며 이때 팔꿉보조기는 가쪽위관절융기염이 있을 경우 통증을 줄여주기 위해 흔히 처방된다. 이러한 이유로 주먹을 쥐는 동작을 많이 하는 테니스 선수의 경우 경기력 향상을 위해 팔꿉보조기를 착용하는 모습을 흔하게 볼 수 있다.

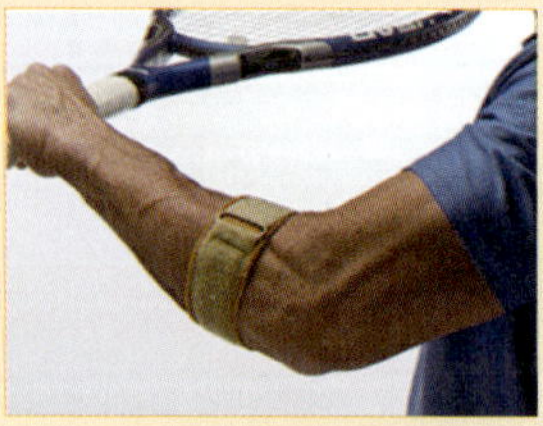

안쪽위관절융기염 검사(Medial epicondylitis test)		
검사 목적	안쪽위관절융기염 유무 평가	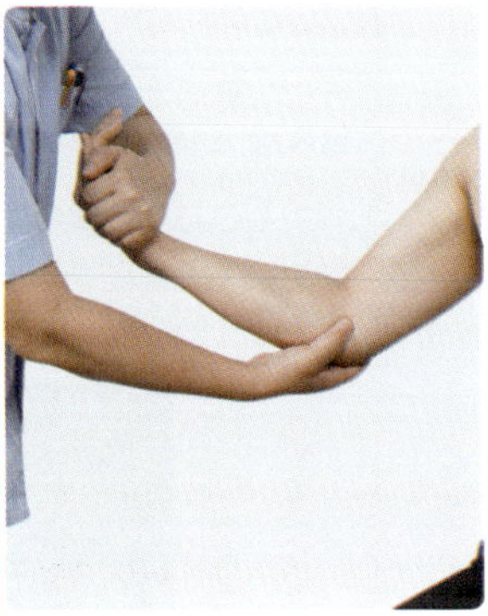
검사 방법	환자는 팔꿉을 120° 굽힘, 아래팔을 뒤침시키고 손목은 약간 구부리며 자쪽 편위시킴. 검사자는 환자의 팔꿉을 고정하고 안쪽위관절융기를 촉진하면서 손바닥에 압력을 가함(역코젠 검사)	
평가 기준	(+)통증이나 동작 약화 → 안쪽위관절융기염	
임상 노트	안쪽위관절융기에 있는 온굽힘근힘줄을 신장시키기 위해 환자의 팔꿉, 손목, 손가락을 펴서 검사할 수도 있음(역밀 검사)	

5) 방사선 검사

앞쪽 위팔뼈선(anterior humeral line)

관절융기 골절을 찾아내는데 이용

노뼈작은머리선(radiocapitellar line)

노뼈머리를 통과하는 선으로 노뼈머리를 통과하지 않을 시 노뼈머리 부분탈구(팔꿉이 당겨짐) 또는 탈구를 의미

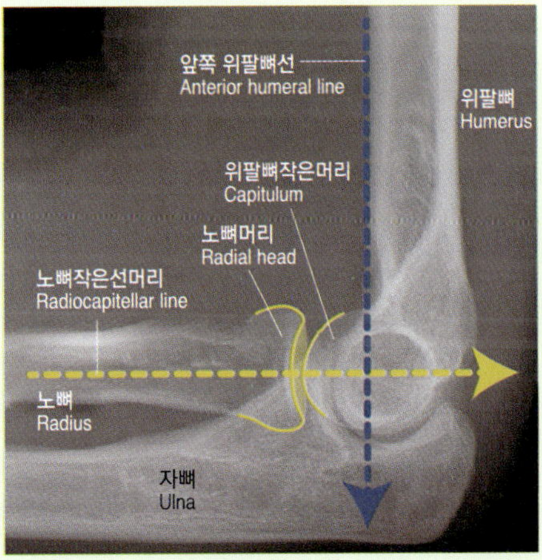

임상노트

- **뼈**: 골절이나 탈구를 평가한다.
- **정렬**: 팔꿉관절의 정렬을 평가한다.
- **연골**: 비정상 시 뼈공간과 관절공간을 검사한다(대칭성, 연속성, 석회화 등).
- **연부조직**: 비정상적인 석회화, 혈관, 덩어리, 부종 여부를 평가한다.
- 부종으로 인한 지방패드 징후(fat-pad signs)를 유의 깊게 평가한다.
- **기형(변형)**: 원뿔결절(coronoid tubercle), 거짓 종양(Pseudotumor)

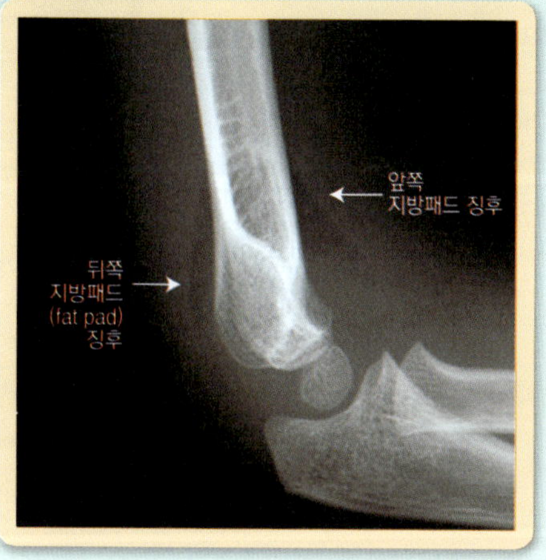

3. 손목과 손 검사 및 평가

1) 시진(Inspection)

손등/손바닥	
손 자세	비정상적인 손의 자세가 있는지 확인(예 구축 등)
상처/부기	상처(예전 수술로 인해서), 부기가 있는 부위 정상쪽과 비교
피부색	홍반[연조직염(cellulitis) 등의 원인], 덜 붉은색(말초혈관 질환 내재)
피부 변화	피부가 얇아지거나 멍이 드는 것은 오랫동안 스테로이드 사용과 관련
변형	단추구멍 변형, 헤르베르덴 결절, 백조목 변형, Z-엄지, 듀피트렌 구축 등
근위축	만성 관절 병리에 이차적으로 발생, 말초신경 질환(엄지두덩 위축)
손톱 변화	손톱주름 변화는 류마티스 관절염의 특징

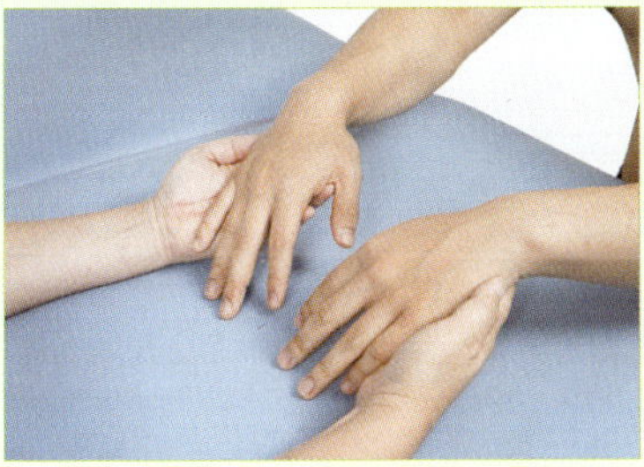

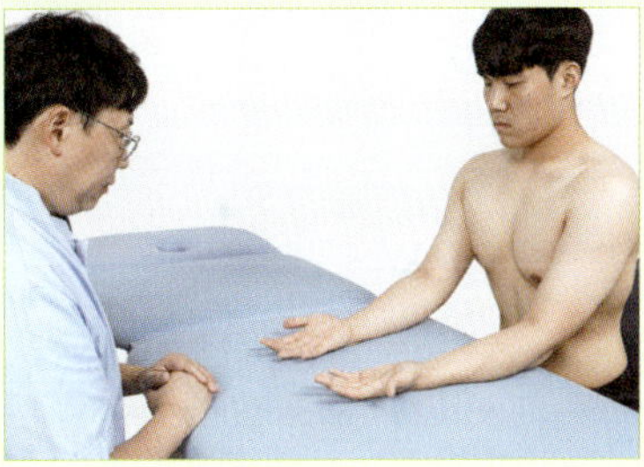

2) 촉진(Palpation)

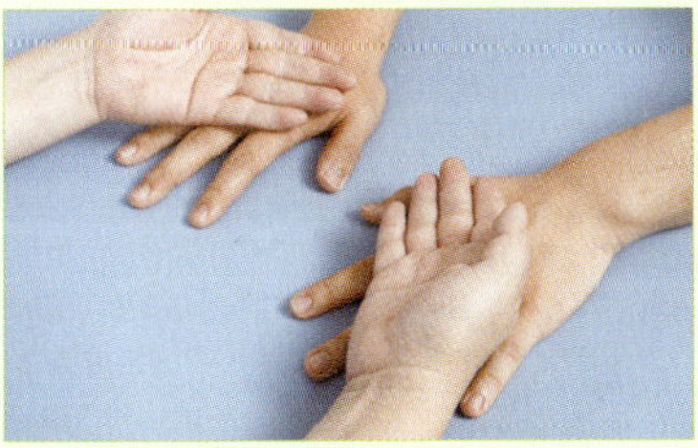

열감 촉진

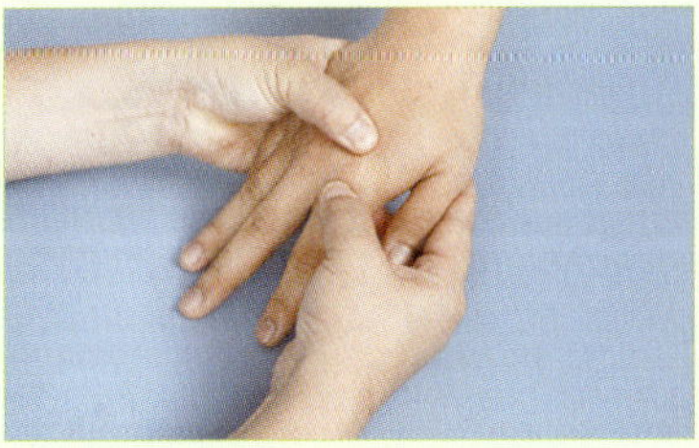

피부/관절 상태 촉진

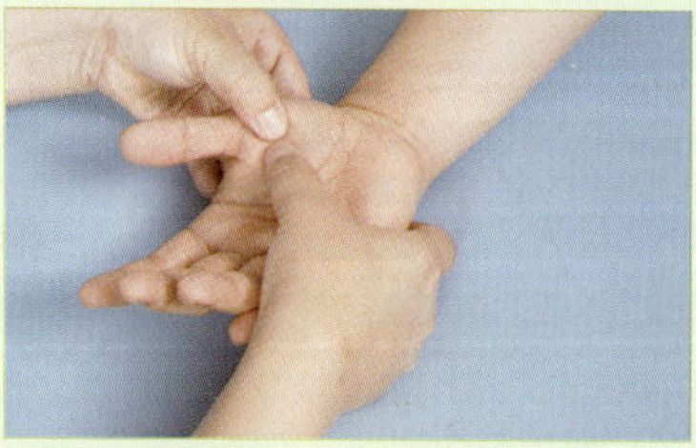
엄지두덩 촉진

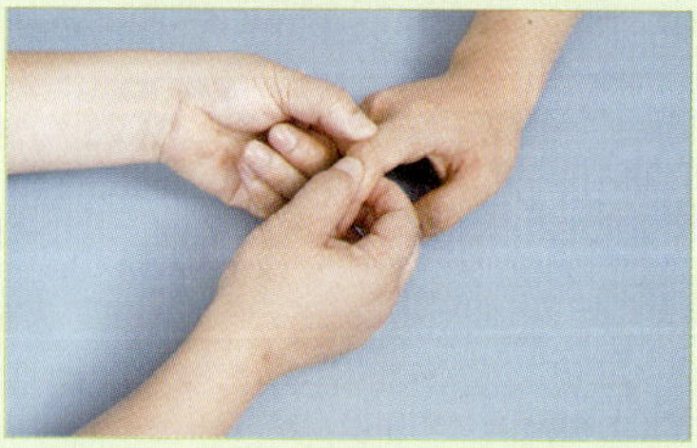
손가락사이관절 촉진

임상노트

손목과 손을 시진하거나 촉진할 때는 반드시 양쪽을 같이 비교해야 한다. 그래서 비대칭 유무 등을 판단해야 오류를 범하지 않을 수 있다.

3) 감각/운동기능 검사

감각검사 : 감각지배 영역 검사, 입체감각 검사, 두점 식별 검사

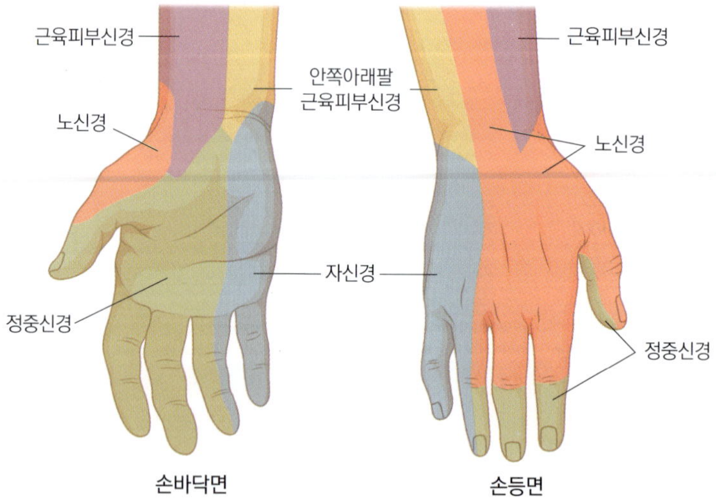

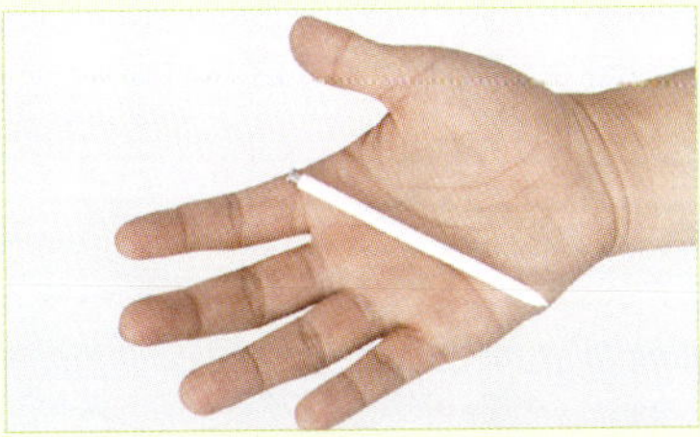

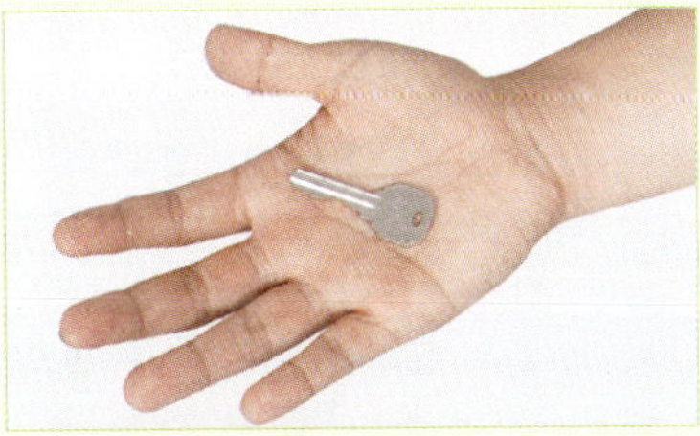

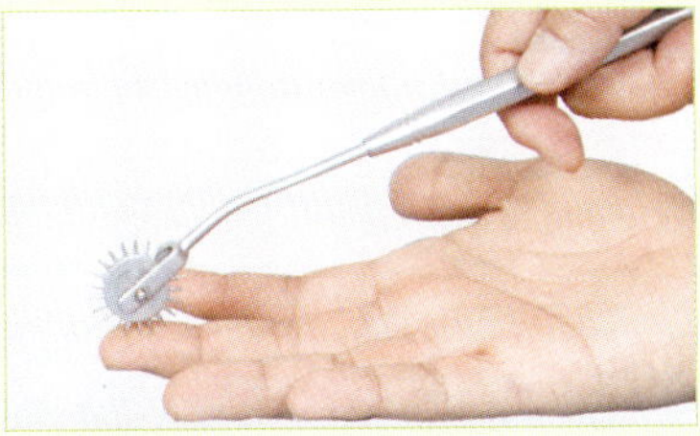

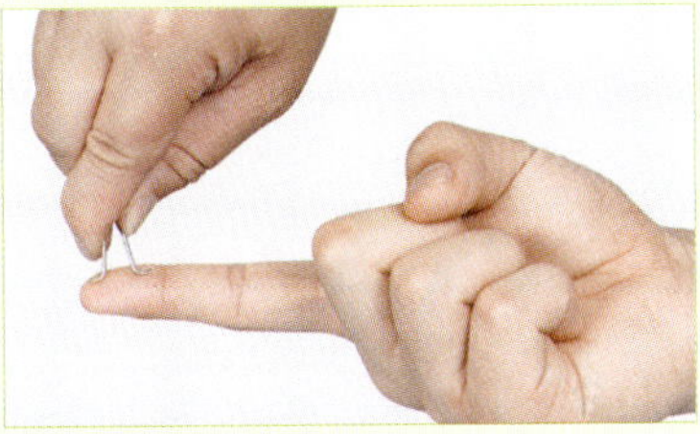

임상노트

손과 손목의 운동기능 평가 전 감각검사를 먼저 해야 한다.

운동기능검사

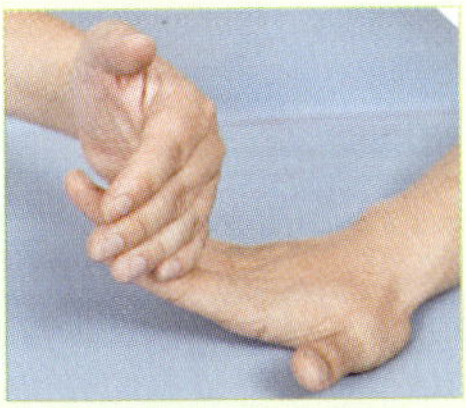

손가락폄 저힝(노신경)

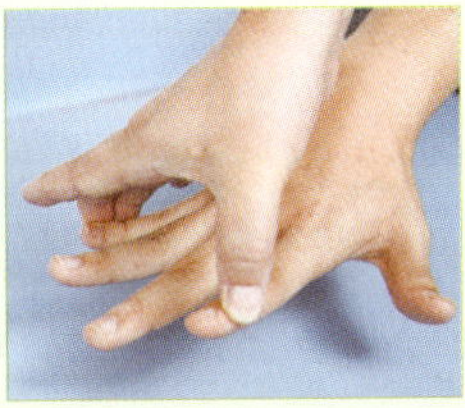

손기락벌림 저항(자신경)

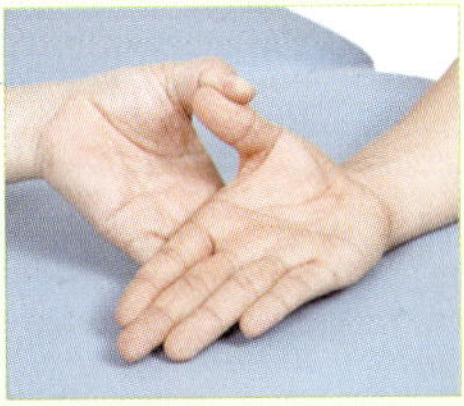

언지벌림 저항(정중신경)

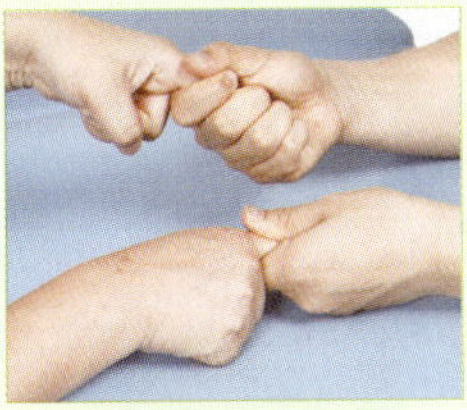

파워그립(power grip)

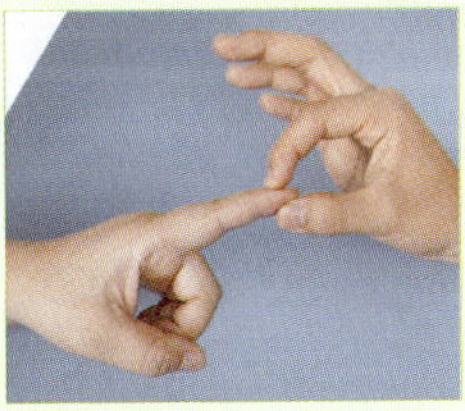

핀서그립(pincer grip)

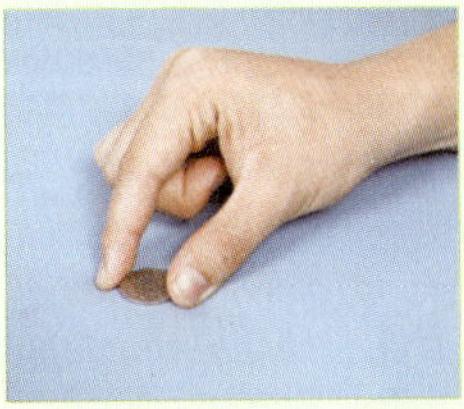

픽업그립(pickup grip)

임상노트

[손 끝 집기 힘(Pinch Grip Strength)]

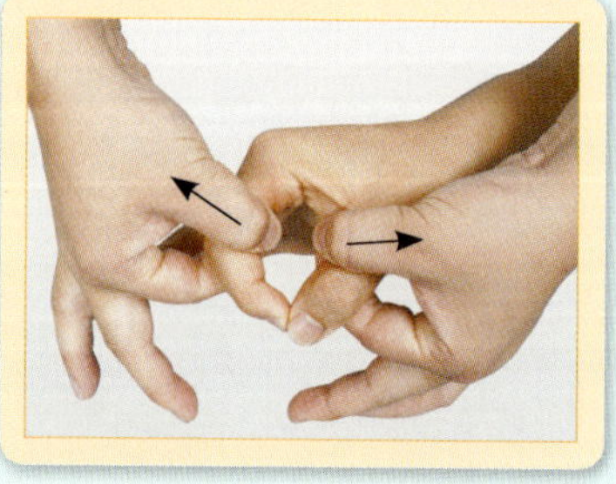

손 끝 집기 힘은 환자의 집게손가락과 엄지손가락(손 끝과 손 끝)으로 꼭 쥐는 동작을 말한다. 만약 앞뼈사이신경병증(anterior interosseous neuropathy) 정중신경의 깊은 가지에 문제가 있으면 이 동작을 수행하기 어려우며 특히 검사자가 손 끝 집기 힘을 푸는 저항을 가하면 쉽게 떨어지는 증상이 나타난다.

[프로멘트 징후(Forment's sign)]

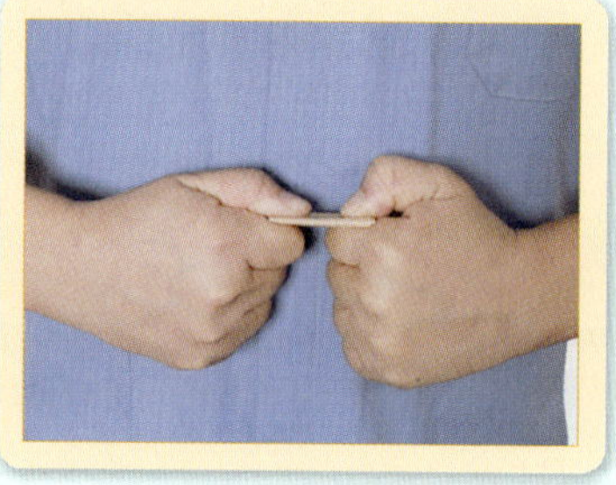

프로멘트 징후는 엄지모음근의 약증을 평가하여 자신경 병변을 알아보는 것으로 종이를 빼내려고 할 때 종이가 빠지거나 긴엄지 굽힘근과 엄지맞섬근을 이용하여 첫 번째 손가락뼈사이관절의 굽힘이 일어나면 양성으로 판단한다.

4) 특수검사(Special test)

팔렌 검사(Phalen's test)

검사 목적	손목굴증후군 유무 평가
검사 방법	환자는 손등을 몸 앞에서 맞닿게 하고 손목을 완전히 구부린 채 1분 이상 유지 아픈 손목쪽만 구부려 검사할 수도 있음
평가 기준	(+)정중신경 분포에 따른 저림 앞쪽 손목 통증 → 손목굴증후군
임상 노트	손목굴증후군을 평가하기 위한 가장 좋은 임상검사 방법이고 반달뼈 탈구에 의한 손목굴증후군은 감별진단해야 함 역팔렌 검사는 반대 방향으로 시행

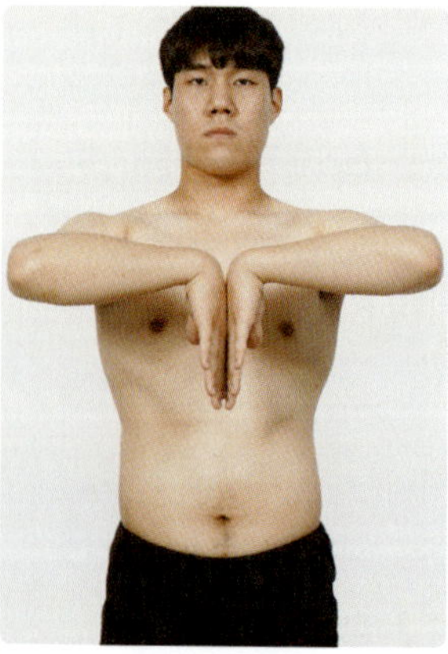

수정된 팔렌 검사(Modified Phalen's test)

검사 목적	손목굴증후군 유무 평가
검사 방법	수동적으로 환자의 환측 손목을 최대로 굽히고 검사자의 다른 손 집게손가락과 가운데손가락으로 정중신경을 동시에 압박하며 1분 이상 유지
평가 기준	(+)정중신경 분포에 따른 저림 앞쪽 손목 통증 → 손목굴증후군
임상 노트	팔렌 검사를 이용하여 검사할 때 증상의 재현이 경미하거나 없을 때 사용

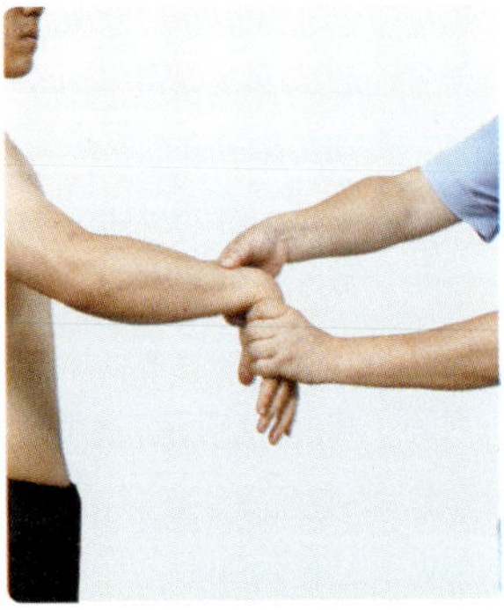

손털기 검사(Flick test)

검사 목적	손목굴증후군 유무 평가
검사 방법	환자는 손과 손목에 힘을 빼고 1회 이상 손을 힘차게 터는 동작을 함
평가 기준	(+)손털기 동작으로 인해 증상 감소 → 손목굴증후군, 압박성 신경병증(compression neuropathy)
임상 노트	순간적으로 손을 털면 손목 주위 물렁조직들의 일시적인 재배치와 이완으로 정중신경 압박이 줄어드는 생리학적 효과가 있음

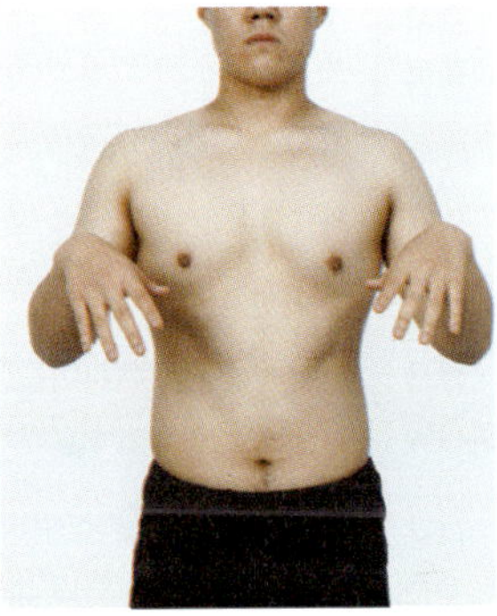

티넬 징후 검사(Tinel's sign test)

검사 목적	손목굴증후군 유무, 정중신경 손상/회복상태 평가
검사 방법	검사자는 환자의 손목이 위를 향하게 한 상태에서 손을 지지한 후 검사용 망치나 손가락으로 정중신경을 타진
평가 기준	(+)감각이상, 저림, 전기적 통증이 정중신경 분포에서 나타남 → 정중신경병증
임상 노트	정중신경병증인 손목굴증후군 유무 평가 이외에 수술 후 정중신경 회복상태를 간접적으로 확인할 수도 있음

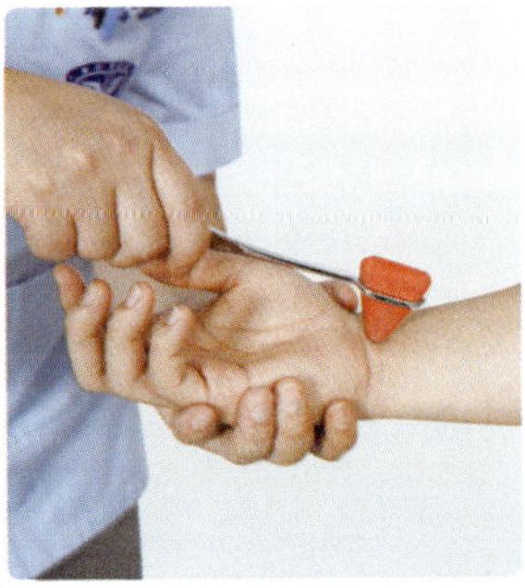

핀켈스테인 검사(Finkelstein test)	
검사 목적	긴엄지벌림근, 짧은엄지폄근 힘줄윤활막염(드퀘베인병) 유무 평가
검사 방법	검사자는 환자의 엄지손가락을 주먹 안에 넣고 손목을 자쪽 편위시킴(환자 스스로 능동적으로도 할 수 있음)
평가 기준	(+)가쪽 손목 통증 → 긴엄지벌림근, 짧은엄지폄근 힘줄윤활막염(드퀘베인병)
임상 노트	검사 시 통증의 형태는 예민하고 날카롭게 국소적으로 나타남

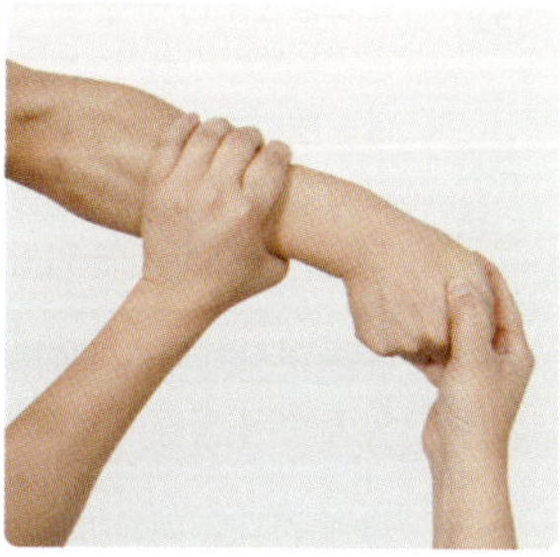

스웨터손가락 징후 검사(Sweater finger sign test)	
검사 목적	깊은손가락굽힘근 힘줄 파열 유무 평가
검사 방법	환자를 의자에 앉거나 서게 한 자세에서 검사하고자 하는 손의 주먹을 꽉 쥐게 하고 손가락 굽힘을 관찰
평가 기준	(+)먼쪽손가락뼈사이관절의 굽힘이 일어나지 않음 → 깊은손가락굽힘근 힘줄 파열
임상 노트	운동선수가 다른 선수의 운동복을 잡을 때 외력이 가해져 깊은손가락굽힘근 손상이 일어날 수 있음

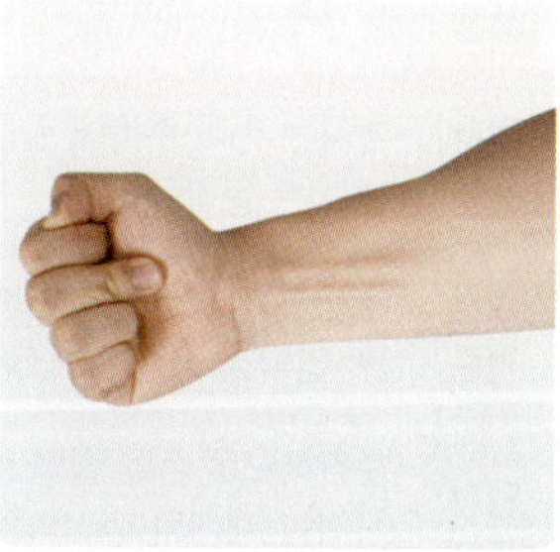

버넬-리틀러 검사(Bunnel-Littler test)	
검사 목적	몸쪽손가락뼈사이관절의 굽힘 제한 감별진단 (내재근 단축 유무 평가)
검사 방법	검사자는 손허리손가락관절을 펴하고 몸쪽손가락뼈사이관절을 굽혀봄. 그 다음 반대로 손허리손가락관절을 굽힘하고 같은 동작을 반복하여 평가
평가 기준	(+)손허리손가락관절 폄 상태에서 몸쪽손가락뼈사이관절 굽힘 불가, 손허리손가락 굽힘 상태에서 몸쪽손가락뼈사이관절 굽힘 가능 → 내재근 단축
임상 노트	손허리손가락관절 굽힘, 폄 모든 상태에서 몸쪽손가락뼈사이관절 굽힘이 불가하면 관절주머니 구축을 의미

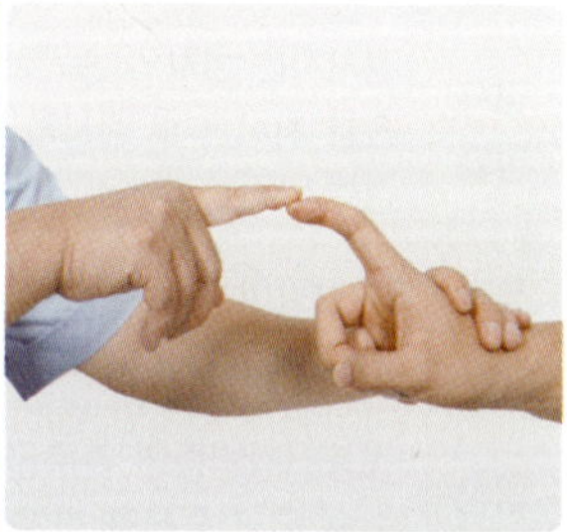

알렌 검사(Allen's test)		
검사 목적	말초혈관질환(동맥협착증) 유무 평가	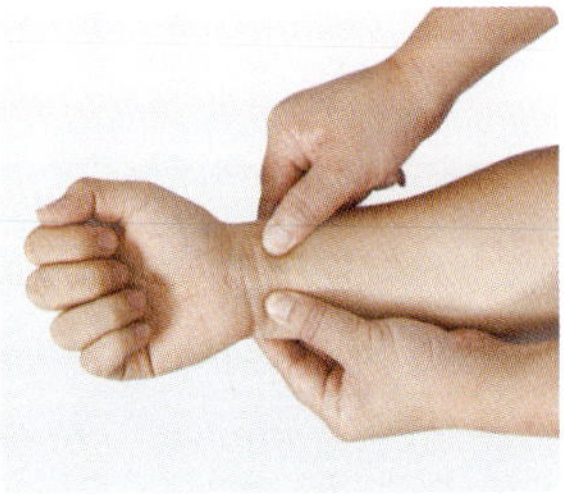
검사 방법	손에 있는 혈액을 제거하기 위해 주먹을 쥐도록 하고 검사자는 자동맥과 노동맥을 압박한 상태로 다시 한 번 주먹을 풀었다 쥐게 함. 검사자는 하나의 동맥의 압력을 푸고 이어서 다른 동맥의 압력을 품	
평가 기준	(+)피부가 5초 이상 동안 창백한 상태 → 동맥 협착증/폐색	
임상 노트	검사자의 압력으로 인해 신경이 압박되어 신경질환 증상이 나타날 수도 있음	

왓슨 검사(Watson's stress test = Scaphoid shift test)		
검사 목적	손배반달뼈 불안정성 유무 평가	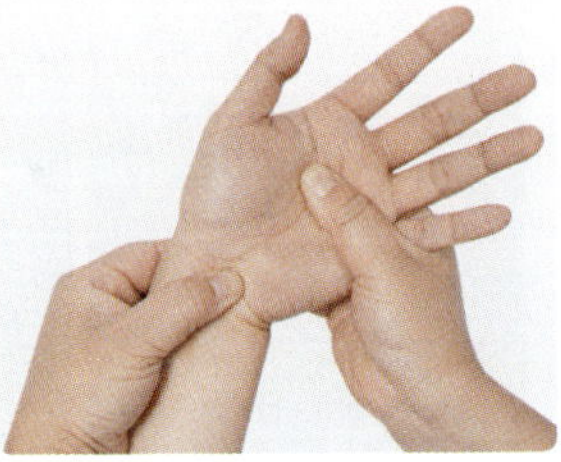
검사 방법	검사자는 환자의 손을 자쪽으로 편위시키고 엄지와 검지를 이용하여 손배뼈를 잡음. 이때 환자의 손을 노쪽 편위시키면서 약간 굽힘시켜 손배뼈의 움직임을 촉진	
평가 기준	(+)손배뼈의 움직임 증가 → 손배뼈 불안정 (+)염발음과 통증 증가 → 뼈관절염	
임상 노트	손배반달뼈 인대이완이 있는 경우 엄지손가락의 힘이 약화될 수 있으며 검사 시 염발음(thunk)과 함께 순간적인 통증을 호소	

임상노트

[말초신경 기능 병변 유무 확인 방법]

말초신경(원위 신경) 상태 평가 시 일반적으로 두점 식별 감각검사 같은 것으로 검사하지만 혼수상태나 이해력이 떨어지는 소아환자 또는 대화가 불가능한 상황일 때는 정확하게 평가하기 어렵다. 이때 대안으로 검사할 수 있는 방법이 손가락 주름검사(wrinkle test)이다.

손가락을 따뜻한 물에 약 10분 정도 담가 놓고 관찰하는 것으로 정상인 경우 손가락에 주름이 생기지만 말초신경 기능 병변이 있는 경우 주름이 생기지 않는다.

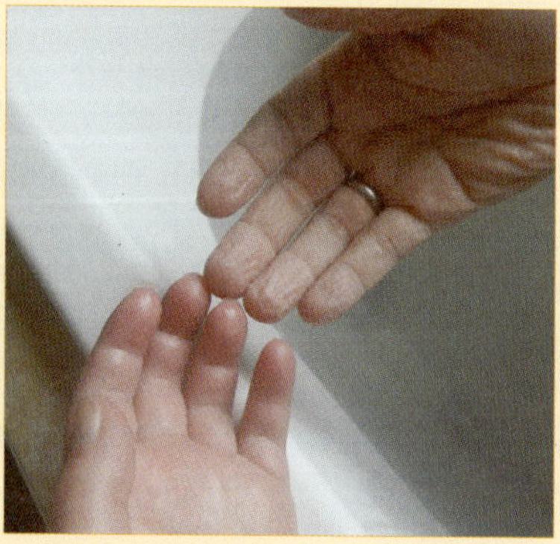

왼쪽 손가락에 주름이 없어 양성반응으로 평가한다.

5) 방사선 검사

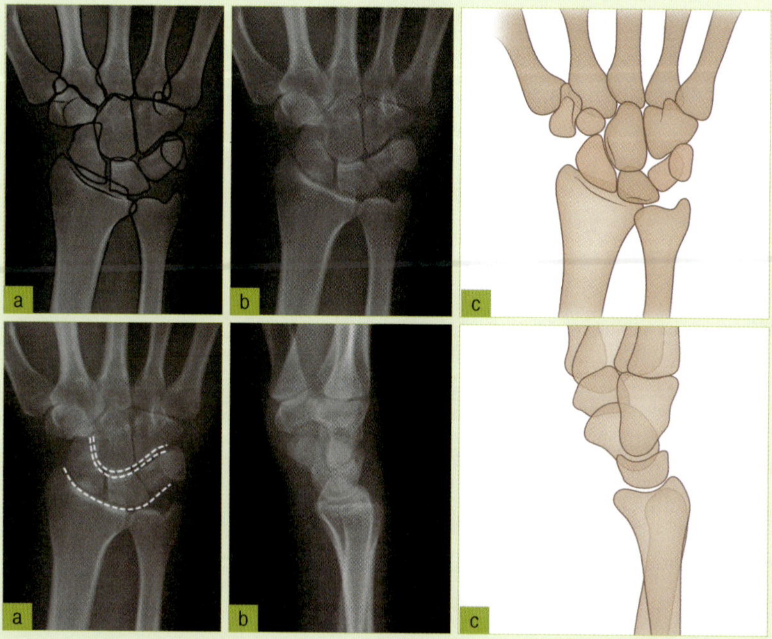

정상적인 손목뼈 모습

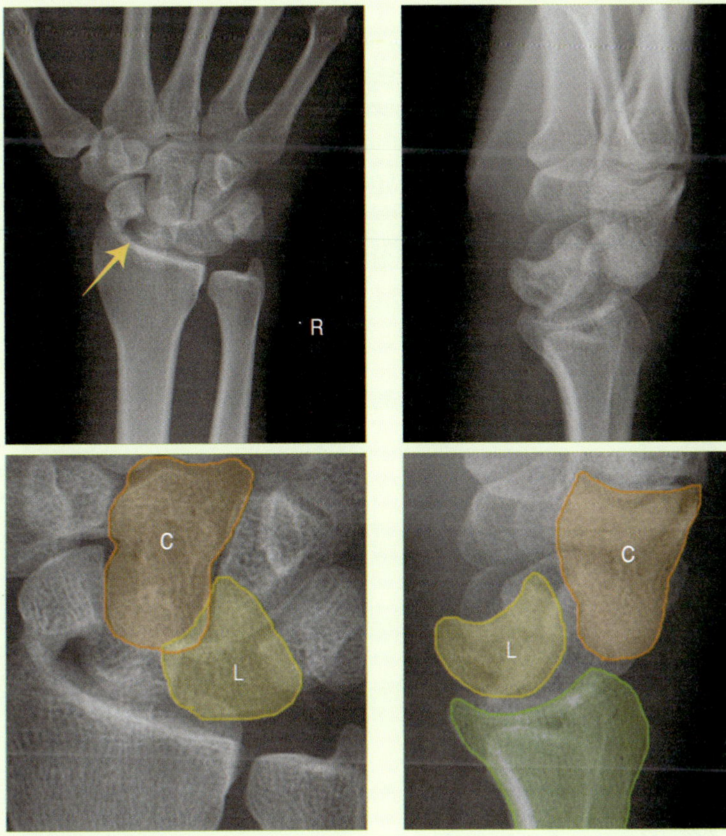

반달뼈 탈구 모습

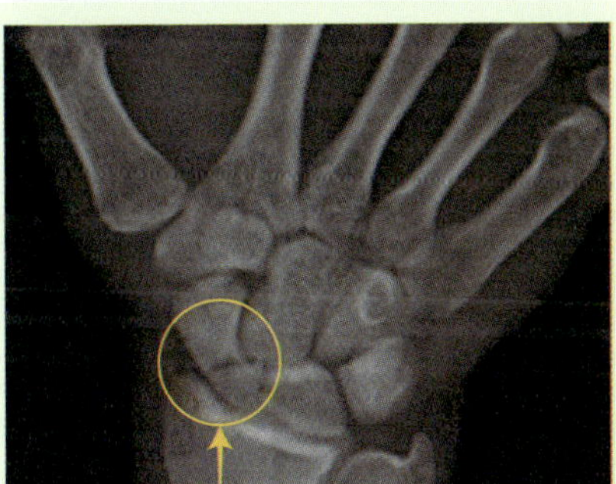

손배뼈 골절 모습

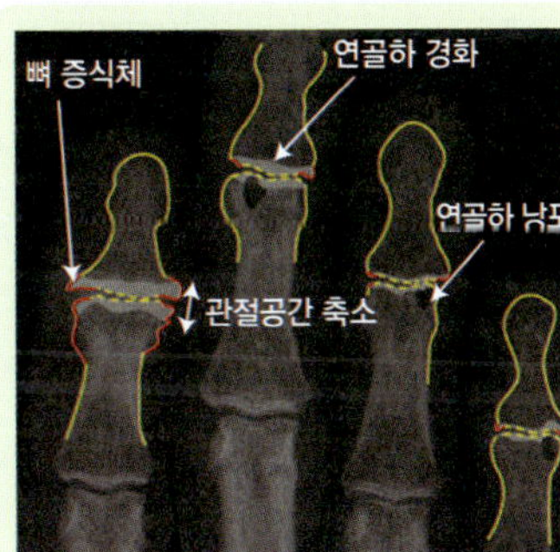

골관절염 모습

임상노트

- **뼈**: 골절이나 탈구를 평가한다(특히 반달뼈 탈구, 손배뼈 골절을 평가한다).
- **정렬**: 손가락에서 나타날 수 있는 기형을 평가한다(류마티스 관절염, 골관절염이 특징인 기형).
- **연골**: 비정상 시 뼈공간과 관절공간을 검사한다(관절 침식이 있으면 관절공간이 좁아짐).
- **연부조직**: 부종 및 침식물로 인한 연부조직 변화를 관찰한다.

4. 엉덩이 검사 및 평가

엉덩 부위별 통증과 관련된 질환

- **앞**: 엉덩관절 질환이 대부분
  - 뼈관절염
  - 넙다리뼈 목 골절
  - 넙다리관절오목증후군
  - 넙다리뼈머리무혈성괴사
  - 넙다리감각이상증(앞/또는 가쪽)
- **가쪽**
  - 큰결절 윤활낭염
  - 발음성 엉덩관절(external snapping hip)
- **뒤쪽**
  - 신경뿌리병증(radiculopathy)
  - 엉치엉덩관절염
  - 궁둥구멍증후군

1) 시진(Inspection)

앞면	흉터(scar), 골반경사, 넙다리네갈래근 위축, 다리 변형, 다리길이 차이
측면	허리뼈 앞굽음상태, 골반경사
뒤쪽	허리옆굽음상태, 엉덩이 근위축, 골반경사

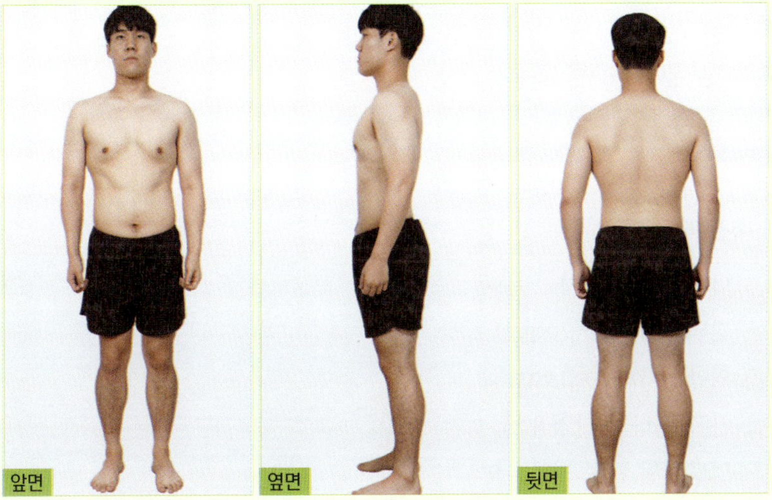

임상노트

- 실질적인 기능학적 이상을 확인하기 위해 서 있는 자세에서 시행한다. 예를 들어, 엉덩관절에 문제가 있는 경우 서 있을 때는 부하를 받아 통증에 대한 보상작용이 나타나는 반면 앉아 있을 때는 보상작용이 나타나지 않아 정상적으로 관찰될 수 있기 때문이다(누운 자세나 엎드린 자세에서도 시진해서 비교한다).
- 엉덩이는 인접한 척주, 골반, 무릎, 발목에 의해 영향을 받기 때문에 간과해서는 안 된다.

2) 보행 시진[Gait(pattern) inspection]

- 보행에 관련된 요소 관찰(디딤기, 흔듦기, 발끝 떼기, 발꿈치 닿기, 보폭 등)
- 보행 시 엉덩관절/무릎관절/발목관절의 굽힘과 폄 차이 관찰
- 비정상적인 보행 패턴 관찰(트렌델렌버그 징후, 안짱걸음, 큰볼기근 걸음 등)

임상노트

엉덩이(엉덩관절) 문제는 보행에 직·간접적으로 영향을 주기 때문에 검사자는 반드시 평가하도록 한다.

※ 보행에 관한 내용은 앞 장에 자세히 서술되어 있으므로 구체적인 내용은 생략한다.

3) 촉진(Palpation)

- 넙다리뼈 큰결절
- 위뒤엉덩뼈가시(PSIS)
- 위앞엉덩뼈가시(ASIS)
- 가쪽 넙다리 관절융기
- 엉덩관절 가쪽 피부온도

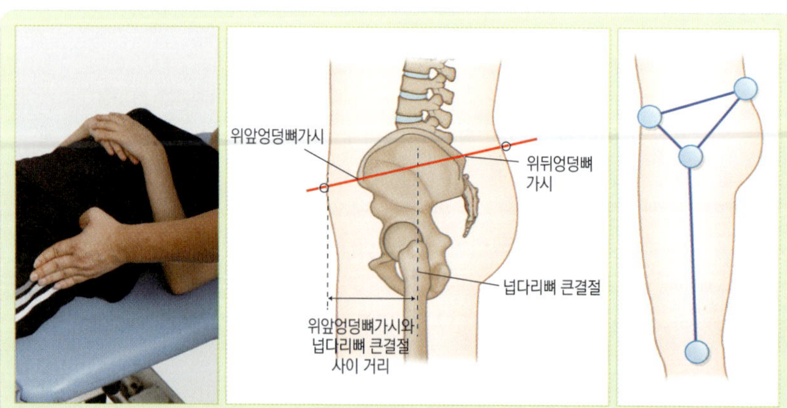

임상노트

엉덩관절은 안쪽에 위치해서 촉진하기 쉽지 않아 주변 조직을 촉진하여 간접적으로 평가한다.

C 징후(C-SIGN)

일반적으로 엉덩이 통증은 앞쪽, 사타구니 부위에 표현되는 경우가 많다. 환자는 깊은 엉덩관절 통증을 표현할 때 넙다리 큰결절 위에 컵 모양으로 표시하려는 경향이 있다. 손이 "C" 모양이라서 "C-sign"이라고 한다. 손의 위치로 인해 엉덩정강근막띠 또는 활액낭염 같은 것으로 잘못 해석될 수 있지만 대부분 내부 깊은 곳에 있는 엉덩관절 통증과 관련이 있다(Reprinted with permission J. W. Thomas Byrd, M.D.).

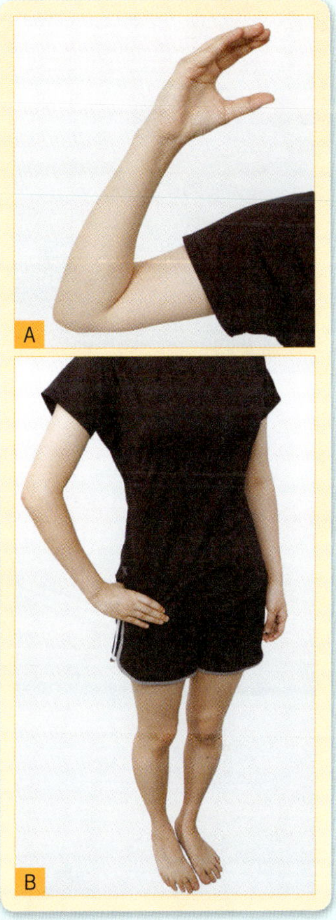

4) 도수근력검사

도수근력검사 : 엉덩관절 굽힘, 폄, 모음, 벌림, 가쪽/안쪽돌림

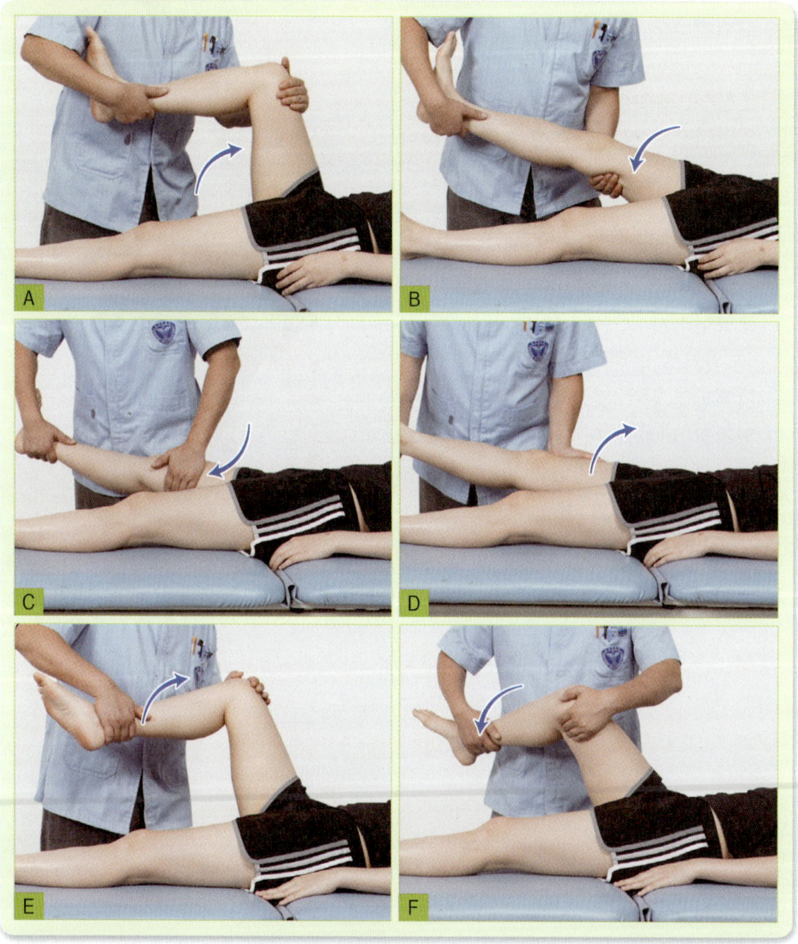

임상노트

- 도수근력검사는 엉덩근육의 기능을 측정하는 것이지만 통증과 연관된 유용한 정보를 얻을 수 있다(특정 근육 손상이 의심되는 경우 유용).
- 도수근력검사 시 통증이 있는 움직임은 가장 마지막에 실시한다.

5) 특수검사(Special test)

패트릭 검사(Patrick's test = FABER test)	
검사 목적	엉덩관절의 병리 유무 평가
검사 방법	환자는 바로 누운 자세에서 다리를 '4자 모양' 자세를 취하고 검사자는 한손으로 골반을 고정하고 다른 한손으로는 무릎을 천천히 바닥 방향으로 누름
평가 기준	(+)통증 또는 움직임 감소 → 엉덩관절/엉치엉덩관절 관절염, 삠, 엉덩관절 모음근 긴장
임상 노트	엉덩관절 모음근, 엉덩허리근 좌상이 있을 시 심한 통증과 함께 움직임에 대해 저항이 느껴짐

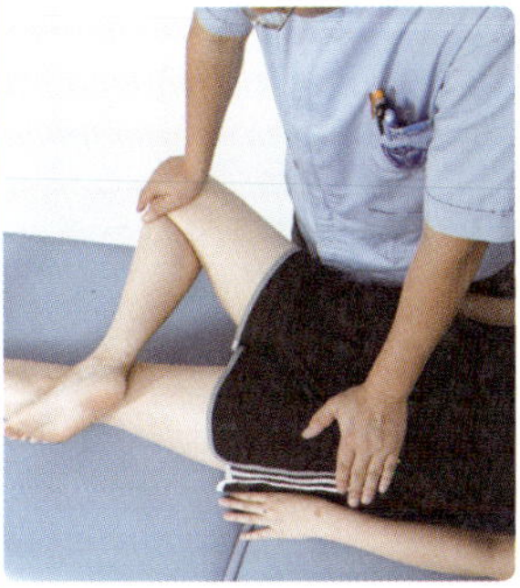

궁둥구멍증후근 검사(Piriformis syndrome test = 시우덱 검사, Saudek's test)	
검사 목적	궁둥구멍증후군 유무 평가
검사 방법	환자를 바로 눕게 한 후 검사자는 환자의 무릎을 폄 상태에서 엉덩관절을 90° 정도 구부리면서 엉덩이 뒤쪽 부위 통증을 확인. 그 다음 엉덩관절 굽힘을 유지한 채 무릎을 굽히고 모음시켜 엉덩이 뒤쪽 부위 통증을 확인
평가 기준	(+)볼기 부위 통증/궁둥신경증상 → 궁둥구멍증후군
임상 노트	신경뿌리질환으로 인한 통증일 경우 첫 단계에서 뻗은 다리 올림 시 엉덩이 뒤쪽에 통증이 발생

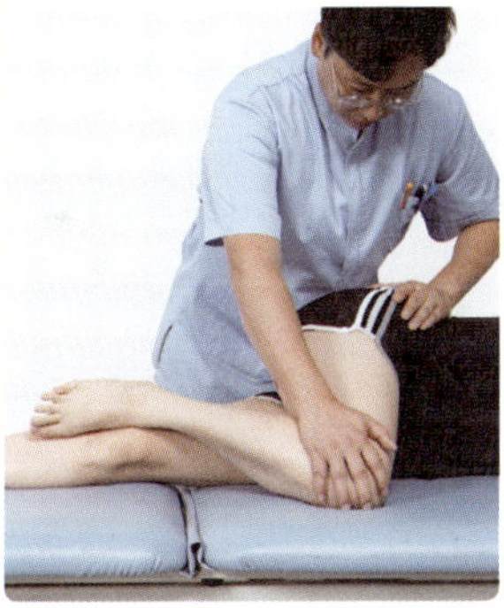

트렌델렌버그 징후 검사(Trendelenburg's sign test)	
검사 목적	엉덩관절 벌림근 약화, 탈구, 골절, 관절염 유무 평가
검사 방법	환자는 바로 선 자세에서 건측 다리를 들고 유지하고 이때 검사자는 엉덩뼈 능선의 기울기를 관찰
평가 기준	(+)발을 들고 있는 쪽의 엉덩뼈 능선이 내려감 → 발을 디디고 있는 쪽의 엉덩관절 벌림근 약화, 엉덩관절 병변
임상 노트	발을 디딘쪽의 엉덩관절은 체중이 쏠려 압박력이 증가하기 때문에 엉덩관절 통증이 있는 경우 디딤기 시간이 줄어듦

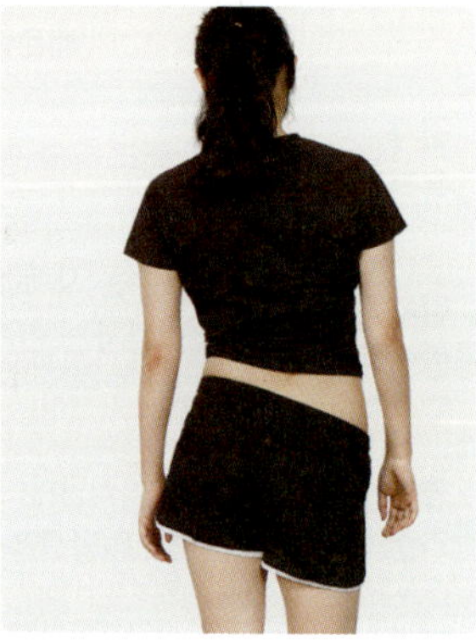

토마스 검사(Thomas test)	
검사 목적	엉덩관절 굽힘근 구축 유무 평가
검사 방법	바로 누운 자세에서 검사할 다리는 내려놓고 다른 한쪽 다리는 엉덩관절과 무릎관절을 굽힘하면서 가슴쪽으로 끌어당기게 한다. 이때 반대쪽 다리의 모습을 관찰
평가 기준	(+)검사 쪽 다리의 들림 → 엉덩관절굽힘근 구축
임상 노트	검사 시 나타난 들림된 다리를 바닥으로 밀면 척주앞굽음이 증가되는 것을 볼 수 있음

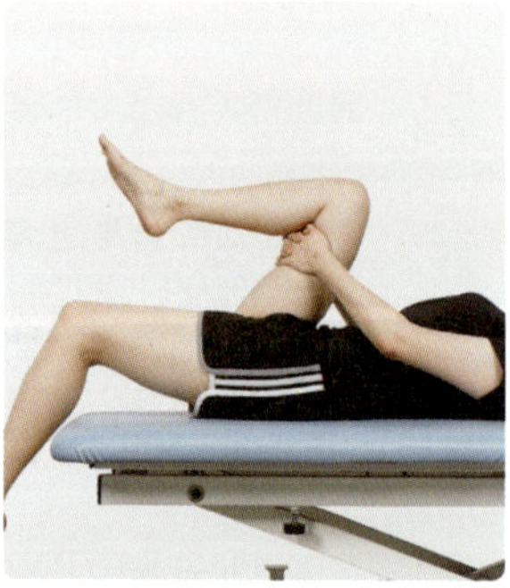

수정된 토마스 검사(modified Thomas test)	
검사 목적	엉덩관절 굽힘근 구축 감별진단
검사 방법	환자를 검사대 끝부분에 눕게 하고 한쪽다리는 엉덩관절과 무릎관절을 굽힘하여 가슴으로 가져간 상태에서 반대쪽 다리는 검사대 밑으로 떨어뜨려 관찰
평가 기준	(+)검사쪽 다리의 들림 → 엉덩허리근 구축 (+)검사쪽 다리의 무릎 폄 → 넙다리곧은근 구축
임상 노트	검사 시 검사대 밑으로 떨어진 다리가 벌림되려고 하면 넙다리근막긴장근의 구축을 의심

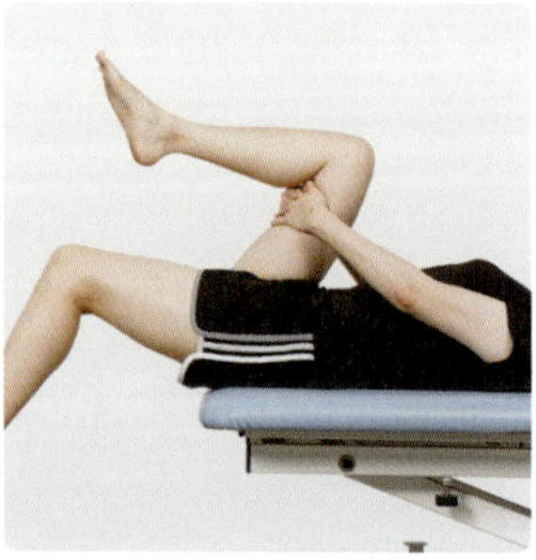

오버 검사(Ober's test)	
검사 목적	엉덩정강근막띠/넙다리근막긴장근 단축 유무 평가
검사 방법	환자는 병변이 있는 쪽이 위로 가게 옆으로 눕고 검사자는 환자의 뒤에 서서 한손으로는 골반을 고정하고 다른 한손으로는 검사쪽 다리(무릎관절 90° 굽힘)의 발목을 잡고 엉덩관절 폄, 벌림, 안쪽돌림 시킨 다음 잡은 다리를 천천히 놓으면서 관찰
평가 기준	(+)엉덩관절 모음 제한 → 엉덩정강근막띠 구축 (+)엉덩관절 통증 → 넙다리돌기 윤활낭염
임상 노트	오버 검사에서 양성반응이 없거나 약할 때 수정된 오버 검사를 함. 수정된 오버 검사가 더욱 스트레스를 가할 수 있기 때문(오른쪽 사진은 수정된 오버 검사임)

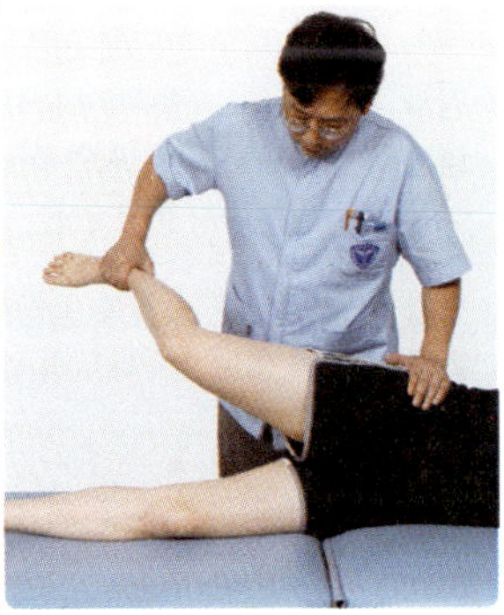

저항된 바깥돌림 역회전 검사(Resisted external derotation test)	
검사 목적	넙다리큰돌기 통증증후군(Greater trochanteric pain syndrom, GTPS) 유무 평가
검사 방법	환자를 바로 눕게 하고 엉덩관절 90° 굽힘, 바깥돌림시킨다(만약 통증이 있는 경우 바깥돌림을 살짝 풀어줌). 환자에게 능동적으로 원래 자세로 돌아오게 지시하고 이때 다시 돌아오는 다리에 검사자는 저항을 줌
평가 기준	(+)엉덩관절 가쪽 통증 → 넙다리큰돌기 통증증후군
임상 노트	이 검사는 특이도와 민감도가 매우 높은 검사임. 검사자의 저항은 바깥돌림-원래 자세 범위 전체에 줌

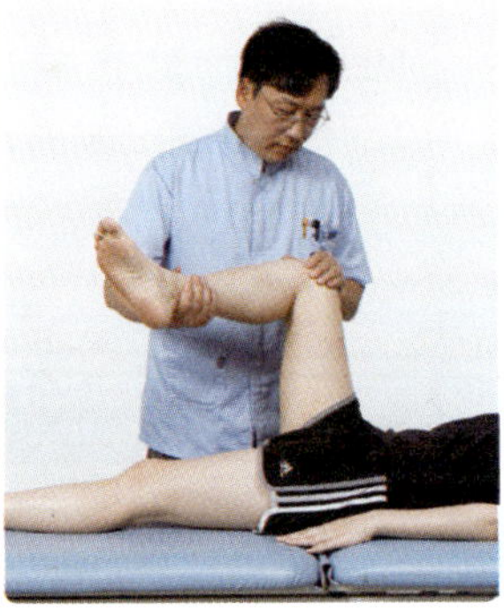

엉덩관절 충돌 검사[Impingement (flexion-adduction-internal rotation) (FADDIR) test]	
검사 목적	엉덩관절 앞쪽 충돌증후군, 앞쪽 절구테두리 파열 유무 평가
검사 방법	바로 누운 자세에 있는 환자의 엉덩관절과 무릎관절을 90° 굽힘시킨다. 이 상태에서 엉덩관절을 수동적으로 모음과 안쪽돌림시키면서 관절운동범위 끝부분까지 힘을 가함
평가 기준	(+)엉덩관절 앞쪽 통증/염발음 → 엉덩관절 앞쪽 충돌 또는 절구테두리 찢어짐
임상 노트	이 검사를 할 때 환자는 통증을 피하기 위해 침범되지 않은 몸통을 회전하려는 보상작용이 나타나기 때문에 주의 깊게 봄

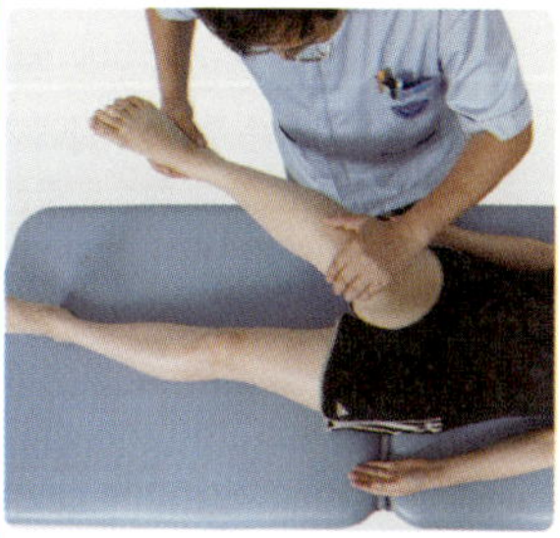

골절 유무 검사

엉덩관절 통증은 넙다리뼈 머리 또는 넙다리뼈 몸통 골절로 일어날 수 있음. 이러한 골절은 외부 자극에 지속적으로 노출될 때(점핑 동작, 체중부하 등) 스트레스 골절(stress fracture)로 나타나는 경우가 흔하며 다음은 골절이 의심될 때 하는 대표적인 검사임

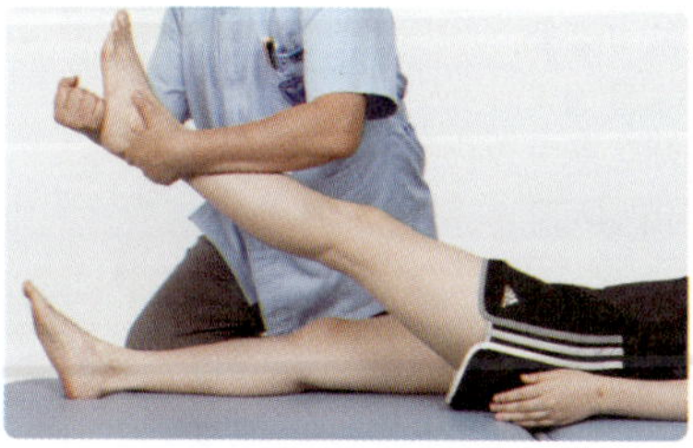

발 압박(두드리기) 검사
(Compression Test Foot)

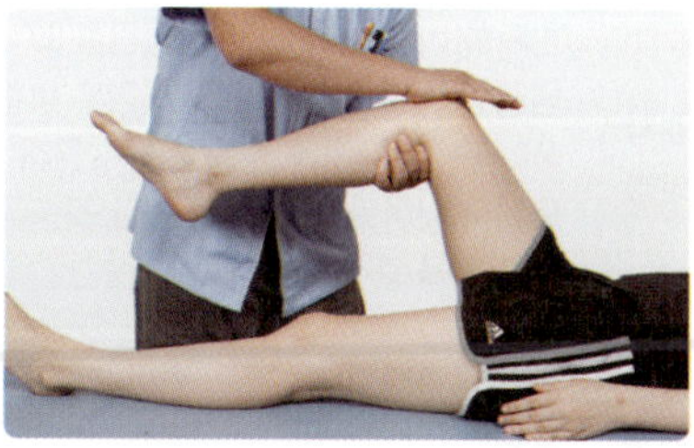

무릎 압박/가쪽 엉덩이 압박 검사
(Compression Test Knee/Lateral Hip)

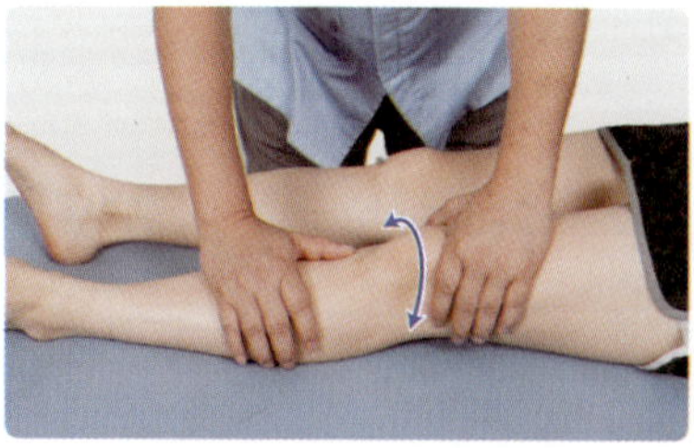

다리 굴림 검사(Log Rolling Test)

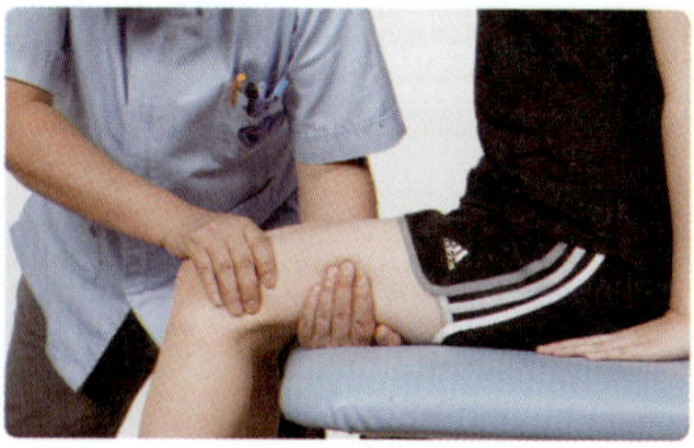

지렛대 검사(Fulcrum test)

근육둘레 검사

특정 근육의 위축과 비정상적인 부기를 측정할 때 사용하는 검사로 양쪽의 둘레를 측정하는 검사

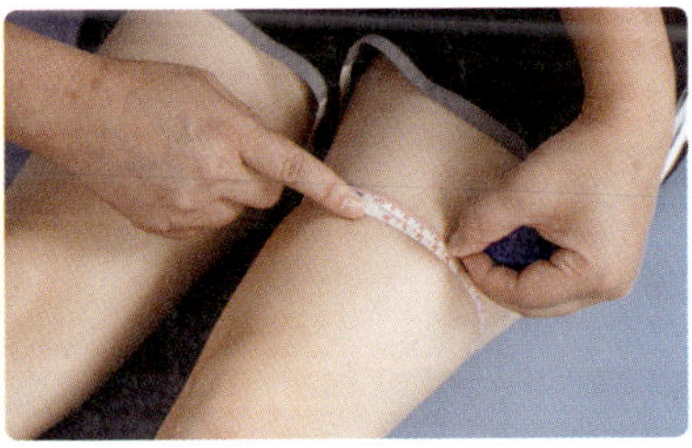

넙다리 근육둘레 측정

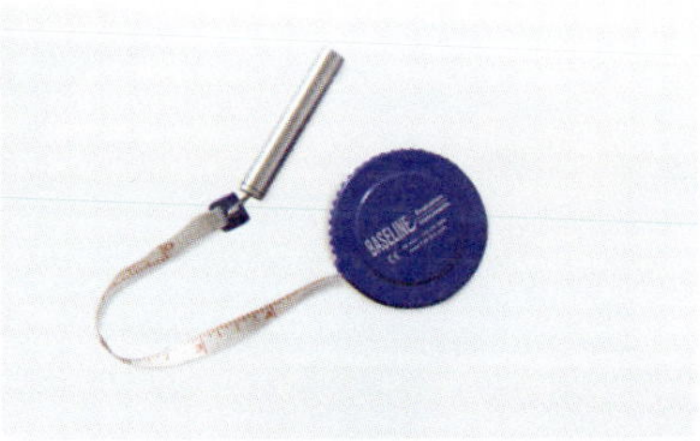

근육둘레 측정 테잎
Gulick 12-1201(Baseline, USA)

임상노트

근육둘레는 넙다리뼈 전체 길이의 원위부 쪽 70% 지점을 기준으로 측정하고 측정도구는 스프링(텐션)이 일정하게 유지되는 전용 도구를 사용하여야 신뢰성이 높아진다(최유림, 2017).

다리길이 검사

- 실질적인 다리길이 검사: 위앞엉덩뼈가시(ASIS) - 안쪽복사의 가장 아래 지점(그림 A)
- 외견상 다리길이 검사: 배꼽 중앙(또는 칼돌기) - 안쪽복사의 가장 아래 지점(그림 B)

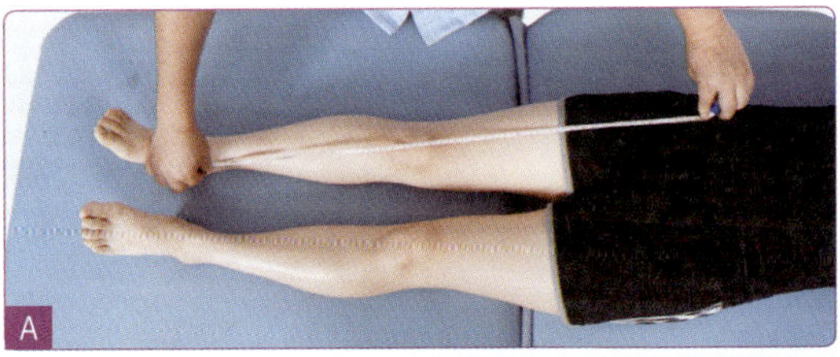

A

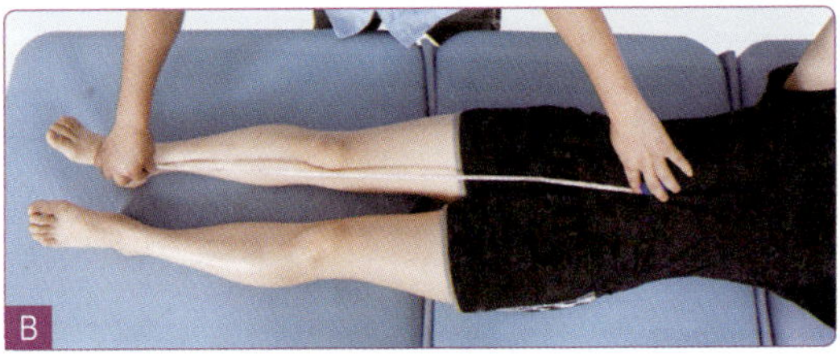

B

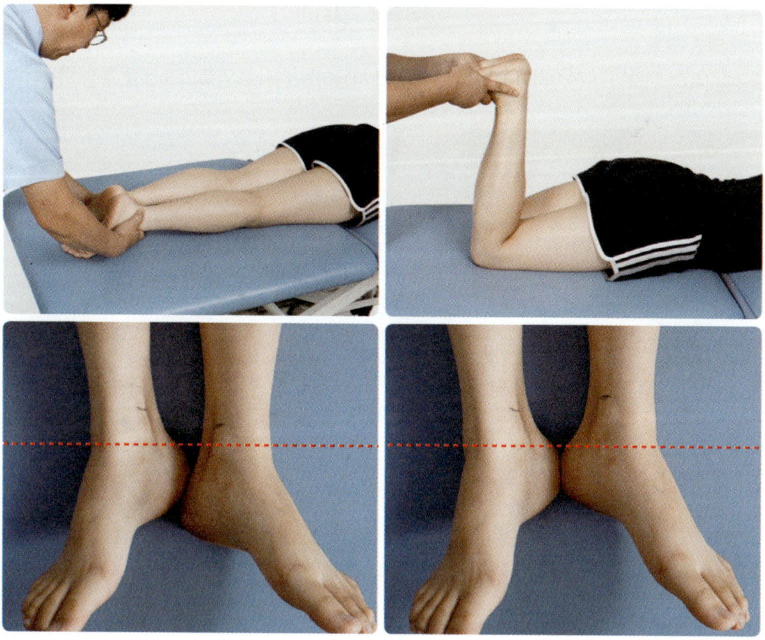

임상노트

다리길이 검사는 바로 누운 자세에서도 할 수 있지만 바로 선 자세에서 검사는 보다 실질적인 다리길이 불일치를 정확하게 검사할 수 있다. 그 이유는 비대칭적인 다리길이 차이는 다리의 체중부하나 골반경사에 의해 나타날 수 있으므로 바로 선 자세에서의 평가는 기능적 평가에 더욱 초점을 둘 수 있다.

6) 방사선 검사

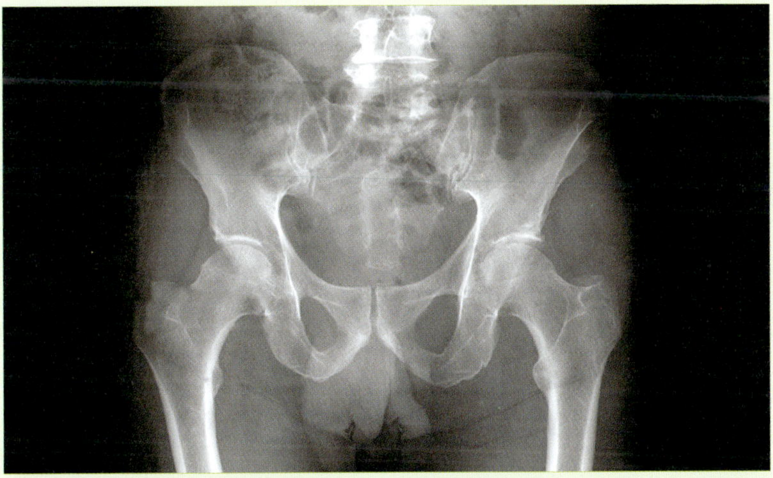

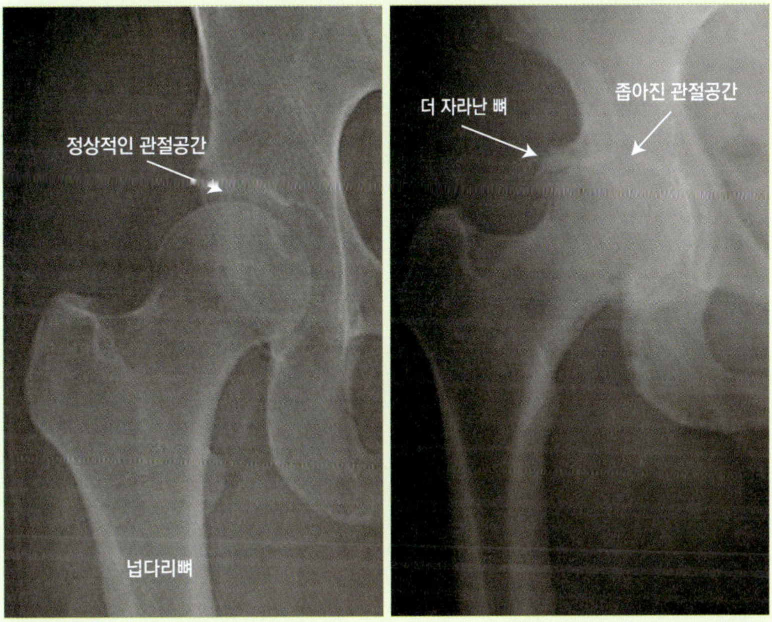

정상적인 엉덩관절 모습

임상노트

- 뼈: 골절이나 탈구를 평가한다(넙다리뼈 머리 탈구).
- 정렬: 넙다리뼈 목 각도를 측정한다.
- 연골: 비정상 시 뼈공간과 관절공간을 검사한다(관절 침식이 있으면 관절공간이 좁아짐).
- 연부조직: 부종 및 침식물로 인한 연부조직 변화를 관찰한다.

5. 무릎 검사 및 평가

1) 시진(Inspection)

피부	상처(흉터 및 수술 자국), 피부색, 피부 변형
연부조직	부기, 근위축, 대칭성
뼈	**길이**: 양쪽 비교 **자세**: 외반/내반 무릎, 굽힘 구축
보행	내반 밀림 증상(varus thrust): LCL 또는 PCL 손상 지표 통증: 침범된 쪽 디딤기 시간 감소 무릎뼈 경로이상 무릎 굽힘 보행: 발꿈치힘줄 또는 넙다리뒤근 구축

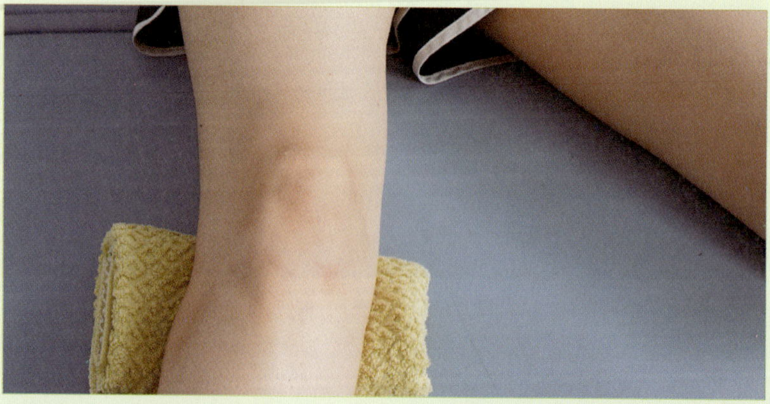

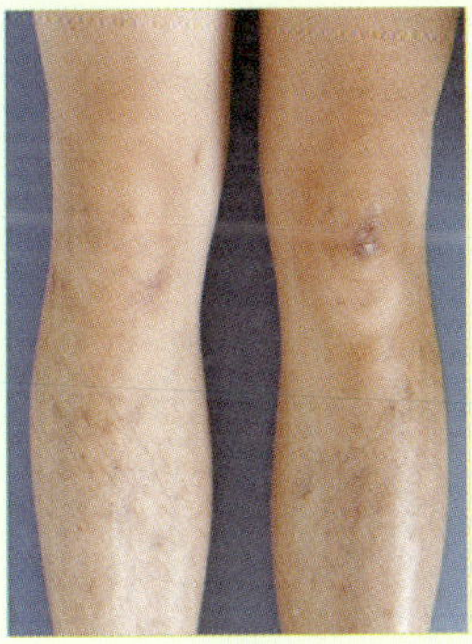

상처(수술흔적)

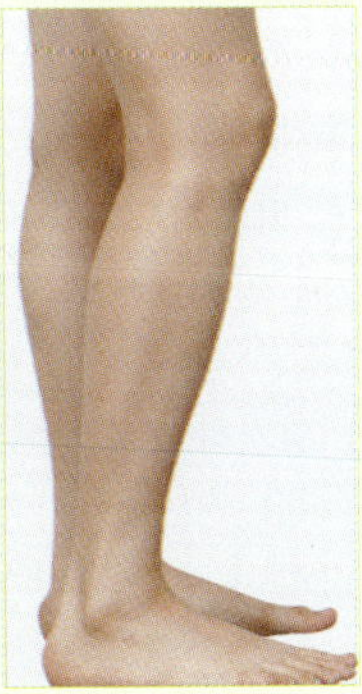

굽힘 구축

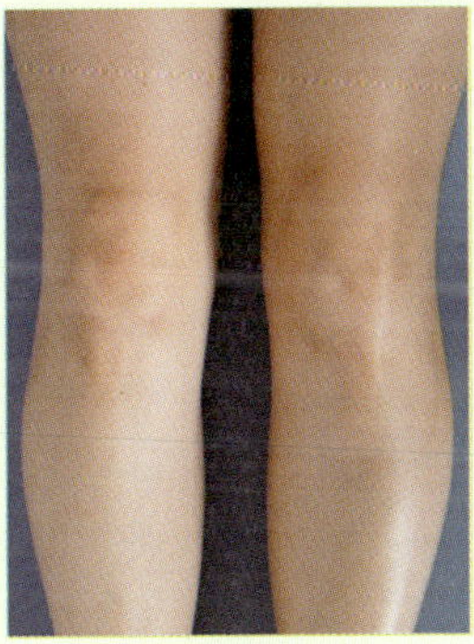

무릎뼈 윤활낭염

2) 촉진(Palpation)

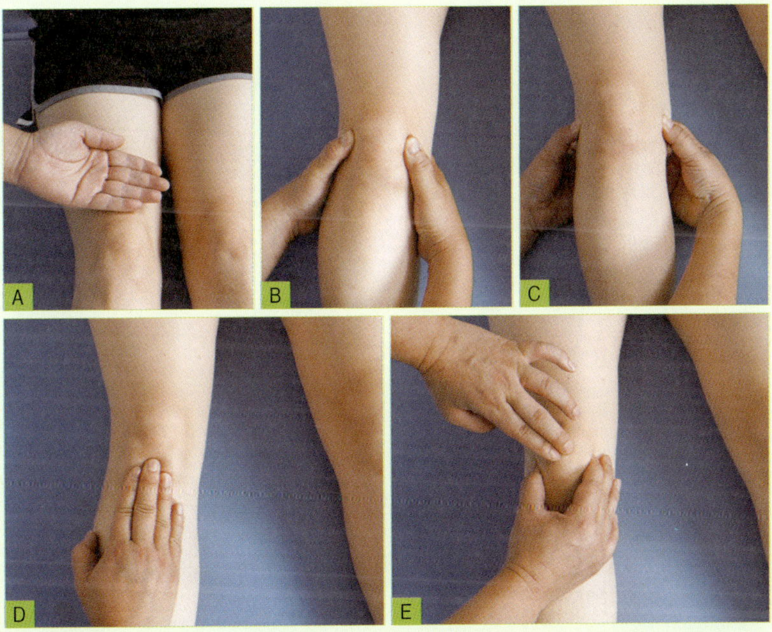

A: 무릎 주위 피부온도 촉진
B: 무릎뼈 촉진
C: 관절선 촉진
D: 무릎뼈 아래 힘줄 촉진
E: 무릎뼈 두드림 촉진

임상노트

무릎 촉진 시 항상 양쪽을 비교해야 한다.

- 만약 무릎 주위가 상대적으로 따뜻하다고 느끼면 염증반응을 의미한다.
- 무릎뼈 두드림 촉진은 무릎뼈 아래 삼출물 여부를 알 수 있고 압통이 있는 무릎뼈 뒷면 병리학적 증상(퇴행, 골절 등)을 의미한다.
- 무릎뼈 아래 힘줄의 압통을 평가하여 무릎뼈넙다리 증후군을 간접적으로 평가할 수 있다.
- 무릎 주위 인대, 힘줄을 압박하여 통증 유무를 확인한다.

3) 관절운동범위

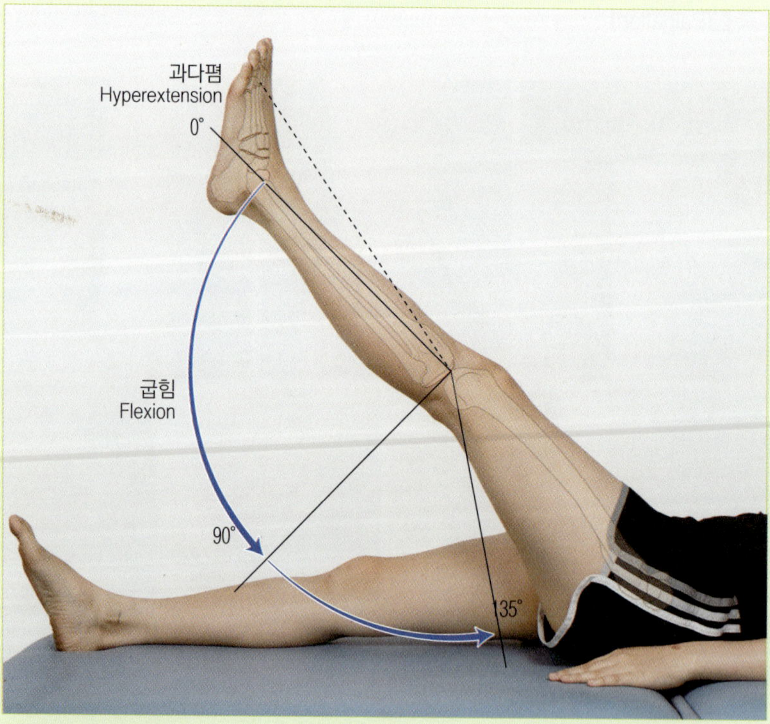

무릎관절 관절운동범위

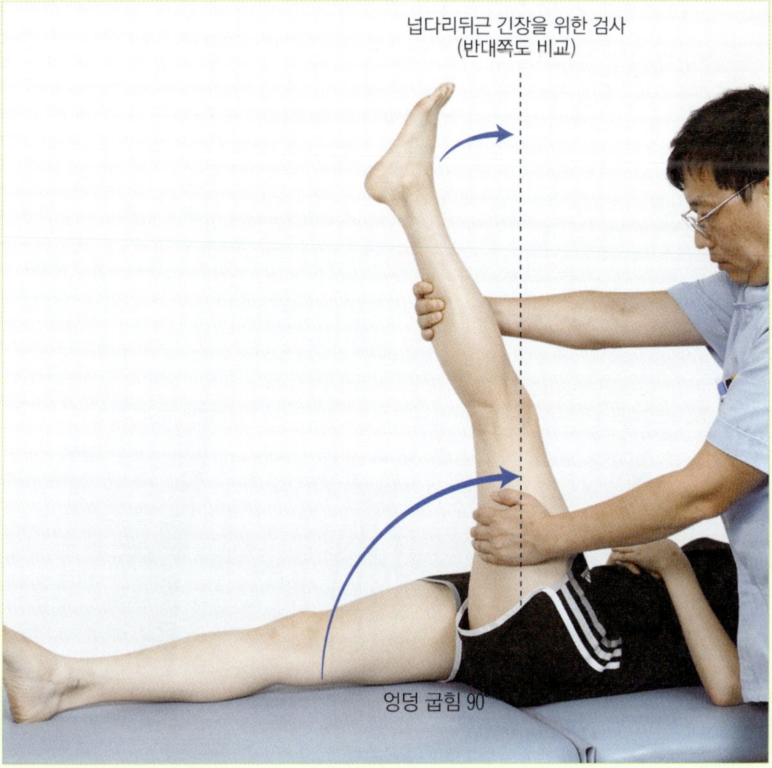

넙다리뒤근 유연성

임상노트

엉덩관절 병리는 무릎에 영향을 줄 수 있다. 따라서 경우에 따라 엉덩관절도 확인해야 한다.

4) 도수근력검사/신경 및 혈관검사

도수근력검사(MMT): 굽힘, 폄

말초혈관/신경 상태 검사(맥박, 신경학적 피부분절 등)

임상노트

무릎관절 탈구 또는 다발성 인대손상 시 발로 내려가는 동맥의 혈액순환에 장애가 발생하기 때문에 반드시 맥박(pulse)을 확인해야 한다(Dr. Nabil Ebraheim, 2016).

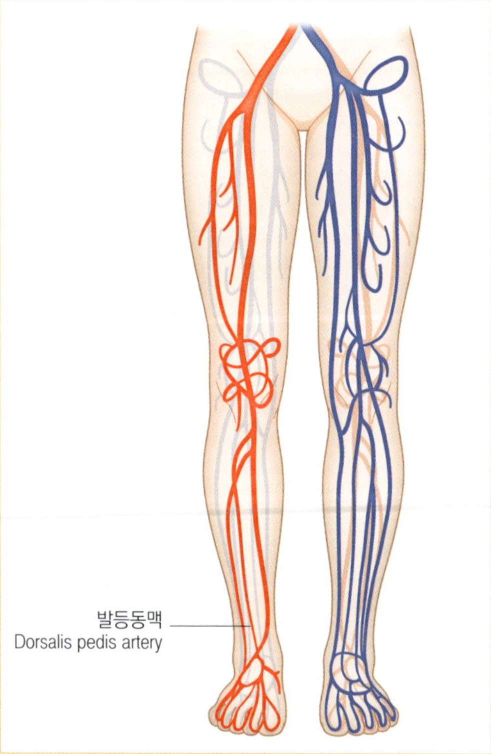

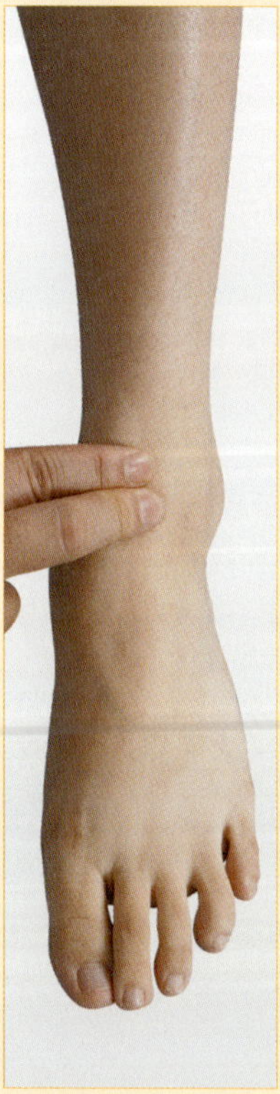

5) 특수검사(Special test)

앞/뒤끌림 검사(Ant./Post. drawer test)	
검사 목적	앞십자인대/뒤십자인대 손상 유무 평가
검사 방법	환자는 무릎관절을 90° 굽힘하고 눕는다. 검사자는 엉덩이로 환자의 발을 고정하고 정강뼈를 앞/뒤로 당김
평가 기준	(+)통증 → 앞십자인대 삠(앞 끌림), 뒤십자인대 삠(뒤 끌림) (+)과도한 움직임 → 앞십자인대 파열(앞끌림), 뒤십자인대 파열(뒤 끌림)
임상 노트	이 검사는 높은 민감도를 가짐(단, 급성기 제외)

등급	내용
I	경증, 5mm 이동
II	중등증, 5~10mm 이동
III	중증, 10mm 이동

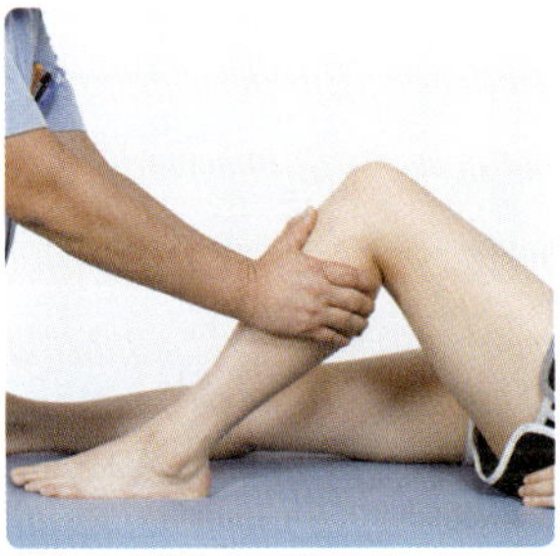

라크만 검사(Lachman's test)	
검사 목적	앞십자인대/뒤십자인대 손상 유무 평가
검사 방법	환자는 무릎관절을 20°~30° 굽힘하고 눕는다. 검사자의 한손은 넙다리뼈를 고정하고 다른 한손은 정강뼈를 잡고 앞/뒤로 밈
평가 기준	(+)통증 → 앞십자인대 삠(앞 끌림), 뒤십자인대 삠(뒤 끌림) (+)과도한 움직임 → 앞십자인대 파열(앞 끌림), 뒤십자인대 파열(뒤 끌림)
임상 노트	이 검사는 십자인대 손상 유무를 평가하기 위해 임상적으로 매우 유용한 검사이다(Nikita A, 2010).

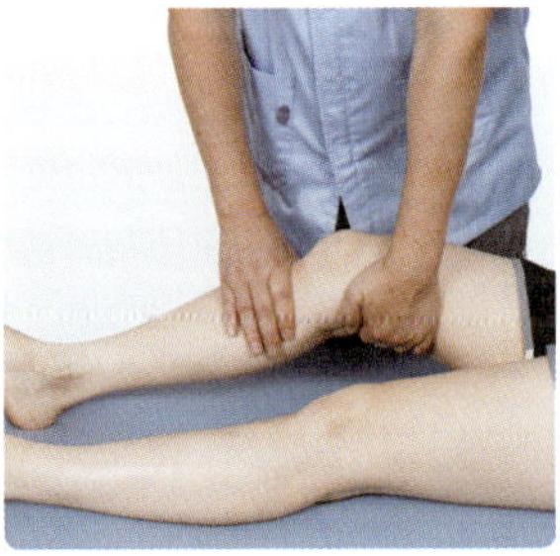

축이동 검사(Pivot shift test)	
검사 목적	앞십자인대/가쪽곁인대/뒤가쪽 관절주머니 손상 유무 평가
검사 방법	환자의 무릎관절은 완전히 폄하고 엉덩관절은 약 30° 정도 구부려 눕힘. 검사자의 한손은 발뒤꿈치를 잡고 다른 한손으로는 정강뼈 앞가쪽면을 잡고 안쪽돌림을 유지한다. 외반력 힘을 가하면서 천천히 무릎을 구부림
평가 기준	(+)통증, 덜컹(clunk)하는 소리가 나거나 무릎이 꺽이는 현상 → 앞십자인대 손상(삠), 가쪽곁인대 손상, 뒤가쪽 관절주머니 손상, 엉덩정강근막띠 손상
임상 노트	축 이동 부하를 주기 위해서는 정강뼈 안쪽돌림 유지가 풀려서는 안 되며 정확하게 수행하는 것이 중요

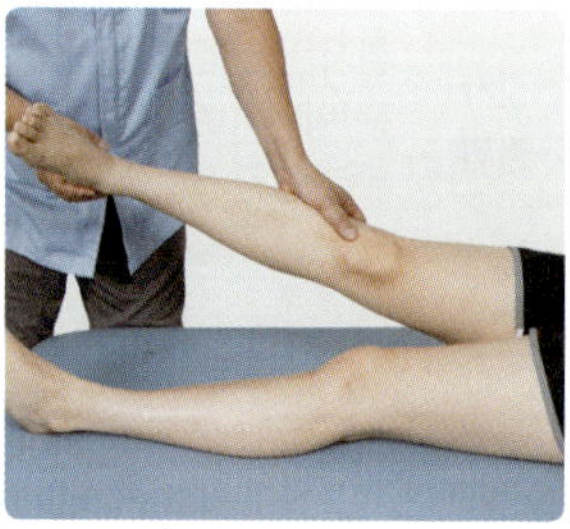

되튀김 검사(Bounce home test)	
검사 목적	반달연골 손상 유무 평가
검사 방법	환자를 바로 눕히고 검사자는 한손으로 환자의 오금을 받치고 다른 한손으로 발목 아래를 받쳐 무릎을 20° 구부린다. 이때 오금을 받치고 있는 손을 떼서 무릎이 펴되도록 떨어뜨림
평가 기준	(+)통증 → 반달연골 손상(찢어짐)
임상 노트	검사자는 오금 밑의 손을 완전히 떼지 말고 받칠 준비를 하고 있어야 한다. 갑작스런 무릎관절 폄 시 반달연골의 손상을 가중시킬 수 있기 때문임

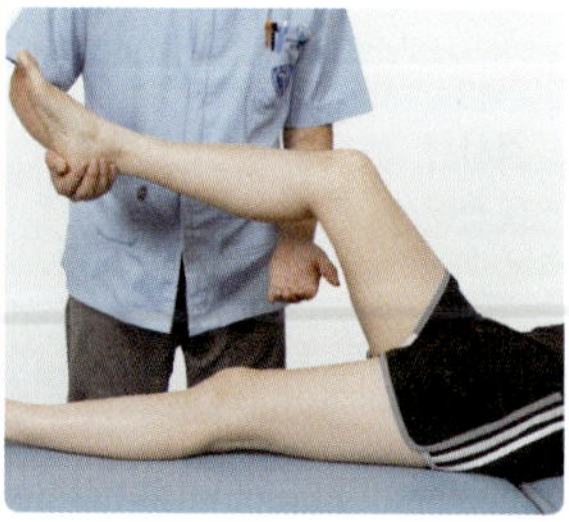

아플레이 압박 검사(Apply's compression test)	
검사 목적	반달연골 손상 유무 평가
검사 방법	환자를 엎드리게 하고 무릎관절을 90° 굽힌다. 검사자는 환자의 발바닥을 아래로 누른 상태에서 안쪽/바깥쪽 회전시킴
평가 기준	(+)통증 → 반달연골 손상(찢어짐)
임상 노트	반달연골 손상 시 압박상태에서 움직일 때 마찰음이 들리거나 검사자의 손에서 뭔가 부드럽지 않은 느낌이 느껴질 수 있음

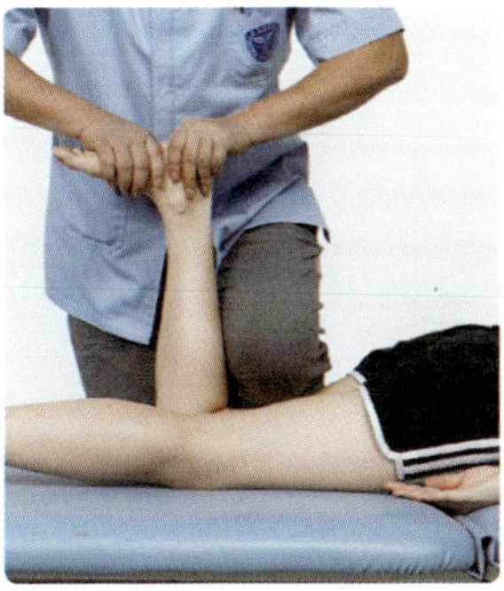

아플레이 떼어당김 검사(Apply's distraction test)	
검사 목적	가쪽곁인대 손상 유무 평가, 반달연골과 가쪽곁인대 감별진단
검사 방법	환자를 엎드리게 하고 무릎관절을 90° 굽힌다. 검사자는 환자의 발목을 감싸고 위쪽으로 떼어당기는 힘을 준 상태에서 안쪽/바깥쪽 회전시킴
평가 기준	(+)떼어당길 때 통증 → 가쪽곁인대 손상(삠), 관절주머니 손상
임상 노트	떼어당길 때 기존 통증이 오히려 감소되면 반달연골 손상을 의미

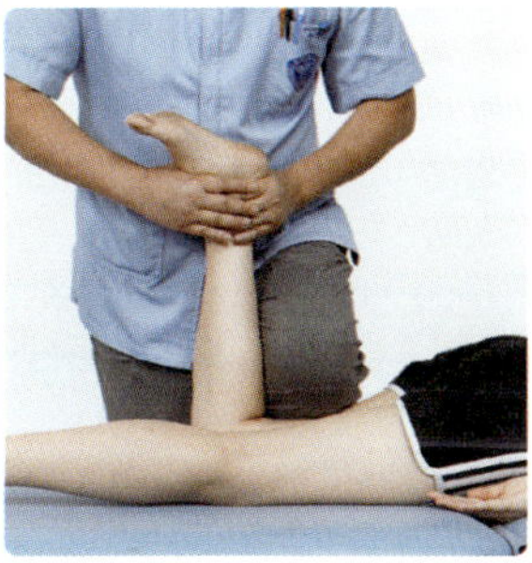

테살리 검사(Thessaly's test)	
검사 목적	반달연골 손상 유무 평가
검사 방법	환자와 검사자는 서로 두 손을 마주잡고 검사할 쪽 다리를 약 20° 정도 굽히고 서게 한다. 이때 환자는 좌우로 몸통을 회전하도록 함
평가 기준	(+)통증/마찰음 → 반달연골 손상(찢어짐)
임상 노트	이 검사는 민감도와 특이도가 각각 높은 검사로 만약 증상이 약하거나 나타나지 않게 되면 무릎관절을 5° 정도 굽힌 상태에서 실시(반달연골에 좀 더 많은 압박이 주어지기 때문)

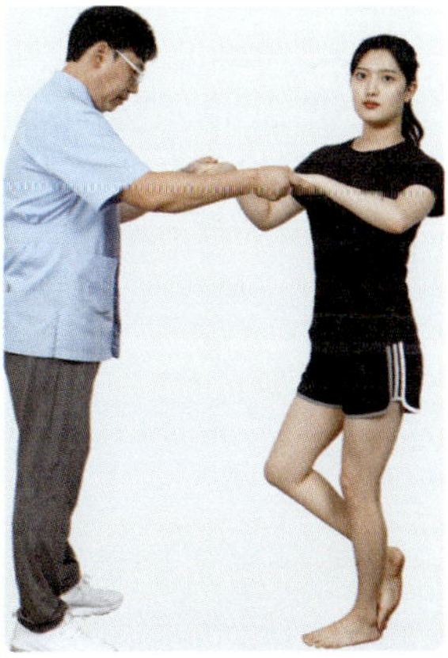

맥머리 검사(McMurray test)		
검사 목적	반달연골 손상 유무 평가	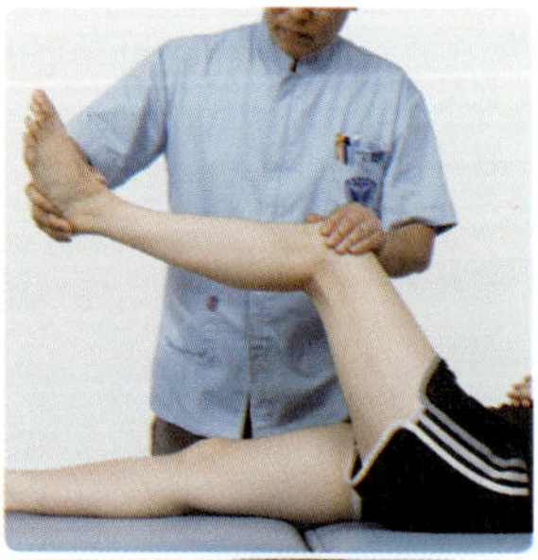 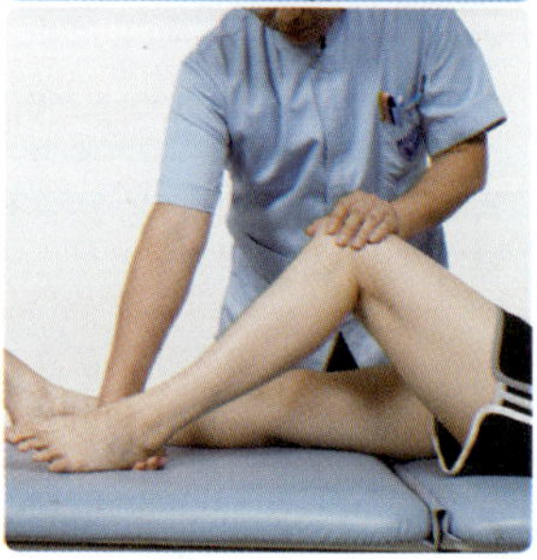
검사 방법	환자를 바로 눕히고 무릎 완전 굽힘과 정강뼈를 안쪽돌림한 상태(시작자세)에서 무릎 폄과 동시에 정강뼈를 바깥돌림시키는 동안 외반력 힘을 가함(안쪽 반달연골). 환자를 바로 눕히고 무릎 완전 굽힘과 정강뼈를 가쪽돌림한 상태(시작자세)에서 무릎 폄과 동시에 정강뼈 안쪽돌림시키는 동안 내반력 힘을 가함(가쪽 반달연골).	
평가 기준	(+)통증/마찰음 → 반달연골 손상(찢어짐)	
임상 노트	전통적인 맥머리 검사는 무릎관절의 압박 없이 하는 검사이고 최근 맥머리 검사는 환자의 발뒤꿈치를 잡고 정강뼈 몸통 세로 축으로 축성 압박을 가하면서 돌림과 내반 또는 외반력을 가함. 전통적인 맥머리 검사와는 정반대로 외반력과 정강뼈를 바깥돌림시키면 가쪽 반달연골 검사이고 내반력과 정강뼈를 안쪽돌림시키면 안쪽 반달연골 검사가 됨(Nikita, 2010)	

임상노트

용어 정리(출처: 대한의사협회 의학용어 6판 개정)

- 외반(밖굽이): valgus | 내반(안굽이): varus
- 외반슬(밖굽이 무릎): genu valgum | 내반슬(안굽이 무릎): genu varum
- 밖굽이엉덩관절(외반고): coxa valga | 안굽이엉덩관절(내반고): coxa vara

<table>
<tr><th colspan="3">내반/외반 스트레스 검사(Varus/Valgus stress test)</th></tr>
<tr><td>검사 목적</td><td>곁인대 손상 유무 평가</td><td rowspan="4">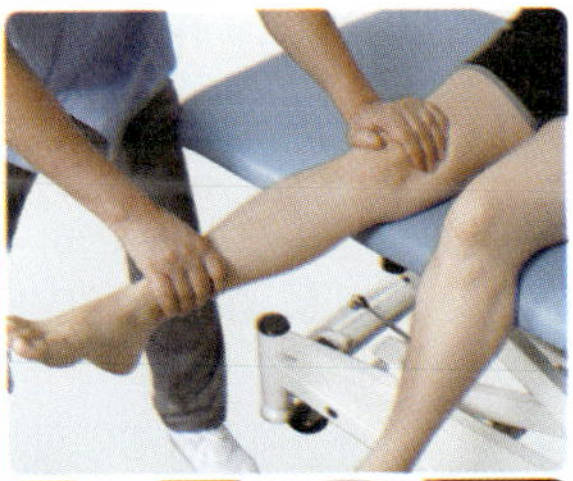
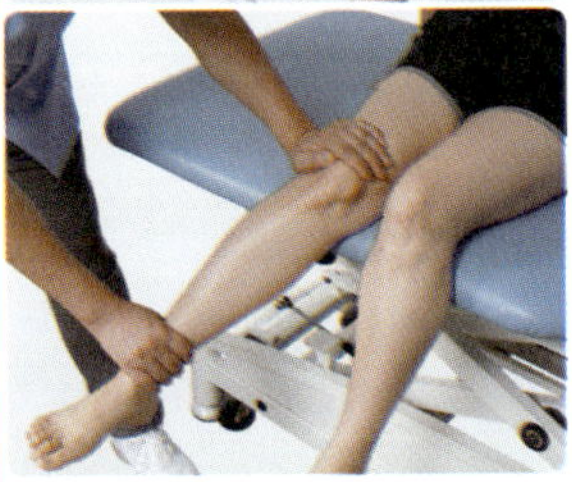</td></tr>
<tr><td>검사 방법</td><td>환자는 바로 눕고 다리를 곧게 편다. 검사자의 한 손은 발목을 잡고 다른 한손은 무릎에 내반/외반 힘을 가함</td></tr>
<tr><td>평가 기준</td><td>(+)통증 → 곁인대 긴장(strain)
(+)움직임 증가/벌어짐(gapping) → 곁인대 파열(rupture)</td></tr>
<tr><td>임상 노트</td><td>무릎관절 폄 자세에서의 통증은 곁인대 손상을 의미하고 만약 무릎관절을 30° 굽힌 상태에서도 통증이 지속되면 곁인대 손상보다 관절주머니 손상을 의미할 수 있음</td></tr>
<tr><th colspan="3">노블 압박 검사(Noble's compression test)</th></tr>
<tr><td>검사 목적</td><td>엉덩정강근막띠 마찰증후군 유무 평가</td><td rowspan="4">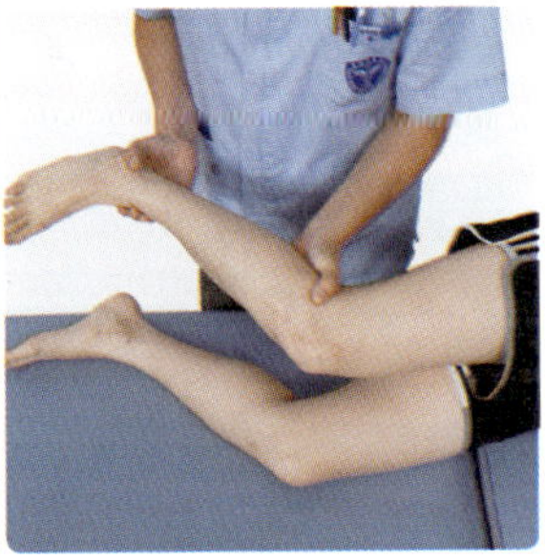</td></tr>
<tr><td>검사 방법</td><td>환자의 엉덩관절을 45° 굽힘시킨 상태에서 바로 눕거나 옆으로 눕게 함. 검사자의 엄지손가락으로 가쪽위관절융기를 압박한 상태에서 무릎관절을 굽혔다 폈다를 반복함</td></tr>
<tr><td>평가 기준</td><td>(+)무릎 가쪽 통증 → 엉덩정강근막띠 마찰증후군</td></tr>
<tr><td>임상 노트</td><td>엉덩정강근막띠 마찰증후군의 유발요인은 무릎굽힘과 폄이 갑작스럽게 많아지는 동작(자전거 타기, 달리기 등), 내반무릎, 다리길이 불일치, 골반 기울어짐, 과엎침승후군(over pronation syndrome)이 있을 때 발생함</td></tr>
</table>

제이징후 검사(J sign test)		
검사 목적	안쪽넓은근 약화(weakness) 유무 평가	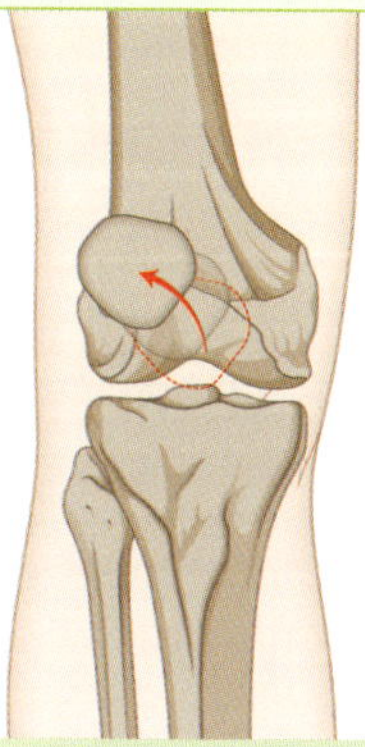
검사 방법	환자를 검사대에 걸터앉게 한 후 무릎관절을 45° 굽힘하게 하고 천천히 무릎관절을 능동적으로 폄하게 함. 검사자는 환자의 무릎뼈 이동경로를 관찰	
평가 기준	(+)무릎뼈 가쪽 방향 이동 → 안쪽넓은근 약화	
임상 노트	일반적으로 제이징후가 나타나면 Q각이 증가함	

무릎뼈 검사

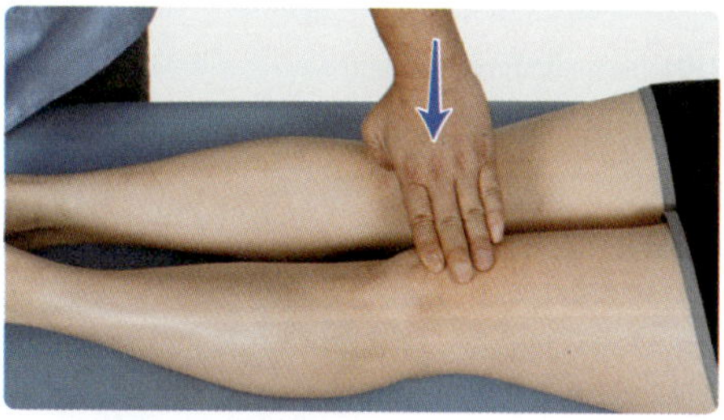

앞에서 뒤쪽으로 압박을 주고 가볍게 흔듦
(+)스폰지같은 느낌 → 무릎뼈 아래의 부기(swelling)

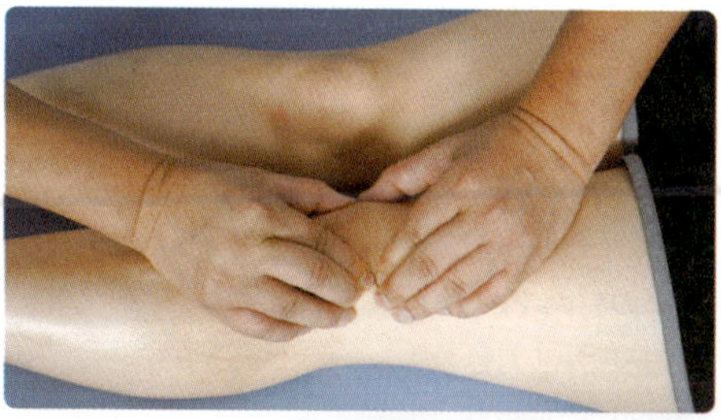

무릎뼈 가쪽면, 안쪽면을 번갈아가면서 부드럽게 압박
(+)면의 통증 → 연골연화증

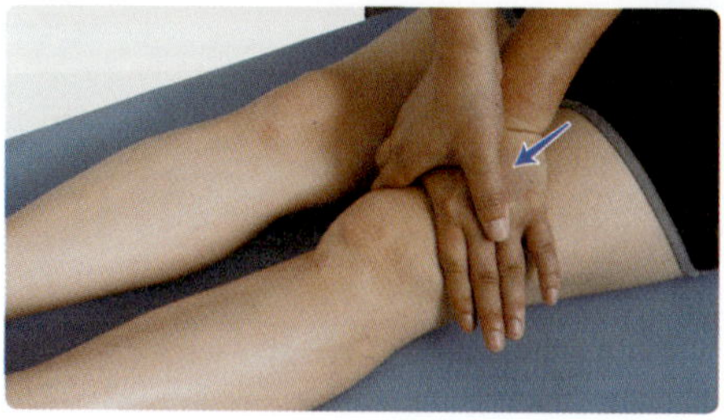

넙다리네갈래근을 위에서 아래로 짜내며 내려감
(+)무릎뼈가 상승함 → 무릎뼈 부기/부종(edema)

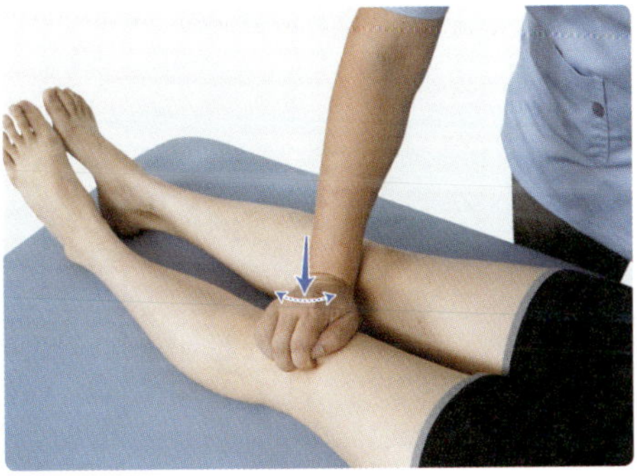

아래방향으로 압박을 가하면서 무릎뼈를 문지름
(+)통증 또는 마찰음 → 연골연화증

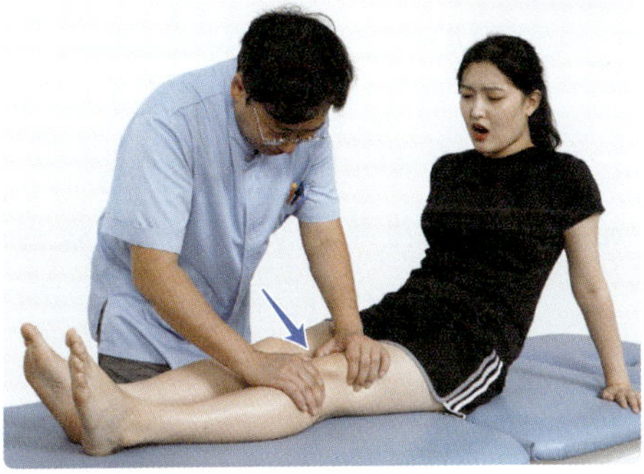

무릎뼈를 매우 부드럽고 느리게 가쪽으로 밈
(+)불안 또는 넙다리네갈래근의 반사적인 수축 → 무릎뼈 불안정

6) 방사선 검사

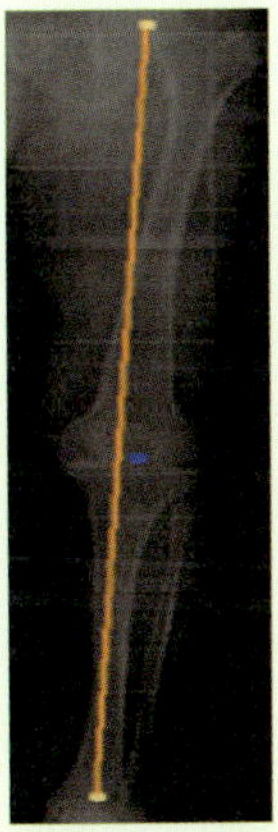

약간의 내반

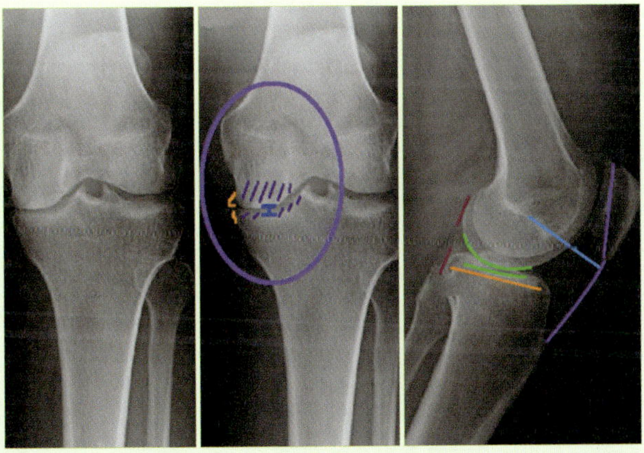

안쪽 관절공간이 가쪽보다 좁은 상태

약간의 내반이 있는 환자의 x-ray 검진 예

오랜 기간 다리의 변형으로 안쪽 관절면이 좁아져 있는 상태를 볼 수 있으며 이 때문에 무릎뼈가 안쪽으로 경사되어 있는 모습을 관찰할 수 있다.

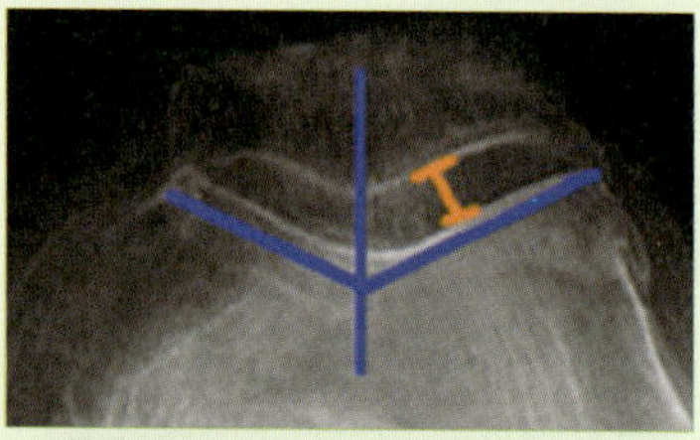

무릎뼈 중심선은 문제 없으나 가쪽 관절공간이 넓은 상태

- 외반슬(valgus knee)
  - 가쪽 관절공간의 손실로 인해 무릎이 안쪽으로 이동됨
  - 기계적인 축 안쪽으로 무릎 중심이 이동됨
  - 넙다리무릎 각도 증가됨
- 내반슬(varus knee)
  - 안쪽 관절공간의 손실로 인해 무릎이 바깥쪽으로 이동됨
  - 기계적인 축 바깥쪽으로 무릎 중심이 이동됨
  - 넙다리무릎 각도 감소됨

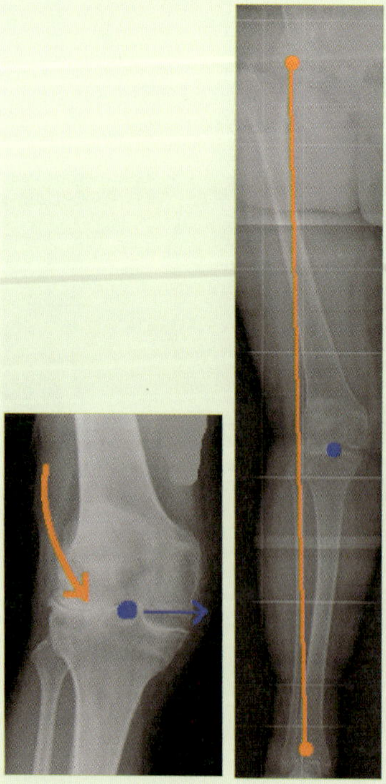

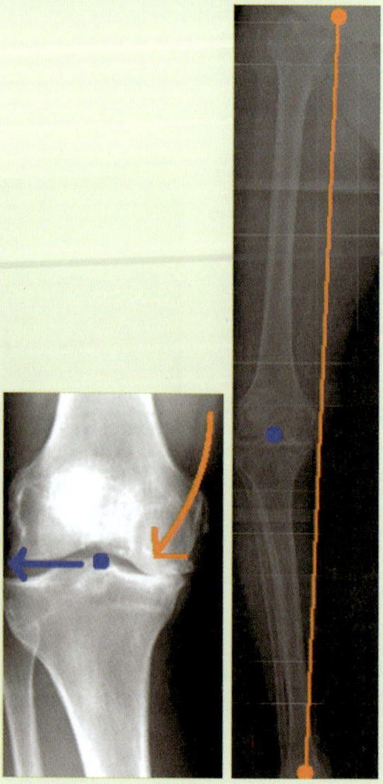

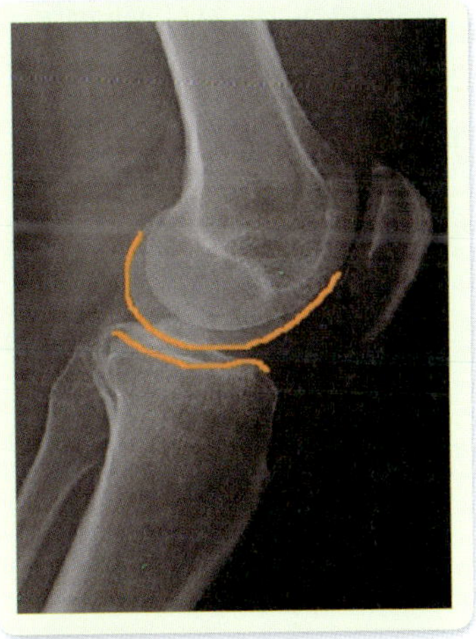

안쪽면 무릎관절

- 안쪽면은 가쪽면보다 더욱 일치(congruence)가 됨(그러므로 안쪽 회전 중심으로 작용)
- **넙다리뼈**: 안쪽위관절융기는 크고 좀 더 뒤쪽, 좀 더 먼쪽에 있음
- **정강뼈**: 크고 완전한 오목(concave)

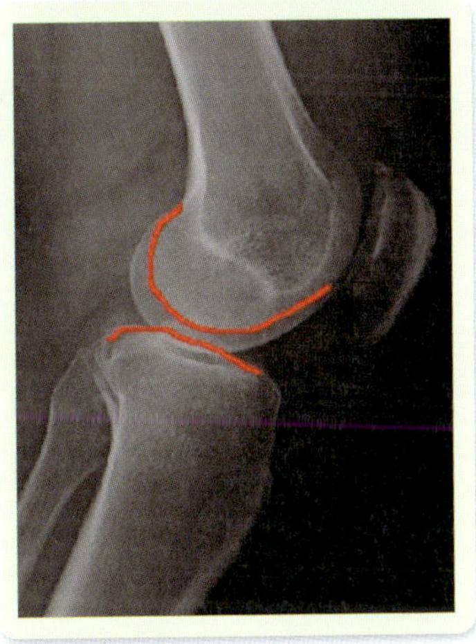

가쪽면 무릎관절

- 가쪽면은 더 많은 움직임을 가지기 위해 무릎관절에서 일치가 낮음
- **넙다리뼈**: 가쪽위관절융기는 작고, 원위부와 뒤쪽 융기 사이의 회전 중심이 앞쪽에서 두드러짐(무릎뼈 아탈구 방지를 위해)
- **정강뼈**: 작고, 시상면에서 봤을 때는 볼록(convex)

임상노트

- **뼈**: 골절이나 탈구를 평가한다(겉질과 속질 그리고 연골밑 뼈 밀도 모양 크기 등).
- **정렬**: 정상 정렬과 비교한다(내반, 외반, 돌림 등).
- **연골**: 비정상 시 뼈공간과 관절공간을 검사한다(관절 침식이 있으면 관절공간이 좁아짐).
- **연부조직**: 부종 및 침식물로 인한 연부조직 변화를 관찰한다.

6. 발목과 발 검사 및 평가

1) 시진(Inspection)

피부	상처(흉터 및 수술 자국), 피부색, 피부 변형
연부조직	부기, 대칭성, 비정상적인 근육톤(tone)
뼈	**길이**: 양쪽 비교, **자세**: 외반/내반 발목, 편평발, 휜발
보행	신발이 닳은 패턴/통증성 보행(디딤기 시간 등)

2) 촉진(Palpation)

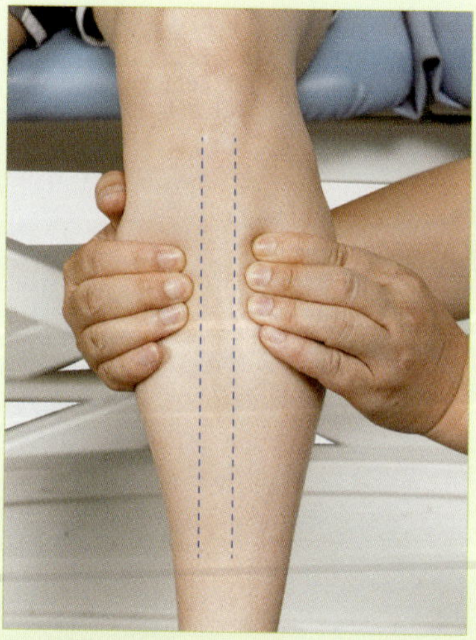

안쪽근육을 잡은 상태에서 정강뼈 촉진

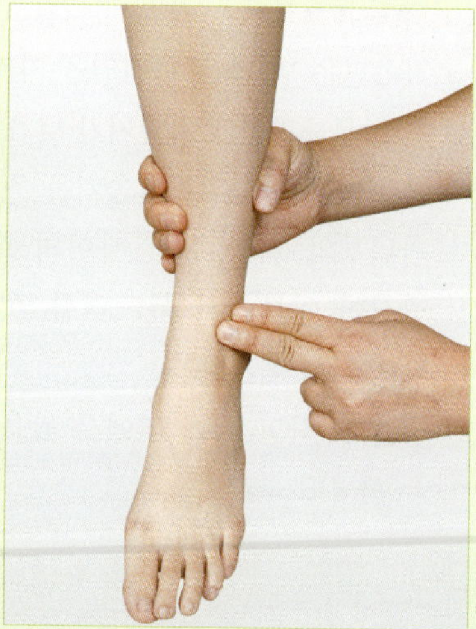

목말종아리관절 촉진

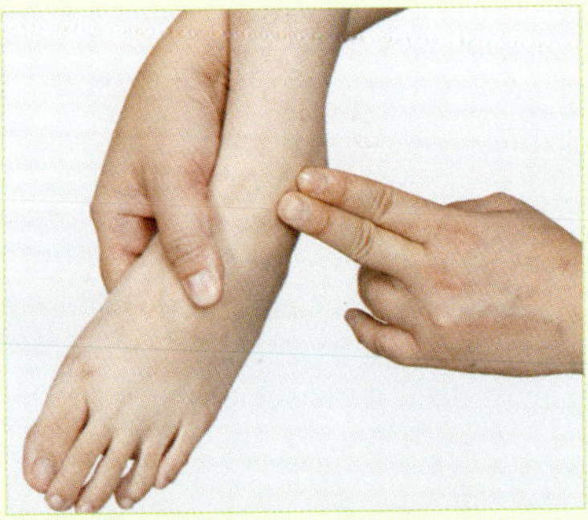

목말종아리관절 공간/목말뼈 가쪽 머리 촉진

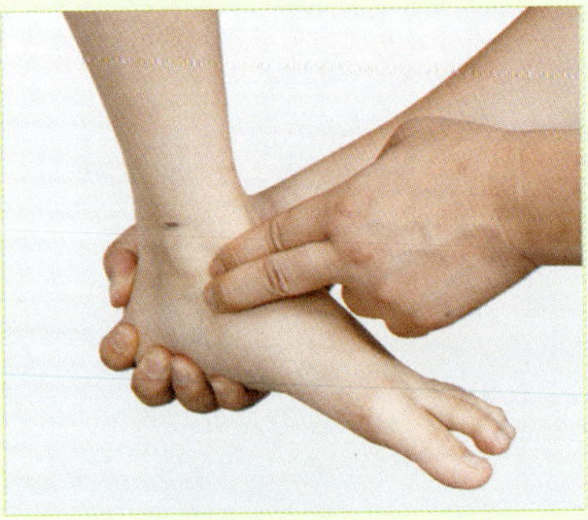

목말뼈 안쪽 머리 촉진

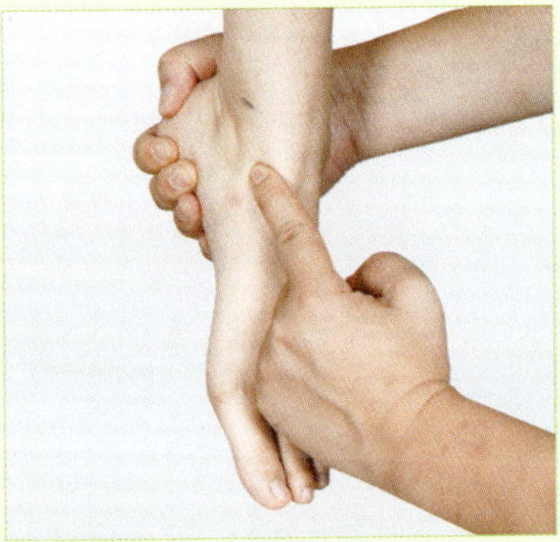

발배뼈 촉진

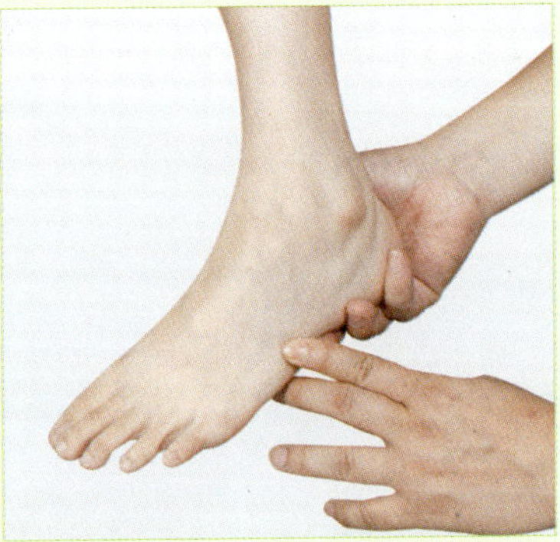

입방뼈 촉진

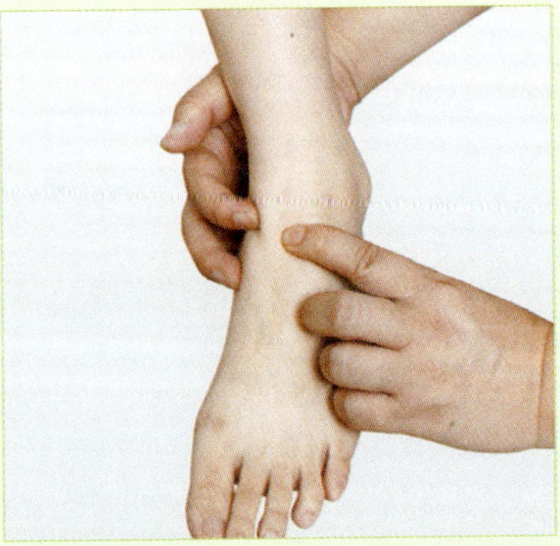

쐐기뼈 촉진

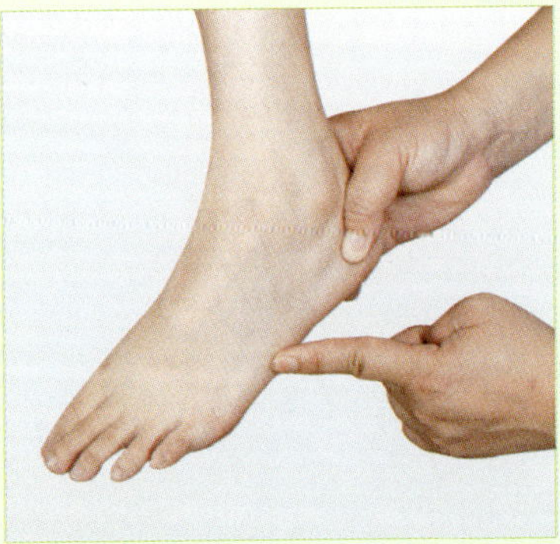

5번째 발허리뼈 촉진

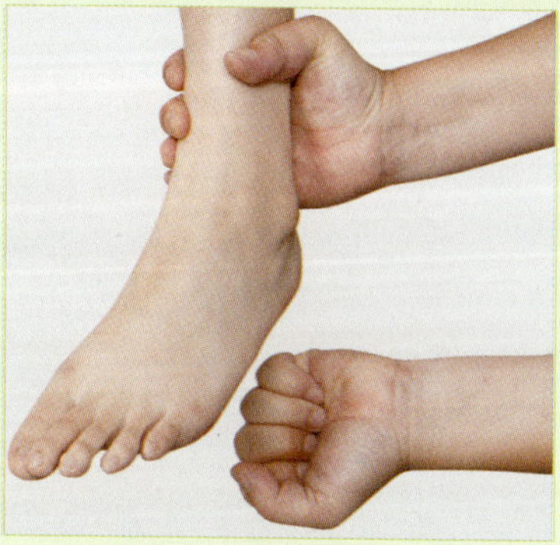
발허리뼈 압통 촉진

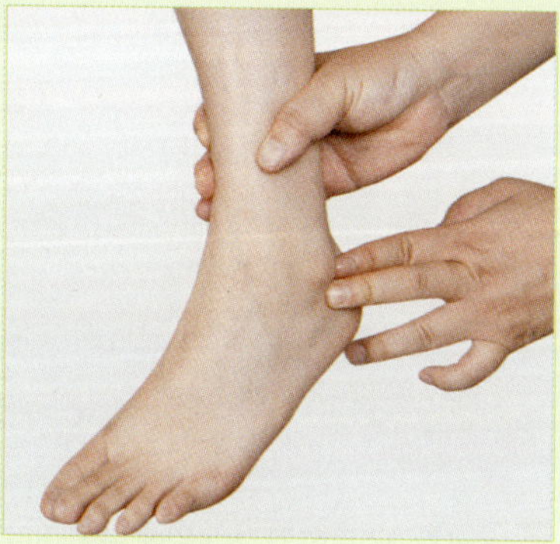
짧은/긴종아리근 촉진

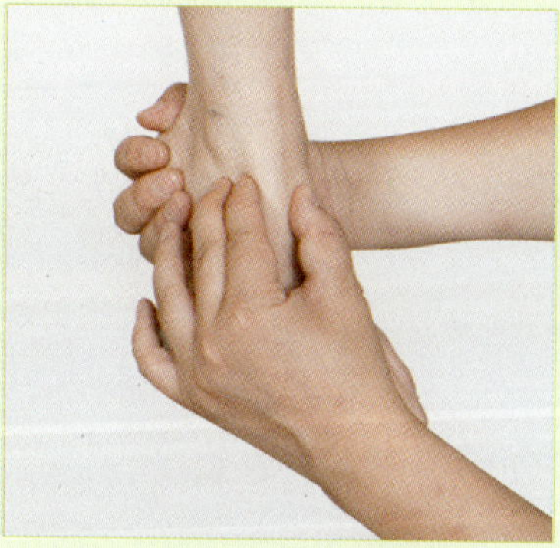
긴발가락굽힘근, 긴엄지굽힘근 촉진

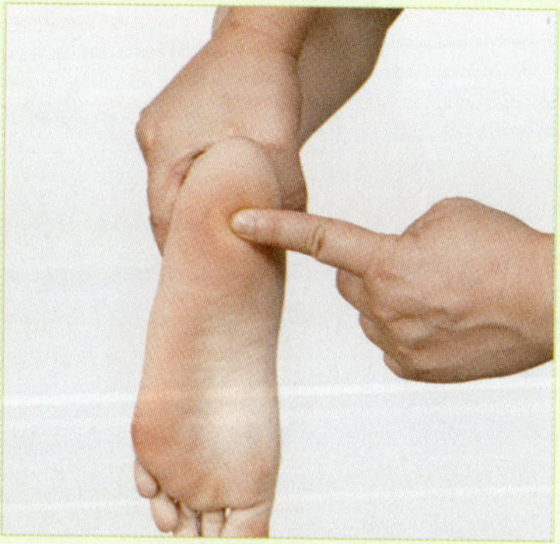
발바닥근막 촉진(염증호발 부위)

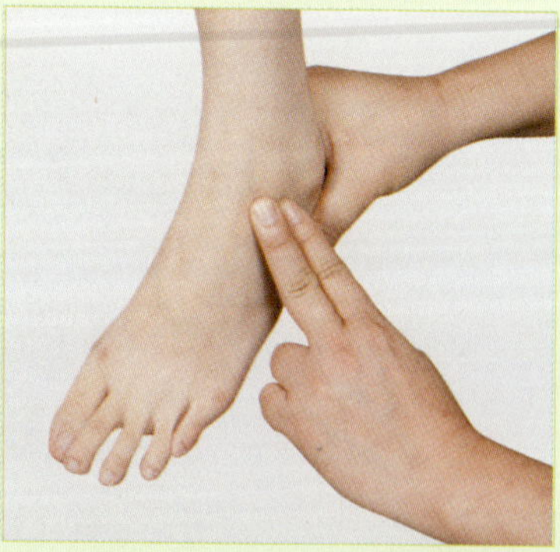
앞목말종아리인대 촉진

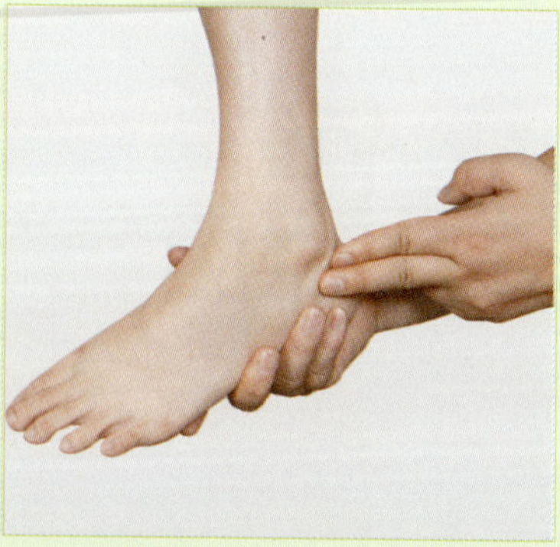
발꿈치종아리인대 촉진

임상노트

몰톤 신경종(Morton's neuroma)

- 보통 2~3번째, 4~5번째 발가락 사이(바닥)에서 나타나는 통증으로 촉진 시 뚜렷한 압통 있음
- 특히 앞 볼이 좁은 신발을 신을 때 통증이 심해지며 신발을 벋으면 통증이 감소됨
- 검사 시 발허리뼈 머리 주변을 쥐어짜고 환자가 통증을 호소하는지 관찰하여 판단

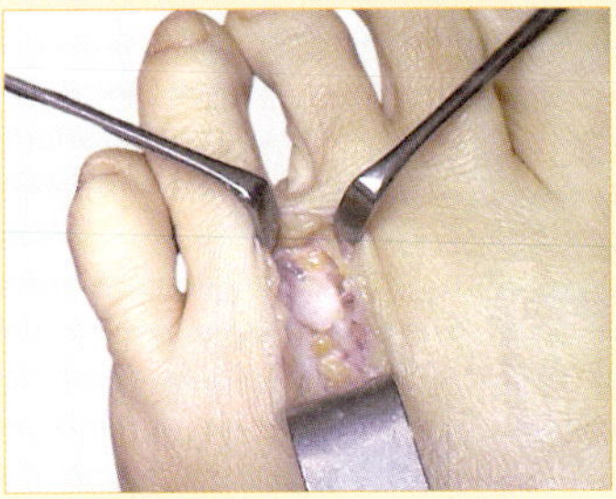

3) 능동동작검사

시작자세(중립 위치)

환자를 검사대에 앉게 하여(무릎 90° 굽힘, 체중부하 주지 않은 상태) 종아리의 세로축이 발바닥의 평면에 수직인 위치와 2번째 발허리뼈에 오게 함

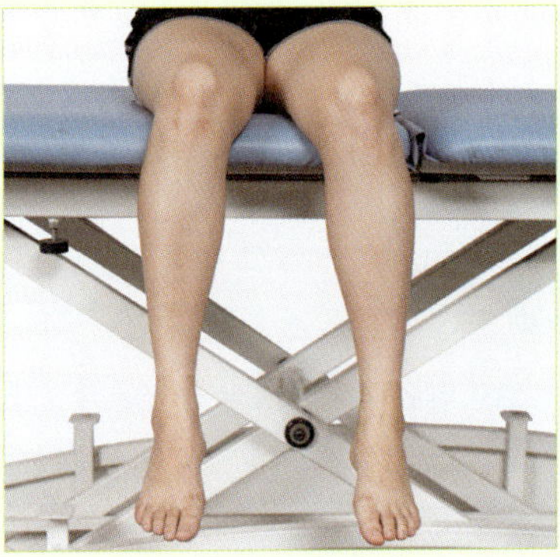

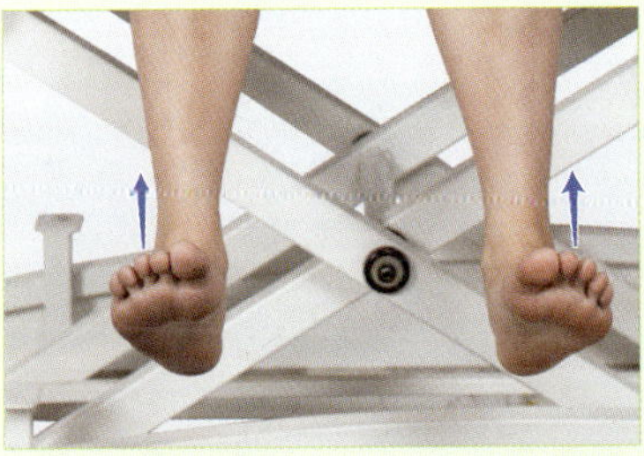

발등굽힘(0°~20°)

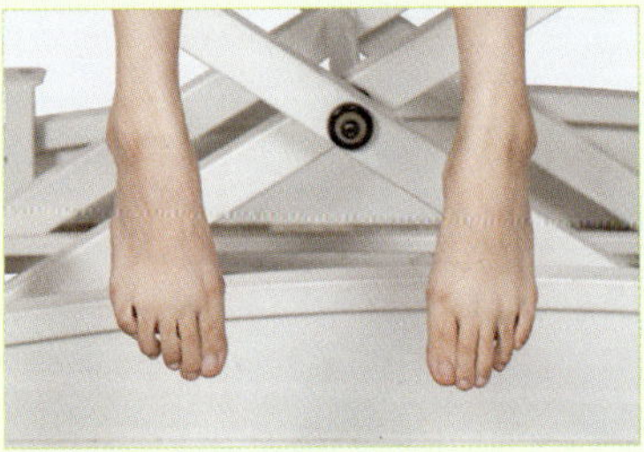

발바닥굽힘(20°~40°)

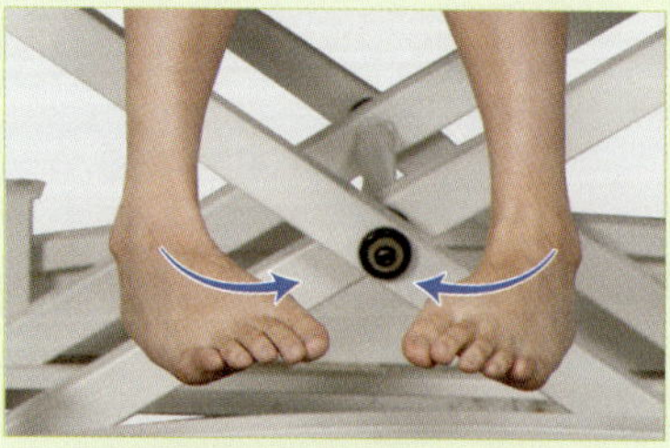

안쪽번짐(20°~35°)

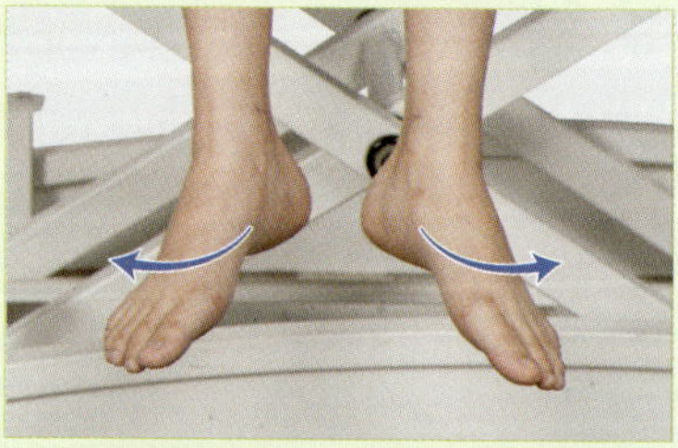

가쪽번짐(5°~15°)

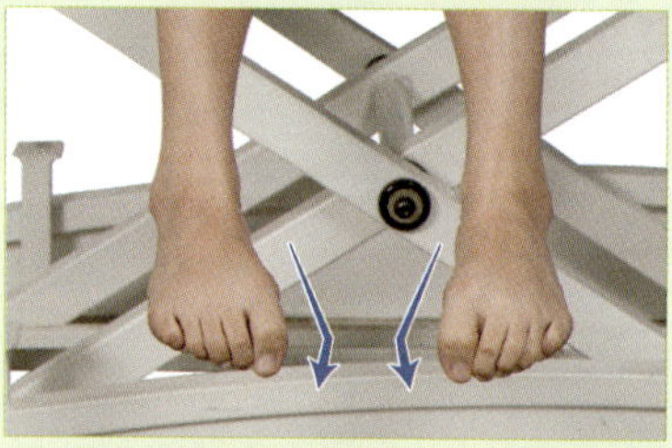

발가락굽힘

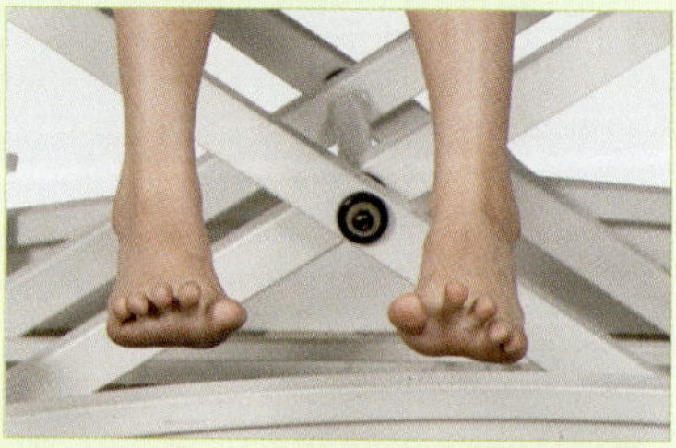

발가락폄

임상노트

안쪽번짐과 가쪽번짐 능동동작검사 시 엉덩관절의 회전(대상작용)을 막기 위해 무릎을 고정

4) 수동동작검사

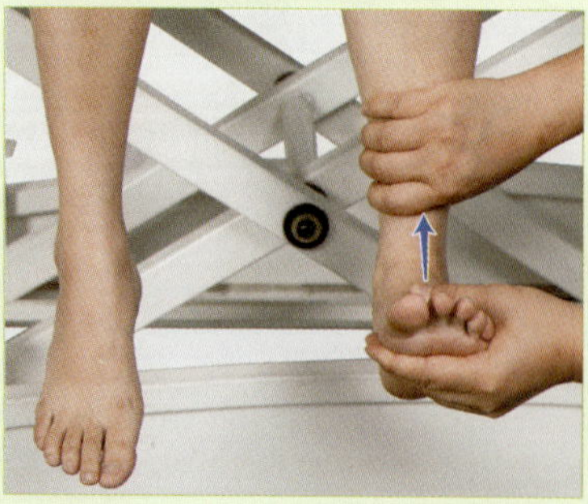

발등굽힘

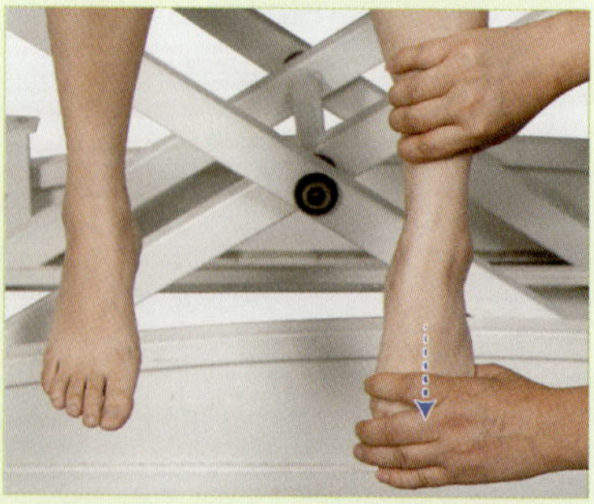

발바닥굽힘

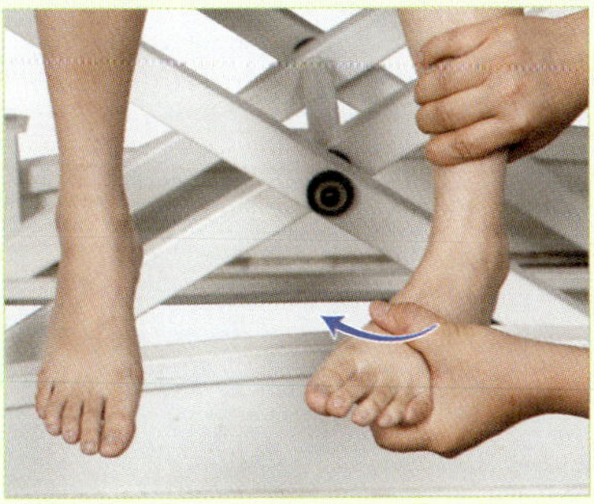

안쪽번짐

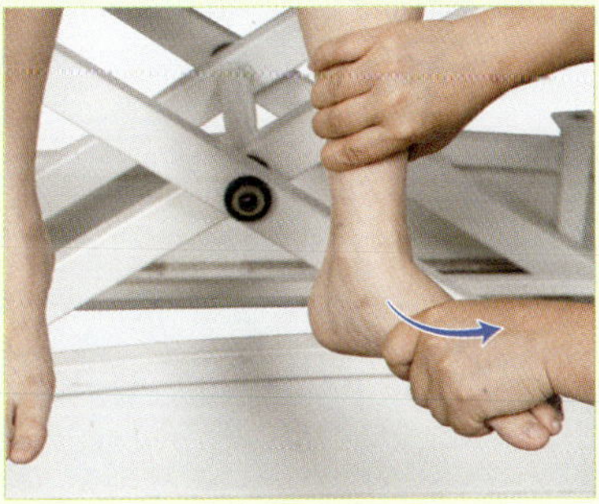

가쪽번짐

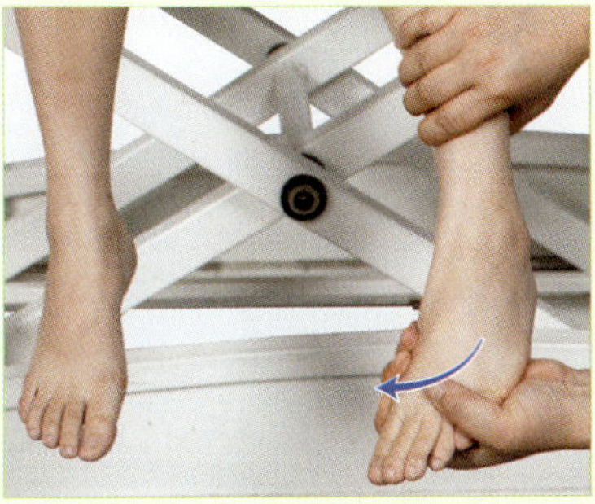

발바닥 엎침

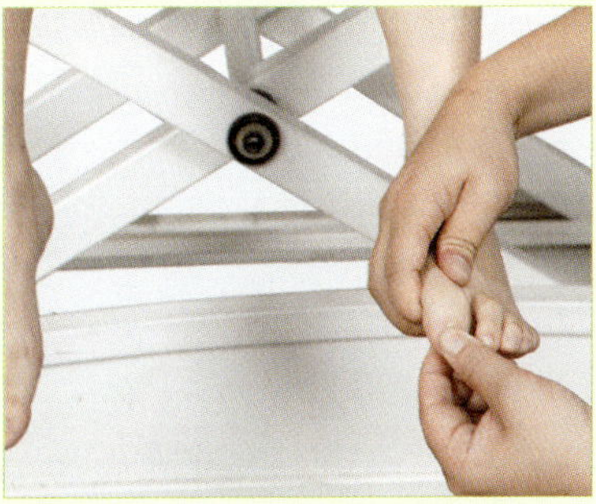

발가락굽힘

임상노트

- 수동동작검사 시 검사자의 한쪽 손은 동작을 유발하고 나머지 한손은 안정화시킨다.
- 원칙적으로 수동동작 검사는 통증이 있거나 제한적인 움직임이 발견되었을 때만 시행한다.

5) 도수근력검사

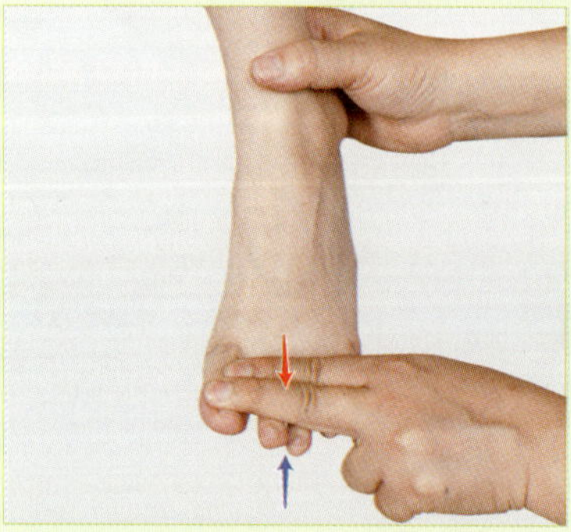

긴발가락폄근

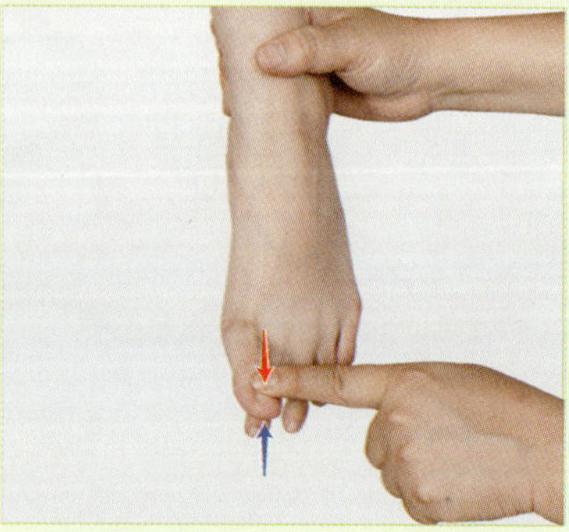

긴엄지발가락폄근

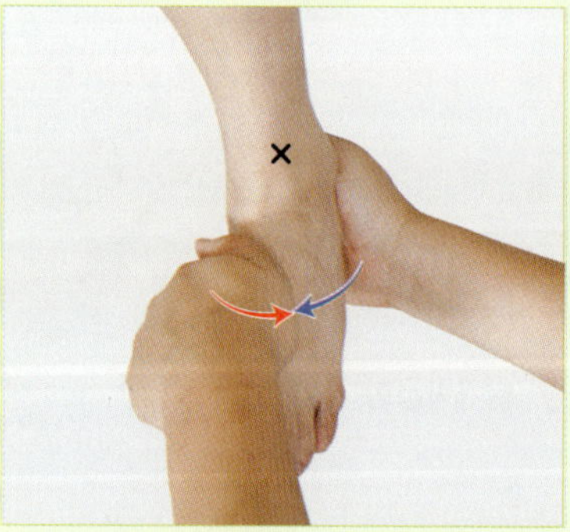

앞정강근

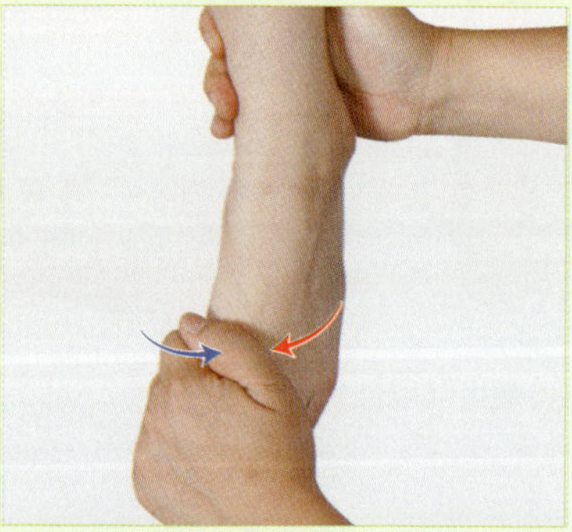

뒤정강근

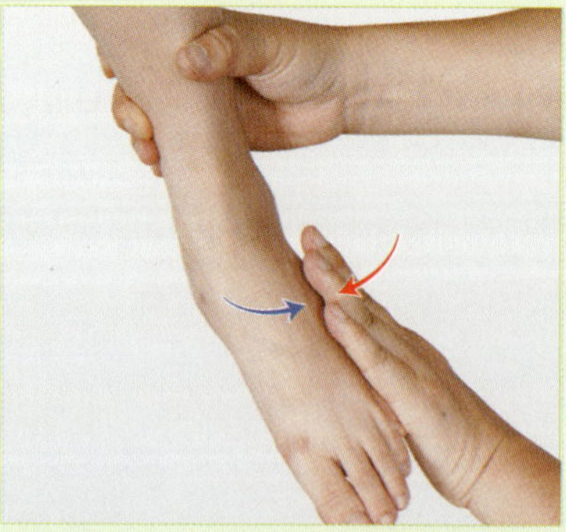

긴/짧은종아리근

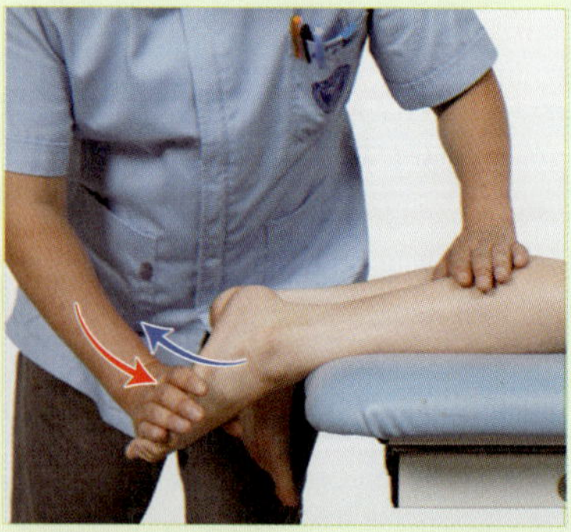

장딴지근

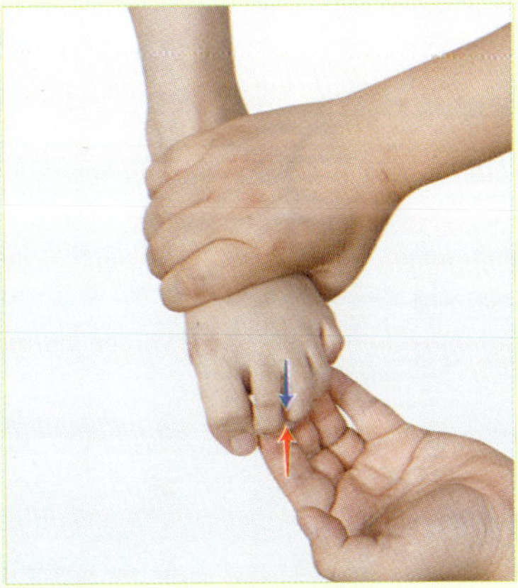

긴발가락굽힘근

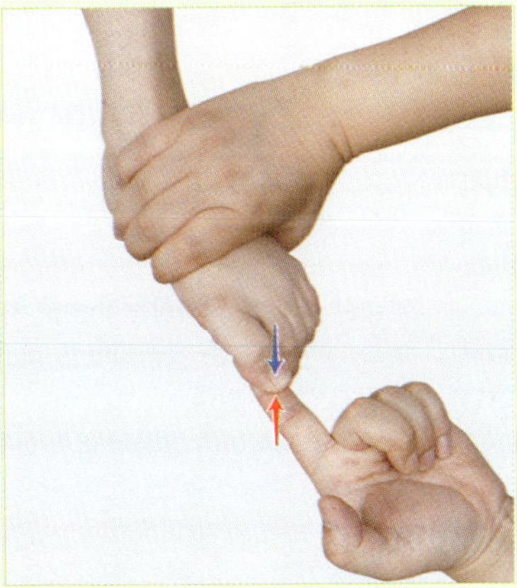

긴엄지굽힘근

임상노트

동작	관련 근육
발바닥굽힘	가자미근, 장딴지근, 뒤정강근, 긴발가락굽힘근, 긴엄지굽힘근, 장딴지빗근
발등굽힘	앞정강근, 긴발가락폄근, 긴엄지폄근
가쪽번짐	긴종아리근, 짧은종아리근, 셋째 종아리근
안쪽번짐	앞정강근, 뒤정강근

6) 특수검사(Special test)

발목 당김 검사(Ankle drawer test)	
검사 목적	앞뒤목말종아리인대 손상 유무 평가
검사 방법	앞당김 검사 시 검사자는 한손을 환자의 정강뼈에 놓고 다른 한손은 발꿈치뼈를 잡고 앞으로 당김(뒤당김 검사는 반대) 중립에서 시작하여 발바닥 굽힘 상태에서도 시행
평가 기준	(+)발의 앞쪽 움직임(통증) → 앞목말종아리인대 손상/불안정 (+)발의 뒤쪽 움직임(통증) → 뒤목말종아리인대 손상/불안정
임상 노트	양쪽을 항상 비교하고 어린아이들의 경우 성인과 비교하여 더 큰 움직임이 있다는 것을 참고해야 함

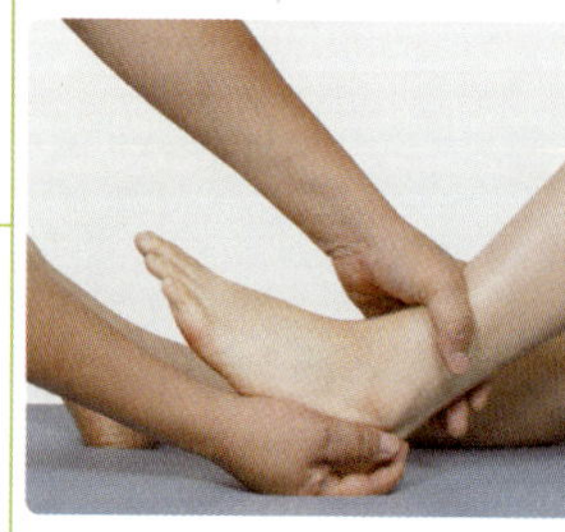

톰슨 검사(Thompson test)	
검사 목적	아킬레스힘줄/장딴지근,가자미근/혈전정맥염 손상 유무 평가
검사 방법	환자의 무릎을 90° 굽힌 상태에서 엎드려 눕게 한 다음 검사자는 종아리를 쥐어짜 증상을 관찰
평가 기준	(-)발의 발바닥굽힘 → 아킬레스힘줄 파열 (+)국소통증 → 장딴지근, 가자미근 좌상 (+)심부통증 → 혈전정맥염
임상 노트	아킬레스힘줄 파열이 의심될 때 아킬레스힘줄 반사를 이용한 아킬레스두드림 검사를 통해 확진할 수 있음

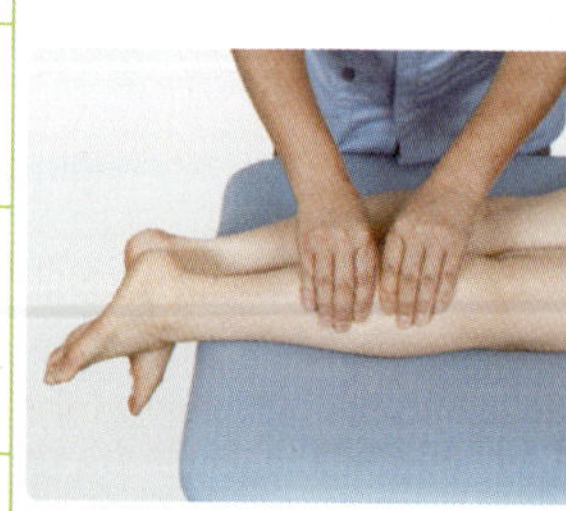

호만 검사(Homan's test)	
검사 목적	혈전정맥염/장딴지근, 가자미근 손상 유무 평가
검사 방법	환자의 다리를 곧게 펴고 눕힌 후 검사자의 한손은 곧게 뻗은 다리를 10° 정도 들어 올린 상태에서 강하게 발등굽힘과 동시에 다른 한손은 환자의 종아리를 쥐어 짬
평가 기준	(+)짧고 깊은 통증 → 혈정정맥염 (+)지속적으로 쑤시는 통증 → 장딴지근, 가자미근 좌상
임상 노트	혈전정맥염은 혈관 내 응고로 알려져 있으며 정맥의 염증과 혈전증이 주요 통증 원인임

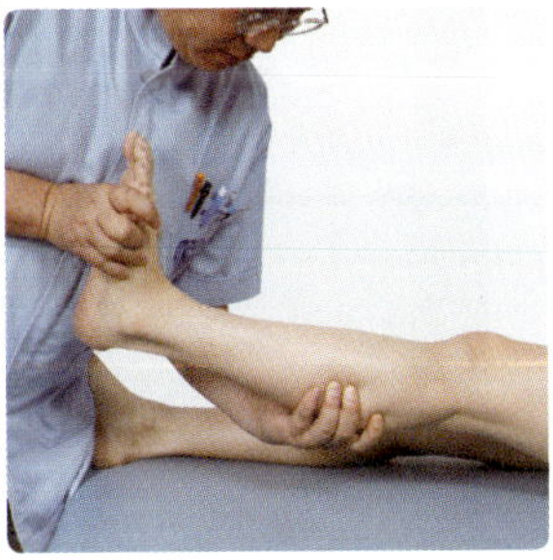

클레이거 검사(Kleiger test)	
검사 목적	세모인대 염좌 유무 평가
검사 방법	환자를 의자에 앉힌 후 검사자의 한손으로 발을 잡고 다른 손으로는 발목 위를 잡은 다음 가쪽번짐 압력을 줌
평가 기준	(+)통증 → 세모인대 병터
임상 노트	이 검사의 양성반응이 나타나면 안쪽 안정성 검사를 추가로 시행하여 확진해야 함

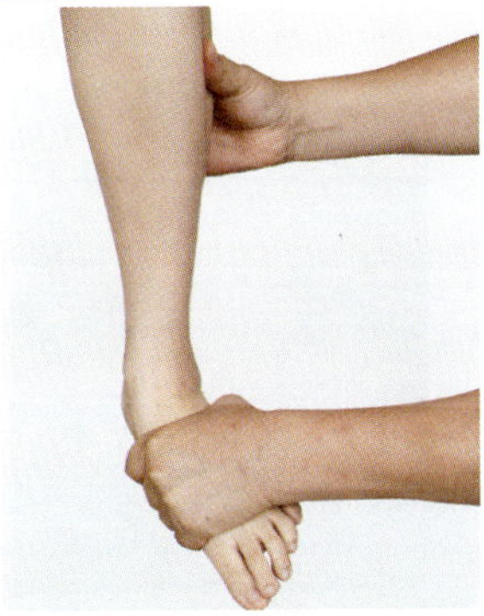

티넬 발 검사(Tinel's foot test)	
검사 목적	신경압박증후군, 발목굴증후군 유무 평가
검사 방법	환자를 앉힌 후 검사자는 환자의 안쪽복사 뒤에 발목 내측을 검사용 망치로 타진
평가 기준	(+)먼쪽의 저림, 감각이상 → 신경압박증후군, 발목굴중후군
임상 노트	검사용 망치로 목발뼈 목 부위 근처를 타진할 경우 깊은종아리신경 병터를 확인할 수 있음

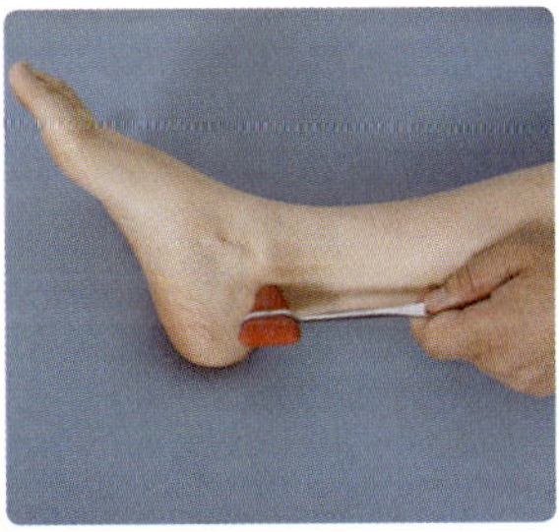

7) 방사선 검사

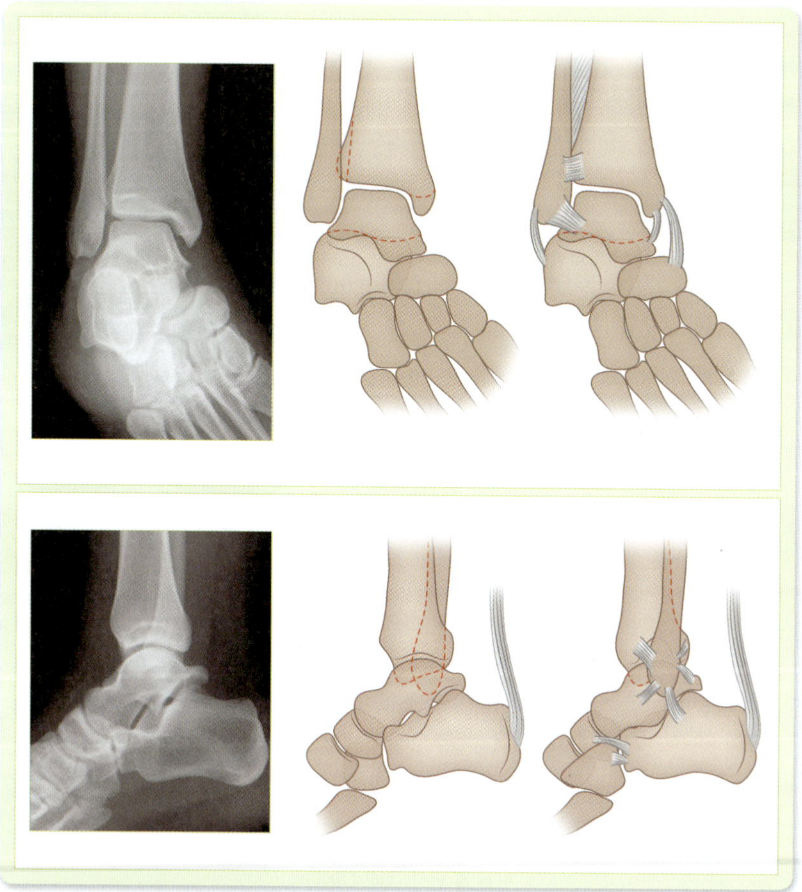

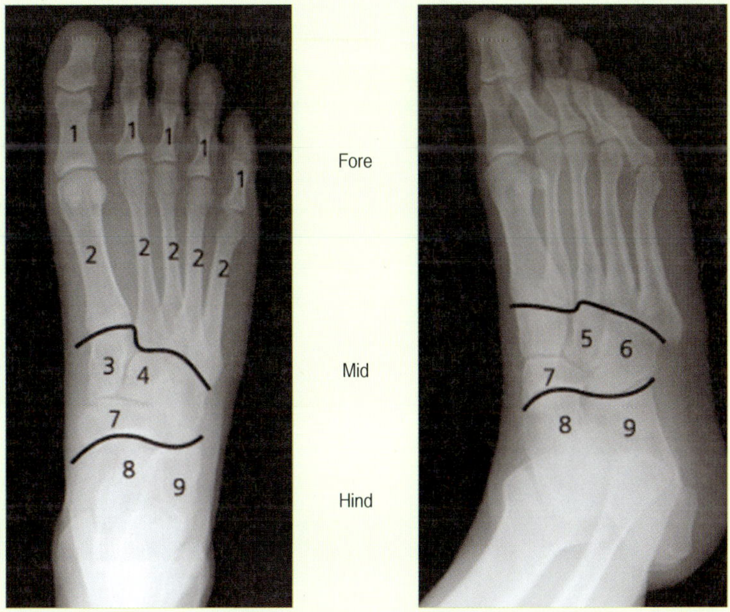

1: 발가락뼈, 2: 발허리뼈, 3~5: 쐐기뼈, 6: 입방뼈, 7:발배뼈, 8: 목발뼈, 9: 뒤꿈치뼈

7. 척추 검사 및 평가

1) 시진(Inspection)

앞면	• **머리와 목의 자세**: 비대칭/비정상적 모습 • **어깨의 대칭**: 잘못된 배열 유무
옆면	• **목뼈 앞굽음**: 과도한 앞굽음 평가 - 전방전위증/골다공증/척추원반염 • **등뼈 뒤굽음**: 정상범위 20-45°- 과도한 뒤굽음(> 45°) - 척추뼈 골절 • **허리 앞굽음**: 과도한 앞굽음 평가 - 비만/허리 뒤쪽 근육 단축
뒷면	• **흉터**: 과거 수술/외상에 대한 단서 제공 • **위축**: 척추근육/등쪽의 다른 근육 - 만성 비활동 추측 • **비정상적인 털 보임**: 척추분리증
보행	• 비정상적인 척추병인이 있는지 보행을 통해 관찰(예 발처짐, 통증보행 등)

임상노트

환자의 보행과 자세를 관찰하는 것이 필수적이다. 특정 검사 중에 관찰된 기능과 작용이 일치하지 않으면 환자의 증상에 대한 신체적 및 기능적 원인을 구별하는 데 도움이 될 수 있다.

2) 촉진(Palpation)

- 척주 전체 길이를 따라 근육과 물렁조직 촉진
  - ▸ **각각의 가시돌기 촉진**: 압통, 정상 배열 유무 확인
  - ▸ **척추주위근 촉진**: 압통, 근경련, 감각 유무 확인

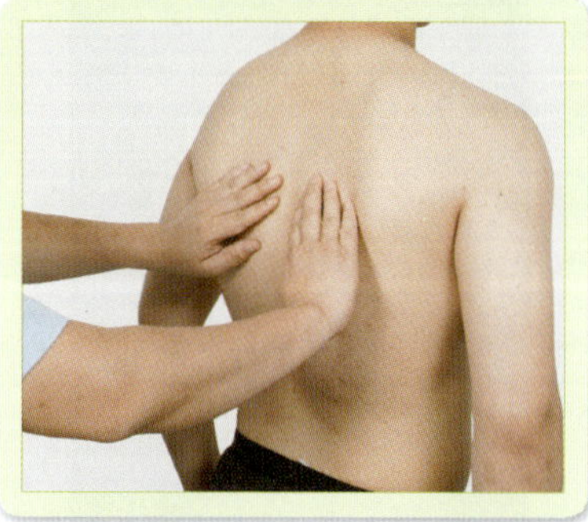

3) 능동 동작(Active movement)

목

- **굽힘**: 턱을 가슴에 댐
- **폄**: 천장을 바라봄
- **옆굽힘**: 귀를 어깨에 댐
- **회전**: 머리를 왼쪽/오른쪽으로 돌림

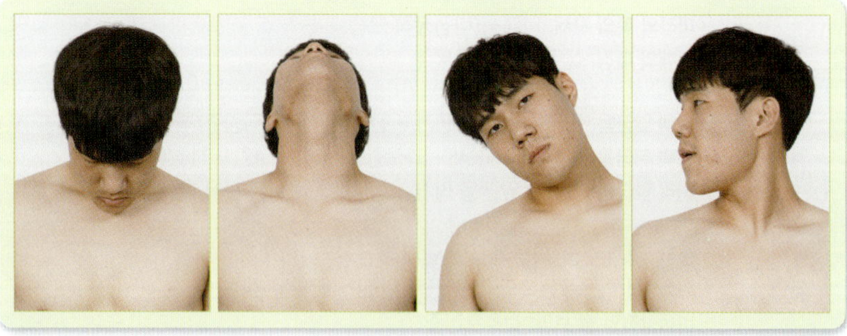

허리

- **굽힘**: 다리를 곧게 펴진 상태에서 손으로 발을 만짐
- **폄**: 가능한 한 뒤로 젖힘
- **옆굽힘**: 한쪽 손을 같은쪽 다리의 바깥쪽으로 최대한 아래로 밀고 유지

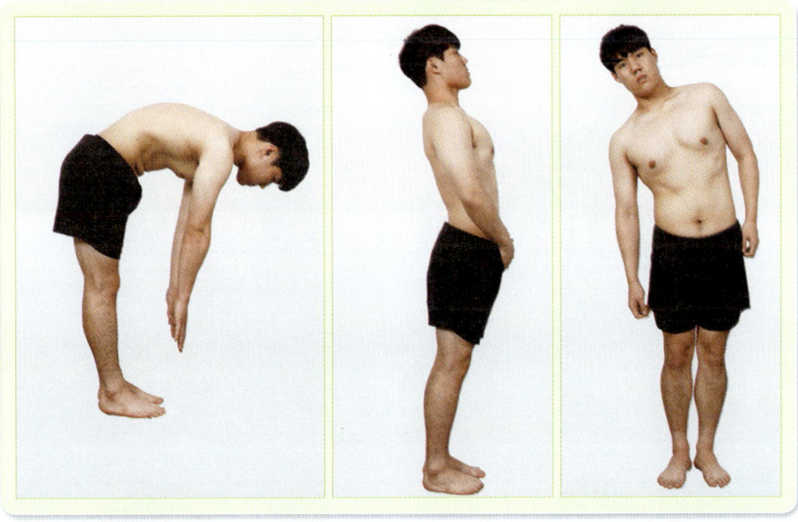

등

- **회전**: 앉은 자세에서 가슴 앞에 팔을 교차시켜 놓은 상태에서 좌우로 돌림

※ 평가는 돌림의 마지막 부분으로 함
※ 환자의 골반에 대한 보상작용이 나타나지 않게 하기 위해 반드시 앉아서 검사함

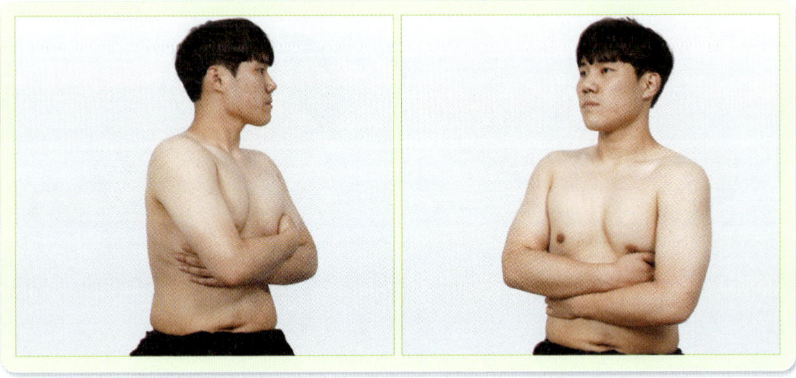

임상노트

움직임 검사 시 관절운동범위가 줄어든 경우 수동 동작을 가하여 제한 요인이 통증/굳음/경련인지 평가한다. 또한 검사 시 증상이 있는 경우 어깨와 엉덩이 검사도 포함되어야 한다.

4) 도수근력검사

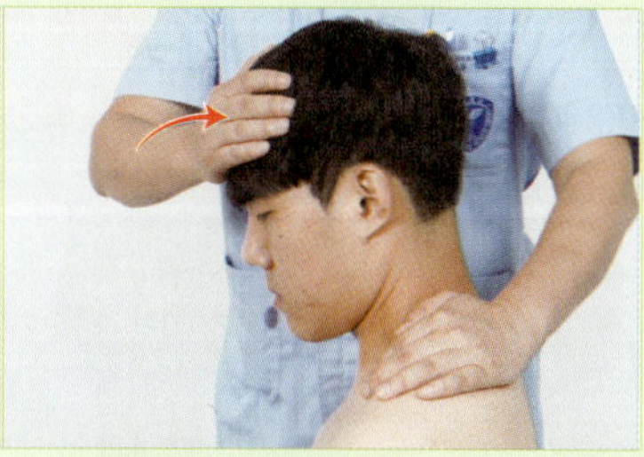

목 굽힘

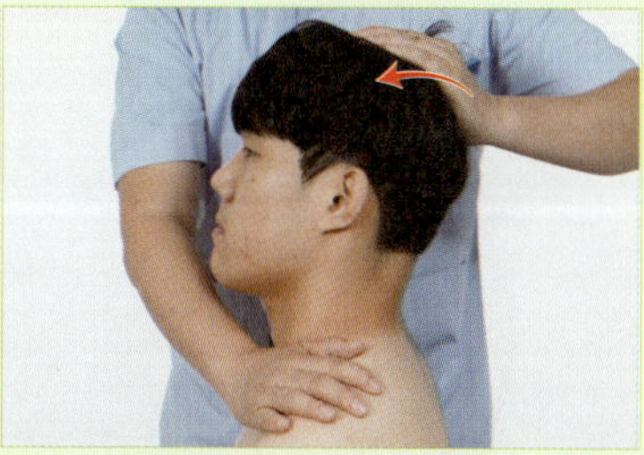

목 폄

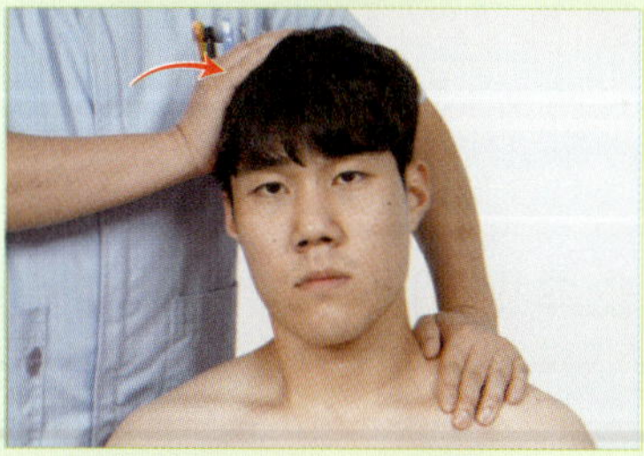

목 가쪽굽힘

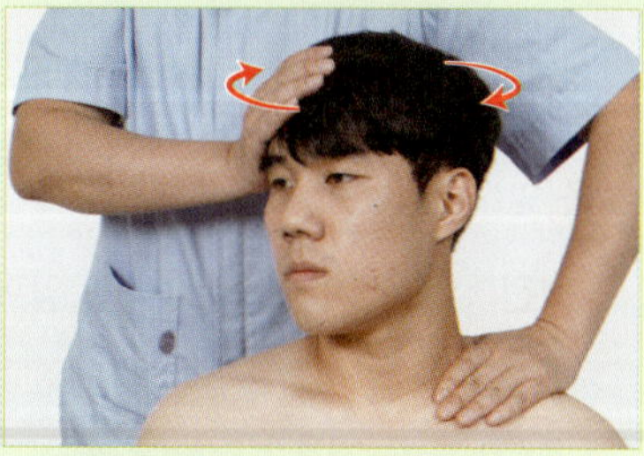

목 돌림

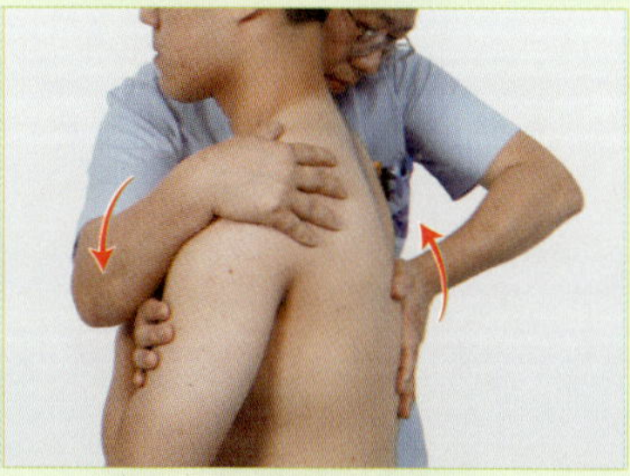

등 폄

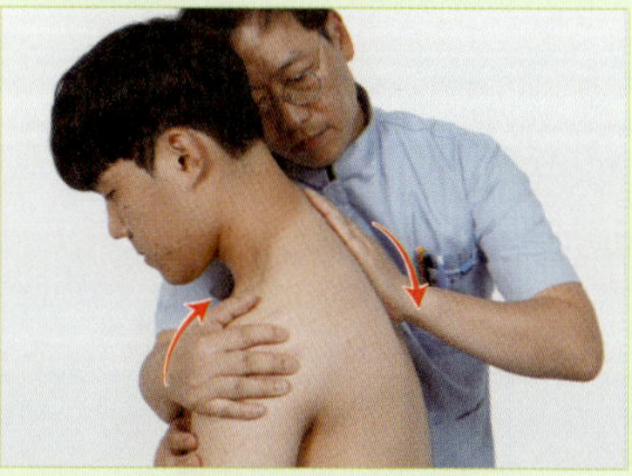

등 굽힘

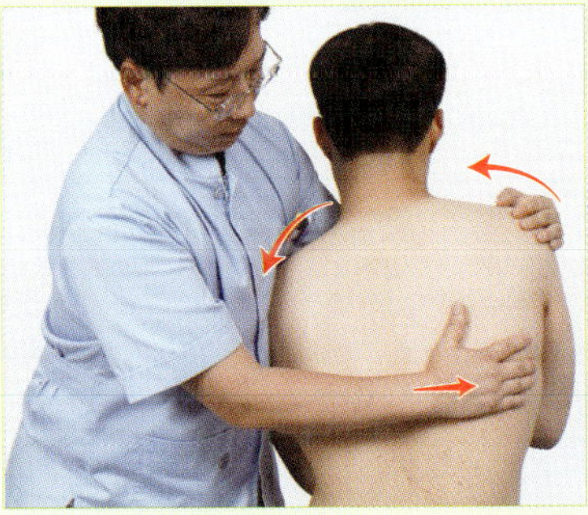

등 가쪽굽힘

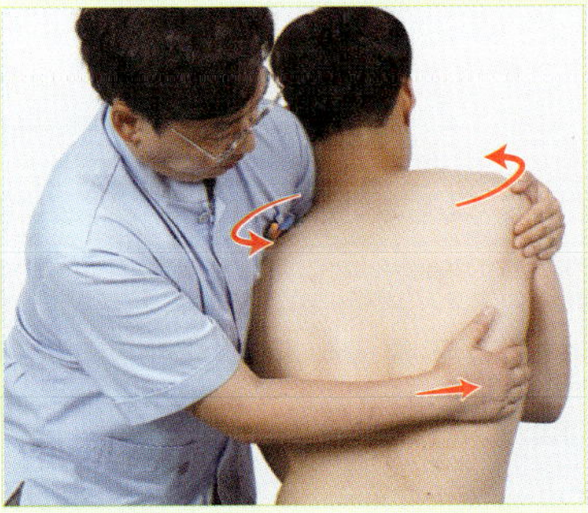

등 돌림

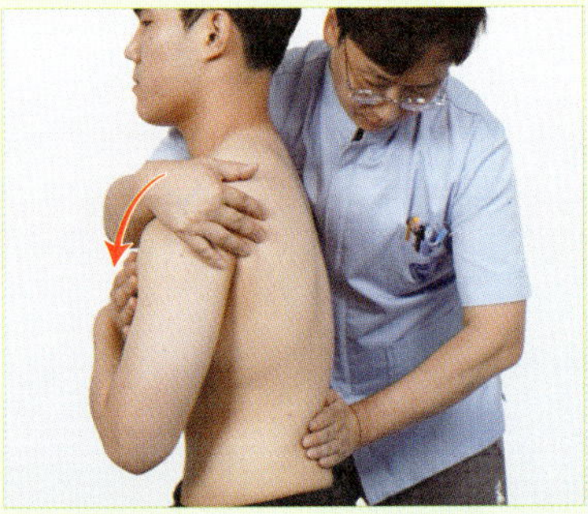

허리 폄

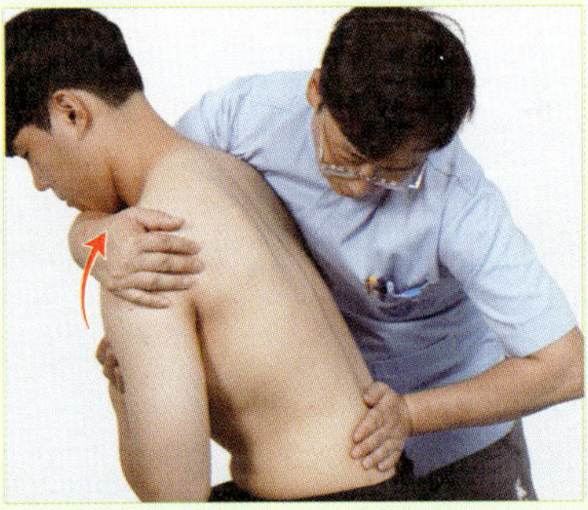

허리 굽힘

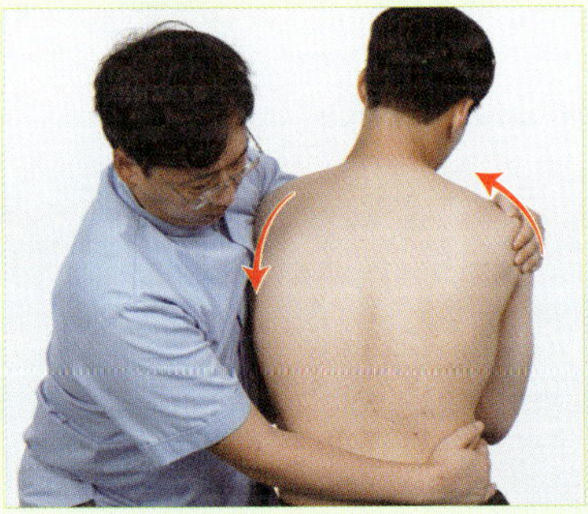

허리 가쪽굽힘

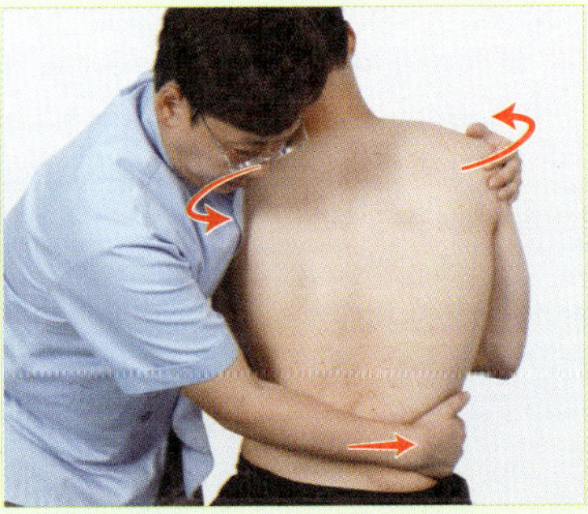

허리 돌림

※ 빨간색 화살표는 검사자가 움직이는 방향(환자는 검사자의 움직임에 저항)

5) 특수검사(Special test)

목 압박/떼어당김 검사(Cervical compression/distraction test)	
검사 목적	목뼈 추간판탈출(신경뿌리병증)/후관절, 근육, 인대 손상 유무 평가
검사 방법	환자를 앉힌 후 검사자는 환자의 머리를 아래 축 방향으로 누르거나(목 압박검사) 잡아당김(목 떼어당김 검사)
평가 기준	**[목 압박검사]** (+)방사통 및 말초 통증 → 목뼈 추간판탈출, 척추사이구멍 잠식, 신경뿌리 병증 (+)국소통증 → 관절 자체 손상, 후관절면 잠김 **[목 떼어당김 검사]** (+)국소 통증 → 목뼈 근육, 인대, 관절낭 손상 (-)말초통증 → 척추사이구멍 잠식, 신경뿌리병증 (-)국소통증 → 후관절 부딪힘 증후군
임상 노트	목 떼어당김 시 통증이 감소되면 치료방법 및 방향 설정 시 충분히 고려

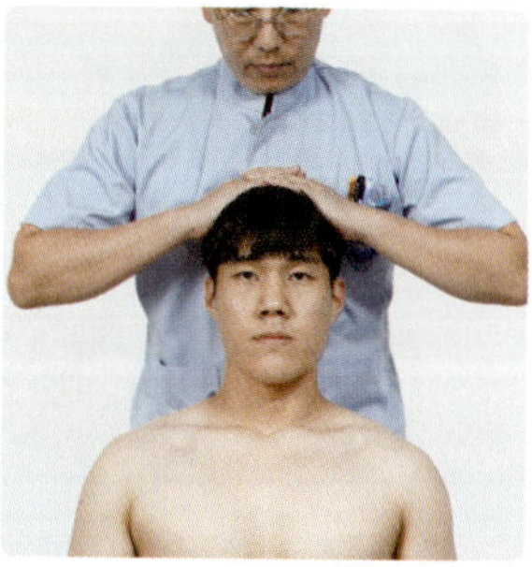

스펄링 검사(Spurling's test)	
검사 목적	목뼈 추간판탈출(신경뿌리병증)/후관절, 근육, 인대 손상 유무 평가
검사 방법	환자를 앉힌 후 검사자는 환자의 머리를 아래 축 방향으로 누름(1단계-목 중립, 2단계-목 약간 폄, 3단계-목 폄과 불편한 쪽으로 가쪽굽힘)
평가 기준	[목 압박검사] (+)팔 통증(방사통○) → 목뼈 추간판탈출, 신경뿌리병증, 척추사이구멍 잠식 (+)국소통증(방사통 x) → 목 근육의 삠, 긴장
임상 노트	환자가 통증이 심할 경우 보호반응이 나타날 수 있음

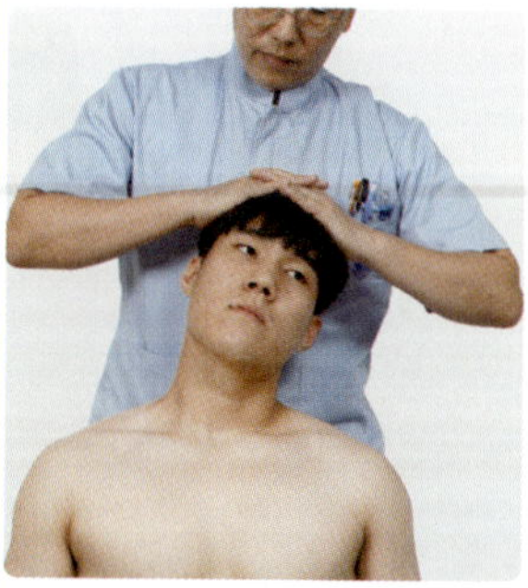

잭슨 압박 검사(Jackson compression test)	
검사 목적	목뼈 추간판탈출(신경뿌리병증)/윤활주름 포착, 근육, 인대 손상 유무 평가
검사 방법	환자를 앉힌 후 머리를 한쪽으로 돌린 상태에서 위에서 아랫방향으로 부드럽게 압박을 가함
평가 기준	[목 압박검사] (+)국소 통증 → 윤활주름 포착, 관절 손상 (+)말초 통증 → 목뼈 추간판탈출, 신경뿌리병증
임상 노트	검사 시 어지러움이나 현기증이 나타난다면 척추 동맥의 압박을 암시

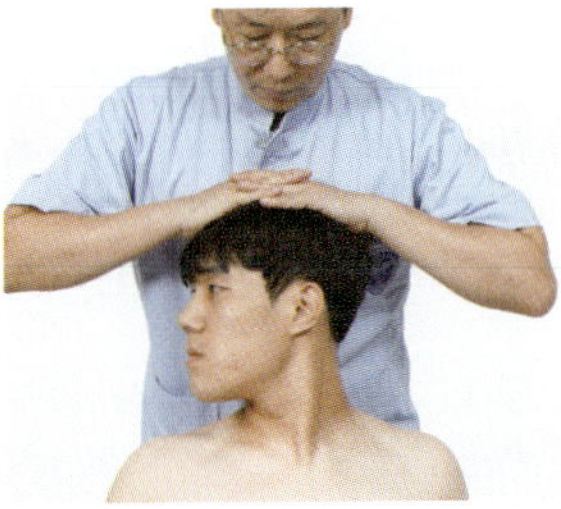

내프지거 검사(Naffziger's test)	
검사 목적	목뼈 추간판탈출/목뼈 종양
검사 방법	환자를 앉힌 후 검사자는 환자의 뒤에 서서 양손의 손가락으로 양쪽 목정맥을 30~40초 정도 압박
평가 기준	(+)방사통, 피부분절 통증 → 목뼈 추간판탈출, 목뼈종양
임상 노트	검사 시 증상의 변화를 더욱 확실하게 하기 위해서 압박한 후에 기침을 2~3회 시킴

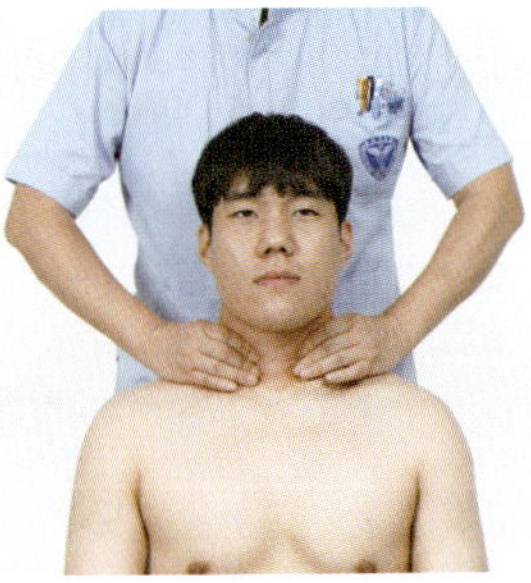

가로인대 스트레스 검사(Transverse ligament stress test)	
검사 목적	가로인대 손상/과운동성 유무 평가
검사 방법	환자를 바로 눕힌 후 검사자의 양쪽 손끝을 고리뼈 뒤고리에 놓은 상태에서 양손으로 머리를 잡은 후 환자의 머리를 위로 약 5cm 들어 올려 15초 유지
평가 기준	(+)어지러움, 눈떨림, 구역질 → 가로인대 손상(과운동성)
임상 노트	검사 시 환자의 머리를 수직 방향으로 들어 올리고 목 굽힘 및 폄이 일어나지 않도록 함

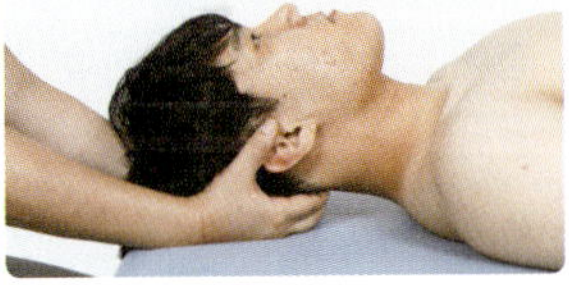

샤프–펄서 검사(Sharp–Purser test)	
검사 목적	가로인대 손상/고리뼈 불안전 탈구 유무 평가
검사 방법	환자를 의자에 앉힌 후 검사자의 엄지손가락을 중쇠뼈 가시돌기 위에 놓고 다른 한손은 이마에 놓은 후 뒤 방향으로 압력을 적용하는 동안 환자는 천천히 머리를 굽힘
평가 기준	(+)신경학적 증상, 덜컹소리 남 → 고리뼈 불안전 탈구
임상 노트	검사 시 민감한 구조물들이 있기 때문에 조심스럽게 수행함

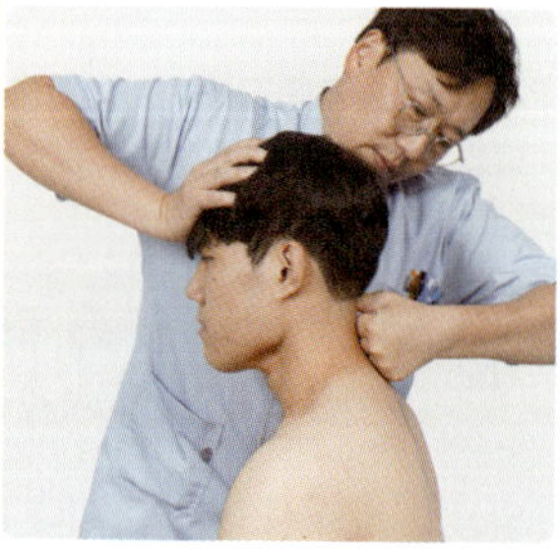

날개인대 스트레스 검사(Alar ligament stress test)	
검사 목적	날개인대 손상/과운동성 유무 평가
검사 방법	환자를 바로 눕힌 후 검사자의 한손은 중쇠뼈 가로돌기를 잡아 고정하고 다른 한손으로 환자의 머리를 가쪽굽힘시키면서 중쇠뼈 가로돌기를 가쪽굽힘이 일어나는 반대쪽으로 미끌어뜨림
평가 기준	(+)부드러운 끝느낌, 근육연축, 통증 → 날개인대 손상(과운동성)
임상 노트	검사 시 가쪽굽힘은 날개인대의 뻗침으로 강한 끝느낌이 나타남

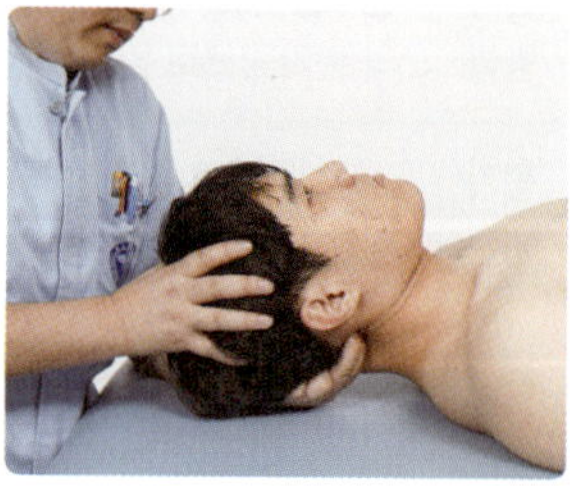

브러진스키 징후 검사(Brudzinski's sign test)	
검사 목적	척수 수막염 유무 평가
검사 방법	환자를 바로 눕힌 후 검사자는 환자의 머리와 목을 굽힘
평가 기준	(+)엉덩관절과 무릎관절 굽힘 → 수막염
임상 노트	브러진스키 징후 검사 시 수막염이 의심된다면 슬럼프 검사를 추가적으로 수행함

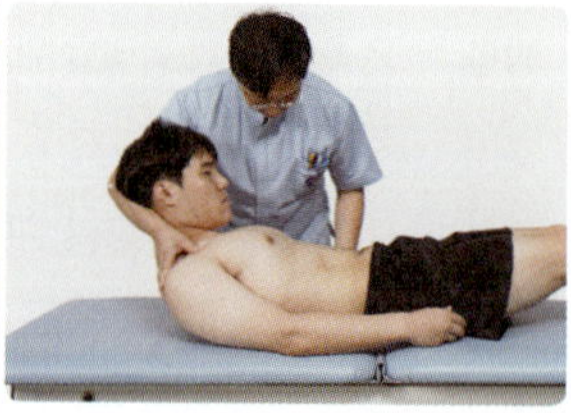

지지된 아담 검사(Supported adam's test)	
검사 목적	허리뼈와 엉치엉덩관절 감별진단
검사 방법	서 있는 환자의 위앞엉덩가시를 검사자는 양손으로 고정하고 검사자의 가쪽넙다리로 환자의 엉치뼈를 고정한 후 환자는 손으로 발가락 닿기 후 다시 선 자세로 옴
평가 기준	(+)고정과 비고정 관계없이 통증 → 허리뼈 병변 (+)비고정 통증, (-)고정 통증 → 엉치엉덩관절 병변
임상 노트	검사 시 검사자에 의한 확실한 고정은 엉치엉덩관절의 움직임을 효과적으로 막을 수 있고 허리굽힘 시 통증을 호소하는 원인에 대한 감별진단으로 좋은 검사임

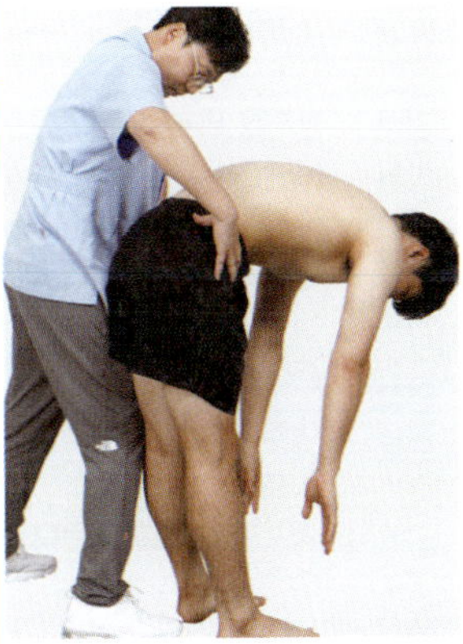

골드웨이트 검사(Goldthwait's test)	
검사 목적	허리뼈와 엉치엉덩관절 감별진단
검사 방법	환자를 바로 눕힌 후 검사자의 손끝은 환자의 허리뼈 밑에 넣고 다른 한손으로 발목이나 종아리를 잡고 천천히 올림
평가 기준	(+)허리뼈 움직임 전 통증 → 엉치엉덩관절 병변 (+)허리뼈 움직임 시 통증 → 허리뼈 병변
임상 노트	생리학적으로 발을 들어 올릴 때 엉치엉덩관절이 움직인 이후에 허리뼈의 움직임이 일어남

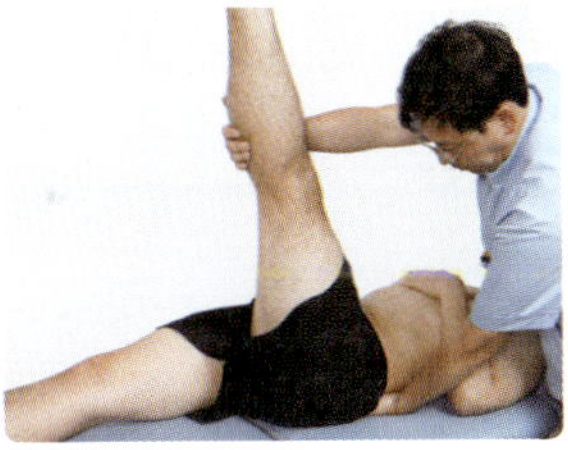

라세그 반동 검사(Lasegue's rebound test)	
검사 목적	허리뼈 추간판탈출(신경뿌리병증) 유무 평가
검사 방법	환자를 바로 눕힌 후 검사자는 환자의 다리를 편 상태로 증상이 재현되는 지점까지 들어 올린 후 순간적으로 잡고 있던 다리를 놓음
평가 기준	(+)통증 → 추간판탈출 병변
임상 노트	검사 시 환자에게 잡은 다리를 놓겠다는 정보를 줄 필요는 없음

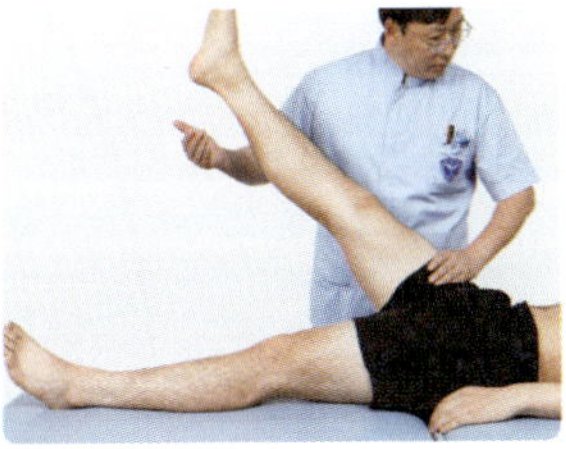

밀그램 검사(Milgram's test)		
검사 목적	허리뼈 추간판탈출증(신경뿌리병증), 근육 삠 긴장 유무 평가	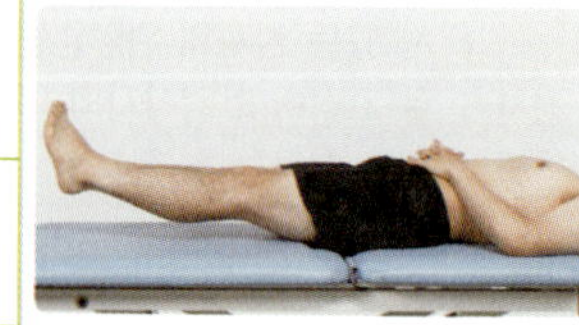
검사 방법	환자를 바로 눕힌 후 검사자는 환자에게 양쪽 발을 10cm 정도 들어 올려 30초 정도 유지하도록 함	
평가 기준	(+)통증 → 추간판탈출증, 근육 삠 혹은 긴장 병터	
임상 노트	이 검사는 경막 내 압력을 증가시킬 수 있음	

라세그 뻗은다리 올림검사(Lasegue's straight leg raising test)	
검사 목적	허리뼈 추간판탈출증(신경뿌리병증)/엉치엉덩관절 병터/넙다리뒤근 구축 유무 평가
검사 방법	환자를 바로 눕힌 후 검사자는 환자의 다리를 편 상태로 90°까지 들어 올리면서 올림에 따른 증상을 관찰함
평가 기준	(+)0~35° 통증 → 경질막 외 병터 (+)35~70° 통증 → 허리뼈 추간판탈출(신경뿌리) 병터 (+)70° 이상 통증 → 엉치엉덩관절 병터
임상 노트	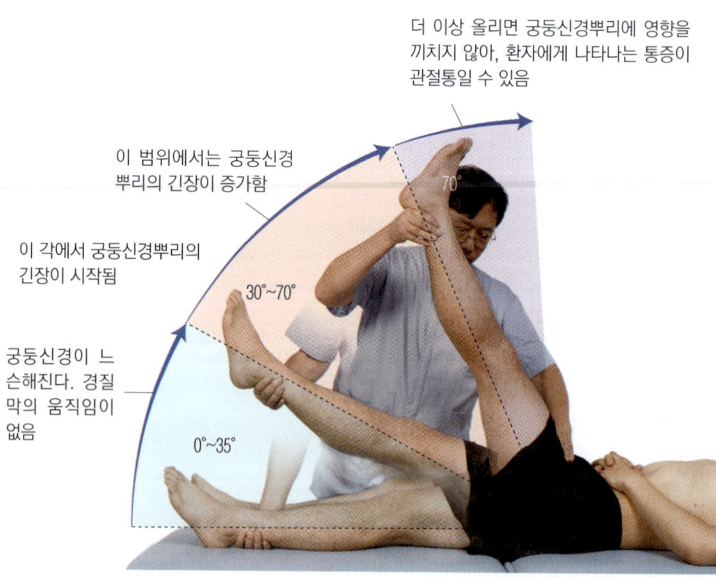

브레이지 트룹 검사(Breig&Troup test)		
검사 목적	허리뼈 추간판탈출(신경뿌리병증), 근육 삠 긴장 유무 평가	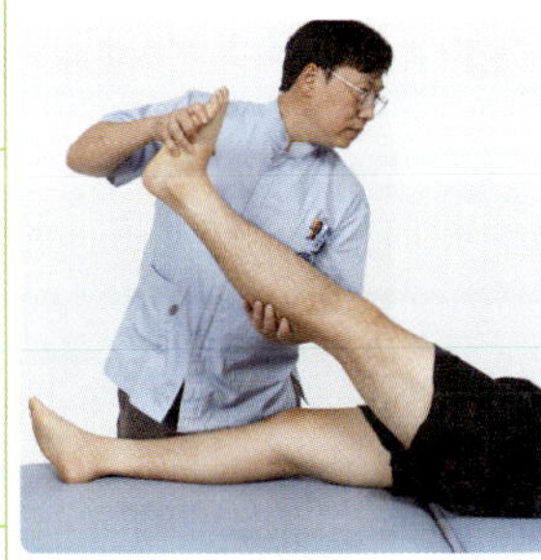 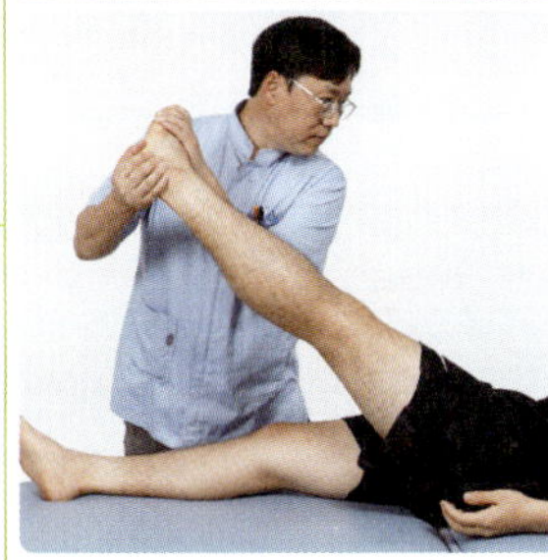
검사 방법	환자를 바로 눕힌 후 뻗은다리올림검사를 시행하고 통증 유발지점 바로 전 상태로 내린 상태에서 환자의 발목 발등굽힘 시 증상 변화 관찰, 동일한 조건에서 엉덩관절 안쪽돌림, 목 굽힘자세를 추가하여 각각의 증상의 변화를 관찰	
평가 기준	(+)발등굽힘 통증 → 말초신경 긴장 (+)엉덩관절 안쪽돌림 통증 → 궁둥구멍증후군 (+)목 굽힘 통증 → 신경뿌리 압박	
임상 노트	뻗은다리올림검사 시 통증의 원인을 감별진단하기 위해 사용함. 발목관절 발등굽힘 검사 시에 나타나는 통증이 말초신경의 긴장으로 인한 것인지 신경뿌리 압박에 의한 것인지를 알기 위해 목 굽힘을 추가하여 감별진단 함	

슬럼프 검사(Slump test)	
검사 목적	허리뼈 추간판탈출증(신경뿌리병증)/근육 인대 손상 유무 평가
검사 방법	환자를 앉힌 후 검사자는 환자의 발바닥과 머리 뒤쪽을 잡고 척추의 굽힘 방향으로 부드럽게 압박을 가함
평가 기준	(+)통증/방사통 → 신경뿌리병변/추간판탈출 (+)허리엉치 부위 국소통증 → 근육 좌상/인대 염좌
임상 노트	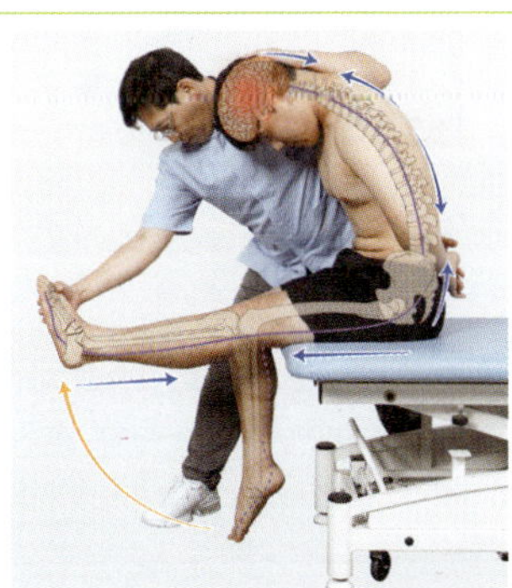

6) 방사선 검사

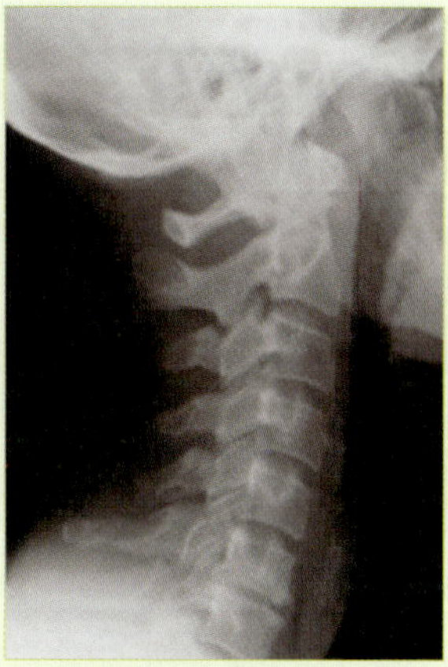

목뼈 x-ray

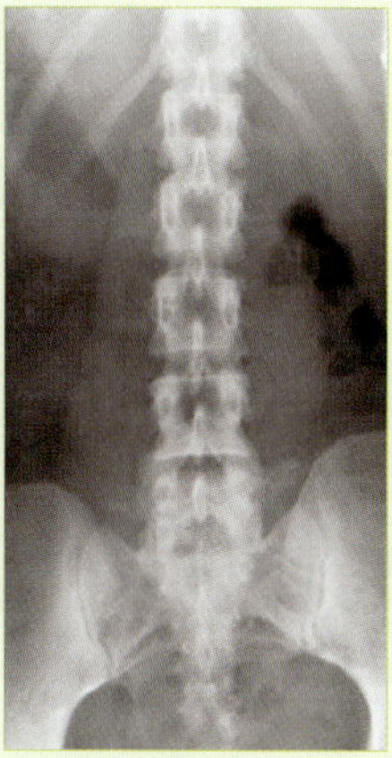

허리뼈 x-ray

임상노트

일반적으로 많은 문헌에서 허리굽힘 시 디스크 탈출과 허리폄 시 디스크 탈출에 대해 논란이 많다. 아래 방사선 사진은 사체를 대상으로 허리굽힘과 폄 시 나타나는 디스크 탈출을 나타낸 것으로 서 있거나 허리 폄 시 척추사이원반을 둘러싼 조직이 팽창되는 증상이 증가되며 허리굽힘 시 뒤쪽 척추사이원반을 둘러싼 뒤쪽 조직이 긴장되어 오히려 디스크 탈출이 감소되는 것을 보여주고 있다.

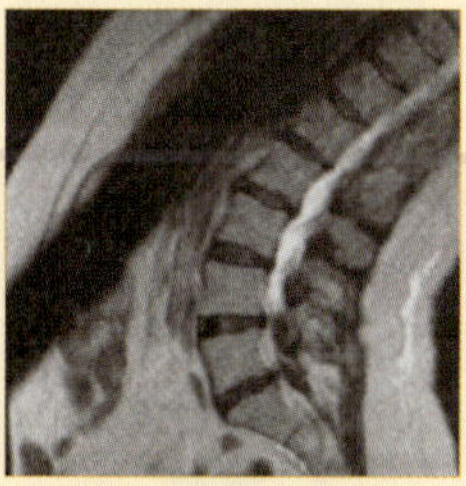

허리폄

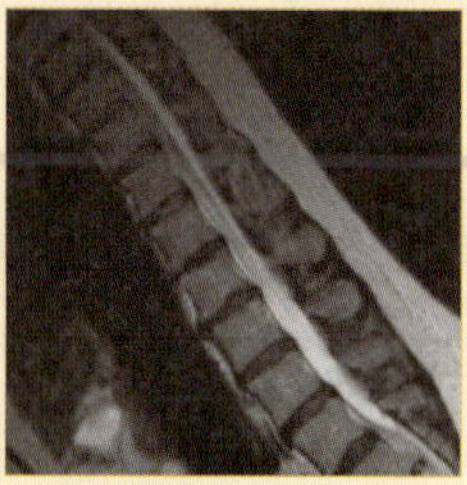

허리굽힘

출처: Jinkins J, Dworkin J 2002b Upright, Weight-Bearing, Dynamic-KineticMRI of the Spine – pMRI/kMRI. In: Kaech D, Jinkins J (Eds), Spinal Stabilization Procedures: Diagnostic and Therapeutic Aspects of Intervertebral Fusion Cages, Artificial Discs and Mobile Implants, 73–82. Elsevier, Amsterdam

3절 신경계 검사 및 평가

1. 근긴장 평가

1) 근긴장도 분류

구분	저긴장증, 근긴장 저하 (hypotonia)	정상 근긴장도 (normal tone)	과긴장증, 근긴장 항진 (hypertonia)
특징	감소 ←	→	증가
	• 이완(flaccid) • 과도한 관절운동범위 • 아래운동신경세포 병변 • 근육질환, 소뇌질환		• 강직(spascitiy), 경축(rigidity) • 반사항진 • 간대성 경련 • 위운동신경세포 병변

2) 위운동신경세포 병변과 아래운동신세포 병변

분류	위운동신경세포 병변	아래운동신경세포 병변
손상 위치	겉질척수로 및 겉질숨뇌루를 구성하는 신경세포의 손상	척수의 앞뿔 운동신경세포 또는 뇌신경핵 운동신경 손상
마비형태	강직성	이완성
근긴장도	근긴장 항진	근긴장 저하
근위축	거의 없음	심함
깊은힘줄반사	항진	감소 또는 소실
병적 반사	있음(바빈스키 징후)	없음
간대성 경련	있음	없음
근섬유다발수축	없음	있음

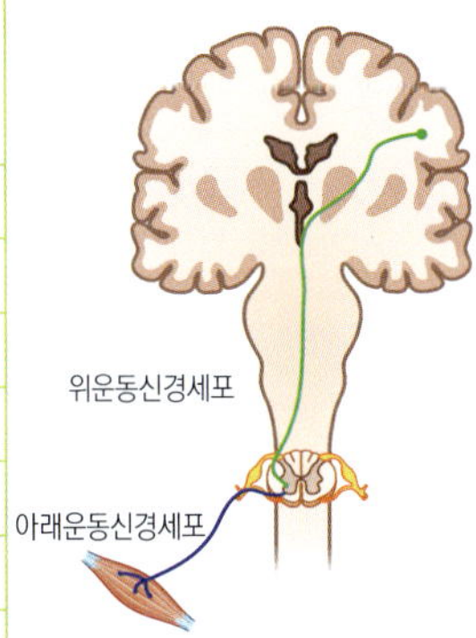

3) 강직(Spasticity)

<table>
<tr><td>설명</td><td colspan="3">힘줄반사의 항진을 동반하는 속도에 따라 증가되는 긴장성 뻗침반사를 특징으로 하는 운동질환
뻗침반사 과흥분의 결과로 발생</td></tr>
<tr><td>특징</td><td>접는 칼 현상
(clasp-knife)</td><td>관절을 굽히거나 펼 때 처음에는 저항을 보이다가 갑자기 저항이 약해지는 현상</td><td>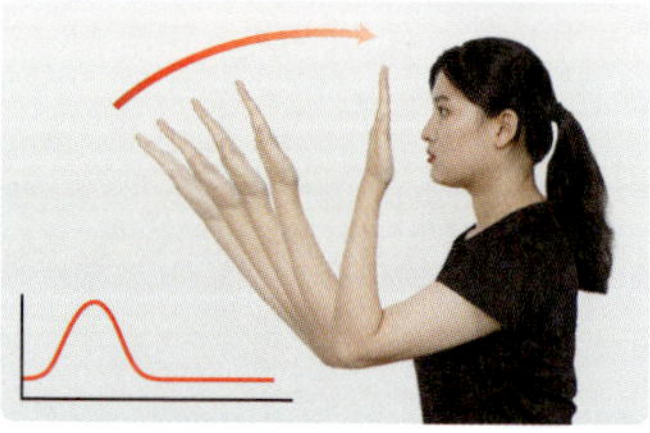</td></tr>
</table>

(1) 강직의 평가

① 수정된 Ashworth 척도(modified Ashworth scale; MAS)

등급	내용
0	근긴장의 증가 없음
1	관절의 굽힘, 폄 시 관절운동범위 끝에서 약간 저항을 보임
1+	관절의 굽힘, 폄 시 관절운동범위의 절반(1/2) 이하에서 약한 저항을 보임
2	대부분의 관절운동범위에서 근긴장도 증가가 나타나지만 쉽게 움직일 수 있음
3	근긴장도가 심하게 증가하여 수동운동이 어려움
4	굽힘과 폄 운동에서 경축이 있음

② 깊은힘줄반사(deep tendon reflex; DTR)

등급	내용
0(-)	반응이 없음
1(+)	정상 반사보다 낮음
2(++)	정상 반사
3(+++)	정상 반사보다 심함
4(++++)	간대성 근경련을 동반한 과도한 반사 반응

③ 진자 검사(pendulum test)

방법	• 검사대의 끝에 허벅지가 오도록 앉고, 무릎을 완전히 편한 상태에서 다리를 아래로 떨어뜨려 발생하는 진동을 기록	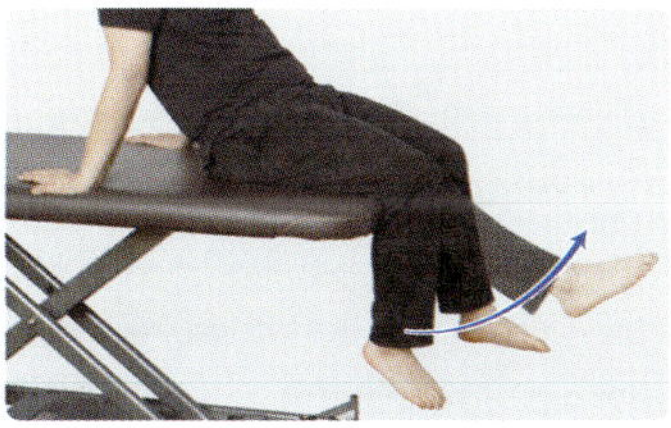
결과	• 정상 점차 진폭이 감소하는 사인파 곡선이 나타남 • 강직 사인파 곡선이 나타나지 않음	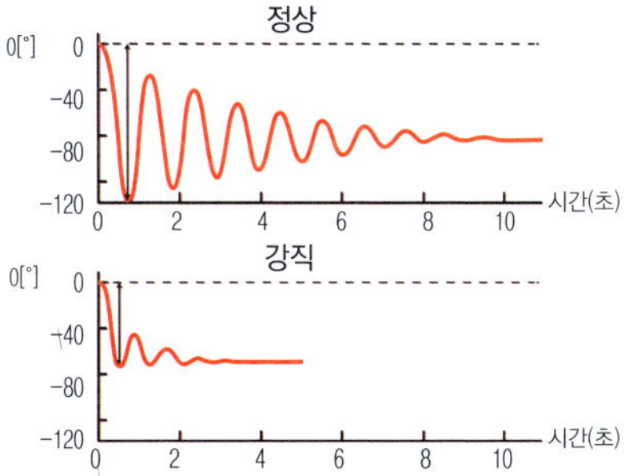

4) 경축(Rigidity)

설명	• 관절을 수동적으로 움직일 때 모든 범위에서 저항이 증가된 과긴장 • 뻗침 속도에 의존하지 않는다.		
특징	납관 현상 (lead pipe)	저항이 움직임의 전 범위에서 일정하게 느껴짐	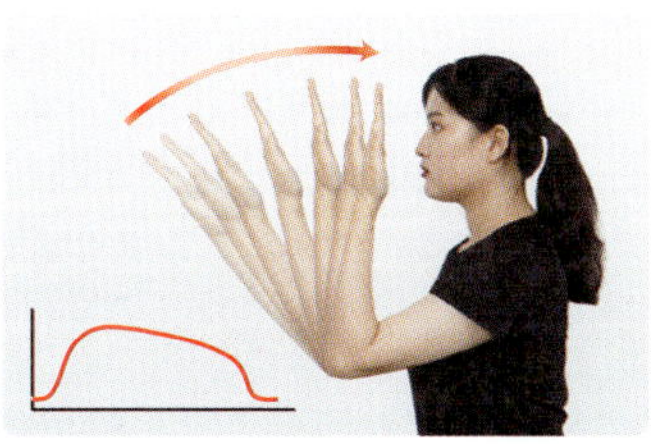
	톱니바퀴 현상 (cogwheel)	움직임에서 이완과 저항이 교대로 나타남	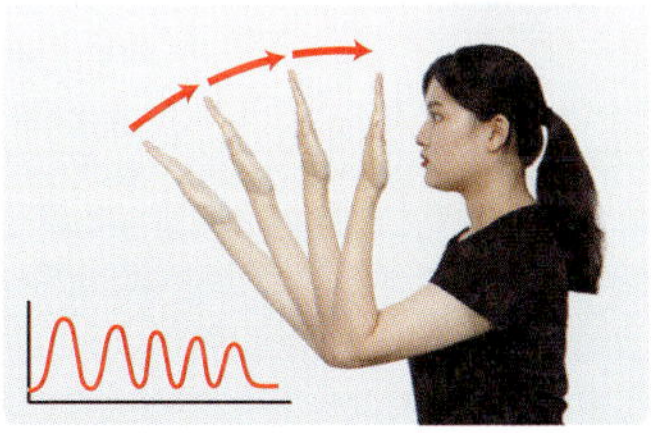

<table>
<tr>
<td rowspan="2">형태</td>
<td>대뇌제거 경축
(decerebrate rigidity)</td>
<td>• 상부 뇌줄기와 바깥 피라미드로 손상
• 자세
▸ 머리와 목 과폄
▸ 어깨뼈 올림, 뒤당김
▸ 어깨관절 안쪽돌림, 모음
▸ 팔꿉관절 폄
▸ 아래팔 과도한 엎침
▸ 손목 굽힘, 자뼈 치우침
▸ 손가락 굽힘, 모음
▸ 엉덩관절 안쪽돌림, 모음, 폄
▸ 발의 발바닥쪽 굽힘, 모음
• 예후가 좋지 않음</td>
<td>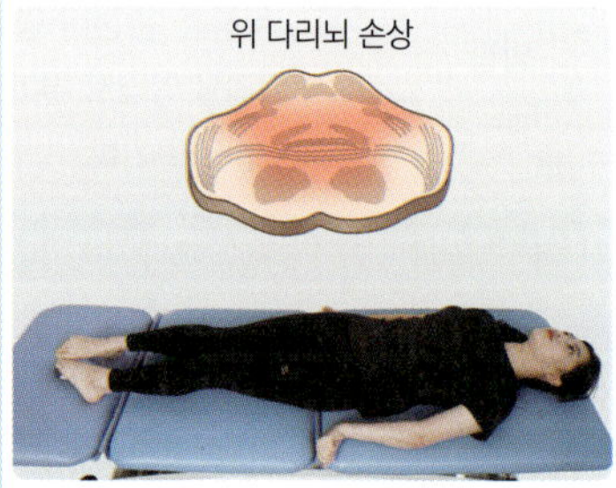
</td>
</tr>
<tr>
<td>겉질제거 경축
(decortical rigidity)</td>
<td>• 대뇌반구 손상
• 자세
▸ 머리와 목의 굽힘
▸ 어깨뼈 올림, 뒤당김
▸ 어깨관절 굽힘, 안쪽돌림, 모음
▸ 팔꿉관절 굽힘
▸ 아래팔 엎침
▸ 손목 굽힘, 자쪽 치우침
▸ 손가락 굽힘, 모음
▸ 엉덩관절 안쪽돌림, 모음, 폄
▸ 발의 발바닥쪽 굽힘, 모음
• 대뇌제거 경축에 비해 예후가 좋음</td>
<td>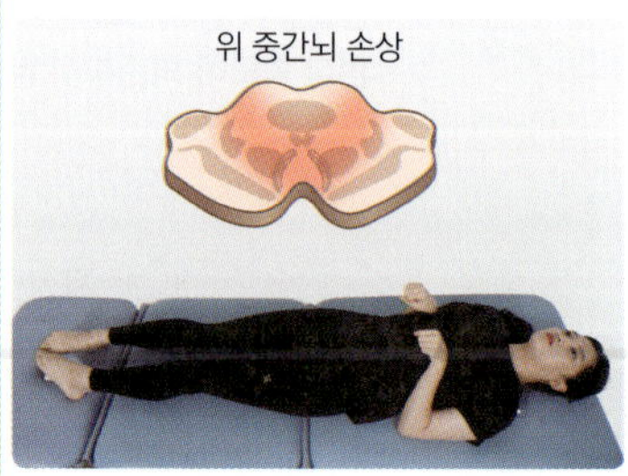
</td>
</tr>
</table>

2. 일상생활활동 평가도구(Assessment tools for ADL)

1) 수정된 바델 지수(modified Barthel index; MBI)

(1) 목적

1965년 Mahoney와 Barthel에 의해 만성 질환자의 일상생활 자립도를 알아보기 위해 개발된 후 1989년 Surya Shah 등에 의해 수정되었다.

(2) 평가대상

만성 질환자

(3) 평가방법

- 직접적인 관찰과 면접
- 의존 정도를 평가
  - ▸ 점수의 배점을 중요도에 따라 설정함
- 평가항목
  - ▸ 10개의 항목을 5단계로 평가하여 총 100점으로 산출

수정된 바델 지수

항목	과제를 수행할 수 없는 경우	과제를 시도할 수 있지만 안전하지 않은 경우	중등도의 도움이 필요한 경우	최소의 도움이 필요한 경우	완전히 독립적인 경우
개인위생(personal hygiene)	0	1	3	4	5
목욕하기(bathing self)	0	1	3	4	5
식사하기(feeding)	0	2	5	8	10
용변 처리(toilet)	0	2	5	8	10
계단 오르내리기(stair climbing)	0	2	5	8	10
옷 입기(dressing)	0	2	5	8	10
배변 조절(bowel control)	0	2	5	8	10
배뇨 조절(bladder control)	0	2	5	8	10

항목	과제를 수행할 수 없는 경우	과제를 시도할 수 있지만 안전하지 않은 경우	중등도의 도움이 필요한 경우	최소의 도움이 필요한 경우	완전히 독립적인 경우
보행(ambulation)	0	3	8	12	15
의자차(휠체어, wheelchair)	0	1	3	4	5
의자/침대 이동 (chair/bed transfers)	0	3	8	12	15

출처: Shah, S., Vanclay. F., Cooper, B. (1989). improving the sensitivity of the Barthel Index for stroke rehabilitaion. J Clin Epidemiol. 42(8), 703-9.

(4) 결과해석

- 점수: MBI 각 항목의 총점으로 산출
- MBI 점수에 따라 총 점수로 환산한 의존도와 주당 도움 필요시간

분류	MBI 점수 합계	의존도에 따른 독립수준	주당 도움이 필요한 시간
1	0~24	완전 의존(total)	27.0
2	25~49	심한 의존(severe)	23.5
3	50~74	중등도 의존(moderate)	20.0
4	75~90	경도 의존(mild)	13.0
5	91~99	최소 의존(minimal)	10.0 이하

출처: Shah S (1998). Modified Barthel Index (Expended). In S. Salek. (ED). Compendium of quality of life instruments Part Ⅱ. Chichester: Wiley and sons.

2) 기능적 독립 측정(Functional independence measure; FIM)

(1) 목적

- 뉴욕주립대 버팔로에서 연구되었으며, 장애를 가진 사람들의 기본적인 일상생활의 질을 측정하기 위해 개발된 도구
- 기존의 일상생활능력 평가보다 의사소통과 인지기능 측면에서 포괄적인 내용을 담고 있음

(2) 평가대상

18세 이상의 성인과 노인

(3) 평가방법

- 수행의 관찰과 면접을 통해 과제 수행 시 필요한 도움의 양, 형태를 기준으로 점수를 결정
- 평가시기
  - **입원 시**: 입원 후 72시간 이내
  - **퇴원 시**: 퇴원 전 72시간 이내
  - **퇴원 후**: 퇴원 후 80~180일
- 주의점
  - 상황에 따라 수행능력이 다른 경우 가장 낮은 점수를 기록
  - 걷기/휠체어(walk/wheelchair), 말(V), 행동(N) 항목은 가장 많이 사용하는 형태로 표시하되 입원 시와 퇴원 시 수준이 동일해야 함

기능적 독립 측정

단계 (level)	**7점**: 완전 독립(적절한 시간에 안전하게) **6점**: 약간 독립(도구 필요)	도움이 필요하지 않음		
	약간 의존 **5점**: 감독 **4점**: 최소 보조 **3점**: 중간 보조 완전 의존 **2점**: 최대 보조 **1점**: 전체 보조	도움이 필요함		
평가항목		입원 (/)	퇴원 시 (/)	퇴원 후 (/)
자가 관리 (self care)	1. 식사하기(eating) 2. 몸단장하기(grooming) 3. 목욕하기(bathing) 4. 상의 입고 벗기(dressing-upper) 5. 하의 입고 벗기(dressing-lower) 6. 화장실 이용하기(toileting)			

조임근 조절 (sphincter control)	7. 배뇨 관리(bladder management) 8. 배변 관리(bowel management)				
이동 (transfer)	9. 침대, 의자, 휠체어로 옮겨 앉기 (bed, chair, wheelchair) 10. 변기로 옮겨 앉기(toilet) 11. 욕조, 샤워기로 옮겨 앉기(tub, shower)				
장소 옮기기 (locomotion)	12. 걷기/휠체어 (walk/wheelchair)	걷기(W)			
		휠체어(C)			
		둘 다(B)			
	13. 계단 오르내리기(stairs)				
신체영역 총 점수(motor subtotal score)					
의사소통 (communication)	14. 이해하기(comprehension)	청각(A)			
		시각(V)			
		둘 다(B)			
	15. 표현하기(expression)	말(V)			
		행동(N)			
		둘 다(B)			
사회적 인지 (cognition)	16. 사회적 상호작용(social interaction) 17. 문제해결(problem solving) 18. 기억(memory)				
인지영역 총 점수(cognitive subtotal score)					
총점			/126	/126	/126

출처: Onose, G., Muresanu, D.F., Ciurea, A.V. et al. (2009). Neuroprotective and consequent neurorehabilitative clinical outcomes in patients treated with the pleiotropic drug cerebrolysin. J Med Life. 2(4), 350–60.

(4) 결과해석

총점은 최하 18점에서 최고 126점까지 받을 수 있고, 점수가 높을수록 독립성이 높음

3) 카츠의 일상생활활동 지수

(1) 목적

오하이오주 클리블랜드의 Benjamin Rose 병원에서 개발

(2) 평가대상

처음에는 골절 환자 대상, 점차 모든 장애인으로 확대

(3) 평가방법

- 수행의 관찰을 통해 평가
- 평가 후 중간에 해당할 경우 목욕, 옷 입기, 먹기 항목은 의존으로, 화장실, 이동, 대소변 항목은 독립으로 환산
- 독립적인 A에서 완전히 의존적인 G까지 점수 부여

(4) 결과해석

각 항목의 평가결과를 기준으로 다음과 같이 분류

- A: 식사하기, 대소변 조절, 이동하기, 화장실 가기, 옷 입기, 목욕하기를 모두 독립적으로 수행
- B: 위의 기능들 중 하나를 제외하고는 모두 독립적으로 수행
- C: 목욕하기와 다른 하나의 기능을 제외하고는 모두 독립적으로 수행
- D: 목욕하기, 옷 입기, 다른 하나의 기능을 제외하고는 모두 독립적으로 수행
- E: 목욕하기, 옷 입기, 화장실 가기와 다른 하나의 기능을 제외하고는 모두 독립적으로 수행
- F: 목욕하기, 옷 입기, 화장실 가기, 이동하기와 다른 하나의 기능을 제외하고는 모두 독립적으로 수행
- G: 6개 활동 영역 모두에서 의존적
- 기타: 적어도 2개의 활동 영역에서 의존적이지만 C, D, E, F로 분류되지 않는 경우

카츠의 일상생활활동 지수

아래에 나온 각 기능수행 영역마다 해당하는 것에 표시하시오('도움'이라는 것은 감독/지시/보호자의 도움이 필요한 경우를 말한다).

목욕하기: 타월에 물 축여 몸 닦기, 욕조 목욕, 샤워 등을 모두 포함한다.		
어떤 도움도 받지 않는다(일반적인 욕조라면 혼자서 들어가고 나올 수 있다).	몸의 한 부분(예 등이나 다리)을 닦을 때만 도움을 받는다.	몸의 두 부분 이상을 닦을 때 도움을 받거나 목욕을 전혀 하지 않는다.
옷 입기: 옷장이나 서랍에서 옷을 꺼내서 옷(속옷, 겉옷)을 입으며 지퍼나 단추를 채운다. (보조기를 착용하고 있으면 보조기도 포함)		
도움 없이 옷을 꺼내 입을 수 있다.	신발 끈 매는 것을 제외하면 도움 없이 옷을 꺼내 입을 수 있다.	옷 꺼내기 혹은 옷 입기에 도움이 필요하거나 부분적으로 또는 완전히 옷을 입지 않은 채 있다.
화장실 가기: 대소변을 보기 위해 화장실에 가며 혼자서 뒤처리하고 옷을 추스른다.		
도움 없이 화장실에 가서 대소변을 보고, 뒤처리한 후 옷을 입는다(지팡이, 보행기 혹은 휠체어 같은 기구를 쓸 수 있고 밤에 실내 변기는 사용할 수 있으나 아침에는 비운다).	화장실에 가거나 뒤처리를 하거나, 옷을 추스르거나, 밤에 실내 변기를 이용하는 데 도움이 필요하다.	대소변을 보러 화장실에 가지 않는다.
이동하기: 침상과 의자 사이의 이동		
도움 없이 의자에(서) 앉거나 일어서며, 침상에(서) 눕거나 일어날 수 있다(지팡이, 보행기를 이용해도 무관하다).	침상에(서) 눕거나 일어날 때 혹은 의자에(서) 앉거나 일어날 때 도움이 필요하다.	침상에서 벗어나지 않는다.
대소변 조절		
대·소변을 스스로 완벽하게 조절할 수 있다.	가끔 조절에 실패한다(가끔 실례를 한다).	대·소변을 조절하려면 누군가 옆에 있어야 한다. 카테터(도뇨관)를 끼고 있거나 전혀 조절하지 못한다.

식사하기: 식사가 준비되었을 때 음식을 먹는 것		
도움 없이 스스로 먹는다.	식사 중 일부분(예 생선을 발라 먹거나, 음식을 자르거나 하는 것)에서 도움이 필요하다.	식사할 때는 도움이 필요하다. 혹은 튜브나 경정맥 수액을 통해 부분적으로 혹은 전적으로 영양분을 공급받는다.

출처: Katz, S., Down, T.D., Cash, H.R. et al. (1979). Progress in the development of the index of ADL. The Gerontologist, 10(1), 20-30.

4) PULSES 프로파일(PULSES profile)

(1) 목적

- Moskowitz와 McCann에 의해 개발된 것으로 의학적 진단을 보완할 목적으로 개발
- 대상자의 장애 정도를 결정

(2) 평가대상

만성 질환자와 노인

(3) 평가방법

- 6개의 영역에 대해 각 항목은 4점 척도로 이루어짐
  - ▸ **독립적인 수행이 가능한 경우:** 1점
  - ▸ **완전히 의존적인 경우:** 4점

(4) 결과해석

- 최저 점수 6점은 기능적으로 모두 독립하는 경우이며, 최고 점수 24점은 완전히 의존적으로 의지해야 함
- 총점이 12점 이상이면 매우 심각한 장애를 의미

PULSES 프로파일

P-physical condition(신체 상태): 일반적인 건강 상태

1. 의학적 처치가 3개월 미만으로 필요하며, 의료적 문제가 없고 안정적이다.
2. 의학적 처치가 3개월 이상 요구되지만 매주 필요한 것은 아니다.
3. 매주 정기적으로 의학적 주의가 요구되며, 의료적 문제로 불안정한 상태를 보인다.
4. 매일 집중적인 의학적 처치(보호자 간병도 포함됨)가 필요하며 의료 기반에 의존해야만 한다.

U-upper limb functions(팔 기능): 자기관리, 마시기, 먹기, 옷 입기, 보조기나 의지 착용, 씻기, 목욕하기, 회음부 관리

1. 팔에 기능장애가 없고 자기 관리활동을 혼자서 수행할 수 있다.
2. 팔에 기능장애가 있지만 자기 관리활동을 혼자서 수행할 수 있다.
3. 팔에 기능장애가 있거나 또는 없는 경우이며, 자기 관리활동에서 보조도구 또는 보호자의 도움이 필요하다.
4. 팔에 분명한 기능장애가 있고 자기 관리활동 시 완전히 의존적이다.

L-lower limb functions(다리 기능): 의자/화장실/턱/샤워기로 이동, 걷기, 계단 오르기, 휠체어 구동

1. 다리에 기능장애가 없고 옮겨 앉기 및 이동활동을 혼자서 수행할 수 있다.
2. 다리에 기능장애가 있지만 이동을 독립적으로 수행. 보행 보조도구 사용/보조기를 착용하여 의자, 휠체어로 혼자서 옮겨 앉고 이동할 수 있다.
3. 다리에 기능장애가 있거나 또는 없는 경우이며, 이동활동에서 보조도구가 필요하고 보호자에게 의존하거나 휠체어 조작 시 부분적 독립이다(장애물 등 환경적 장벽이 문제가 된다).
4. 다리에 분명한 기능장애가 있고 이동활동 시 완전히 의존적이다.

S-sensory components(감각 요소): 시력, 말하거나 듣는 것에 의한 의사소통

1. 의사소통과 시각에 기능장애가 없고 독립적이다.
2. 경증의 구음장애, 실어증, 안경 및 보청기의 사용, 눈의 관리에서 기능장애가 있지만 의사소통 활동이 혼자서 가능하다.
3. 의사소통 활동 시 설명해주기, 안내 등의 보조가 필요하다.
4. 의사소통 활동 시 완전히 의존적이다.

E-excretory functions(대소변 기능): 요도조임근, 항문조임근의 조절

1. 방광 및 항문조임근 조절에 전혀 문제가 없다.
2. 긴급한 상황에서도 방광 및 조임근 조절을 잘 할 수 있다. 카테터 등 배설을 위한 보조기구와 보호자의 도움 없이 관리를 할 수 있다.
3. 방광 및 항문조임근 조절에 문제가 있으며, 보조가 필요하고 자주 실수를 한다.
4. 실금을 하며 자주 속옷이 젖고 더러워진다.

S-support factors(지지적 요소): 정신적, 감정적, 가족적, 사회적, 경제적 지지

1. 자신의 역할과 일상적인 과제를 혼자서 수행할 수 있다.
2. 역할수행과 일상적 과제수행 시 과제에 대한 양 조절이 필요하다.
3. 활동수행 시 공적·사적인 지원과 지도, 격려, 배려가 필요하며 보조에 의존한다.
4. 장기적으로 요양기관(장기요양병원, 너싱 홈)에 의존한다(주의: 집중적인 물리, 작업치료를 위해 단기간 입원한 경우는 제외함).

출처: Granger, C.V. (1979). Outcome of comprehensive medical rehabilitaion; Measurement by PULSES profile and the Barthel Index, Arch Phys Med Rehabil. 60(4), 145-54.

3. 운동기능 평가도구(Assessment tools for motor function)

1) 운동평가척도(Motor assessment scale; MAS)

(1) 목적
운동 손상과 기능장애를 평가

(2) 평가대상
뇌졸중 환자

(3) 평가방법
- **평가항목**: 자세 변화, 걷기, 팔 기능, 일반적인 근긴장도 등 9가지 운동 기능
- 각 항목마다 3회 반복하여 수행한 결과 중 가장 높은 점수를 채택함
- 각 항목당 점수 0~6점, 총점 54점

(4) 결과해석
점수가 높을수록 마비쪽 기능이 높음

운동평가척도

항목	구분	점수
1	**바로 누운 자세에서 옆으로 돌아눕기(시작자세: 무릎을 펴고 바로 누운 자세)**	
	비마비쪽 팔로 옆으로 누운 자세가 되도록 자신의 몸을 당기고 비마비쪽 다리로 마비쪽 다리를 당겨서 움직인다.	1
	능동적으로 마비쪽 다리를 움직여 교차시키고 몸 아래는 이에 따라 움직이지만, 팔은 남겨둔 상태이나.	2
	마비쪽 팔은 비마비쪽 팔과 함께 들어 올려 몸에 교차시킨다. 마비쪽 다리는 능동적으로 움직이고, 몸을 따라서 움직인다.	3
	마비쪽 팔과 다리는 능동적으로 움직인다. 몸은 블록 상태의 덩어리로서 그 동작에 따라간다.	4
	마비쪽 팔과 다리는 비마비쪽으로 능동적으로 돌아눕지만 비틀거린다.	5
	3초 이내에 손을 사용하지 않고 비마비쪽으로 돌아눕는다.	6

항목	구분	점수
2	**바로 누운 자세에서 침대 가장자리에 앉기**	
	환자는 옆으로 눕기 위해 도움을 받는다. 환자는 머리를 옆으로 들어 올릴 수는 있지만 일어날 수는 없다.	1
	환자는 옆으로 눕기 위해 도움을 받을 수 있고 머리조절의 도움은 없지만 앉는데 도움을 받으면 앉을 수 있다.	2
	환자는 옆으로 눕기 위해 도움을 받을 수 있고 침대 가장자리에 앉기 위해 다리를 내리는 데 도움을 받으면 앉을 수 있다.	3
	환자는 옆으로 눕기 위해 도움을 받을 수 있지만 도움 없이 침대 가장자리에 앉을 수 있다.	4
	환자는 도움 없이 바로 누운 자세에서 침대 가장자리에 앉을 수 있다.	5
	환자는 도움 없이 10초 이내에 바로 누운 자세에서 침대 가장자리에 앉을 수 있다.	6
3	**앉기 균형**	
	환자는 의자에 앉는데 도움을 받을 수 있고 앉은 자세를 유지하는데 지지가 필요하다.	1
	팔을 모으고, 무릎과 발을 함께 또는 발을 바닥에 놓고 지지 없이 10초 동안 앉을 수 있다.	2
	체중을 앞으로 이동하고 양쪽 엉덩이, 다리에 체중을 균등하게 분배된 채로 지지 없이 앉을 수 있다. 머리와 몸통은 편 상태이다.	3
	의자에 앉는데 발을 지지하지 않는다. 양손은 넙다리 위에 놓는다. 환자는 다리를 움직이지 않고 머리와 몸을 오른쪽과 왼쪽 어깨 뒤로 돌릴 수 있다.	4
	의자에 앉는데 발을 지지하지 않는다. 환자는 다리나 발을 움직이거나 움직이지 않으면서 붙잡지 않고 앞으로 나아가 바닥에 손을 닿을 수 있다(10cm 앞쪽).	5
	의자에 앉는데 바닥에 발을 지지하지 않는다. 환자는 다리를 움직이거나 고정하지 않고 옆으로 손을 닿고 되돌아 올 수 있다. 필요하다면 마비쪽 팔은 지지할 수 있다.	6

항목	구분	점수
4	**앉은 자세에서 서기**	
	환자는 일어서는데 보조를 받는다(방법은 상관 없음).	1
	환자는 일어서는데 보조를 받는다.	2
	환자는 일어선다(체중부하가 균등하지 않거나 손을 사용하면 안 된다).	3
	환자는 일어선다. 체중은 균등하게 배분하고 엉덩관절, 무릎관절을 폄한 채 5초 동안 선다.	4
	환자는 일어섰다가 다시 앉는다. 체중은 균등하게 배분하고 서 있을 때 엉덩관절, 무릎관절을 편다.	5
	환자는 체중을 균등하게 배분하고 엉덩관절, 무릎관절을 펴서 일어섰다가 다시 앉는 것을 10초 동안에 3번 할 수 있다.	6
5	**보행**	
	환자는 보조를 받고 서서 마비쪽 다리를 체중부하와 함께 폄시키고 비마비쪽 다리를 앞쪽으로 내딛는다.	1
	한 명의 보조를 받고 걷는다.	2
	보행 보조도구를 사용하여 보조를 받지 않고 3m를 걷는다.	3
	보행 보조도구나 보조 없이 5m를 15초 이내에 걷는다.	4
	보행 보조도구나 보조 없이 10m를 걷는다. 어느 한 손으로 바닥에서 작은 물체를 집어 올려 25초 이내에 원위치에 되돌려 놓을 수 있다.	5
	보행 보조도구를 사용해도 되고 사용하지 않아도 되지만, 난간을 잡지 않고 4계단 오르내리기를 35초 이내에 3번 실시할 수 있다.	6

항목	구분	점수
	위팔 기능	
6	**바로 누운 자세**: 검사자는 마비쪽 어깨관절을 90° 굽힘시키고 팔꿉을 폄시켜 손을 천장으로 향하도록 위치시킨다. 환자는 마비쪽 어깨를 능동적으로 내민다.	1
	바로 누운 자세: 검사자는 마비쪽 팔을 위의 자세와 같이 위치시킨다. 환자는 팔꿉관절을 적어도 20° 정도 완전히 폄시키고 약간 가쪽돌림 상태에서 2초 동안 유지한다.	2
	바로 누운 자세: 검사자는 팔을 위의 자세와 같이 하고 손을 이마에 가져갔다가 다시 팔꿉관절을 폄시킨다(팔꿉관절의 굽힘과 폄). 검사자는 아래팔 엎침을 도와줄 수 있다.	3
	앉은 자세: 앞쪽으로 마비쪽 어깨관절을 90° 굽힘시킨다. 환자는 마비쪽 어깨관절을 약간 가쪽돌림과 아래팔 뒤침을 2초 동안 유지한다(검사자는 팔을 들어주고, 환자는 어느 정도 어깨관절 가쪽돌림, 팔꿉관절 폄을 유지한다. 과도한 어깨관절 올림이나 엎침을 해서는 안 된다).	4
	앉은 자세: 환자는 마비쪽 어깨관절을 90° 앞쪽으로 굽힘시키고 약간의 어깨관절 가쪽돌림과 아래팔을 뒤침시켜 10초 동안 유지했다가 내린다. 엎침을 해서는 안 된다.	5
	일어선 자세: 환자는 마비쪽 팔의 손바닥을 벽에 밀착하고 90° 벌림시킨다. 몸을 벽쪽으로 도는 사이에 팔의 위치를 유지한다.	6
	손 움직임	
7	**앉은 자세(손목관절 폄)**: 환자의 마비쪽 아래팔을 치료대 위에 올려놓는다. 환자에게 원통형 물체를 쥐게 한다. 환자에게 손목관절을 폄시키고 물체를 들어 올리도록 요청한다. 팔꿉관절을 굽힘해서는 안 된다.	1
	앉은 자세(손목관절 노쪽 치우침): 검사자는 아래팔 뒤침과 엎침의 중립자세로 치료대 위에서 자뼈쪽으로 아래팔을 위치시킨다. 엄지를 아래팔의 연장선상에 놓고 손목관절을 폄시킨다. 원통형 물체를 손가락으로 감싼다. 환자에게 치료대에서 손을 들어 올리도록 요청한다. 손목관절을 굽힘하거나 폄을 해서는 안 된다.	2
	앉은 자세(아래팔 뒤침, 엎침): 마비쪽 팔의 팔꿉관절은 지지하지 않고 가쪽 면으로 치료대 위에 놓는다. 환자에게 아래팔을 엎침, 뒤침을 요청한다(3/4의 허용되는 범위).	3
	치료대 위에 환자가 손을 뻗어 도달할 수 있도록 약 13cm 공을 올려놓는다. 환자는 어깨 내밈, 팔꿉 폄, 손목관절 중립으로 양쪽 손으로 집어서 가져왔다가 다시 같은 위치에 내려놓는다.	4

항목	구분	점수
	환자는 마비쪽 손으로 컵의 어떤 변화도 없이 치료대에서 플라스틱 컵을 집어서 다른 쪽 치료대에 놓는다.	5
	각 손가락과 엄지손가락의 연속된 대립운동을 10초 이내에 14번 이상 실시한다. 두 번째 손가락부터 시작하여 각각의 손가락이 엄지를 가볍게 두드리고 나서 다음 손가락으로 진행한다. 엄지가 한 손가락에서 다른 손가락으로 미끄러지거나 뒤로 되돌아가서는 안 된다.	6
8	**정교한 손 동작**	
	환자가 앞으로 마비쪽 손을 뻗어 펜의 윗부분을 집어 들게 하고, 마비쪽 팔을 옆으로 돌려 펜 뚜껑 앞에 놓는다.	1
	마비쪽 팔이 닿도록 8개의 콩을 그릇에 넣는다. 비마비쪽 팔이 닿는 곳에 다른 그릇을 놓는다. 환자의 마비쪽 손으로 콩을 하나씩 가져와 그대로 옆에 있는 다른 그릇에 넣는다.	2
	종이에 세로선을 그린다. 환자에서 수직선이 그려지도록 수평선을 그리게 한다. 20초 이내에 10줄을 그리는 것이 목표이고 적어도 수직선 5줄을 그리고 멈추게 한다.	3
	환자가 마비쪽 손으로 어떠한 도움 없이 펜/연필을 집어 필기자세로 펜을 쥐고, 종이에 재빨리 연속된 점(획이 아님)을 찍는다. 목표: 적어도 5초 동안 초당 2점 이상	4
	환자는 숟가락 쪽으로 머리를 낮추지 않고 마비쪽 손으로 액체가 든 디저트 숟가락을 입에 가져간다.	5
	환자가 빗을 들고 마비쪽 팔의 벌림, 가쪽돌림, 아래팔 뒤침으로 뒷머리를 빗는다.	6
9	**일반적인 근긴장**	
	몸의 몇 군데를 움직였을 때 이완, 축 처짐, 저항감이 없다.	1
	몸의 몇 군데를 움직였을 때 약간의 저항이 느껴진다.	2
	변화가 쉽고, 때로는 이완, 어떤 때는 정상, 때로는 긴장이 항진된다.	3
	때때로 50% 정도 항진 상태이다.	4
	항상 항진 상태이다.	5
	일관되게 정상적인 반응이다.	6

2) Fugl-Meyer 평가(Fugl-Meyer assessment; FMA)

(1) 목적

뇌졸중 후 운동기능의 회복단계를 기초로 뇌졸중 환자의 기능적 회복 정도를 양적으로 평가

(2) 평가대상

뇌졸중 환자

(3) 특징

뇌졸중 환자의 기능평가 시 공동운동(synergy)을 고려하여 평가하도록 고안됨

(4) 평가방법

- 평가항목
  ① **운동기능**: 팔 운동기능 평가, 다리 운동기능 평가
  ② **균형 검사**: 앉은 자세, 선 자세에서 평가
  ③ **감각 검사**: 촉각, 위치 감각 평가
  ④ **ROM 검사**: 수동으로 평가
  ⑤ **통증 검사**: 수동적 ROM 평가 시의 통증 정도 평가
- 각 소검사별로 3회 반복하여 수행한 결과 중 가장 높은 점수를 채택함
- 30분 정도 소요됨, 경우에 따라 나누어서 검사 가능
- 3점 척도(0점: 수행할 수 없음, 1점: 부분적으로 수행할 수 있음, 2점: 완전하게 수행)
- 각 소검사별 점수 분포
  ① **운동기능**: 팔 운동기능 평가 - 66점
  다리 운동기능 평가 - 34점
  ② **균형 검사**: 14점
  ③ **감각 검사**: 24점
  ④ **ROM 검사**: 44점
  ⑤ **통증 검사**: 44점
  ※ 총점: 226점

Fugl-Meyer 평가 상지(FMA-UE)

감각운동기능 평가

A. 상지. 앉은 자세					
I. 반사			**무**		**유**
굽힘근: 위팔두갈래근 및 손가락굽힘근			0		2
폄근: 위팔세갈래근			0		2
하위 총점 I (최대 4점)					
II. 시너지 내에서 수의적 움직임. 중력 도움 없이			**불가**	**부분**	**완전**
굽힘근 공동운동: 마비쪽 손을 비마비쪽 무릎에서 마비쪽 귀로 가져감 폄근 공동운동(어깨관절 모음/안쪽돌림, 팔꿈치관절 폄, 아래팔 엎침)에서 굽힘근 공동운동(어깨벌림/가쪽돌림, 팔꿈치관절 굽힘, 아래팔 뒤침)으로 움직임	어깨관절	뒤당김	0	1	2
		올림	0	1	2
		벌림(90°)	0	1	2
		가쪽돌림	0	1	2
	팔꿈치관절	굽힘	0	1	2
	아래팔	엎침	0	1	2
폄근 공동운동: 마비쪽 손을 마비쪽 귀에서 비마비쪽 무릎으로 가져감	어깨관절	모음/안쪽돌림	0	1	2
	팔꿈치관절	폄	0	1	2
	아래팔	뒤침	0	1	2
하위 총점 II (최대 18)					
III. 시너지가 결합된 움직임. 대상 작용 없이			**없음**	**부분**	**완전**
손을 허리뼈로 가져가기	수행 불가능, 마비쪽 손이 ASIS 앞		0		
	마비쪽 손이 ASIS 뒤(보상작용 없음)			1	
	마비쪽 손이 허리뼈로(보상작용 없음)				2
어깨관절 굽힘 0~90° 팔꿈치관절 0° 뒤침-엎침 0°	움직임의 시작 시 벌림 또는 팔꿈치관절 굽힘		0		
	움직임 동안 어깨관절 벌림 또는 팔꿈치관절 굽힘			1	
	팔꿈치관절 0° 유지하며 완전한 어깨관절 90° 굽힘				2
뒤침-잎침 팔꿈치관절 90° 어깨관절 0°	뒤침/엎침 불가능, 시작사세 취하시 봇함		0		
	자세 유지하며 제한된 뒤침/엎침			1	
	자세 유지하며 완전한 뒤침/엎침				2
하위 총점 III (최대 6점)					
IV. 시너지가 거의 나타나지 않거나 수의적 움직임			**없음**	**부분**	**완전**
어깨관절 벌림 0~90° 팔꿈치관절 0° 아래팔 뒤침	움직임의 시작 시 엎침 또는 팔꿈치관절 굽힘		0		
	움직임 동안 엎침 또는 팔꿈치관절 굽힘			1	
	팔꿈치관절 폄과 아래팔 뒤침을 유지하며 90° 벌림				2

어깨관절 굽힘 90°~180° 팔꿈치관절 0° 뒤침-엎침 0°	움직임의 시작 시 벌림 또는 팔꿈치관절 굽힘 움직임 동안 벌림 또는 팔꿈치관절 굽힘 팔꿈치관절 0° 유지하며 완전한 굽힘	0	1	2
뒤침-엎침 팔꿈치관절 0° 어깨관절 30~90° 굽힘	뒤침/엎침 불가능, 시작자세 취하지 못함 팔꿈치관절 폄 유지하며 제한된 뒤침-엎침 팔꿈치관절 폄 유지하며 완전한 뒤침-엎침	0	1	2
	하위총점 IV (최대 6점)			
V. 정상 반사. IV에서 6점 만점을 얻은 경우만 평가				
위팔두갈래근 위팔세갈래근 손가락 굽힘근	IV에서 0점 또는 3회 중 2회에서 현저한 항진 1회의 현저한 항진 또는 최소한 2회의 항진 최대 1회의 항진, 현저한 항진은 없음	0	1	2
	하위 총점 V (최대 2점)			
	총점 A (최대 36점)			

B. 손목. 자세 유지를 위해 팔꿈치를 잡아준다. 손목은 잡지 않는다. 검사 전에 PROM을 체크한다.		**없음**	**부분**	**완전**
손목관절 손등굽힘 15° 팔꿈치관절 굽힘 90°, 아래팔 엎침, 어깨관절 0°	능동적 손등굽힘 15° 미만 손등굽힘 15°, 저항은 주지 않음 저항에 대해 자세 유지	0	1	2
손등굽힘/손바닥굽힘 반복 팔꿈치관절 굽힘 90°, 아래팔 엎침, 어깨관절 0°, 손가락 약간 굽힘	수의적으로 수행 못함 제한된 능동 관절운동범위 부드럽게, 완전 능동 관절운동범위	0	1	2
손등굽힘 15°에서 안정성 팔꿈치관절 0°, 아래팔 엎침, 어깨관절 약간 굽힘/벌림	능동적 손등굽힘 15° 미만 손등굽힘 15°, 저항은 주지 않음 저항에 대해 자세 유지	0	1	2
손등굽힘/손바닥굽힘 반복 팔꿈치관절 0°, 아래팔 엎침, 어깨관절 약간 굽힘/벌림	수의적으로 수행 못함 제한된 능동 관절운동범위 부드럽게, 완전 능동 관절운동범위	0	1	2
휘돌림	수의적으로 수행 못함 부드럽지 못한 또는 불완전 움직임 완전하고 부드러운 휘돌림	0	1	2
	총점 B (최대 10점)			

C. 손. 90° 굽힘 유지, 손목 지지 없음, 비마비쪽 손과 비교, 물건을 손에 쥐고 능동적으로 잡게 함		없음	부분	완전
손가락 전체 굽힘 완전 능동 또는 수동 굽힘에서 시작		0	1	2
손가락 전체 폄 완전 능동 또는 수동 굽힘에서 시작		0	1	2
잡기				
A – PIP 및 DIP 굽힘(제2~5 손가락), MCP 폄	수행 못함 자세는 유지하지만, 약함 저항에 대해 자세 유지함	0	1	2
B – 엄지 모음 엄지 CMC, MCP, IP 0°, 엄지와 검지 MCP 사이에 종이를 끼움	수행 못함 종이는 쥐지만 잡아당기면 놓침 당겨도 종이를 놓치지 않고 잡고 있음	0	1	2
C – 엄지 대립 엄지와 시지 바닥으로 펜을 잡게 하고, 위쪽으로 잡아당김	수행 못함 펜은 쥐지만 잡아당기면 놓침 당겨도 놓치지 않고 펜을 잡고 있음	0	1	2
D – 원통 잡기 원통형 물체(작은 캔)를 엄지와 검지로 잡게 하고, 위쪽으로 잡아당김	수행 못함 캔은 쥐지만 잡아당기면 놓침 당겨도 놓치지 않고 캔을 잡고 있음	0	1	2
E – 구형 잡기 손가락 벌림/굽힘, 엄지 대립, 테니스 공 잡기	수행 못함 공을 쥐지만 잡아당기면 놓침 당겨도 놓치지 않고 공을 잡고 있음	0	1	2
	총점 C (최대 14점)			

D. 협응력/속도. 양팔로 1회 시도 후 눈을 가리고, 검지 끝으로 무릎에서 코로 가져가기, 최대한 빠르게 5회 실시		뚜렷함	약간	없음
떨림		0	1	2
운동조절이상	심하거나 비체계적임 약간 나타나거나 체계적임 운동조절이상 없음	0	1	2
		>5초	2~5초	<1초

시간	비마비쪽보다 5초 이상 느림 비마비쪽보다 2~5초 느림 양쪽 사이 최대 1초 차이	0	1	2
	총점 D (최대 6점)			
	총점 A~D (최대 66점)			

H. 감각, 상지 눈을 가리고 시행, 비마비쪽과 비교		감각 없음	감각 저하	정상
가벼운 촉각	위팔, 아래팔 손바닥	0 0	1 1	2 2
		3/4 미만 정확 또는 없음	**3/4 정확 또는 상당한 차이**	**100% 정확, 거의 차이 없음**
위치감각 약간의 위치 변경	어깨관절 팔꿈치관절 손목관절 엄지(IP-관절)	0 0 0 0	1 1 1 1	2 2 2 2
			총점 H (최대 12점)	

J. 수동관절 동작, 상지					J. 수동움직임 중 **관절통증,** 상지		
앉은 자세, 비마비쪽과 비교		몇 도 정도만 (어깨관절에서 10° 미만)	감소	정상	**움직임 중이나 끝에서 뚜렷하고 지속적 통증**	**약간 통증**	**통증 없음**
어깨관절	굽힘(0°~180°) 벌림(0°~90°) 가쪽돌림 안쪽돌림	0 0 0 0	1 1 1 1	2 2 2 2	0 0 0 0	1 1 1 1	2 2 2 2
팔꿉관절	굽힘 폄	0 0	1 1	2 2	0 0	1 1	2 2
아래팔	뒤침 엎침	0 0	1 1	2 2	0 0	1 1	2 2
손목관절	굽힘 폄	0 0	1 1	2 2	0 0	1 1	2 2
손가락	굽힘 폄	0 0	1 1	2 2	0 0	1 1	2 2
			총점 (최대 24점)			총점 (최대 24점)	

A. 상지	/36
B. 손목	/10
C. 손	/14
D. 협응력/속도	/6
총점 A-D (운동 기능)	/66
H. 감각	/12
J. 수동관절 동작	/24
J. 관절통증	/24

Fugl-Meyer 평가 하지(FMA – LE)

감각운동기능 평가

E. 하지				
I. 반사. 바로 누운 자세			무	유
굽힘근: 무릎 굽힙근			0	2
폄근: 무릎뼈, 아킬레스 힘줄			0	2
하위 총점 I (최대 4점)				

II. 시너지 내에서 수의적 움직임. 바로 누운 자세			불가	부분	완전
굽힘근 공동운동: 최대 엉덩관절 굽힘(모음/가쪽돌림), 최대 무릎 및 발목관절 굽힘(능동 무릎 굽힘을 확인하기 위해 먼쪽 힘줄을 촉진)	엉덩관절	굽힘	0	1	2
	무릎관절	굽힘	0	1	2
	발목관절	발등굽힘	0	1	2
폄근 공동운동: 굽힘근 공동운동 자세에서 엉덩관절 폄/모음, 무릎관절 폄 및 발목관절 발바닥굽힘. 저항은 능동 움직임을 확인하고, 움직임과 힘을 평가하기 위해 적용함	엉덩관절	폄	0	1	2
		모음	0	1	2
	무릎관절	폄	0	1	2
	발목관절	발바닥굽힘	0	1	2
하위 총점 II (최대 14점)					

III. 시너지가 결합된 움직임 앉은 자세, 의자/침대 끝에서 무릎 10cm 앞으로		없음	부분	완전
무릎관절 굽힘 능동 혹은 수동으로 무릎관절 폄 상태에서	능동 움직임 없음	0		
	무릎관절 굽힘 90° 이하, 넙다리뒤근의 힘줄이 촉진됨		1	
	무릎관절 굽힘 90° 이상			2

발목관절 발등굽힘 비마비쪽과 비교	능동 움직임 없음 제한된 발등굽힘 완전한 발등굽힘	0	1	2
	하위 총점 III (최대 4점)			
IV. 시너지가 거의 나타나지 않거나 완전한 수의적 움직임 선 자세, 엉덩관절 0°		**없음**	**부분**	**완전**
무릎관절 90° 굽힘 엉덩관절 0°, 균형 유지를 위해 잡아 줘도 됨	능동 움직임 없거나 엉덩관절 굽힘이 바로 동반됨 무릎관절 굽힘 90° 미만과 움직임 동안 엉덩관절 굽힘 엉덩관절 굽힘 없이 최소한 무릎관절 굽힘 90°	0	1	2
발목관절 발등굽힘 비마비쪽과 비교	능동 움직임 없음 제한된 발등굽힘 완전한 발등굽힘	0	1	2
	하위 총점 IV (최대 4점)			
V. 정상 반사. 바로 누운 자세, IV에서 4점 만점을 얻은 경우만 평가, 비마비쪽과 비교				
반사 무릎관절 굽힘근 무릎뼈, 아킬레스 힘줄	IV에서 0점 또는 3회 중 2회에서 현저한 항진 1회의 현저한 항진 또는 적어도 2회의 항진 최대 1회의 항진, 현저한 항진은 없음	0	1	2
	하위 총점 V (최대 2점)			
	총점 E (최대 28점)			

F. 협응력/속도.	바로 누운 자세, 양쪽 다리로 1회 시도 후 눈을 가리고 발뒤꿈치로 반대쪽 무릎뼈 위로 가져오기, 최대한 빠르게 5회 실시	**뚜렷함**	**약간**	**없음**
떨림	적어도 한 번의 완전한 움직임	0	1	2
운동조절이상	심하거나 비체계적임 약간 나타나거나 체계적임 운동조절이상 없음	0	1	2
		≥ 6초	**2~5초**	**< 2초**
시간	비마비쪽보다 적어도 6초 이상 느림 비마비쪽보다 2~5초 느림 2초 미만 차이	0	1	2
	총점 F (최대 6점)			

H. 감각. 눈을 가리고 시행, 비마비쪽과 비교		감각 없음	감각 저하	정상
가벼운 촉각	다리 발	0 0	1 1	2 2
		3/4 미만 정확 또는 없음	3/4 정확 또는 상당한 차이	100% 정확, 거의 차이 없음
위치감각 약간의 위치 변경	엉덩관절 무릎관절 발목관절 엄지발가락(IP 관절)	0 0 0 0	1 1 1 1	2 2 2 2
			총점 H (최대 12점)	

J. 수동관절 동작. 하지 바로 누운 자세, 비마비쪽과 비교					J. 수동 움직임 중 **관절통증**, 하지		
		몇 도 정도만	감소	정상	움직임 중 뚜렷한 통증, 동작 끝에서 매우 현저한 통증	약간 통증	통증 없음
엉덩관절	굽힘	0	1	2	0	1	2
	벌림	0	1	2	0	1	2
	가쪽돌림	0	1	2	0	1	2
	안쪽돌림	0	1	2	0	1	2
무릎관절	굽힘	0	1	2	0	1	2
	폄	0	1	2	0	1	2
발목관절	발등굽힘	0	1	2	0	1	2
	발바닥굽힘	0	1	2	0	1	2
발	엎침	0	1	2	0	1	2
	뒤침	0	1	2	0	1	2
				총점(최대 20점)			총점(최대 20점)

E. 하지	/28
F. 협응력/속도	/6
총점 E-F(운동 기능)	/34

H. 감각	/12
I. 수동관절 동작	/20
J. 관절통증	/20

출처: Fugl-Meyer, A.R., Jaasko, L., Leyman, I. et al. (1975). The post-stroke hemiplegic patient. A method for evaluation of physical performance. Scand J Rehabil Med. 7, 13-31.

4. 보행 및 균형기능 평가도구(Assessment tools for walking and balance)

1) 기능적 보행지수(Functional ambulation category; FAC)

(1) 목적

기능적인 이동을 위해 필요한 기본적인 운동기술에 따라 분류하는 평가도구

(2) 검사방법

환자가 약 3m를 걸을 때 평가자는 환자의 보행능력을 관찰하여 0~5단계로 평가

(3) 결과해석

평가를 통해 환자의 기능적 보행지수의 단계를 부여

기능적 보행지수

단계	내용
0	보행이 불가능한 경우 또는 2명 이상의 도움이 필요한 경우
1	균형을 잡거나 신체 중심을 옮기기 위해 1인의 지속적인 지시가 필요한 경우
2	균형이나 협응을 돕기 위해 1인의 간헐적인 도움이 필요한 경우
3	신체적 접촉 없이 지시 또는 관찰이 필요한 경우
4	독립적으로 평지를 걸을 수 있으나 계단이나 경사로, 불안정한 평지를 걸을 때는 도움이 필요한 경우
5	독립적으로 보행이 가능한 경우

2) 기능적 균형 등급(Functional balance grade)

(1) 목적

환자의 정적 균형 능력과 동적 균형 능력을 평가하는 도구

(2) 검사방법

앉은 자세와 선 자세에서 균형 능력을 관찰하여 평가

(3) 결과해석

평가를 통해 환자의 기능적 균형 능력을 등급으로 부여

기능적 균형 등급

<table>
<tr><th colspan="2">단계</th><th>설명</th></tr>
<tr><td rowspan="2">Normal</td><td>정적 균형</td><td>손으로 지지하지 않고 지속적으로 균형을 유지할 수 있음</td></tr>
<tr><td>동적 균형</td><td>최대한의 도전적 상황을 받아들일 수 있으며 모든 방향으로, 전 범위로 쉽게 체중 이동이 가능함(maximal challenge)</td></tr>
<tr><td rowspan="2">Good</td><td>정적 균형</td><td>약간의 자세 흔들림이 있지만 손으로 지지하지 않고 균형을 유지할 수 있음</td></tr>
<tr><td>동적 균형</td><td>중등도의 도전적 상황을 받아들일 수 있음(moderate challenge): 바닥의 물건을 집어 올리는 동안 균형을 유지할 수 있음</td></tr>
<tr><td rowspan="2">Fair</td><td>정적 균형</td><td>손으로 잡을 것이 있으면 균형을 유지할 수 있음: 경우에 따라 최소한의 도움이 필요하기도 함(minimal assistance)</td></tr>
<tr><td>동적 균형</td><td>최소한의 도전적 상황을 받아들일 수 있음(minimal challenge): 고개/몸통을 돌리는 동안 균형을 유지할 수 있음</td></tr>
<tr><td rowspan="2">Poor</td><td>정적 균형</td><td>손으로 잡고 지지할 것이 필요하며 자세를 유지하기 위해 중등도에서 최대한의 도움이 필요함(maximal assistance)</td></tr>
<tr><td>동적 균형</td><td>도전적 상황을 받아들일 수 없으며 움직임 시 균형이 상실됨</td></tr>
</table>

출처: O'Sullivan & Schmitz, 2013.

2) 버그 균형 척도(Berg balance scale; BBS)

(1) 목적

정적 균형 및 동적 균형을 모두 평가하는 척도로 낙상 위험도를 측정하기 위해 개발

(2) 검사방법

- **준비물**: 스톱워치, 의자, 침대, 받침대
- 항목당 0점에서 4점까지 부여하여 56점 만점으로 평가
  - ▸ 과제를 수행 못할 때: 0점
  - ▸ 과제를 완전히 수행할 때: 4점
- 평가지침
  - ▸ 편마비 환자의 평가 시 건측과 마비측의 사용 제한 없이 피검사 스스로 편안한 방법을 선택하여 수행
  - ▸ 대상자는 항목에서 주어진 자세로 지정된 시간 동안 유지

(3) 결과해석

- 최저 0점부터 최고 56점까지 평가
- 총점이 45점 이상인 경우 안전하고 독립적 보행 가능
- 총점에 따른 낙상 위험도 예측

버그 균형 척도 점수에 따른 낙상 위험도

버그 균형 척도 점수	낙상 위험
41~56	낮음
21~40	중등도
0~20	높음

버그 균형 척도

1. 앉은 자세에서 일어나기	
일어서기 위해 중간 정도 또는 최대한의 도움이 필요하다.	0
일어서기 위해 또는 안정성을 유지하기 위해서는 최소한의 도움이 필요하다.	1

일어서기를 몇 번 시도한 후 손을 사용하여 설 수 있다.	2
손을 사용하여 스스로 설 수 있다.	3
손을 사용하지 않고 일어서서 안정된 자세를 유지할 수 있다.	4
2. 잡지 않고 서 있기	
도움 없이는 30초 동안 서 있을 수 없다.	0
잡지 않고 30초 동안 서 있기 위해서는 여러 번의 시도가 필요하다.	1
잡지 않고 30초 동안 서 있을 수 있다.	2
옆에서 지켜봐주면 2분 동안 서 있을 수 있다.	3
안전하게 혼자서 2분 동안 서 있을 수 있다.	4
3. 의자 등받이에 기대지 않고 바른 자세로 앉기	
10초 동안 지지 없이 앉아 있을 수 없다.	0
10초 동안 앉아 있을 수 있다.	1
30초 동안 앉아 있을 수 있다.	2
감독하에 2분 동안 앉아 있을 수 있다.	3
안전하게 2분 동안 앉아 있을 수 있다.	4
4. 선 자세에서 앉기	
앉을 때 도움이 필요하다.	0
혼자 앉기는 하지만 털썩 주저앉는다.	1
앉을 때 다리 뒷부분을 의자에 기대고 천천히 앉는다.	2
뭔가를 붙들어야 천천히 앉을 수 있다.	3
손을 거의 사용하지 않고 (또는 손을 조금 사용하여) 안전하게 앉는다.	4
5. 의자에서 의자로 이동하기	
안전을 위해 옆에서 지켜봐주거나 도움을 줄 두 사람이 필요하다.	0
한 사람의 도움이 필요하다.	1
말로 가르쳐주거나 옆에서 지켜봐주어야 옮겨 앉을 수 있다.	2

확실히 손을 사용해야 안전하게 옮겨 앉을 수 있다.	3
손을 거의 사용하지 않고 (또는 손을 조금 사용하여) 안전하게 옮겨 앉을 수 있다.	4
6. 두 눈을 감고 잡지 않고 서 있기	
넘어지는 것을 방지하기 위하여 도움이 필요하다	0
안정적으로 서 있으나 두 눈을 감고 3초 동안 유지할 수는 없다.	1
3초 동안 서 있을 수 있다.	2
옆에서 지켜봐주면 10초 동안 서 있을 수 있다.	3
10초 동안 안전하게 서 있을 수 있다.	4
7. 두 발을 붙이고 잡지 않고 서 있기	
두 발을 붙이는 데에 도움이 필요하며 15초 동안 서 있을 수 없다.	0
두 발을 붙이는 데에 도움이 필요하며 15초 동안 서 있을 수 있다.	1
혼자서 두 발을 붙이고 설 수 있으나 30초 동안은 유지할 수는 없다.	2
혼자서 두 발을 붙이고 옆에서 지켜봐주면 1분 동안 안전하게 서 있을 수 있다.	3
혼자서 두 발을 붙이고 1분 동안 안전하게 서 있을 수 있다.	4
8. 선 자세에서 앞으로 팔을 뻗어 내밀기	
넘어지지 않기 위해 도움이 필요하다.	0
앞으로 뻗을 수는 있으나 옆에서 지켜봐주는 것이 필요하다.	1
5cm 이상 앞으로 안전하게 뻗을 수 있다.	2
12.5cm 이상 앞으로 안전하게 뻗을 수 있다.	3
25cm 이상 앞으로 자신 있게 뻗을 수 있다.	4
9. 바닥에 있는 물건을 잡아 올리기	
구두를 집으려고 시도해도 할 수 없으며 넘어지지 않게 하려면 도움이 필요하다.	0
구두를 집어들 수 없으며 집으려고 시도하는 동안에도 옆에서 지켜봐주는 것이 필요하다.	1
집을 수는 없으나 구두가 있는 지점으로부터 2.5~5cm의 거리까지 손이 닿으면 혼자 균형을 잡을 수 있다.	2

구두를 집어들 수 있으나 옆에서 지켜봐주는 것이 필요하다.	3
안전하고 쉽게 신발을 집어들 수 있다.	4
10. 왼쪽과 오른쪽으로 뒤돌아보기	
넘어지지 않도록 하기 위해 도움이 필요하다.	0
몸을 돌리려 할 때 옆에서 지켜봐주는 것이 필요하다.	1
옆 방향으로만 비스듬히 돌릴 수 있으나 균형은 유지된다.	2
한쪽으로만 잘 돌아다보며, 체중 이동을 잘 할 수 있다.	3
왼쪽과 오른쪽 방향으로 뒤돌아보며, 체중 이동을 잘 할 수 있다.	4
11. 제자리에서 360° 회전하기	
돌 때 도움이 필요하다.	0
근접해서 지켜봐주거나 말로 지시를 해주어야 한다.	1
안전하게 360°를 천천히 돌 수 있다.	2
한 방향으로만 4초 이내에 안전하게 360° 돌 수 있다.	3
각 방향으로 4초 이내에 안전하게 360° 돌 수 있다.	4
12. 일정한 높이의 발판 위에 발을 교대로 놓기	
넘어지지 않도록 하기 위해 도움이 필요하며 과제를 수행할 수 없다.	0
약간의 도움으로 완전하게 발을 2회 이상 발판에 올려놓을 수 있다.	1
보조자의 도움 없이 완전하게 교대로 발을 4회 발판에 올려놓을 수 있다.	2
혼자 서서, 20초 이상 걸려 완전하게 교대로 발을 8회 발판에 올려놓을 수 있다.	3
혼자 안전하게 서서, 20초 이내에 안전하게 교대로 발을 8회 발판에 올려놓을 수 있다.	4
13. 한 발 앞에 다른 발을 일자로 두고 서 있기	
발을 내딛거나 서 있는 동안 균형을 잃는다.	0
걸음을 내딛는데 도움이 필요하나 그대로 서서 15초 동안 유지할 수 있다.	1
혼자 작은 발걸음으로 30초 동안 유지할 수 있다.	2
혼자 큰 발걸음으로 30초 동안 유지할 수 있다.	3

혼자 두 발을 일자로 하여 30초 동안 그대로 서서 유지할 수 있다.	4
14. 한 다리로 서 있기	
한 발로 서 있을 수 없다.	0
한 발을 들려고 시도하며, 3초 동안 유지하지는 못하지만 혼자서 서 있을 수 있다.	1
혼자 한 발을 들고 3초 동안 또는 그 이상 서 있을 수 있다.	2
혼자서 한 발을 들고 5~10초 정도 서 있을 수 있다.	3
혼자서 한 발을 들고 10초 동안 서 있을 수 있다.	4

3) 동적 균형 검사

(1) 기능적 뻗기 검사(functional reach test)

검사방법	• 대상자는 양발을 어깨너비로 벌리고 벽 옆에 서서 우세팔의 주먹을 가볍게 쥐고 어깨가 벽에 닿지 않도록 하여 팔을 90° 굽히도록 함 • 양발을 움직이지 않고 팔을 최대한 앞으로 뻗도록 함 • 시작지점과 최대로 뻗은 지점의 거리를 측정, 3번째 손허리손가락관절 끝을 기준으로 하며, 3번 측정하여 평균값을 사용	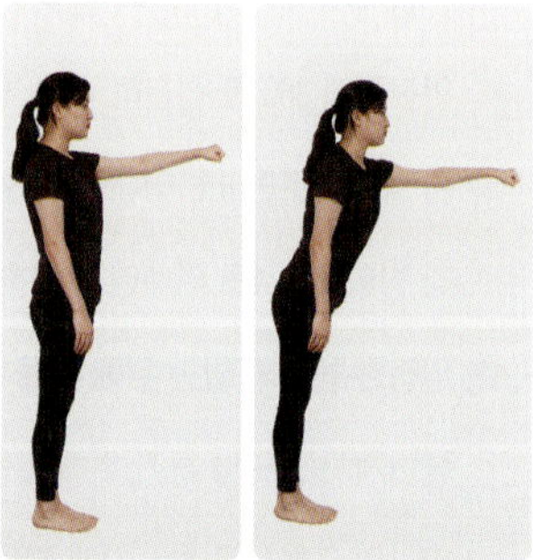
결과 해석	최대한 팔을 뻗을 수 있는 거리는 성별과 나이에 따라 다름	

기능적 뻗기 검사 표준 거리 단위: cm(inch)

나이	남	여
20~40세	42.4±4.8(16.7±1.9)	37.1±5.6(14.6±2.2)
41~69세	37.8±5.6(14.9±2.2)	35.1±5.6(13.8±2.2)
70~87세	33.5±4.1(13.2±1.6)	26.7±8.9(10.5±3.5)

출처: Duncan, P.W, et al. (1990). Functional reach: a new clinical measure of balance. J Gerontol. 45(6), 192-7.

(2) 일어서서 걷기 검사(timed up and go test)

검사방법

- “시작” 신호에 따라 대상자는 일어나서 3m를 걷고 반환점을 돌아 제자리로 돌아오는 과제를 수행
- 대상자가 과제를 수행하는 동안 평가자는 시간을 측정

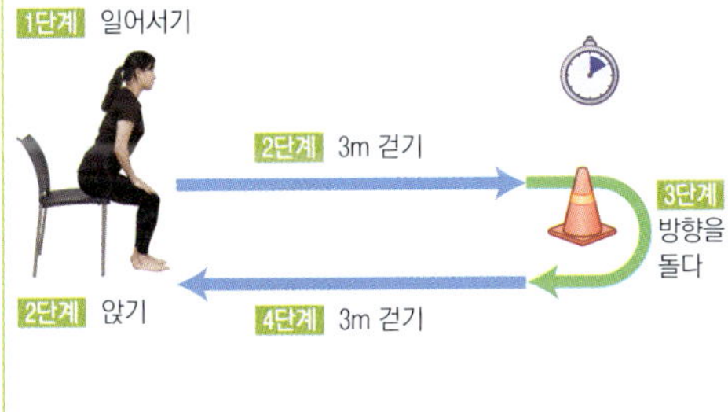

결과 해석

- 10초 이내로 수행할 수 있으면 정상으로 판단, 노인과 장애인의 경우 11~20초 정도 소요
- 20초 이상 걸리면 보행에 도움이 필요

연령별에 따라 시간 측정

나이	20~29세	30~39세	40~49세	50~59세	60~69세	70~79세
시간	5.31± 0.25	5.39± 0.23	6.24± 0.67	6.44± 0.17	7.24± 0.17	8.54± 0.17

출처: Isles, R.C, et al. (2004), Normal values of balance test in woman aged 20-80. J Am Geriatr Soc. 52:1367-72.

4) 정적 균형 검사

(1) 롬버그 검사(Romberg test)

검사방법

- 눈을 뜬 상태에서 두 발을 모은 채 선 자세를 유지하도록 한 후 두 눈을 감고 20~30초간 자세를 유지

결과 해석

- 눈을 뜨고 있을 때에 비해 감고 있을 때 과도한 흔들림이나 균형 상실이 나타난 경우 감각성 실조일 가능성이 높음
- 눈을 뜨고 있는 상태에서 과도한 흔들림이나 균형 상실이 나타난 경우 소뇌성 실조일 가능성이 높음

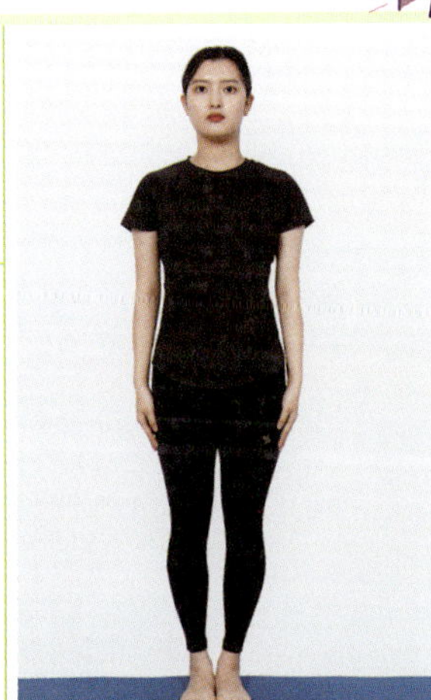

(2) 텐덤 롬버그 검사(tandem romberg test)

검사방법	• 한 발의 뒤꿈치를 다른 발의 발끝에 위치시키고 팔짱을 낀 채 60초간 서 있도록 함 • 눈을 뜨거나 균형상실이 나타날 때까지의 시간을 측정	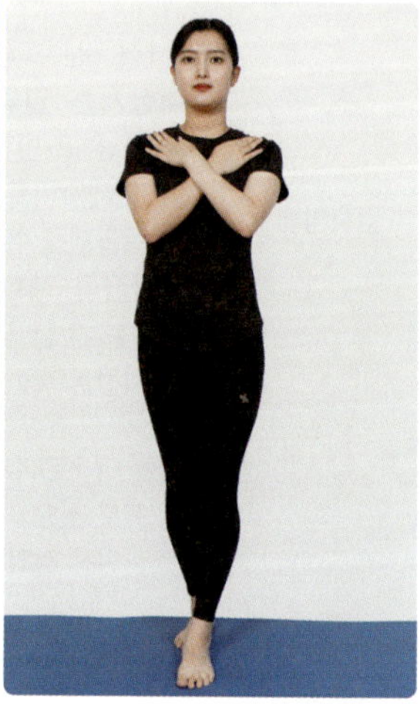

(3) 한 발 서기 검사(one legged stance test)

검사방법	• 팔짱을 끼고 한 발로 서 있도록 하며 든 다리는 무릎 90° 굽힘을 유지하도록 함 • 균형이 상실될 때까지 측정하며 최대 30초까지 측정	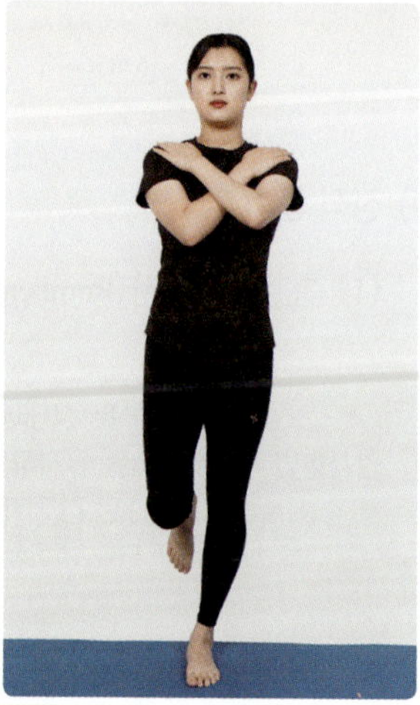

(4) 균형을 위한 감각통합 임상검사

검사방법	• 균형에서 다양한 감각계가 미치는 영향을 알아보기 위한 기능적 검사 • 안대와 돔을 이용한 시각입력 조절, 스펀지와 딱딱한 지면을 이용한 몸감각입력 조절의 변수를 이용하여 6가지 자세에서 각 30초간 균형을 검사	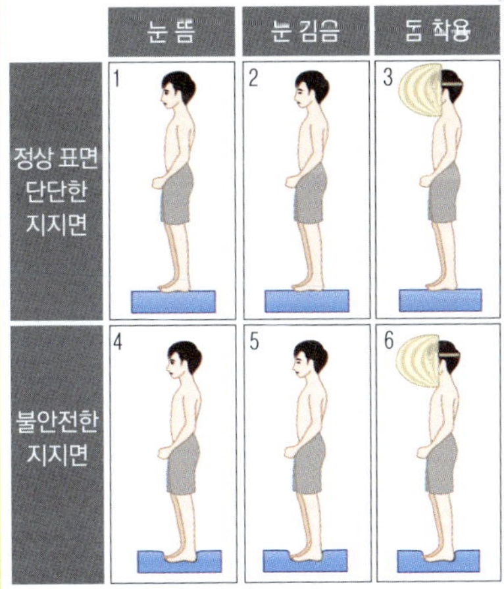 출처: Susan, K. Effgen. (2013). Meeting the Physical Therapy Needs of Children, 2nd Edition. F.A. Davis.

5. 인지 및 지각기능 평가도구

1) 간이 정신상태 검사(Mini mental state examination; MMSE)

(1) 목적

1975년 미국에서 개발되어 1989년 한국판으로 발간, 단시간 내에 간단하게 인지 기능과 치매 여부를 평가하기 위해 개발된 선별검사

(2) 평가대상

치매가 의심되는 노인이나 뇌손상 환자

(3) 평가방법

지남력

1. (5점) 오늘은 　　년 　　월 　　일 　　요일, 계절은?
2. (4점) 집 주소는 　　시(도) 　　구(군) 　　동(면) 　　번지
3. (1점) 여기는 어떤 곳입니까(예: 학교, 병원, 시장, 가정집 등)?

기억등록

4. (3점) 물건 이름 세 가지 듣고 따라하기(예: 나무, 모자, 자동차)
[기억력을 검사한다고 미리 말한 뒤, 물건 이름 세 가지(예: 나무, 모자, 자동차)를 1초 간격으로 정확하고 천천히 말한 직후 따라하게 함. 주의집중이 안 돼서 실패했다고 판단될 때는 전혀 다른 이름으로 재시행]

기억회상

5. (3점) 3~5분 후 4번 질문에서 말한 3개의 단어 말하기

주의집중 및 계산

6. (5점) 100 − 7 = ( ) − 7 = ( ) − 7 = ( ) − 7 = ( ) − 7 = ( )
(전항과의 차이가 7이면 맞는 것으로 간주)
6. (변형: 피검자가 하지 못하거나 하지 않으려고 할 때)
'삼천리강산'을 거꾸로 말하기(0~5점)
**올바른 배열에 있는 글자 수로서 채점한다.

언어기능

7. (2점) 물건 이름 맞추기(연필, 시계 등)
8. (3점) 3단계 지시 따르기–오른손으로 종이를 집는다/반으로 접는다/무릎 위에 놓는다.
9. (1점) 5각형 2개를 겹쳐 그린 그림을 보고 따라 그리기
[10개의 각이 분명하고 두 5각형이 겹쳐져 있으면 점수(0~1점). 떨림, 위치가 돌아감 등은 무관]
10. (1점) '간장 공장 공장장'을 따라하기(한 번만 하게 함)

이해 및 판단

11. (1점) 옷은 왜 빨아서 입습니까? (깨끗하라고, 더러워서 등 위생에 대한 답을 할 때, 즉 문항을 이해할 경우 점수)
12. (1점) 길에서 남의 주민등록증을 주웠을 때 어떻게 하면 쉽게 돌려줄 수 있겠습니까? (우체국에 관련된 대답에만 1점. 동사무소, 지서, 면장 등은 오답)

사용 지침

1. 직접 인터뷰하면서 시간제한 없이 각 문항을 제대로 수행했으면 1점, 수행하지 못했으면 0점을 준다.
2. 무학인 경우 다음과 같이 평가한다. 단 각 영역에 만점이 넘지 않게 한다.
   1) 시간 지남력에 1점 추가
   2) 주의집중 및 계산에 2점 추가
   3) 언어기능에 1점 추가

(4) 결과해석

총점으로 인지장애 평가

- ▸ **24~30점**: 인지장애 없음
- ▸ **18~23점**: 경도 인지장애(mild cognitive impairment)
- ▸ **17점 이하**: 심한 인지장애(severe cognitive impairment)

한국형 간이 정신상태 검사 평가표

영역	번호	질문내용		배점	점수
지남력	1	오늘은 몇 년, 몇 월, 며칠, 무슨 요일입니까? 그리고 지금은 무슨 계절입니까?	( ) 년 ( ) 월 ( ) 일 ( ) 요일 ( ) 계절	1 1 1 1 1	
	2	현재 사시는 집 주소는 무엇입니까?(도) 현재 사시는 시·군(도시)·구 이름은 무엇입니까? 사시는 읍·면·동 이름은 무엇입니까? 여기는 어떤 곳입니까(요양원, 학교, 시장, 병원 등)?		1 1 1 1	
	3	여기는 무엇을 하는 곳입니까(사무실, 식당, 화장실 등)?		1	
기억 등록	4	지금부터 제가 세 가지 물건의 이름을 말씀드리겠습니다. 끝까지 들으신 다음 세 가지 물건의 이름을 모두 말씀해보십시오. 그리고 몇 분 후에 그 세 가지 물건의 이름을 다시 물어볼 것이니 들으신 물건의 이름들을 잘 기억하고 계십시오(나무, 자동차, 모자; 각 1점).		1 1 1	

영역	번호	질문내용		배점	점수
기억 회상	5	3~5분 후, 조금 전에 불러드린 세 가지 물건의 이름이 무엇인지 말씀해주세요(각 1점/총 3점).		1 1 1	
주의 집중 및 계산	6	100 － 7= (점) － 7= (점) － 7= (점) － 7= (점) － 7= (점)	93 86 79 72 65	1 1 1 1 1	
언어 기능	7	시계와 연필을 보여주고 그 이름을 물어본다.	시계 1점 연필 1점	1 1	
	8	다음 3단계의 명령을 따라하도록 한다. "오른손으로 종이 집어서"(1점) "그것을 반으로 접어서"(1점) "무릎 위에 놓으세요"(1점)		1 1 1	
	9	5각형 2개를 겹쳐 그리게 한다.		1	
	10	'간장 공장 공장장'을 따라하기(1점)		1	
이해 및 판단	11	"옷은 왜 빨아서(세탁해서) 입습니까?"라고 질문한다.		1	
	12	"길에서 남의 주민등록증을 주웠을 때 어떻게 하면 쉽게 주인에게 되돌려줄 수 있겠습니까?"라고 질문한다.		1	
			합계	30점	점

출처: 권용철, 박종한(1989). 노인용 한국판 MMSE-K의 표준화 연구: 제1편 MMSE-K의 개발. 신경정신의학회지. 28(1), 125-35.

2) 글래스고 혼수척도(Glasgow coma scale; GCS)

(1) 목적

- 1974년 스코틀랜드 글라스 대학의 신경외과 교수인 Graham Teasdale과 Bryan J. Jennet이 환자의 의식 상태를 평가하기 위해 개발
- 대상자의 예후를 평가하는데 주요 지표가 됨

(2) 평가대상

외상환자, 응급환자, 중환자 등

(3) 평가방법

3개의 영역에서 각 단계별 1점씩 부여, 최저 3점에서 최고 15점

영역	설명	점수
눈 반응 (eye response)	• 자발적으로 눈을 뜸	4
	• 언어적 자극, 명령, 말에 의해서 눈을 뜸	3
	• 압박 자극(손톱 부위를 10초간 눌렀을 때)에 의해서 눈을 뜸	2
	• 반응 없음	1
언어 반응 (verbal response)	• 지남력 있음: 시간, 장소, 사람에 대해 인지	5
	• 질문에 대답할 수 있으나 대화가 혼란스러움	4
	• 부정확한 짧은 담화 표현: 문장보다는 단어 사용	3
	• 이해할 수 없는 소리: 신음소리	2
	• 반응 없음	1
운동 반응 (motor response)	• 움직임 명령을 따라 수행함	6
	• 통증 자극에 대해 목적있는 움직임	5
	• 통증 자극에 대해 부분적 회피반응	4
	• 통증에 굽힘 반응	3
	• 통증에 폄 반응	2
	• 반응 없음	1

출처: Teasdale, G,, Maas, A,, Lecky, f, et al. (2014). the Glasgow Coma Scale at 40years: dtanding the test of time, Lancet Neurol. 13(8), 844–54.

(4) 결과해석

총점이 높을수록 의식이 좋음

▸ 5점 이하: 식물인간/혼수상태

▸ 8점 이하: 중증 손상

▸ 9~12점: 중등도 손상

▸ 13~15점: 경도 손상

3) 란초로스 아미고스 인지 척도(Rancho Los Amigos cognitive scale)

(1) 목적

외상성 뇌손상 환자에서의 인지 회복 과정을 이해하기 위해 유용하며, 뇌손상 이후에 오는 전형적인 패턴이나 회복 단계를 설명

란초로스 아미고스 인지 척도

구분	수준	반응	설명
낮은 수준 단계	I	무반응	• 어떠한 자극에도 반응이 없음
	II	일반적 반응 (generalized response)	• 통증성 자극에 반사적으로 반응함
	III	부분적 반응 (localized response)	• 강한 빛에 눈을 깜박거리고, 소리 나는 쪽을 피하거나 돌아보고, 신체적 불편함에 대해 반응함 • 명령에 대해서는 불규칙적으로 반응함
중간 수준 단계	IV	혼동-흥분된 반응 (confused-agitated)	• 의식이 명료하고 매우 활동적이며 흥분되어 있음. 집중시간이 매우 짧고 목적 없이 행동함
	V	혼동-부적절한 반응 (confused-inappropriate)	• 흥분상태는 아니나 지시에 대해 애매한 반응을 함, 쉽게 산만하고 단순한 지시가 필요 • 사람, 장소, 시간에 대한 지남력이 없음
	VI	혼동-적절한 반응 (confused-appropriate)	• 시간과 장소에 대한 지남력이 혼동됨 • 간단한 지시는 수행하며 도움 하에 목적 있는 활동을 수행함
높은 수준 단계	VII	자동-적절한 반응 (automatic-appropriate)	• 일상생활에 최소한의 도움이 필요 • 익숙한 환경에서 장소나 사람에 대해서는 인지, 패턴화된 일상적인 과제를 수행함
	VIII	목적적-적절한 반응 (purposeful-appropriate)	• 지남력은 정상이며, 일상생활활동을 준비해주면 1시간 정도 익숙한 일을 독립적으로 수행함

구분	수준	반응	설명
	IX	목적적-적절한 반응 (purposeful-appropriate, stand by assistance on request)	• 요구에 따라 도움을 제공해주면 적어도 2시간은 연속적으로 정확하고 완전하게 수행함
	X	목적적-적절한 반응 (purposeful-appropriate, modified independent)	• 모든 환경에서 다양한 일을 조절하고 수행하지만 규칙적인 휴식이 필요함

출처: Hagen, C, et al. (1979). Levels of cognitive functioning, rehabilitation of the brain injured adult comprehensive physical management. Downey, CA: professional staff Association of Rancho Los Amigos Hospital.

4) 갈베스톤 지남력 및 기억력 상실검사(Galveston orientation and amnesia test; GOAT)

(1) 목적

외상 후 기억상실증(post traumatic amnesia; PTA)을 검사하기 위한 도구

갈베스톤 지남력 및 기억력 상실검사

내용		점수
1	이름이 무엇입니까?	/2
	어디서 태어났습니까?	/4
	어디서 살고 있습니까?	/4
2	지금 어디에 있습니까? (도시)	/5
	병원(반드시 병원 이름까지 알지 못해도 됨)	/5
3	병원에 언제 입원했습니까?	/5
	병원에 어떻게 왔습니까?	/5
4	사고 후 제일 먼저 기억할 수 있는 일이 무엇입니까?	/5
	사고 후 제일 먼저 기억할 수 있는 일을 자세히 이야기할 수 있습니까? (날짜, 시간, 같이 있었던 사람)	/5
5	사고 전에 있었던 일 중 가장 마지막에 일어난 일은 무엇입니까?	/5
	사고 전 가장 마지막 일로 기억되는 사건을 자세히 이야기할 수 있습니까? (날짜, 시간, 같이 있었던 사람)	/5

	내용		점수
6	지금 몇 시입니까?	(30분 차이마다 1점 감점, 최대 5점 감점)	
7	무슨 요일입니까?	(하루 차이마다 1점 감점)	
8	며칠입니까?	(하루 차이마다 1점 감점, 최대 5점 감점)	
9	몇 월입니까?	(한 달 차이마다 1점 감점, 최대 5점 감점)	
10	몇 년도입니까?	(한 해 차이마다 1점 감점, 최대 5점 감점)	
총 틀린 점수			
총점(100 - 총 틀린 점수)			

출처: Levin, H.S., O'Donnell, V.M., Grossman, R.G. (1979). The Galveston Orientation and Amnesia Test, J Nerv Ment Dis. 167, 675−84

(2) 결과해석

점수가 낮을수록 심한 외상 후 기억상실증을 의미

5) 의식 단계

의식수준	설명
명료 (alert)	정상적인 의식 상태로 자발적으로 움직이는 상태
기면 (drowsiness)	주의력이 감소하나 외부의 자극에 대해 바로 반응할 수 있는 상태로 자극이 주어질 때만 의사소통이 가능
혼미 (stupor)	통증을 유발하는 강한 자극에 대해 반응(자극을 피하려는 반응)
반혼수 (semicoma)	통증을 유발하는 강한 자극에 대해 약한 반응(눈을 찡그리거나 움찔하는 반응)
혼수 (coma)	자발적인 움직임도 없고 통증을 유발하는 강력한 자극에도 반응이 없음

6) 지각 평가

지각	개념	평가방법
입체감각인식 (stereognosis)	물체나 모양을 시각적 단서 없이 촉각지각에 의해 인지하는 능력	• 동전, 나사, 클립, 단추 등을 무작위로 놓고 환자의 시야를 가린 채 물건을 만지도록 함 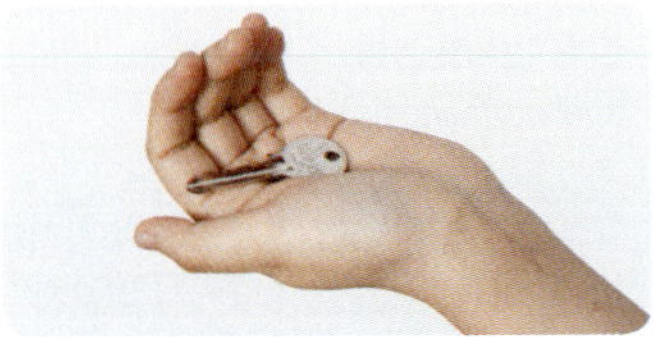 • **다른 방법**: 눈으로 보지 않고 단추를 채우거나 가방에서 지갑을 꺼내는 동작을 실시함 • **반응**: 물체의 이름을 대거나 특성을 설명하도록 함. 사물의 무게, 촉감, 재질, 형태 등의 정보를 정확하게 인식했는지를 파악함
도서감각 (graphesthesia)	피부에 쓴 숫자, 글자, 모양을 인식하는 능력	• 시야를 가리고 손끝이나 볼펜 등으로 글자, 숫자 등을 그림 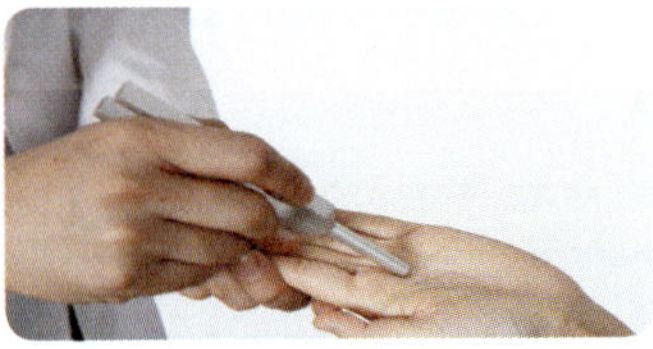 • **반응**: 그린 것이 무엇인지 검사자에게 말함
신체 도식 (body schema)	신체 부분들의 관계성, 몸의 자세를 지각하는 능력	• 사람 그리기, 신체 지적하기(코를 만져 보세요), 신체 퍼즐 맞추기, 신체 위치검사를 실시 • **손가락 인식 검사**: 시각을 차단하고 검사자의 접촉에 의해 각 손가락의 명칭을 말함 • **왼쪽, 오른쪽 구별**: 사물을 책상에 올려놓고 오른쪽, 왼쪽에 있는 물건의 이름을 말하거나 지적하도록 함

인식불능증(agnosia): 감각에 의해 받아들인 물건을 잘 알아차리지 못하는 지각 결손

시각 인식불능증 (visual agnosia)	• 시각은 정상이나 지각한 것의 의미를 파악하지 못하는 장애로 물건을 보고도 알지 못함
촉각 인식불능증 (tactile agnosia)	• 재질의 차이를 인식하지 못함 • 입체지각 인식불능증(asterognosia)
청각 인식불능증 (auditory agnosia)	• 소리의 차이를 인식하지 못함
신체 도식과 관련된 인식불능증	• 손가락 인식불능증(finger agnosia) ▸ 시각을 차단하고 검사자가 만진 손가락 이름을 말하기 어려움 • 질병인식불능증(anosognosia) ▸ 자신의 몸에 생긴 질병이나 이상 상태를 알아차리는 능력 소실

행위상실증(apraxia): 근력, 감각, 협응의 손상이 없음에도 불구하고 목적 있는 행동에 대한 수행능력이 저하

관념 행위상실증 (ideational apraxia)	• 사물의 이름을 상징화하고 관련된 움직임의 개념을 형성하여 순서적으로 형상화하는 능력 손상 예 ▸ 치약과 칫솔을 같이 줄 경우 양치를 할 줄 모름 ▸ 일의 순서가 바르지 못하거나 단계가 빠짐
관념운동 행위상실증 (ideomotor apraxia)	• 개념과 방법은 이해하지만 명령에 의해 목적 있는 운동을 수행하는 것이 어려움. 습관적인 자동적 일을 수행함 예 ▸ 머리빗, 칫솔을 어떻게 사용하는지에 대해 비교적 말로 잘 설명하면서 행동으로는 하지 못함 ▸ 물체를 다루는 것이 어둔함
구성 행위상실증 (constructional apraxia)	• 그리기, 복사하기, 구성하기를 2차원 내지 3차원적으로 디자인하지 못함 예 ▸ 상자가 쌓여진 그림을 보고 숫자를 세어보라고 하면 숨어있는 상자의 개수는 세지 못함
구강 행위상실증 (oral apraxia)	• 구강과 관련된 자세 수행 제한 예 ▸ '입술을 핥아보세요'라는 지시에 따라 실행할 수 없으나 자동적으로 실행이 가능함

착의 실행증 (dressing apraxia)	• 신체도식 및 공간과의 관계 장애로 인해 혼자의 힘으로 옷을 착용할 수 없음 예 ▸ 상의를 가져다주면 어느 곳이 팔 부분인지 찾지 못하여 옷을 입지 못함

6. 뇌신경 평가

신경	기능	평가방법
CN I 후각신경	후각	• 눈을 감고 향이 분명한 물질(향수, 커피 등)을 사용하여 한쪽씩 냄새를 맡게 함
CN II 시각신경	시각 동공반사	• **시력**: 스넬렌 시력검진표를 이용하여 측정 • **시야**: 대면검사(대상자와 검사자가 마주 앉고, 대상자는 한쪽 눈을 가리고, 다른 눈으로 검사자의 동공을 응시함. 검사자는 손가락을 시야 말초 주변에서 중심으로 움직일 때 보이는지 여부를 평가) 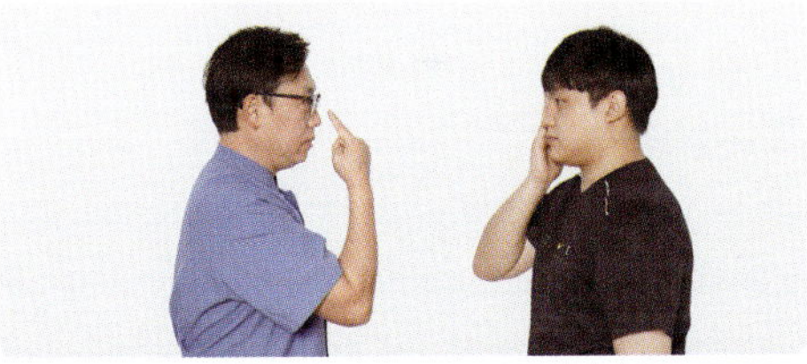 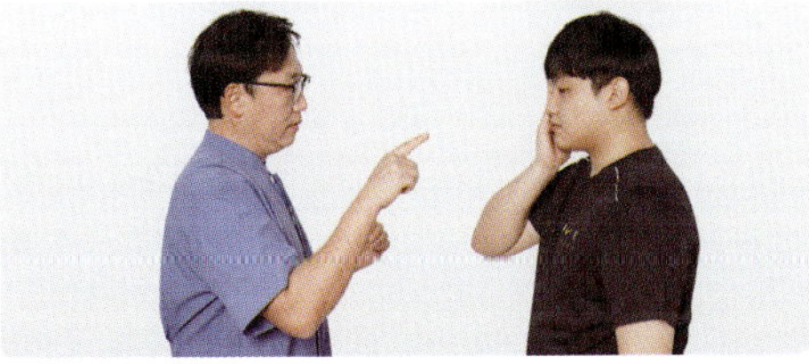 • **빛 반사**: 펜라이트를 사용하여 빛에 대한 동공 수축 여부를 검사. 직접빛반사검사(빛에 비춰진 동공의 수축 여부 검사), 간접빛반사검사(빛에 비춰진 반대쪽 동공의 수축 여부 검사)

신경	기능	평가방법
CN III **눈돌림신경**	눈꺼풀 처짐 눈 운동 동공 축소	• **눈꺼풀 처짐**: 대상자와 검사자가 마주 앉은 후 눈을 최대한 뜨라고 함. 손상 시 윗눈꺼풀이 동공 높이 또는 이하에 쳐져 있음 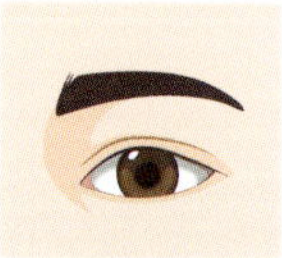 정상 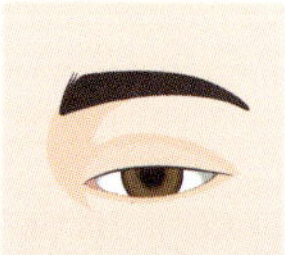 경증 눈꺼풀 처짐 • **눈 운동**: 대상자와 검사자가 마주 앉은 후 검사자의 손가락이나 물체를 각 방향으로 움직여 눈의 움직임을 검사함. 손상 시 눈을 안쪽으로 돌릴 수 없음 • **동공 축소**: 동공수축 반사를 위해 어두운 방에서 대상자의 눈 가까운 곳에 펜라이트(penlight)를 비춘다. 이때 동공이 수축되고 그 상태를 유지해야 정상임
CN IV **도르래신경**	눈 운동	• **눈 운동**: (위와 동일) 손상 시 눈을 아래쪽, 안쪽으로 움직일 수 없음 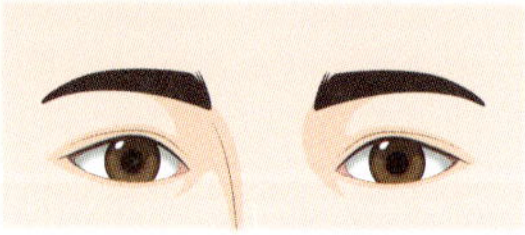 정상 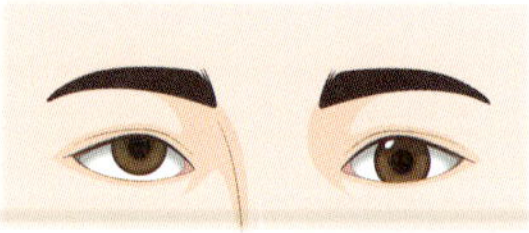 손상
CN V **삼차신경**	얼굴감각 씹기운동 각막반사	• **얼굴감각**: 대상자가 눈을 감은 상태에서 면봉이나 핀을 이용하여 감각 분지(아래턱 부위, 위턱 부위, 눈 부위)에 자극함 • **씹기운동**: 대상자가 어금니를 꽉 물어보게 한 다음 양쪽의 깨물근과 관자근을 촉진하여 근육의 단단함을 평가함. 입을 반쯤 벌리고, 턱을 좌우로 움직이게 하여 움직이는 힘이 같은지 검사하여 날개근을 비교함 • **각막반사**: 각막의 가쪽면에 면봉을 대어 눈을 깜박거리는지 여부를 평가함

신경	기능	평가방법
CN VI **갓돌림신경**	눈 운동	· **눈 운동**: (위와 동일) 손상 시 눈을 바깥쪽으로 움직일 수 없음 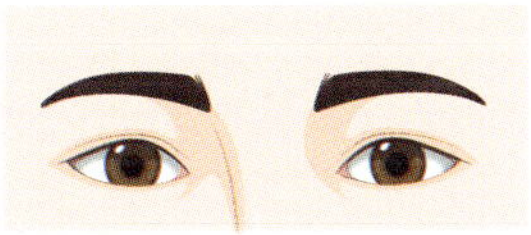 정상 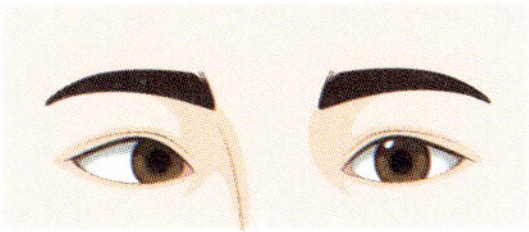 손상
CN VII **얼굴신경**	얼굴표정 미각	· **얼굴표정**: 웃기, 이마 찡그리기, 주름 짓기, 뺨 부풀리기 등 얼굴의 운동기능을 검사함. 얼굴 전체의 모습을 자세히 관찰함 · **미각**: 단맛, 짠맛, 신맛, 쓴맛 등을 혀에 대어보아 검사함
CN VIII **안뜰달팽이신경**	평형 청력	· **평형 검사**: 뒤꿈치-발가락 보행으로 걷거나, 제자리걸음을 걷게 하여 평형감각을 검사함 · **눈떨림 검사**: 프레첼 안경이나 비디오안구 검사기, 전기눈떨림 검사기를 사용하여 검사함 · **칼로닉 검사**: 머리를 30° 앞으로 굽힌 상태에서 귀에 온수 또는 냉수를 10mL 정도 주입함. 정상에서는 온수를 주입하면 주입한 쪽으로 눈떨림이 발생하고 냉수를 주입하면 반대쪽으로 눈떨림이 발생함 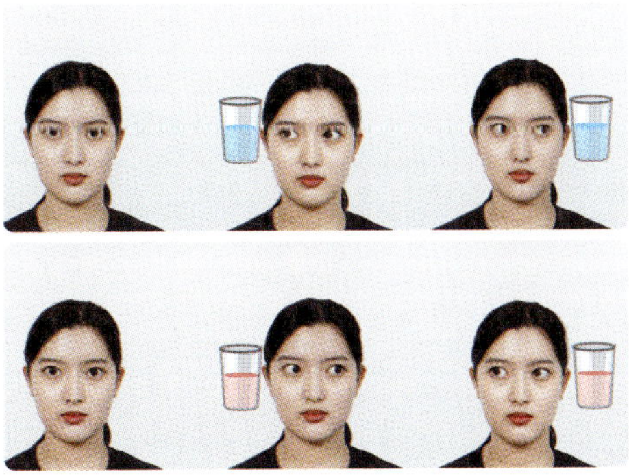

신경	기능	평가방법
CN VIII 안뜰달팽이신경	평형 청력	• **청력 검사**: 눈을 감게 한 후 시계를 대고 소리 난 쪽의 손을 들게 함 • **웨버 검사**: 128Hz의 소리굽쇠를 이마 가운데에 대고 양쪽 귀에서 들리는 크기가 같은지 확인함 • **린네 검사**: 소리굽쇠를 꼭지돌기에 대었다가 대상자가 들리지 않게 될 때 대상자의 바깥귀길을 통해 듣게 함 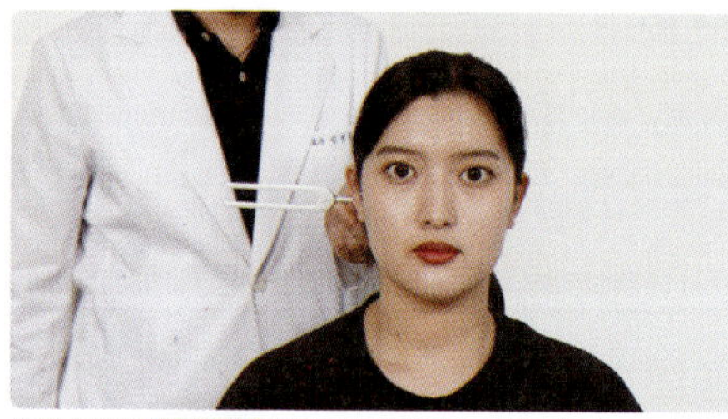 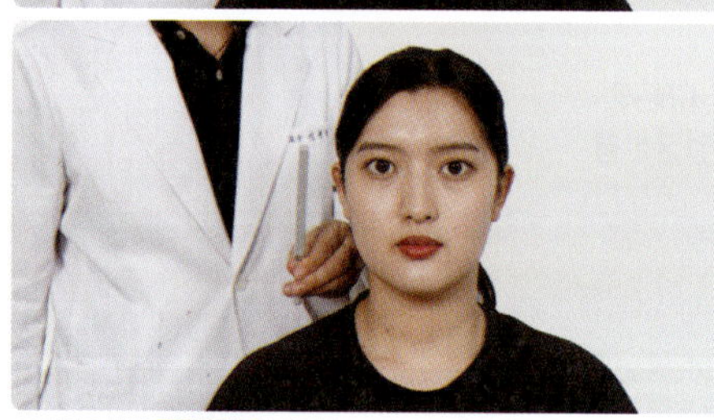 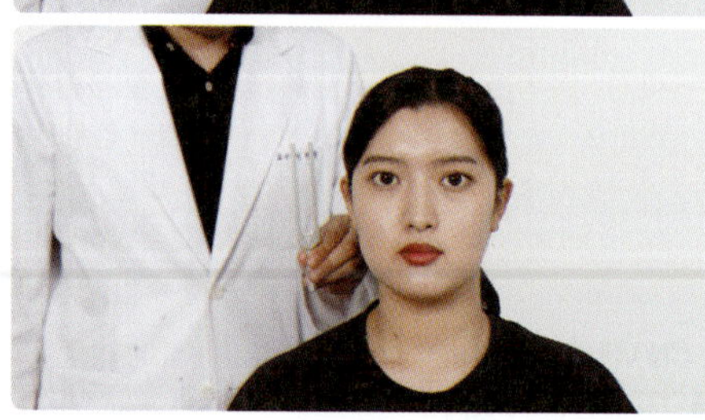
CN IX 혀인두신경	**미각**: 혀 뒤쪽 1/3 삼킴작용 구역반사	• **감각검사**: 쓴맛, 짠맛, 신맛, 단맛을 맛보게 하여 혀의 미각을 검사함 • **구역반사**: 설압자를 이용하여 혀를 살짝 누르고, 물렁입천장, 인두 또는 편도의 한쪽 부위를 가볍게 자극함. 손상 시 감각에 대한 자극이 저하되어 있음

신경	기능	평가방법
CN X 미주신경	인두, 후두, 바깥귀 감각, 삼킴작용, 흉곽, 내장기관 활동	• 목젖과 물렁입천장의 운동기능: 대상자가 입을 벌리게 한 후 '아' 소리를 낼 때, 목젖이 치우쳐 있는지 또는 대칭인지를 검사함. 손상 시 목젖이 정상쪽으로 치우쳐 있음 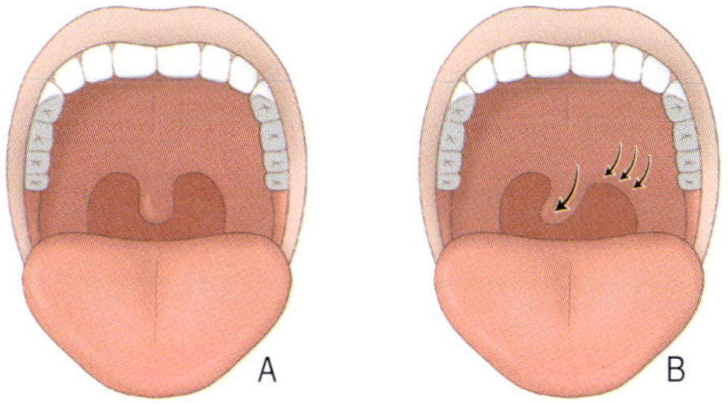 [미주신경 마비 환자의 목젖과 물렁입천장(B)] • **구역반사**: (위와 동일) 손상 시 물렁입천장 수축의 정도가 감소되어 있음
CN XI 더부신경	목, 어깨운동	• **운동 기능**: 대상자의 얼굴을 한쪽으로 밀면서 반대로 저항하게 하거나(목빗근 검사), 어깨를 아래로 밀면서 대상자가 어깨를 으쓱하게 하여 저항하는 힘(등세모근)을 검사함
CN XII 혀밑신경	혀 운동	• **운동 기능**: 혀를 내밀게 하여 한쪽으로 치우치는지 검사함. 대상자의 혀 안쪽에 설압자를 대고 이를 저항하여 밀어보게 함으로써 혀 운동기능을 검사함

7. 기타 평가

1) 편측 무시 평가

직선 이등분 검사 (Line-bisection test)	검사방법	• **검사지**: 가로 28cm x 세로 21.5cm, 길이 10cm, 15cm 가로선이 왼쪽, 오른쪽, 중앙에 각 6개씩 18개 배열 • 각 선의 중앙을 표시하도록 함 • **검사 시간**: 90초

<table>
<tr><td rowspan="2">직선 이등분 검사
(Line-bisection test)</td><td>검사방법</td><td></td></tr>
<tr><td>결과해석</td><td>· 실제 중앙점과 환자가 표시한 점 사이의 차이를 측정
· 점수 편차가 클수록 일반적으로 시야 결손이 심하며, 마비쪽의 무시 정도를 반영</td></tr>
<tr><td rowspan="2">알버트 검사
(Albert test)</td><td>검사방법</td><td>· A4 용지에 40개의 무작위로 배열되어 있는 선들을 대상자가 모두 찾아 표시하도록 함
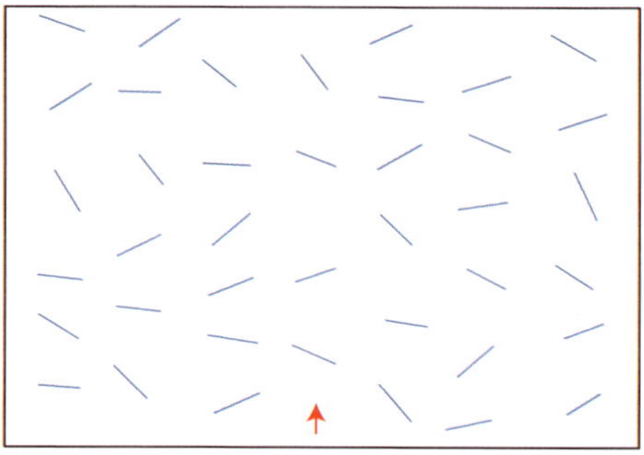</td></tr>
<tr><td>결과해석</td><td>· 중앙에 4개의 선을 제외하고 대상자가 표시한 선의 수를 기록함
· 36개의 선을 모두 찾은 경우 편측 무시 등을 포함한 제한이 없음</td></tr>
</table>

2) 소뇌 손상에 의한 협응 평가

<table>
<tr><th>검사</th><th colspan="2">설명</th></tr>
<tr><td>손가락 닿기와 손가락 코 검사
(finger to finger, finger to nose test)</td><td>• 대상자는 팔을 뻗어 치료사의 집게손가락에 자신의 손가락이 닿도록 시도함
• 다른 방법: 대상자는 자신의 코끝에 집게손가락을 닿게 하고 그 다음 검사자의 손가락에 자신의 손가락이 닿도록 시도함
• 손상 반응: 떨림(tremor)이나 겨냥이상(dysmetria)이 나타남</td><td>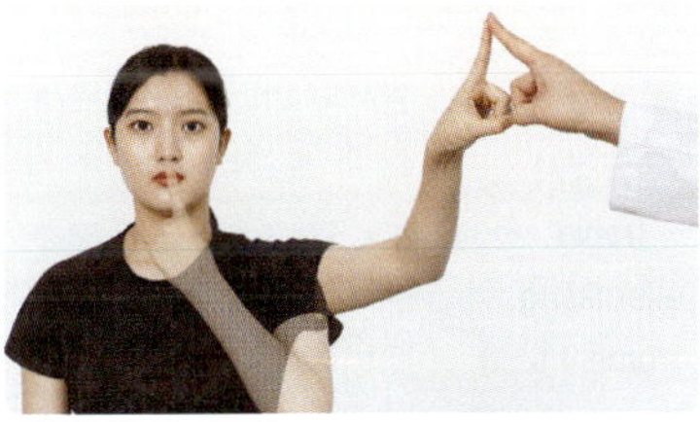
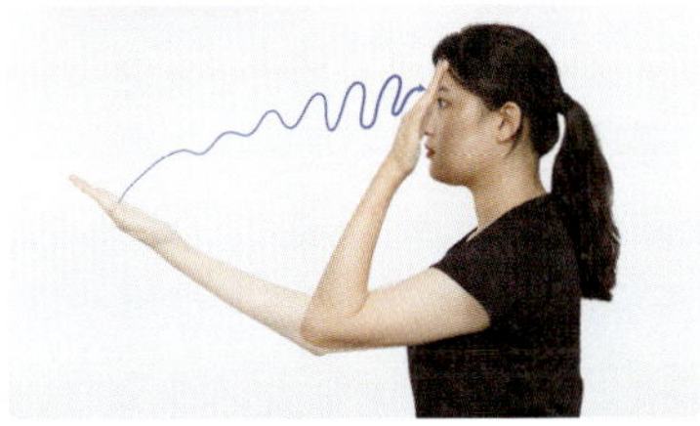
손상 반응</td></tr>
<tr><td>발꿈치 정강이 검사
(heel to shin test)</td><td>• 대상자의 한쪽 다리 발꿈치를 반대쪽 다리의 무릎 정강이 위에 놓음. 그 다음 발꿈치를 정강이를 따라 아래로 미끄러지게 함
• 손상 반응: 조화운동불능이나 떨림이 발생함</td><td>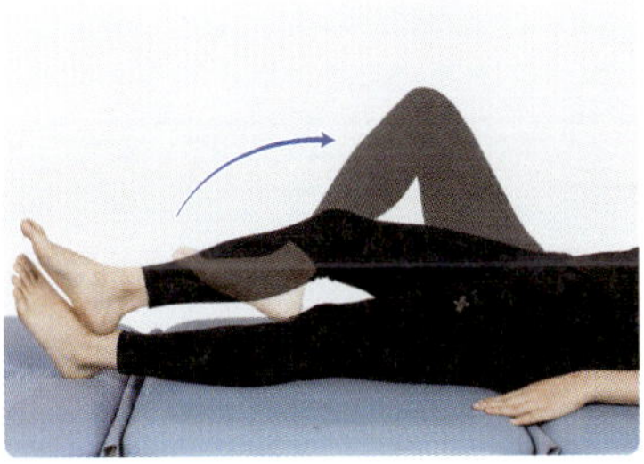</td></tr>
<tr><td>반동검사
(rebound test)</td><td>• 검사자는 팔꿈치를 90° 굽힌 자세에서 팔꿉 굽힘근에 저항을 주어 강한 등척성 수축을 이끌어 냄. 그 다음 검사자는 갑자기 저항을 멈춤
• 정상 반응: 저항을 없애면 아래팔의 작은 진폭의 움직임이 발생
• 손상 반응: 아래팔의 움직임이 억제되지 않고 계속 나타남</td><td>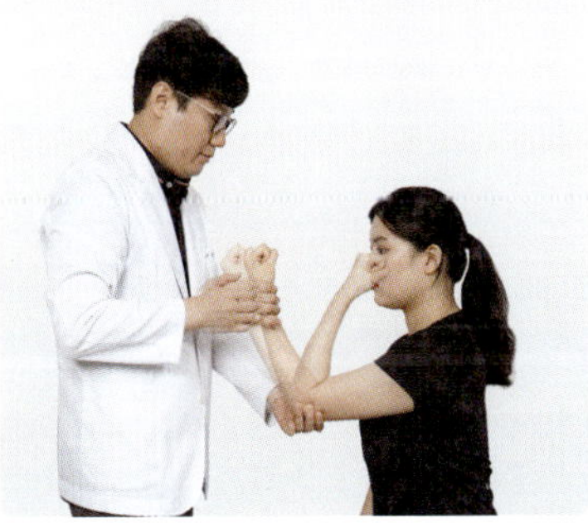</td></tr>
</table>

검사	설명	
빠른 교대 반복 운동검사 (rapid alternating movement test)	• 환자의 아래팔을 빠르게 뒤침과 엎침을 번갈아 가며 수행함 • **손상 반응**: 교대 움직임이 어려운 상반운동반복장애 (dysdiadochokinesia)가 나타남	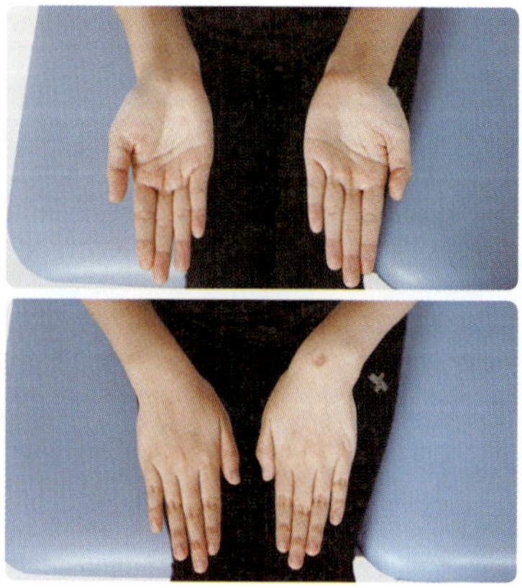

4절

특수질환 검사 및 평가

1. 심장계 검사 및 평가

1) 심장계 평가

(1) 검사 및 방법

검사명	특징	방법
심박수	· 성인 80(60~100회) · 1~3세 120(80~140) · 노동맥, 목동맥 · 15초 측정 x 4 · 최대심박수(220-나이) · 목표심박수(최대심박수 - 여유심박수) x (%) + 안정 시 심박수	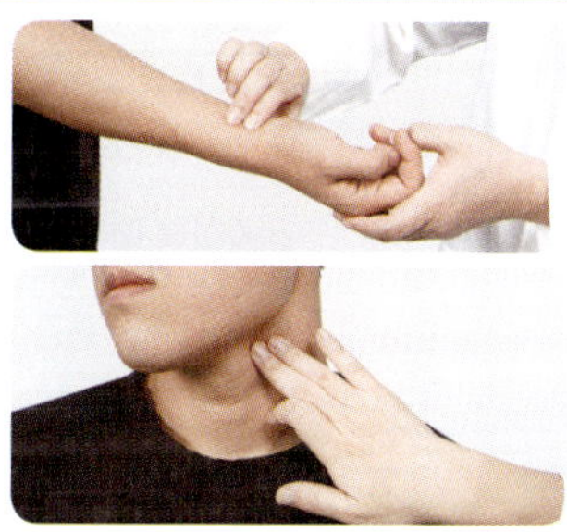
혈압	· 성인 120/80mmHg · 10세 102/62mmHg · 기프는 위팔동맥이 지나는 팔꿉앞쪽 오목에서 2.5cm 위쪽에 위치, 펌프를 눌러 압력계가 150~180mmHg까지 올라가게 함, 천천히 밸브를 열어 공기가 빠져나가게 함, 청진기 처음 소리가 들릴 때의 압력이 수축기 혈압, 마지막에 들리는 소리가 확장기 혈압	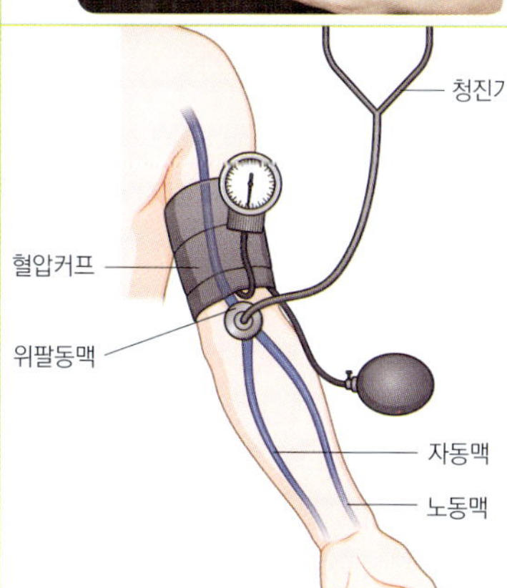

검사명	특징	방법
심음	• **제1심음**: 심장꼭대기와 오른방실판막(5번째 갈비사이공간, 오른복장모서리)에서 잘 들림 • **제2심음**: 대동맥판막(2번째 갈비사이공간, 오른복장모서리)과 허파동맥판막(2번째 갈비사이공간, 왼복장모서리)에서 잘 들림	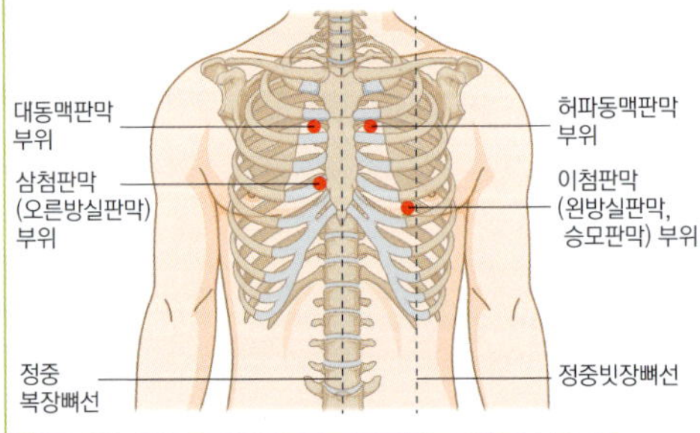
목정맥 팽창	• 목정맥의 압력이 높아졌을 때 나타남 • 심부전증, 폐고혈압, 삼첨판막 협착증, 상대정맥 폐쇄 등이 원인 • 등을 45° 각도로 기댄 자세에서 목을 45° 앞으로 숙일 때 팽창	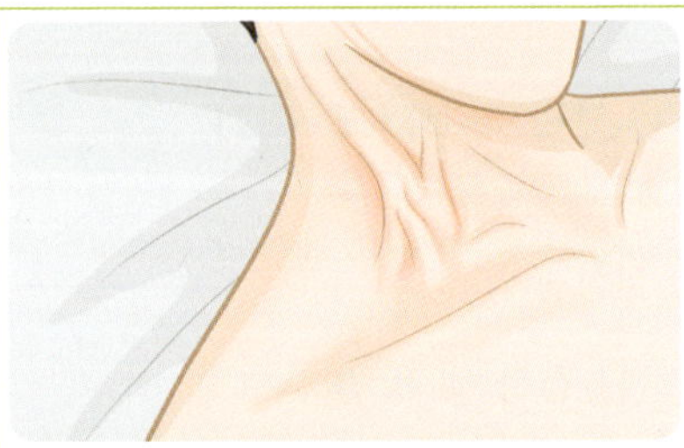

검사명		등급	내용	등급	내용
가슴 통증	등급	0	가슴통증 없음		
		1	경도의 가슴통증		
		2	중등도의 가슴통증		
		3	심각하며 매우 불편함		
		4	아주 극심한 통증		
운동 자각도	등급	6	전혀 힘들지 않음	14	
		7	매우 매우 쉬움	15	힘듦
		8		16	
		9	매우 쉬움	17	매우 힘듦
		10		18	
		11	약간 쉬움	19	매우 매우 힘듦
		12		20	
		13	약간 힘듦		

2) 운동부하검사

(1) 목적 및 항목

목적	항목	
• 심장호흡기능과 기능적 운동능력을 평가 • 심장동맥질환 증상 유무 및 악화 정도에 대한 진단	1. 트레드밀이나 자전거 에르고미터를 이용하여 마스크를 착용하고 점증적 운동부하 시행 2. **심박출량**: 1회 박출량 x 분당심박수 3. **산소섭취량**: 1분간 체내에서 사용되는 산소섭취량 4. **심근부담도**: 주어진 부하에 대해 증가하므로 유산소 조건화의 최고지표 5. **무산소 역치**: 근육이나 혈액 내 젖산이 증가하는 것을 의미 6. **이산화탄소 생산량**: 매 호흡당 날숨된 이산화탄소를 측정하고 호흡수를 곱함 7. **환기량**: 안정 시 또는 운동 시 산소 공급을 위해 1분 동안 들이마시는 공기량	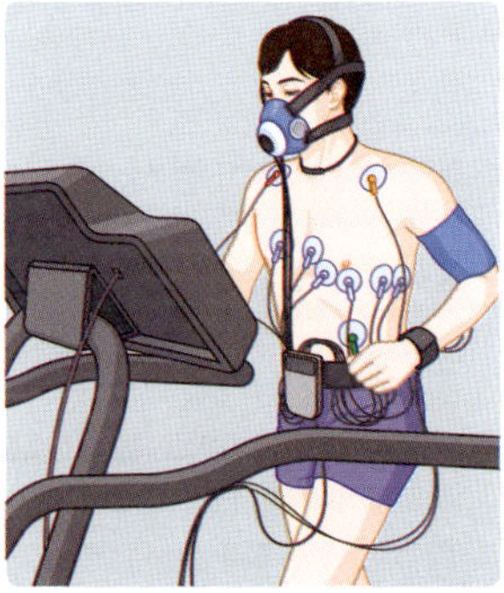

(2) 운동부하검사 금기증

절대적 금기증
• 급성 심근경색증(2일 이내) • 고위험 불안정한 협심증 • 혈역학적 손상을 동반한 통제되지 않는 심부정맥 • 활동성 심내막염 • 증상성 중증 대동맥 협착 • 비보상성 심장기능상실 • 급성 폐색전증, 폐경색 또는 심부정맥 혈전증 • 급성 심근염 또는 심낭염 • 급성 대동맥 박리 • 안전하고 적절한 검사가 불가능한 신체적 장애

상대적 금기증

- 왼쪽 주 심장동맥 협착
- 중등도에서 중증의 대동맥판막 협착증
- 조절되지 않는 심실성 빠른맥
- 후천성 진행성 또는 완전 심장차단
- 최근 뇌졸중 또는 일과성 허혈발작
- 협조가 어려운 정신적 손상
- 안정 시 수축기 혈압 > 200mmHg 또는 이완기 혈압 > 110mmHg의 고혈압
- 중증 빈혈, 주요 전해질 불균형, 갑상샘항진증 등 조절되지 않는 건강상태

(3) 운동부하검사 중단 기준

절대적 금기증

- 심근경색 진단적 Q파(aVR, aVL 또는 V1 제외) 없이 ST 상승(>1.0mm)
- 운동부하의 증가에도 불구하고 기저수축기 혈압이 10mmHg 이상 감소하면서, 다른 허혈성 증상이 동반될 때
- 중등도에서 중증 협심증
- 신경계 증상의 증가(운동실조, 어지럼증 또는 실신 직전 증상)
- 관류 부족 증상(청색증 또는 창백)
- 지속적 심실 빠른맥이나 운동 시 정상적 심박출량을 유지하기 어려운 2도 또는 3도 방실차단을 포함한 다른 부정맥
- 심전도 또는 수축기 혈압 모니터링의 기계적 결함
- 피검자의 중지 요구

상대적 금기증

- 과도한 ST 하강(허혈이 의심되는 환자에서 J점 60~80ms 후 > 2mm 수평 또는 하향 ST분절)
- 운동부하의 증가에도 불구하고 기저수축기 혈압이 10mmHg 이상 감소하면서, 다른 허혈성 증상이 동반되지 않을 때
- 가슴통증 증가
- 피로, 호흡곤란, 쌕쌕거림, 다리 경련 또는 파행
- 다병소성 조기심실수축, 삼중 조기심실수축, 심실위빠른맥, 심장차단, 느린부정맥을 포함하는 지속적인 심실빠른맥과는 다른 부정맥
- 왼심실 빠른맥과 구분될 수 없는 왼각차단이나 심실 내 전도지연 발생
- 고혈압 반응(250mmHg 이상의 수축기 혈압 또는 115mmHg 이상의 이완기 혈압)

(4) 검사방법

<table>
<tr><th colspan="2">검사 유형</th><th colspan="2">내용</th></tr>
<tr><td rowspan="2">최대
운동검사</td><td>브루스(Bruce) 트레드밀 검사</td><td>1.7mph에서 최초 부하경사도 10%에서 시작, 3분 간격으로 트레드밀의 경사도 2%씩 증가</td><td>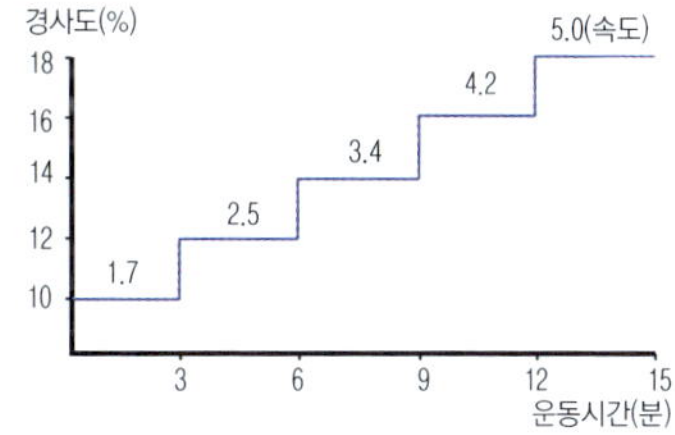
</td></tr>
<tr><td>발케(Balke) 트레드밀 검사</td><td>• 여성의 속도는 3.0mph로 설정, 처음 시작부터 3분마다 경사도를 2.5%씩 증가
• 남성의 속도는 3.3mph로 설정, 경사도는 시작 1분 0%
• 경사도는 시작 1분 0%에서 다음 1분 2%로 설정, 그 이후 1분마다 경사도 1%씩 증가</td><td>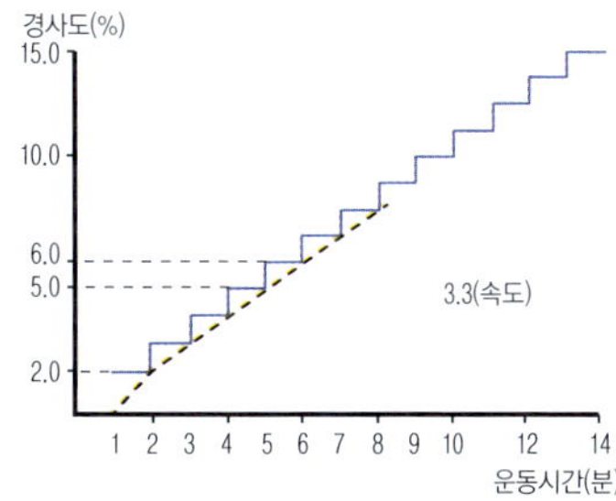
</td></tr>
<tr><td rowspan="3">최대하
운동검사</td><td>Rockport 1마일 걷기검사</td><td colspan="2">• 약 1마일(1.6km)을 가능한 한 빨리 걷기 위해 자신의 속도를 선택하고 이상적 맥박은 120 정도
• 정확하게 1마일(1.6km)이 끝난 후 즉시 1분 동안 맥박 측정</td></tr>
<tr><td>수정된 브루스(Bruce) 트레드밀 검사</td><td>• 처음 단계(3분)는 1.7mph, 0% 경사도
• 두 번째 단계(6분)는 1.7mph, 5% 경사도
• 세 번째 단계(9분)는 1.7mph, 10% 경사도에서 실시
• 9분 이후는 3분마다 경사도 2%씩 증가</td><td>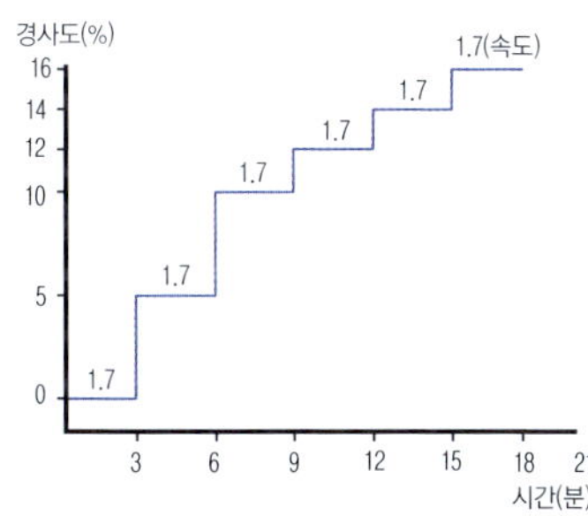
</td></tr>
<tr><td>단일단계 최대하 트레드밀 검사</td><td colspan="2">• 건강한 성인
• 시속 3.2~7.2km 사이에 해당되는 안전하고 편안한 속도 선택, 4분 때에 경사도를 5%로 증가</td></tr>
</table>

<table>
<tr><th>검사 유형</th><th colspan="3">내용</th></tr>
<tr><td rowspan="3">최대하 운동검사</td><td>오스트랜 검사 (Åstrand)</td><td>〈건강한 성인〉
• 초기 부하량
남: 600kgm/min
(50rpm, 2kp: 100w)
여: 300kg · m/min
(50rpm, 1kp: 50w)

• 운동부하량
남: 2분마다
300kg · m/min씩 증가
여: 2분마다
150kgm/min씩 증가</td><td>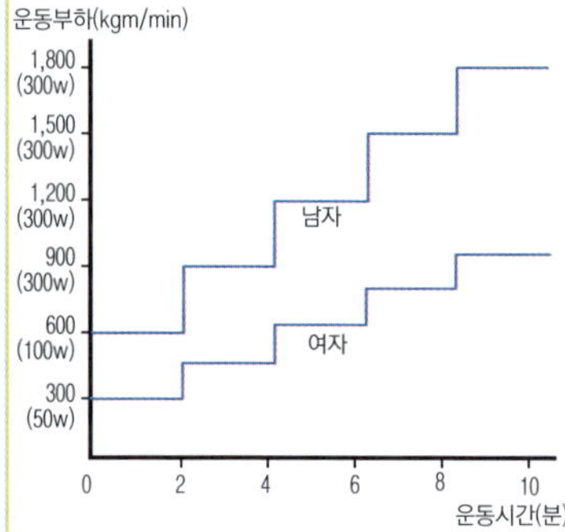
</td></tr>
<tr><td>엘레스티드 검사</td><td>• 건강한 성인
• 최초 부하 경사도 10%, 1.7mph, 3분 이후 11분까지 경사도 10%, 5분까지 3mph 속도, 7분까지 4mph 속도, 11분까지 5mph 속도만을 증가, 11분 이후 경사도 15% 고정, 13분까지 6mph 속도 증가</td><td>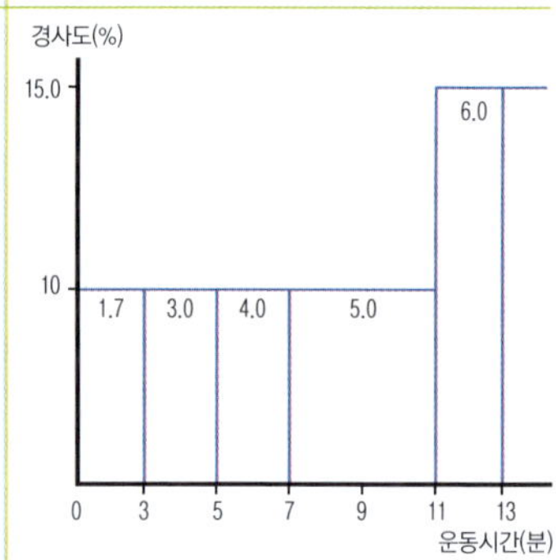
</td></tr>
<tr><td>Queens college 스텝검사</td><td colspan="2">• 심폐나 지구력 적합성을 측정
• 41.3cm 디딤대, 스톱워치, 메트로놈, 심박수 모니터
• 여성 참가자는 1분당 22스텝(88회/분)의 비율로, 남성 참가자는 1분당 24스텝(96회/분)의 비율로 디딤대를 위아래로 3분 동안 오르내림
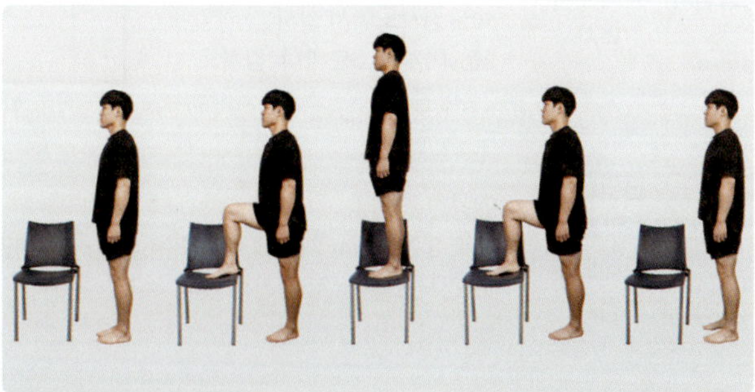</td></tr>
</table>

<table>
<tr><th>검사 유형</th><th colspan="2">내용</th></tr>
<tr><td rowspan="2">최대하
운동검사</td><td>6분
걷기검사</td><td>• 정상인 및 노인뿐만 아니라 심장질환 및 허파질환을 가진 환자의 기능적 상태를 측정
• 걸은 거리의 결정사항
▸ 트랙 1주회(lap)당 거리 = D = (m)
▸ 기록된 1주회의 수 = n =
▸ 걸은 초과거리 = E = (m)
▸ 걸은 총 거리 = TD = (n × D) + E = (m)
• 예측 6MWD 거리
▸ 남성 6MWD 거리 = 867−(5.71×나이, years)+(1.03×신장, cm)
▸ 여성 6MWD 거리 = 525−(2.86×나이, years)+(2.71×신장, cm)−(6.22×BMI)
• 예측 최대 산소섭취량 = 4.948 + (0.023×TD)</td></tr>
<tr><td>YMCA
최대하
자전거
검사</td><td>건강한 성인
페달속도는 50rpm으로 하고 저항을 0으로 하여 2~3분간 준비운동, 심박수가 110~150bpm 사이에 도달하게 함
1단계
• 3분 동안 0.5kp(25watts)로 시작
• 시작에서 1분이 되면 심박수 및 자각피로도를 측정
• 1분 30초에 혈압을 측정
• 2분 30초에 심박수 및 자각피로도를 측정
2단계
• 이 단계의 부하량과 심박수에 달려 있음(심박수는 기록지의 표를 사용)
• 3분이 되면 2단계가 되며 심박수에 근거하여 저항을 조절
3단계
• 이 단계에서 부하량과 성공적인 단계는 2단계 동안의 심박수에 달려 있음
• 두 단계의 연속적인 부하량에서 기록되는 심박수가 110~150bpm 사이가 될 때까지 검사를 계속
• 검사의 마지막에는 처음 시작저항인 0.5kp로 줄이고 대상자에게 최소한 4분 동안 페달을 밟게 하거나, 심박수가 100 이하로 떨어지고 혈압이 인징될 때까지 페딜을 빎음</td></tr>
</table>

검사 유형	내용					
			HR<80	HR 80~89	HR 90~100	HR>100
최대하 운동검사	YMCA 최대하 자전거 검사	첫 번째 부하량	25watts 0.5Kp			
		두 번째 부하량	125watts 2.5Kp	100watts 2.0Kp	75watts 1.5Kp	50watts 1.0Kp
		세 번째 부하량	150watts 3.0Kp	125watts 2.5Kp	100watts 2.0Kp	75watts 1.5Kp
		네 번째 부하량	175watts 3.5Kp	150watts 3.0Kp	125watts 2.5Kp	100watts 2.0Kp

3) 심전도 검사

(1) 목적 및 방법

목적	방법	
• 진료 및 수술 중에 심장의 이상 유무 확인 • 협심증, 심근경색증, 부정맥 등 심장질환의 진단에 필요 • 심장에 의해 발생되는 전위차를 증폭·기록 • 심방탈분극과 재분극, 심실탈분극과 재분극 또는 히스다발을 통과하는 심장의 전기적인 작용을 나타냄	1. 오른손, 왼손, 왼발, 오른발 2. 여섯 부위의 가슴벽에 표면전극 부착 • V_1: 제4갈비뼈 사이-복장뼈 오른쪽 가장자리 • V_2: 제4갈비뼈 사이-복장뼈 왼쪽 가장자리 • V_3: V_2와 V_4 중간 • V_4: 제5갈비뼈 사이-빗장뼈 중간선 • V_5: 제5갈비뼈 사이-앞쪽 겨드랑선 • V_6: 제5갈비뼈 사이-중간겨드랑선	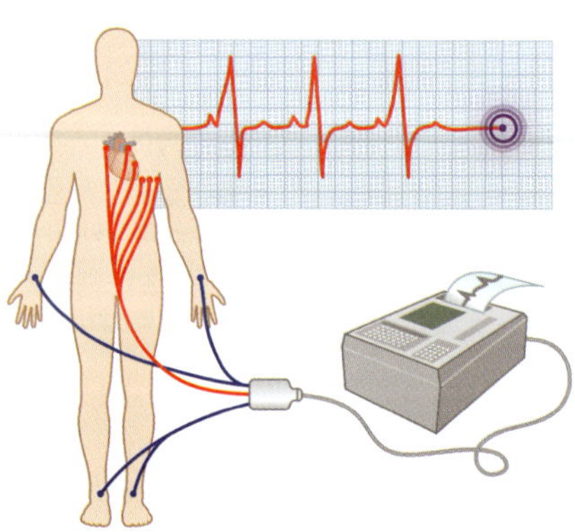

(2) 정상 심전도 파형

파형	설명	
P파	심방 탈분극	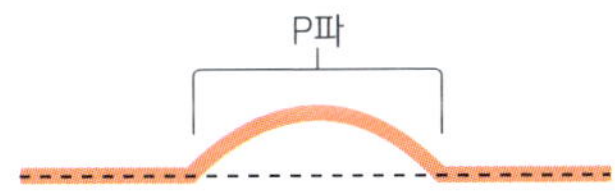
P-R간격	• P파의 시작에서 QRS복합파의 시작까지 측정 • 흥분이 굴심방결절을 통해 방실결절을 통한 전도의 시간	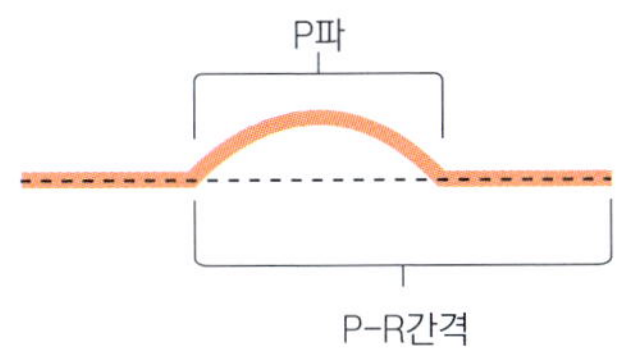
QRS 복합파	심실 탈분극	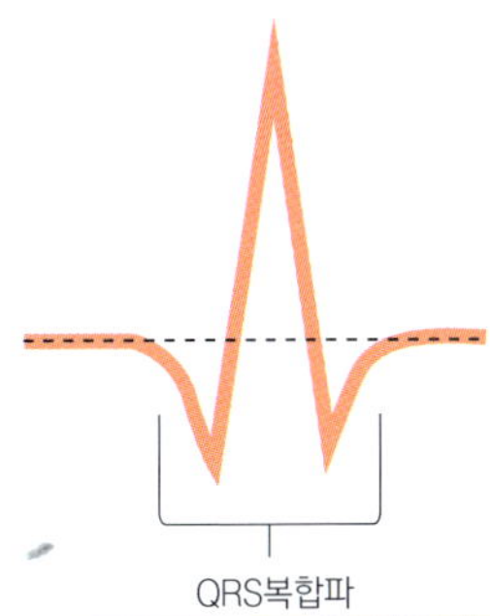
ST분절	• QRS복합파의 S파가 끝나는 지점인 J점에서 T파가 시작하는 곳 • 심근허혈과 심장근육 손상 파악	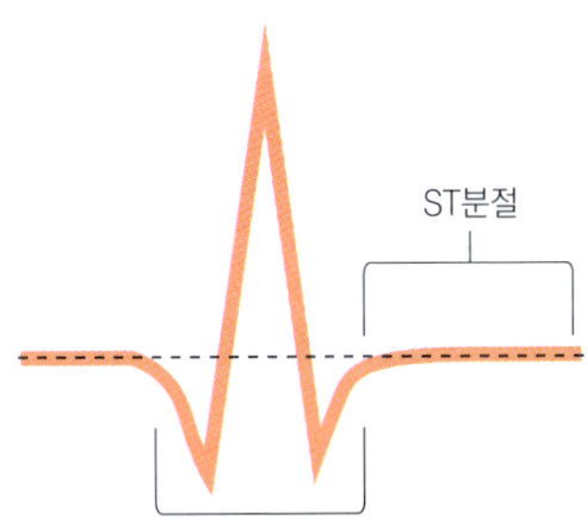
T파	다음 주기에 대비한 심실 재분극	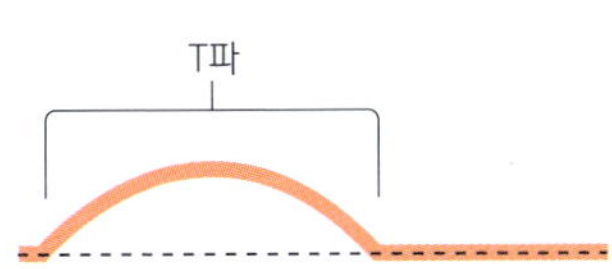
U파	심실 재분극의 마지막 단계	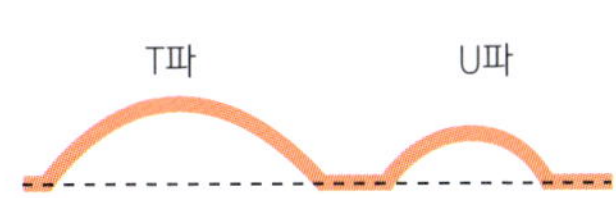

(3) 이상 심전도 파형

분류	특징	
굴부정맥	굴심방결절에서 발생한 비정상 리듬 **1) 굴느린맥** 굴심방결절에서 기원한 부정맥으로 심박수가 분당 60회 미만 **2) 굴빠른맥** 심박수는 분당 100회를 넘음, 빠른맥은 또한 열, 빈혈, 심장기능상실, 심근경색증, 갑상샘항진증과 약물들과 함께 발생 **3) 굴부정맥** 정상 심장이 불규칙하게 박동할 때 생기는 부정맥, 아동이나 성인들은 사소한 자극을 받을 때 숨을 다소 불규칙하게 쉬는 것이 정상	[굴느린맥] 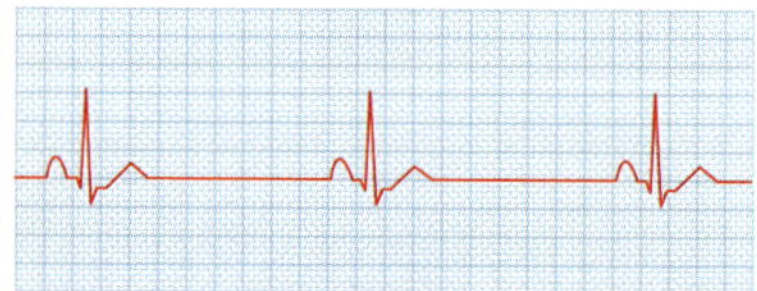 [굴빠른맥] 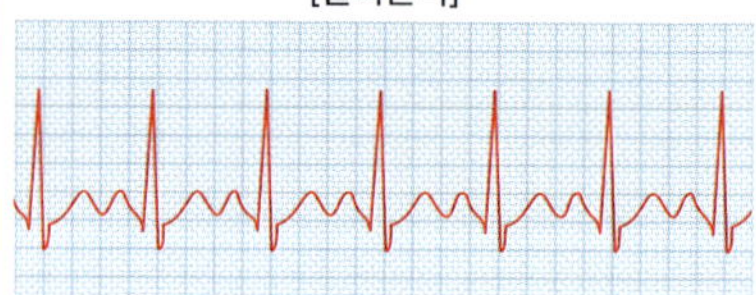 [굴부정맥] 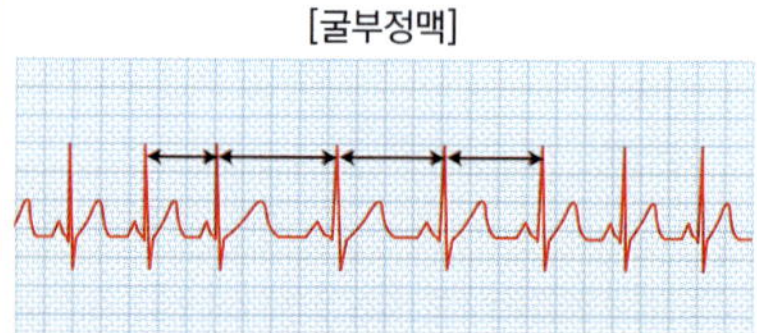
심실위 부정맥	심실수준 윗부분에서 흥분발생이나 전도의 비정상이 나타나는 부정맥 **1) 심방조기박동** 굴심방결절이 아닌 심방에서 조기에 흥분, 정상박동보다 빠르게 P파가 보이며, 모양이 정상과 다름 **2) 심방빠른맥** 심박수가 140~250회로 P파가 굴심방결절에 의한 것과 다르지만 모양과 빈도가 일정	[심방조기박동] 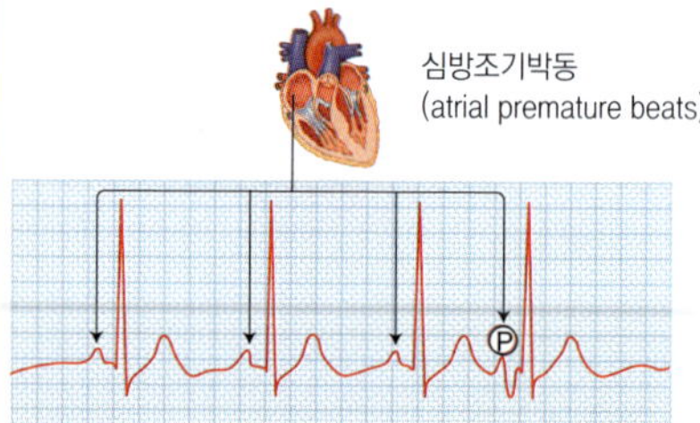 [심방빠른맥] 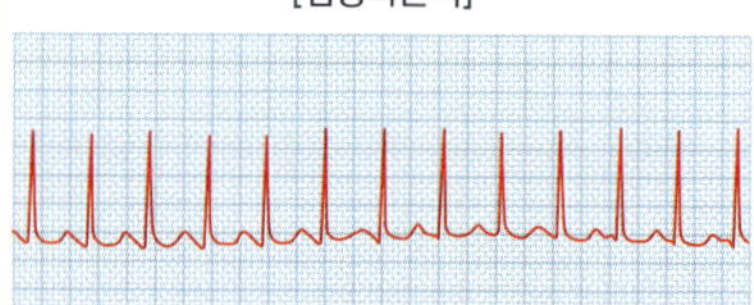

분류	특징	
심실위 부정맥	**3) 심방조동** P파가 F파라고 하는 톱니모양, 빈도가 일정(260~320/분) **4) 심방세동** P파의 모양이나 빈도가 일정치 않음(320~600/분), 심각하게 불규칙한 QRS복합파를 보임	[심방조동] 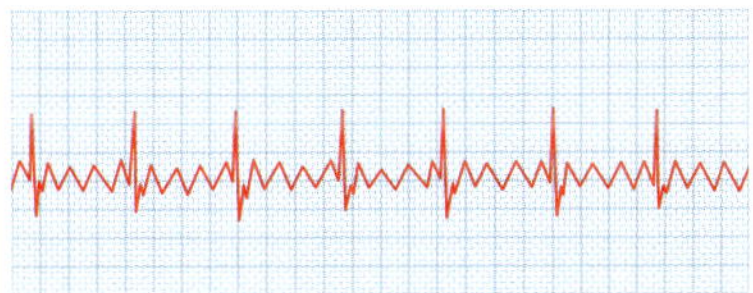 [심방세동] 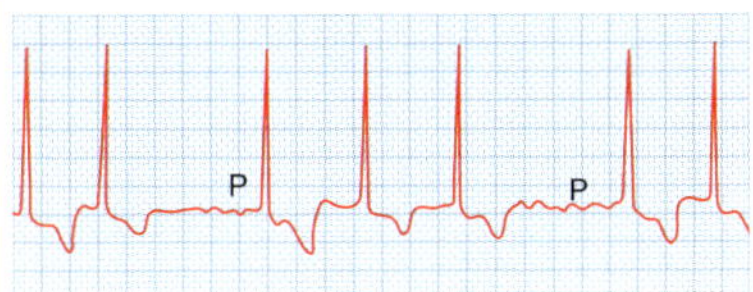
심실부정맥	**1) 심실조기수축** 폭넓은 QRS복합파가 P파 없이 나타남, T파는 QRS복합파와 반대 방향 **2) 심실빠른맥** 심실조기박동이 3개 이상 연속으로 나타남 **3) 심실조동** 심실이 극히 빠른 속도로 흥분하는 부정맥, 심실로부터의 혈액방출이 거의 정지되므로 수분 이상 계속되면 사망, 심박수는 170~300회/분 **4) 심실세동** 심실의 여러 부위가 불규칙하게 수축, 이완되어 심박출량이 감소, 3~5분 내에 즉각적인 응급치료로 효과적인 심실수축이 회복되지 않으면 뇌와 심장 등의 비가역성 변화로 사망하게 됨	[심실조기수축] 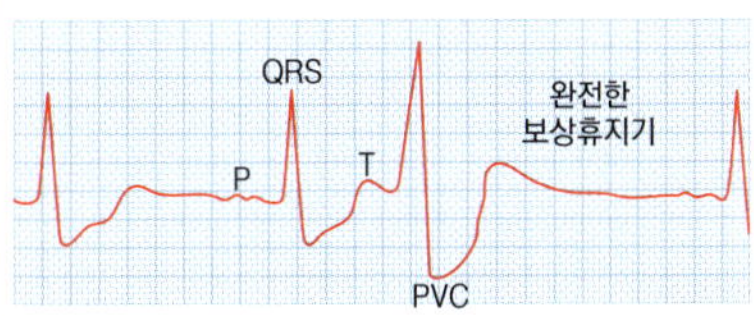 [심실빠른맥] 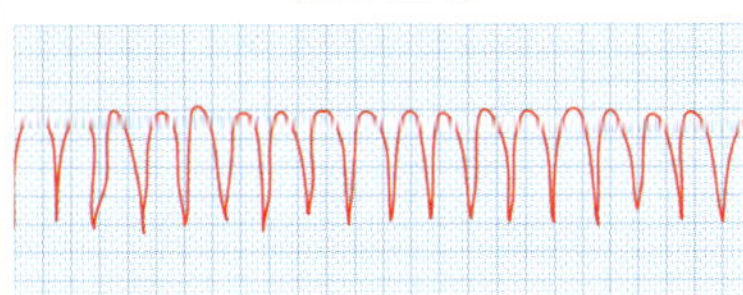 [심실조동] 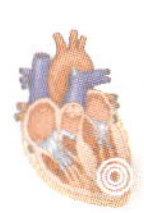 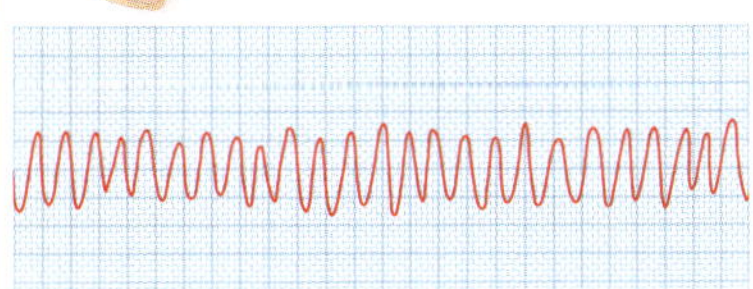 [심실세동] 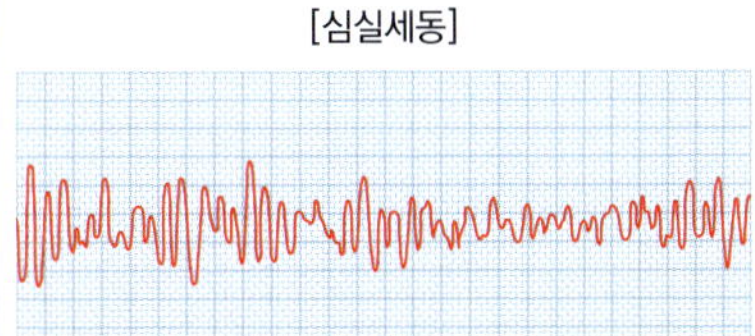

분류	특징	
방실차단	심방에서 만들어지는 전기신호가 심실로 전달되는 것이 차단된 상태 **1) 1도 방실차단** PR간격이 지연되어 0.2초 이상 지연되지만 리듬은 일정 **2) 2도 방실차단** 매 P파 후에 방실결절을 통한 전기적 충격의 전도가 점차적으로 지연되다가 한 번씩 완전히 차단되는 부정맥 A. 모비츠 I형 차단 PR간격이 점차 연장되고 QRS복합파가 나타나지 않음 B. 모비츠 II형 차단 PR간격의 연장 없이 QRS복합파가 나타나지 않음 **3) 3도 방실차단(완전 방실차단)** 방실결절, His속, 좌·우각을 통한 전기적 충격의 전도가 완전히 차단되어 심방과 심실이 독립적으로 (서로 관계 없이) 박동	[1도 방실차단] 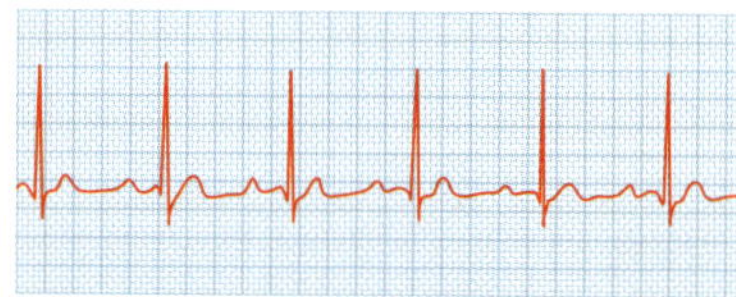 [2도 방실차단] 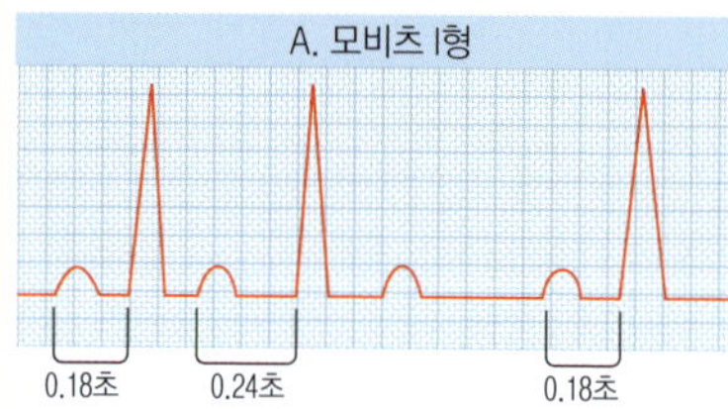 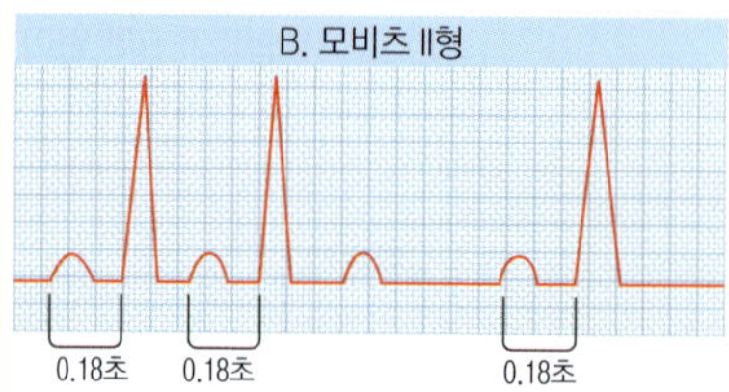 [3도 방실차단] 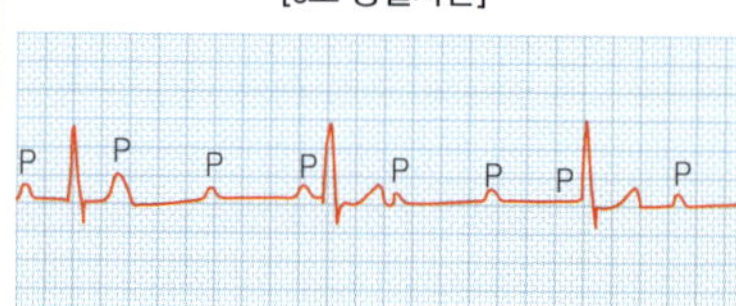

2. 호흡계 검사 및 평가

1) 시진검사

<table>
<tr><td>피부</td><td>

- 중심성 청색증은 혈액의 순환이 제대로 되지 않을 때 주로 발생. 손톱, 발끝, 코, 손톱 뿌리에서 관찰
- 말초성 청색증은 일반적으로 손톱과 같은 신체의 부분이 차가운 곳에 노출되면 발생하고 그 부분이 따뜻해지면 사라짐

</td></tr>
<tr><td>가락 곤봉증</td><td>

- 손톱이나 손가락의 끝이 부풀어 오른 것처럼 보이는 증상
- 손톱과 손톱 근처 피부 사이의 각도가 180°를 넘는 것을 말함

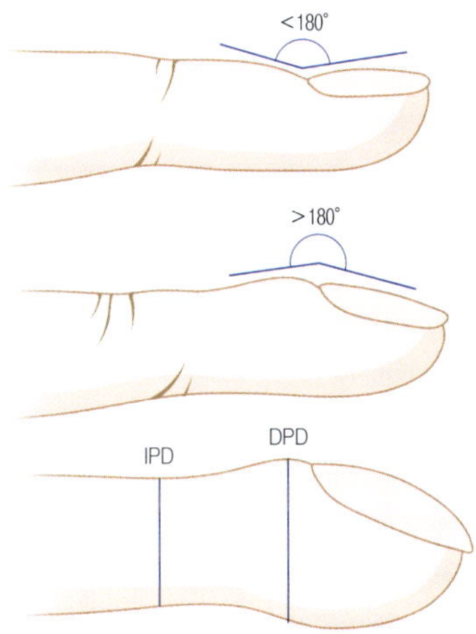

</td></tr>
<tr><td>가래</td><td>
<table>
<tr><th>가래의 종류</th><th>의미</th><th>원인</th></tr>
<tr><td>타액</td><td>맑은 물 같은 액성</td><td>-</td></tr>
<tr><td>점액</td><td>우윳빛 또는 흰색</td><td>감염되지 않은 만성 기관지염, 천식</td></tr>
<tr><td>점액농성</td><td>다소 번색되있지만 확실한 농은 아님</td><td>기관지염, 낭성섬유증, 폐렴</td></tr>
<tr><td>화농성</td><td>노랗고 끈적끈적함
어두운 녹색/갈색이고 끈적근적함
붉고 끈적끈적함
젤리처럼 끈적끈적함</td><td>헤모필루스
슈도모나스
폐렴구균, 마이코플라스마
클렙시엘라</td></tr>
<tr><td>객혈</td><td>오래된 핏빛, 소량에서부터 명확한 핏빛</td><td>감염, 경색, 암, 혈관염, 외상, 심장질환</td></tr>
<tr><td>흑빛</td><td>점액성의 흑빛</td><td>연기흡입(화재, 담배, 헤로인), 석탄 먼지</td></tr>
</table>
</td></tr>
</table>

<table>
<tr>
<td>가슴 우리 형태</td>
<td colspan="2">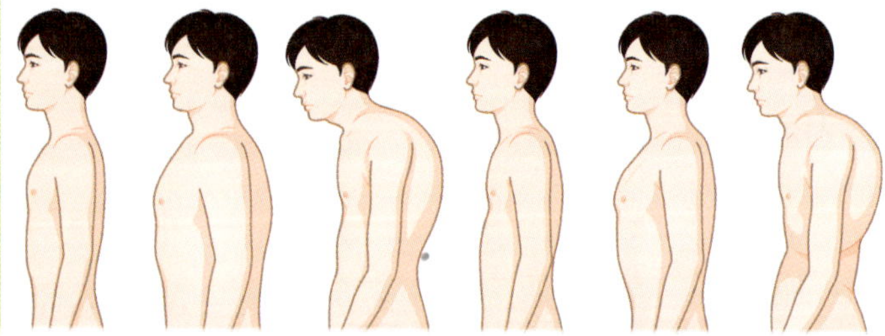
[정상가슴우리] [술통가슴] [뒤굽음증] [오목가슴] [볼록가슴] [뒤옆굽음증]</td>
</tr>
<tr>
<td>호흡패턴</td>
<td>A. 연장된 날숨
폐쇄성 폐질환자, 기도저항의 증가로 인해 날숨은 길어짐
B. 느린호흡
호흡의 느려짐, 당뇨성 혼수(coma), 약물에 의존하는 호흡 감소
C. 무호흡
15초 이상 호흡이 없는 것으로 수면 중에 발생할 수 있음
D. 저호흡
충분치 못한 환기로 인해 호흡이 줄어드는 것을 의미
E. 빠른호흡
호흡수의 증가, 제한 폐질환 및 올림된 가로막 등이 원인
F. 과다호흡
호흡 깊이가 증가, 운동, 근심, 대사성 산증을 포함하는 원인
G. 실조성 호흡
호흡이 얕거나 깊을 수 있으며 짧은 기간 동안 멈출 수도 있음
H. 쿠스마울 호흡
당뇨병 환자가 쇼크에 빠졌을 때 나타나는 호흡, 호흡 빈도가 증가되어 있고 깊고 규칙적인 탄식성 호흡
I. 체인-스토크스 호흡
상대적으로 다소 깊은 호흡, 점차적으로 더 얕은 호흡 그리고 다시 호흡의 깊이가 깊어지는 순환을 가진 불규칙한 호흡</td>
<td>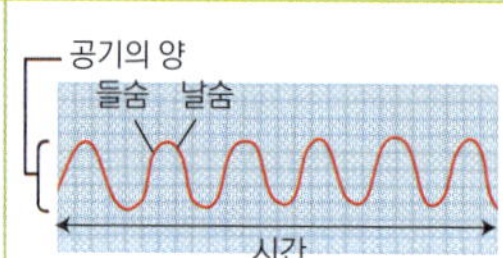

[정상호흡]
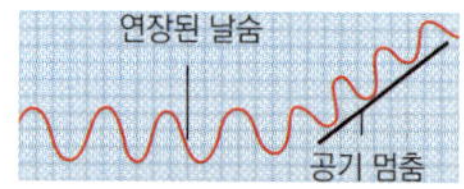

[연장된 날숨]
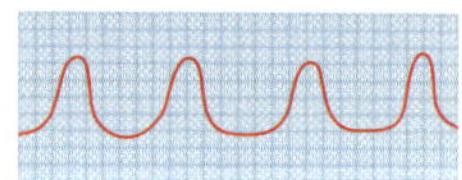
[느린호흡]
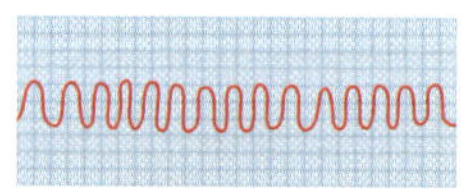
[빠른호흡]
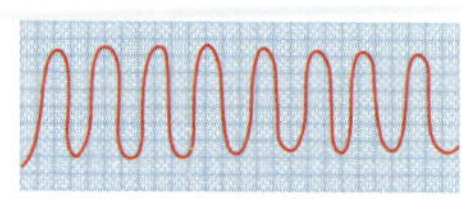
[과다호흡]
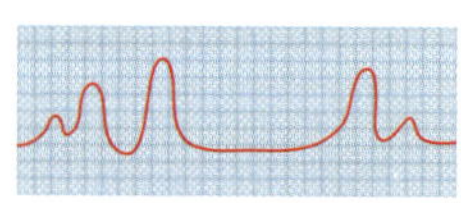
[실조성 호흡]
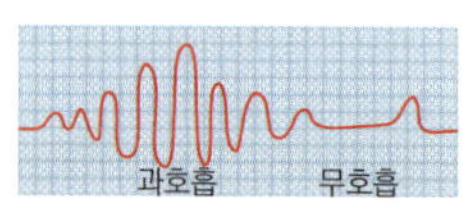

[체인-스토크스 호흡]</td>
</tr>
</table>

2) 촉진검사

구분	내용	그림
목적	환자가 비대칭 호흡패턴을 가지고 있다면 가슴우리 촉진은 그 원인을 밝혀내는 데 도움	
기관지 위치	• 공간을 차지하는 병변 또는 공기가슴증은 기관지를 병변이 있는 쪽으로 또는 멀리 이동시킴 • 반지연골 아래에서 쉽게 촉진 • 기관지의 중앙선 부위를 검사하기 위해 치료사는 둘째손가락을 목 아래 파인 중간의 외관 부위에 위치	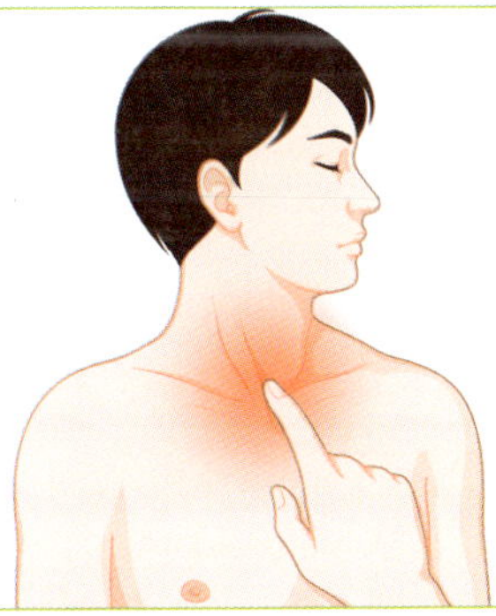
가슴벽 운동	• 위엽 가슴벽 운동은 치료사가 4번째 갈비뼈 상방으로부터 가슴벽 앞쪽에 손바닥을 위치 • 오른중간엽과 왼위엽의 혀 구역 가슴벽 운동은 앞 가슴벽에 확실하게 압박을 주는 손바닥과 뒤쪽 겨드랑 주름에서 옆으로 손가락을 위치 • 아래엽 가슴벽 운동은 환자의 등쪽에서 평가 • 치료사의 손은 10번째 갈비뼈 높이의 뒤가슴벽에 편평하게 놓음	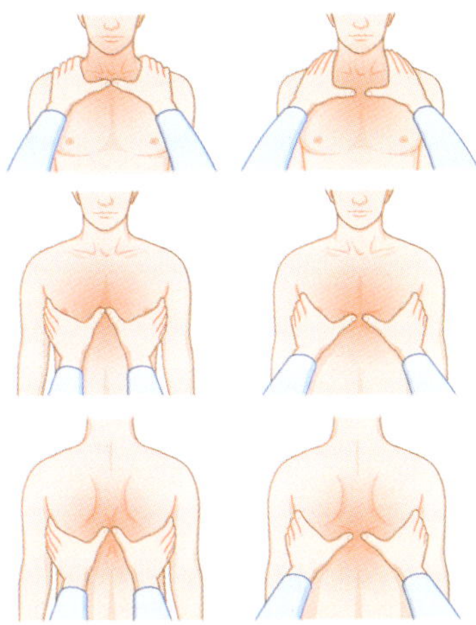
진동음	• 영어로 ninety nine이라는 단어를 반복하여 말할 때 환자의 등을 통해 검사자의 손에 전달되는 진동 • 손은 각각 왼·오른허파의 뒤쪽에 있는 허파 꼭대기(apex) 부위에 놓고 환자가 단어를 반복할 때 아래쪽으로 움직임 • 손이 각 허파의 바닥으로 움직일수록 진동은 정상적으로 감소할 것	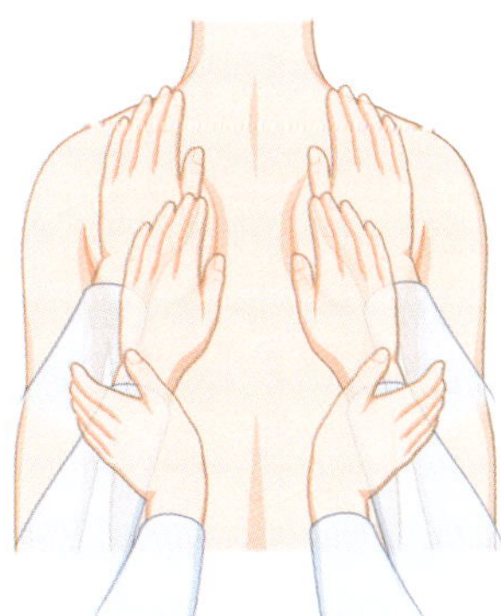

가로막 운동	• 환자가 바로 누워 있을 때 촉진 가능 • 손가락들은 갈비뼈의 가장자리에 대고 엄지는 칼돌기의 끝부분에 위치 • 그 부위에 대고 깊은 호흡 시 손은 동등하게 벌려지며 그 범위는 5~6cm 정도에 해당 • 움직임의 정도는 가로막의 운동을 평가하는 데 중요한 부분	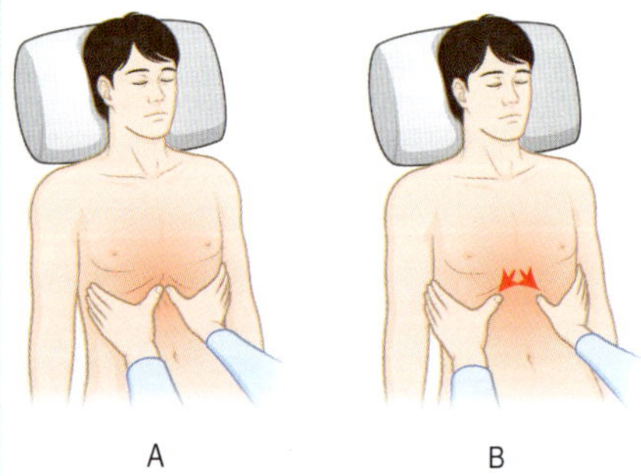
호흡수	• 성인 16회/분(12~20) • 1~3세 30회/분(20~40) • 배꼽 위에 손을 얹고 1분당 복부가 올라오는 횟수를 센다.	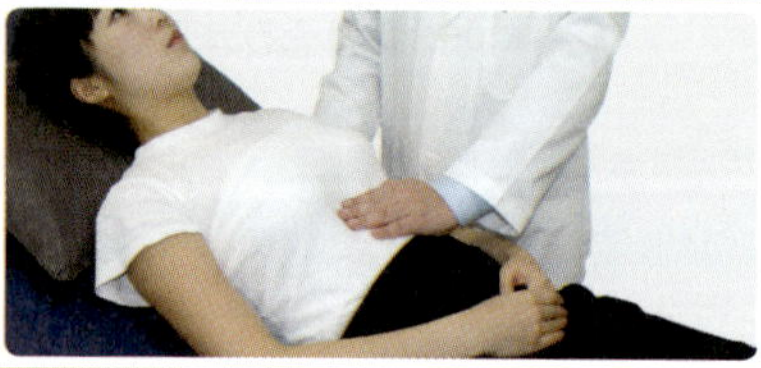

호흡 곤란	등급	0	호흡곤란 없음
		1	경도의 호흡곤란
		2	경도지만 다소 힘든 호흡곤란
		3	중증 호흡곤란
		4	심한 상태이며 호흡을 계속할 수 없음

3) 청진검사

목적	기도와 허파조직 안에서 발생되는 소리를 묘사하기 위해 사용	
청진 부위	가슴벽의 앞면, 가쪽면, 뒤면에서 정상호흡음을 청진	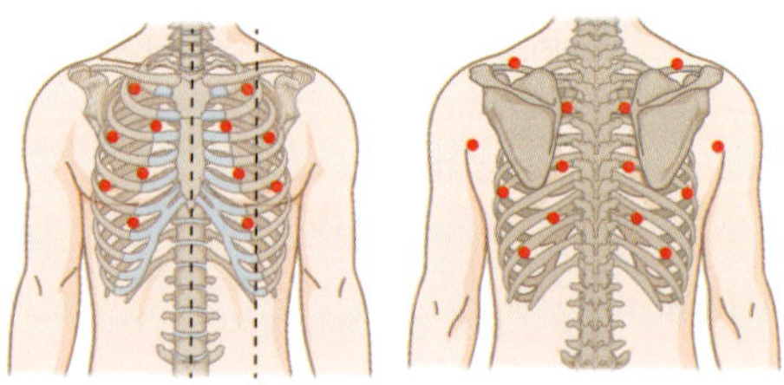

호흡음	정상호흡음	• 소포성 호흡음은 허파꽈리 속으로 공기 흐름에 의해 발생되는 낮은 음 • 기관지 호흡음은 좀 더 큰 소리가 나며 큰 기도와 기관에서 흐르는 공기에 의해 많은 양의 공기가 움직임
	비정상호흡음	정상과 비정상 사이의 호흡음의 큰 변화는 날숨 상태에서 발생 **(1) 축소 또는 호흡음 결여** 허파 안에서 통증, 감각 감소, 신경근 약화로 인한 저환기의 결과로 발생 **(2) 분비물로 인한 악설음** 작은 기도에서 분비물들은 높은 음을 발생시키며 그 음은 부글부글 끓는 소리를 가진 악설음 **(3) 기도폐쇄 또는 좁아짐으로 인한 쌕쌕거림** 기도가 기관지 협착에 의해 좁아진다면 공기는 갑자기 좁은 구멍을 통해 이동을 시도, 좁은 구멍을 지나감에 따라 공기 흐름은 휘파람 소리 또는 쌕쌕거림을 일으킴

4) 기능역량검사

목적	환자의 운동내성·운동역량을 평가하는 데 가장 널리 사용되는 검사, 운동내성의 평가를 통해 훈련강도를 정하고 재활프로그램의 효과를 평가	
	방법	**그림**
6분 걷기검사	• 1.5m 간격으로 표시된 30m 거리를 6분 동안 걷게 하고 운동 전후에 심박수, 산소포화도, 호흡곤란지수를 기록 • 타당도는 높지만 최대 산소섭취량에 대한 신뢰도는 낮음 • 환자 동기수준에 영향을 많이 받음 • 3번 연습함 • 최대하 검사 • 특별한 장비가 필요 없음	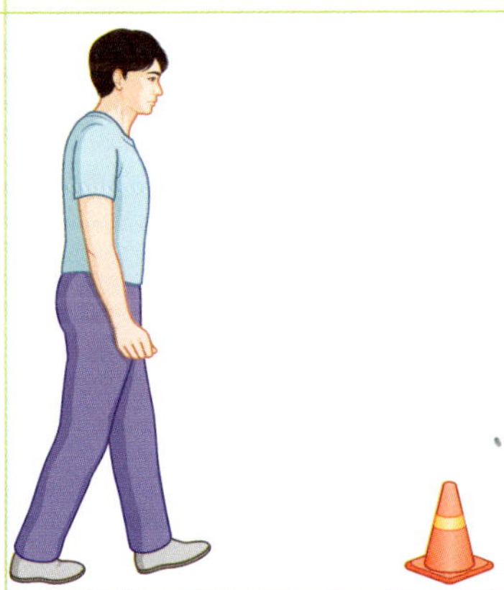

왕복 걷기검사	• 10m 왕복거리를 이용하여 측정, 환자의 보행속도는 1분마다 점진적으로 빨라지도록 미리 녹음된 소리 또는 메트로놈을 이용해 조절 • 표준화된 도구 • 측정치로부터 최대 산소섭취량을 측정 • 옥외보행을 측정 • 최대검사 • 기록장치가 필요함

5) 폐기능 검사

목적	• 폐의 역학적 기능평가를 위해 실시 • 폐용적, 흐름, 기도폐쇄 여부 확인 • 폐의 질환과 기능 이상 파악		
방법	폐활량계 마우스피스에 입을 대고 4번 이상 평상호흡을 한 후 천천히 있는 힘을 다해 끝까지 숨을 내쉰다. 천천히 있는 힘을 다해 끝까지 숨을 들이마신다. 평상호흡으로 복귀한다.		
측정치	일회 호흡량	한 번의 호흡에서 숨을 들이마시고 내쉼, 500mL	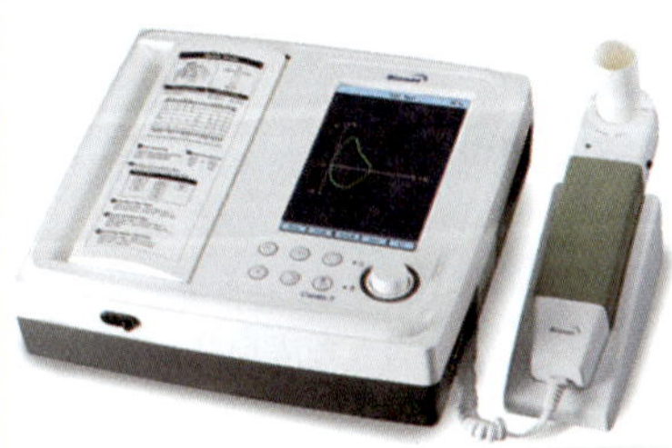
	들숨 예비량	안정 시 들숨 후에 더 들이마심, 3,000mL	
	날숨 예비량	평상시 날숨 말에 강제적으로 더 내쉼, 1,000mL	
	잔기량	최대로 날숨하고 남아 있음, 1,500mL	
	전폐 용량	최대로 들숨하고 남아 있음, 6,000mL	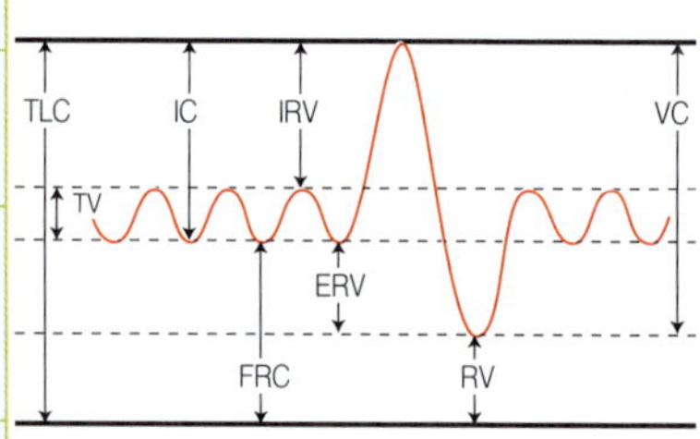
	들숨 용량	평상시 날숨 후에 들이마실 수 있음, 3,500mL	
	기능 잔기 용량	평상시 날숨 후에 허파에 남아 있음, 2,500mL	
	폐활량	최대 들숨 후 날숨할 수 있음, 4,500mL	

6) 폐활량 검사

<table>
<tr><td>목적</td><td colspan="3">• 환자의 호흡에 대한 공기량과 기류속도를 시간에 따라 측정
• 폐질환의 유무, 형태 및 질병의 경증, 치료의 전후 결과를 평가</td></tr>
<tr><td>방법</td><td colspan="3">• 평상시와 같이 3회 이상 호흡한다. 가능한 한 많이 숨을 들이마신다.
• 가능한 한 빨리, 있는 힘을 다하여 끝까지 내쉰다. 가능한 한 빨리, 있는 힘을 다하여 끝까지 들이마신다.</td></tr>
<tr><td rowspan="4">측정치</td><td>노력성 폐활량
(FVC)</td><td>노력성으로 날숨함</td><td rowspan="2">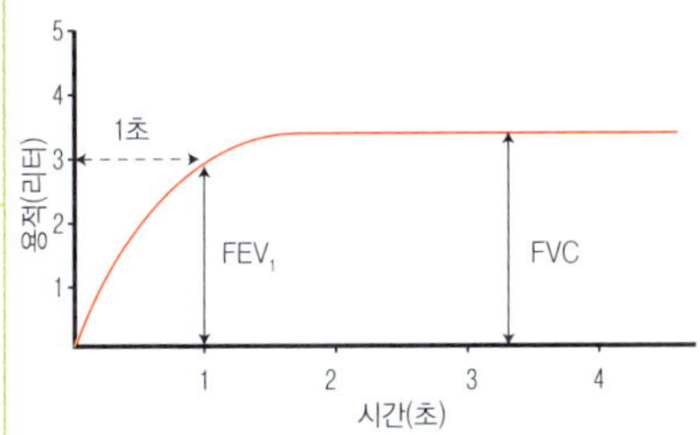
</td></tr>
<tr><td>1초간 노력성
날숨량
(FEV_1)</td><td>1초간의 노력으로 날숨함</td></tr>
<tr><td>노력성 날숨
중간유량
(FEF 25~75%)</td><td>노력성 폐활량의 25~75%</td><td>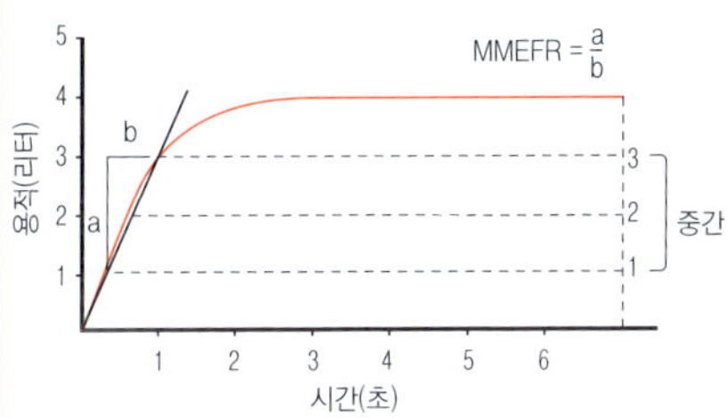
</td></tr>
<tr><td>비폐활량
비율
(FEV_1/FVC)</td><td>75% 미만일 경우 경도, 60% 미만일 경우 중등도, 40% 미만일 때 심한 손상</td><td>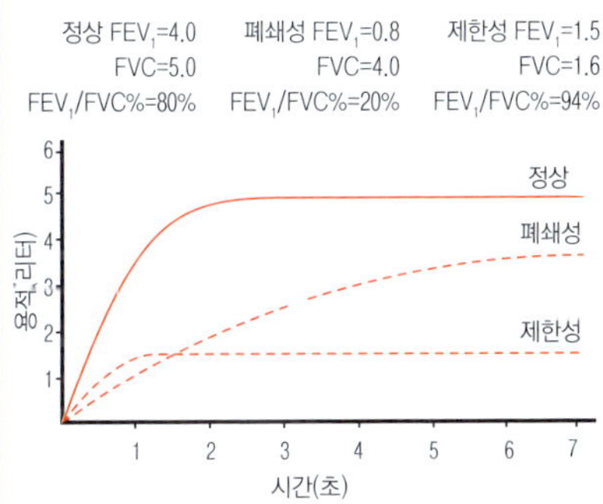
</td></tr>
</table>

7) 호흡근 검사

목적	호흡근의 평가에 도움이 되는 검사	
방법	• 최대 들숨압력은 날숨을 통해 폐활량을 모두 내보낸 후 최대한 들이마실 때의 압력을 검사 • 최대 날숨압력은 최대로 들숨한 후에 최대한으로 내쉴 때의 압력을 검사	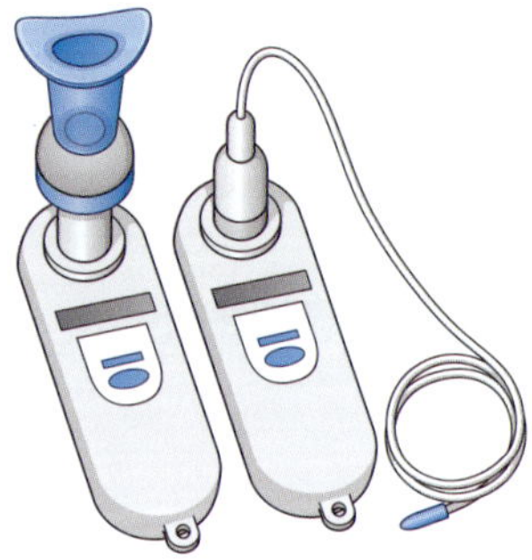

3. 피부계 검사 및 평가

1) Barden 척도

목적	감각, 습기, 활동성, 이동성, 영양, 마찰력 등 6개의 변수로 구성된 욕창의 위험 예고 척도이다. 각 변수마다 4~23점을 주게 되는데 점수가 낮을수록 심한 욕창을 의미한다.	
등급	입원환자	16점 이하 위험성 큼
	노인	17점 이하 위험성 큼

감각지각	1. 완전 제한	2. 매우 제한	3. 약간 제한	4. 제한 없음
압박과 관련된 불편함에 대한 반응능력	의식수준의 감소와 진정으로 인해 통증자극에 대한 반응 없음 또는 신체 전반에 통증을 느끼는 능력 제한	단지 통증자극에 대해서만 반응, 신음 또는 안절부절한 것만 제외하고는 불편에 대한 전달 못함 또는 통증을 느끼는 능력이 제한되어 있거나 신체의 1/2 이상 불편과 같은 감각장애가 있음	구두명령에 반응은 하지만 언제나 그렇지는 못함 또는 1개 또는 2개의 팔다리의 불편함 또는 통증을 느끼는 능력이 제한되어 있는 약간의 감각장애 있음	• 구두명령에 반응함 • 통증 또는 불편함을 느끼는 능력의 제한과 같은 감각 결손이 없음

습기	1. 항상 습함	2. 매우 습함	3. 가끔 습함	4. 드물게 습함
피부가 습기에 노출된 수준	피부가 발한, 소변 등에 의해서 항상 습함. 습기는 환자가 움직이거나 자세를 바꿀 때마다 매번 발견됨	피부가 자주 습함. 옮길 때 적어도 1번은 침구류를 갈아줘야 함	피부가 가끔 습해서 거의 하루에 1번은 여분의 침구류를 갈아줘야 함	피부가 일반적으로 건조해서 침구류는 정기적인 주기로 갈아줌
활동성	**1. 침대에 갇힘**	**2. 의자에 갇힘**	**3. 가끔 보행**	**4. 자주 보행**
신체활동 수준	침대에서 나가지 못함	보행능력에 심각한 제한이 있거나 걷지 못함. 자신의 체중을 지지하기 못하며 의자 또는 휠체어의 도움이 필요함	하루 중 가끔 보행을 하지만, 보조하에 또는 보조 없이 매우 짧은 거리를 보행. 침대 또는 의자에서 대부분을 보냄	적어도 하루에 2번 실외에서 보행하고 적어도 2시간에 1번은 실내에서 보행함
이동성	**1. 완전 제한**	**2. 매우 제한**	**3. 약간 제한**	**4. 제한 없음**
자세의 변경과 조절능력	도움 없이는 신체 또는 팔다리의 자세를 변경 못함	신체 또는 팔다리의 자세를 가끔 약간씩 움직일 수 있지만, 자주 또는 분명하게 스스로 변경 못함	스스로 신체 또는 팔다리의 자세를 약간씩 자주 변경 가능	도움 없이 자세 변경과 조절 가능
영양	**1. 매우 부족함**	**2. 불충분함**	**3. 충분함**	**4. 우수함**
일반적인 음식물 섭취형태	식사를 완전히 하지 못함. 제공된 음식을 1/3 이상 먹는 것이 드묾, 하루에 2회 단백질 음식섭취, 수분섭취가 부족함. 유동식을 먹지 못함 또는 금식과 맑은 죽 또는 5일 이상 정맥주사 유지	식사를 완전히 하는 것이 드물고 제공된 음식을 1/2 정도 먹음. 하루에 3회 단백질 음식섭취, 가끔 보충식섭취 또는 유동식을 규정량보다 적게 먹거나 튜브영양	식사의 반 이상을 먹음. 하루에 4회 단백질 음식섭취, 가끔 거절할 때도 있지만 일반적으로 제공된 보충식을 잘 먹음 또는 튜브영양 또는 종합 비경구영양 섭생	식사를 모두 먹음. 식사를 거절하는 일이 없음. 일반적으로 하루에 4회 이상 단백질 음식섭취, 가끔 식사 사이에 간식 먹기, 보충식이 필요하지 않음

	1. 문제	2. 문제 가능성	3. 문제 없음	
마찰력과 전단력	이동 시 중등도에서 최대한의 도움이 필요. 시트에 미끄러짐 없이 완전히 들기가 불가능. 침대 또는 의자에 자주 미끄러져서 최대한의 보조를 받아 다시 자세 잡기가 필요함. 경직, 구축 또는 동요가 지속적인 마찰을 일으킴	힘 없이 이동하거나 최소한의 도움이 필요. 이동 시 피부가 시트, 의자 또는 다른 기구에 다소 미끄러짐. 대부분의 시간을 의자 또는 침대에서 보냄	침대와 의자에서 독립적으로 이동이 가능하고 이동 시 충분한 근력으로 완전히 들어 올릴 수 있음. 침대 또는 의자에서 좋은 자세 유지 가능	

2) PUSH 척도

치유를 위한 욕창 척도(pressure ulcer scale for healing; PUSH)							
사용방법	• 표면적(surface), 삼출물(exudate) 그리고 상처조직(wound tissue)의 유형에 대한 욕창 기술 • 각 항목별 소계를 기록하여 합산하여 합계를 구함						
길이 X 너비 (cm²)	가장 큰 길이와 너비를 센티미터 자를 사용하여 측정한다. 2개의 측정치를 (길이X너비) 곱하여 면적을 구한다(cm²).						
	0 0	1 < 0.3	2 0.3~0.6	3 0.7~1.0	4 1.1~2.0	5 2.1~3.0	소계
		6 3.1~4.0	7 4.1~8.0	8 8.1~12.0	9 12.1~24.0	10 > 24.0	
삼출물 양	드레싱의 제거 후 그리고 궤양에 국소적 약물을 바르기 전에 나타나는 삼출물의 양을 추정한다.						
	0 없음	1 약간 있음	2 중등도 있음	3 많이 있음			소계
상처조직	상처바닥에 보이는 조직의 유형에 따른다. 괴사성 조직이 보일 때는 4점이고, 괴사성 조직은 없지만 딱지가 있을 때는 3점이다. 상처는 깨끗하고 육아조직이 있으면 2점이고, 재상피화된 얇은 상처일 경우에는 1점이며 상처가 닫혀 있으면 0점이다.						
	0 닫힘	1 상피조직	2 육아조직	3 딱지	4 괴사조직		소계
							합계

3) 욕창의 일반적인 평가

- 욕창 주위의 피부 상태를 시진하고 촉진한 후 그 결과를 기록한다.
- 욕창 및 주위 조직의 색깔과 모양을 관찰하고 기록한다.
- 삼출물의 종류와 양을 기록한다.
- 냄새가 나는지 알아본 후, 만일 냄새가 난다면 종류와 정도를 파악한다.
- 염증과 감염의 징후가 있는지 관찰한다.
- 압박이나 자극받은 흔적이 있는지 살펴본다.
- 부종이 있는지 알아본 후 부종이 있다면 그 위치와 정도를 파악한다.
- 욕창의 위치를 기록한 후에 크기와 깊이를 측정한다.
- 환자의 욕창 부위를 사진으로 촬영하여 기록으로 남긴다.
- 상처(찰과상, 관통상, 열상)로 인한 욕창은 그 종류를 판단한다.

4) 화상 '9'의 법칙과 런드-브라우더 법칙

'9'의 법칙	체표면의 표면적을 측정하는 방법으로 화상을 당한 피부의 표면적으로 측정
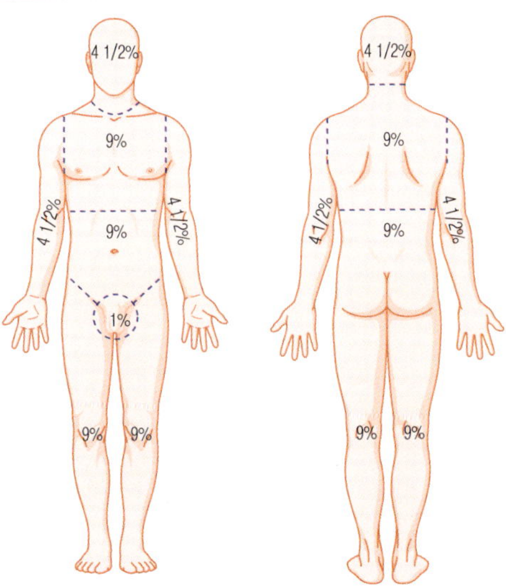	**성인** 머리 9% 각 팔 9%, 앞쪽 몸통 18%(뒤쪽 몸통 18%), 각 다리 18%(단 다리의 앞면 9%, 단측 다리의 뒷면 9%), 회음부 1%

런드 - 브라우더 법칙	환자의 나이와 성장에 따른 화상의 크기를 기본으로 하는 계산법이며 소아에게 적합

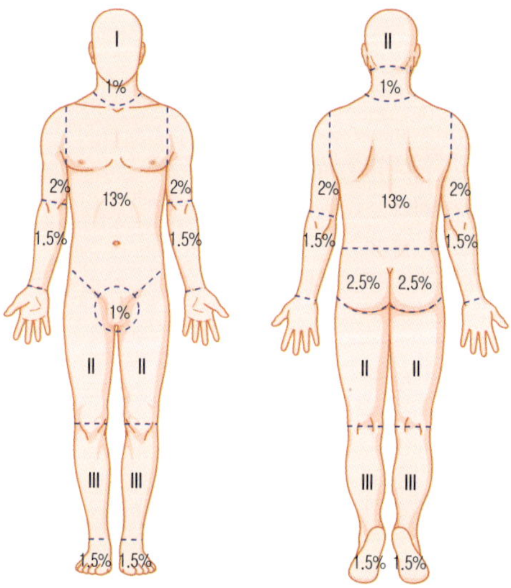

나이	0	1	5	10	15	성인
앞쪽 또는 뒤쪽	(%)	(%)	(%)	(%)	(%)	(%)
I (머리)	91/2	81/2	61/2	51/2	41/2	31/2
II (넙다리)	23/4	31/4	4	41/4	41/2	43/4
III (종아리)	21/2	21/2	23/4	3	41/2	41/2

신생아
머리 9.5, 넙다리 2.75, 종아리 2.5

1세
머리 8.5, 넙다리 3.25, 종아리 2.5

5세
머리 6.5, 넙다리 4.00, 종아리 2.75

10~14세
머리 5.5, 넙다리 4.25, 종아리 3.0

15세
머리 4.5, 넙다리 4.5, 종아리 3.25

5) 림프 검사

정의	팔다리의 둘레(limb circumference)를 측정하는 것이 가장 간편하고 흔히 사용되나 아직 표준화되지 못함. 양측의 둘레가 2cm 이상 차이가 날 때 중등도로 진단한다. 물을 이용하거나 특수 부피측정기(perometer)를 이용한 방법도 사용된다. 일반적으로는 줄자를 이용하여 측정한다.

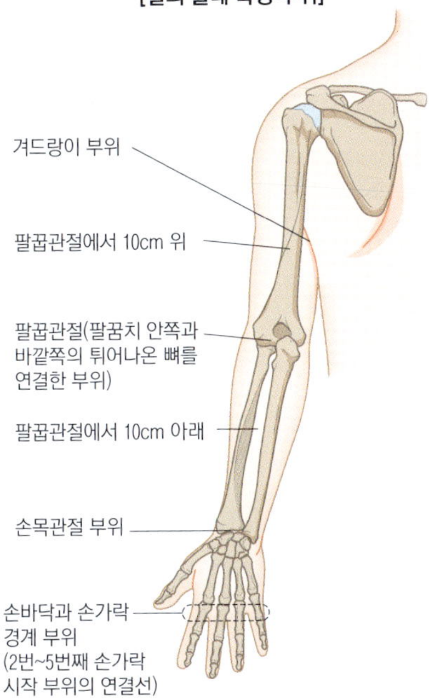

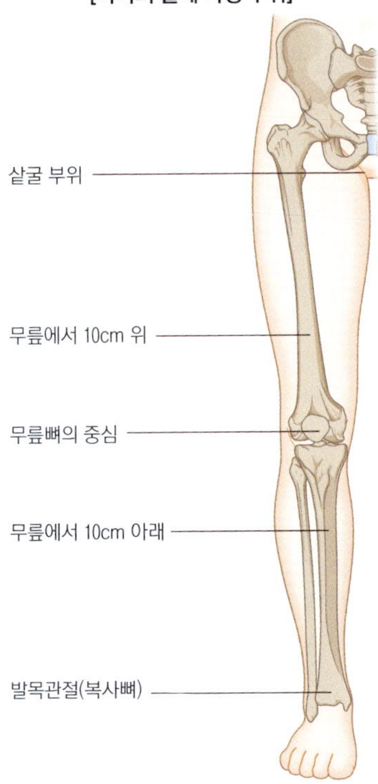

6) 스테머 사인(Stemmer's sign)

목적	2번째 손가락이나 발가락의 근위부 피부가 손가락으로 잡아 당겨지는지 여부를 보는 스테머 사인(stemmer's sign)은 림프부종의 초기 진단(early diagnosis)에 사용된다. 잡혀 올라오지 않으면 양성(positive)

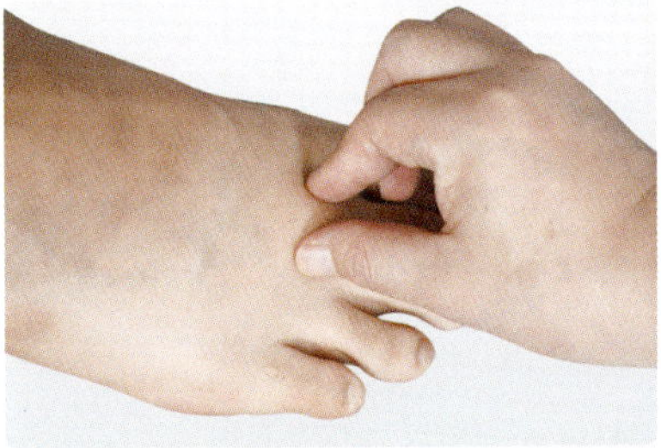

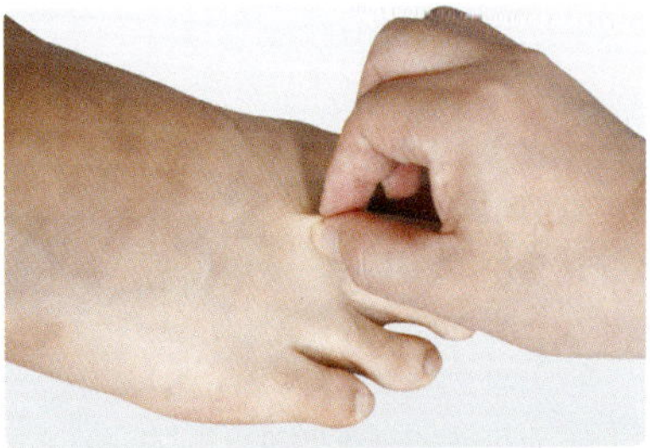

4. 안뜰계 검사 및 평가

1) 동작 민감도 지수

A. 목적

- 어지럼증에 대한 주관적 점수 제공
- 동작이 어지럼증을 재현하는지 여부 확인

B. 검사방법

- 환자에게 머리나 신체 움직임을 통합시킨 자세를 취하게 함
- 환자가 해당 자세로 움직일 때 증상의 강도가 심해진다면, 환자는 1(경도)에서 5(중등도) 사이의 등급을 이용해 증상 강도에 대한 점수를 줌
- 증상의 지속기간은 0~3점의 점수(0~4초 = 0; 5~10초 = 1; 11~30초 = 2; ≥ 30초 = 3)로 매김
- 유발 자세 점수는 증상 강도와 지속기간 점수를 더함
- 동작 민감도 지수 점수는 유발자세 수 x 점수 x 100을 2048로 나눔
- 동작 민감도 지수 점수는 점수 0점은 증상이 없는 것을 의미, 100점은 모든 자세에서 중증 어지럼증이 나타남을 의미

C. 동작 민감도 지수 점수표

이름: ______________ 나이: ________ 성별: ________ 날짜: ______________

동작	강도	지속기간	점수
1. 앉기-바로 누운 자세			
2. 바로 누운 자세-옆쪽 측면			
3. 바로 누운 자세-앉기			
5. 왼쪽 딕스-홀파이크 검사			
6. 딕스-홀파이크 검사에서 복귀			
7. 오른쪽 딕스-홀파이크 검사			
8. 딕스-홀파이크 검사에서 복귀			
9. 앉기: 코를 왼쪽 무릎으로			
10. 앉기로 복귀			
11. 앉기: 코를 오른쪽 무릎으로			
12. 앉기로 복귀			
13. 앉기: 머리돌림 5번			
14. 앉기: 머리굽힘과 폄 5번			
15. 서기: 오른쪽으로 돌기(180°)			
16. 서기: 왼쪽으로 돌기(180°)			

강도: 0~5(0=증상 없음; 5=중증 증상)
지속기간: 0~3(5~10초=1; 11~30초=2; ≥30초=3)

동작 민감도 지수: $\frac{\text{\#유발자세} \times \text{점수} \times 100}{2048}$ = ________________ 총점

2) 눈 움직임 평가

목적

- 안뜰계 병리를 확인하는데 일차적으로 중요함

(1) 안구진탕증 관찰법

- 목적

말초성과 중추성 안뜰계 병변을 확인

- 특성
  - ▸ 말초성 안뜰계 병변으로 불수의적 눈의 움직임인 안구진탕증 발생
  - ▸ 안구진탕증은 느리거나 빠른 눈의 운동단계로 구성, 방향은 눈의 빠른 움직임이 일어나는 방향
  - ▸ 왼쪽–떨림 안구진탕증의 경우
    [눈은 오른쪽으로 천천히 움직이며 재설정된 눈 움직임은 왼쪽으로 향함(빠른 요소)]
    (안구진탕증의 빠른 요소가 발생한 방향의 반대 방향에 안뜰계 병변 확인)
- 방법
  - ▸ 빛에 의해서나 표적을 응시할 때 안구진탕증은 억제될 수 있음
  - ▸ 프렌즐 렌즈 사용
  : 환자가 어떤 표적에 고정하는 것을 막아주어 검사자가 안구를 검사하여 안구진탕증을 관찰
  : 볼록렌즈가 눈의 움직임을 확대시켜 보여줌

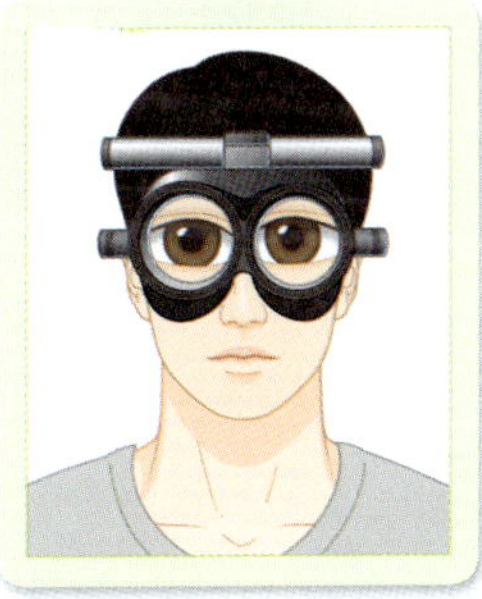

(2) 머리밀기 검사

- 목적

안뜰기능 저하증 검사

- 특성
  - ▸ 안뜰눈반사 검사
    : 빠르게 머리를 움직이는 동안 망막의 중심와에 이미지가 안정성을 유지하도록 함
    : 머리돌림 반대 방향에서 빠른 보상적 눈 움직임을 만들어내야만 함
  - ▸ 수평반고리관과 안뜰신경기능 검사
- 방법
  - ▸ 환자는 임상가의 코를 쳐다보도록 한 상태에서 시행
  - ▸ 머리는 30°로 굽힘
  - ▸ 환자 눈을 치료사 코에 유지, 머리를 손으로 작은 폭(5~15°), 높은 속도로 예기치 못한 방향으로 돌림
  - ▸ 안뜰 기능이 정상이면 환자의 눈은 움직이지 않은 채로 검사자의 코를 계속해서 응시
  - ▸ 한쪽 안뜰기능에 이상이 있을 때 그쪽으로 머리를 돌릴 경우 눈은 목표물을 벗어나고 머리와 함께 움직임
  - ▸ 환자는 눈을 목표물로 되돌리기 위해 홱보기(saccade)를 해야만 함

  A. 환자의 머리를 굽힘 상태, 눈은 목표물을 보도록 하며 왼쪽으로 머리밀기를 함

  B. 머리밀기를 멈췄을 때 눈은 여전히 목표물에 있고 홱보기가 관찰되지 않음

  C. 환자의 머리를 굽힘 상태, 눈은 목표물을 보도록 함

  D. 머리를 오른쪽으로 빠르게 밀 때 눈은 목표물을 벗어나고 머리와 함께 움직임

  E. 눈은 목표물로 되돌리기 위해 홱보기를 해야만 함

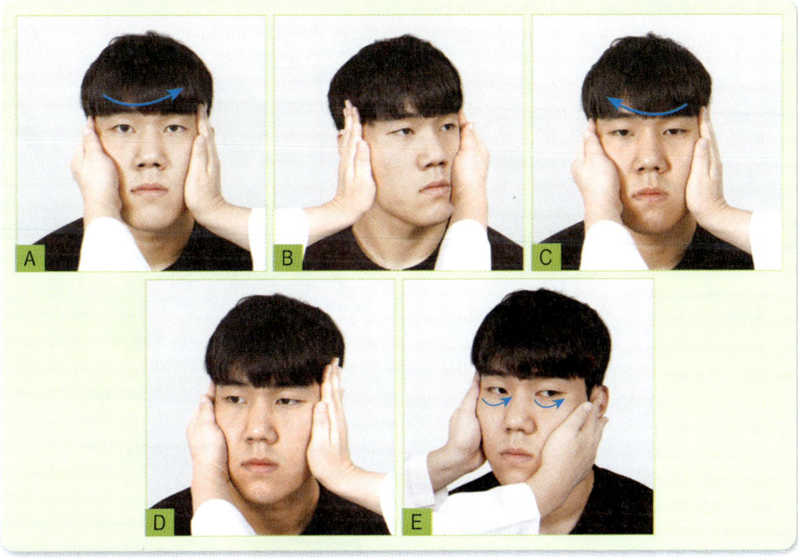

(3) 자세성 검사

딕스-홀파이크 검사

- 목적
  - ▸ 양성 돌발성 체위 현훈, 이석증(BPPV)을 평가하기 위해 사용
  - ▸ 앞반고리관과 뒤반고리관 이석증 검사
- 특성
  - ▸ 딕스-홀파이크 검사 시 안구진탕증 발생과 방향에 주목
  - ▸ **오른쪽 뒤반고리관 이석증**: Up & Rt. Torsion 안구진탕증
  - ▸ **오른쪽 앞반고리관 이석증**: Down & Rt. Torsion 안구진탕증
- 방법
  - ▸ 환자를 검사대에 앉게 하고 치료사는 환자의 옆에 서서 환자의 머리를 45° 돌림
  - ▸ 머리가 검사대 가장자리 위쪽으로 나오도록 하여 목을 20° 폄하면서 빠르게 눕힘
  - ▸ 안구진탕증의 발생과 방향에 주목, 현훈이 있는지 확인
  - ▸ 머리의 45° 돌림을 유지한 상태로 환자를 시작자세로 원위치시킴

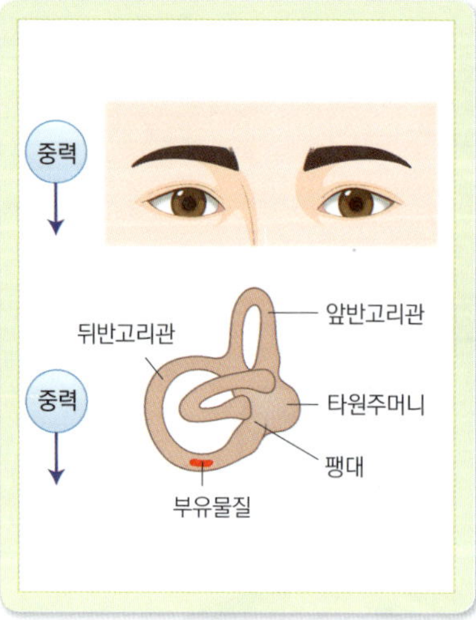
중력
중력
뒤반고리관
앞반고리관
타원주머니
팽대
부유물질

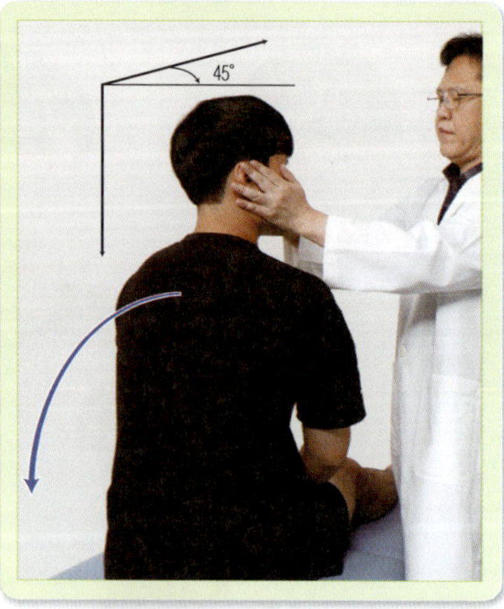
45°

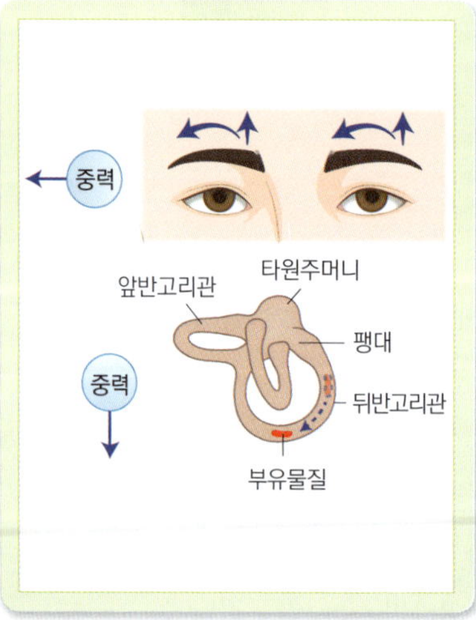
중력
중력
앞반고리관
타원주머니
팽대
뒤반고리관
부유물질

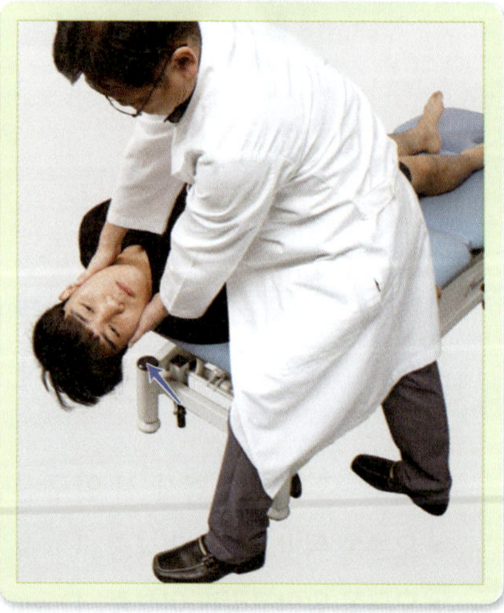

3 물리치료 중재

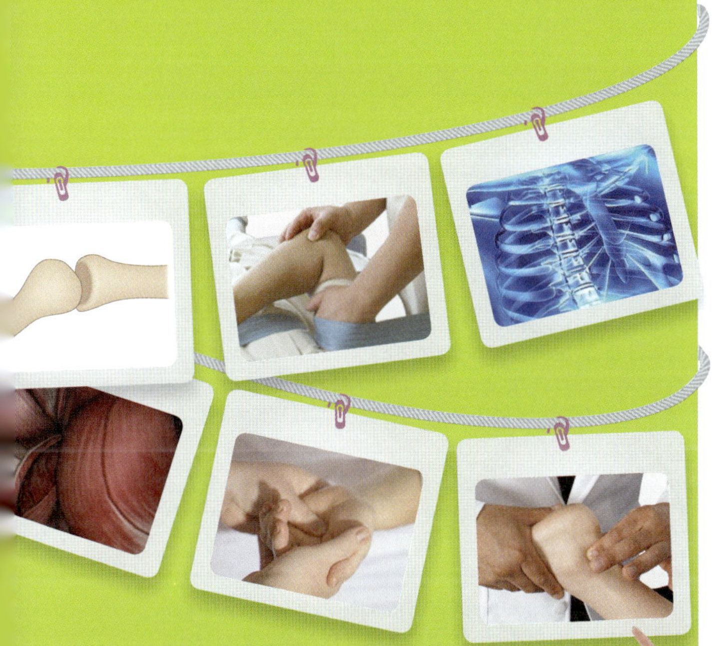

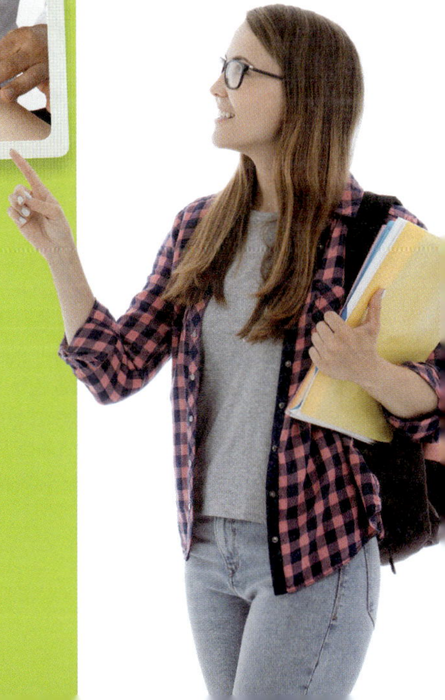

1절

기초 물리치료 중재

1. 전기치료

1) 초음파 치료

정의	• 고주파의 들을 수 없는 음파진동을 이용하여 열 또는 비열 효과를 통해 치료하는 전기치료
생리적 효과	• **열 효과**: 분자의 요동과 마찰 발생을 통한 선택적 조직 온도 상승으로 발생, 혈관 확장 및 혈류량 증진, 조직 대사 증가, 염증반응, 세포막 투과성 증가, 아교질 조직 신장력 증가, 통증완화, 근육연축 완화, 신경 영향, 뼈대근 수축활동 변화, 효소활성 변화, 골절 유합 촉진 등 • **비열 효과**: 공동형성(안정공동, 불안정공동으로 분류, 안정공동에서만 치료적 이점 발생), 음향 미세흐름(치료적 가치 있음), 세포막 투과성 증가, 혈관투과성 증가, 세포활성 증가, 단백질합성 증가, 혈관형성 및 미세순환 증진, 상처 수축과 장력 증가, 골절치유 촉진, 통증완화 예 공간-평균시간-평균강도 0.1~0.2W/cm² 열 효과 최소 시 비열 효과 극대화, 0.2W/cm² 낮은 시간평균강도 적용, 20% 순환주기에서 더 높은 시간정점강도 1.0W/cm² 맥동시켜 적용
치료기법	• **전파매질**: 물, 초음파풀, 글리세롤, 미네랄기름, 아크릴겔 • **치료주파수**: 급성질환 • **적용시기**: 가능한 손상 직후, 48시간 이내, 급성 시 6~8일 동안 1~2회/일, 낮은 강도 또는 맥동초음파 적용, 만성은 격일 치료. 3~4회 치료 후 호전 없으면 중단 혹은 치료변수 조정 필요 • **치료시간**: 5~10분, 초음파의 분당 가열 비율을 참고하여 결정(표 1-1), 예를 들어, 3℃ 정도의 열 효과를 위해 1MHz, 1.5/cm² 사용 시 10분간 치료해야 함, 수중치료와 완충치료는 1.03cm²당 5분

	강도(W/cm^2)	1MHz(℃)	3MHz(℃)
	0.5	0.04	0.3
	1.0	0.2	0.6
	1.5	0.3	0.9
	2.0	0.4	1.4
치료기법	• **치료기법** ▸ **접촉이동치료**: 25~40mm/s로 느리게 변환기 접촉면이 50% 겹치도록 실시, 변환기는 직각 유지, 적절한 압력으로 초음파 풀을 충분히 바르고 적용 ▸ **접촉고정치료**: 맥동초음파 1.0W/cm², 연속초음파 0.8W/cm² 작은 부위 치료 시 적용 ▸ **수중치료**: 플라스틱이나 세라믹 대야에 미온의 가스를 제거한 물을 담아 신체 부위를 치료, 0.5~3cm 거리에서 적용, 초음파 헤드 기포 제거, 얕은 조직은 0.5~1.0W/cm², 깊은 조직은 1~2W/cm² ▸ **완충치료**: 완충 물주머니나 Aquaflex겔 패드 사용 치료, 치료면과 주머니에 각각 접촉 겔을 바른 후 치료면에 주머니를 올려 그 위에 치료, 강도와 적용법은 수중치료와 동일		
적응증 및 금기증	• **적응증**: 관절구축 및 유착, 관절 뻣뻣함, 통증 및 근연축을 동반한 질환, 급성 외상 및 만성 염증질환, 상처 및 만성 피부궤양, 힘줄손상, 골절치유, 석회힘줄염, 말초혈관장애, 발바닥사마귀, 부인과 영역 • **금기증**: 뇌와 척수, 눈, 생식기관 및 복부기관, 임산부 자궁, 급성감염 및 패혈증, 악성종양, 말초순환장애 부위, 심장 및 심장질환, 방사선 치료 환자, 출혈 부위, 결핵, 진통제 사용 직후 및 감각마비 부위, 심장박동 조율기 환자 • **주의**: 공기가 있는 공간, 물이 차 있는 공간, 생식기관, 뼈끝판, 금속, 정상파, 뼈돌출 부위는 낮은 강도로 주의하여 치료 • **위험**: 과용량, 변환기의 느린 이동, 변환기의 접촉 불량, 전파매질 부족, 피부와 변환기 사이 공기는 화상 유발, 변환기 접촉 불량, 공기에 의한 반사, 연부조직-골 경계면 전단파 발생, 초음파풀 부족은 뼈막 통증 유발(강도 10% 감소 혹은 치료 중단), 쇼크, 공동형성(정확한 치료방법과 강도 사용, 결함 없는 기구 선택으로 예반)		

2) 체외충격파

정의	• 외부로부터 통증이 있는 질환 부위에 충격파를 가해 혈류량 증가와 염증 완화를 통해 힘줄, 주위 조직, 뼈의 치유를 돕는 치료기기
생리적 효과	• 사이질세포의 증가로 인해 뼈 형성 촉진 • 섬유아세포의 증식 자극 • 힘줄과 뼈 연결 부위의 신생 혈관화 촉진 • 콜라겐 합성과 조직 리모델링을 위한 성장인자 증식 및 단백질 합성 • 뼈 전구세포의 증가 • 백혈구 침투 증가
치료기법	• **전파매질**: 초음파풀 • **에너지 유동률 밀도 분류**: 낮음 0.08mJ/mm^2, 중간 0.08~0.28J/mm^2, 높음 0.28J/mm^2(뼈의 경우 높음, 힘줄의 경우 중간 이하 추천) • **적용시기**: 손상 후, 주 1회씩 3~5회 • **치료시간**: 10~15분(5~10분 예열 포함) • **치료기술** ▸ 통증 부위 확인 후 시술 부위 초음파풀을 바름. 충격파의 범위 및 깊이 조절 후 저에너지 충격파에서 시작하여 통증 부위에 충격파를 적용. 환자의 반응을 살피며 충격파 에너지를 조절. 치료 후 초음파풀을 제거하고 마무리
적응증 및 금기증	• **적응증**: 골절, 발바닥 근염, 안쪽-가쪽위관절융기염, 어깨 석회화 힘줄염, 오십견, 회전근개파열, 무릎퇴행성 관절염, 무릎뼈 힘줄염, 발목인대 손상, 거짓관절증, 불유합골절, 관절전치환술 등 • **금기증**: 임산부, 심장질환자 • **주의**: 치료 후 4~6주간 휴식, 치료 후 발생 통증은 염증치유 반응으로 냉치료 적용 • **위험**: 피부 발적, 통증 악화, 혈종, 편두통 발생

3) 단파투열치료

정의	• 고주파 전류를 사용하여 인체 조직 내에 열을 발생시키는 방법
생리적 효과	• 열적 효과(조직온도 상승, 섬유아교질 조직 신장력 증가, 관절 뻣뻣함 감소, 통증완화, 근연축 완화, 혈류량 증가, 악성종양 치료, 만성염증 흡수 촉진, 상처치유 촉진, 복부 적용 시 위점막 창백과 위장관 민무늬근육 이완을 통한 꿈틀운동 저하) • 비열적 효과(맥동단파투열 치료 - 손상세포 재분극을 통한 세포 기능장애 회복)
치료기법	• **치료 강도**: 환자가 뜨겁게 느끼면 안 됨, 120~130mA 권장, 50mA 이하 및 200mA 이상은 위험, 온감의 종류에 따라 다섯 가지로 구분

치료기법

용량	느낌	용도
최소 하강도	온감을 전혀 느낄 수 없음	
최소 강도	온감을 겨우 느낄 수 있음	급성질환
중등도 강도	중간 정도의 부드러운 온감	아급성질환
정상 강도	쾌적한 온감	만성질환
최대 강도	최대로 견딜 수 있는 온감	연부조직 신장

- **치료주파수**: 27.12MHz
- **치료빈도**: 1회/일 혹은 격일제, 급성기는 1회/일, 아급성기는 높은 강도 및 긴 시간으로 적은 빈도로 적용
- **치료시간**: 10~20분, 작은 부위 15분, 큰 부위 20~30분, 팔다리 20분, 내부장기 30분
- **치료기술**: 적용 시 피부와 전극 틈 유지(0.63~1.25cm; 수건 여섯 겹 정도), 콘덴서 판 전극은 수건 적용 없이 2.5cm 떼어 적용

적응증 및 금기증

- **적응증**: 삠, 근육 힘줄인대 파열, 관절낭 손상, 퇴행성 관절질환, 만성 관절질환, 뻣뻣한 관절 및 구축, 혈종, 아급성 외상 관절염, 힘줄 윤활막염, 고름집, 큰종기, 굴염, 만성 골반염증질환, 대상포진, 월경통, 연부조직 구축 치료를 위한 운동치료 전
- **금기증**: 악성종양, 허혈 부위 및 순환장애 부위, 부종, 습식 상처 드레싱 위, 금속, 심장박동조율기, 의료용 전자기기, 출혈 부위, 관절결핵, 열감각 장애 부위, 진통제 사용 직후, 최근 받은 방사선 치료 부위, 열감각 과민반응, 급성염증 및 감염, 피부질환, 혈압이상, 심한 심장질환, 혈전성 정맥염, 임산부 배 부위, 월경 중 복부, 생식기 위, 성장기 관절, 의사전달이 어려운 사람, 자궁내 장치, 시계 혹은 보석, 콘텍트 렌즈
- **주의**: 치료 중 움직이지 않게 지시, 뜨겁거나 불편하면 치료사를 호출하도록 교육
- **위험**: 화상(뼈 돌출 부위, 옷이나 드레싱 위 치료 시, 건조한 피부, 피부 주름진 곳), 전기쇼크(전자기장 1m 이내 금속이 없어야 함), 단파투열치료와 맥동단파치료기에서 1m 거리 유지, 2개의 단파투열기 사용 시 3m 이상 거리 유지

4) 극초단파 투열치료

정의	극초단파를 이용하여 강한 전기장과 작은 자기장을 생성하여 열을 생성하는 치료방법

<table>
<tr><td>생리적 효과</td><td>• 근방어 및 통증 완화로 국소적 이완효과 생성
• 순환파 혈류 개선 증진
• 손상 부위 혈류 및 부종 재흡수 촉진
• 염증과정 생성물 제거
• 아급성 및 만성통증 감소</td></tr>
<tr><td>치료기법</td><td>• 치료강도: 쾌적한 온감 강도로 사용하지만 환자에 따라 다름, 뜨거운 감각을 느끼면 안 됨
<table><tr><th>구분</th><th>특징</th><th>용도</th></tr><tr><td>용량 I (very mild)</td><td>문턱값 온감 바로 아래 단계</td><td>급성 염증질환</td></tr><tr><td>용량 II (mild)</td><td>온감 겨우 느끼는 정도</td><td>아급성 염증질환</td></tr><tr><td>용량 III (moderate)</td><td>중등도의 쾌적한 온감</td><td>아급성 염증질환</td></tr><tr><td>용량 IV (intensive)</td><td>견딜 수 있는 강한 강도</td><td>만성질환</td></tr></table>• 치료주파수: 2,456MHz
• 치료빈도: 1일 1회 혹은 격일제
예 급성질환 용량 I, II 2~5분간 1회/일, 2주간 치료
만성질환 용량 III, IV 5~30분 1회/일, 2~3회/주, 1~4주간 치료
• 치료시간: 단파 투열치료와 유사
• 치료기술: 전극과 치료 부위는 직각(90°) 위치, 단파에 비해 근육, 근육-지방 및 뼈-근육 경계면에서 열 집중(조직 경계면에서 반사 발생), 혈액과 같은 수분이 많은 조직에 많이 흡수, 지방조직 흡수 적음(얇은 지방층 조직치료에 용이; 손발, 손목 힘줄 치료에 효과적)</td></tr>
<tr><td>적응증 및 금기증</td><td>• 적응증: 단파 투열치료와 유사
• 금기증: 단파 투열치료와 유사
• 주의: 전극이 눈을 향하지 않도록 적용(그물보안경 착용), 남성생식기 위 적용 금지
• 위험: 뼈돌출 부위나 피부밑 지방층이 두꺼운 부위의 열반점 현상 발생으로 화상 위험, 쇼크</td></tr>
</table>

5) 맥동단파 치료

정의	• 일정 간격으로 연속단파 투열치료 출력을 단속하여 발생되는 맥동단파를 이용 치료하는 방법
생리적 효과	• 열 효과(낮은 평균출력을 사용하기 때문에 무시해도 됨) • 비열 효과(혈류 증가, 대사 증가, 세포막 투과성 변화, 세포활성 증가, 아교질 합성 및 축적 증가, 신경재생 촉진, 뼈 형성 자극)

치료기법	• **맥동빈도**: 매우 예민하거나 급성기 시(높음), 아급성기(급성기보다 낮음), 만성기(낮음) • **맥동기간**: 급성기(짧게), 만성기(길게) • **평균출력**: 첫 치료 혹은 급성질환 치료 시 낮은 정점 강도로 치료, 평균출력은 열감각을 거의 느끼지 못하는 낮은 출력 사용, 급성(3W 이하), 아급성(2~5W), 만성(5W 이상) • **치료시간**: 급성기(10~15분), 아급성기(15분), 만성기(15~20분) • **치료빈도**: 환자에 따라 다름, 점진적으로 3회/주 정도
적응증 및 금기증	• **적응증**: 외상, 염증질환, 상처, 골절, 통증, 근연축, 말초순환장애, 내장기 질환 • **금기증**: 심장박동조율기 환자, 고열, 활동성 결핵, 임산부 복부, 악성종양, 월경 중인 여성의 배와 골반 부위, 출혈 부위, 허혈 혹은 순환장애 부위, 혈전, 최근 방사선 치료 부위, 이차골화가 진행 중인 어린이의 뼈끝판 부위, 눈, 고환 • **주의**: 기계작동 시 치료사와 치료기의 거리 1m 이상 유지, 임산부 치료사의 경우 전원 작동 조작 금지 • **위험**: 금속 부위 금기증은 아니나 치료효과 간섭 야기 가능성 있어 5W 이하 낮은 평균출력이 안전

6) 경피신경전기자극치료

정의	• 전류자극을 통해 피부 말초감각신경을 활성화하여 통증을 치료하는 방법
생리적 효과	• **관문조절설**: 통증이 발생했을 때 큰 섬유인 Aβ에 전기자극을 가하면 Aδ와 C섬유를 통해 전달되는 통증신호 통과를 막는 척수 관문이 작동하여 통증이 감소된다는 이론, 전통적 TENS 혹은 감각수준자극 TENS라 불림 • **내림통증조절론**: Aδ와 C섬유에 강한 전기자극 시 중간뇌, 다리뇌, 숨뇌가 자극되는데 내림신경세포를 통한 엔케팔린 유리로 인해 척수 수준 통증신호 차단이 발생, 저빈도 혹은 운동-수준 TENS, 통증지속 1시간 이상 • **내재성 파편통증조절론**: 감각신경 전기자극 시 뇌하수체 및 시상하부의 활성을 통해 β-엔돌핀 및 다이놀핀이 뇌척수액으로 유리되어 신경세포와 결합하여 작용
치료기법	• **전류**: 맥통전류, 시간변조교류진류, 진폭변조교류진류 • **사용 파형**: 단상직사각형파, 변형비대칭 이상직사각형파, 대칭이상직사각형파, 변형가시파, 단상직사각형 고빈도파 • **맥동빈도**: 1~200pps • **위상기간**: 10~600μs • **실효값 전류**: 1~100 mA • **변조방식**: 맥동빈도, 맥동기간, 진폭

치료기법	• **치료매개 변수** ▸ 전통적 TENS · 전류강도: 근수축 없는 참을 수 있는 정도 · 맥동기간: 75~150msec 혹은 치료기 제공 최대 맥동폭 · 맥동빈도: 80~125pps 혹은 치료기 제공 최대 빈도 · 파형: 비대칭 이상성 전류, 대칭 이상성, 단상성 · 통전시간: 연속모드, 20~60분 ▸ 저빈도 또는 운동수준 TENS · 전류강도: 근수축 유발 정도 · 맥동기간: 100~600m/sec · 맥동빈도: 20pps 이하 · 전극배치: 운동점, 경혈점, 유발점 · 통전시간: 30초~1분 ▸ 유해자극 수준 TENS · 전류강도: 유해자극 수준, 근수축 허용 · 맥동기간: 100~1,000μs · 맥동빈도: 1~5pps 사이 · 전극배치: 경혈점, 유발점 · 통전시간: 30~45초 · 고전압맥동치료기, 저빈도-고강도 치료기가 가장 좋은 선택
적응증 및 금기증	• **적응증**: 통증을 동반하는 근육뼈대계통 및 신경계통의 각종 질환 및 손상, 수술 후 통증, 암으로 인한 둔통, 만성복통, 분만통, 월경통, 불명통, 정신성 통증 등 • **금기증**: 부정맥, 심장질환자, 심장박동조율기 착용자 등 • **주의**: 목동맥 위, 눈 위 또는 주위, 임신부 복부, 감각마비나 감각과민 부위, 뼈 돌출 부위, 체모가 많은 부위(패드 접촉 어려운 부위)는 전극을 붙이지 않음

7) 고전압맥동전류 치료

정의	• 고전압, 저전류, 짧은 맥동기간을 가진 짝정점 맥동파(twin peak wave)를 이용한 단상파 치료기를 활용한 치료법으로 평균 전류가 저전류이므로 조직의 손상 없이 안전하고 느낌이 부드러우며 심부 치료를 할 수 있는 방법
생리적 효과	• 통증조절 • 근연축 완화 • 관절운동 증가 • 근력 증가 • 말초순환 증진 • 부종흡수 촉진(근펌프 기능 촉진, 감각자극, 체액이동 향상)

생리적 효과	• 상처치유 촉진(손상전류 회복을 통한 치유과정 촉진, 세포활성 증가, 아교질 합성 및 축석 증가, 상피화 촉진, 혈관신생 및 혈류 증가, 조직 산소공급 증가, 세균성장 억제, 괴사조직 제거, 흉터형성 감소)
치료기법	• **활성전극**: 염증기(양극), 세균감염 시(음극), 아교질 합성 목적(음극), 상피화기(양극), 상처 후 처음 3일은 양극, 다음 3일은 음극 적용(극성 3일마다 교대), 증식기는 매일 교대 • **맥동빈도 및 기간**: 50~200pps, 20~100μs, 재형성기에는 연속맥동 60~64pps, 감각 수준, 매번 극성 교대, 1회/일, 60분씩 격일 자극 • **전극배치방법**: 단극배치, 양극배치, 물속치료(뼈 돌출부, 불규칙 부위, 손발의 짓이김 손상 부위 등), 경혈배치 • **치료시간**: 염증기 30~120분, 증식기와 상피화기는 60분 적용, 1일 3~4회, 주 5~7회 • **치료기술**: 만성 상처에 사용된 자극 매개변수 관계없이 300~500μC/s의 전하가 가해지면 효과적임, 치료효과를 얻기 위해 상처 건조 및 드레싱 교환 시간에 자극 적용하여 상처환경 최적화 제공 필요, 긴 적용시간 및 잦은 치료 필요(1.5~8시간/일)
적응증 및 금기증	• **적응증**: 통증, 근육연축, 상처, 부종 및 관절운동 제한을 동반하는 질환 및 손상, 근약화, 순환장애 • **금기증**: 일반적 전기치료 금기증과 유사, 심장박동조율기, 임산부, 발작 • **주의**: 심장과 머리를 가로지르는 전극배치는 안 됨. 목동맥, 악성종양, 출혈 부위, 금속매입 부위, 월경 시 하복부는 전기자극을 하지 않음, 조직 pH 변화는 거의 나타나지 않아 맥동전류에 의한 화학적 화상은 거의 없음

8) 신경근육전기자극 치료

정의	• 신경지배 근육에 전기자극을 실시하는 것
생리적 효과	• 단백질 합성능 증가 • 아세틸콜린 감수성 확산 방지를 통한 막 변화 • 혈관 확장 및 혈류량 증가 • 초미세구조(시립체 수 및 체적 증가, 가로세관과 근육세포질 그물 감소) 변화 • 근육기능 증가 • 팔다리둘레 변화
치료기법	• **전류(파형)**: 교류전류(정현파, 대칭 및 비대칭 이상파), 시간변조교류전류(다상 대칭 정현파), 맥동전류 사용(직사각형 대칭 이상파) • **맥동빈도 및 진폭**: 치료목적에 따라 적합한 주파수나 맥동빈도, 진폭 사용 • **맥동기간**: 200~450μs(통증을 유발하지 않고 편안한 근수축 유발)

치료기법	• **단속시간비**: 근육재교육, 관절운동범위 증진, 정맥순환증진 등에 있어 임상적으로 중요, 근력 증가 적용 시 피로유발 변수임 • **경사변조**: 치료목적에 따라 증가와 감소시간 선택(경사기간을 길게 해도 순응현상 유발 안 됨, 효율적 근수축 유발 가능) • **치료기술**: ▸ 근력 증가(러시아 전류, Russian current) · 전류: 시간변조 교류전류 · 맥동빈도: 50~70pps · 맥동기간: 50~250μs · 단속비: 1:3~1:5 · 치료시간: 10~20분 · 치료빈도: 1회/일, 주 3~4회, 6주 이상 ▸ 근 재교육 · 전류: 연속 전류, 단상파 · 맥동빈도: 1pps · 맥동기간: 50~300μs · 단속비: 수동조절 · 치료시간: 각기 다름 · 치료빈도: 각기 다름 ▸ 기능적 전기자극(Functional electrical stimulation, FES): 발처짐 및 보행훈련 · 전류: 단상 직사각형파, 대칭 혹은 비대칭 이상 맥동전류 · 맥동빈도: 25~40(35)pps · 맥동기간: 150~350μs · 단속비: 없음 · 치료시간: 15~30분 · 치료빈도: 2회/일, 주 5회, 6~12주
적응증 및 금기증	• **적응증**: 근력 증가, 근지구력 증가, 근재교육, 경직 완화, 순환 증진, 구축 교정, 어깨 부분 탈구 정복, 요실금 및 변실금 개선, 보장구 대치, 다리기능 회복, 팔기능 회복, 삼킴곤란 개선 • **금기증**: 수요형 심장박동기 착용자, 심장질환자, 혈전증, 활동성 결핵, 악성종양, 감염, 임산부, 중증근무력증 환자, 샤르코마리투스 질환, 불완전 골생성증, 절개 및 힘줄이식이나 인대재건술 부위, 눈 부위, 목 부위, 출혈 부위, 상처 부위, 뼈돌출 부위, 투석 환자의 유치 카테터 주위, 의사소통이 어려운 자 • **주의**: 임신기간 초기 3개월 내, 고혈압, 부정맥이나 울혈성 심부전증, 심장질환자, 골절 및 골다공증, 발작, 신경병증, 감각장애 부위, 부종 부위, 교감신경 활성 징후, 표면 금속 가까운 부위, 약하거나 과민한 피부, 비만, 척주근육, 흉터조직 및 유착, 근육피로 유발(높은 맥동빈도 자극 시, 근력 증가 목적 시 단속시간비 1:3~1:5 사용하면 근피로 최소 및 최대 강축 유발 가능, 2주 이상 자극 시 근피로 저항 증가 유도)

9) 간섭전류 치료

정의	• 중주파 교류전류의 교차 통전 시 간섭현상에 의해 발생하는 전류를 이용하여 치료하는 방법
생리적 효과	• 통증 조절 • 근수축 • 이완 • 혈류량 증진 • 부종 및 염증 완화(국소혈류량 증가, 흡수 촉진, 펌프작용 증진) • 치유과정 촉진 • 조직화학적 변화(아세틸콜린에스테르분해효소, 알칼리인산화효소, 산화환원효소의 활성 증가) • 요실금 개선
치료기법	• **진폭변조주파수**: 높은 진폭변조주파수 75~150bps(치료용량: 낮은 진폭, 효과: 급성 질환, 심한 통증, 과민반응), 낮은 진폭변조주파수 25~50bps 이하(치료용량: 높은 진폭, 효과: 아급성 및 만성질환, 근육 수축) • **진폭변조주파수 변조**: 1~10, 10~25, 1~100, 90~100bps 등으로 변조(진통 유발: 80~100bps) • **진폭**: 환자가 편안한 정도, 만성질환 및 높은 진폭변조주파수는 높은 용량(따끔하고 강하나 견딜 수 있는 정도), 낮은 진폭변조주파수 및 급성질환은 낮은 용량(감각을 겨우 느끼는 낮은 진폭) • **치료시간**: 10~15분(한 부위 20분 미만, 한 곳 이상일 경우 총 30분을 넘지 않아야 함), 5회/주로 치료하다 격일, 3일 간격으로 치료, 25~25회 치료경과 후 변화가 없으면 1~2주 중단 후 다시 치료 • **치료기술**: 2극(치료 부위 직접 혹은 주위에 배치)과 4극 배치(넓은 치료 부위 대각선으로 위치) 사용
적응증 및 금기증	• **적응증**: 근육뼈대계통(류마티스 관절염, 근육통, 오십견, 요통 등) 및 신경계통(말초신경 손상, 얼굴신경 마비, 작열통, 소아마비, 척수손상, 편마비 등) 손상 및 질환, 순환계통 손상 및 질환(버거씨병, 당뇨병 괴저, 정맥류, 욕창, 림프부종 등), 피부질환(대상포진, 화상, 동상 등), 내과질환(당뇨병, 변비, 고혈압 등), 부인과 질환(무월경, 월경통, 자궁절제술 후 유착 등) • **금기증**: 심장박동조율기 착용자, 색전 동반 동맥질환 및 심장질환, 급성 깊은정맥혈전증, 급성 혈전정맥염, 감염질환 및 열질환, 결핵, 피부질환, 악성종양, 임산부, 출혈 위험자, 목동맥, 허약하거나 의사전달 어려운 환자 • **주의**: 장시간 자극 시 화상위험, 흡인전극 사용 시 혈종 발생

10) 탈신경근 전기자극 치료

<table>
<tr><td>정의</td><td>• 탈신경으로 인해 정상 근지배가 어려운 신경을 자극하여 근수축을 유발하는 전기치료</td></tr>
<tr><td>생리적 효과</td><td>• 근위축 지연 및 예방
• 조직 화학적 변화(근섬유 유형의 변화, 효소활성 변화)
• 효소활성 증가 및 대사와 기능 증진
• 단백질 합성능 증가
• 초미세 구조의 변화
• 모세혈관 분포 및 혈류량 증가
• 근수축력 및 근피로지수 증가
• 정맥 및 림프순환 증진</td></tr>
<tr><td>치료기법</td><td>• 전류: 단속직류전류, 교류전류, 단상맥동전류
• 맥동빈도: 5~10Hz, 100pps
• 맥동기간: 시치 이상(10ms)
• 단속비: 5~10초: 60초
• 경사증감: 5초
• 진폭: 최대 근수축(견딜 수 있는 범위)
• 변조: 없음
• 치료시간: 20~30분
• 치료빈도: 2~4회/일
• 신경손상 정도에 따른 맥동기간 및 파형
• 신경손상 정도
<table>
<tr><th>신경손상 정도</th><th>맥동기간</th><th>파 형</th></tr>
<tr><td>신경차단</td><td>100ms</td><td>직사각형파</td></tr>
<tr><td>경한 축삭절단</td><td>100~600ms</td><td>삼각형파 또는 부등사변형파</td></tr>
<tr><td>축삭절단</td><td>100~2,000ms</td><td>삼각형파 또는 톱니형파</td></tr>
<tr><td>신경절단</td><td>100~2,000ms</td><td>삼각형파 또는 톱니형파</td></tr>
<tr><td>신경재생</td><td>1~100ms</td><td>직사각형파</td></tr>
<tr><td>부분탈신경</td><td>1~100ms</td><td>직사각형파</td></tr>
</table></td></tr>
<tr><td>적응증 및 금기증</td><td>• 적응증: 말초신경 손상 및 병변 등으로 인한 탈신경근육
• 금기증: 심장박동조율기 환자, 급성심장질환자, 혈전증, 혈전성 정맥염, 활동성 결핵, 악성종양, 감염 등
• 주의: 부종, 피부손상, 감각마비, 금속, 흉터조직 및 유착, 의사전달 장애를 가진 자
• 위험: 화상(피부가 건조하거나 습하면 안 됨, 금속이 없어야 함), 쇼크, 근피로, 조직손상(근수축으로 인한 골절편 전위로 불유합 발생)</td></tr>
</table>

11) 이온도입법

<table>
<tr><td>정의</td><td>• 연속직류전류를 이용하여 특정 약물이온을 피부나 점막을 통해 신체조직 안으로 침투시키는 전기치료법</td></tr>
<tr><td>이온도입 경로</td><td>• 세포경로: 털집과 땀샘이 형성하는 표피 각질층 세공을 이용하며 저항이 낮음
• 세포사이경로: 전류적용 시 전압의존성 수용성 세공통로 형성, 이온 및 분자의 주요 이동통로
• 횡세포 경로: 세포막을 가로 질러 이동</td></tr>
<tr><td>치료기법</td><td>• 전류: 연속전류, 맥동전류
• 전극: 활성전극(약물전달전극; 같은극), 비활성전극(약물이온과 반대극)
• 전극전류밀도: 활성전극의 표면적 $1cm^2$당 0.5~1mA, 음극 0.5 mA/cm^2, 양극 $1mA/cm^2$
• 전극 크기: 음극을 2배 크게(피부자극 화상위험이 높아 전류밀도를 낮추기 위해)
• 이온도입 용량: 40~80mA · min
• 전류강도: 3~5mA(환자가 따끔하고 찔리는 듯한 감각을 느끼기 전까지 천천히 증가)
• 치료시간: 10~20분, 평균 15분, 점막(1~3분), 피부(5~10분), 심부조직(30~60분)
• 이온도입의 양: I(전류) × t(시간) × ECE(전기화학당량) = (   ) gram
• 이온침투 깊이: 12~24시간 동안 1.5cm 이상 침투 불가, 평균 치료시간 동안 1~3mm 침투
• 이온의 종류
<table>
<tr><th colspan="2">양극</th></tr>
<tr><td>항생제(antibiotics)</td><td>켄타마이신주, 8mg/mL, 화농성 귀연골염</td></tr>
<tr><td>칼슘(calcium)</td><td>염화칼슘, 2% 수용액</td></tr>
<tr><td>구리(copper)</td><td>황산구리 결정 2% 수용액, 살균제, 무좀</td></tr>
<tr><td>히알루로니다아제(hyaluronidase)</td><td>히알루로니다아제 결정 수용액 지시대로, 국소부종</td></tr>
<tr><td>리도카인(lidocaine)</td><td>5% 연고, 급성염증, 마취, 진통</td></tr>
<tr><td>리튬(lithium)</td><td>리튬염소 혹은 탄산, 2% 수용액, 통풍결절과 고요산혈증의 교환이온으로서 효과적</td></tr>
<tr><td>마그네슘(magnesium)</td><td>황산마그네슘, 2% 수용액, 근육이완, 혈관확장, 진통제</td></tr>
<tr><td>메콜릴(mecholyl)</td><td>아세틸콜린 유도체, 0.25% 연고, 혈관확장, 근이완, 진통(추간판 성허리신경뿌리병증, 반사교감신경이상증에 사용)</td></tr>
<tr><td>프리스콜린(priscoline)</td><td>벤자졸린 염산염, 2% 수용액, 무통궤양에 효과</td></tr>
<tr><td>아연(zinc)</td><td>산화아연연고, 20%, 개방 손상 및 궤양에 효과</td></tr>
</table></td></tr>
</table>

<table>
<tr><td rowspan="11">치료기법</td><td colspan="2">음극</td></tr>
<tr><td>초산(acetate)</td><td>초산 2% 수용액, 경화성 교환 이온으로 칼슘침착에 극적인 효과</td></tr>
<tr><td>염소(chloline)</td><td>염화소듐, 2% 수용액, 경화성 작용제, 반흔조직, 켈로이드, 화상</td></tr>
<tr><td>구연산(citrate)</td><td>구연산칼륨, 2% 수용액, 류마티스 관절염</td></tr>
<tr><td>덱사메타손
(dexamethasone)</td><td>덱사메타손, 근골격계 염증질환</td></tr>
<tr><td>요오드(iodine)</td><td>로덱스 연고 4.7%, 경화성 작용제, 살균, 적절한 혈관확장, 오십견, 반흔조직</td></tr>
<tr><td>살리실산염
(salicylate)</td><td>메틸 살리실산염, 4.8% 연고와 로덱스, 충혈 완화제, 경화성 및 항염증 작용제, 요오드 없이 적용 시 마이오플레스 연고(트롤라민 살리실산 10%), 소듐 살리실산염 분말 2% 수용액 사용, 오십견, 반흔조직, 사마귀, 기타 유착 혹은 부종</td></tr>
<tr><td colspan="2">기타</td></tr>
<tr><td>링거액(ringer's solution)</td><td>(+, −), 개방성 압박궤양 병변에 극성으로 사용</td></tr>
<tr><td>수돗물(tap water)</td><td>(+, −), 교대극성 사용, 다한증에 글리코피로니움 브로마이드(glycopyrronium bromide)와 함께 사용</td></tr>
<tr><td>적응증 및
금기증</td><td colspan="2">• 적응증: 염증, 통증, 근경련, 허혈, 부종, 칼슘 침착, 흉터조직, 다한증, 균, 진균, 개방성 피부병변, 헤르페스, 알레르기성 비염, 통풍, 화상, 반사교감신경이상증
• 금기증: 심장박동조율기 환자, 가슴 주위, 임산부 복부, 악성종양, 피부 민감성, 아스피린 민감성(살리실산염), 위험 혹은 활동성 위궤양(하이드로코르티손), 천식(메콜릴), 금속 민감성(아연, 구리, 마그네슘), 해산물 민감성(요오드)
• 주의: 국소충혈(모세혈관 확장으로 인한 일시적 현상), 통증 호소(강도 감소, 지속 시 중단), 근수축 발생(전류강도 높을 시)
• 위험: 화학적 화상(금속전극의 피부접촉, 용량과다, 전류밀도 집중 시 발생), 전기쇼크, 과민반응(특정 약물로 인한 과민성 쇼크 발생 위험, 특정 약물 과민반응 확인)</td></tr>
</table>

2. 광선치료

1) 정의

<table>
<tr><th>구분</th><th>요약</th></tr>
<tr><td>정의</td><td>
• 광선치료(phototherapy)는 빛이 공간 중 투과하는 복사에너지(radiant energy)의 성질 중 굴절, 산란, 흡수, 반사 등의 특성을 활용해서 치료적 목적으로 이용하는 것으로 정의
• 광선은 일종의 전자파로 파장 스펙트럼에서 자외선, 가시광선, 적외선까지가 광선치료로 적용되며, 가시광선을 기준으로 파장이 짧아지면 광학반응이 주된 작용이 되고, 파장이 길어지면 광열반응이 주된 작용이 됨
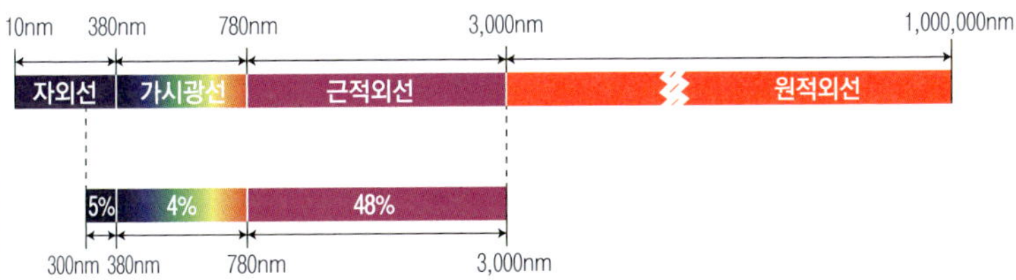

</td></tr>
<tr><td>빛의 성질</td><td>
<table>
<tr><th>구분</th><th>주요 내용</th></tr>
<tr><td>특성</td><td>• 전기나 다른 힘에 의해 생성 가능
• 진공 내에서 진행속도는 동일하나 매개체에 따라 속도가 다름
• 직선적 전파방향
• 매개체에 따라 반사, 굴절, 산란, 흡수가 발생</td></tr>
<tr><td>파장</td><td>• 빛의 흐름에서 마루와 마루 혹은 골과 골 사이의 거리
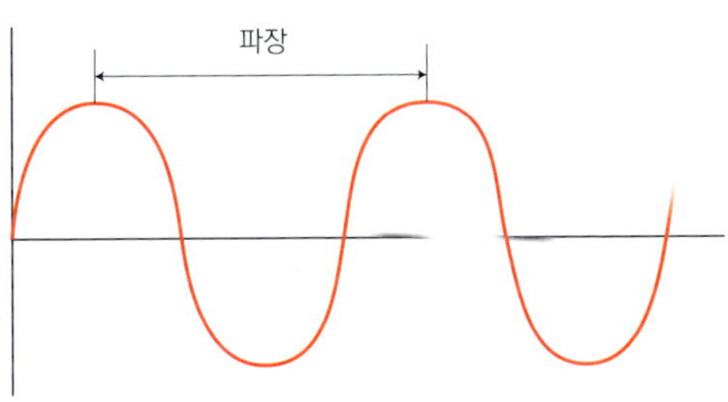

</td></tr>
<tr><td>분류</td><td>• 빛은 파장에 따라 파장이 짧은 순으로 자외선→가시광선→적외선으로 나누어짐
• 가시광선은 파장이 짧은 순으로 보라→남색→파랑→초록→노랑→주홍→빨강색으로 구분</td></tr>
</table>
</td></tr>
</table>

구분	요약	
	구분	주요 내용
빛의 성질	법칙	• **굴절의 법칙**: 빛은 다른 매개체를 통과할 때 진행 방향이 바뀌게 됨 • **반사의 법칙**: 빛은 반사경의 모양에 따라 집광이 다름 • **흡수의 법칙**: 광선은 반드시 흡수된 광선만이 광학적 효과를 나타낸다는 "Grottus-Draper's law"이 적용됨 • **거리제곱 반비례 법칙**: 광선의 강도는 광원에서 물체까지 거리의 제곱에 반비례하여 발생함

2) 적외선 치료

정의	• 적외선(infrared)은 열선이라고 하며, 파장이 가시광선보다 길며, 눈으로 보이지 않음 • 임상적으로 적외선을 이용한 건열(dry heat)치료를 주로 사용함

구분	장파 적외선	단파 적외선
	파장: 15,000~150,000nm	**파장**: 7,700~15,000nm
	침투 깊이: 0.5mm	**침투 깊이**: 5~10mm
	비발광 적외선(non-luminous)	발광 적외선(on-luminous)
	장파 적외선 90%와 단파 적외선 10% 방출	단파 적외선 70%, 장파 적외선 24%, 가시광선 4.8%, 자외선 1% 방출
	온돌매트, 달구어진 돌, 보온물병 등에서 방출되는 열선 에너지의 형태	적외선 등은 저항이 높은 필라멘트를 통한 전류의 흐름을 통해 열을 발생

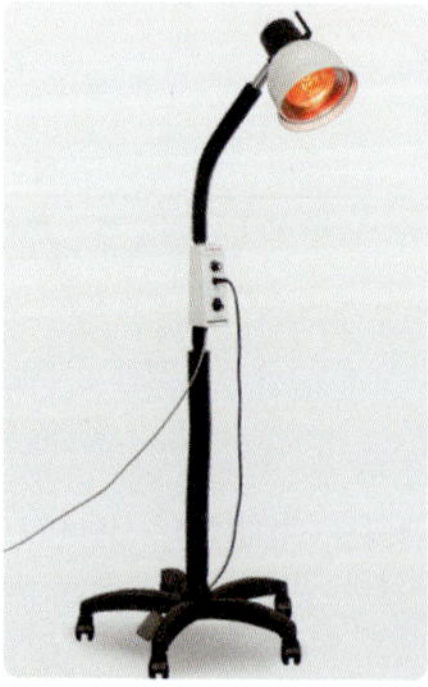
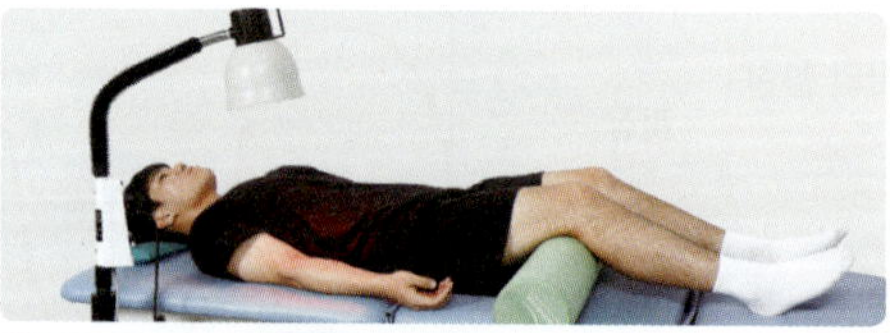
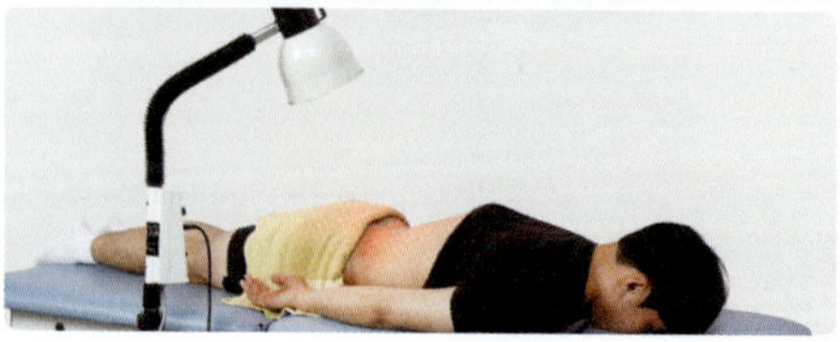

생리적 효과	• 인체가 적외선에 노출되면 조직온도의 상승이 주 효과 ▸ 혈관 확장, 발한, 심박동 변화, 호흡 변화 • 사용 목적 ▸ 혈류 개선, 통증 완화, 창상 치유, 조직 이완, 신진대사 개선, 신경계의 진정 ☞ 광원의 강도, 조사거리, 치료시간, 치료되는 범위에 따라 좌우됨

3) 레이저 치료

정의	• LASER란 "Light Amplification Stimulation by Emission of Radiation"의 약자로 방사의 유도방출에 의한 빛의 증폭으로 매개체를 인위적으로 자극시켜 불안정한 상태를 유도하면 다시 안정 상태로 환원될 때 높은 에너지를 빛의 형태로 방출하는 물리적 치료수단
조사방법	**접촉법(contact technique)**: 손으로 광학강을 잡은 상태로 레이저 탐침이나 레이저 적용 부분을 치료 부위에 직접 접촉시켜 치료하는 방법 • 동통점의 통증치료 시 유효 • 피부상층 모세혈관총의 기계적 혈관 수축과 혈류 이동 및 매질 흡수를 가능하게 함 • 침투력과 근본적인 흡수체적을 증가 **비접촉법(non contact technique)**: 치료 부위와 레이저 공급기 사이에 약간의 거리를 유지하여 조사하는 기법 • 치료사의 손의 피로 문제는 해결되지만 레이저 광선의 산란 현상과 반사에 의해 입사광이 상실되므로 치료효과는 약화 • 개방성 상처의 치유, 켈로이드 상처에 주로 사용
생리적 효과	• **치유기간의 단축**: 미토콘드리아의 흥분과 핵산의 자극 증대로 단백질 합성, 교원섬유의 생성, 모세혈관화 및 세포분열의 증대 • **신체의 영양효과**: 세포호흡의 증가, 모세혈관화, 혈관 확장 • 진통효과 • 말초신경 재생 촉진 • 외상성 부종이나 혈종의 감소
주의 및 금기증	• 눈 주변의 치료 시 보안경 착용 • 임산부의 복부조사는 자궁수축의 위험 • 악성종양의 비대 • 고환, 난소, 갑상샘, 이자, 부신샘 등에는 직접 조사하지 말 것 • 월경 중 조사하지 말 것 • 간질성 질환, 심부전증, 갑상샘 장애, 중증 정맥성 질환자 • 심장조혈기 착용자

4) 자외선 치료

<table>
<tr><td>정의</td><td>• 자외선(ultra-violet, UV)은 가시광선 이외의 광선으로 가시광선 중 보라색 파장보다 짧은 파장대의 광선
• 임상적으로 자외선은 피부의 표면에서 흡수됨</td></tr>
<tr><td>구분</td><td>
<table>
<tr><th>UV-A</th><th>UV-B</th><th>UV-C</th></tr>
<tr><td>파장: 315~400nm</td><td>파장: 280~315nm</td><td>파장: 200~280nm</td></tr>
<tr><td>black light</td><td>Dorno ray</td><td>germicidal ray</td></tr>
<tr><td>치료용으로 가장 많이 사용</td><td>전신보다 국소용으로 사용</td><td>물, 유리 등의 필터링 필요</td></tr>
<tr><td>장파장 자외선으로 진피층의 색소침착, 주름발생의 원인</td><td>중파장 자외선으로 표피층에 침투하여 sun-burn을 유발</td><td>단파장 자외선으로 일명 살인광선이라 하며, 피부암 유발</td></tr>
<tr><td>강장효과, 면역력 증진, 비타민D 형성, 피부 상태 개선</td><td>수술실 소독용, 국소 부위의 세균 성장 억제 및 파괴</td><td>오존층의 파괴에 따라 최근 문제시 됨</td></tr>
</table>
</td></tr>
<tr><td>조사방법</td><td>• 홍반반응 검사: 치료할 부위와 유사한 피부에 자외선 치료로 일정한 거리와 노출시간에 따라 피부가 붉게 나타나는 상태 평가
▸ 최소 홍반용량: 6~8시간 내 홍반 출현 → 24시간 내 소실
▸ 2도 홍반용량: 4~6시간 내 홍반 출현 → 48시간 내 소실
▸ 3도 홍반용량: 2~4시간 내 홍반 출현 → 72~96시간 내 소실
▸ 4도 홍반용량: 2~4시간 내 홍반 출현 → 일주일 이상 지속
☞ 자외선 치료의 용량은 홍반등급의 기준으로 자외선 노출 시간, 적용거리, 자외선에 대한 감수성, 조사 각도, 자외선 발생기 종류 등을 고려함</td></tr>
<tr><td>생리적 효과</td><td>• 홍반의 출현: 자외선에 의해 나타나는 화학적 반응으로 조직에 염증이 생겼을 때 나타나는 반응과 유사한 염증성 반응
• 피부박리: 피부의 발아층 내에서 세포의 재생산을 증가시키는 결과로 각질화 및 각질층이 벗겨져 나가는 현상
• 색소침착: 조사 후 2일 이내, 멜나닌 색소의 축척에 의해 유발
• 살균작용: 세균 또는 진균 등의 미생물을 사멸
• 대내성 작용: 피부의 내분비 방위물질의 분비를 촉진하여 인체의 감염에 대한 저항을 증가시킴</td></tr>
</table>

3. 수치료

1) 개요

<table>
<tr><th>구분</th><th>요약</th></tr>
<tr><td>효과</td><td>
수치료는 습열(moist heat)인 온열치료와 한랭치료(cold therapy)로 구분되며, 물 온도에 따라 very hot→hot→warm→tepid→cool→cold→very cold로 분류
<table>
<tr><th>구분</th><th>온도</th><th>효과</th></tr>
<tr><td>very cold</td><td>32~55°F</td><td>마취효과</td></tr>
<tr><td>cold</td><td>55~70°F</td><td>자극효과</td></tr>
<tr><td>cool</td><td>70~80°F</td><td>자극효과</td></tr>
<tr><td>tepid</td><td>80~92°F</td><td>진정효과</td></tr>
<tr><td>warm</td><td>92~100°F</td><td>진정효과</td></tr>
<tr><td>hot</td><td>100~104°F</td><td>자극효과</td></tr>
<tr><td>very hot</td><td>104°F 이상</td><td>자극효과</td></tr>
</table>
</td></tr>
<tr><td>물리적 원리</td><td>
<table>
<tr><th>구분</th><th>주요 내용</th></tr>
<tr><td>정수압</td><td>• 신체에 대한 액체의 압력
• 심장에 이상이 있거나 폐기능이 좋지 않은 사람 주의</td></tr>
<tr><td>부력</td><td>• 액체 속에 있는 물체는 그 물체의 체적과 같은 액체 무게만큼의 부력을 받게 됨
• 아르키메데스의 원리를 이용</td></tr>
<tr><td>정상류와 연속</td><td>• 정상류는 유체 내의 어느 점에서나 흐름의 상태가 시간적으로 변하지 않는 흐름
• 연속은 관 속 각 부분의 유속으로 그 점에서 관의 수직한 단면적에 반비례함</td></tr>
<tr><td>베르누이 정리</td><td>• 유속이 빠른 곳에서는 압력이 낮아지고 유속이 느린 곳에서는 압력이 높게 됨</td></tr>
<tr><td>파스칼의 원리</td><td>• 밀폐된 용기나 관 속에 들어있는 액체의 어느 한 부분에 압력을 가하면 압력은 동일한 크기로 액체의 각 부분에 전달되는 법칙</td></tr>
</table>
</td></tr>
</table>

③ 물리치료 중재

<table>
<tr><th>구분</th><th>요약</th></tr>
<tr><td>수치료의 효과</td><td>

· **수치료의 생리적 효과**: 열적, 기계적 효과에 의해 나타남
▸ 열적 효과: 물의 온도에 따라 나타남
▸ 기계적 효과: 신체의 표면에 물보라, 세척, 마찰 등을 적용
☞ 열적, 기계적 효과를 통해 인체는 진정, 강장효과, 발한, 해열, 진통, 발열 등의 효과를 얻을 수 있음

<table>
<tr><th>구분</th><th>한냉수</th><th>고온수</th></tr>
<tr><td>순환</td><td>혈압 상승</td><td>울혈 제거</td></tr>
<tr><td>심장</td><td>증가</td><td>증가</td></tr>
<tr><td>혈압</td><td>하강</td><td>하강</td></tr>
<tr><td>피부</td><td>창백, 소름</td><td>발한</td></tr>
<tr><td>신진대사</td><td>대사증진, 산소량 증가</td><td>대사율 증가</td></tr>
<tr><td>근육</td><td>근긴장</td><td>근이완</td></tr>
<tr><td>혈액</td><td>식균작용 증가</td><td>식균작용 증가</td></tr>
</table>

</td></tr>
<tr><td>주의사항</td><td>

· **한랭에 대한 과민반응**: 혈관 경련, 발적, 부종, 오한, 창백 등
· **조직세포 손상**: 한랭에 장시간 노출 및 45℃ 이상
· 열상 혹은 화상
· **열 허탈증**: 발한 과다, 체액 및 염분 소실
· **열 쇠약증**: 비타민 B1 결핍
· **열사병**: 고열로 인한 체온의 부조화
· **열과민**: 열 조절 기전의 혼란으로 피로, 현기증, 심계항진, 오심, 발작 등

</td></tr>
</table>

2절

근골격계 물리치료 중재

1. 정형도수 물리치료 기초

1) 개요

(1) 정의 및 역사

<table>
<tr><th>구분</th><th>요약</th></tr>
<tr><td>정의</td><td>• 정형물리치료는 치료사의 손을 이용하여 근육, 인대, 관절 등 연부조직의 구조를 이해하고 각 연부조직 및 뼈를 촉진하며, 근육을 신장시키는 방법, 각 부위별 관절과 신경의 비정상적 상태를 정상으로 회복하기 위한 방법을 연구하는 학문
• 정형외과적 지식을 바탕으로 정통적인 도수치료(manipulation), 관절가동술(joint mobilization), 정골수기치료(osteopathy), 척추교정(chiropractics), 카운터스트레인 기법(counterstrain technique), 결합조직 마사지(connective tissue massage), 근막이완술(myofascial release), 근에너지 기법(muscle energy technique), 멀리건 기법(Mulligan technique), 기능적 마사지(functional massage) 등의 치료기술을 통합하는 학문</td></tr>
<tr><td>역사</td><td><table><tr><th>정형물리치료의 선구자</th><th>주요 내용</th></tr><tr><td>John Mennell</td><td>• 1949년 "최초로 관절역학에 입각한 가동술에 대한 연구"
• "joint play"라는 용어를 최초로 사용
• 「연부조직의 통증은 전통적인 의학적 검사에 의해 진단되며 가동관절은 원래 수의적·불수의적으로 움직일 수 있다는 것에 초점」</td></tr></table></td></tr>
</table>

<table>
<tr><th>구분</th><th colspan="2">요약</th></tr>
<tr><td rowspan="8">역사</td><td>정형물리치료의 선구자</td><td>주요 내용</td></tr>
<tr><td>James Cyriax</td><td>• 1982년 척추통증에 대한 치료로 견인, 도수교정, 심부마찰 마사지와 스테로이드 주사를 이용
• 일반적인 치료접근 개념
▸ 모든 통증은 조직기능 장애로 발생
▸ 모든 치료는 조직기능 장애에 영향
▸ 모든 치료는 효과적이어야 함</td></tr>
<tr><td>Geoffrey Maitland</td><td>• 환자의 증상과 징후에 기초
• 능동적·수동적인 생리적 운동과 종속운동 시 발생되는 통증, 근육강직, 근경련의 상관성에 근거한 5등급의 진동을 적용하여 통증을 경감시키는 치료개념</td></tr>
<tr><td>Freddy Kaltenborn</td><td>• 관절의 운동성 장애와 연부조직 변화를 위해 환자들을 평가해야 한다고 주장
• 관절의 운동성 장애는 glide와 traction을 통해 치료
• 관절의 열림위치와 잠김위치의 개념을 발달</td></tr>
<tr><td>Ola Grimsby</td><td>• Maitland와 Kaltenborn의 장점을 동시에 채택
• 관절면의 오목과 볼록법칙을 이용하고, 치료방법은 Maitland의 진동기법과 Kaltenborn의 당김기법을 사용하며, 운동역학적 수용기의 형태에 따라 구분하여 적용</td></tr>
<tr><td>Brian Mulligan</td><td>• Kaltenborn 접근방법을 기초로 하여 관절가동술의 glide기법을 능동운동과 결합시켜 움직임을 동반한 관절가동술이라고 함
• 통증을 유발시키지 않는 다양한 치료기법들을 수행하여 관절 손상을 평가하는 것을 제안</td></tr>
<tr><td>Philip Greenman & Craig Liebenson</td><td>• Greenman은 정골수기치료의 개념과 방법을 확립
• 뼈나 관절의 도수치료에 초점을 맞춘 치료이며 연부조직 기법과 함께 근육을 이완시키는 개념: 근에너지 기법
• Liebenson은 근에너지 기법을 능동 근육이완기법으로 기술</td></tr>
<tr><td>Olaf Evjenth</td><td>• 사지 및 척추에 대한 증상의 국소화를 해결하기 위해 증상 유발 및 경감 검사방법을 이용
• 기능성 관절의 통증을 경감시키기 위해 근육신장기법, 기능적 마사지, 관절가동술 그리고 도수치료를 차별화하여 발달</td></tr>
</table>

2) 적응증 및 금기증

적응증	관절운동범위의 증진	근육이완 촉진
	관절의 신장성 증진	근력증진
	관절에 대한 영양공급 증진	위치결함 교정
	반월판 충돌 제거 및 척추원반탈출 감소	전신적 · 신경생리학적 효과
금기증	평가가 완전히 끝나지 않은 질환	악성종양
	관절의 강직	치료 부위의 골절
	관절의 과운동성	치료 부위의 염증성 관절염
	치료 부위의 감염	골다공증, 파제트병, 결핵 등
	쇠약성 질환	장기간 corticosteroid 사용
	관절의 삼출물	치료 부위의 보호성 근연축
	혈액응고 장애, 피부발진 및 개방성 상처	치료 시 통증 악화

2. 정형도수 물리치료의 역학적 원리

1) 관절의 끝느낌(End feel)

구분	요약
정의	끝느낌은 수동동작을 실시할 때 나타나는 "first stop" 지점으로부터 "final stop" 지점에 이를 때까지의 운동범위 내에서 검사자의 손에 감지되는 느낌

분류

구분	종류	내용
normal end feel	soft	연부조직의 압박에 의해 나타나는 느낌
	firm	조직신장의 끝느낌
	hard	뼈와 뼈가 맞닿을 때 움직이지 않는 끝느낌

구분	요약		
분류	구분	종류	내용
	pathologic end feel	springy	반사적으로 처음 동작으로 되돌아가려는 끝느낌으로 관절 내 차단, 반달연골, 관절연골이 관절 속에 손상된 채로 유리되어 있을 때 끝느낌
		muscle guarding	급성통증이 있을 때 근육의 보호반응으로 인해 불수의적인 수축 시 느껴지는 끝느낌
		muscle spasm	순환장애나 대사작용에 반응하여 장시간 동안 지속적으로 근육이 수축하고 있을 때 끝느낌
		muscle spasticity	중추신경계 손상에서 느껴지는 끝느낌
		soft tissue shortening	흉터조직, 근막, 관절주머니, 인대와 같은 물렁조직의 단축 시 끝느낌
		empty	극심한 통증 및 근연축이 심할 때 끝느낌
		loose	관절의 과운동성이 있는 경우

2) 잠김위치(Close packed position)와 열림위치(Loose packed position)

구분	내용	
정의	잠김위치란 두 관절면이 완전히 접촉되어 관절의 움직임이 최소가 되는 위치이며 열림위치란 두 관절면의 접촉이 최소가 되어 움직임이 최대가 되는 위치	
특징	**잠김위치**	**열림위치**
	두 관절면의 접촉이 최대	두 관절면의 접촉이 최소
	인대의 긴장 상태가 촉진	인대의 긴장 상태가 이완
	관절주머니가 긴장되어 팽팽	관절주머니의 이완
	관절의 압박 증가	관절의 압박 감소
	운동이 최대로 제한	두 관절면의 분리
	안정성의 이점	관절가동의 이점
	관절운동의 마지막 위치에 해당	관절면의 마찰 감소
	검진 시 이용되며 치료 시 잘 이용되지 않음	가동운동 및 도수교정의 시작자세

	관절	관절위치	
		잠김위치	열림위치
분류	facet of spine	extension	midway flexion & extension
	temporo-mandibular	clenched teeth	mouth slightly open
	gleno-humeral	abduction + ext. rotation	55° abduction + 30° horizontal adduction
	acromio-clavicular	30° abduction	arm resting position
	sterno-clavicular	max. shoulder elevation	arm resting position
	humero-ulnar	extension	70° flexion + 10° supination
	humero-radial	90° flexion + 5° supination	full extension + supination
	proximal radio-ulnar	5° supination	10° supination
	distal radio-ulnar	5° supination	70° flexion + 35° supination
	radio-carpal	extension + ulnar deviation	neutral + slightly ulnar deviation
	metacarpo-phalangeal -finger	full flexion	
	carpo-metacarpal		midway abducion adduction and flexion extension
	metacarpo-phalangeal -thumb	full opposition	slightly flexion
	interphalangeal	full extension	slightly flexion
	hip	full extension + int. rotation	30° flexion + 30° abduction + slightly ext. rotation
	knee	full extension + tibia ext. rotation	20° flexion
	ankle	max. dorsiflexion	10° plantar flexion + midway max. inversion and eversion
	subtalar	supination	midway
	midtarsal	supination	midway
	tarso-metatarsal	supination	midway
	metatarso-phalangeal	full extension	neutral
	tarso-metatarsal	full extension	slightly flexion

3) 관절운동학

특징

치료면에 대해 관절에서 서로 멀어지는 동작

분류	정의	비고
traction & distraction	치료면에 대해 관절에서 서로 멀어지는 힘	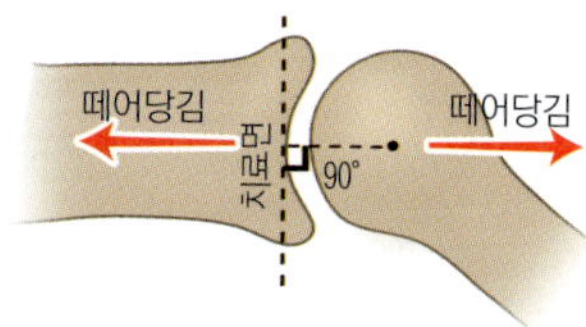
compression	치료면에 대해 관절에서 근접시키는 힘	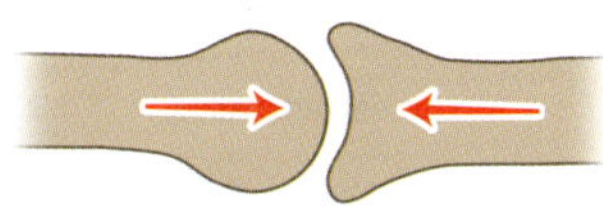
glide	뼈 관절면의 한 점과 관절면의 새로운 지점과 만나면서 일어나는 운동	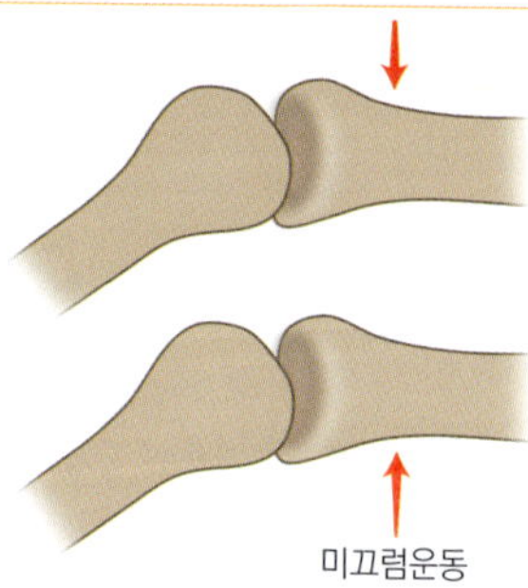
rolling	마주 보고 있는 관절면의 새로운 지점이 인접한 관절면의 새로운 지점과 만나면서 일어나는 운동	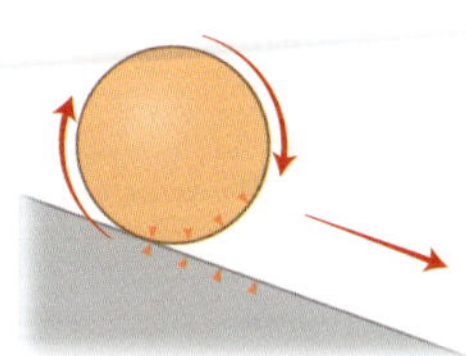
spin	고정된 관절면에 대해 인접한 관절면을 돌리는 힘	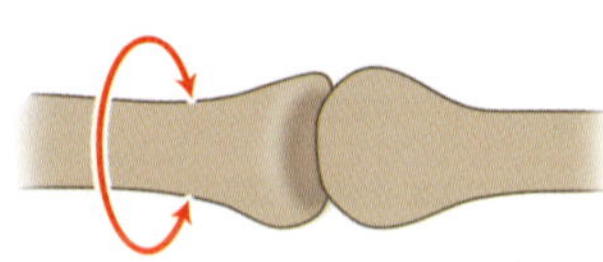

4) 볼록-오목 법칙(Convex-concave rule)

특징	분류	정의	비고
특징	convex rule	• 볼록면이 오목면에 대해 움직임 • 관절운동형상학적 관점에서 rolling과 glide는 반대 방향	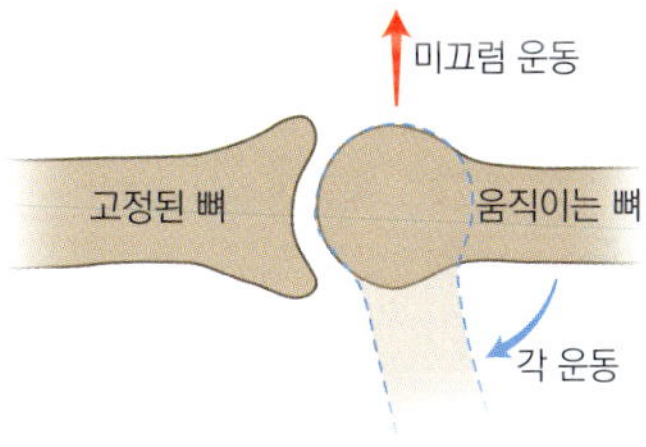
	concave rule	• 오목면이 볼록면에 대해 움직임 • 관절운동형상학적 관점에서 rolling과 glide는 같은쪽 방향	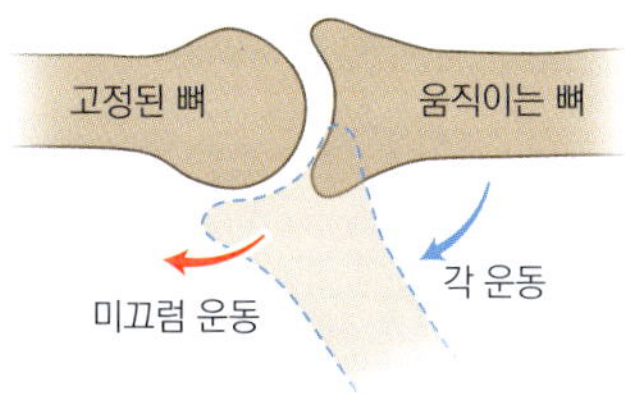

3. 정형도수 물리치료 기법

1) 관절가동술(Joint mobilization)

구분	요약
개요	• 구축된 물렁조직이나 제한된 관절의 움직임을 증진시키기 위해 치료사의 숙련된 손을 이용, 생리적 운동이나 종속운동을 이용하여 다양한 속도와 진폭을 적용하는 부드럽고 율동적인 도수치료의 한 부분 • 움직임의 개선 및 통증을 조절할 목적으로 사용
효과	• **통증완화**: 통증 조절중추 또는 통증 억제기전의 활성화 • 관절연골 및 반달연골에 영양분 교환 유지 • 근육 경련 및 부종 감소 • 결합조직의 신장성 증진 • 관절의 가동성 증진 • 불완전 탈구의 정복

③ 물리치료 중재

<table>
<tr><th>구분</th><th>요약</th></tr>
<tr><td>적응증</td><td>• 물렁조직의 구축
• 관절의 구축
• 근육뼈대계통에 기원한 통증</td></tr>
<tr><td>금기증</td><td>• 관절의 과가동성
• 출혈에 의한 관절의 종창
• 염증
• 악성종양, 치유되지 않은 골절, 노인, 과도한 통증, 관절 전치환술 등의 경우 환자의 징후나 상태를 관찰하면서 주의 깊게 시행</td></tr>
<tr><td>원칙</td><td>
<table>
<tr><th>분류</th><th>내용</th></tr>
<tr><td>시작자세</td><td>• 최대한 이완된 자세</td></tr>
<tr><td>고정</td><td>• 치료 부위의 견고한 고정
• 치료사의 손, 벨트, 쐐기(wedge), 보조자의 도움</td></tr>
<tr><td>가동</td><td>• 관절 가까이 적용하며, 통증이 없는 범위
• 가동하는 뼈의 몸쪽과 먼쪽이 평행하게 움직임</td></tr>
<tr><td>관절 위치</td><td>• 안정 위치</td></tr>
<tr><td>힘의 방향</td><td>• 움직임 개선과 통증완화에 따라 차이</td></tr>
<tr><td>힘의 등급</td><td>• Maitland의 4등급
• Kaltenborn 3등급</td></tr>
</table>
</td></tr>
<tr><td>원리</td><td>
<table>
<tr><th>구분</th><th>내용</th></tr>
<tr><td>Maitland 기법</td><td>• 4등급의 관절가동술 적용
<table>
<tr><td>Ⅰ등급</td><td>• 작은 진폭의 속도가 빠른 주기적 움직임 적용</td><td rowspan="2">통증 조절</td></tr>
<tr><td>Ⅱ등급</td><td>• 큰 진폭의 초당 2~3회 진동 적용
• 중간 범위에서 적용</td></tr>
<tr><td>Ⅲ등급</td><td>• 조직저항이 나타나는 관절운동범위의 마지막 범위 또는 그 이상의 범위
• 큰 진폭의 초당 2~3회 진동 적용</td><td rowspan="2">ROM 개선</td></tr>
<tr><td>Ⅳ등급</td><td>• 조직저항이 나타나는 관절운동범위의 마지막 범위 또는 그 이상의 범위
• 작은 진폭의 속도가 빠른 주기적인 진동 적용</td></tr>
</table>
</td></tr>
</table>
</td></tr>
</table>

<table>
<tr><th>구분</th><th>요약</th></tr>
<tr><td>원리</td><td>
<table>
<tr><th>구분</th><th>내용</th></tr>
<tr><td>Kaltenborn 기법</td><td>
• 3등급의 관절가동술 적용
<table>
<tr><td>I 등급</td><td>• 작은 진폭의 떼어 당김
• 관절주머니에 긴장을 주지 않음</td><td rowspan="2">통증 조절</td></tr>
<tr><td>II 등급</td><td>• 관절의 느슨한 위치
• 견인과 미끄러짐</td></tr>
<tr><td>III 등급</td><td>• 관절주머니와 주변 조직의 신장
• 큰 진폭의 traction & gliding</td><td>ROM 개선</td></tr>
</table>
</td></tr>
<tr><td>Mulligan 기법</td><td>
• 관절가동화기법(movement with mobilization; MWM)
• 통증이나 기능의 문제를 관절의 미세한 위치이상으로 판단하여 동작과 관절가동술을 동시에 적용
• PILL 반응: MWM 적용 시 PILL 반응이 나타나면 적응증
<table>
<tr><td>P</td><td>painful free</td></tr>
<tr><td>I</td><td>instant result</td></tr>
<tr><td>LL</td><td>long lasting</td></tr>
</table>
• CROCKS rule
<table>
<tr><td>C</td><td>contraindication</td></tr>
<tr><td>R</td><td>repitition</td></tr>
<tr><td>O</td><td>overpressure</td></tr>
<tr><td>C</td><td>communication</td></tr>
<tr><td>K</td><td>knowledge</td></tr>
<tr><td>S</td><td>stand / sustainment</td></tr>
</table>
</td></tr>
</table>
</td></tr>
</table>

<table>
<tr><th>구분</th><th colspan="3">요약</th></tr>
<tr><td rowspan="6">임상 적용 (예)</td><td colspan="3">• Gleno-humeral joint의 joint mobilization technique</td></tr>
<tr><th>구분</th><th>내용</th><th>효과</th></tr>
<tr><td>distraction of GH</td><td>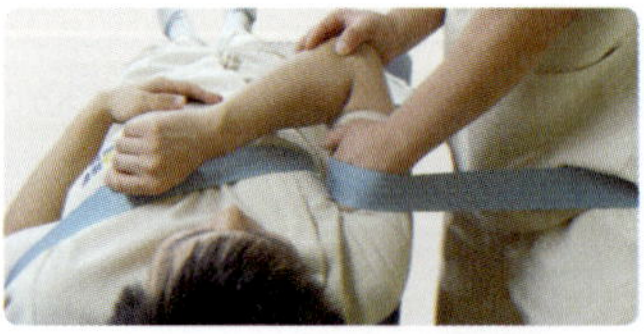</td><td>pain reduce & ROM improve</td></tr>
<tr><td>ventral glide of GH</td><td>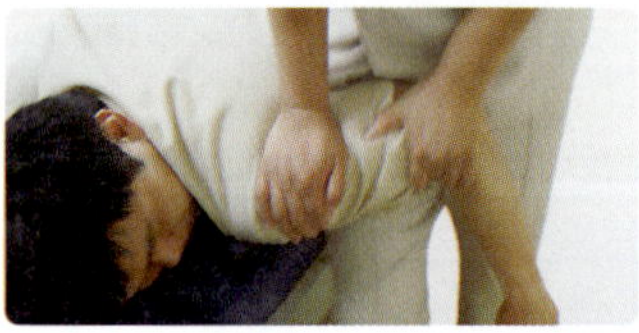</td><td>improve of extension & ext. rotation</td></tr>
<tr><td>caudal glide of GH</td><td>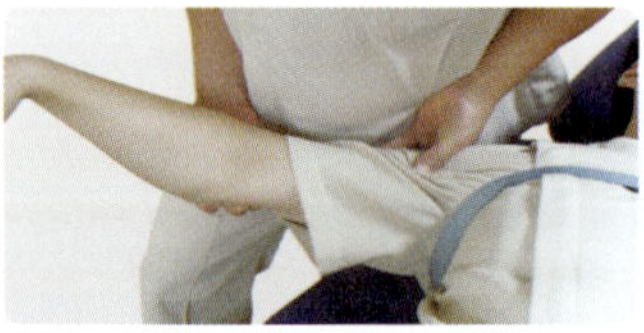</td><td>improve of abduction</td></tr>
<tr><td>dorsal glide of GH</td><td>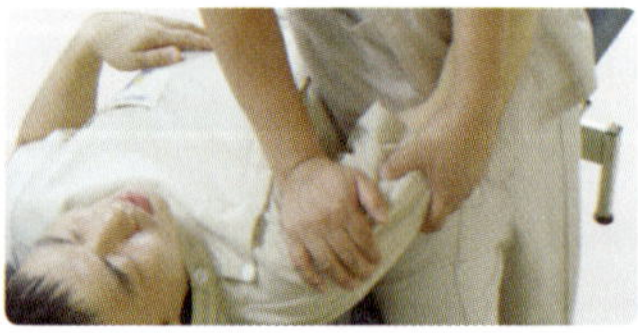</td><td>improve of flexion & int. rotation</td></tr>
</table>

2) 도수교정(Manipulation)

개요	• 빠른 속도-작은 진폭을 활용한 밀기 기법으로 관절주머니 구축, 유착, 관절의 저운동성이 있는 경우에 적용되며, 관절의 공간 확보를 통해 통증 없는 완전한 운동을 회복하기 위함
효과	• 통증조절 • 근육 및 근막 긴장의 정상화 • 관절의 저가동성 회복과 신장성 증진 • 순환증진 및 관절의 영양공급 • 정상적인 신경계의 기능회복

금기증

절대적 금기증	상대적 금기증
• 치료 부위의 악성종양 • 감염 부위 • 대사성 뼈 질환 • 장기간의 스테로이드 복용자 • 중증 류마티스 관절염 • 골절 부위 • 척수증 • 마미증후군 • 척추뇌바닥 동맥부전증	• 활동성 급성 염증 • 신경근병증을 동반한 디스크 탈출 • 임산부 • 뼈엉성증 • 척추분리증 • 척추전방전위증 • 심각한 분절적 경련 • 계통적 질환 • 진행성 퇴행성 관절염

원칙

분류	내용
시작자세	**최대한 이완된 자세**: 물렁조직의 이완
고정	공간 형성과 힘의 국소화를 위해 다른 관절들은 잠김위치에 유지
가동	빠른 속도-작은 진폭
관절 위치	운동제한 장벽 위치
힘의 방향	운동제한 장벽 자세를 단단하게 유지하며 원하는 방향으로의 움직임만 일어나도록 유도

원리

구분	내용
장벽(barrier)의 개념	• 관절이 어떤 지점을 지나서는 더 이상 움직이지 않는 지점 • **생리적 장벽**: 능동적인 운동제한 지점 • **해부학적 장벽**: 수동적인 운동제한 지점 • 도수교정은 기능부전을 일으키는 제한장벽 이상으로 넓혀 주어 기능적 회복을 돕는 기법

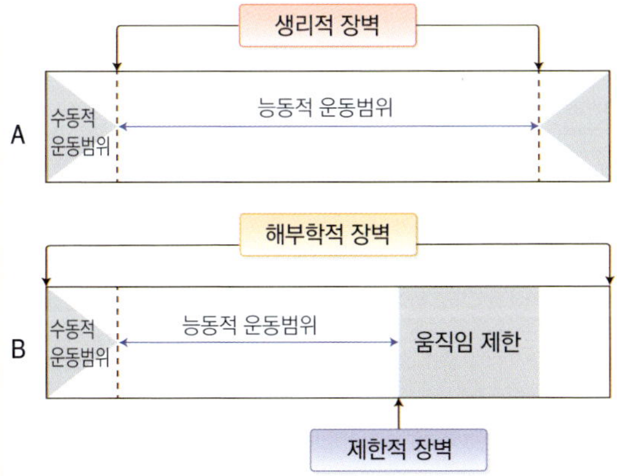

A: 생리적 정상 범위
B: 제한 범위

임상 적용(예)

- cervical & Lumbar manipulation technique

구분	내용	효과
cervical HVLA	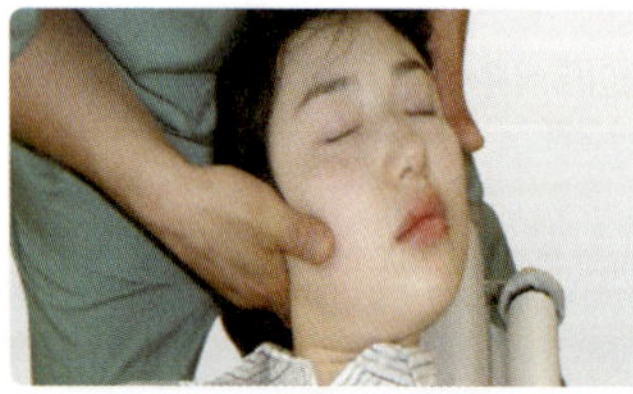	improve ROM
lumbar HVLA	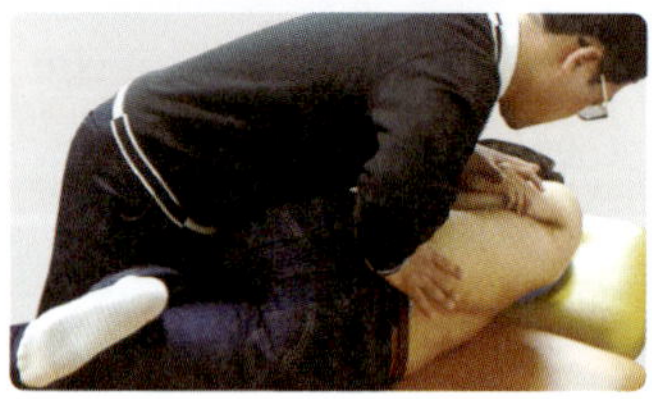	improve ROM

3) 심부횡마찰법(Deep friction massage)

개요	• Cyriax에 의해 처음 소개된 결합조직 마사지 방법 • 국소 부위에 적용 • 결합조직 섬유배열 방향이 아닌 수평(transverse) 혹은 수직(vertical) 방향으로 시행 • 직접적인 손가락의 압박을 이용하여 결합조직의 유착 부분을 분리
효과	• 통증완화 • 결합조직의 회복 • 식작용(phagocytosis) 효과 • 결합조직 재형성 • 유착 방지 • 충혈 효과
금기증	• 물렁조직의 골화(ossification) 혹은 석회화(calcification) • 류마티스성 힘줄염 • 피부질환 및 궤양 • 환부 주변의 세균성 감염 • 윤활주머니 염(bursitis), 혈종(hematoma)

임상 적용(예)

- achilles & piriformis deep friction masssage

구분	내용	구분	내용
achilles tendon	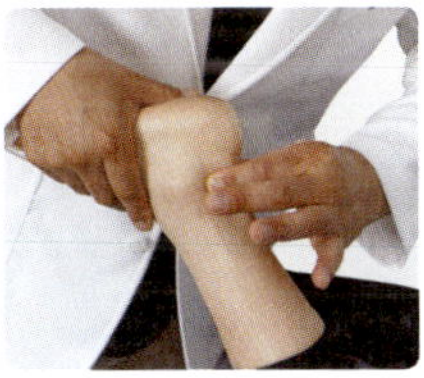	piriformis	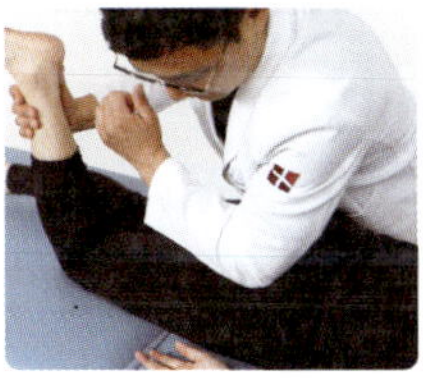

4) 근에너지 기법(Muscle energy technique)

개요	• 물렁조직 병변 또는 관절기능장애의 치유 목적으로 치료사가 제공하는 반대압력에 대항하여 정확히 조절된 방향으로 환자의 수의적 근수축을 유도하여 근조직과 관절기능을 정상화하는 기법
효과	• 과긴장된 근육의 이완 • 구축된 근육의 유연성 증진 • 유착된 결합조직을 신장 • 관절의 운동범위 증진 • 수동적으로 충혈의 감소 • 짧아진 근육의 신장 • 경련성 근육의 이완 • 생리학적으로 약한 근육의 강화 • 관절 및 국소적 부종의 감소
금기증	• 급성 및 약화된 뼈의 문제가 있는 경우 주의 • 현기증, 시각장애, 삼킴장애, 구음장애, 쉰목소리, 얼굴마비, 지각이상 등과 같은 척추바닥 불충분에 기인한 증세
원리	• 후 등척성 이완 기전(post-isometric relaxation mechanism) 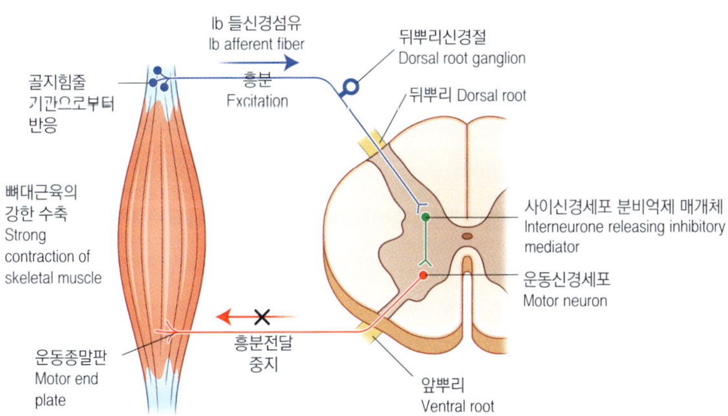

절차	저항장벽에 대한 정확한 평가 → 다관절면에서의 적용 시 다른 동작의 장벽을 제한 → 3~7초간 유지/3~5회 반복(25%의 반대압)
임상 적용 (예)	• lumbar flexion & quadriceps femoris MET

구분	내용	구분	내용
passive lumbar flexion test	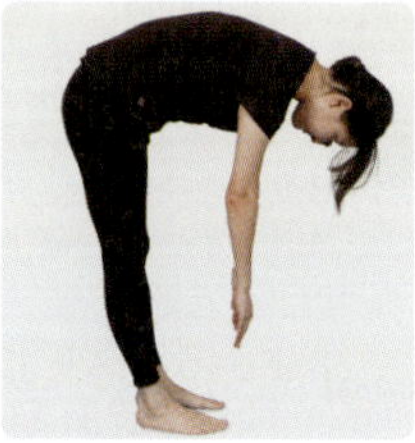	passive quadriceps femoris tension test	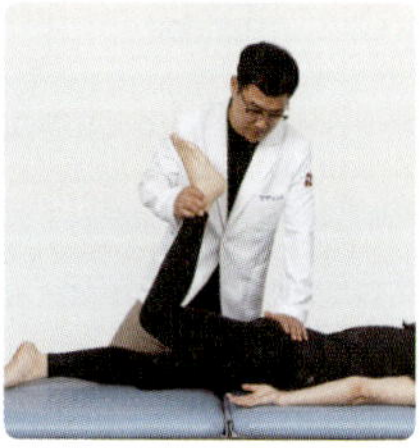
lumbar flexion MET	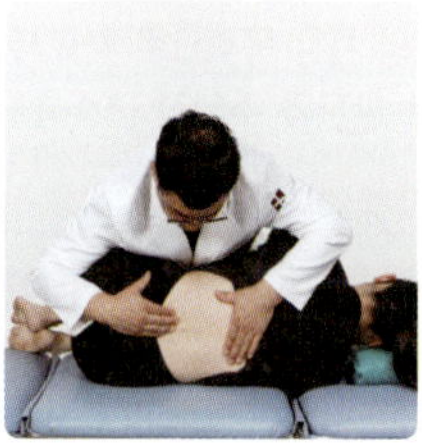	quadriceps femoris MET	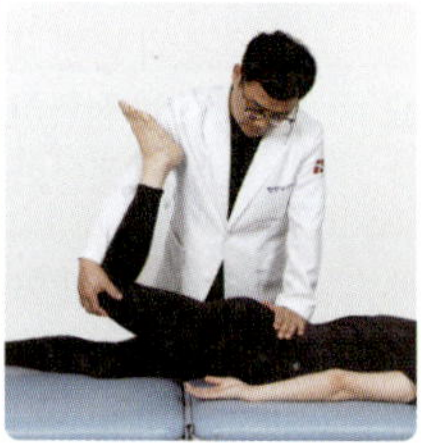

5) 근막이완술(Myofascial release technique)

개요	• 표면근막은 피부 아래에 느슨하게 짜인 섬유 탄력성 조직으로 혈관, 지방세포 및 감각수용기가 존재 • 심부근막은 근육이 부착할 수 있도록 뼈에 부착부를 제공하고 정맥과 림프액 순환을 위한 통로를 형성 • 섬유로 구성된 근육이 서로 엉키거나 인접한 조직과 유착이 일어나지 않도록 보호하고 지지하는 역할 • 유연성이 소실된 근막은 운동 제한, 통증 및 외상에 의해 쉽게 손상받는 상태로 변함 • 근막이완술이란 근막 발통증(myofascial trigger point), 섬유근통(fibromy algia) 등의 주로 근육뼈대계통의 통증조절 또는 치유에 사용되는 기법
효과	• 기계적 에너지, 열 에너지, 생체전기에너지의 공급으로 기질을 부드럽고 유연하게 만듦 • 통증, 압박감, 신체 움직임의 양과 질의 조정

금기증

- 악성종양 및 협심증과 같은 불안정한 의학적 상태
- 피부질환
- 감염성 질환
- 마약류 및 알코올 섭취 환자
- 신체 접촉을 거부하는 환자
- 정신적으로 불안정한 경우

원리

치료사가 알아야 할 사항	치료사가 수용해야 할 사항
• 근막은 신체의 모든 부위를 덮고 있음 • 근육과 근막은 구분할 수 없음 • 치료 부위뿐만 아니라 다른 부위에도 영향 • 연부조직에 의한 자세 불균형의 회복 가능 • 통증의 감소 및 움직임의 개선 • 안전하고 효과적인 기법	• 환자의 현 상태에 대한 수용력 • 신체에 대한 반응의 감지력 • 환자의 동참 • 실질적 목표의 설정 • 권위자가 아닌 촉진자로써의 역할

임상 적용(예)

- back muscle & abdominal muscle MFR

구분	내용	구분	내용
erector muscle MFR	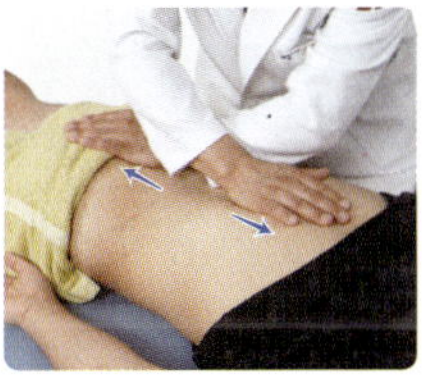	rectus abdomen MFR	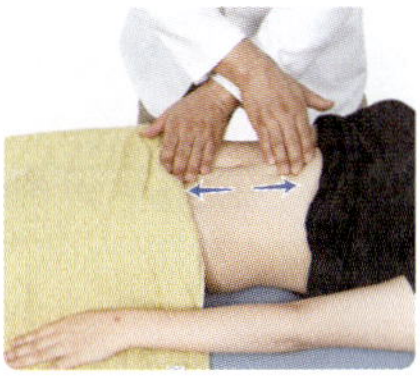
latissimus dorsi MFR	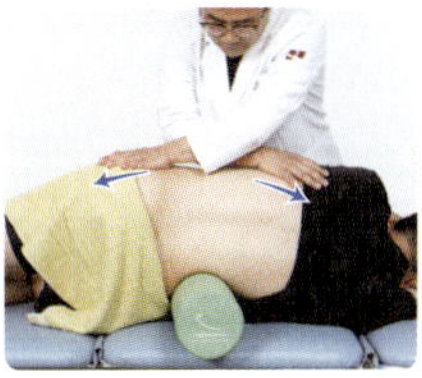	oblique muscle MFR	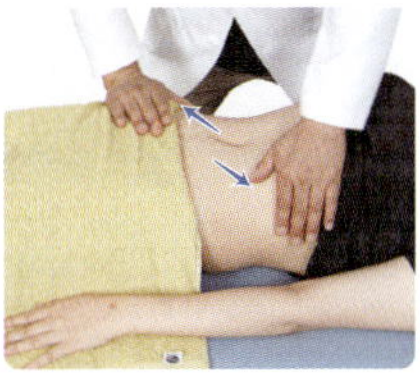

6) 신경가동술(Nerve mobilization)

개요	• 신경계의 가동성과 신장성의 제한을 해결함으로써 정상적인 기능을 회복시키는 기법

③ 물리치료 중재

<table>
<tr><th>효과</th><td>• 신경에 대해 물리적인 자극을 통해 신경 내 부종 감소, 신경의 가동성 회복, 신경의 신장성 증가에 효과
• 신경섬유, 결합조직, 혈관 및 축삭 수송에 대해 직접적인 영향
• 가슴문증후군, 구획증후군, 손목굴증후군, 앞정강이 부목증후군, 반복적인 염좌, 수술이나 외상 후의 과민감성, 채찍질 손상, 디스크의 퇴행성 변화, 테니스엘보, 드퀘르뱅병(De quarvain's disease), 신경성 통증환자, 감각이상 환자 등에 유용한 기법</td></tr>
<tr><th>금기증</th><td>
<table>
<tr><th>절대적 금기증</th><th>상대적 금기증</th></tr>
<tr><td>• 근육약화를 동반한 신경학적 증상
• 마미증후군(cauda equina syndrome)</td><td>• 현기증 및 척수손상
• 목뼈 및 허리뼈의 수핵탈출증
• 신경분지에서 나타나는 방사통
• 점진적 신경학적 장애
• 혈액순환 장애
• 염증성 혹은 감염성 질환</td></tr>
</table>
</td></tr>
<tr><th>원리</th><td>
<table>
<tr><th>절차</th><th>내용</th></tr>
<tr><td>적용강도 및 방법</td><td>• Maitland의 진동기법에 따라 적용
<table>
<tr><th></th><th>과민성 증상
(병리생리학적)</th><th>비과민성 증상
(병리역학적)</th></tr>
<tr><th>환자의 반응</th><td>검사 시 짧고, 점진적 통증 증가</td><td>검사 시 저항</td></tr>
<tr><th>방법</th><td>간접요소: 증상 위치에서 먼쪽부터 시작</td><td>직접요소: 증상 위치에서 가까운 쪽부터 시작</td></tr>
<tr><th>강도</th><td>등급 Ⅰ~Ⅱ</td><td>등급 Ⅲ~Ⅳ</td></tr>
</table>
</td></tr>
<tr><td>치료진행</td><td>• 신경 주위 조직에 대한 이완
• 통증 및 증상이 초기에 유발되지 않도록 낮은 강도에서 적용: 점진적으로 증가
• 적용 중 지속적으로 환자의 상태 파악
• 원하지 않은 반응이 나타날 경우 수정 필요</td></tr>
<tr><td>치료 예후의 부정적 요소</td><td>• 신경계의 비가역적 섬유증과 전도성의 변화
• 심한 신경조직 반흔
• 척추관협착증과 같은 비가역적 변화
• 통증에 대한 낮은 역치를 보이는 환자
• 통증의 범위가 광범위한 경우
• 증상의 만성도
• 지속적이거나 반복운동을 하는 직업
• 수술력
• 선천성 이상
• 당뇨 및 대상포진 등의 질환</td></tr>
</table>
</td></tr>
</table>

<table>
<tr><td rowspan="2">임상 적용 (예)</td><td colspan="2">• 위팔신경 가동성 검사(upper limb nerve neurodynamic test; ULNT1)</td></tr>
<tr><td>ULNT1</td><td>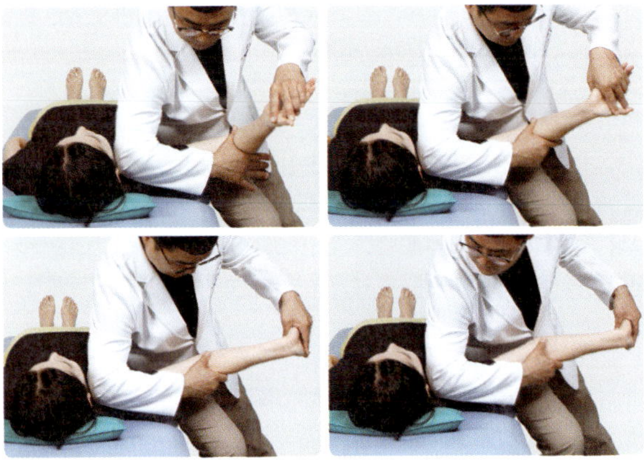</td></tr>
</table>

4. 뻗침운동의 기초

1) 개요

<table>
<tr><th>구분</th><th colspan="2">요약</th></tr>
<tr><td rowspan="4">용어 정의</td><td colspan="2">• 뻗침운동이란 관절의 움직임과 관련 있는 근육, 근막, 인대, 관절주머니, 피부 등과 같은 물렁조직의 가동성(mobility)과 유연성(flexibility)이 여러 형태의 원인에 의해 비정상적 상태로 감소되어 관절의 운동범위에 제한을 주고 있을 때 물렁조직의 길이를 정상으로 회복시키기 위한 치료기법
• 유연성이란 근육의 신전성(extensibility)에 의해 좌우되며, 단일관절이나 여러 관절이 통증과 운동범위의 제한 없이 움직일 수 있도록 하는 능력</td></tr>
<tr><td>분류</td><td>정의</td></tr>
<tr><td>동적 유연성
(dynamic flexibility)</td><td>능동 관절운동범위를 말하는 것으로 근수축에 의해 움직이게 되는 관절의 움직임 정도와 능동운동 동안에 일어나는 조직의 저항 정도에 따라 좌우됨</td></tr>
<tr><td>수동적 유연성
(passive flexibility)</td><td>수동적으로 움직일 수 있는 관절의 움직임 정도이며, 관절 주위나 관절을 통과하는 근육과 결합조직의 신전성에 의해 좌우됨</td></tr>
</table>

<table>
<tr><th>구분</th><th colspan="2">요약</th></tr>
<tr><td rowspan="6">용어 정의</td><td colspan="2">• 구축(contracture)이란 근육 및 연부조직의 길이가 적응성 단축을 일으켜 관절가동성에 제한을 가져온 상태</td></tr>
<tr><th>분류</th><th>정의</th></tr>
<tr><td>정적 근구축
(myostatic contracture)</td><td>• 근-힘줄 단위의 적응성 단축으로 관절운동범위의 제한
• 가벼운 뻗침운동을 적용</td></tr>
<tr><td>비가역성 구축
(irreversible contracture)</td><td>• 정상적인 연부조직이 뼈나 섬유성 조직과 같은 비신장성 조직에 의해 과도하게 대체되어 비수술적 처치로 이완시킬 수 없는 형태</td></tr>
<tr><td>가성 정적 근구축
(pseudomyostatic contracture)</td><td>• 중추신경계 병변에 의한 과긴장성 근구축</td></tr>
<tr><td colspan="2">• 유착(adhesion)이란 조직이 장시간 단축된 위치로 고정되면 정상적인 운동성이 상실되며, 반흔조직의 유착은 손상과 염증반응으로 발생</td></tr>
<tr><td rowspan="4">적응증</td><td>근육 및 피부의 단축으로 유발된 유착 현상</td><td>반흔조직의 형성으로 인한 운동범위 제한</td></tr>
<tr><td>근육 및 피부의 단축으로 유발된 구축 현상</td><td>구축으로 인한 제한이 뼈대계통 변형을 초래</td></tr>
<tr><td>구축으로 인한 일생생활활동의 제한</td><td>운동프로그램의 구성에서 유연성 증진이 필요할 때</td></tr>
<tr><td>스포츠 활동 등에서 부상의 위험을 예방하고자 할 때</td><td>전신적·신경생리학적 효과</td></tr>
<tr><td rowspan="4">금기증</td><td>근육 및 피부의 단축으로 유발된 유착 현상</td><td>반흔조직의 형성으로 인한 운동범위 제한</td></tr>
<tr><td>근육 및 피부의 단축으로 유발된 구축 현상</td><td>구축으로 인한 제한이 뼈대계 변형을 초래</td></tr>
<tr><td>구축으로 인한 일생생활활동의 제한</td><td>운동프로그램의 구성에서 유연성 증진이 필요할 때</td></tr>
<tr><td>스포츠 활동 등에서 부상의 위험을 예방하고자 할 때</td><td>전신적·신경생리학적 효과</td></tr>
</table>

5. 물렁조직의 특성

1) 수축성 물렁조직의 특징

<table>
<tr><th>구분</th><th colspan="2">요약</th></tr>
<tr><td>특징</td><td colspan="2">• 근육은 대부분 수축성 조직으로 힘줄이나 근막과 같은 수축성 조직과도 연결
• 근육 내의 결합조직막은 능동적 수축요소가 아니기 때문에 근육을 수동신장할 때 저항원으로 작용</td></tr>
<tr><td rowspan="2">기계적 모형</td><td>분류</td><td>정의</td></tr>
<tr><td>뼈대 근섬유의 구성</td><td>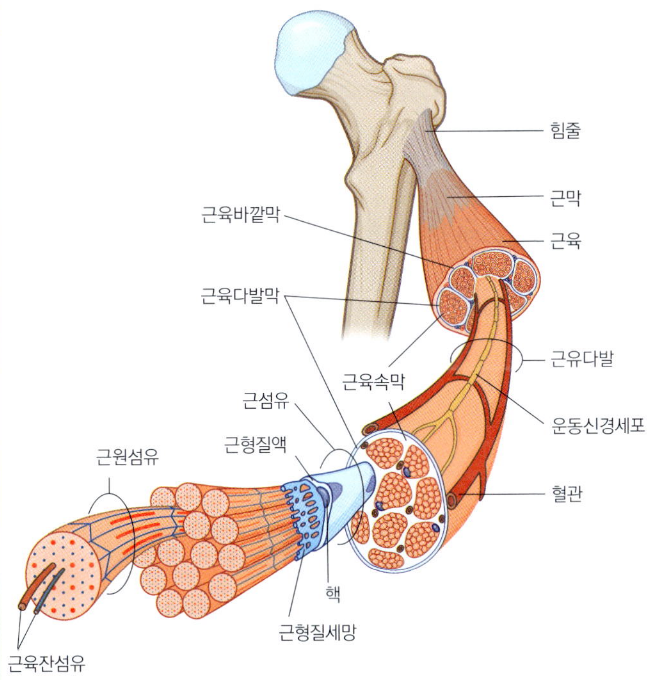
</td></tr>
</table>

<table>
<tr><th>구분</th><th colspan="3">요약</th></tr>
<tr><td rowspan="4">기계적 모형</td><th>분류</th><th colspan="2">정의</th></tr>
<tr><td>뼈대근 섬유의 구성</td><td colspan="2">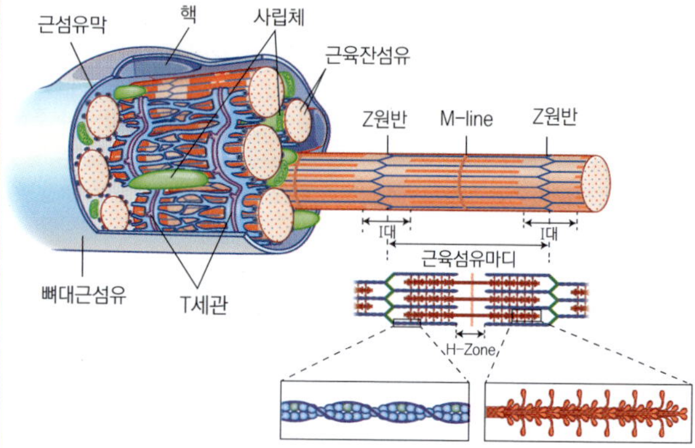
</td></tr>
<tr><td>contractile element</td><td>• 근수축의 가장 기본이 되는 요소로 액틴과 미오신 필라멘트로 구성
• 신경계로부터 자극이 주어지면 능동장력을 발생</td><td>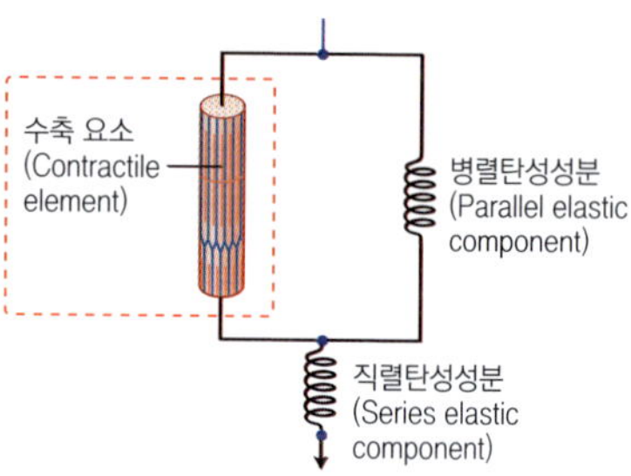
</td></tr>
<tr><td>parallel elastic component</td><td>• 뼈대근육을 싸고 있는 근내초, 근외초, 근상초와 같은 결합조직성 막
• 근원섬유가 안정 상태에서 신장되면 근 필라멘트 활주가 발생하여 근절의 길이가 늘어남
• 근원섬유 결합조직이 병렬로 연결되어 근 필라멘트의 분리를 제한
• 병렬탄성성분은 근섬유가 신장 시 수동장력과 연관</td><td>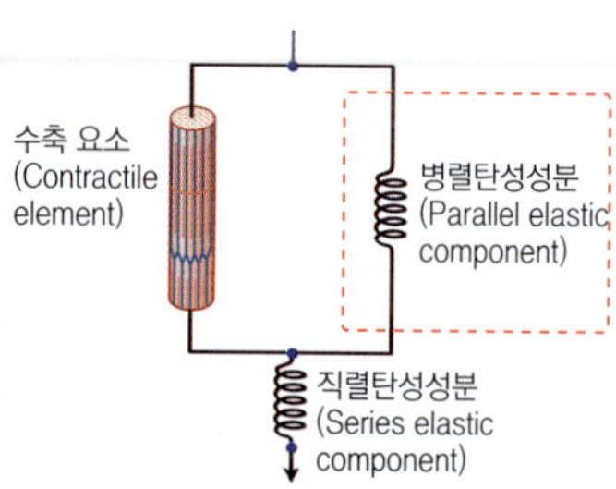
</td></tr>
</table>

<table>
<tr><th>구분</th><th colspan="3">요약</th></tr>
<tr><td rowspan="3">기계적 모형</td><th>분류</th><th colspan="2">정의</th></tr>
<tr><td>series elastic component</td><td>• 근육에 직렬로 연결되어 있음
• 힘줄이 절단되면 근육이 안정 상태에 있어도 길이가 짧아짐</td><td>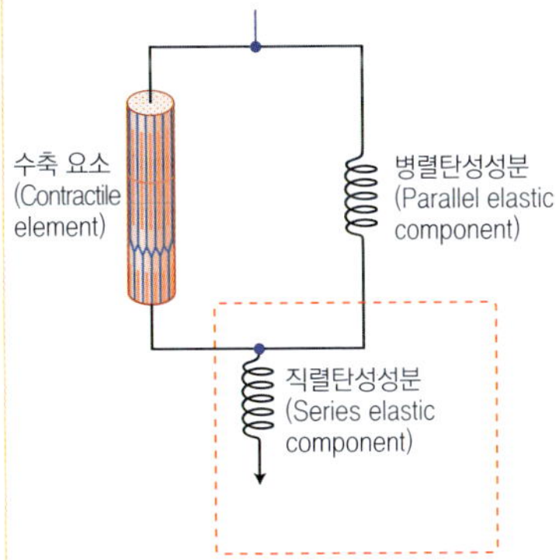</td></tr>
<tr><td colspan="3">☞ 근육은 수축성 성분과 병렬탄성성분, 직렬탄성성분이 움직임에 상호 연관되어 있기 때문에 근육의 신장 시 이들 조직의 특성에 대한 고려가 필요</td></tr>
</table>

2) 뻗침에 대한 물렁조직의 반응

<table>
<tr><td rowspan="4">특징</td><th>물렁조직의 반응</th></tr>
<tr><td>• 근육의 수동뻗침에 대한 반응
▸ 초기 직렬탄성성분이 뻗침되고 장력이 빠르게 상승 → 뻗침을 증가하면 십자교의 기계적 분리 → 근절의 급격한 신장 발생</td></tr>
<tr><td>• 정상적인 상태에서 뻗침력 제거 → 근육의 탄성에 의해 원래의 길이 회복</td></tr>
<tr><td>• 단축된 위치에서 근육의 장기간 고정 시 → 근육이 뻗침될 때 보호하기 위해 결합조직의 양이 증가 → 근절의 흡수에 의해 근절의 수가 감소</td></tr>
</table>

3) 수축성 조직의 감수기와 신경지배

<table>
<tr><th></th><th>분류</th><th>내용</th></tr>
<tr><td>특징</td><td>근방추
(muscle spindle)</td><td>
• 근육 속에 있는 주요 감각수용기
• 근육 내의 길이변화를 감지하여 근육의 신장속도를 조절하거나 필요한 경우 근육을 수축
• 감각수용기: 감각신경 + 운동신경 분포
<table>
<tr><th></th><th>구분</th></tr>
<tr><td>I a</td><td>• 자기촉진과 상반억제
• 신장반사</td></tr>
<tr><td>II</td><td>• 굽힘근: 같은쪽의 자기촉진과 대항근 억제
• 폄근: 같은쪽의 자기억제와 대항근에 대한 촉진</td></tr>
<tr><td>γ</td><td>• 근육방추속 섬유를 수축 및 이완
• 근긴장도 조절
• 고위중추로부터 조절
• 전신이완 시 주위 환경과 의식</td></tr>
</table>
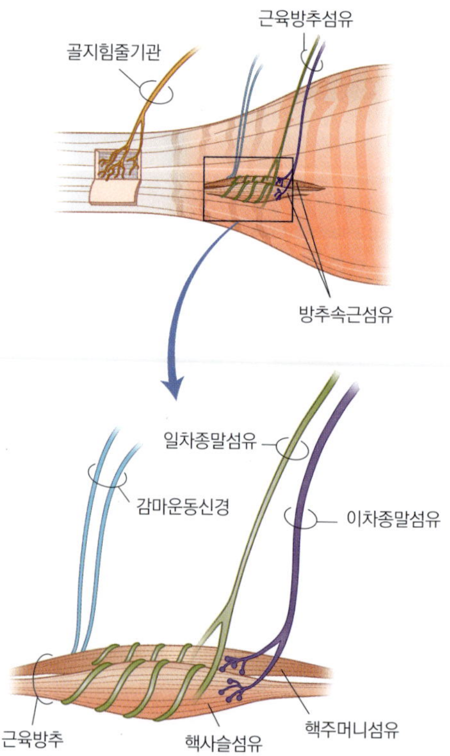

</td></tr>
</table>

구분	분류	내용	비고
특징	골지힘줄기관 (Golgi tendon organ)	• 근힘줄 접합부에 위치하는 감각수용기 • 근섬유와 직렬로 연결 • 근방추에 의해 유도된 수축반응을 억제 • 근육이 수축할 때 힘줄에 대한 장력이 증가하여 골지힘줄기관이 흥분하게 됨: Ⅰb • 골지힘줄기관의 활성도는 근육의 능동적 수축과 수동적 수축에서 차이: 수동적 뻗침에 대해 상대적으로 역치가 높음 ☞ 근육이 능동적으로 수축 시 장력의 변화에 매우 민감하게 반응하지만 수동적으로 뻗침 시 일정 수준까지 장력이 증가되기 전에는 활성화되지 않음	** 빠른 뻗침을 적용하는 경우, 근방추의 흥분에 의해 근육의 반사적 수축을 통한 근육 내 긴장을 높이게 되며, 천천히 느린 속도로 적용되는 뻗침에서 근육의 긴장을 억제하고 근절의 길이가 늘어나도록 골지힘줄기관이 흥분하게 됨

6. 뻗침운동의 종류

1) 수동뻗침(Passive stretching)

구분	요약	
개요	• 손이나 기계에 의한 단축된 조직을 뻗침시키는 방법 • 수축성 조직과 비수축성 조직에 대한 이완을 가져올 수 있음	
내용	**분류**	**정의**
	수동뻗침의 절차	**평가** • **관절운동범위 감소의 원인 파악**: 물렁조직의 문제인지 관절 자체의 문제인지 감별 • **관절의 상태 파악**: 관절놀이(joint play)를 통한 관절의 상태 파악 ↓ **사전준비** • 뻗침기법의 결정 • 환자에게 뻗침의 목적 설명 • 자세 • 조직의 이완을 위한 온열 적용/근경련 시 한랭 적용 • 국소적인 순환증진을 위한 massage 적용 ↓

<table>
<tr><th>구분</th><th colspan="2">요약</th></tr>
<tr><td rowspan="5">내용</td><th>분류</th><th>정의</th></tr>
<tr><td>수동뻗침의 절차</td><td>⬇
수동뻗침 적용
• 제한지점까지 이동 → 관절의 몸쪽부와 먼쪽부의 고정 → 압박력 최소화(견인) → 뻗침력은 천천히/지속적/부드럽게 시행 → 물렁조직의 제한지점을 약간 넘어서까지 시행 → 통증이 나타나지 않는 범위까지 시행 → 최소 15~30초 유지 → 적용된 신장력은 천천히 감소
⬇
뻗침 이후 관리
• 뻗침된 물렁조직에 한랭을 적용: 뻗침 후 염증 및 근육통을 최소화
• 기능적 활동과 능동운동 시행</td></tr>
<tr><td rowspan="3">수동뻗침의 종류</td><td>• manual passive stretching: 치료사의 손으로 도수력을 적용하면서 실시
▸ 운동의 방향, 속도, 기간 및 강도를 치료사가 스스로 조절함</td></tr>
<tr><td>• prolonged mechanical stretching
▸ 저강도의 기계적 외력을 장시간 적용하는 기법
▸ 체중의 약 5~10%로 적용</td></tr>
<tr><td>• cyclic mechanical stretching
▸ 일정 간격으로 기계를 이용하여 뻗침</td></tr>
</table>

2) 능동억제(Active inhibition)

개요	• 신장시킬 근육을 반사적으로 이완하는 방법 • 능동억제기법은 근육의 수축성 조직만 이완시킬 수 있는 방법으로 결합조직의 이완은 제한 • 근육이 정상적인 신경지배 하에서 가능 • 고유수용성 신경근 촉진법(PNF)에서 응용된 방법

	분류	내용
내용	hold-relax technique	• 단축된 근육을 수동뻗침시키기 전에 근육의 운동범위 끝지점에서 등척성 수축 후 수동적으로 뻗침시키는 방법 ▸ 근육의 자동발생적 억제를 동원 ☞ 골지힘줄기관(Golgi tendon organ)의 활성화 • 참고사항 ▸ 등척성 수축 시 통증이 유발되지 않아야 함 ▸ submaximal isometric contraction: 최대 등척성 수축을 하였을 경우 근육에서 긴장이 오래 지속되는 수축 후 감각전위를 방지하기 위함
	hold-relax with agonist contraction technique	• 주동근 수축을 동반한 정지-이완 기법 • 뻗침하기 전 단축된 근육을 등척성 수축 후 이완하게 하고 단축된 근육의 대항근을 구심성으로 수축시키는 방법 • 단축된 근육의 대항근이 수축을 하면 상반억제에 의해 단축된 근육의 이완을 유도 • 자동발생적 억제와 상호억제 원리를 모두 응용 • 참고사항 ▸ 등척성 수축 시 통증이 유발되지 않아야 함 ▸ submaximal isometric contraction: 최대 등척성 수축을 하였을 경우 근육에서 긴장이 오래 지속되는 수축 후 감각전위를 방지하기 위함
	agonist contraction	• 단축된 근육의 대항근 수축을 의미 • 상호억제 원리를 이용: 주동근이 수축할 때 대항근은 이완된다는 원리 • 참고사항 ▸ 근육의 길이가 정상에 가까워지면 효과가 떨어짐

3) 자가뻗침(Self-stretching)

개요	• 환자 스스로 시행하는 유연성 운동의 한 종류 • 자신의 체중 및 도수력을 이용 • 자가뻗침에 적용되는 강도와 기간에 대한 지침은 치료사가 설정 • 가정운동 프로그램으로 매우 유용 • 근육의 미세손상 혹은 기타 물렁조직의 손상이 일어나지 않도록 주의 • 적절한 고정이나 안정성 확보가 중요

7. 뻗침운동의 임상적 적용

1) 팔의 수동뻗침운동

(1) pectoralis group

구분	자세	
	시작	최종
pectoralis - abdomial part	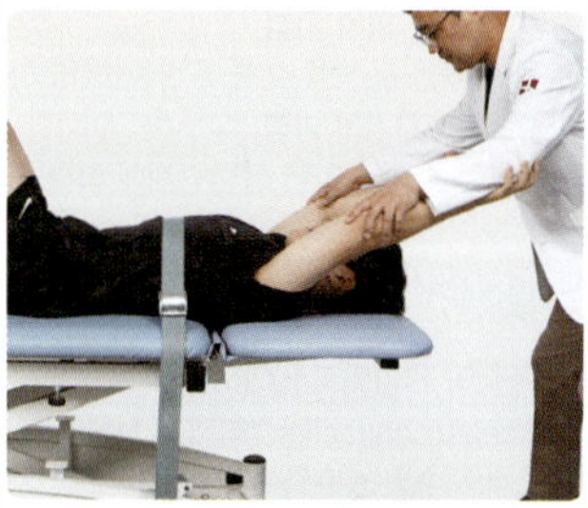	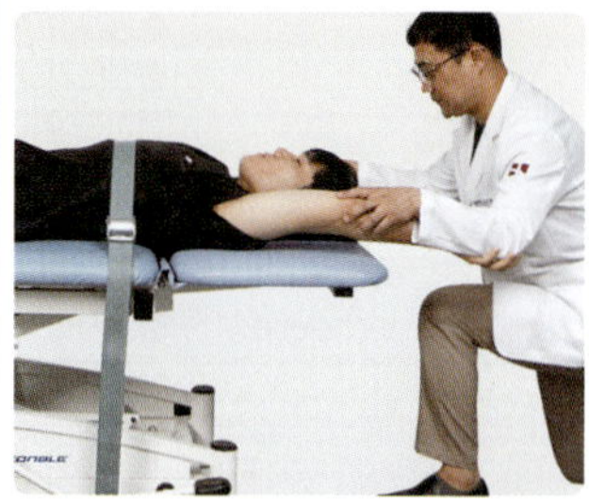
pectoralis - costal part	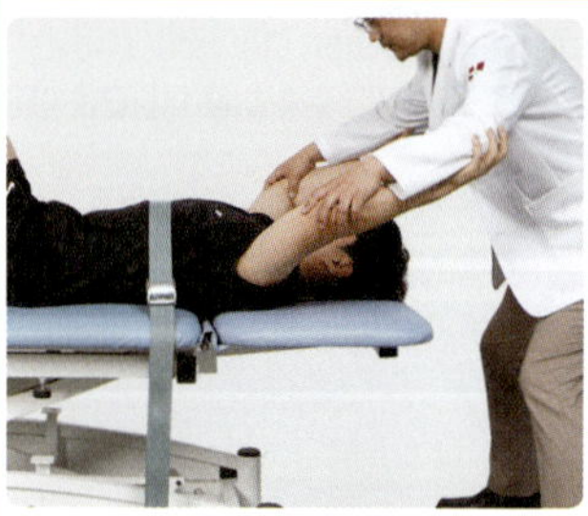	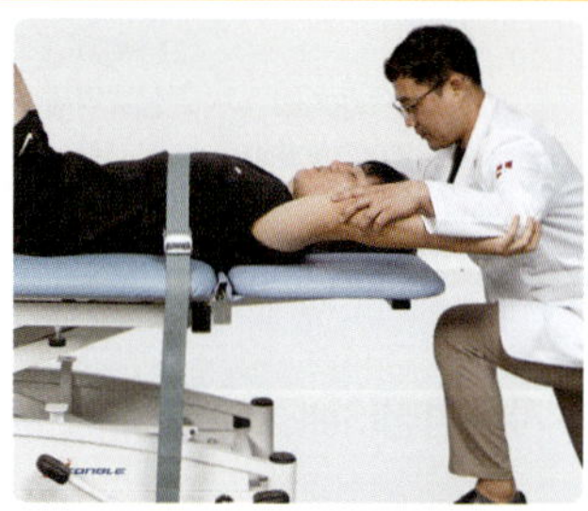
pectoralis - clavicle part	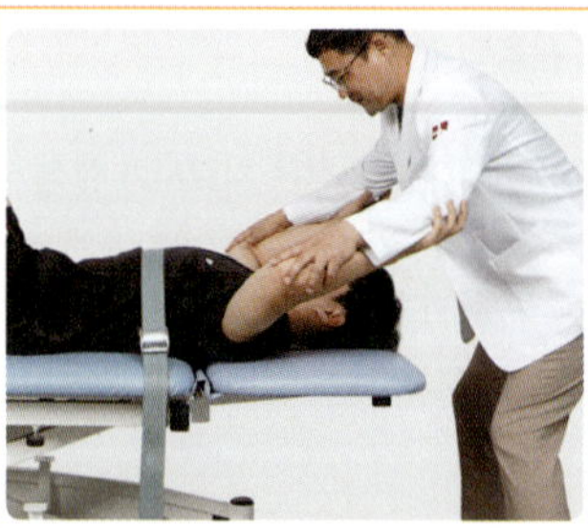	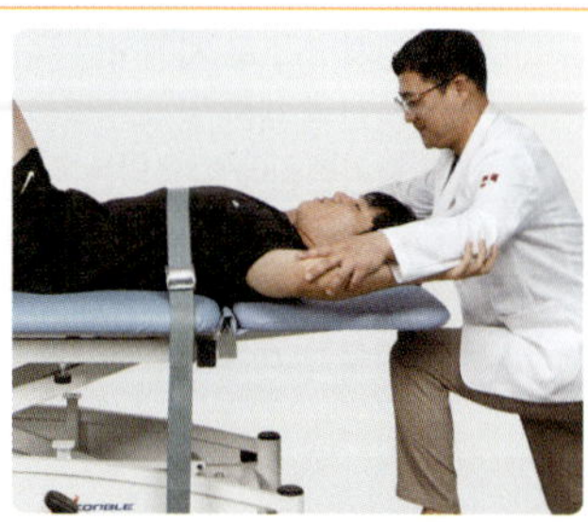

(2) teres minor

구분	자세	
	시작	최종
teres minor	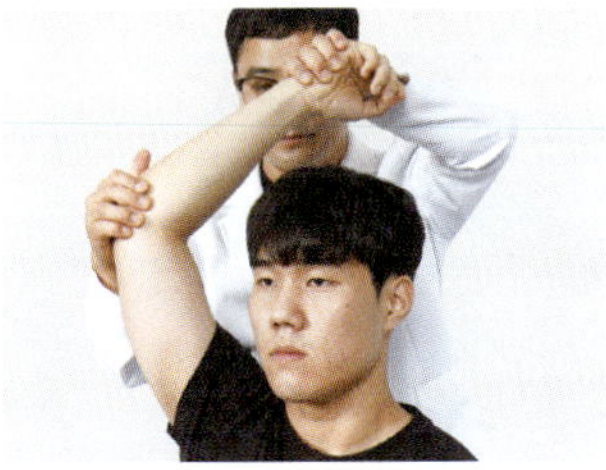	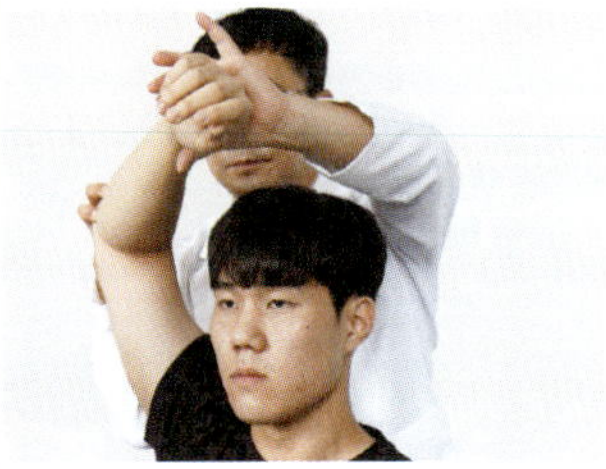

(3) supraspinatus

구분	자세	
	시작	최종
supraspinatus	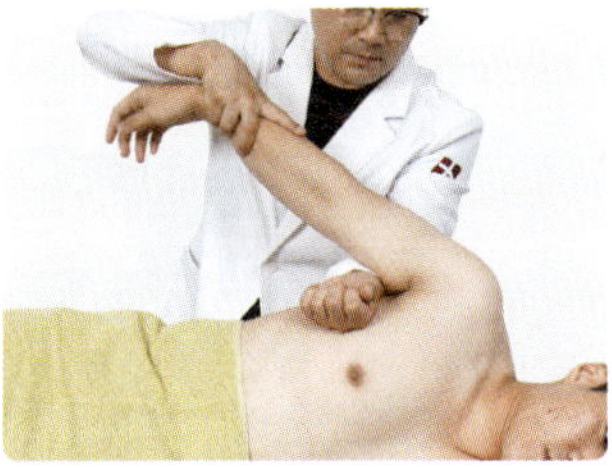	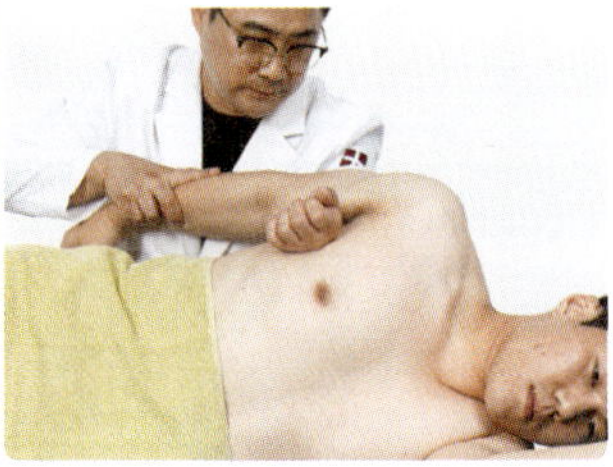

(4) triceps brachii

구분	자세	
	시작	최종
triceps brachii – long head	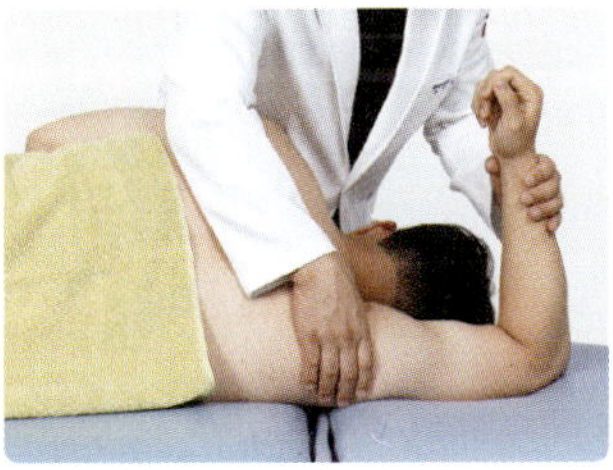	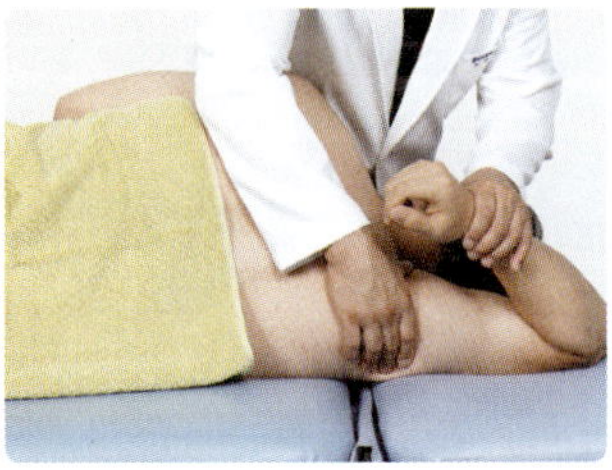

(5) biceps brachii

구분	자세	
	시작	최종
biceps brachii – long head	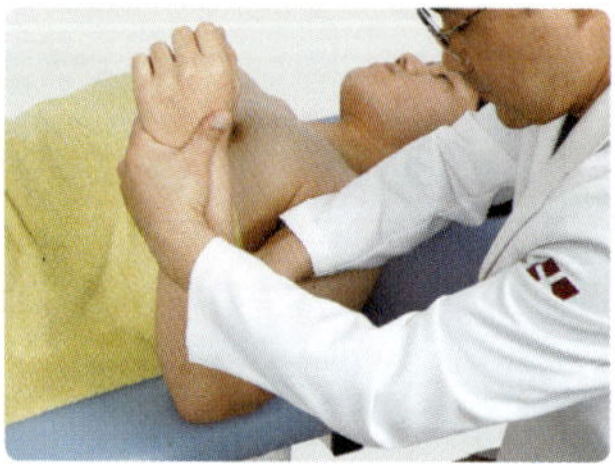	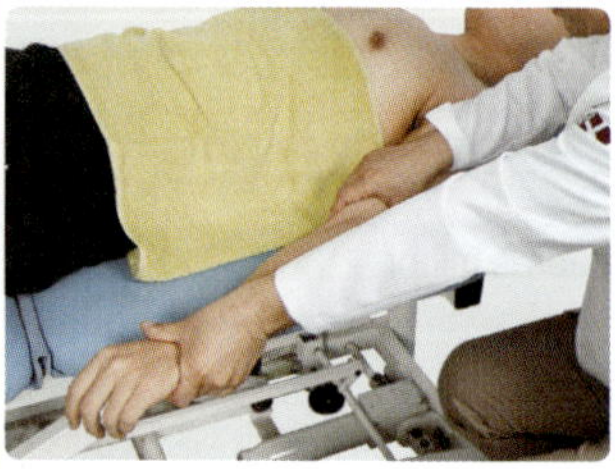

(6) brachialis

구분	자세	
	시작	최종
brachialis	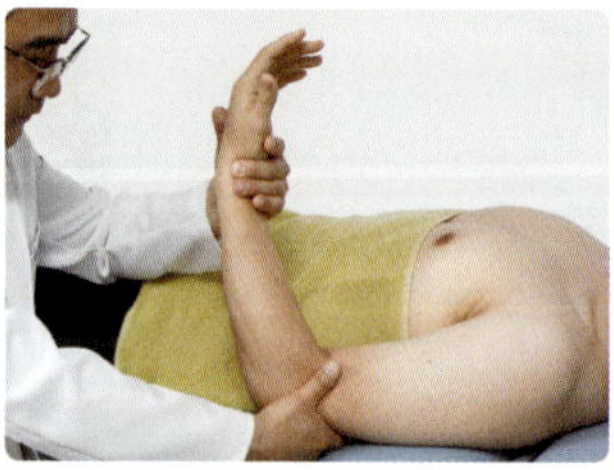	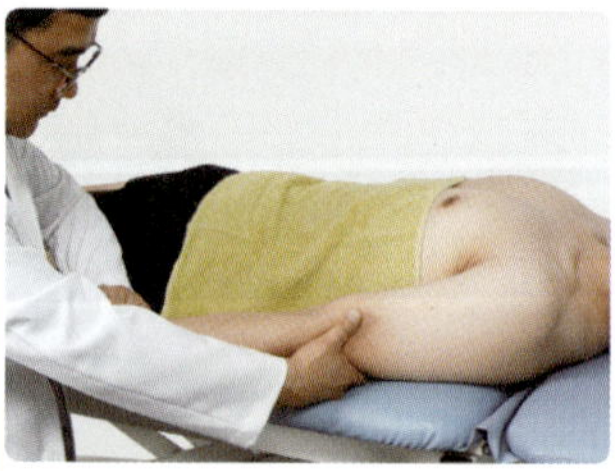

(7) brachioradialis

구분	자세	
	시작	최종
brachioradialis	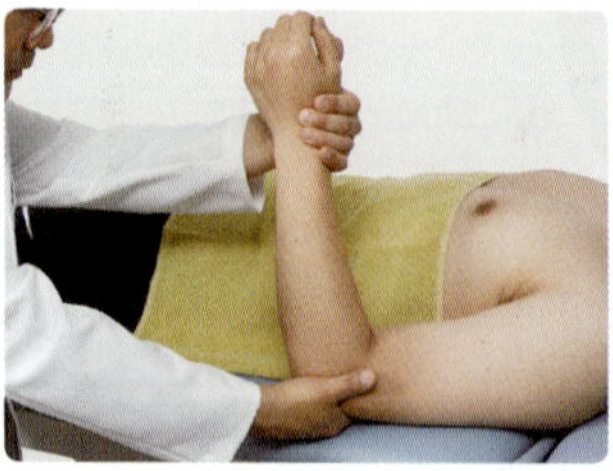	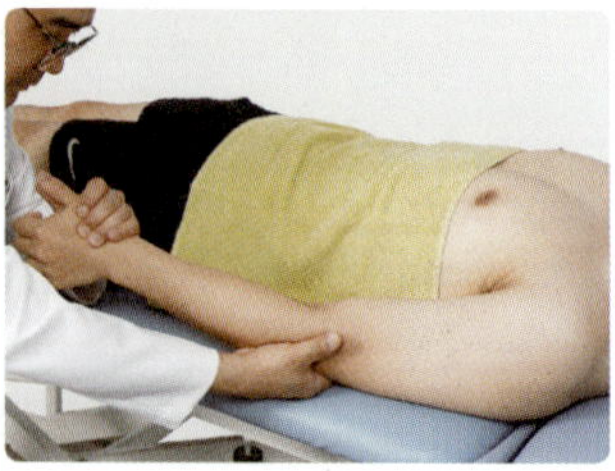

(8) extensor carpi radialis longus

구분	자세	
	시작	최종
ECRL	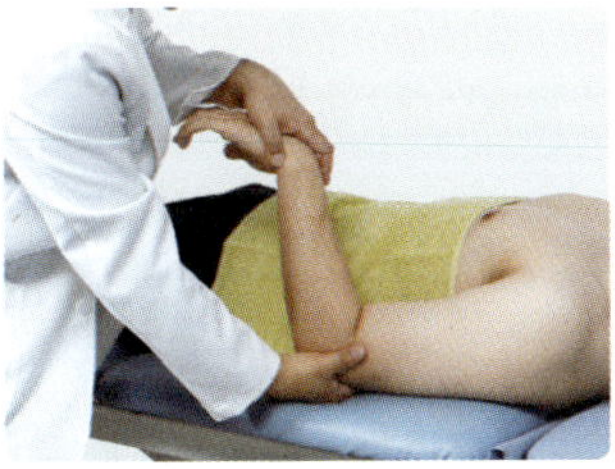	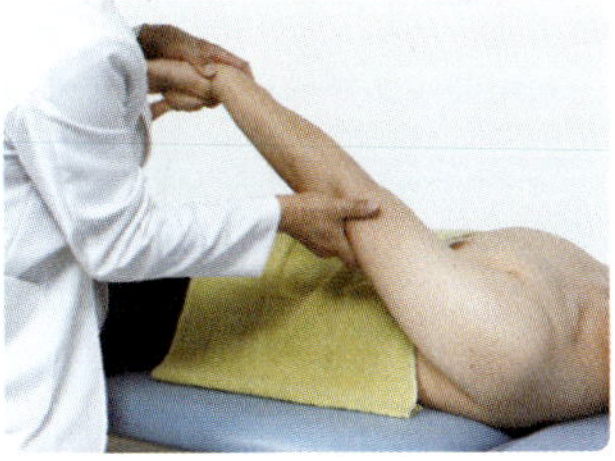

(9) flexor carpi radialis

구분	자세	
	시작	최종
FCR	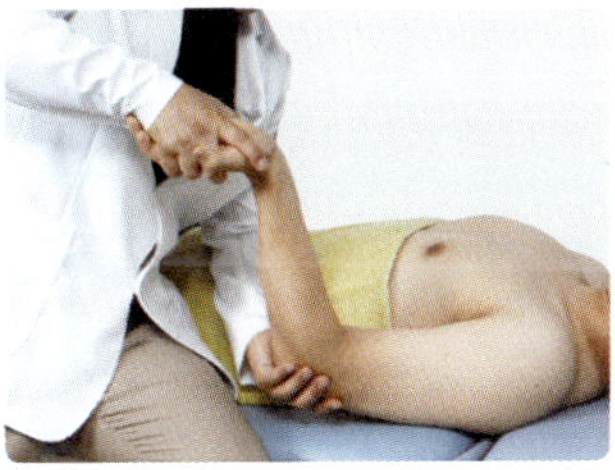	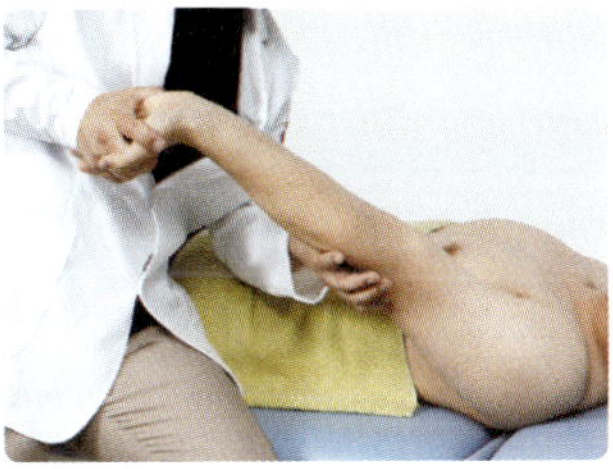

(10) supinator

구분	자세	
	시작	최종
supinator	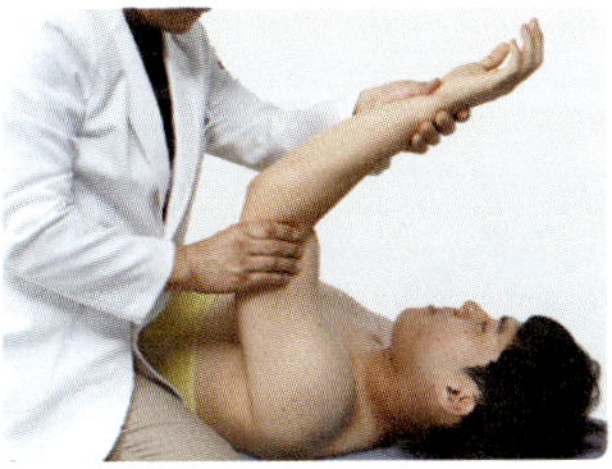	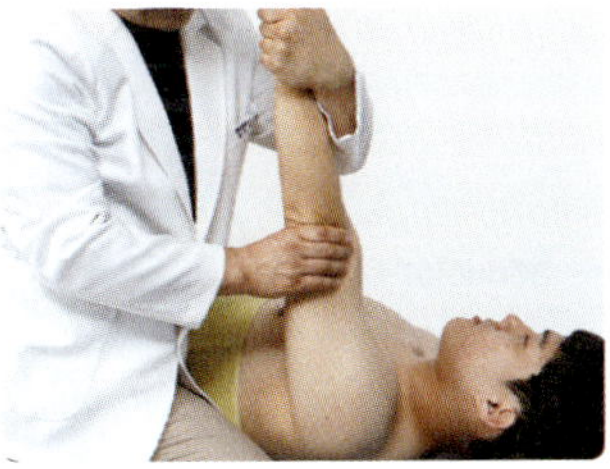

2) 다리의 수동뻗침운동

(1) gluteus maximus

구분	자세	
	시작	최종
gluteus maximus	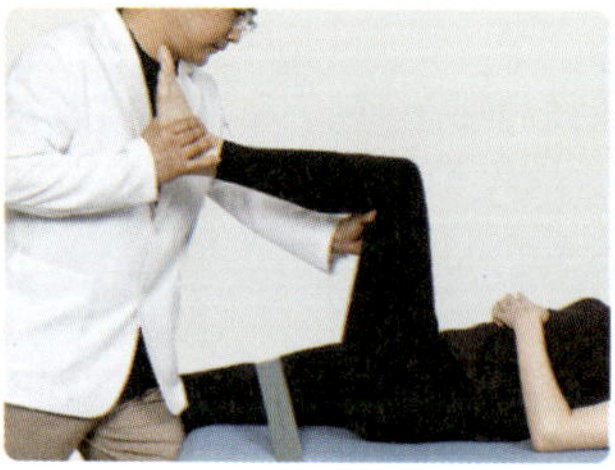	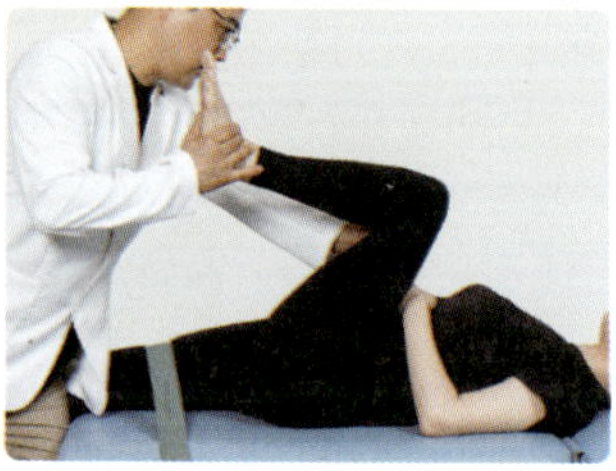

(2) iliopsoas

구분	자세	
	시작	최종
iliopsoas	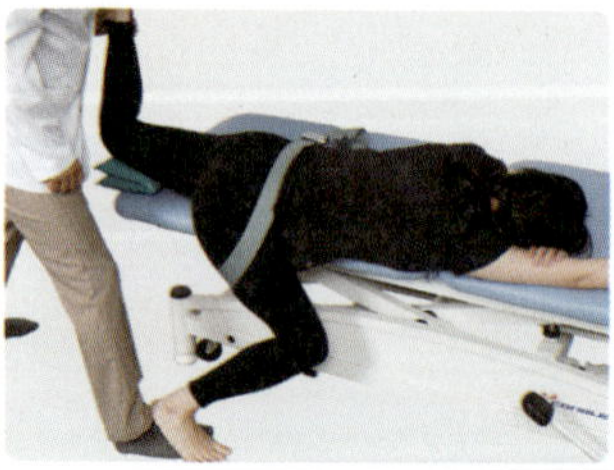	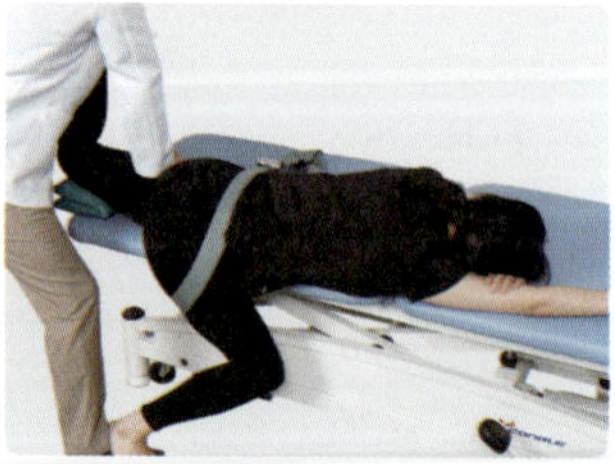

(3) adductor groups

구분	자세	
	시작	최종
adductor groups	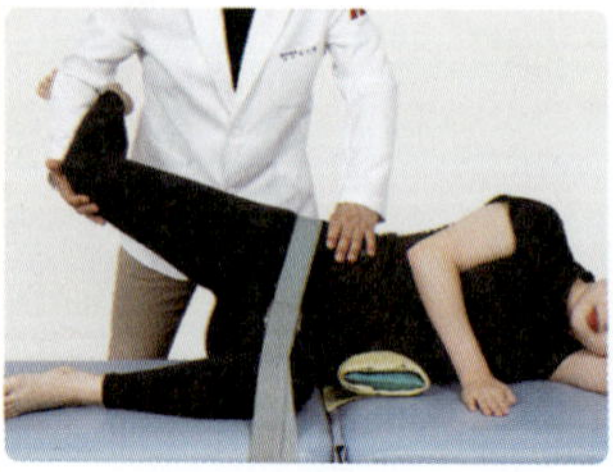	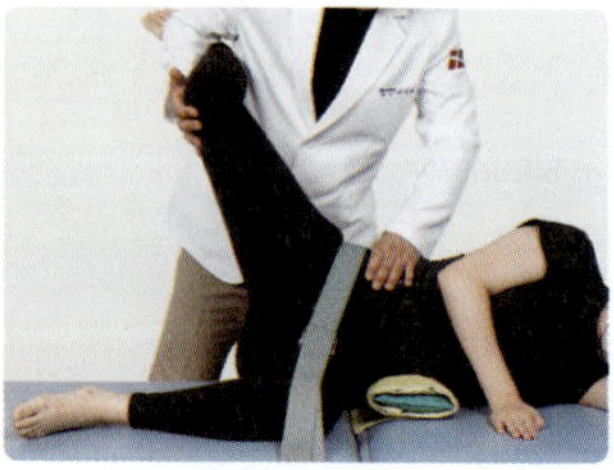

(4) hamstring

구분	자세	
	시작	최종
hamstring	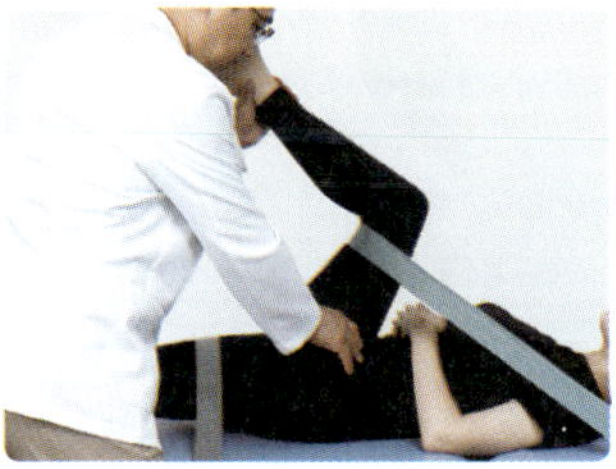	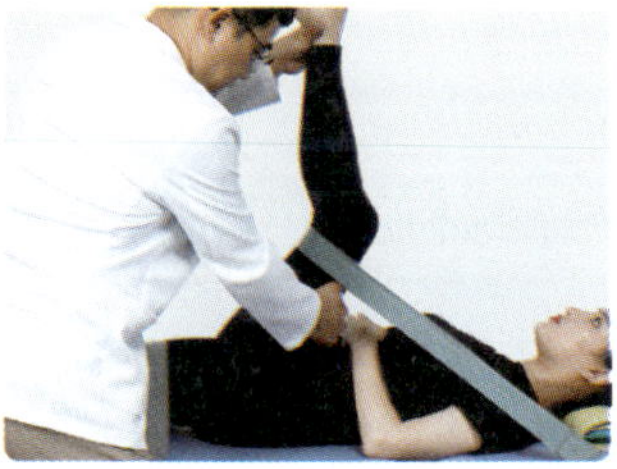

(5) quadriceps

구분	자세	
	시작	최종
quadriceps	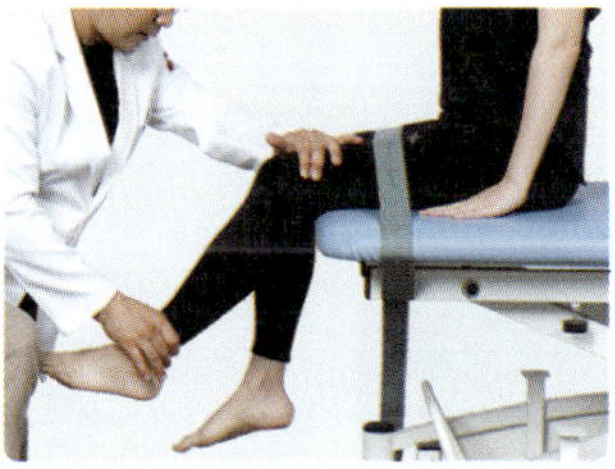	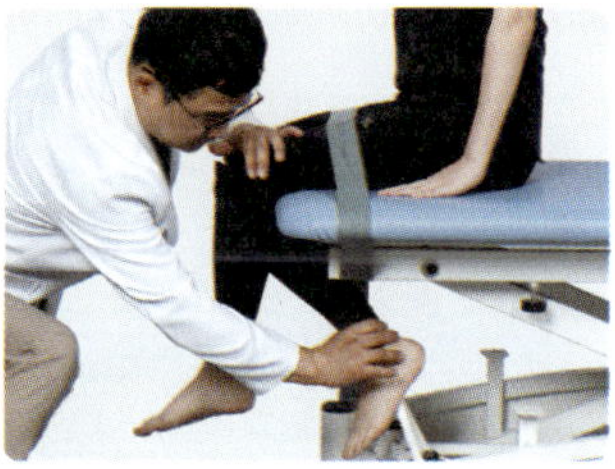

(6) rectus femoris

구분	자세	
	시작	최종
rectus femoris	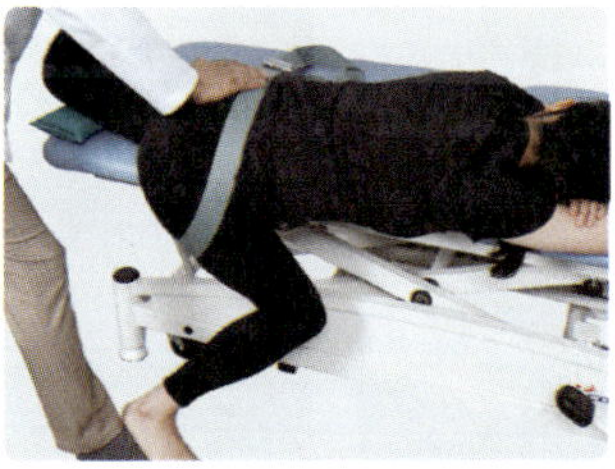	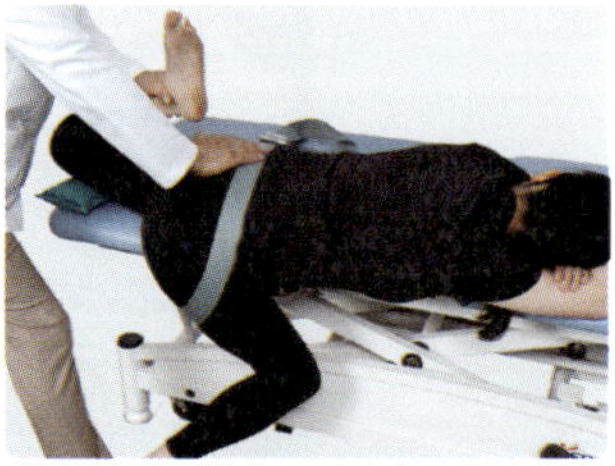

(7) tibialis anterior

구분	자세	
	시작	최종
tibialis anterior	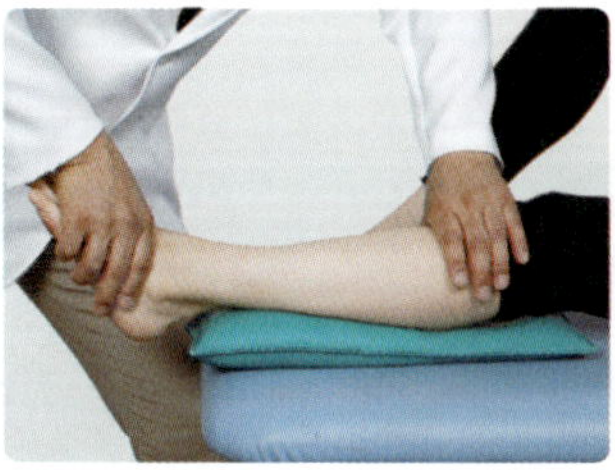	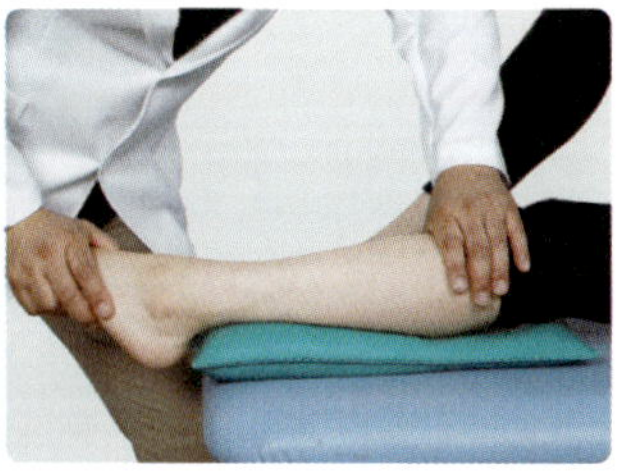

(8) tibialis posterior

구분	자세	
	시작	최종
tibialis posterior	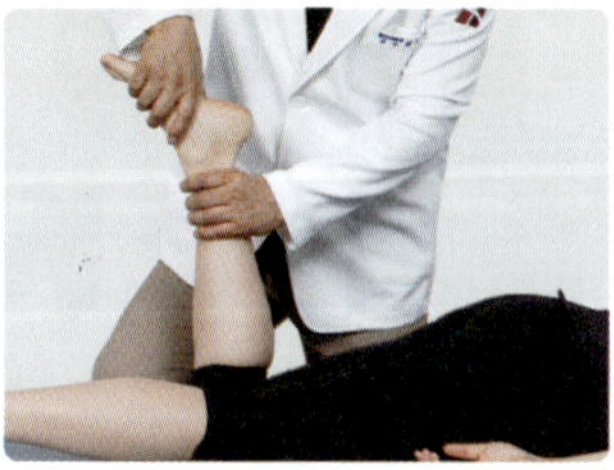	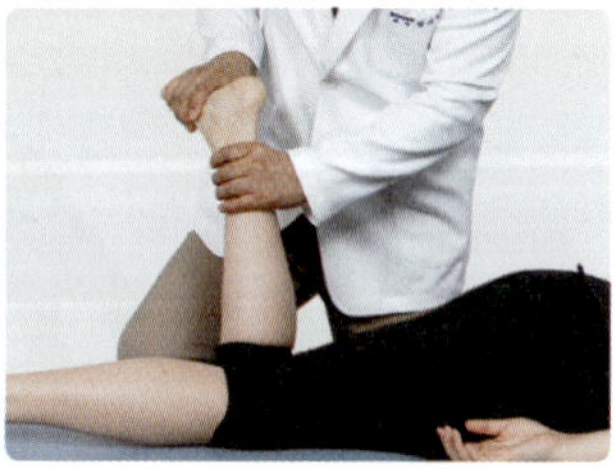

(9) gastrocnemius

구분	자세	
	시작	최종
gastrocnemius	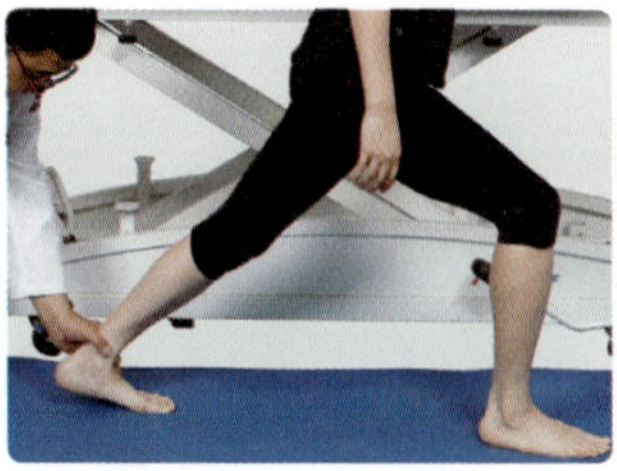	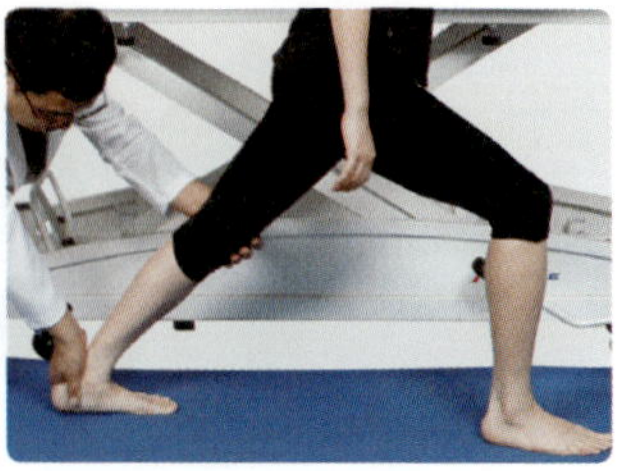

(10) soleus

구분	자세	
	시작	최종
soleus	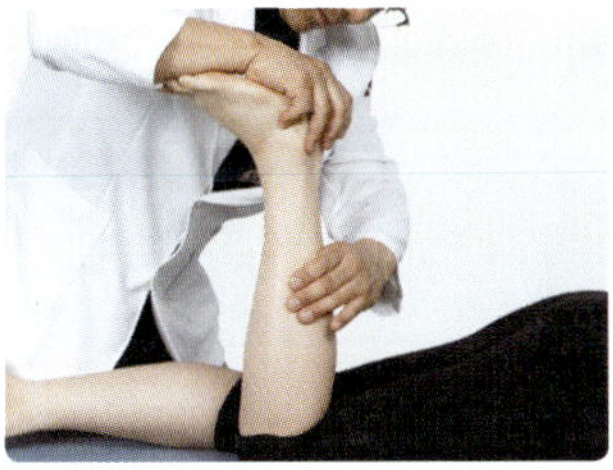	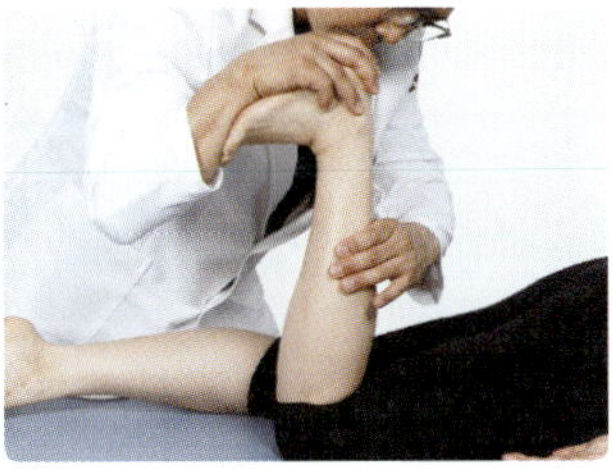

3) 팔 · 다리 자가뻗침(self stretching)운동

(1) pectoralis major & minor

구분	자세	
	시작	최종
pectoralis major & minor	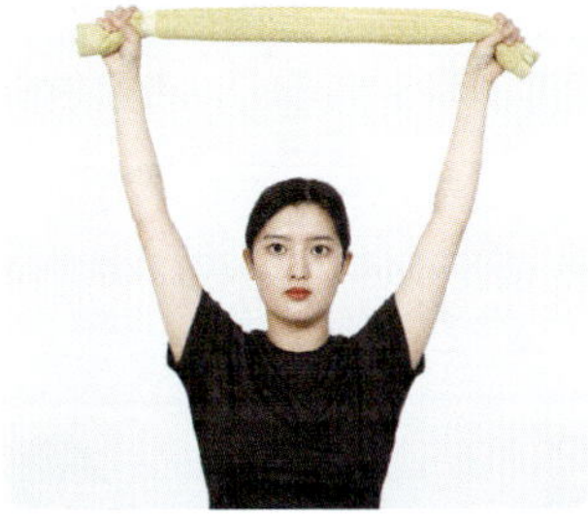	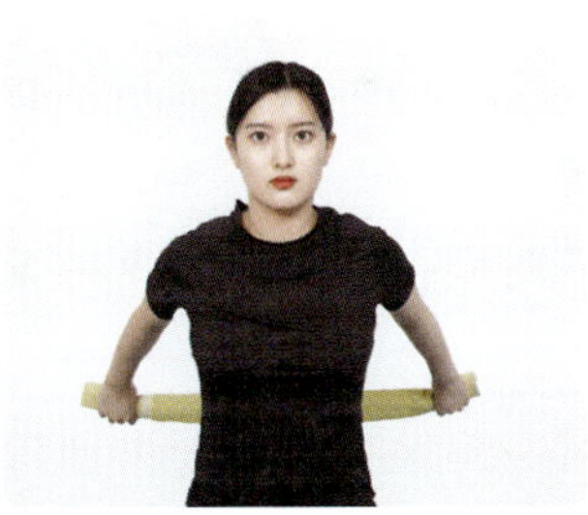

(2) latissimus dorsi & teres major

구분	자세	
	시작	최종
latissimus dorsi & teres major	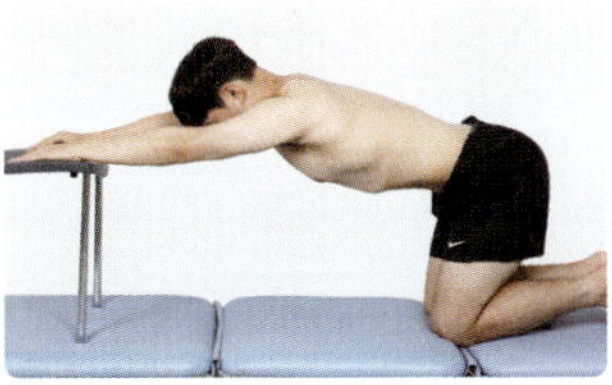	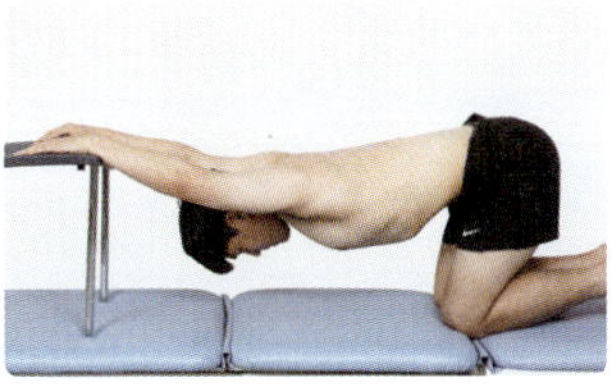

(3) hip adductor & gluteus maximus

구분	자세	
	시작	최종
hip adductor & gluteus maximus	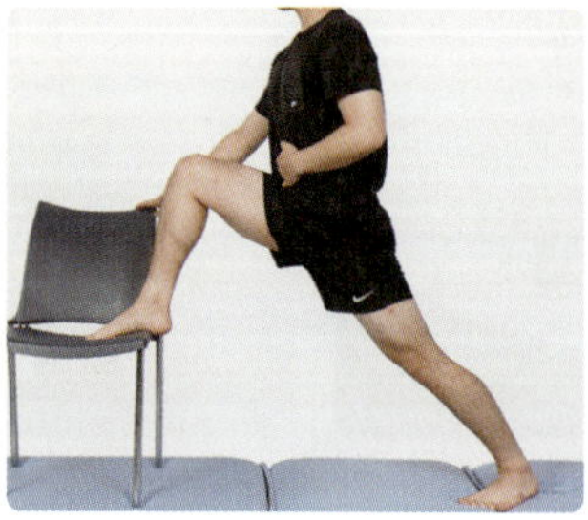	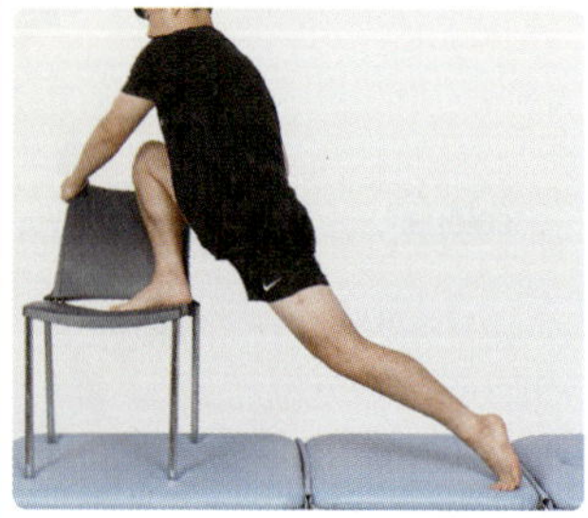

(4) rectus femoris

구분	자세	
rectus femoris	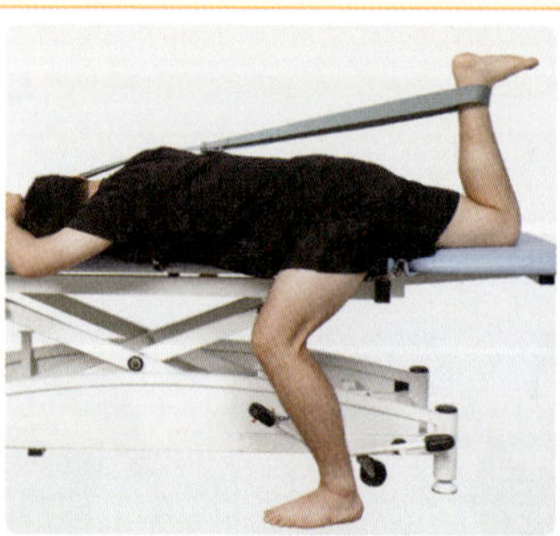	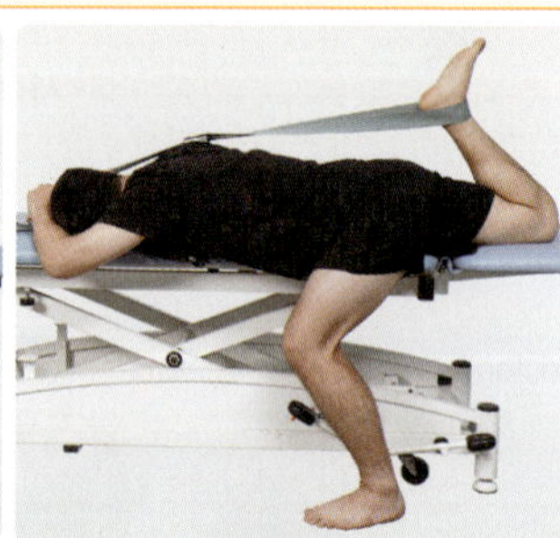
	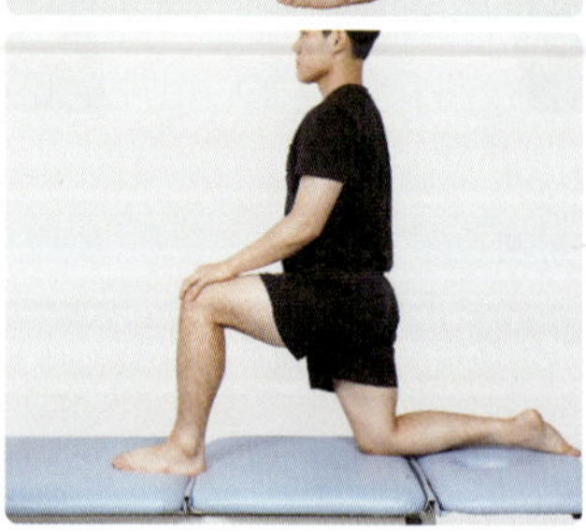	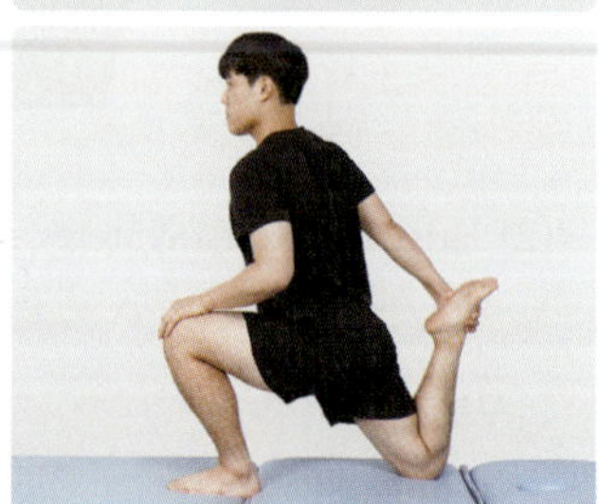

(6) hamstring

구분	자세
hamstring	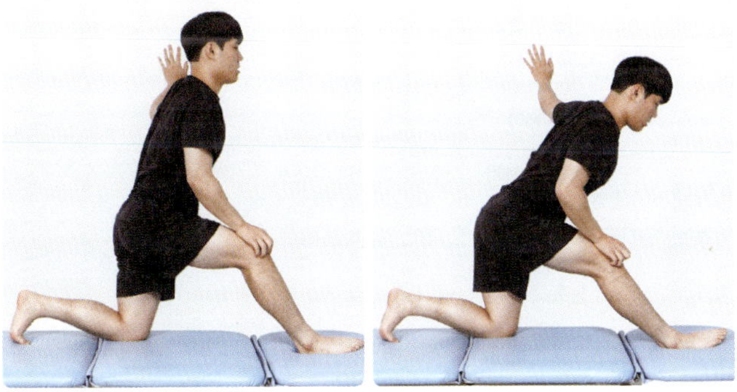

8. 척추 안정화 운동

1) 개요

구분	요약
정의	• 척추 안정화 운동이란 불안정한 자세를 조절할 수 있도록 훈련시키는 것으로 허리골반 접합부(lumbosacral junction)와 같이 몸통이나 팔다리의 움직임에 중요한 부위의 등척성 자세 안정화 운동에서 시작해서 앉기, 들어 올리기, 웅크리기(squatting), 런지(lunging)와 같은 기능적인 활동 시 허리골반의 조절운동으로 진행 • 허리의 부하조절능력을 개선시키는 것은 만성통증이나 재발성 통증을 예방하는 데 도움이 되며, 운동 시 허리의 과부하를 감소하기 위해 우선적으로 넙다리네갈래근, 볼기근, 배근의 균형을 위한 근력 및 근지구력 개선에 초점 • 기능 안정화 훈련을 위해 필요한 강도로 "약한 연결고리(weak link)"를 강화하는 동안 허리골반 접합부의 기능적 조절에 중점을 둠으로써 증상의 악화 없이 근육의 재조건화(reconditioning)를 달성함

<table>
<tr><th>구분</th><th>요약</th></tr>
<tr><td>개념 정립</td><td>
<table>
<tr><th>용어</th><th>설명</th><th>안정성의 하부구조</th></tr>
<tr><td>기능적 또는 훈련범위 (functional range)</td><td>주어진 동작의 무통 및 안정적인 관절운동범위</td><td rowspan="4">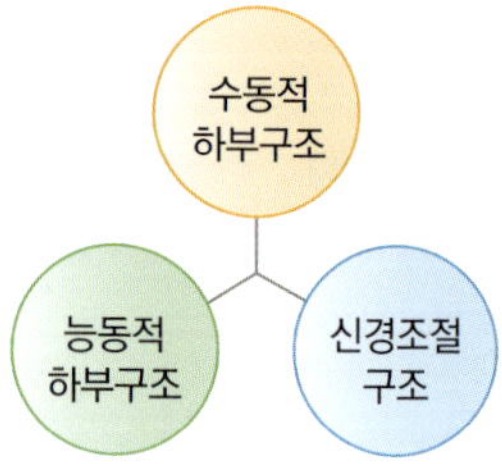
</td></tr>
<tr><td>수동적 전치 (passive prepositioning)</td><td>몸의 위치와 보조물을 이용하여 관절을 수동적으로 기능적 범위 내에 위치하게 하는 것</td></tr>
<tr><td>능동적 전치 (active prepositioning)</td><td>능동적으로 허리골반 관절을 기능적 범위 안에 놓고 운동의 과정 중에 등척성으로 유지하는 것</td></tr>
<tr><td>동적 안정화 (dynamic stabilization)</td><td>운동을 하는 동안 허리골반 접합부를 기능적 범위로 가져오는 점진적인 운동</td></tr>
</table>
</td></tr>
<tr><td>고찰</td><td>
• 수동시스템의 손상은 추체 간 불안정성을 보상할 수 있는 신경조절 구조와 능동 근수축의 역할 증대를 필요로 한다(Panjabi, 1992).
• 척추 안정화를 위해 국소 근개별운동이 필요하며, 허리의 중립 위치에서 느린 속도의 훈련이 효과적이다(O'Sullivan, 1997).
• 만성요통 및 재발성 요통의 경우 신경조절 구조의 기능적 재훈련이 필요하다(Hodges, 1997).
• 신경조절 시스템의 기능적 재훈련에서 몸통의 Core-근육 안정화를 위한 배가로근, 뭇갈래근의 동시 수축 역할이 필요하다(Richardson, 1999).
• 만성요통 환자의 배가로근 수축의 지연은 신경시스템에서의 조절능력 감소가 원인이다(Hodges, 1997).
• 환자에 대한 중립 자세의 교육, 자가운동 및 재발 방지를 위한 적극적 참여 의지가 중요하다(Kirkesola, 2000).
</td></tr>
</table>

2) 척추 안정화 운동기법

임상 적용

바닥, 소도구, 볼을 활용한 안정화 운동

- 허리골반의 기능적 범위 조사

자세	운동방법
누운 자세 패턴	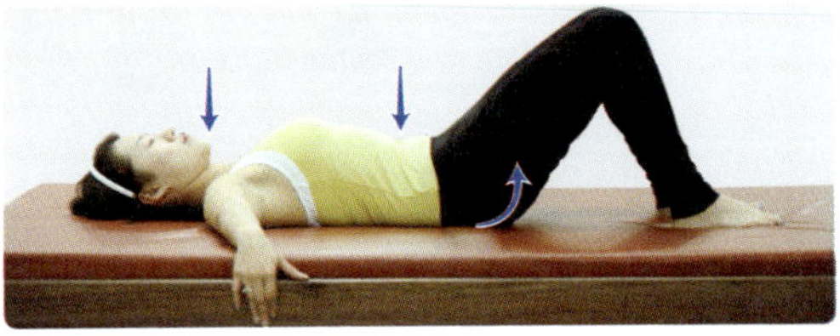
앉은 자세 패턴	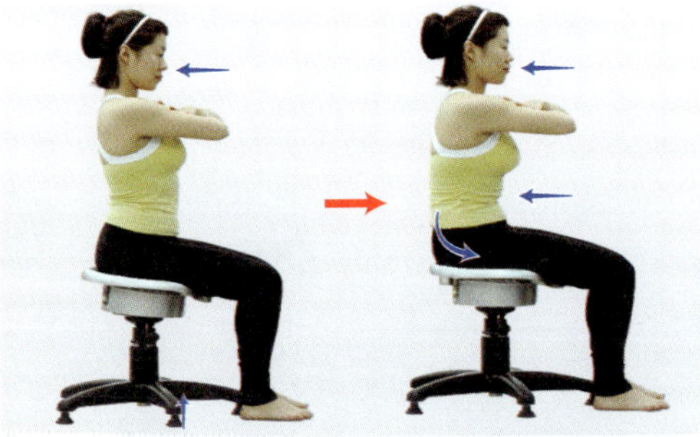
네발기기 패턴	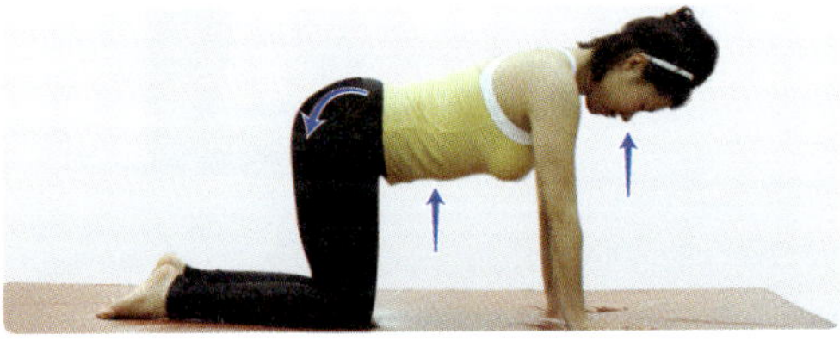
기립 패턴	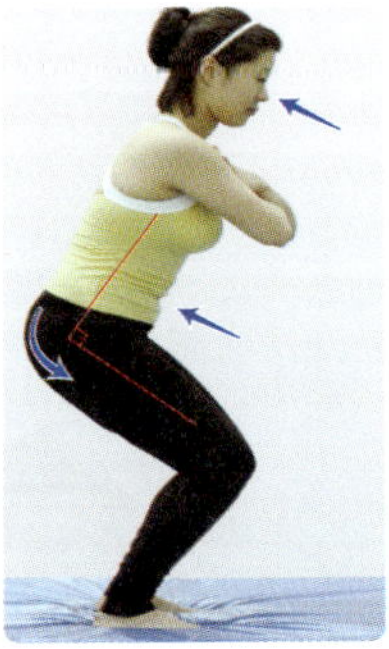

	자세	운동방법
임상 적용	데드버그 및 교각 패턴	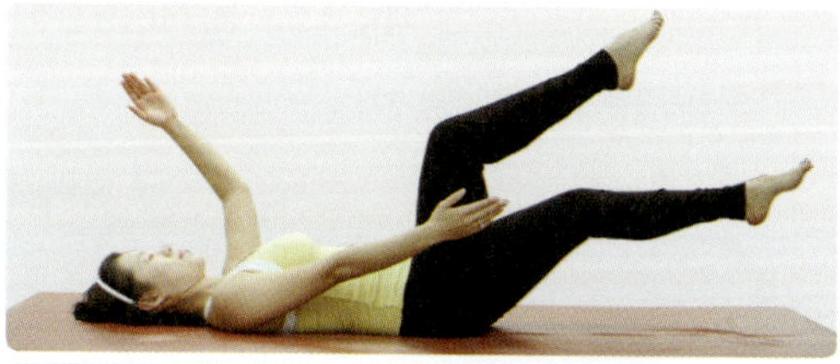 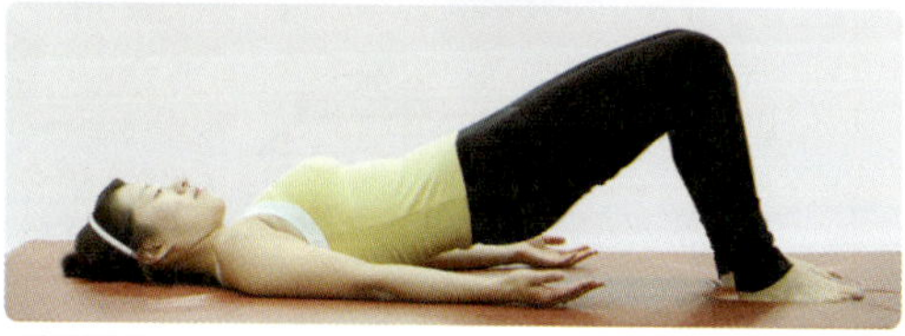 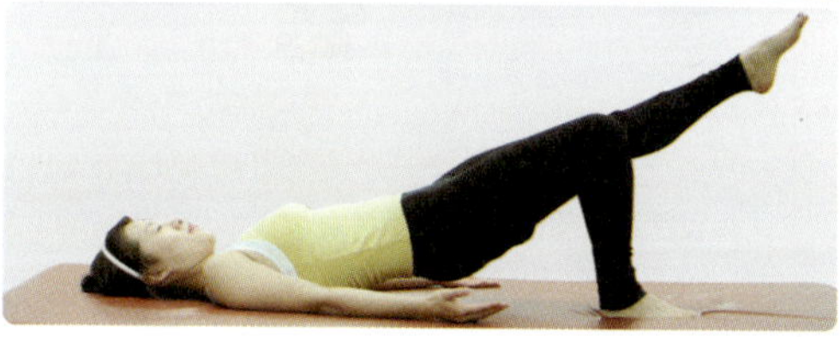
	네발기기 패턴	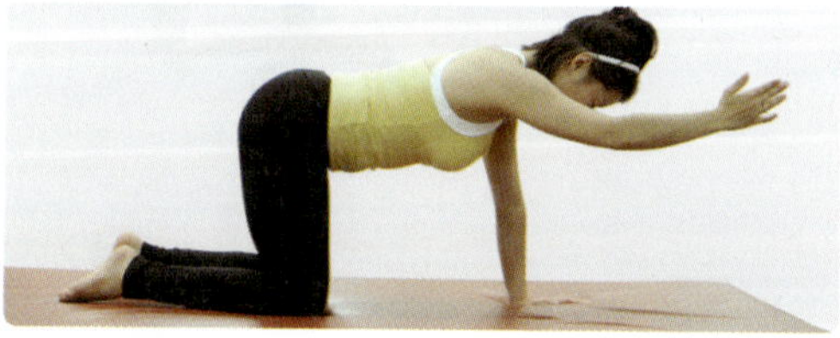 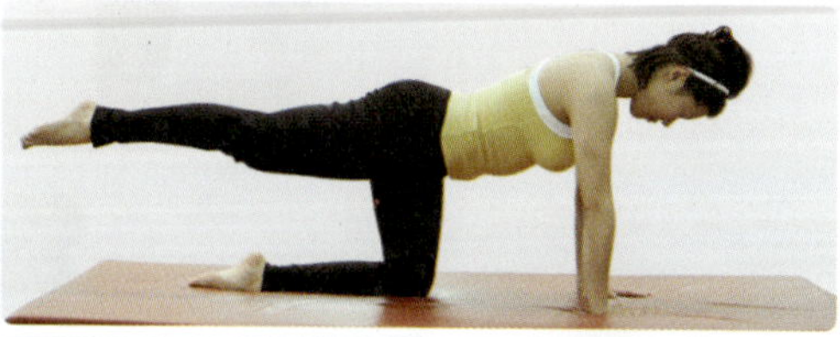 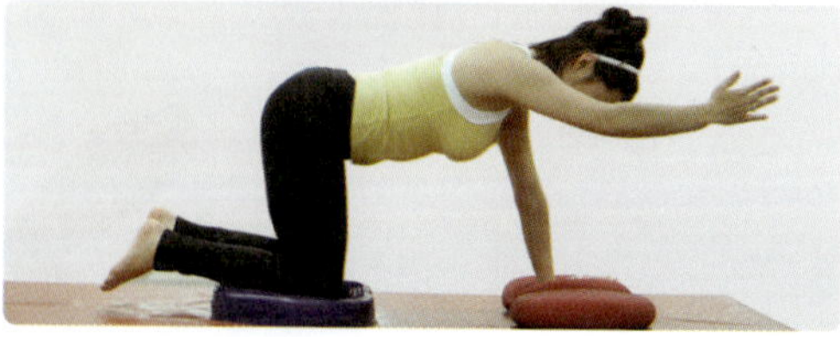

	자세	운동방법
임상 적용	팔다리 패턴	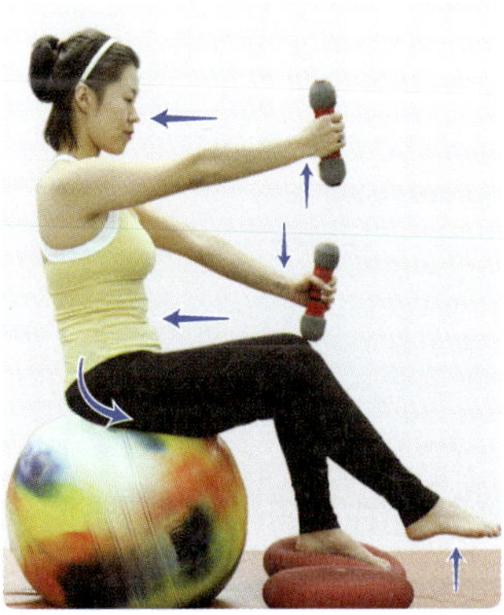 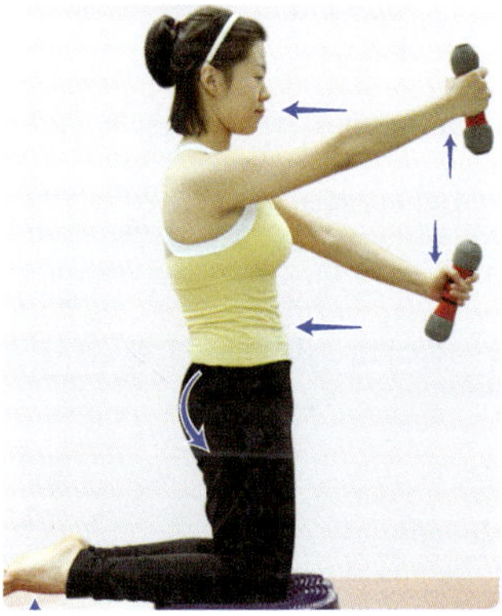 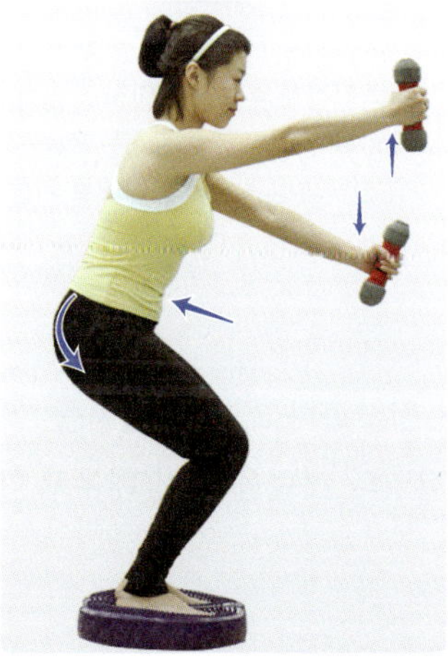

3절

신경계 물리치료 중재

1. 보바스 접근법(Bobath approach)

1) 개념 및 이론적 기초

- 1950년대 영국 물리치료사인 Berta Bobath와 남편이자 의사인 Karel Bobath에 의해서 개발된 치료법
- 운동 조절의 수직계층 이론을 바탕으로 정상적인 발달과 움직임을 근거로 하며, 소아나 성인 신경계 손상 환자의 치료에 적용

분류	정의
초기 개념	촉진법과 핸들링 방법을 통해 비정상 반사활동을 억제하며 정상 동작의 재학습
현재 개념	중추신경계 손상으로 인한 근긴장도, 움직임 그리고 기능의 장애를 가진 개개인을 평가하고 치료하는 접근법으로 치료목표는 촉진을 통한 자세조절 및 선택적 움직임의 향상으로 기능을 최적화하는데 있음

2) 치료목표

근긴장도를 정상화하고, 원시반사를 억제하며 정상자세 반응을 촉진하여 정상 움직임의 패턴을 다시 배우고, 움직임의 질을 향상시킴

3) 치료원리

분류	설명
반사억제 패턴 (reflex inhibitory patterns, RIPs)	• 비정상적인 자세반응을 억제하고 자동반응과 수의적인 동작을 촉진 • 머리의 운동, 팔이음 주위와 위팔운동, 골반과 다리운동, 몸통운동, 엎드린 자세, 바로 누운 자세, 앉은 자세 등으로 근긴장도를 억제 혹은 촉진시킴
고유수용기와 촉각의 자극	• 치료사의 손 또는 여러 가지 치료기구를 이용하여 고유수용기를 자극 ▸ 자세 긴장도를 조절하고 근육에 대한 상호작용을 유도하고 조절
핵심 조절부 (key point of control)	• 정상적인 움직임 패턴으로 유도하기 위해 자세의 긴장도와 동작 패턴에 보다 영향을 미치는 신체분절의 일부 • 근방추, 골지힘줄기관, 관절수용기 등과 같은 감각수용기의 밀집도가 높게 분포 ▸ 이 부위의 조절을 통해 정상적인 자세반사와 운동반응을 촉진하고 강직을 감소 ① **중앙 조절점**(central key point, CKP): 몸쪽 핵심 조절 부위인 칼돌기 주위와 뒤쪽 흉추 7~8번 주위로 균형과 자세를 조절하고 팔다리 동작에 안정성을 제공 ② **몸통 조절점**(proximal key point, PKP): 머리, 어깨, 골반 부위로 몸통과 팔, 다리의 움직임에 대한 안정성을 제공 ③ **먼쪽 조절점**(distal key point, DKP): 손과 발 부위로 신체가 주위 환경과 상호작용할 수 있도록 해 주며, 가동성을 제공 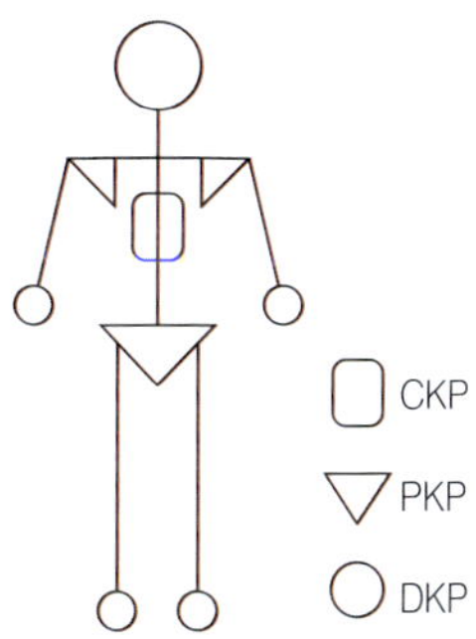
핸들링 (handling)	• 치료 상황에서 환자와 치료사 간의 신체적인 접촉 • 징위반응과 평형반응을 유도하며 환자를 조절
자세 설정 (postural set)	• 동작에 선행하여 의도한 동작에 따라 변화하는 자세의 적응 • 환자의 균형조절능력, 바닥면과의 관련성, 하고자 하는 목표나 과제에 따라 자세 설정을 선택
촉진 (facilitation)	• "쉽게 하기(making easy)", "가능하게 하기(making possible)" • 촉진을 통해 환자 스스로 움직임을 더 쉽게 하도록 함

4) 치료방법

치료방법	설명	
환측 체중 지지	• 근긴장의 정상화 • 고유수용성 감각 입력 • 환측에 대한 인식 향상, 환측 무시 감소	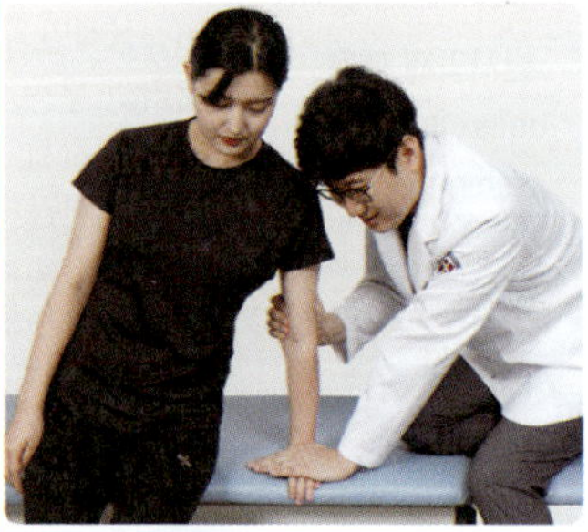
몸통 회전	• 팔과 다리의 분리 • 근긴장을 조절하고 정상적 움직임 촉진 • 다양한 높이에서의 작업 기회를 부여 ▸ 팔이음뼈와 골반대의 운동성을 증진시키며 손상쪽으로의 체중이동 기회를 부여	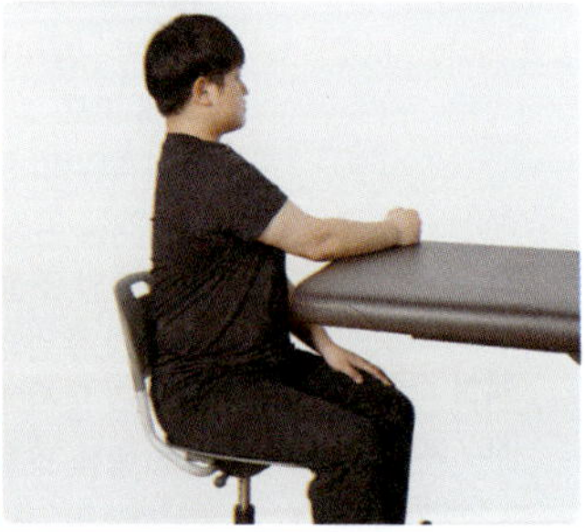
어깨뼈 내밈	• 팔의 굽힘공동작용을 지닌 환자에게 유익 • 치료사는 환자의 어깨가 내밈되도록 함 • 어깨뼈가 내밈되면 그 자세를 몇 초간 유지하는 것을 반복함	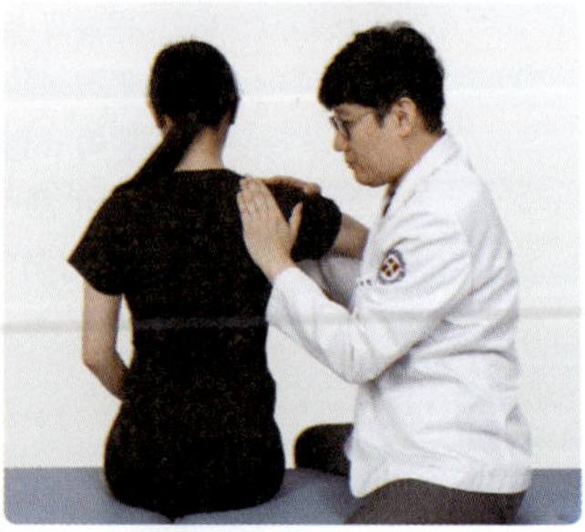
골반 앞쪽 기울임	• 다리의 폄공동작용을 억제함 • 양 다리로의 동일한 체중지지를 향상시킴 • 등뼈와 목 폄을 촉진 • 중력의 도움으로 양쪽 어깨뼈가 내밀어짐 • 앞쪽으로 숙이는 것에 대한 공포를 감소	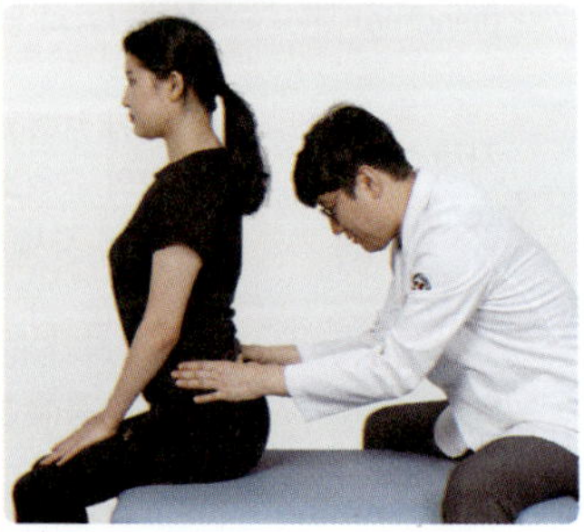

치료방법	설명	
느리고 조절된 움직임	• 높은 긴장도를 지닌 환자에게 유익함 • 정상적 수준의 근육 긴장(tone)을 만들기 위해 가장 효과적임 • 환자의 반응에 맞춰 적절한 되먹임(feedback)을 제공해야 함	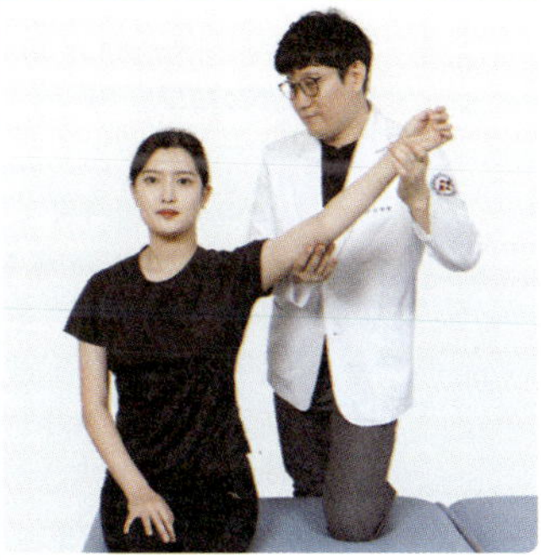
자세 반응 촉진	• 균형 반응을 촉진하기 위한 체중이동 활동 • 체중이동 단계 ▸ 앞과 뒤 → 오른쪽, 왼쪽 → 대각선 방향 → 몸통 회전	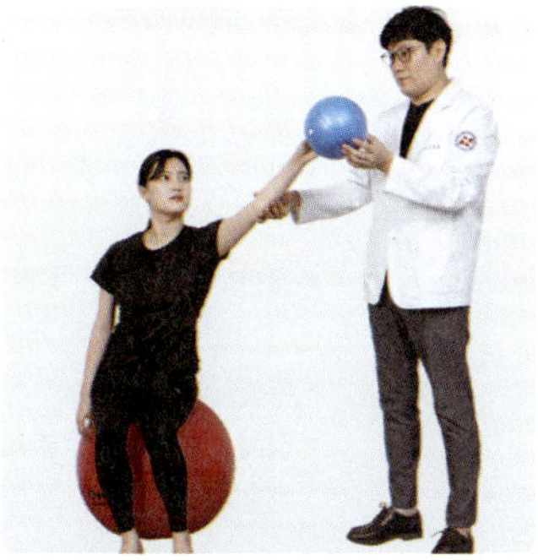
팔을 기능적 활동에 통합	• 양측 활동 ▸ 환측(affected side)의 지각(awareness)을 증진 ▸ 환측의 감각 입력을 증진 ▸ 환측을 시야(visual field) 내로 가져옴 ▸ 환측 팔의 목적 있는(purposeful) 움직임을 시작 ▸ 굽힘 시너지를 억제 ▸ 도움 없이 수행 가능한 반사억제(reflex-inhibition) 패턴을 환자에게 교육	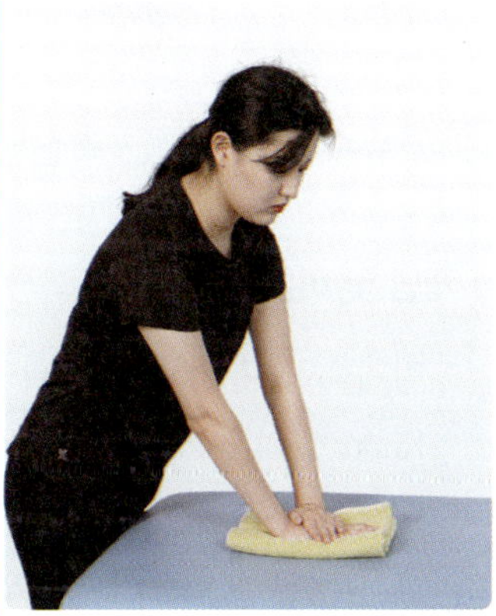

치료방법	설명	
적절한 자세 취하기	• 체중지지(weight bearing)는 긴장(tone)을 정상화시키며 강직(spasticity)을 억제 • 체중지지는 환측의 인식(awareness)과 감각 입력(input)을 증진 • 환측의 체중지지는 환자의 두려움을 줄여주는 데 도움이 됨 • 환측의 늘임(lengthening)은 강직을 억제 ▸ **머리와 몸통**: 대칭 ▸ **팔**: 베개로 받쳐주어 부분탈구를 방지하고 어깨뼈를 내밈 ▸ **팔꿈치**: 폄 ▸ **아래팔**: ①, ③ 자세에서 아래팔은 뒤침시킴 ▸ **골반**: ① 뒤쪽 기울임을 막기 위해 엉덩관절 밑에 작은 베개를 받침 ▸ **무릎**: 약간 굽힘 ▸ **발목**: 안쪽번짐, 발바닥쪽굽힘을 방지함	① 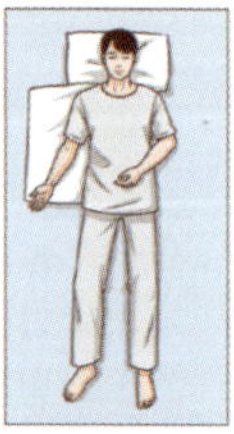 ② 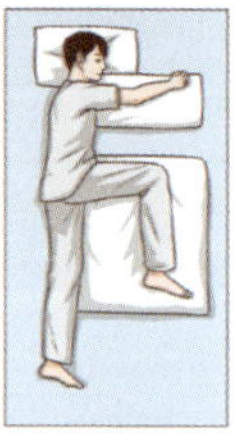 ③ 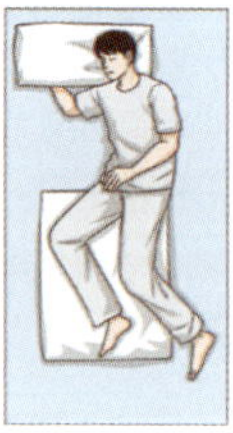

2. 고유수용성 신경근 촉진법(Proprioceptive neuromuscular facilitation; PNF)

1) 개념 및 이론적 기초

- 미네소타 대학의 내과 의사이자 신경생리학자인 Kabat와 물리치료사인 Knott에 의해 개발
- 대각선 움직임 패턴으로 구성된 운동방법으로 고유수용기의 자극을 통해 신경근 시스템의 움직임을 촉진하는 중재방법

2) 촉진을 위한 기본적인 절차

분류	설명
저항 (resistance)	• 저항의 양은 환자가 움직이는 동안 그 동작의 목표와 환자 상태에 맞게 정확한 양이 제공되어야 함 • 근육 수축을 촉진하고 운동 학습과 움직임의 조절 및 지각을 향상시키며 근력을 강화함
방산과 강화 (irradiation and reinforcement)	적절히 사용된 저항은 방산과 강화를 일으킴 • **방산**: 자극에 대한 반응의 번짐 • **강화**: 새로운 자극이 더해짐으로 강화됨
도수 접촉 (manual contact)	• 벌레근 잡기(lumbrical grip)로 안정성을 주고, 적절한 운동의 방향을 유도하며, 수의적인 움직임 동안 필요한 위치에 고유수용성 감각 정보를 제공
견인과 압축 (traction and approximation)	• 관절의 견인은 뻗침자극을 주고 압축은 안정성과 자세조절의 증진을 유발
뻗침 (stretch)	• 능동적 움직임을 시작, 반응의 속도를 증진, 약한 근육을 강화시키는 데 사용
정상적인 타이밍 (normal timing)	• 연속된 근수축으로 조화로운 운동을 유도
PNF 패턴 (PNF pattern)	• 대단위 운동을 유발하며 대각선 방향으로 정상적인 운동과 활동을 도모
시각자극 (visual stimulation)	• 반응을 보다 쉽고 강력하게 이끌어 내고, 머리와 몸통의 협응을 촉진 • 환자는 패턴이 시행되는 쪽을 주시하도록 함
구두자극(지시) (verbal stimulation, commands)	• 동작의 지시는 적절한 단어와 음량을 사용하여 짧고 명확하게 함 • 지시의 타이밍은 치료사의 손과 저항으로 환자의 반응을 조정하는데 중요

3) PNF 기법

분류	설명
율동적 개시 (rhythmic initiation)	• 동작의 시작을 도와주고 협응과 움직임 감각을 향상, 동작을 가르칠 목적으로 사용 • 수동운동으로 시작하여 능동보조, 저항, 독립적으로 수행
등장성 수축 결합 (combination of isotonic)	• 동작의 능동 조절력, 협응력, 능동 움직임 범위, 근력 증가, 원심성 조절을 위한 기능적 훈련을 목적으로 사용 • 이완 없이 한 근육군에 동심성, 안정적, 편심성 수축을 적용

분류	설명
등장성 수축 결합 (combination of isotonic)	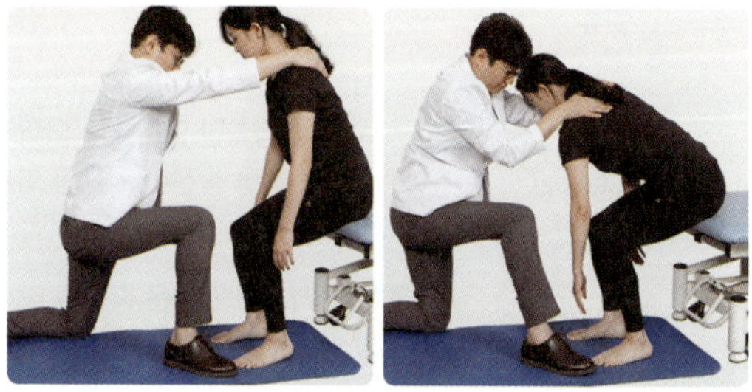 [몸통 폄근의 편심성 수축으로 앞으로 기울이는 등장성 수축 결합 기법]
동적 반전 (dynamic reversal)	• 능동 움직임 범위, 근력, 지구력 증가, 협응력 발달, 피로 감소 또는 예방, 근긴장도 감소를 목적으로 사용 • 능동 움직임을 한 방향에서 반대 방향으로 이완과 멈춤 없이 수행 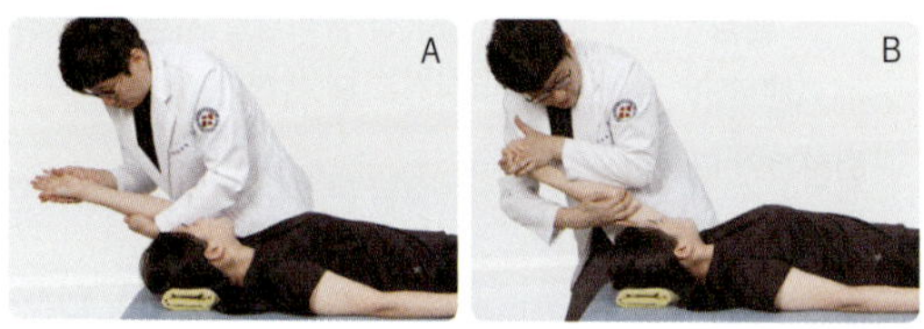 [대각선의 굽힘-벌림에서 폄-모음으로의 동적 반전기법] A. 굽힘-벌림의 끝에 도달. B. 손의 위치를 바꾼 후에, 폄-모음으로의 움직임에 대한 저항을 제공
안정적 반전 (stabilizing reversal)	• 안정성과 균형, 근력, 작용근과 대항근 사이의 협응력 증가를 목적으로 사용 • 저항에 대항하여 동작을 유발하지 않는 교대적인 등장성 수축을 반복하여 실시 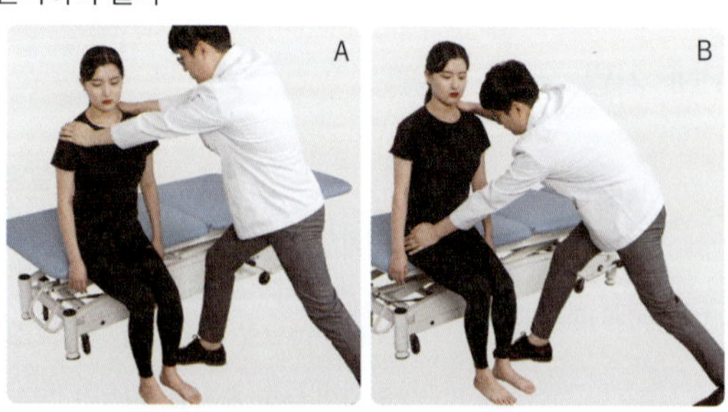 [몸통에 대한 안정적 반전] A. 위쪽 몸통을 안정화 함. B. 한손은 위쪽 몸통에 저항을 계속 주고, 다른 손은 위치를 변경하여 골반에 저항을 줌

<table>
<tr><th>분류</th><th>설명</th></tr>
<tr><td>율동적 안정화
(rhythmic stabilization)</td><td>• 능동과 수동 움직임 범위, 근력, 안정성과 균형의 증가, 통증 감소를 목적으로 사용
• 저항에 대항하여 동작을 유발하지 않고 교대적인 등척성 수축을 유도
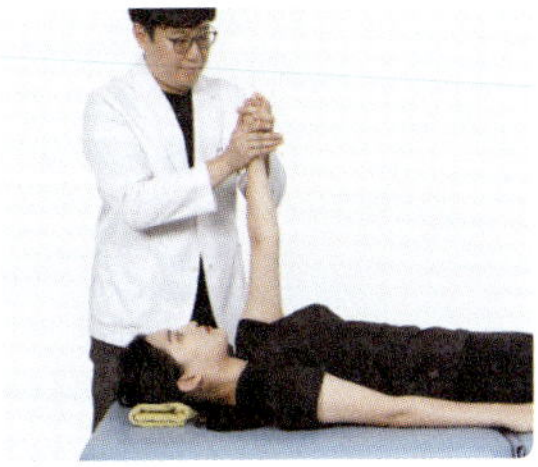
[대각선의 굽힘-벌림/폄-모음에서 어깨관절의 율동적 안정화 기법]</td></tr>
<tr><td>운동범위 시작에서부터 반복 뻗침
(repeated stretch from beginning of range)</td><td>• 초기 움직임 촉진, 능동 움직임의 범위와 근력 증가, 피로 감소 또는 예방, 원하는 방향으로 움직임을 유도할 목적으로 사용
• 능동적인 근수축을 얻기 위해 시작 범위를 넘어선 범위까지 연장시킨 후 치료사가 늘어난 범위에서 탭을 주어 뻗침반사를 사용하는 기법</td></tr>
<tr><td>전체 운동범위에 걸쳐서 반복 뻗침
(repeated stretch through range)</td><td>• 능동 움직임의 범위와 근력 증가, 피로 감소 또는 예방, 원하는 방향으로 움직임을 유도할 목적으로 사용
• 원하는 범위에서 움직임을 이끌어 낼 때 초기 뻗침 방법과 동일하게 적용</td></tr>
<tr><td>수축-이완
(contract-relax)</td><td>• 수동 움직임 범위의 증가를 목적으로 사용
• 직접적인 수축-이완: 환자의 수동 움직임의 끝 범위로 가져간다. 치료사는 환자에게 짧아진 근육에 강한 근수축을 5~8초 정도 요구
• 간접적인 수축-이완: 짧아진 근육을 수축시키는 대신 짧아진 근육의 반대 동작에 적용
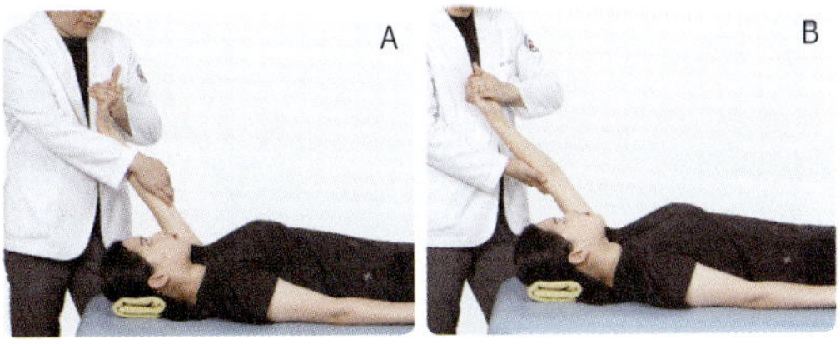
[수축-이완/ 유지-이완 기법]
A. 짧아진 어깨관절 폄근과 모음근에 대한 직접 치료.
B. 간접 치료</td></tr>
</table>

분류	설명
유지-이완 (hold-relax)	• 수동 움직임 범위의 증가와 통증 감소를 목적으로 사용 • **직접적인 유지-이완**: 끝 범위에서 짧아진 근육에 등척성 수축을 5~8초 정도 요구. 이때 치료사와 환자 모두 움직임의 의도가 없음. 근수축 후 충분한 시간 동안 휴식하고 천천히 이완하면서 새로 획득된 움직임 범위에서 시작하고 더 이상 늘어지지 않을 때까지 반복 • **간접적인 유지-이완**: 짧아진 근육의 반대 동작에 적용
복제 (replication)	• 움직임의 끝 자세를 가르칠 목적으로 사용 • 환자의 자세를 끝 자세로 위치시킴. 치료사가 끝 자세에서 저항을 주는 동안 환자는 그 자세를 유지. 치료사는 수동적으로 끝 자세에서 멀어지게 함. 그리고 멀어진 범위에서 끝 자세로 돌아가게 하면서 점차적으로 시작 자세로 범위를 늘림

4) PNF 패턴

굽힘-모음-가쪽돌림
- 뒤침
- 노쪽 벌림
- 손바닥 굽힘
- 손가락 굽힘
- 손가락 모음

굽힘-벌림-가쪽돌림
- 뒤침
- 노쪽 벌림
- 손등 폄
- 손가락 폄
- 손가락 벌림

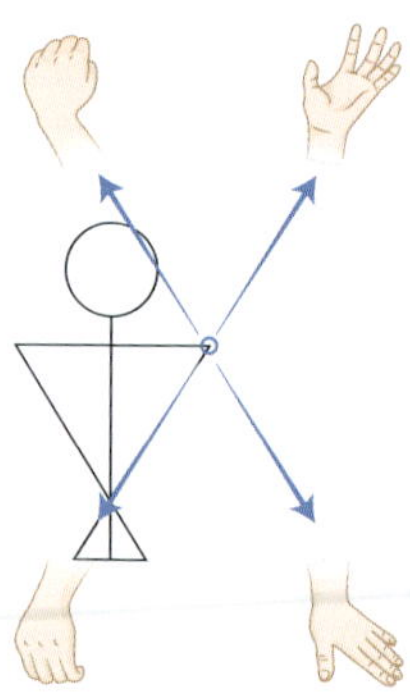

폄-모음-안쪽돌림
- 엎침
- 자쪽 벌림
- 손바닥 굽힘
- 손가락 굽힘
- 손가락 모음

폄-벌림-안쪽돌림
- 엎침
- 자쪽 벌림
- 손등 폄
- 손가락 폄
- 손가락 벌림

굽힘-모음-가쪽돌림
- 발등 굽힘
- 뒤침
- 안쪽번짐
- 발가락 폄

굽힘-벌림-안쪽돌림
- 발등 굽힘
- 엎침
- 가쪽번짐
- 발가락 폄

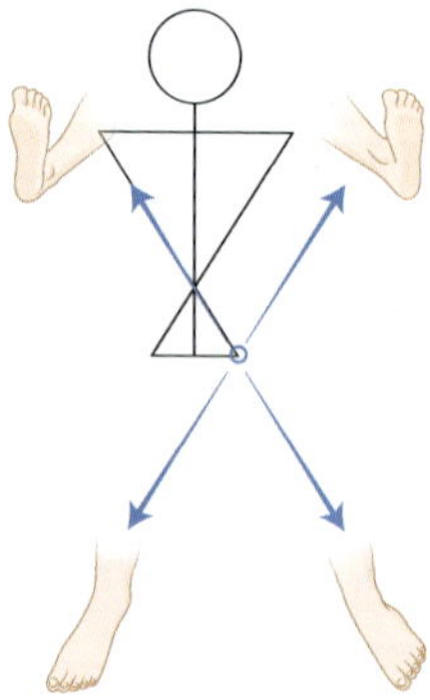

폄-모음-가쪽돌림
- 발바닥 굽힘
- 뒤침
- 안쪽번짐
- 발가락 굽힘

폄-벌림-안쪽돌림
- 발등 굽힘
- 엎침
- 가쪽번짐
- 발가락 굽힘

3. 보이타 접근법(Vojta approach)

1) 개념 및 이론적 기초

- 체코 출신인 보이타 교수에 의해 보이타 진단법과 뇌성마비에 대한 정상발달과정에 근거한 치료법이 개발
- 특정 자세에서 유발점을 자극하여 정상운동을 뇌에 반복적으로 기억시켜서 병적인 운동발달을 억제시키고 정상운동발달을 유도하는 치료법

2) 진단법 원리

분류	설명
정상 아동의 운동발달과 비교	정상 아동의 운동발달과정과 뇌성마비 아동의 개월 수를 비교하여 얼마만큼의 발달장애가 있는지 확인
원시반사의 존재 여부 비교	원시반사를 통해 없어져야 하는 반사들이 남아 있다면 뇌의 미성숙 혹은 발달이 느린 것으로 의심
7개의 자세반사	정상 아동과 뇌성마비 아동의 움직임을 유도하여 정상 반응과 비정상 반응을 가려내는 자세반응 검사법(견인 반응, 란다우 반응, 겨드랑이 걸치기 반응, 보이타 반응, 콜리스의 수평현수 반응, 페이버 이스베르트 반응, 콜리스 역수직 반응)으로 신생아의 발달단계와 비정상적 경과를 신속하게 알 수 있음 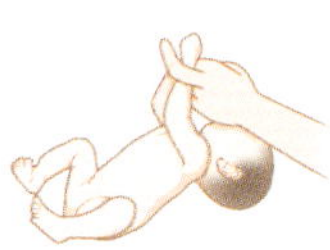 견인 반응 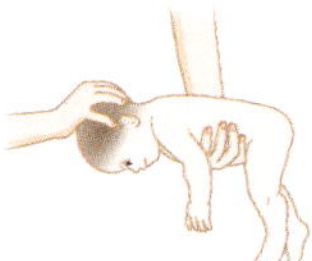 란다우 반응 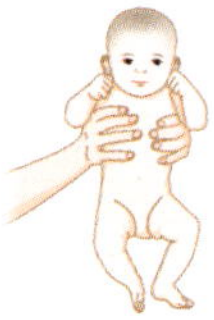 겨드랑이 걸치기 반응 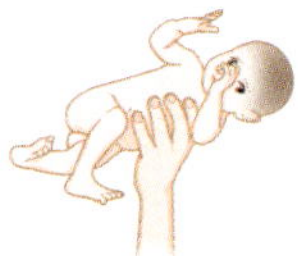 보이타 반응 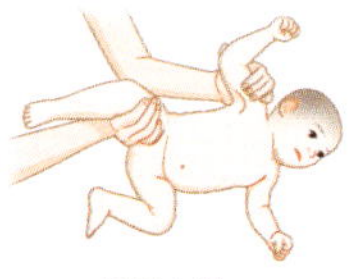 콜리스의 수평현수 반응 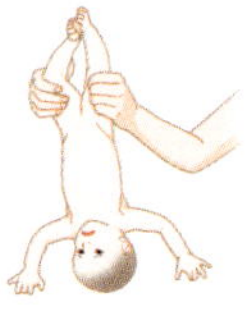 페이버 이스베르트 반응 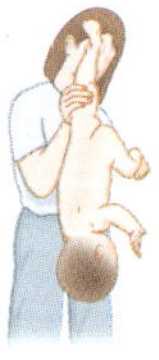 콜린스 역수직 반응

3) 치료법 원리

<table>
<tr><td>설명</td><td colspan="2">• 아기가 가지고 있는 무의식적인 반사적 행동을 불러들여 정상적인 움직임을 유도
• 특정한 자세에서 반사를 일으키는 유발점의 일정한 자극에 의해 반사적 기기와 반사적 뒤집기를 유발</td></tr>
<tr><td>반사적 기기</td><td>• 유발점 및 자세
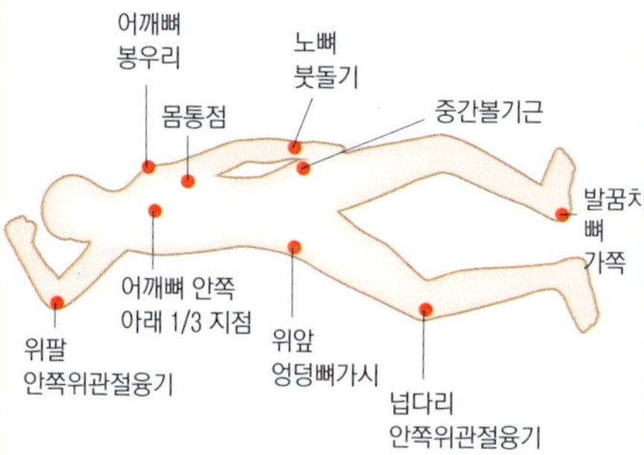
</td><td>• 얼굴쪽 팔 자세
▶ 머리: 30° 돌림
▶ 어깨관절: 120~135° 굽힘, 30° 벌림
▶ 팔꿉관절: 45~90° 굽힘
▶ 손목관절: 중립 위치
• 뒤통수쪽 다리 자세
▶ 엉덩관절: 30~40° 굽힘
: 40° 가쪽돌림
: 60° 벌림
▶ 무릎관절: 40~45° 굽힘
▶ 발목관절: 중립 위치</td></tr>
<tr><td rowspan="2">반사적 뒤집기</td><td>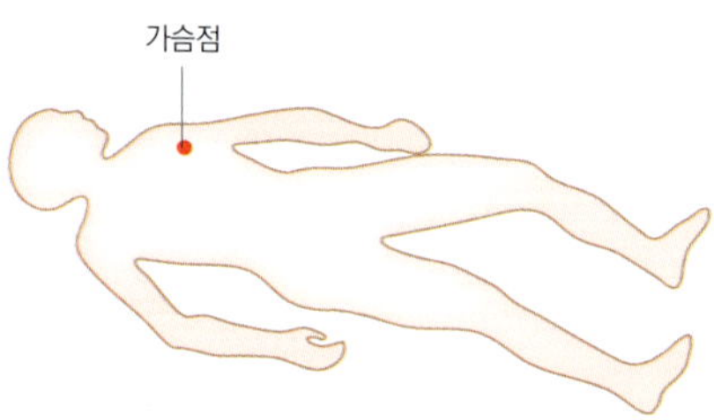
</td><td>• 바로 누운 자세
▶ 머리: 30° 돌림
▶ 양팔과 다리는 자연스럽게 바닥에 놓여진 상태</td></tr>
<tr><td>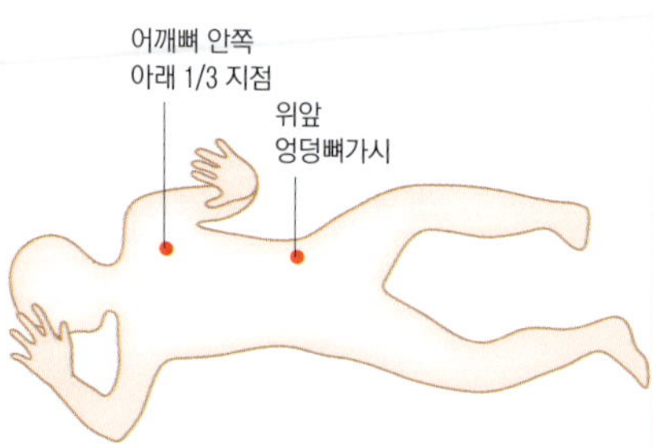
</td><td>• 옆으로 누운 자세
▶ 아래 놓인 팔:
: 어깨관절 90° 굽힘
: 팔꿉관절 반굽힘
▶ 위에 놓인 팔과 다리:
: 자연스럽게 놓음</td></tr>
</table>

4) 보이타의 유발점

주요점(principal zone)	보조점(accessory zone)
• 위팔뼈 안쪽위관절융기 (medial epicondyle of humerus)	• 몸통점(trunk zone)
• 어깨뼈 봉우리(acromion)	
• 노뼈 붓돌기(radial styloid process)	• 어깨뼈 안쪽 모서리 아래 1/3 (scapular medial border below 1/3)
• 넙다리 안쪽위관절융기 (medial epicondyle of femur)	• 가슴점(breast zone)
• 넙다리 바깥쪽위관절융기 (lateral epicondyle of femur)	• 위앞엉덩뼈가시(anterior superior iliac spine)
• 발꿈치뼈 가쪽(lateral calcaneous)	• 중간볼기근(gluteus medius)

4. 브룬스트롬 접근법(Brunstrum approach)

1) 개념 및 이론적 기초

- 스웨덴 출생의 물리치료사 브룬스트롬은 성인 편마비 환자의 임상적 연구와 신경생리학적 이론을 기초로 하여 평가와 치료에 대한 개념을 정립
- 반사이론과 수직계층 이론에 근거
- 임상적으로 팔다리 공동운동패턴과 초기 손상 후 회복단계에서 공통된 특징을 발견

2) 공동운동(synergic movement)

		굽힘 공동운동	폄 공동운동
팔	팔이음 부위	올리기, 뒤당김	내리기, 앞당김
	어깨관절	굽힘, 90° 벌림, 바깥돌림	폄, 모음, 안쪽돌림
	팔꿉관절	굽힘(예각)	폄
	아래팔	뒤침	엎침
	손목관절	굽힘	굽힘
	손가락관절	굽힘	굽힘

		굽힘 공동운동	폄 공동운동
다리	엉덩관절 무릎관절 발목관절 발가락관절	굽힘, 모음, 바깥돌림 굽힘 발등굽힘, 안쪽번짐 발등굽힘	폄, 모음, 안쪽돌림 폄 발바닥굽힘, 안쪽번짐 발바닥굽힘

3) 연합반응(associated reaction)

분류	설명	
레이미스트 징후 (Raimiste sign)	• **벌림 현상**: 정상쪽을 벌림할 때 저항을 주면 환측에 벌림이 일어남 • **모음 현상**: 정상쪽을 모음할 때 저항을 주면 환측에 모음이 일어남	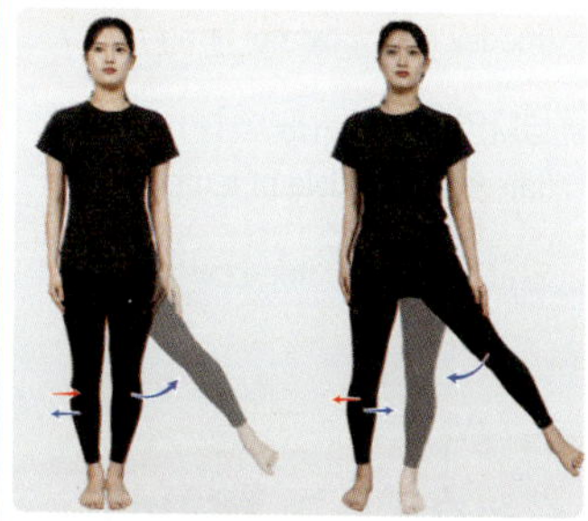
같은쪽 연합반응	• 환자의 위팔 운동이 환측 다리에 운동을 수반하는 연합운동패턴 • 환측 위팔의 굽힘운동은 환측 다리의 굽힘운동을 유발	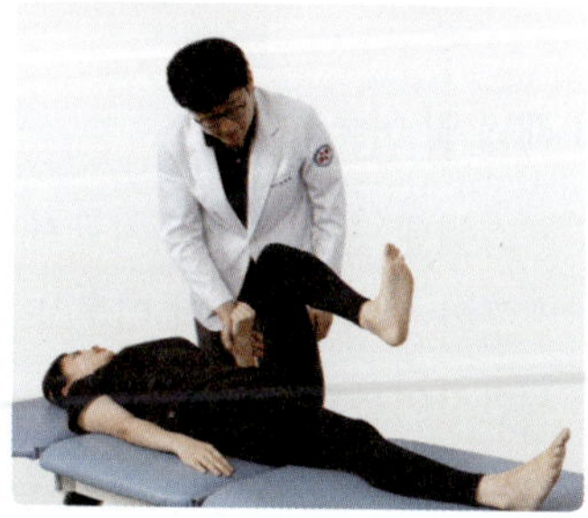
반대쪽 연합반응	• 위팔에서 건측 굽힘에 저항을 주면 환측에서 굽힘이 나타나고, 반대로 건측 폄에 저항을 주면 환측이 폄이 됨 • 다리에서는 굽힘에는 폄이 되고, 폄에는 굽힘과 같이 교차성 패턴을 취함	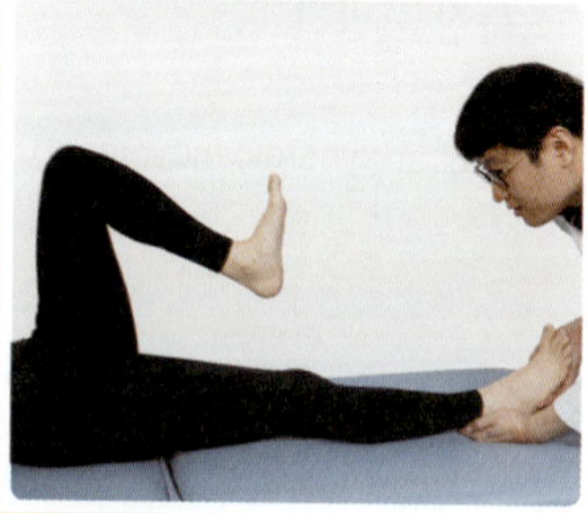

4) 브룬스트롬 운동 회복단계

단계	특징
1단계	이완성 단계로 팔다리의 수의적 운동이 불가능한 시기
2단계	강직이 시작되며 대개 불수의적인 공동운동패턴으로만 움직이는 시기
3단계	강직이 가장 강한 단계로 공동운동을 수의적으로 할 수 있는 시기
4단계	강직이 서서히 감소되면서 분리된 움직임을 수의적으로 할 수 있는 시기
5단계	강직이 감소하고 복잡한 움직임이 가능한 시기
6단계	강직이 없어지고 개별적인 관절운동이 회복되어 정상에 가까워지는 시기

5) 브룬스트롬 다리, 팔, 손의 운동 회복단계

단계	특징		
	다리	팔	손
1	이완성	이완성	손 기능이 없음
2	• 강직이 시작 ▸ 최소의 자발적 움직임이 나타남	• 강직이 시작 ▸ 팔 공동작용과 연합반응이 나타나기 시작함	• 손 전체로 잡기 시작 • 약간의 손가락 굽힘이 가능함
3	• 강직이 최고 • 굽힘과 폄 공동운동이 출현 ▸ 앉고 선 자세에서 엉덩관절-무릎관절-발목관절 굽힘 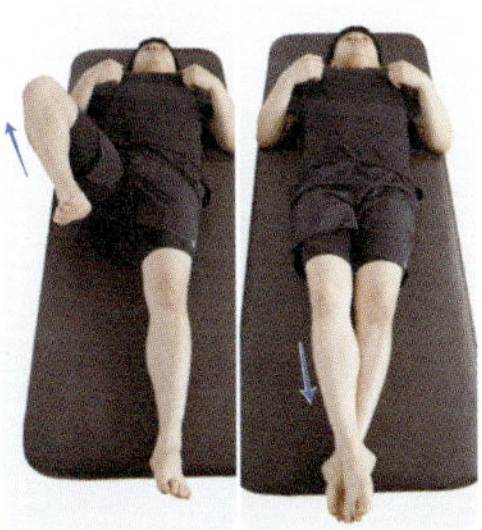	• 강직이 증가함 ▸ 공동운동과 관련된 운동을 수의적으로 조절함 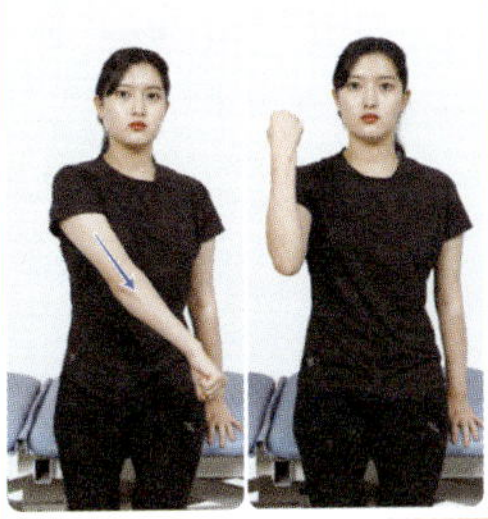	• 손 전체로 잡기(gross grasp)와 갈고리 잡기(hook grasp)가 가능하지만 물건을 놓지 못함 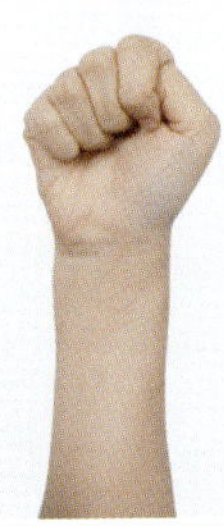

단계	특징		
	다리	팔	손
4	• 앉은 자세에서 발이 뒤쪽으로 미끄러지면서 무릎 굽힘이 90° 이상 일어남 • 무릎관절 굽힘, 발목관절 등쪽 굽힘이 나타남 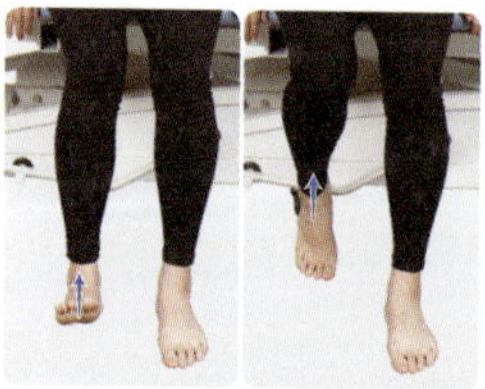	• 강직이 감소함 ▸ 공동운동으로 인해 복합적인 운동이 가능함 : 팔꿈치 90° 굽힘 상태에서 엎침과 뒤침 : 팔을 앞쪽 수평방향으로 90° 정도 올림 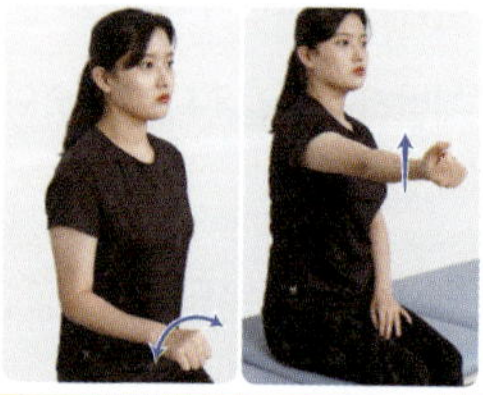	• 손 전체로 잡기 가능, 외측 잡기(lateral prehension)가 회복되며, 약간의 손가락 폄과 엄지의 움직임이 가능해짐 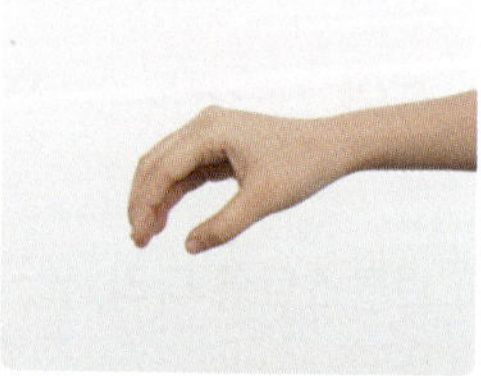
5	• 선 자세에서 엉덩관절 폄과 무릎관절 굽힘이 가능 • 엉덩관절과 무릎관절을 편 상태에서 발목관절의 등쪽 굽힘이 가능함 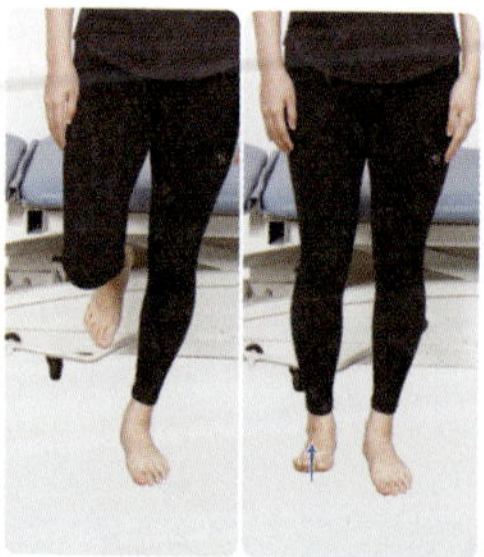	• 강직성은 더 이상 운동에 영향을 주지 않으며, 복합적인 운동이 좀 더 쉬워짐 ▸ 팔을 측면 수평방향으로 90°까지 올림 ▸ 팔꿈치를 완전히 폄 상태에서 엎침과 뒤침을 번갈아가며 어깨를 90°까지 굽힘 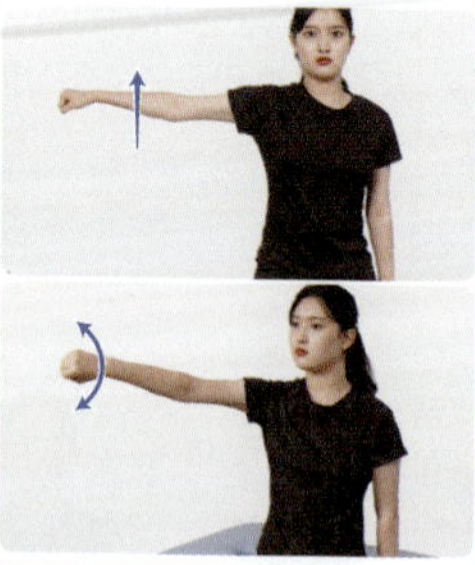	• 손바닥으로 잡기(palmar prehension), 공 형태 잡기(spherical grasp), 원통형태 잡기(cylindrical grasp), 놓기(release)가 가능해짐 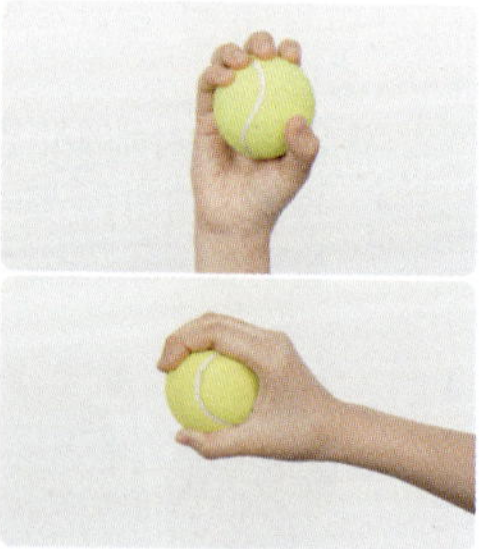

단계	특징		
	다리	팔	손
6	• 앉거나 선 자세에서 엉덩관절 벌림이 가능함 • 앉은 자세에서 엉덩관절의 상호교대적 안쪽돌림, 가쪽돌림이 일어나며 발목관절의 안쪽번짐, 가쪽번짐이 가능함 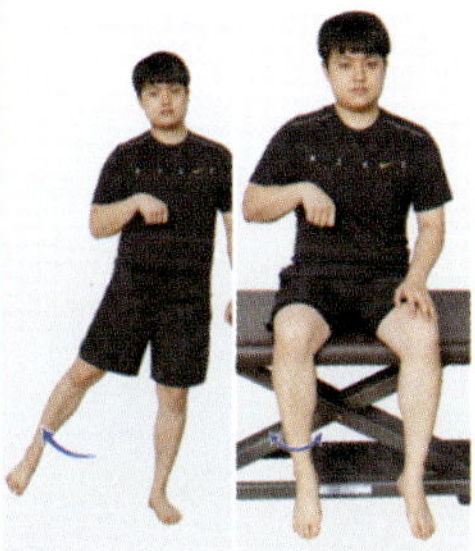	• 빠른 움직임을 수행할 경우를 제외하고 강직이 나타나지 않음 • 분리된 관절 움직임을 쉽게 수행함 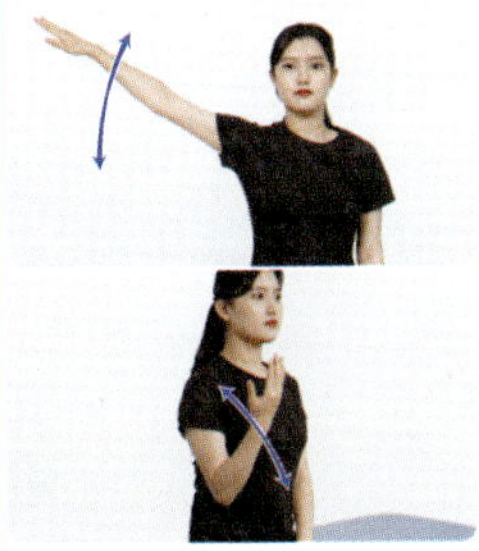	• 모든 형태의 잡기 가능 • 전 관절범위에서 자발적으로 손가락 폄이 가능함 • 손가락의 개별적인 움직임이 가능함 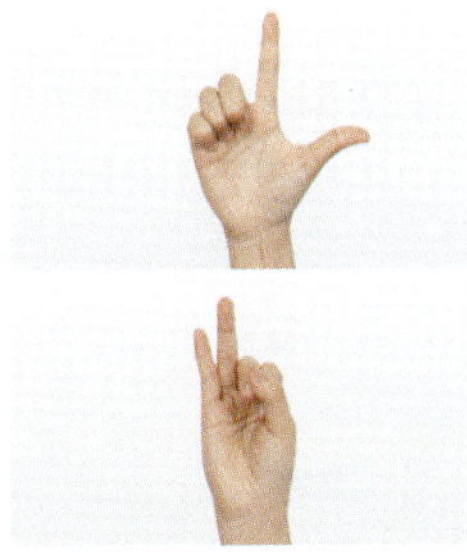

6) 단계별 치료

단계	설명	
1~3단계	치료목표	• 공동작용의 수의적 조절증진과 목적 있는 활동을 강조
	치료원리	• 수의적 운동을 위한 근육의 긴장을 발달시키기 위해 긴장성 반사와 연합반응 혹은 고유수용기나 외수용기를 자극
4~5단계	치료목표	• 공동운동으로부터 분리된 수의적 운동의 증진
	치료원리	• 여러 가시 다양한 동작들을 연합하여 이용함으로써 운동이 공동운동 패턴에서 분리되어 일어나도록 함 ▸ 운동은 쉬운 것에서 어려운 것으로 진행 ▸ 고유수용기와 외수용기의 자극
6단계	치료원리	• 환자마다 특성이 다르기 때문에 환자의 조건에 따라 적당한 운동을 선택하여 시행

5. 루드 접근법(Rood approach)

1) 개념 및 이론적 기초

- 물리치료사이자 작업치료사인 마가렛 루드는 연구와 치료방법의 임상적 실험 그리고 신경생리학적 이론을 기초로 하여 루드의 접근법을 발표
- 원래 뇌성마비아의 치료를 위해 고안되었으나 이후에 신경학적인 손상을 가진 성인에게도 이 접근법이 적용됨
- 적절한 감각자극을 통해 치료사가 요구하는 근반응을 유도하고 정상적인 근긴장을 도모하며 목적 있는 동작을 유발
- 감각자극은 신경발달학적 이론에 근거하여 단계별로 실시

2) 운동조절을 위한 구성요소

분류	설명
상호교대적 억제 (reciprocal inhibition)	• 보호 기능을 위한 발달 초기 운동 패턴에 해당 ▸ 주작용근이 수축할 때 대항근이 이완하여 빠르고 신속한 움직임이 가능하도록 함
동시 수축 (co-contraction)	• 안정성을 제공하는 긴장성 정적 근육 패턴 ▸ 주작용근과 대항근이 동시 수축함 • 자세를 유지하고, 근긴장을 유지하는데 유용함 • 안정성을 제공하는 자세조절의 기초가 됨
힘든 일 (heavy work)	• 안정성을 기반한 운동성으로 몸쪽 부위가 수축하여 움직임을 만들고, 먼쪽 부위는 고정되는 패턴
숙련 (skills)	• 가장 상위 수준의 운동패턴 • 몸쪽 부위에서는 안정성, 먼쪽 부위에서는 운동성이 일어남

3) 치료기법

촉진 기법		억제 기법	적용 방법
운동성	안정성		
• 가벼운 접촉 • 빠른 솔질 • 얼음 접촉	• 강한 관절 압박 • 저항 • 안뜰감각 자극 • 뻗침 압력 • 가볍게 두드리기 • 치료적 진동 • 뼈 압박	• 온열 • 관절 압박 • 천천히 쓰다듬기 • 부드럽게 흔들기 • 힘줄 압박 • 지속적인 뻗침 • 천천히 구르기 • 천천히 두드리기	• 머리 부분 → 아래 부분 • 몸쪽 → 먼쪽 • 반사운동이용 → 수의운동으로 조절 • 외수용기 적용 → 고유수용기 이용 • 양쪽 → 한쪽 • 쉬운 운동 → 어렵고 복잡하고 섬세한 운동

6. 강제유도 운동치료(Constrained induced movement therapay)

1) 개념 및 이론적 기초

- 1998년 Edward Taub에 의해 고안된 신경과학에 기초한 치료법
- 뇌졸중 또는 중추신경계 손상 환자에게 비손상쪽 팔의 사용을 억제하고 손상쪽 팔의 사용을 유도
- 손상쪽 팔의 사용 증가와 장애 감소, 뇌의 신경가소성 증가 등의 효과

2) 적용방법

분류	설명
방법	• 건측을 2주 동안 깨어 있는 시간의 90% 동안 사용하지 못하도록 제한하고 환측에 집중화되고 반복적인 훈련을 통해 손상 팔의 사용 • 비손상쪽 억제 ▸ 손에 보조기(splint), 장갑, 슬링 등을 이용

<table>
<tr><th>분류</th><th>설명</th></tr>
<tr><td>방법</td><td>• 손상쪽 훈련
▸ 주로 환자가 선호하고 발병 전 경험이 있는 활동 중심으로 훈련
▸ 하루 6~7시간 동안 강도 높은 치료 실시
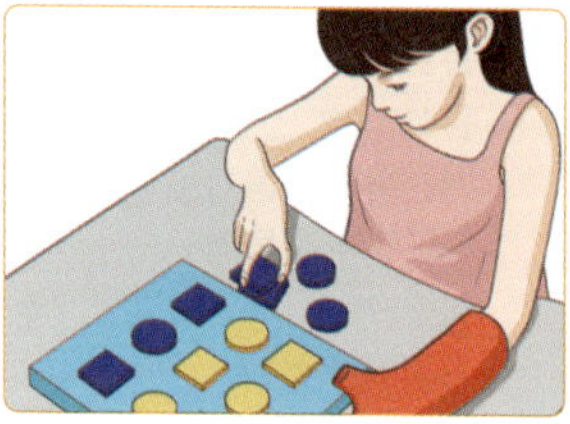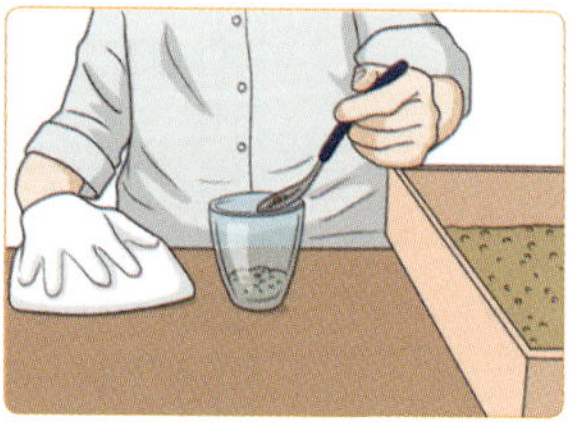</td></tr>
<tr><td>수정된 방법</td><td>• 기존의 방법을 보완하기 위해 개개인에 맞게 하루에 6시간 적용하기도 함</td></tr>
</table>

7. 운동 조절(Motor control)

1) 개념

움직임의 본질, 즉 움직임을 만들어내는 조직 구성체계와 움직임의 생성 과정 및 그 움직임을 조절하는 기전

2) 운동 조절 이론

<table>
<tr><td>반사이론</td><td>이론</td><td>• 반사: 복잡한 행동의 구성요소
• 감각되먹임: 목적하는 움직임과 실제 실행된 움직임의 오차 감지
→ 다음 운동반응을 생성하는데 중요한 역할
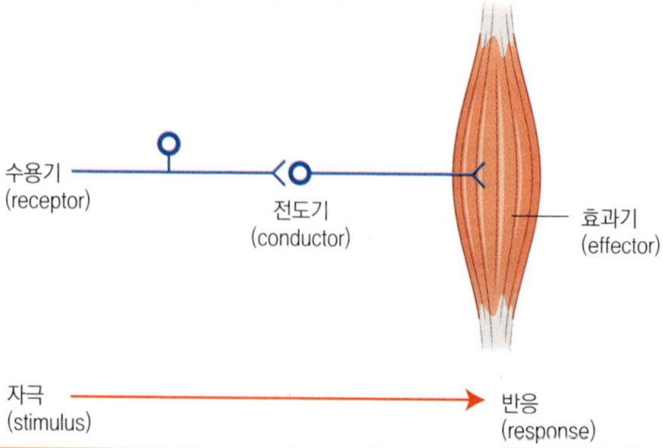</td></tr>
</table>

반사이론	**제한점**	• 반사가 나타나기 위해 외부 자극이 필요 → 감각자극 없이 일어나는 자발적인 수의운동에 대한 설명이 어려움 • 감각되먹임이 작용하지 못할 정도의 빠른 움직임을 설명하지 못함 • 동일한 자극에 대한 다양한 반응을 설명하지 못함 • 새로운 움직임을 만들어내는 능력을 설명하지 못함
수직계층 이론	**이론**	• 신경계는 움직임을 조절하는 유일한 기관 • 반사를 조절하는 하위중추와 수의운동을 조절하는 고위중추로 나누어짐 • top-down control: 고위중추가 하위중추를 조절함 • 중추신경계가 성숙함에 따라 수의 운동이 가능, 고위중추가 하위중추의 반사를 통합하고 조절함 • 고위중추 손상 → 아래 단계의 고유중추가 움직임을 조절, 하위 반사가 나타남 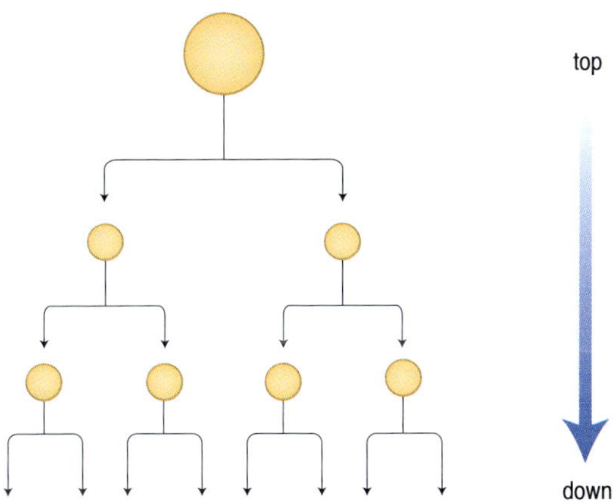
	제한점	• 특정한 상황에서 나타나는 반사를 설명할 수 없음
운동 프로그램 이론	**이론**	• 동작의 수행과 관련된 많은 자유도를 중추에서 미리 구성하고 조설함 • 감각되먹임의 영향 없이 모든 운동 순서가 이미 구조화되어 있음 • 운동방향, 속도, 힘의 정도, 수축 순서, 수축에 참여하는 근육 등 움직임을 위한 세세한 명령에 포함 • 중추패턴 발생기, CPG: 정형화된 움직임을 만들어내는 신경회로
	제한점	• 같은 명령을 내려도 근육뼈대계나 환경적 상황에 따라 다른 움직임이 나타나는 경우를 설명할 수 없음

시스템 이론	이론	• 많은 시스템이 움직임을 조절하기 위해 상호작용함 • 신경계, 근육뼈대계, 심폐계 등과 지각 및 인지, 개인의 운동조절 능력, 작업과 환경 등의 여러 요소들이 상호작용함 • 수평적인 개념으로 시스템 구성 • 치료 시 단순 반복적인 동작이 아닌 환경이나 작업을 적절히 변화시킨 기능적 과제를 훈련시켜 과제를 인식하여 움직임을 조절하도록 해야 함
	제한점	• 운동 문제나 운동조절 전략에 대한 접근방식에 대한 설정이 부족

8. 신경재활 모델(Neurologic rehabilitation models)

1) 개념

신경학적 장애에 대한 운동결함을 분석하고 치료하기 위해 운동 조절 이론을 근거로 한 신경재활 모델을 정립

2) 신경재활 모델

근재교육	이론	• 1940~1950년 케니(Kenny)가 소아마비 환자를 치료하기 위해 개발 • 근육 자체 수준에서 기능 변화를 일으키는데 중점을 둠
	치료목표	• 개별 근육에 중점을 두어 수축과 뻗침을 적용 • 변형을 방지하고 예방하기 위해 침상안정과 부목 사용이 치료법으로 적용 • 기능적인 활동을 재교육
	제한점	• 중추신경계의 가소성을 고려하지 않음 • 아래운동신경세포 병변과 위운동신경세포 병변을 분리하지 못함 • 위운동신경세포 병변의 비정상적인 운동패턴을 고려하지 못함
신경촉진 기법	이론	• 1950년대 의사와 치료사에 의해 제안 • 반사이론과 수직계층이론에 근거 • 중추신경계 자체를 수정하는 데 중점을 둠 • 비정상적인 움직임 패턴이 신경계 병변으로 인한 결과이고 신경계 병변으로 움직임을 조절하는 고위중추의 조절력이 부족해져 하위중추에서 조절하는 원시적이고 비정상적인 반사들이 해리된다고 생각

신경촉진 기법	**치료목표**	• 비정상적인 협응 작용을 억제하고 분리운동을 유발 • 비정상적인 운동패턴의 학습을 억제, 정상 운동패턴을 촉진 • 정상 패턴을 회복하면 기능이 자동으로 회복됨
	제한점	• 강직과 비정상적인 반사를 억제해도 정상 운동패턴이 자동적으로 유발되지 않음 • 근육뼈대계와 환경과의 복잡한 작용을 고려하지 않음 • 촉진된 정상 운동패턴이 기능적인 활동으로 전이되기 어려움
과제 지향적 접근법	**이론**	• Carr와 Shepherd에 의해 제안 • 시스템 이론에 근거 • 여러 시스템이 함께 작용하여 특정한 운동과제를 달성 • 적절하게 설정된 환경에서 의미 있는 목표 과제를 설정하고 환자의 능동적 참여로 반복 연습하여 새로운 운동기술 습득 및 향상
	치료목표	• 효율적인 보상의 발달과 비효율적인 전략을 억제 • 정상 패턴을 반복적으로 연습하기보다 기능 과제에서 본래의 문제를 능동적으로 해결하면서 효율적인 행동과 운동 전략을 학습 • 변화된 환경에 적응
	제한점	• 효율적인 보상전략이 어려움 • 인지손상 시 과제목표에 대한 정보부족과 지각정보를 이용하기 어려움

4절

특수질환 물리치료 중재

1. 심호흡계 물리치료 중재

1) 심장재활운동

단계별 심장재활운동

단계	운동
1단계	• 수술 후 입원 환자의 재활은 1~4일 • 초기 24~48시간 동안 일반적으로 호흡운동, 단순 팔·다리관절운동, 제한된 범위의 자가활동 • 48시간 이후 2일에 걸쳐 침대에서 나와 앉기, 짧은 거리 보행, 샤워하기 및 옷 입기와 같은 점진적 자가관리 • 낮은 강도 2~3METs에서부터 시작하여 3~4METs까지 증가
2단계	• 아급성 또는 퇴원 직후 통원단계, 2~6주 동안 지속 • 빨리 걷기, 다양한 자전거 타기, 계단 오르기, 노젓기, 트레드밀과 같은 방법으로 저강도의 유산소 운동 • 목표 심박수는 Karvonen 공식을 이용하여 여유 심박수의 40~55%
3단계	• 집에서 회복되는 기간으로 약 6~12주 정도 지속 • 유산소 지구력 운동과 저항운동(걷기, 자전거 타기, 순환훈련과 덤벨 운동) • 목표 심박수는 Karvonen 공식을 이용하여 여유 심박수의 60~80%
4단계	• 대학병원, 종합병원, 개인 물리치료실 또는 YMCA와 같은 공동체 센터 활용 • 의학적 안정성을 고려, 운동은 보통 수준에서 모니터링 • 비경쟁 농구, 축구, 배구와 같은 활동

2) 호흡운동

가로막 호흡

<table>
<tr><td>목적</td><td colspan="2">• 숨을 들이마실 때 가로막의 하강과 내쉴 때 가로막의 상승을 향상
• 환기의 효율 향상, 호흡의 노력 감소, 가로막 운동 증가, 가스교환 증가</td></tr>
<tr><td>방법</td><td>• 등을 반 기댄 자세에서 치료사의 손을 앞쪽 갈비연골 바로 아래의 배곧은근에 올려놓는다. 환자는 숨을 느리고 깊게 코로 들이마시며 배 부위를 상승시킨다. 날숨을 이용하여 천천히 모든 공기를 내보내며 배 부위를 하강시킨다.</td><td>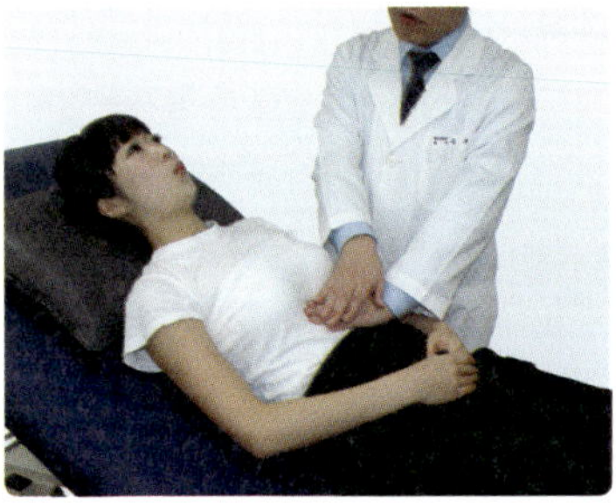</td></tr>
<tr><td>적응증</td><td colspan="2">• 만성 폐쇄성 폐질환자와 같은 폐질환자, 호흡조절이 안 되는 사람, 전방머리 자세에서 목 근육 긴장을 줄이고자 하는 사람</td></tr>
</table>

들숨저항훈련

<table>
<tr><td>목적</td><td colspan="2">• 들숨근의 근력과 지구력을 향상
• 호흡근의 약화나 피로, 위축 또는 비능률을 가진 환자의 치료에 사용</td></tr>
<tr><td>방법</td><td>• 들숨근 훈련기를 통하여 숨을 들이마심
• 여러 가지 크기의 구멍을 통해 들숨근 강도 조절이 가능
• 15~30분 동안 하루에 한두 번 정도 실시</td><td>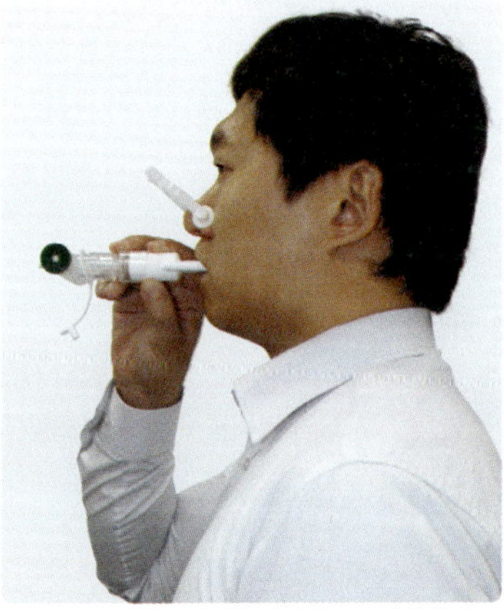</td></tr>
<tr><td>적응증</td><td colspan="2">• 만성 폐쇄성 폐질환, 척수손상, 다발성 경화증, 파킨슨병, 뇌졸중, 근무력증 환자, 노인</td></tr>
</table>

혀인두호흡

목적	• 폐활량의 감소와 비효율적인 기침이 존재하는 사지마비와 소아마비에 매우 중요
방법	• 환자는 공기를 여러 번 한입에 머금는다. • 입을 다물고 혀로 공기를 뒤로 밀어서 인두로 내보낸다. • 성대문이 열릴 때 공기는 강제로 허파로 밀려들어간다. 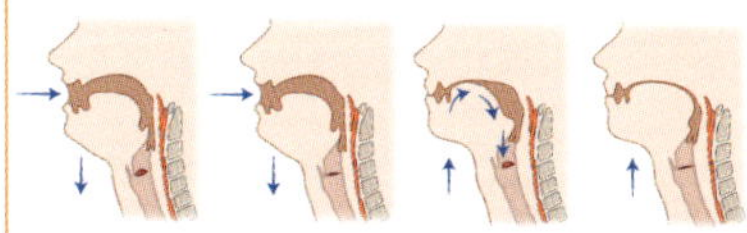
적응증	• 호흡합병증을 발달시킬 수 있는 상위척수손상 환자

오므린 입술호흡

목적	• 호흡곤란증을 가진 만성 폐쇄성 폐질환자에게 유용 • 호흡수를 감소시키고 일회호흡량은 증가시킴
방법	• 환자가 가능한 한 편안한 자세와 이완된 자세를 취하게 한다. • 날숨은 반드시 이완되어야 하고 수동적 배근육의 수축은 피해야 한다. • 환자가 느리고 깊게 숨을 들이마시고 그 다음 입술을 느슨하게 오므리고 숨을 내쉰다. 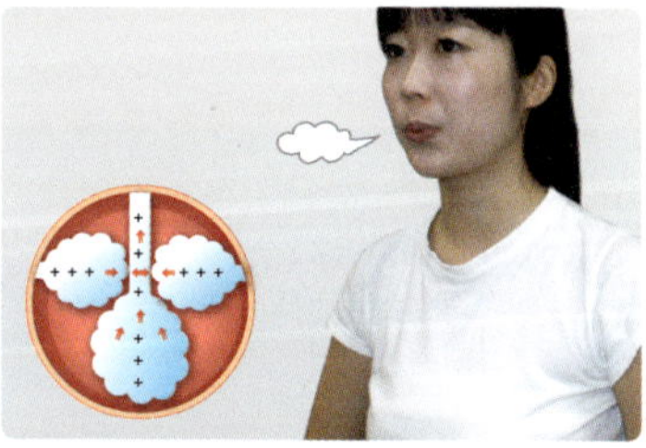
적응증	• 만성 폐쇄성 폐질환자, 호흡곤란자

3) 기도청결기법

기침기법

목적	• 기도의 분비물 이동을 보조함, 기도장애 감소, 점액섬모청결 증진
방법	• 숨을 깊게 들이마심 • 성대문을 닫음 • 배근육을 수축하고 흉내압과 복압을 상승시킴 • 성대문을 열면서 폭발적인 날숨을 함 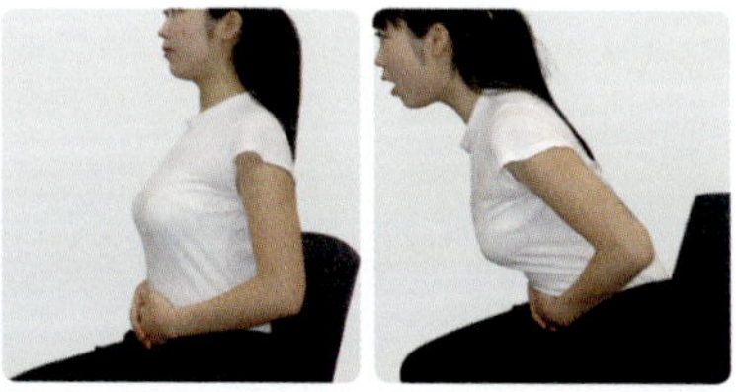
적응증	• 기도 내 청결이 요구되는 모든 호흡 재활 대상자

도수보조기침

종류	치료사 보조기침	
방법	• 손바닥 아래쪽을 환자 배꼽 높이에 둠 • 환자가 기침을 시도할 때 손바닥을 이용하여 가로막 방향으로 복부를 압박해 기침을 크게 함	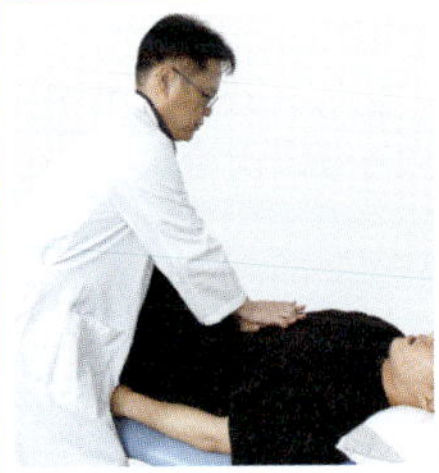 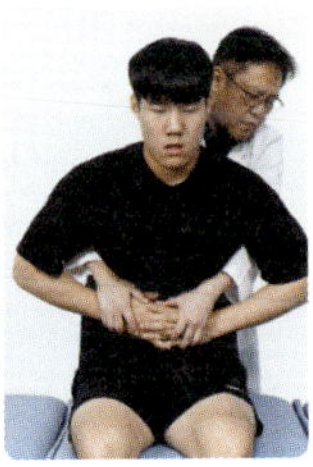
적응증	• 기도 내 청결이 요구되는 모든 호흡 재활 대상자	

덧대기 기침

목적	• 가슴벽에서 통증이 기침을 제한하므로 통증 부위에 덧대기를 함	
방법	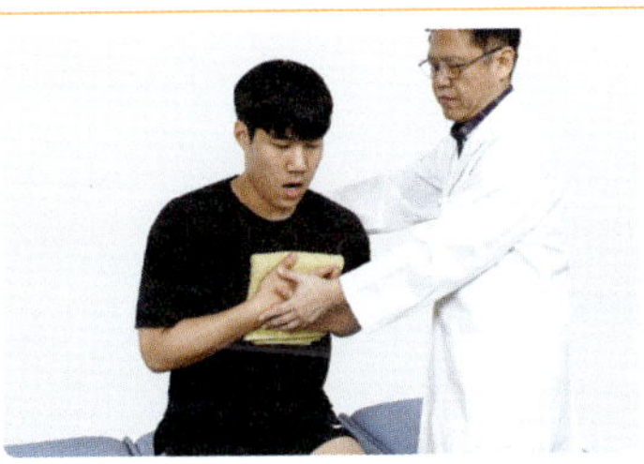	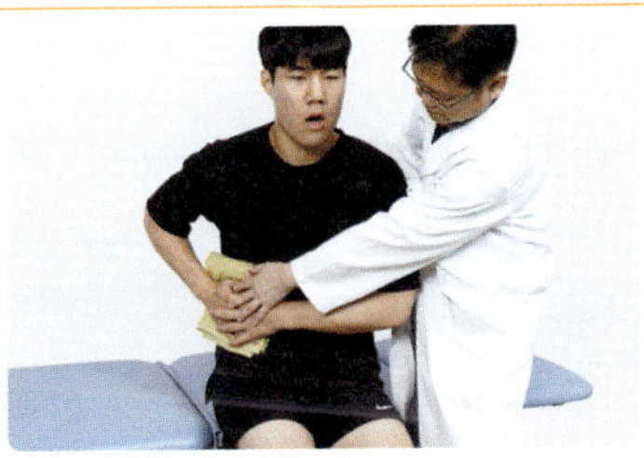
적응증	• 최근 수술이나 외상 환자	

능동주기호흡기법

목적	• 분비물을 이동, 청결하게 함 • 저산소증 또는 공기흐름 폐쇄를 증가시키지 않고 폐기능 향상	
방법	• 호흡조절 ▸ 가슴 윗부분과 어깨는 이완, 가슴아랫부분인 가로막을 이용하여 호흡	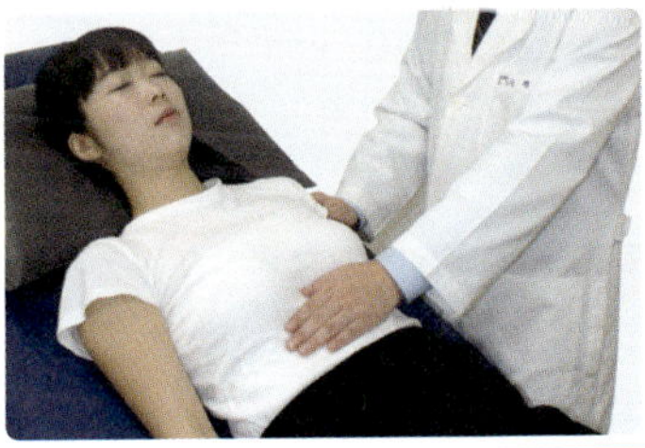

방법	• 가슴팽창운동 ▸ 들숨을 강조, 느리고 깊은 호흡, 흔들기, 진동, 타진과 혼합하여 적용	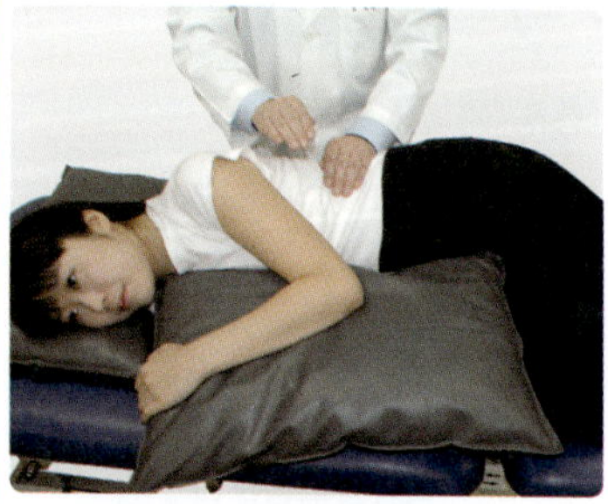
	• 노력성 날숨기법 ▸ 한 번이나 두 번의 가쁜숨(huffing)과 호흡조절을 합쳐 놓음 ▸ 가쁜숨은 환자에게 숨을 깊게 들이마시고 배근육을 빠르게 수축, 기도를 열고 힘차게 숨을 내쉬도록 함, 환자가 '하, 하, 하' 하는 것	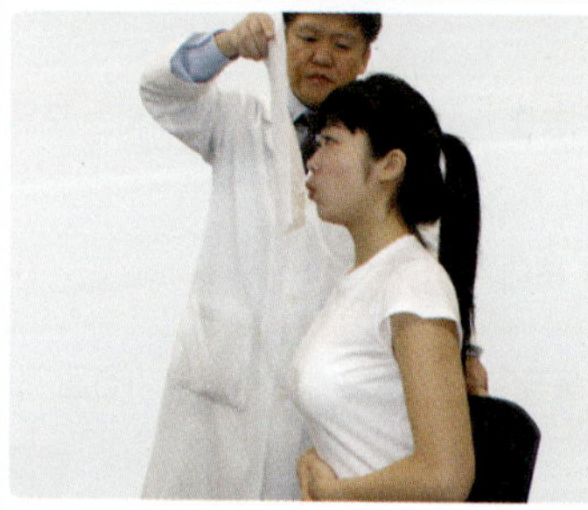
적응증	• 분비물 과잉환자, 저산소증이 심한 환자	

도수과팽창법

목적	• 지나친 기관지 분비물의 청결을 돕고 이동시킴 • 정상적인 폐기능을 유지	
방법	• 느리고 깊게 들숨함 • 폐를 과팽창시키기 위해 주머니를 사용 • 짧게 멈춤 후 날숨을 허용하기 위해 주머니를 빠르게 놓음	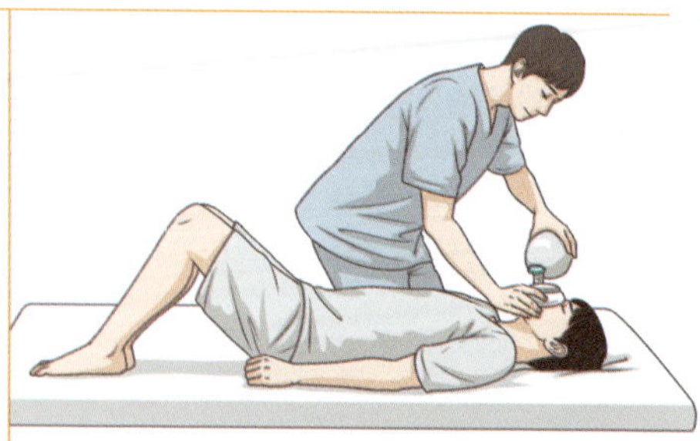
적응증	• 기관절개술 환자 또는 기계적 환기에 의존하는 환자	

양압날숨호흡

목적	• 날숨 시 기도가 일찍 폐쇄되어 날숨 이산화탄소 가스가 다 빠져나가지 못하고 발생하는 공기 잡힘 현상을 막음 • 기도청결, 환기 그리고 가스교환 향상	
방법	• 아카펠라, 양압날숨마스크, 플루터와 같은 기구 사용 • 코를 통해 들숨을 하고 플루터를 통해 숨을 밖으로 내쉼	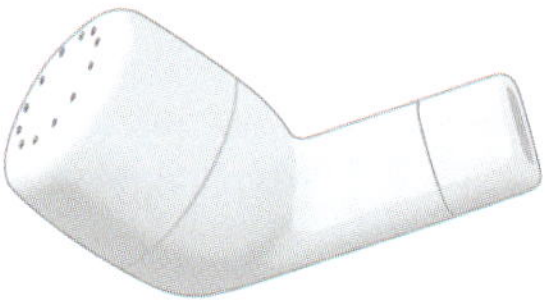
적응증	• 무기폐 수술 후 환자 및 낭성섬유증 환자	

고빈도 가슴벽진동

목적	• 베스트(vest)라고 불림 • 말초기도 분비물의 점도를 떨어뜨려 중앙기도로 분비물이 이동되어 기도청결에 도움이 됨	
방법	• 이 장비는 본체에서 고빈도의 기계적 진동을 만들어 공기관을 통해 환자가 착용하고 있는 베스트에 진동을 전달해 줌	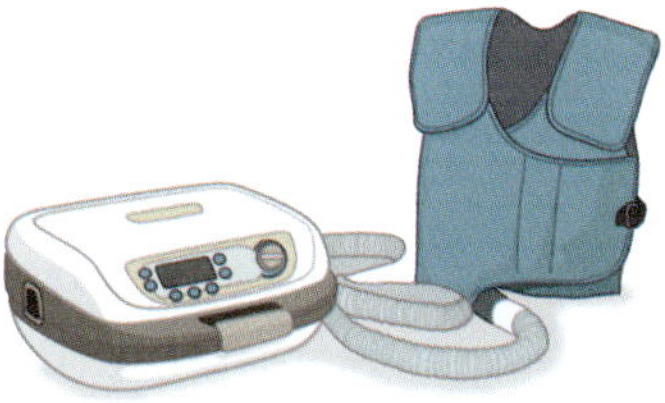
적응증	기도 내 분비물이 많은 모든 호흡 재활 대상자	

③ 물리치료 중재

기도 내 타진환기

목적	• 말초기도 분비물의 점도를 떨어뜨려 중앙기도로 분비물이 이동되어 기도청결에 도움이 됨	
방법	• 진동은 마우스피스를 통해 기도 안으로 전달 • 하루 1~2회 반복, 한 번 적용 시 15~30분 실시 • 10~20cmH_2O 날숨양압 유지 시 6~14Hz	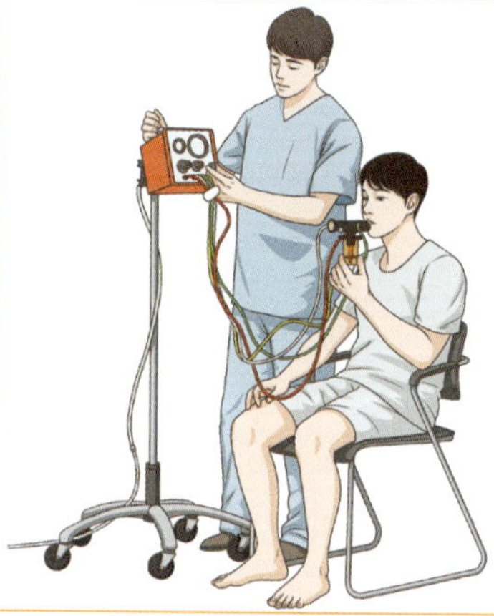
적응증	• 기도 내 분비물이 많은 모든 호흡 재활 대상자	

기침보조장비

목적	• 양압을 주어 폐에 공기를 충분히 주입시킨 후 순간적으로 음압을 가하여 강력한 날숨력을 발생시켜 기도 내 분비물을 뽑아냄	
방법	• 공기마스크나 기도절개관을 통해 40cmH_2O 정도의 양압을 가한 후 −40cmH_2O의 음압을 교대로 가함으로써 약 80cmH_2O의 압력차에 의한 10L/sec 정도의 공기유속을 유발하여 기도 내 분비물을 체외로 이끌어 낼 수 있음	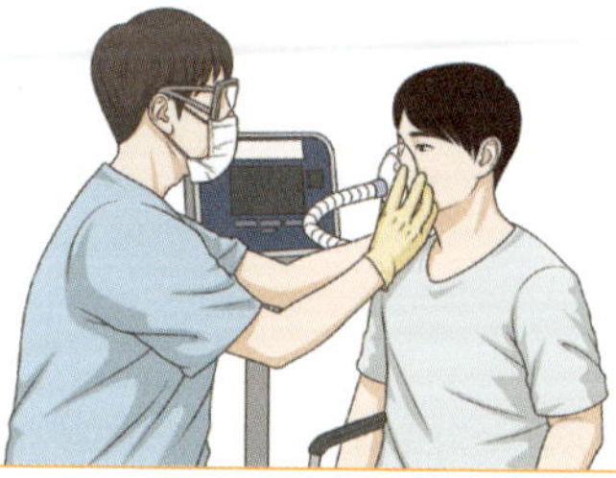
적응증	• 기도 내 분비물이 많은 모든 호흡 재활 대상자	

4) 체위배출법

<table>
<tr><td>목적</td><td colspan="4">허파합병증 위험이 있는 환자의 분비물 축적 예방 및 허파에 축적된 분비물 제거</td></tr>
<tr><td rowspan="3">방법</td><td>타진법</td><td colspan="2">손을 컵 모양, 율동적인 방식으로 환자의 가슴벽을 번갈아가며 두드림</td><td>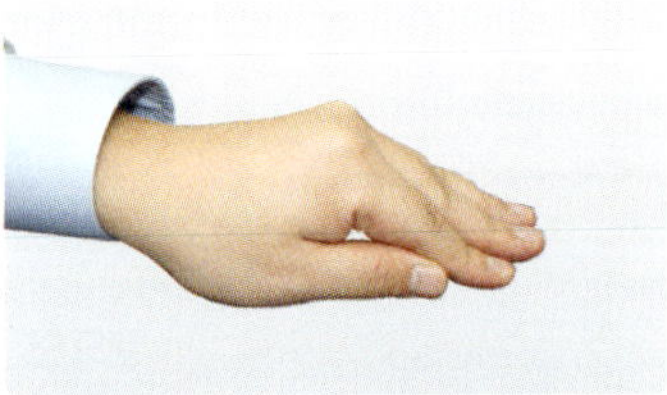</td></tr>
<tr><td>진동법</td><td colspan="2">양손을 깍지, 치료받는 부위에 12~20Hz 정도 진동을 가함</td><td>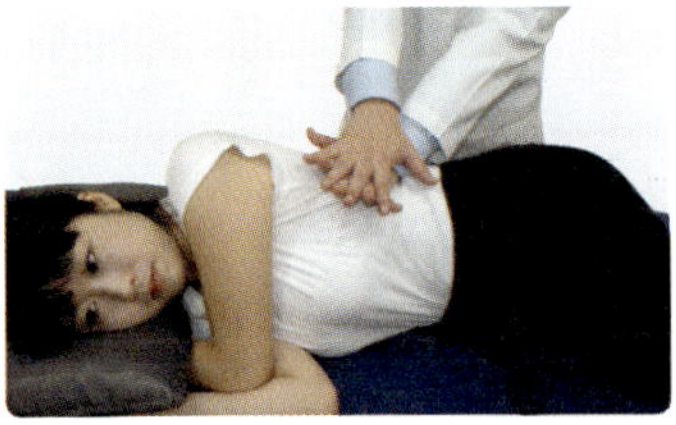</td></tr>
<tr><td>흔들기</td><td colspan="2">양손을 이용, 가슴벽 부위를 2Hz의 빈도로 흔듦, 간헐적 반동을 이용</td><td>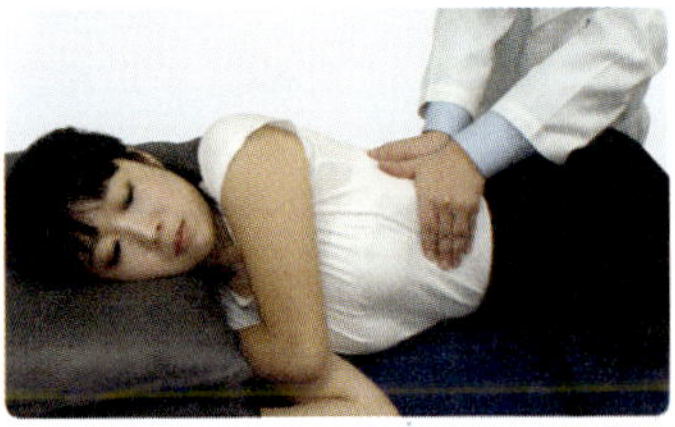</td></tr>
<tr><td rowspan="2">자세</td><td rowspan="2">오른
·
왼위엽</td><td>앞꼭대기 구역</td><td>등을 30° 각도로 기대고 어깨뼈 윗부분과 빗장뼈 사이의 부분에 타진</td><td>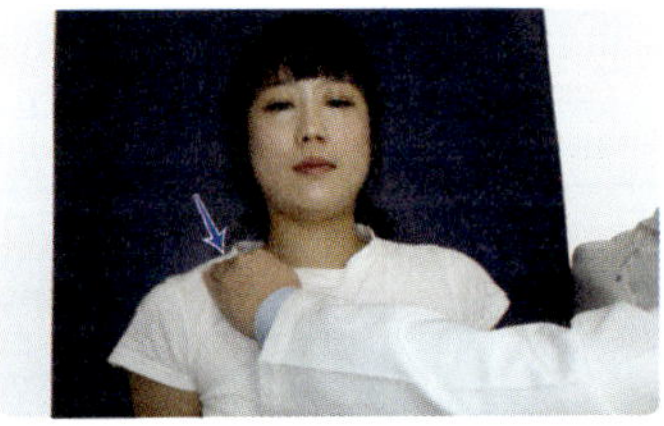</td></tr>
<tr><td>뒤꼭대기 구역</td><td>앉은 자세에서 30° 각도로 베개에 몸을 기대고 어깨뼈 위에 타진</td><td>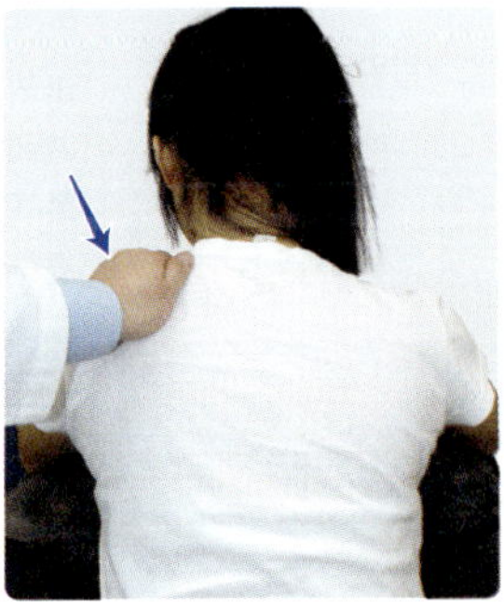</td></tr>
</table>

<table>
<tr><td rowspan="5">자세</td><td rowspan="3">오른
·
왼위엽</td><td>앞구역</td><td>젖꼭지 위와 빗장뼈 사이의 부분 타진</td><td>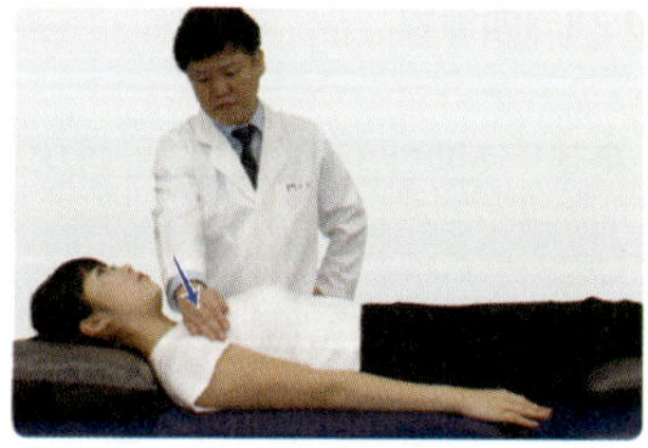</td></tr>
<tr><td>뒤구역
(오른쪽)</td><td>엎드린 자세에서 왼쪽 옆으로 눕고 오른쪽 부위에 베개를 받힘, 오른쪽 어깨뼈 타진</td><td>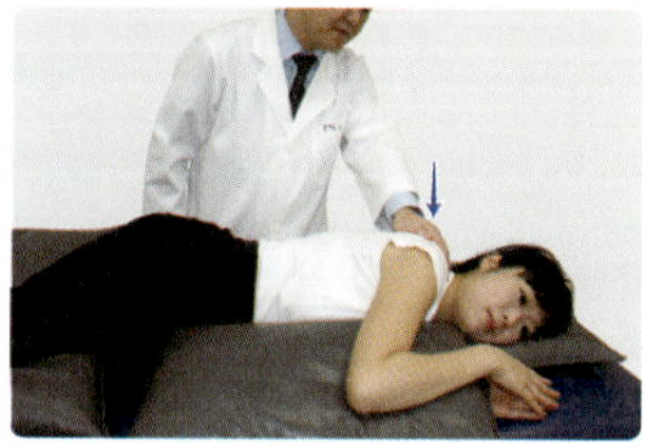</td></tr>
<tr><td>뒤구역
(왼쪽)</td><td>엎드린 자세에서 오른쪽 옆으로 눕고 수평면에서 테이블을 45°로 들어올리고 왼쪽 어깨뼈 타진</td><td>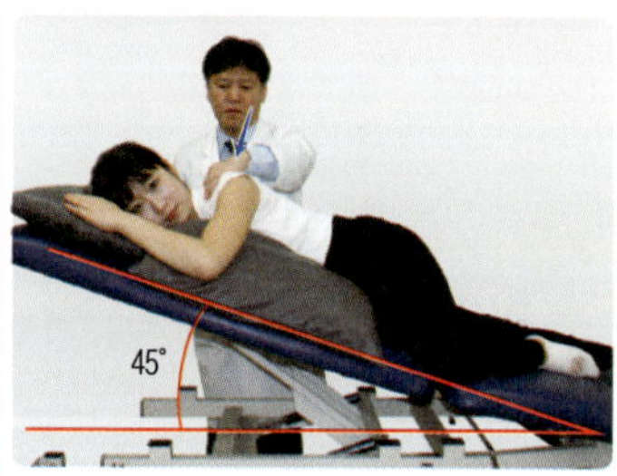
</td></tr>
<tr><td rowspan="2">오른
중간엽
·
왼위엽</td><td>안쪽·가쪽
구역</td><td>머리를 침대 아래쪽에 두고 왼쪽 옆으로 돌아눕고 뒤쪽 방향으로 ¼ 회전
오른쪽 젖꼭지 윗부분 타진</td><td>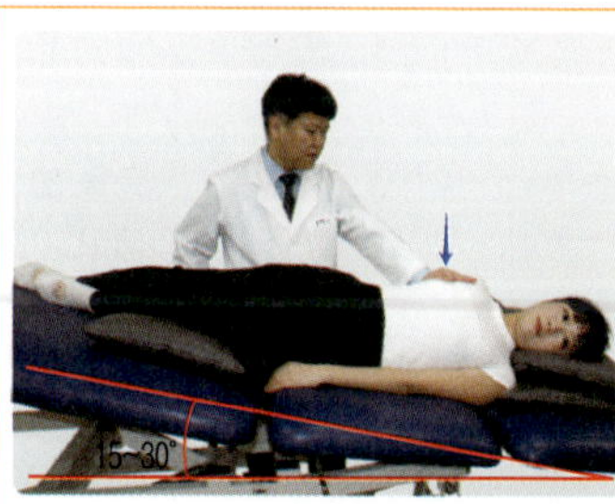
</td></tr>
<tr><td>위쪽·아래쪽 혀구역</td><td>머리를 침대의 아래쪽에 두고 오른쪽 옆으로 돌아눕고 뒤쪽 방향으로 ¼ 회전
왼쪽 젖꼭지 윗부분 타진</td><td>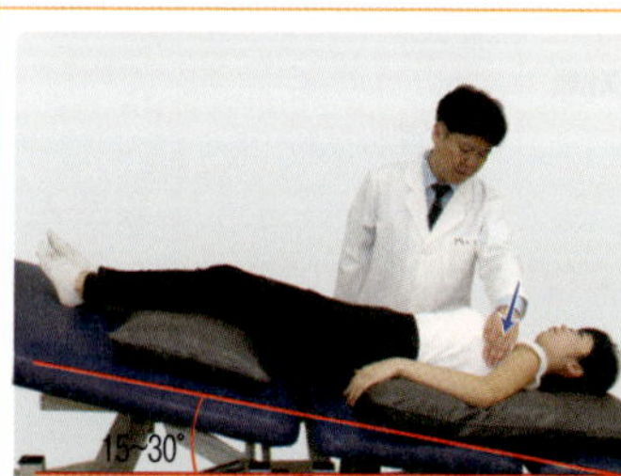
</td></tr>
</table>

<table>
<tr><td rowspan="4">자세</td><td rowspan="4">오른
·
왼
아래엽</td><td>앞바닥 구역</td><td>바로 누운 자세에서 무릎 밑에 베개를 넣고 45° 가량 머리 부위를 낮춤
아래갈비뼈 부분 타진</td><td>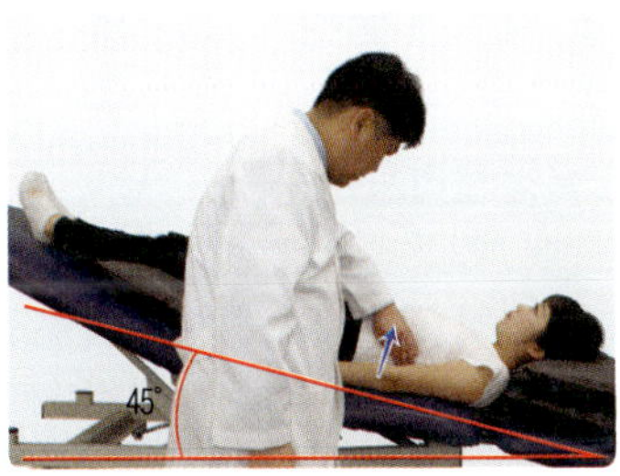</td></tr>
<tr><td>가쪽바닥 구역</td><td>30~45° 올라간 테이블 이용, 배를 대고 엎드린 후 ¼ 위쪽으로 회전
아래갈비뼈 가쪽면 타진</td><td>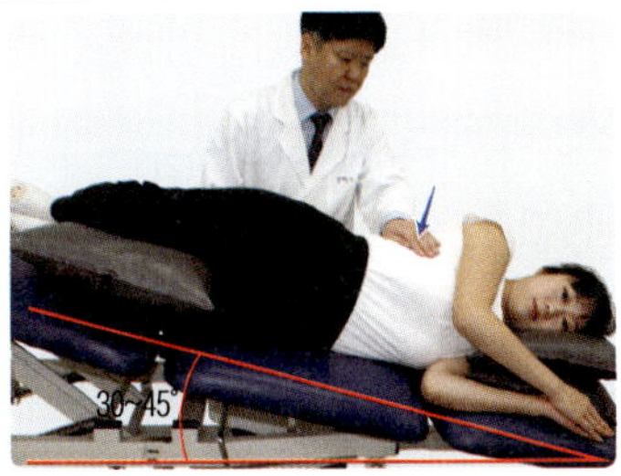</td></tr>
<tr><td>뒤바닥 구역</td><td>엎드린 자세에서 복부 밑에 베개를 넣고 머리를 45° 낮춤
아래갈비뼈 위에서 타진</td><td>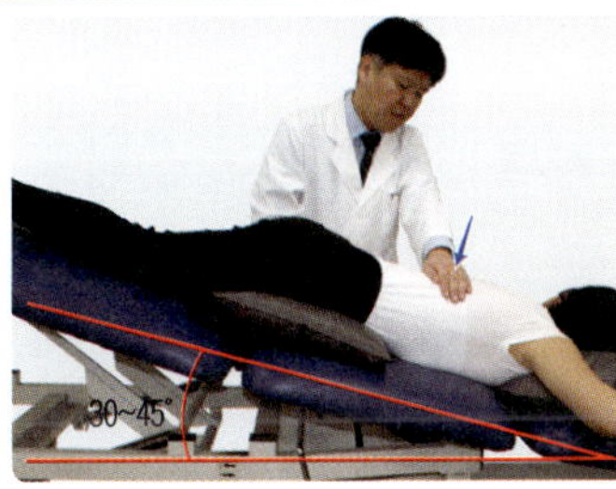</td></tr>
<tr><td>위구역</td><td>환자는 엎드린 자세에서 배 아래에 2개의 베개를 넣는다. 어깨뼈의 중앙 부분 타진</td><td>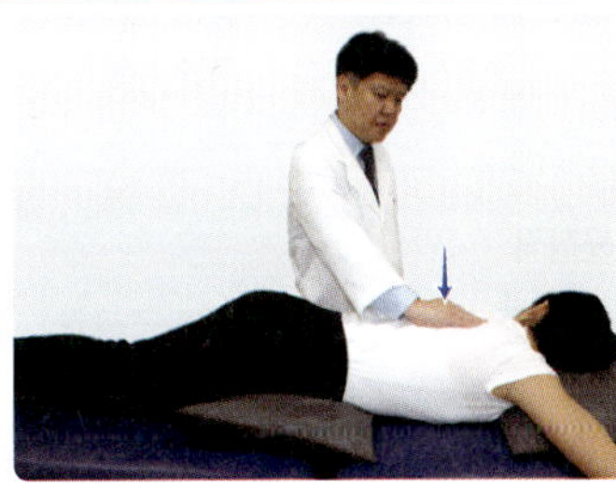</td></tr>
<tr><td>적응증</td><td colspan="4">• 기도 내 청결이 요구되는 모든 호흡 재활 대상자</td></tr>
</table>

2. 피부계 물리치료 중재

1) 욕창 물리치료 중재

구분		내용	
압력과 전단력 관리		• 누운 자세에서 적어도 2시간마다 체위 변경 • 앉은 자세에서 15분마다 몸을 들어 올림 • 궤양 또는 발적이 있는 부위로 눕지 않음 • 체위 유지 장비나 쿠션을 사용 • 뼈 돌출 부위 위에 압력을 피함	
피부관리		• 매일 피부를 점검 • 부드러운 비누와 물로 깨끗이 씻고 가볍게 두드려 말림 • 보습제를 발라 피부건조를 방지	
통증관리		• 처방대로 약물 사용 • 필요하면 드레싱 교체 20~30분 전에 진통제를 사용	
운동치료		• 유연성 운동 • 팔, 다리 근력강화 운동 • 유산소 운동[트레드밀, 지면걷기, 고정자전거(15~40분), 최대심박수의 60~80%] • 지구력 훈련(다리를 올려 발목-펌프운동, 한 번에 20회, 하루에 2~3세트 반복)	
물리적 인자치료	월풀 치료	• 물의 온도를 92~98°F로 맞춘 후에 10분간의 월풀 실시	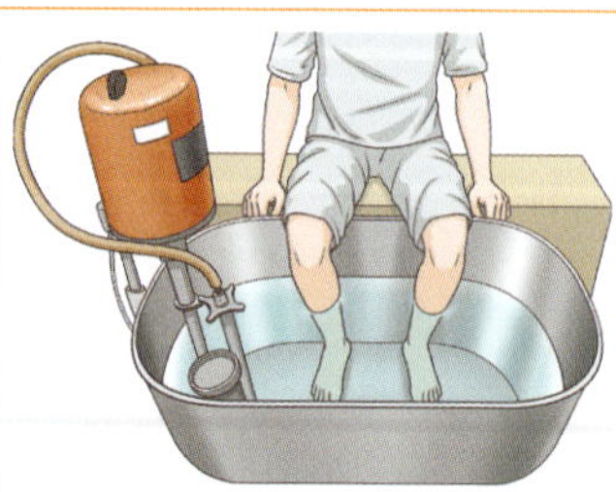
	자외선 치료	• 파장이 짧은 UVC 사용 • 욕창 부위로부터 약 5~10cm 거리에서 1~2단계의 욕창인 경우 1° 홍반용량, 3~4단계의 욕창인 경우 2° 홍반용량으로 시작하여 상태에 따라 점차 늘려나감	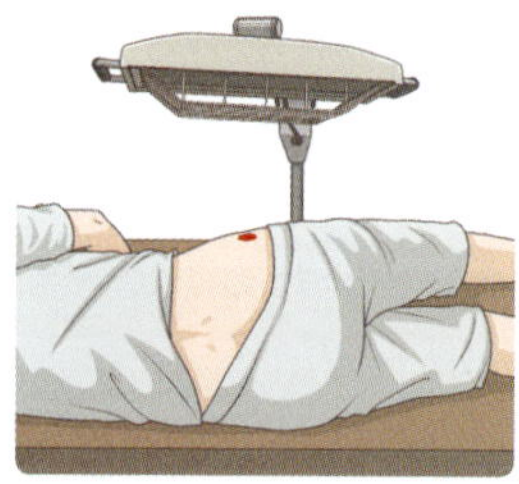

물리적 인자치료	이온 도입법	• 지속적인 직류의 양극과 음극의 피부투과성을 이용 • 양극에 구리(살균작용), 덱사메타손(염증감소) 사용 • 음극에 아세트산(칼슘침전물 분해), 염화물(피부를 부드럽게 함) 사용	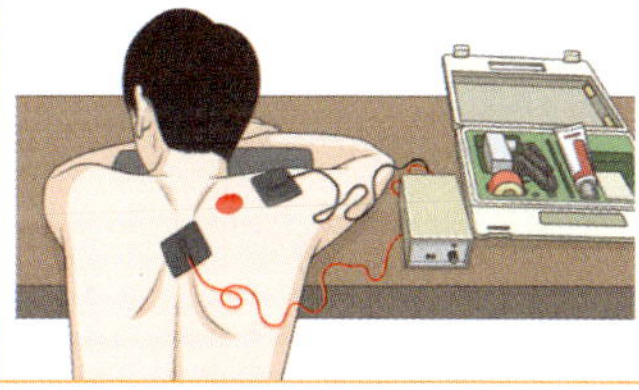
	레이저 치료	• 헬륨네온레이저(연속파, 632.8nm), 적외선 레이저(교류파, 904nm) 사용 • 직각으로 15~20cm 떨어져 조사, 하루에 15분씩, 4~6주간 조사	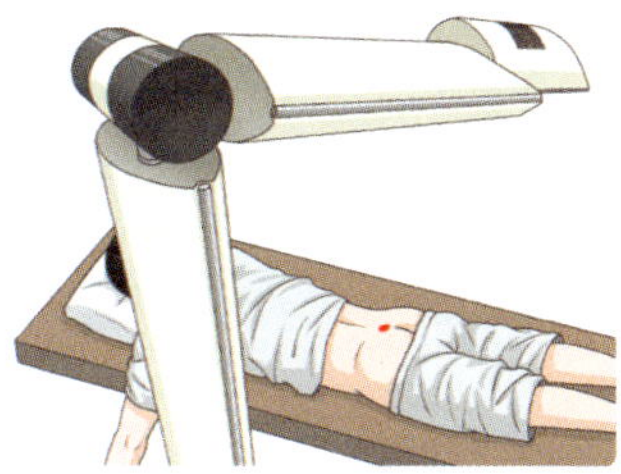

2) 화상 물리치료 중재

급성기 물리치료

상처치료	소독된 스펀지나 거즈, 흐르는 물에 접촉
부종치료	심장 위치보다 높게 위치 열, 마사지, 탄력붕대
물리적 인자치료	월풀 치료, 교대욕, 파라핀욕
운동치료	능동 혹은 능동보조운동

아급성기 물리치료

자세 중재	**목 화상**: 폄
	어깨관절 화상: 굽힘, 벌림, 가쪽돌림
	엉덩관절 화상: 폄, 벌림
	무릎관절 화상: 폄

관절운동범위 운동	• 완전운동범위 • 수동 관절운동범위 운동 • 능동보조 관절운동범위 운동과 능동 관절운동범위 운동으로 진행
근력운동	• 등척성 운동 • 등장성 운동
신장운동	• **목**: 목과 어깨관절 아래에 베개를 이용하여 신장운동 • **어깨관절**: 벌림과 가쪽돌림 신장운동 • **손목관절**: 손바닥 폄과 손가락 벌림 신장운동 • **엉덩관절**: 폄과 벌림 신장운동
호흡운동	• 가로막 호흡운동 • 입술 오므리기 호흡운동

3) 림프부종 물리치료 중재

구분	설명	
자세	• 잠을 잘 때 베개 등을 사용, 다리를 심장보다 높게 올림	
운동 치료	• 능동 관절운동범위 운동 • 무산소 운동 • 호흡운동	• 유연성 운동 • 유산소 운동
도수 치료	림프마사지 ▸ 림프를 몸쪽으로 이동, 부드럽게 쓰다듬기	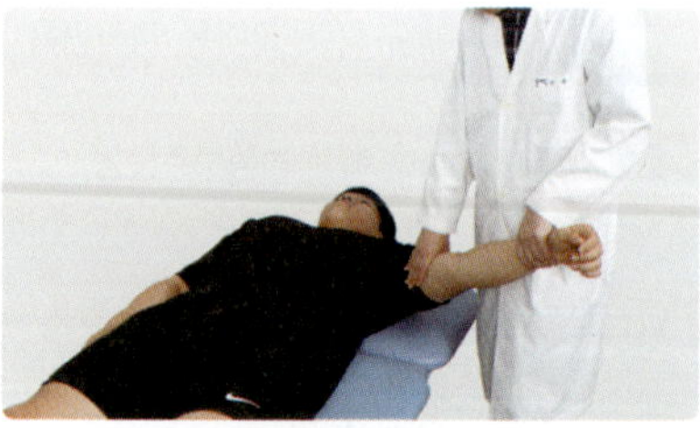
	간헐적 압박마사지 ▸ 림프관을 중심으로 두 방향으로 신장시키고 부드럽게 압박	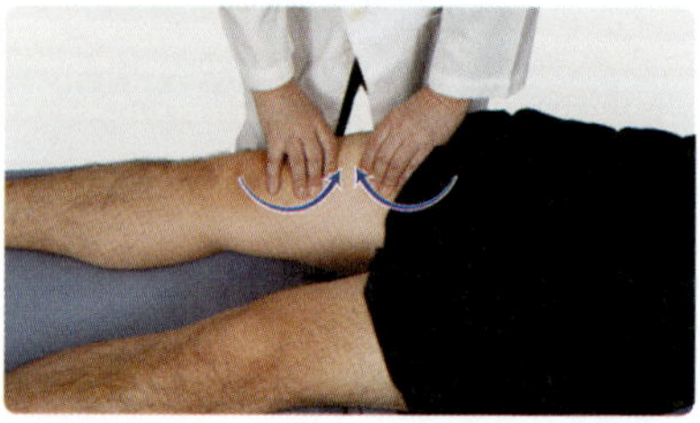

구분	설명	
물리적 인자치료	압박스타킹 ▸ 적절한 압력을 주어 더 이상 부종이 증가할 수 없도록 예방	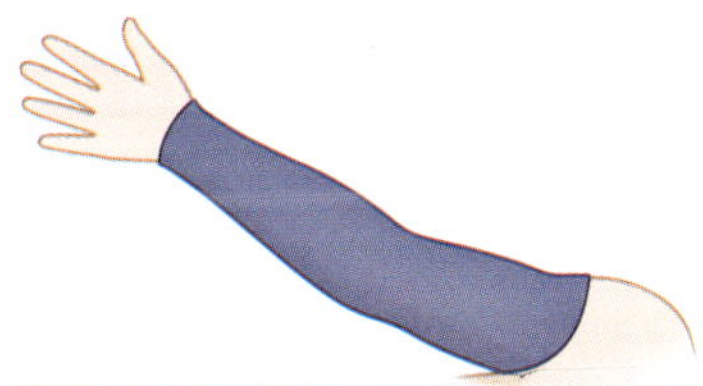
	압박붕대 ▸ 림프마사지 이후 실시 ▸ 부드럽고 견고하게 감기, 팔다리의 먼쪽에서 몸쪽으로 감는 나선형 또는 8자형 감기	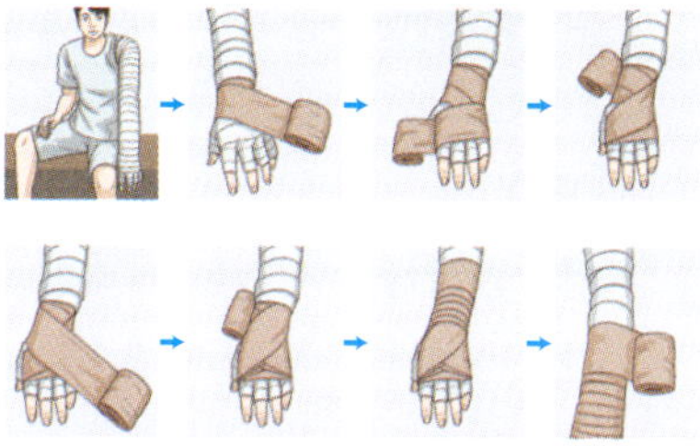
	공기압 치료 ▸ 피부암 환자의 감각과민성으로 통증 발생 가능, 압력(0~40mmHg), 30~40분	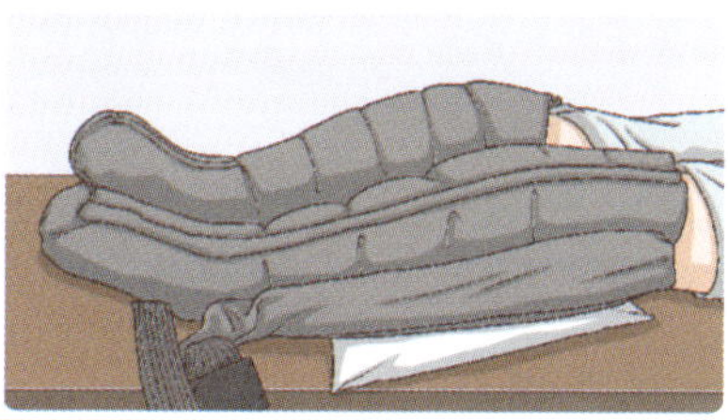

3. 안뜰계 물리치료 중재

- 목적
  - ▸ 안뜰기관 손상에 의한 어지럼증과 불균형의 문제를 해결
  - ▸ 안뜰물리치료를 통해 중추신경계의 보상작용을 활성하
  - ▸ 양성 발작성 체위 현훈(BPPV, 이석증) 중재
- 특성
  - ▸ **주시안정성 향상**: 머리의 운동 시 주시 안정성을 보조하는데 사용되는 안뜰눈반사(VOR)와 다른 시스템을 향상시킴
  - ▸ **자세안정성 향상**: 환자가 가지고 있는 몸감각, 시각 또는 안뜰기관의 능력범위 내에서 균형 능력을 향상

▸ **현훈 향상:** 반고리뼈관으로 들어간 이석(otoconia)을 안뜰기관 내로 되돌림으로 현훈을 향상

1) 주시안정성 향상 물리치료

- VOR X1
  - ▸ 정지된 목표물에 시선을 고정한 채 고개를 양쪽으로 수평적으로 움직임, 같은 운동을 수직 방향으로 움직임, 치료사가 명함을 들고 서서 VOR X1을 수행
- VOR X2
  - ▸ 명함을 읽을 수 있는 거리에 서서 시행, 치료사가 명함을 움직이면 환자는 머리를 반대 방향으로 수평하게 돌리며 머리를 반대 방향으로 수직으로 움직임

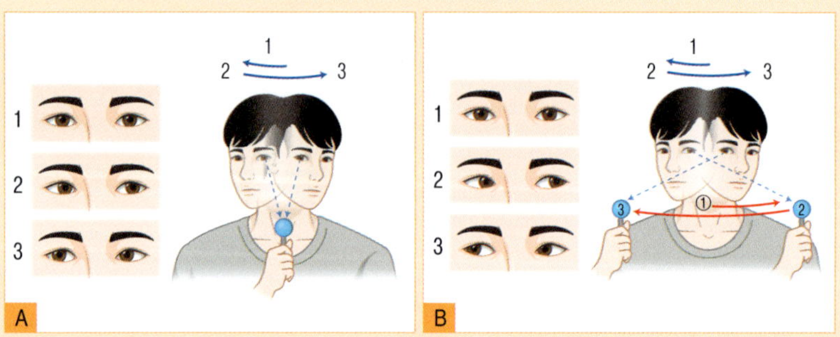

A. VOR X1, B. VOR X2

2) 양성 발작성 체위 현훈 물리치료

(1) Epley 수기

- 목적
  - ▸ 반고리뼈관 결석 재배치 수기법
  - ▸ 앞반고리뼈관 및 뒤반고리뼈관에 떠도는 부스러기들을 타원주머니에 재위치시킴

- 방법
  - 손상쪽으로 딕스 홀파이크 자세를 만듦
  - 머리를 20° 폄을 유지하여 반대쪽 45°로 천천히 돌림
  - 몸을 돌려진 머리 방향으로 돌려 옆으로 누우며 머리는 바닥을 향함
  - 치료사는 환자의 머리를 잡고 천천히 일어나 앉힘
- 고려사항
  - B~D 단계에서 30초 유지
  - 눈떨림이 발생하면 지속시간의 2배를 유지

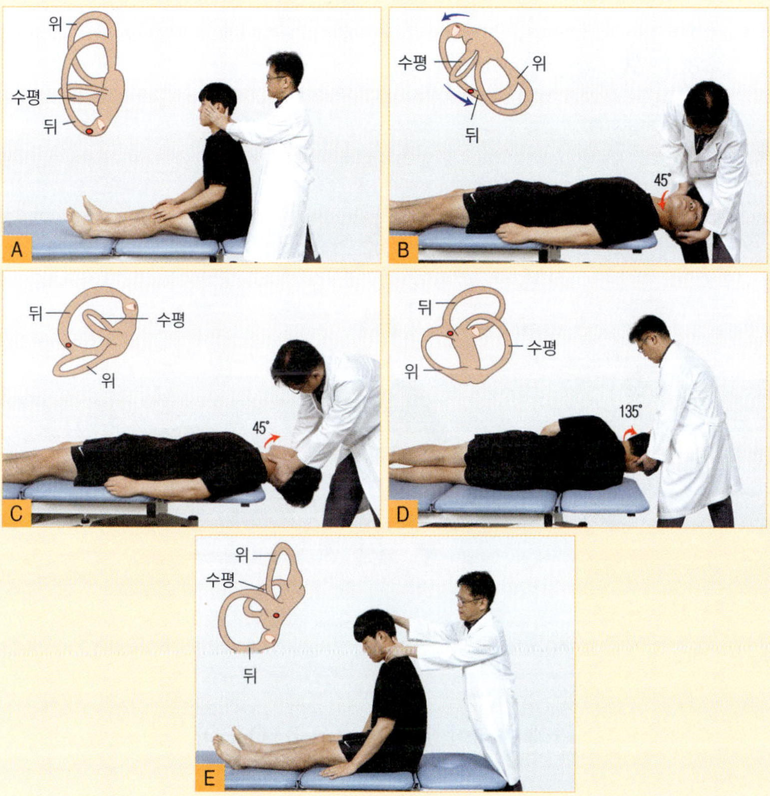

(2) Semont 수기

- 목적
  - ▸ 팽대부마루결석으로 인한 양성 발작성 체위 현훈(BPPV)의 치료
  - ▸ 뒤반고리뼈관의 팽대부마루에 달라붙은 이석 부스러기들을 제거함
- 방법
  - ▸ 검사대에 앉아 환자의 머리를 비손상쪽으로 45° 돌림 A
  - ▸ 치료사는 환자의 머리를 잡고 손상쪽으로 빠르게 눕힘 B
  - ▸ 환자의 처음 위치를 거쳐 반대쪽으로 빠르게 눕힘 C
  - ▸ 치료사는 환자의 머리 각도를 유지하고 시작자세로 원위치시킴 A
- 고려사항
  - ▸ B와 C 자세에서 2분간 유지

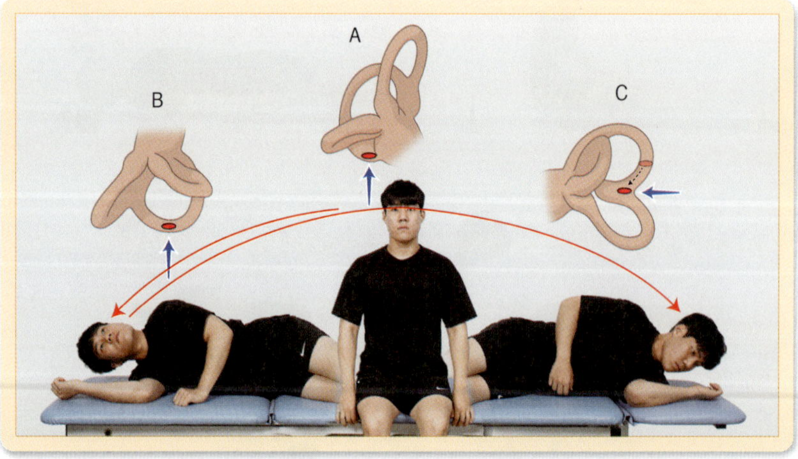

(3) Bar–B–Que 치료법

- 목적
  - ▸ 수평반고리뼈관에 이석이 있을 때 Bar–B–Que 치료법 사용
- 방법
  - ▸ 검사대에 바로 눕고 치료사는 머리 위쪽에서 환자의 머리를 20° 굽힘하여 손상쪽(오른쪽)으로 90° 돌림 A

- ▸ 환자의 머리가 하늘을 향하게 천천히 돌림 B
- ▸ 손상쪽 귀가 하늘을 향하게 하고 왼쪽 방향으로 돌림 C
- ▸ 왼쪽 방향으로 머리와 몸을 같이 돌리고 목을 30° 굽힘하고 엎드려 누운 자세를 취함 D

- 고려사항
  - ▸ 환자의 머리 각도를 유지하면서 앉게 하며 만약 엎드린 자세에서 앉기 힘들 경우 90° 더 굴릴 수 있음
  - ▸ 각 단계에서 30초 유지

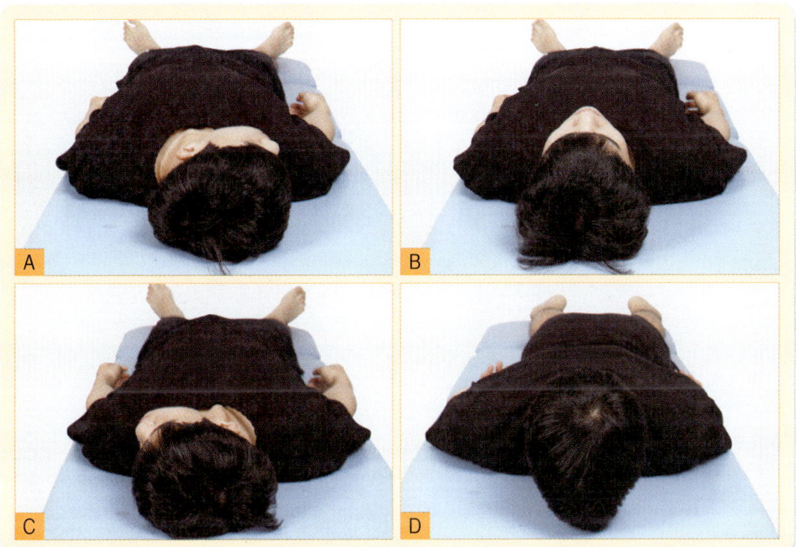

4

질환별 물리치료

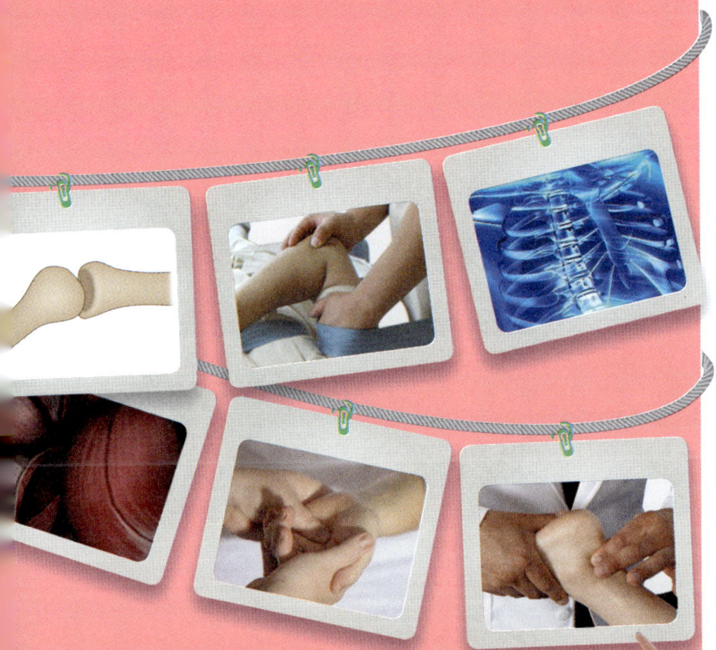

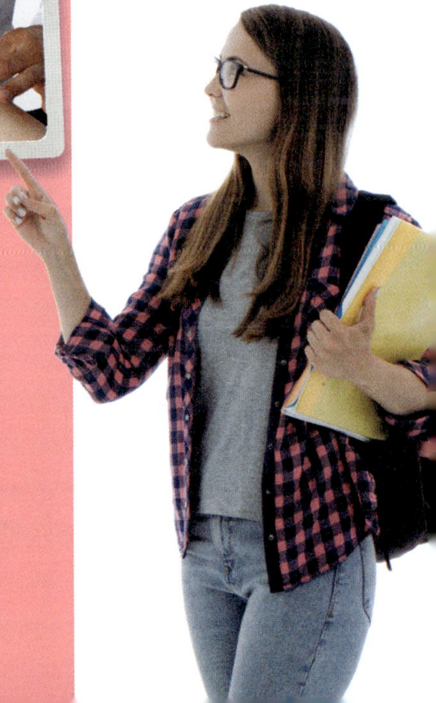

1절 근골격계 물리치료

1. 척추부 질환

1) 목뼈부 질환

(1) 목뼈 기원성 두통(cervicogenic headache)

<table>
<tr><th>구분</th><th>요약</th></tr>
<tr><td>정의</td><td>• 목뼈 기원성 두통은 삼차신경과 상부 목뼈의 신경절이 깊은 바위신경(deep petrosal nerve)과 목동맥 신경얼기(carotid plexus)에 의하여 서로 연결되어 있으므로 통증이 목으로부터 머리쪽으로 확산
• 통증은 특정 목 움직임이나 유지된 자세에 따라 발생·악화
• 이마, 눈 주변, 관자뼈 주위, 귀에 통증이 방사됨</td></tr>
<tr><td>병태생리</td><td>
<table>
<tr><th>구분</th><th>내용</th></tr>
<tr><td>과거병력</td><td>• 목뼈 관절의 기능부전을 유발하는 외상</td></tr>
<tr><td>잘못된 자세</td><td>• 머리전방 자세(forward head posture; FHP)</td></tr>
<tr><td>작업환경</td><td>• 페인트 칠, 바닥청소 등의 작업환경</td></tr>
<tr><td>근육의 과긴장</td><td>• 뒤통수밑근(suboccipital muscle)
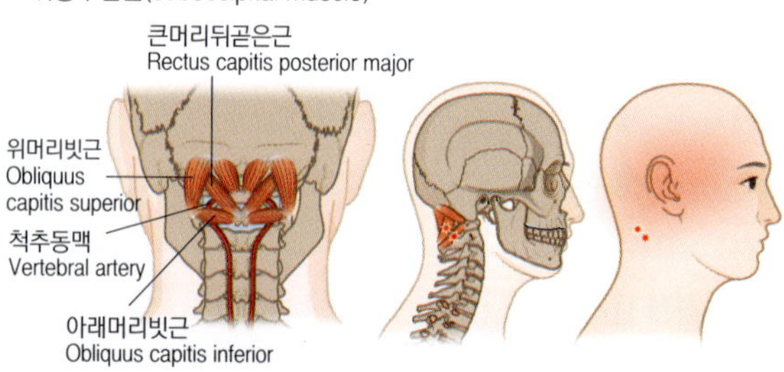
</td></tr>
<tr><td>정렬 불량</td><td>• 상부 목뼈의 비정상적 정렬 상태</td></tr>
</table>
</td></tr>
</table>

<table>
<tr><th>구분</th><th>요약</th></tr>
<tr><td>임상 증상</td><td>• C1~3 신경뿌리의 구심성 일차 감각신경의 과흥분성
• 뒤통수밑근의 단축 또는 불균형
• 상부 목뼈의 비정상적 굽이 – Foreward head posture</td></tr>
<tr><td>분류</td><td>• 목 기원성 두통 기준(국제두통학회)
▸ 두통을 포함한 목의 수동 관절운동범위의 제한
▸ 두통을 포함한 능동과 수동 뻗침에서 목 근육의 형태, 긴장이나 반응의 변화
• 이 중 적어도 하나가 포함된 두통인 경우</td></tr>
<tr><td>고려 사항</td><td>• 병리학적 두통의 위험징후
<table>
<tr><td>외상에 의한 두통</td><td>목덜미 강직 현상</td></tr>
<tr><td>항응고제 치료</td><td>인지장애</td></tr>
<tr><td>이완기 혈압이 115mmHg 이상</td><td>발작, 구토 동반</td></tr>
<tr><td>어린이의 지속적인 두통</td><td>지속적/진행적 두통</td></tr>
</table>
• 긴장성 두통(tension headache)
<table>
<tr><th>구분</th><th>내용</th></tr>
<tr><td>정의</td><td>• 근막통증증후군과 연관</td></tr>
<tr><td>증상</td><td>• 머리를 힘껏 죄는 듯한 느낌</td></tr>
<tr><td>분류</td><td>• 일시적 긴장형 두통: 15일 미만, 7일간 두통 지속시간이 30분 미만인 경우
• 만성 긴장형 두통: 6개월 동안 1개월 기준 두통이 있는 날이 15일 이상 지속</td></tr>
<tr><td>유병률</td><td>• 두통의 90%가 근육 수축성 혹은 편두통으로 분류
• 성별: 여성 > 남성</td></tr>
<tr><td>위험 요인</td><td>• 스트레스, 수면부족
• 근육 스트레스, 과거병력(목 손상), 자세성 불균형, 턱관절 이상
• 정신의학적 요인, 우울증, 사회적 요인 등</td></tr>
</table></td></tr>
<tr><td>중재</td><td>• 일반적 방법
▸ 통증관리, 냉 혹은 온열치료, 연부조직 이완
• 마사지
▸ 근막통증 유발점에 대한 마사지
▸ 등척성 후 이완기법(post-isometric relaxation; PIR)
• 관절가동술
▸ 위 목뼈의 굽힘관절 가동술 적용</td></tr>
</table>

(2) 목 염좌/좌상(cervical sprain/strain); 채찍질 손상(whiplash injury)

<table>
<tr><th>구분</th><th>요약</th></tr>
<tr><td>정의</td><td>• "채찍질"이라는 용어는 부정적 의미를 함유하고 있기 때문에 차트의 작성이나 환자와 대화 시 사용하지 않음
• 관성에 의해 발생하는 목 주변 인대, 근육, 척추사이원반 및 기타 주위 조직에 가해지는 조직 손상으로 모든 목통증의 85% 차지</td></tr>
<tr><td>병태
생리</td><td>
<table>
<tr><th>구분</th><th>내용</th></tr>
<tr><td>채찍질 손상기전
(whiplash injury mechanism)</td><td>• 젖힘과 과굽힘 손상(hyperextension & hyperflexion injury)
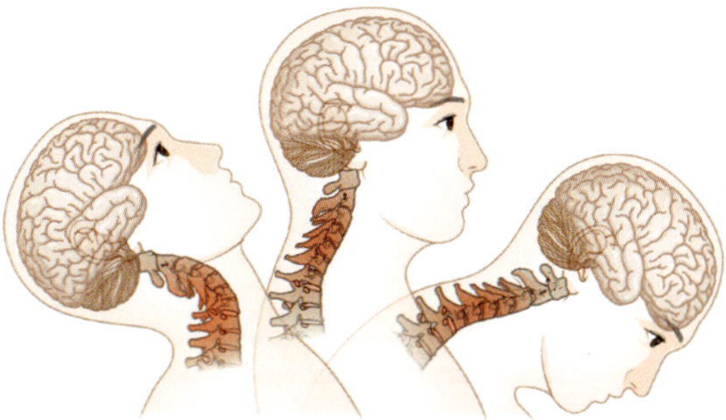</td></tr>
<tr><td>젖힘 손상
(hyperextension injury)</td><td>• 차량 진행 중 급정지 또는 앞부분과 충돌 시</td></tr>
<tr><td>과굽힘 손상
(hyperflexion injury)</td><td>• 차량이 정지 또는 주행 중 차량에 뒤차량이 충돌 시</td></tr>
<tr><td>손상 부위</td><td>• 하부 목뼈(C3~7)의 손상이 흔함
• 특히 굽힘과 폄의 운동축이 되는 C5~6 사이의 손상에 주목</td></tr>
</table>
</td></tr>
<tr><td>임상
증상</td><td>
<table>
<tr><th>구분</th><th>내용</th></tr>
<tr><td>직접 외상</td><td>• 낙상, 자동차 사고, 스포츠 손상</td></tr>
<tr><td>젖힘 손상</td><td>• 앞세로인대 및 앞목근육의 뻗침, 척추후관절의 압박, 척추가시돌기 골절</td></tr>
<tr><td>과굽힘 손상</td><td>• 뒤세로인대, 가시사이인대, 가시끝인대, 가로사이인대 및 뒷목 근육의 신장</td></tr>
<tr><td>작업환경</td><td>• 과사용, 피로, 반복적 미세손상
• 자세: 척추굽이의 변화 및 나쁜 자세의 반복적 노출</td></tr>
</table>
</td></tr>
</table>

<table>
<tr><th>구분</th><th>요약</th></tr>
<tr><td>분류</td><td>
<table>
<tr><th>1단계</th><th>2단계</th><th>3단계</th></tr>
<tr>
<td>• 경미한 염좌·좌상·부종·압통
• 멍은 나타나지 않음
• 10% 이하의 섬유조직 손상
• 불안정성 없음
• stress test/ROM test의 끝범위 통증
• 2~14일 안에 기능 회복</td>
<td>• 중등도 염좌·좌상
• 많은 조직의 부분 파열을 동반한 손상
• 11~90% 사이의 섬유조직 손상
• stress test에서 양성
• 14일~2개월 안에 기능 회복</td>
<td>• 중증도 염좌·좌상
• 심한 멍과 부종
• 인대, 근육과 관절주머니의 전체 파열
• 관절 불안정성 심각
• ROM의 심각한 제한
• 1~3개월 안에 기능 회복</td>
</tr>
</table>
</td></tr>
<tr><td>고려사항</td><td>
• 목뼈 염좌의 분류(Quebec Task-force 기준)
<table>
<tr><th>단계</th><th>특성</th></tr>
<tr><td>0</td><td>목의 통증과 불편이 없고, 물리적 징후가 없는 상태</td></tr>
<tr><td>1</td><td>목의 통증이 있고, 뻣뻣함과 압통이 존재, 기타 물리적 징후가 없는 상태</td></tr>
<tr><td>2</td><td>목의 불편함 및 근골격계 징후[ROM 및 국소 부위 압통(local tenderness)]</td></tr>
<tr><td>3</td><td>목의 불편함 및 신경학적 징후(약화, 감각이상 및 반사변화)</td></tr>
<tr><td>4</td><td>골절 및 탈구로 인한 목의 불편함</td></tr>
</table>
• 예후
<table>
<tr><th>비율</th><th>특성</th></tr>
<tr><td>50%</td><td>1개월 이내 평소 활동 가능</td></tr>
<tr><td>26% 이내</td><td>2~6개월 이내 일을 그만둠</td></tr>
<tr><td>12% 이내</td><td>6개월간 일을 하지 못함</td></tr>
<tr><td>15% 이내</td><td>6개월 이후 복합적인 합병증으로 일을 그만둠</td></tr>
</table>
</td></tr>
</table>

<table>
<tr><th>구분</th><th colspan="3">요약</th></tr>
<tr><td rowspan="6">중재</td><td colspan="2">중재</td><td>특성</td></tr>
<tr><td colspan="2">의학적 중재</td><td>• **초기**: 침상안정, 목보조기 착용, 소염진통제 및 근육이완제 투여
• 손상 직후 심리적 안정 및 심한 두통, 어지럼, 삼킴곤란 등에 대해 확인</td></tr>
<tr><td rowspan="3">물리 치료적 중재</td><td>인자치료</td><td>• 냉치료 및 온열치료
▸ **급성기**: 통증감소와 근육의 연축감소, 모세혈관 수축, 부종감소의 목적
▸ **급성기 이후**: 2~3일 후부터 혈액순환 증진과 근육이완 및 통증완화
• 전기치료, 초음파 및 극초단파
▸ **초기**: 통증완화를 위해 고빈도-저강도의 TENS 및 SSP 적용
▸ 급성기 및 만성기의 통증완화와 손상조직 치유의 목적으로 초음파 적용
▸ 만성기 통증완화를 위해 극초단파 적용
• 견인치료
▸ 손상 초기 근육의 긴장이 심할 때 주의
• 보조기
▸ 목의 고정과 안정을 위해 급성기 Thomas collar 적용
☞ 최근 조기의 자가훈련으로 움직임을 적용하는 것이 효과적임
☞ **단점**: 혈액순환 장애, 근육의 약화 및 위축, 관절구축 등</td></tr>
<tr><td>운동치료</td><td>• 능동운동
▸ 등척성 운동 → 능동보조운동 → 능동운동 → 저항운동의 순서로 시행
▸ 염증삼출액의 흡수를 통한 조직의 유착 형성을 방지하기 위해 2~3일 후 적용
☞ 목의 과운동성이 있는 경우 근력운동과 함께 안정화 운동 프로그램 병행</td></tr>
<tr><td>정형도수 물리치료</td><td>• 연부조직 마사지
▸ 근육의 연축감소와 염증성 삼출물의 이동을 위해 적용
• 관절가동술
▸ 1~2등급의 관절가동술 → 3~4등급의 관절가동술로 점진적으로 적용
☞ 통증이 조절되고 생리적 운동범위가 증가함에 따라 등급을 높여가며 적용</td></tr>
</table>

(3) 목신경뿌리 병증(cervical radiculopathy)

<table>
<tr><th>구분</th><th>요약</th></tr>
<tr><td>정의</td><td>• 목신경뿌리 병증이란 목신경뿌리(cervical nerve roots)의 압박으로 인한 임상적 상태로 척수신경에 있는 축삭 또는 뿌리의 신경전도가 허혈 또는 압박에 의해 손상을 입은 상태
• 속질핵의 탈출(herniated nucleus pulposus) 또는 척추뼈증식체로 인해 신경뿌리의 압박에 의한 염증 과정으로 발생</td></tr>
<tr><td>병태생리</td><td>
<table>
<tr><th>목신경뿌리 병증</th><th>내용</th></tr>
<tr><td rowspan="7">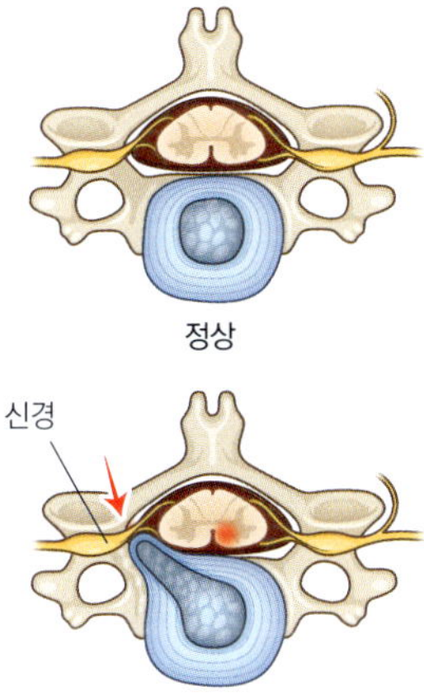
</td><td>• 중심 척추관(spinal canal) 또는 신경구멍(foramen)의 잠식</td></tr>
<tr><td>• 뼈 곁돌기(spur), 물렁조직 섬유화와 과비대, 종양 등의 공간점유성 병변</td></tr>
<tr><td>• 속질핵의 탈출에 의한 척추사이구멍에서 충돌</td></tr>
<tr><td>• 뼈관절염 또는 후관절의 관절염성 변화, 황색인대 또는 후관절의 퇴행성 변화</td></tr>
<tr><td>• 디스크의 위축 및 퇴행</td></tr>
<tr><td>• 잘못된 자세 및 운동/장시간의 운전 및 진동이 있는 작업환경</td></tr>
<tr><td>• 이전의 손상(교통사고 등), 퇴행성 관절질환</td></tr>
</table>
</td></tr>
<tr><td>임상증상</td><td>
<table>
<tr><th>방사통(radiating pain)</th><th>감각 및 운동(sensory & motor)</th><th>자세(posture)</th></tr>
<tr><td>• 70% 내에서 어깨통증을 포함
• C5 또는 C6: 어깨뼈 위
• C7 또는 C8: 어깨뼈 사이
• C8: 어깨뼈</td><td>• 통증, 근육위축, 근력약화, 깊은힘줄반사(deep tendon reflex) 감소, 감각 변화가 침범된 신경뿌리가 지배하는 영역에서 나타남
• 무감각(numbness)은 감각신경이 차단되었을 때
• 근력약화(weakness)는 운동신경이 차단되었을 때</td><td>• 머리가 기울어짐(통증회피)
• 바코디 징후(BaKody's sign) 양성</td></tr>
</table>
</td></tr>
</table>

<table>
<tr><th>구분</th><th>요약</th></tr>
<tr><td>신경 레벨 분류</td><td>
<table>
<tr><th>수준</th><th>C5</th><th>C6</th><th>C7</th><th>C8</th><th>T1</th></tr>
<tr><td>반사
(reflex)</td><td>위팔두갈래근</td><td>위팔노근</td><td>위팔세갈래근</td><td></td><td></td></tr>
<tr><td>약증
(weakness)</td><td>어깨세모근</td><td>위팔두갈래근,
손목폄근</td><td>위팔세갈래근,
손목굽힘근</td><td>손가락굽힘근</td><td>내재근</td></tr>
<tr><td>감각결손/
국소통증
(sensory deficits/ localization of pain)</td><td>가쪽팔 부위</td><td>아래팔노쪽 부위, 노쪽손가락 부위</td><td>3번째 손가락</td><td>4, 5번째 손가락</td><td>아래팔자쪽 부위</td></tr>
</table>
</td></tr>
<tr><td>고려 사항</td><td>
• 목 척수병증 단계 척도
<table>
<tr><th>단계</th><th>특성</th></tr>
<tr><td>0</td><td>신경근 징후와 증상, 척추가 포함된 근거 없음</td></tr>
<tr><td>1</td><td>척수가 포함된 징후는 있지만, 보행은 정상</td></tr>
<tr><td>2</td><td>경미한 보행장애, 업무수행 가능</td></tr>
<tr><td>3</td><td>비정상 보행</td></tr>
<tr><td>4</td><td>보행 시 보조가 있어야 가능</td></tr>
<tr><td>5</td><td>의자에 앉거나 누워서 지냄</td></tr>
</table>
• 예후
▸ 90% 이내에서 보존적 치료로 증상의 호전
▸ 6주 이내 보존적 치료로 증상의 호전이 없으면 수술 고려
</td></tr>
<tr><td>중재</td><td>
<table>
<tr><th>중재</th><th>특성</th></tr>
<tr><td>의학적 중재</td><td>• 약물치료
▸ NSAIDs, acetaaminophen의 투약으로 통증완화
▸ diazepan의 투약으로 근경련 완화
• 목뼈의 경질막 외 스테로이드 주입: epidural steroid injection
• 보존적 요법으로 증상의 개선이 없거나 신경학적 증상이 심할 경우, 수술 고려</td></tr>
</table>
</td></tr>
</table>

구분	요약		
	중재		특성
중재	물리치료적 중재	인자치료	• 냉치료 및 온열치료 ▸ **급성기**: 통증감소와 근육의 연축감소, 모세혈관 수축, 부종감소의 목적 ▸ **급성기 이후**: 2~3일 후부터 혈액순환 증진과 근육이완 및 통증완화 • 전기치료, 초음파 및 극초단파 ▸ **초기**: 통증완화를 위해 고빈도-저강도의 TENS 및 SSP 적용 ▸ 급성기 및 만성기의 통증완화와 손상조직 치유의 목적으로 초음파 적용 ▸ 만성기 통증완화를 위해 극초단파 적용 • 견인치료 ▸ 목 견인은 신경뿌리가 지나가는 척추사이구멍의 면적을 확장시켜 근육의 경련 및 통증감소를 위해 적용 ▸ 척추후관절의 신연(distraction) 및 관절주머니 인대의 신장을 위해 적용 ▸ **지속적 견인**: 낮은 강도로 지속적으로 적용하며, 신경뿌리 과민성 및 초기 신경학적 징후가 있을 경우 적용 ▸ **간헐적 견인**: 큰 견인력을 견딜 수 있는 환자에서 짧은 시간 동안 적용하며, 신경뿌리 과민성이 높지 않은 환자에게 적용 • 보조기 ▸ 목의 고정과 안정을 위해 급성기 Thomas collar 적용 ☞ 최근 조기의 자가훈련으로 움직임을 적용하는 것이 효과적임 ☞ 단점: 혈액순환 장애, 근육의 약화 및 위축, 관절구축 등
		운동치료	• 능동운동 ▸ 등척성 운동 → 능동보조운동 → 능동운동 → 저항운동의 순서로 시행 ▸ 염증삼출액의 흡수를 통한 조직의 유착 형성을 방지하기 위해 2~3일 후 적용 ☞ 목의 과운동성이 있는 경우 근력운동과 함께 안정화 운동 프로그램 병행 • **Mckenzie's 운동**: 반드시 중심화(centralization)를 유도하며 시행 ▸ **분류체계**: 자세증후군(단순 자세의 문제) → 기능장애증후군(목 주변 물렁조직의 장애) → 내부장애증후군(척추사이관절의 구조적 손상; 디스크 손상) ▸ **운동방법**: ㉠ 앉은 자세에서 머리 뒤당김 ㉡ 앉은 자세에서 목 폄 ㉢ 누운 자세에서 머리 뒤당김 ㉣ 누운 자세에서 목 폄 ㉤ 목 가쪽굽힘 ㉥ 목 돌림 ㉦ 앉은 자세에서 목 굽힘
		정형도수 물리치료	• 연부조직 마사지 ▸ 근육의 연축 감소와 염증성 삼출물의 이동을 위해 적용 • 관절가동술 ▸ **Maitland mobilization**: 1~2등급 "척추 중앙 뒤 압박, CPA" 적용 ▸ **Kaltenborn mobilization**: "목뼈 도수당김" 적용 ▸ **Cyriax's manipulation**: 통증과 운동조절

(4) 기운목(torticolis, wry neck)

<table>
<tr><th>구분</th><th>요약</th></tr>
<tr><td>정의</td><td>• 머리가 환측의 어깨 방향으로 기울고 목이 회전하면서 얼굴과 턱이 반대쪽인 건측의 어깨 방향으로 기울어진 형태
• 목빗근(sternocleidomastoid muscle)의 구축으로 발생하며 얼굴의 비대칭 동반</td></tr>
<tr><td>병태 생리</td><td>• 선천성 기운목
▸ 분만 중 근육의 외상으로 근육 조직 내 섬유대를 형성
▸ 목의 연부조직이 분만 중 국소적 압박에 의한 허혈 상태 또는 근육의 혈관 내 혈액응고에 의한 괴사로 인한 변성
• 후천성 기운목
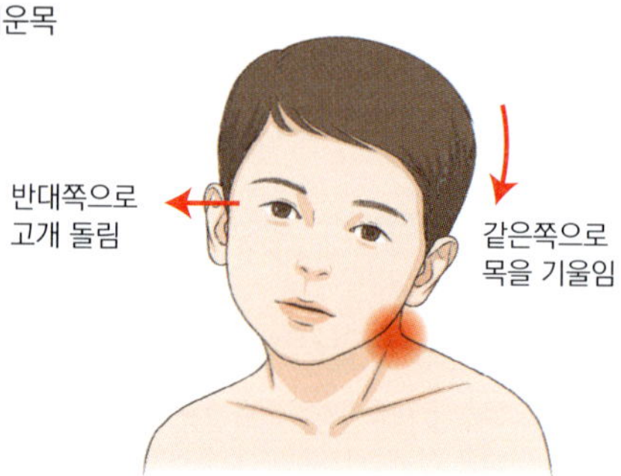

▸ 신경의 이상, 심리적 이상, 연부조직의 외상
▸ 목뼈의 림프절 또는 주변 부위의 염증</td></tr>
<tr><td>임상 증상</td><td>• 목빗근의 섬유화
• 2차적인 안면 비대칭, 척추옆굽음증, 목뼈관절 증후군 등을 동반</td></tr>
<tr><td>분류</td><td><table>
<tr><th>선천성 기운목</th><th>후천성 기운목</th></tr>
<tr><td>신생아에서 발생(0.4% 미만)</td><td>모든 연령에서 발생/여성>남성</td></tr>
<tr><td>출생 시 외상이나 자궁 안에서의 자세이상</td><td>실조증, 약화 혹은 반사변화와 관련 없음</td></tr>
<tr><td>연부조직 부종 및 목빗근 섬유화</td><td>일시적 경련성 기운목: 가장 일반적</td></tr>
<tr><td>Klippel Feil syndrome에서 흔함</td><td>31~60세 사이가 가장 흔함(90%)</td></tr>
</table></td></tr>
<tr><td>고려 사항</td><td>• 선천성 기운목의 90%는 생후 1년 이내에 수동뻗침
• 보존적 치료로 증상의 개선이 나타나지 않거나 약화될 경우 외과적 도움 요청
• 기운목의 50%에서 우울증 발견
• 일반적으로 수술은 고려하지 않으나 필요한 경우 고주파를 이용한 신경절제술을 시행</td></tr>
</table>

<table>
<tr><th>구분</th><th colspan="3">요약</th></tr>
<tr><td rowspan="5">중재</td><td colspan="2">중재</td><td>특성</td></tr>
<tr><td colspan="2">의학적 중재</td><td>• 정형외과적 수술: 1세 이후까지 방치되어 구축이 심하거나, 보존적 요법으로 효과가 없는 경우, 1~4세 사이에 시행
▸ 복장뼈 및 빗장뼈 이는곳에서 근인대 절단술 시행
▸ 심한 경우, 목빗근의 Z-성형술 및 꼭지돌기 이완술 시행</td></tr>
<tr><td rowspan="3">물리 치료적 중재</td><td>인자 치료</td><td>• 온열치료: 환측 목 부위 목빗근의 부종 및 물렁조직 이완
• 보조기: 목의 균형이 맞도록 부드러운 정형외과적 보조기(soft orthopedic collar) 적용</td></tr>
<tr><td>운동 치료</td><td>• 능동운동
▸ 목 부위를 건측으로 가쪽굽힘 및 환측으로 회전운동 적용
• 수동 뻗침운동
▸ 목빗근의 뻗침을 위해 건측으로 가쪽굽힘, 환측으로 돌림 및 목의 앞쪽굽힘</td></tr>
<tr><td>정형도수 물리치료</td><td>• 테이핑 적용: 기운목에 대한 목의 균형을 유지하기 위해 적용
• 관절가동술: 물렁조직의 이완을 위한 도수견인</td></tr>
</table>

(5) 가슴문 증후군(thoracic outlet syndrome; TOS)

<table>
<tr><th>구분</th><th>요약</th></tr>
<tr><td>정의</td><td>• 가슴문이란 위팔신경얼기 및 팔로 가는 동·정맥이 경유하는 관문을 의미하며, 다양한 원인에 의해 신경 또는 혈관의 압박으로 초래된 상태를 총칭함
• 위팔신경얼기(brachial plexus), 빗장밑동맥(subclavius artery)은 목에 위치한 앞목갈비근(anterior. scalene muscle)과 중간목갈비근(middle. scalene muscle) 사이와 빗장뼈(clavicle)와 첫 번째 갈비뼈 사이 및 작은가슴근(pectoralis minor) 아래를 통과하며 선천성 기형, 종양, 외상, 근비후 등의 다양한 원인으로 인해 신경과 혈관의 압박으로 혈액순환장애, 신경증상을 유발하는 상태
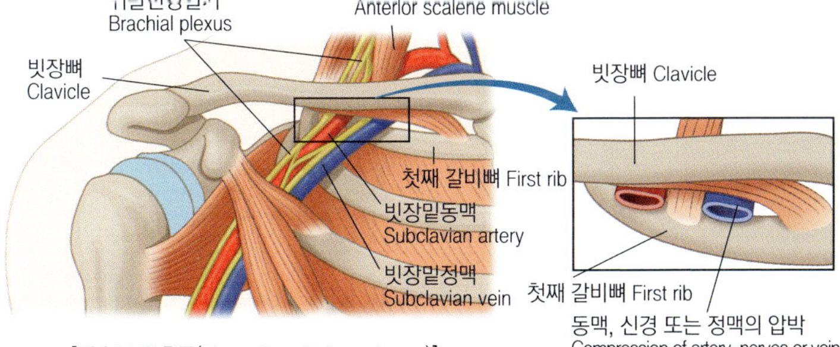

[가슴문 증후군(Thoracic outlet syndrome)]</td></tr>
</table>

<table>
<tr><th>구분</th><th colspan="2">요약</th></tr>
<tr><td>병태
생리</td><td colspan="2">• 자세 불량
▸ 굽은어깨(round shoulder), 거북목증후군, 목갈비근 단축, 어깨뼈 올림근 단축
▸ 수면위치 불량
• 호흡패턴 불량: 천식 또는 폐기종
• 갈비뼈 및 목뼈의 기형
• 외상: 채찍질 손상, 빗장뼈 골절, 첫째 갈비뼈 골절, 위팔뼈 탈구</td></tr>
<tr><td>임상
증상</td><td colspan="2">• 압통과 위팔/아래팔 및 손의 자신경 분포 부위에 저림(numbness), 통증(pain), 타진통(tingling) 및 마비
• 빗장밑동맥의 압박 시 손 및 손가락의 부종과 청색증(cyanosis)
• 누운 자세에서 증상이 심함
• 목통증 및 두통을 동반하는 경우 흔함</td></tr>
<tr><td rowspan="6">분류</td><td>목갈비뼈 증후군(cervical rib syndrome)</td><td>목갈비근 증후군(scalenus syndrome)</td></tr>
<tr><td>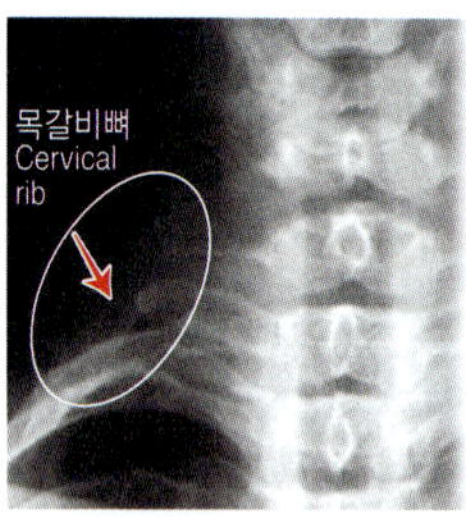
</td><td>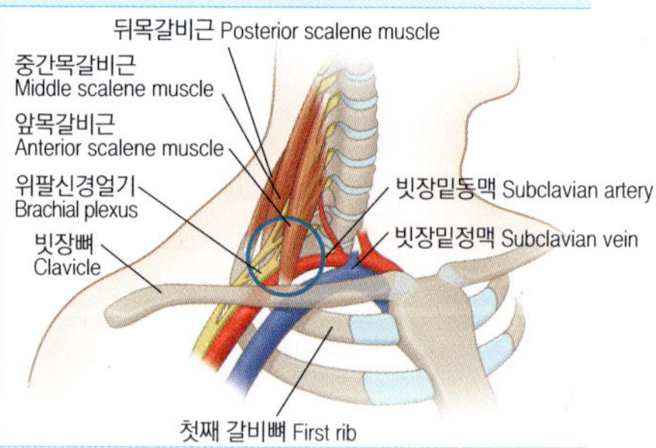
</td></tr>
<tr><td>C7 가로돌기의 선천성 기형(비후)</td><td>앞·중간목갈비근 비후</td></tr>
<tr><td>갈비빗장 증후군(costoclavicular syndrome)</td><td>과벌림 증후군(hyper-abduction syndrome)</td></tr>
<tr><td>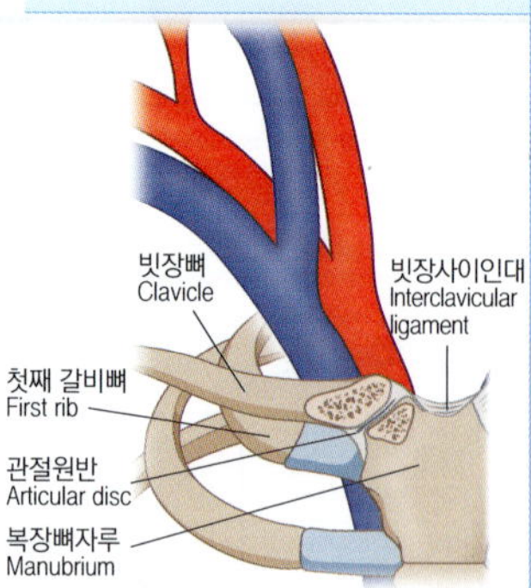
</td><td>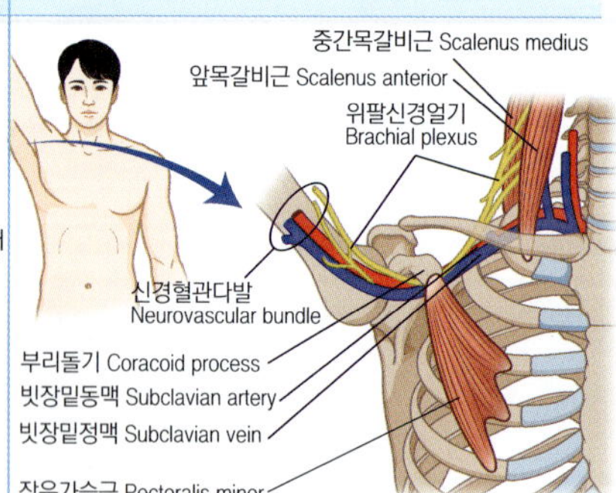
</td></tr>
<tr><td>빗장뼈 및 갈비뼈 골절로 부정유합, 과다한 애벌뼈 형성</td><td>팔의 과다벌림으로 인한 작은가슴근 긴장</td></tr>
</table>

구분	요약		
	중재		특성
중재	의학적 중재		• 심한 통증을 호소하는 경우 신경과 혈관을 압박하는 첫째 갈비뼈 제거술 적용
	물리치료적 중재	인자치료	• 온열치료 및 전기치료 ▸ 근육의 이완과 통증완화를 위해 적용 • 초음파 ▸ 목갈비근과 큰가슴근의 뻗침운동 전 1-2W/㎠의 강도로 3~7분 정도의 초음파 적용은 효과를 높임
		운동치료	* 가슴문 증후군은 신경혈관다발의 압박과 관련된 해부학적 문제이기 때문에 1차적 목표인 증상 완화가 이루어진 후, 원인이 되는 나쁜 자세의 교정에 중점 ☞ 자세결함의 발생 위치와 시기 확인을 위해 행동과 생활방식 조사를 통한 자세한 병력을 파악 • 자세유지근의 근력강화 운동 ▸ 마름근, 중간등세모근 및 위등세모근 등 • 가슴문의 확장을 위한 근력강화 운동 ▸ 목빗근 및 어깨올림근 • 근육 단축에 의한 신경혈관다발의 압박을 감소하기 위한 뻗침운동 ▸ 큰가슴근, 목갈비근 • 가로막호흡 교육
		정형도수물리치료	• 관절가동술 ▸ 가슴문의 유연성을 증가시키고, 정상 운동범위를 회복하기 위해 적용 ▸ 목가슴관절(cevicothoracic joint), 복장빗장관절(sternoclavicular joint), 봉우리빗장관절(acromioclavicular joint) 및 갈비가로돌기관절(costotranseverse joint)의 관절가동술을 점진적으로 적용

2) 허리뼈부 질환

(1) 척추사이원반 탈출증(herniated nucleus pulposus; HNP)

구분	요약
정의	• 척추사이원반 주변 섬유연골의 열상 또는 파열에 의해 속질핵의 미끄러짐 또는 돌출로 척수의 경질막이나 신경뿌리 압박으로 허리통증, 방사통, 근육약화 및 감각이상의 신경학적 증상 • 남 · 녀 비율은 2~3:1로 남성에게 많고, 호발 연령은 20~40세까지의 활동이 많은 연령층에서 나타남

<table>
<tr><th>구분</th><th colspan="3">요약</th></tr>
<tr><td rowspan="5">병태생리</td><td>구분</td><td colspan="2">특성</td></tr>
<tr><td>위험요인</td><td>• 반복적인 들어올림과 비틀림
• 척추사이원반의 만성적인 과부하 자세
• 외상(낙상 및 교통사고 등)</td><td>• 나쁜 자세 및 근육의 불균형
• 운동부족 및 코어근육의 약화
• 영양부족 및 전반적인 건강 상태</td></tr>
<tr><td>자세에 따른 압력변화</td><td colspan="2">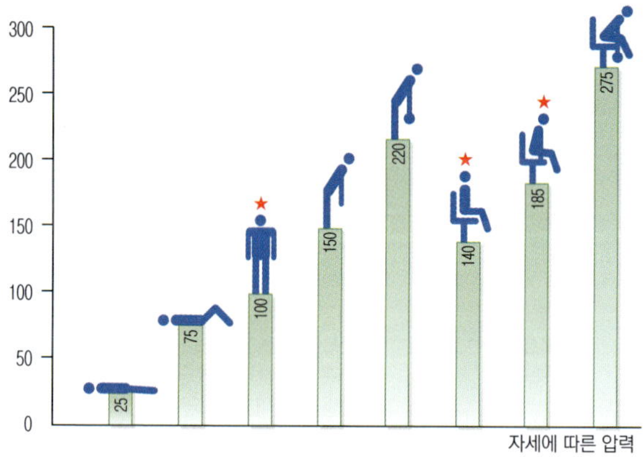</td></tr>
<tr><td>HNP 단계</td><td colspan="2">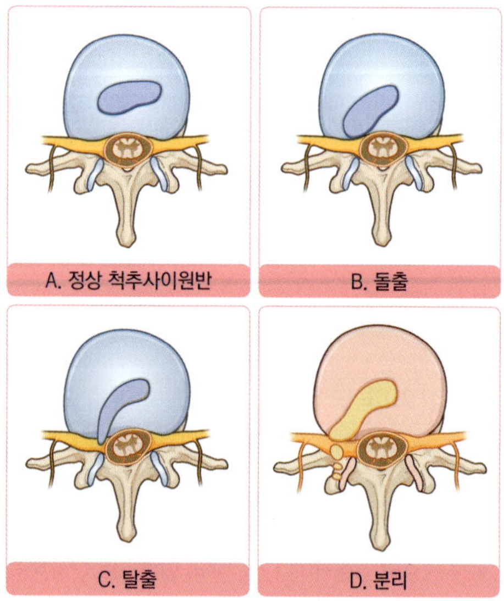</td></tr>
</table>

<table>
<tr><th>구분</th><th>요약</th></tr>
<tr><td>병태
생리</td><td>
<table>
<tr><th>구분</th><th>특성</th></tr>
<tr><td>척수수준</td><td>
<table>
<tr><th>수준</th><th>L4</th><th>L5</th><th>S1</th></tr>
<tr><td>깊은힘줄
반사</td><td>무릎뼈반사
(넙다리신경)</td><td>넙다리뒤근
(궁둥신경)</td><td>아킬레스힘줄
(정강신경)</td></tr>
<tr><td>운동</td><td>뒤꿈치 보행
앞정강근
넙다리네갈래근</td><td>뒤꿈치 보행
긴엄지폄근
중간볼기근</td><td>발가락 보행
발바닥굽힘근
종아리근 그룹</td></tr>
<tr><td>위축</td><td>넙다리네갈래근</td><td>최소</td><td>장딴지근</td></tr>
<tr><td>피부분절</td><td>다리안쪽</td><td>다리가쪽과 안쪽
3개 발가락 부위</td><td>발가쪽과 가쪽
2개 발가락 부위</td></tr>
</table>
</td></tr>
</table>
</td></tr>
<tr><td>임상
증상</td><td>• 초기 증상: 국소적 허리통증/앉아 있을 때 통증 악화, 서 있을 때 통증 감소
• 방사통: 허리통증 및 엉덩이, 뒤넙다리, 종아리 및 발가락 끝까지 통증
• 신경뿌리의 피부분절을 따라 저림증상 및 근력약화
• 뻗은다리올림의 감소, 깊은힘줄반사 감소 및 대소변 장애(극심한 경우)</td></tr>
<tr><td>고려
사항</td><td>• 마미증후군(cauda equina syndrome) 『의학적 응급상황』
▸ 요실금 및 성기능 약화
▸ 회음부 저림 또는 감각이상
▸ 안장 부분 및 항문조임근의 감각 소실
▸ 발처짐 징후(foot drop sign)</td></tr>
<tr><td>중재</td><td>
<table>
<tr><th>중재</th><th>특성</th></tr>
<tr><td>의학적 중재</td><td>• 외과적 수술: 신경감압술, 디스크제거술, 척추유합술 등
• 수술을 요하는 척추사이원반탈출증
▸ 다리마비와 근력약화가 점점 진행되는 경우
▸ 대소변 장애(cauda equina syndrome)
▸ 극심한 통증으로 일상생활이 불가능한 경우
▸ 6주 이상의 보존적 치료에 아무런 증상의 호전이 없는 경우
▸ 8주 이상의 물리치료에 효과가 없는 경우
▸ 신경학적 증상이 악화되거나, 발처짐이 발생한 경우
▸ 재발이 우려되는 경우</td></tr>
</table>
</td></tr>
</table>

<table>
<tr><th>구분</th><th colspan="3">요약</th></tr>
<tr><td rowspan="4">중재</td><th colspan="2">중재</th><th>특성</th></tr>
<tr><td rowspan="3">물리 치료적 중재</td><td>인자치료</td><td>• 침상안정
▸ 초기 척추의 압력 증가를 피하기 위해 주로 누운 자세에서 안정을 취하며, 이때 엉덩관절과 무릎관절이 약간 굽힘되어 척추사이원반의 압력을 감소시키기 위해 무릎 아래에 베개를 넣는다.
• 온열치료 및 전기치료
▸ 온습포 등을 적용하여 근육이완 및 순환증진
▸ TENS, SSP 등으로 통증완화
• 견인치료
▸ 신연효과: 척추뼈 사이의 공간을 증가시켜 신경조직 자극을 완화
▸ 흡입효과: 압력의 감소로 척추사이원반이 제위치로 이동
▸ 신장효과: 뒤세로인대의 신장력을 통해 척추사이원반을 전방으로 이동
• 보조기
▸ 몸통을 지지하여 척추사이원반에 가해지는 압력을 감소시켜 통증 완화</td></tr>
<tr><td>운동치료</td><td>• Mckenzie's 운동: 반드시 중심화(centralization)를 유도하며 시행
▸ 척추사이원반탈출증 원인: ㉠ 오래 앉아 있는 자세, ㉡ 몸통 폄의 제한, ㉢ 몸통 굽힘의 증가
▸ 운동방법: 허리의 폄 운동이 중심이 되는 역학적 운동
• Caillet 운동: 허리뼈 앞굽음을 동반한 척추의 구축과 불량한 자세가 주 원인
▸ 운동방법: 골반의 후방경사운동, 몸통근육의 강화, 단축된 물렁조직의 뻗침에 초점
• Golthwaite 운동
▸ 운동방법: 배부근의 근력강화에 초점을 둔 등척성 수축 운동
• Emblass 운동
▸ 운동방법: 몸통 폄 동작을 위주로 한 운동으로, 난이도를 단계별로 구성</td></tr>
<tr><td>정형도수 물리치료</td><td>• 연부조직 마사지
▸ 근육의 연축 감소와 염증성 삼출물의 이동을 위해 적용
• 관절가동술
▸ Maitland mobilization: 1~2등급 "척추 중앙 뒤 압박, CPA" 적용
▸ Kaltenborn mobilization: "목뼈 도수당김" 적용
▸ Cyriax's manipulation: 통증과 운동조절</td></tr>
</table>

(2) 척추분리증(spondylolysis)

<table>
<tr><th>구분</th><th>요약</th></tr>
<tr><td>정의</td><td>• 척추뼈 뒷부분의 위·아래 관절돌기 사이에 있는 관절사이부분(pars interarticularis)이 한쪽 또는 양쪽으로 결손이나 골절된 상태
• 허리뼈 4~5번 사이에서 호발하며, 전체 인구의 약 4~6%에서 나타남</td></tr>
<tr><td>병태
생리</td><td>• 급성손상에 대한 유병률보다 만성적인 스트레스가 지속적으로 가해져 유발
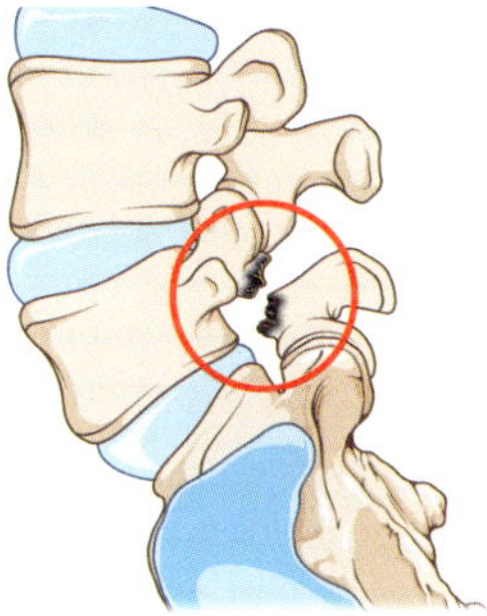
[척추분리증]
• 위험요인
▸ 활동성이 강한 10대 후반에서 호발
▸ 반복적인 허리의 돌림 및 뒤로 젖히는 동작에 의한 피로 골절
▸ 무거운 물건을 나르거나 머리 위로 드는 동작
▸ 역도, 야구, 골프 등의 몸통 돌림을 하는 선수
▸ 수영, 체조, 배구 등의 몸통 과다폄을 하는 선수
▸ 영양부족 및 전반적인 건강 상태</td></tr>
<tr><td>임상
증상</td><td>• 소아: 청소년기까지 무증상인 경우 흔함(허리통증 및 방사통보다 자세의 변화 및 걸음의 불편을 호소)
• 성인: 허리통증 및 방사통이 주요 증상</td></tr>
<tr><td>고려
사항</td><td>• X-선 촬영 시 45° 사선 방향(oblique view)에서 결손 부위 확인 가능
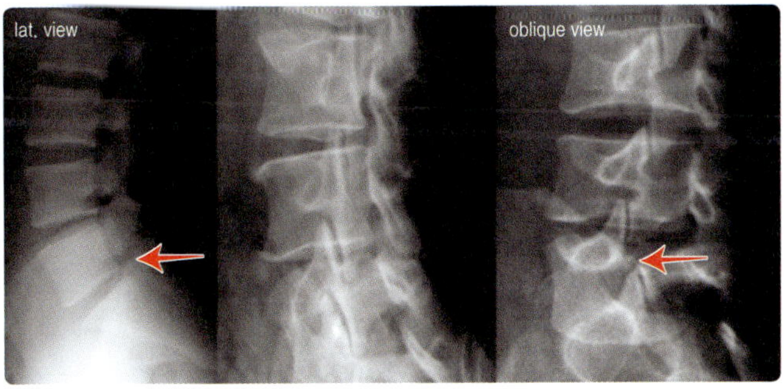
</td></tr>
</table>

(3) 척추전방전위증(spondylolisthesis)

구분	요약
정의	• 아래 척추뼈에 대해 위의 척추뼈가 앞으로 미끄러져 나가 척수신경이 지나가는 신경관이 좁아져 신경학적 증상을 나타내는 질환
병태생리	• 척추분리증 ▸ 약 50%에서 척추전방전위증으로 악화 • 나이 • 빠른 성장과 스포츠 활동 • 분류

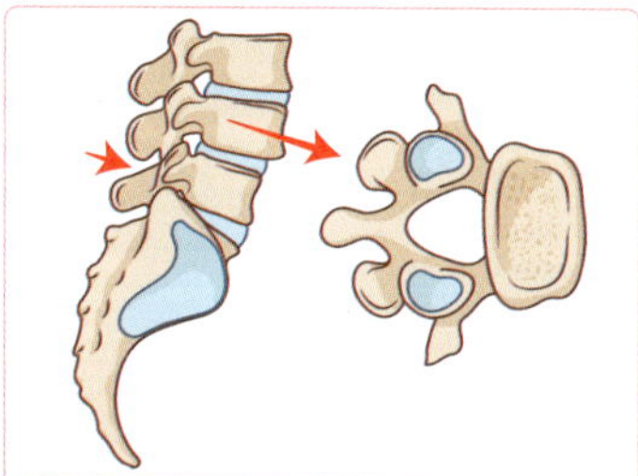

퇴행성 척추전방전위증

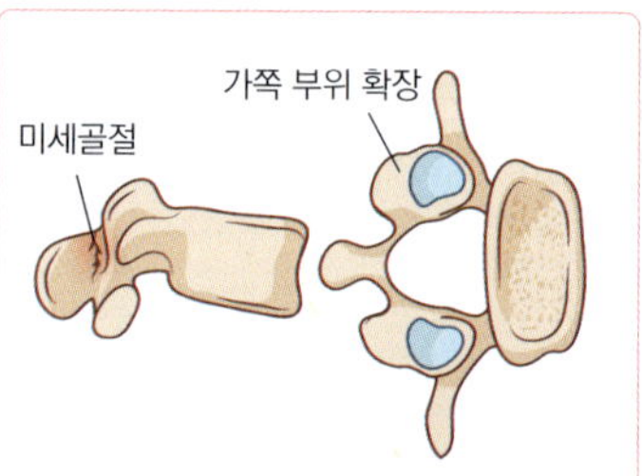

잘룩 척추전방전위증

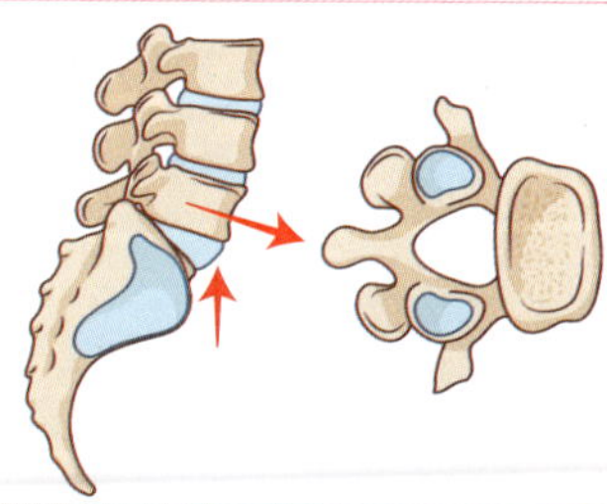

선천성 척추전방전위증

형태	설명
선천성	위쪽 엉치뼈의 결함 또는 L5 뒤쪽 활의 형성이상이 있는 선천성 비정상, S1에 대해 L5가 앞쪽으로 미끄러짐
잘룩	재발성 미세골절로 인한 비대, 급성 골절, 굽힘, 폄, 회전 외상으로 인한 관절 사이 부분의 결함으로 발생
퇴행성	원반과 후관절의 퇴행성 변화로 인한 척추분리증의 결과로 아래 척추몸통으로부터 위쪽 척추몸통이 앞쪽으로 이동
외상성	드물지만, 관절 사이 부분의 문제가 아닌 척추 자체의 급성 골절로 인함
병적	신진대사 질병 또는 종양으로 인해 관절 사이 부분, 다리(pedicle) 또는 후관절의 약화로 위쪽 척추가 앞쪽으로 이동

구분	요약
임상 증상	• 앉았다 일어서기, 장시간 서 있기, 허리의 과도한 폄 동작, 장시간 걸음 시 간헐적 파행 증상 • 다리의 경련 현상 • 아침에 허리통증 때문에 폄 동작이 힘들지만 허리를 굽힘하여 앞쪽으로 전위되는 정도를 축소시키면 통증이 감소 • Meyerding의 등급 체계; 척추전방전위증 등급 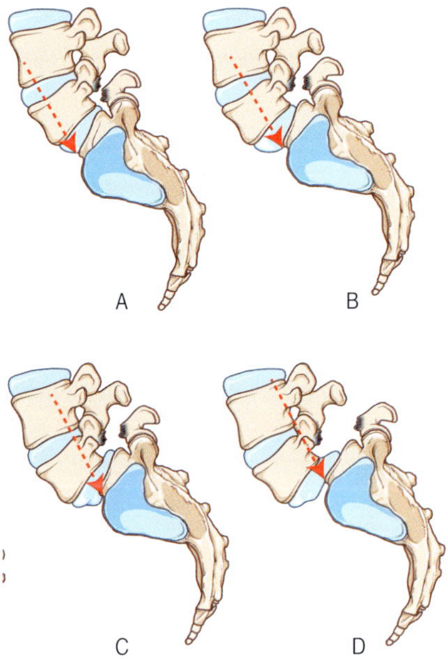 [척추몸통 전면선을 기준으로 한 척추전방전위증의 등급] A. 1등급: 척추몸통의 25% 전방 전위 B. 2등급: 척추몸통의 50% 전방 전위 C. 3등급: 척추몸통의 75% 전방 전위 D. 4등급: 척추몸통의 100% 전방 아탈구
고려 사항	• 등급별 중재원칙 ▸ **Ⅰ~Ⅱ등급**: 비수술적 치료 우선 적용, 온열치료와 냉치료를 적용하여 염증감소 및 근육긴장을 완화시켜 통증과 경련을 억제 ▸ **Ⅲ~Ⅳ등급**: 심한 신경학적 증상의 경우 수술적 치료 우선, 허리골반리듬의 회복 및 배근강화 운동에 초점

<table>
<tr><th>구분</th><th colspan="3">요약</th></tr>
<tr><td rowspan="5">중재</td><th colspan="2">중재</th><th>특성</th></tr>
<tr><td colspan="2">의학적 중재</td><td>• 3~4 등급의 경우, 나사와 케이지를 이용한 척추유합술 시행
▸ 신경의 압박 감소
• 급성기: 통증조절을 위한 NSAID 투약
• 만성기: 프롤로 치료(증식치료-인대강화주사)</td></tr>
<tr><td rowspan="3">물리
치료적
중재</td><td>인자치료</td><td>• 일반적 방법
▸ 척수관 내부 공간이 증가하는 동안 척추사이원반 및 관절면의 부하 감소
▸ 급성기: 휴식 및 냉찜질 적용
▸ 비체중부하 활동
• 온열치료 및 전기치료
▸ 온습포 등을 적용하여 근육이완 및 순환증진
▸ TENS, SSP 등으로 통증완화
• 보조기
▸ 중립에서 약간 굽힘된 방향으로 고정: 후관절의 부하감소에 도움</td></tr>
<tr><td>운동치료</td><td>• 몸통 및 다리의 조건화
• 고유수용기 재훈련
• 엉덩허리근, 척추세움근 및 넙다리뒤근의 유연성 운동
• 볼기근 및 배근육의 강화
• 반복적 과폄 운동 및 스포츠와 연관된 운동선수의 위험성에 대한 자세교육</td></tr>
<tr><td>정형도수
물리치료</td><td>• 연부조직 마사지
▸ 국소부 근육의 과긴장 및 근연축의 완화
• 관절가동술
▸ 관절가동화 및 도수교정은 척추의 분절 위와 아랫부분의 신체 역학의 향상과 불안정한 척추분절의 압박을 줄이는데 효과적</td></tr>
</table>

(4) 척추관협착증(spinal stenosis)

구분	요약
정의	• 척추 중앙의 척추관 또는 척추사이구멍이 좁아져서 허리의 통증을 유발하거나 다리에 여러 복합적인 신경증상을 일으키는 질환 • 대부분 노인에게서 발생하며, 하나의 척추 또는 여러 수준의 척추에서 발생 • 선천성 척추관협착증은 주로 40~50대, 퇴행성 척추관협착증은 주로 60~70대에 호발

<table>
<tr><th>구분</th><th>요약</th></tr>
<tr><td>병태 생리</td><td>
• 척추관 내 척추뼈고리판이나 황색인대의 비후
• 뼈유합술 후에 긴 뼈융기
• 파제트 병
• 척추뼈 몸통 뒤쪽의 비정상적인 증식성 뼈돌기
• 선천성 척추관협소증
• 척추후관절 비후
• 분류
<table>
<tr><th>협착의 형태</th><th>시작 부위/특성</th></tr>
<tr><td colspan="2">선천성 협착</td></tr>
<tr><td>원인불명</td><td>척주관의 비정상으로 작은 형태와 크기</td></tr>
<tr><td>연골무형성</td><td>선천성 난장이에서 발견되는 뼈무형성증</td></tr>
<tr><td colspan="2">퇴행성(후천성) 협착</td></tr>
<tr><td>퇴행성</td><td>원반 붕괴로 인한 섬유테의 돌출
황색인대 비틀림, 경화와 함께 뼈가시 형성, 척추후궁(laminae)과 후관절의 비대성 변화</td></tr>
<tr><td>선천성 및 퇴행성 결함</td><td>선천성 및 발달성으로 척주관이 좁아지는 퇴행성 변화</td></tr>
<tr><td>척추앞전위 또는 척추용해</td><td>골절 여부와 관계 없이 척추몸통이 앞쪽으로 밀려가 척주관이 줄어듦</td></tr>
<tr><td>의연성(Iatrogenic)</td><td>척추융합 및 척추후궁절제술 후 퇴행성 변화의 가속</td></tr>
<tr><td>외상 후</td><td>척추관 내 골절 후 파편이 삽입되는 합병증</td></tr>
<tr><td>병적 상태</td><td>파제트 병, 종양 또는 감염 같은 대사성 뼈질환</td></tr>
</table>
</td></tr>
<tr><td>임상 증상</td><td>
• 주로 허리통증이 빈번하게 발생하며, 엉치통증으로부터 점차 허벅지가 당기고 무릎 아래에서 발바닥까지 저림증상 호소
• 야간에 통증이 심한
• 허리나 무릎을 펴면 증상이 악화
• “drop attack sign”
• 다리의 감각저하 및 근력저하
• 간헐적 파행증
</td></tr>
</table>

<table>
<tr><th>구분</th><th colspan="4">요약</th></tr>
<tr><td rowspan="7">임상 증상</td><td></td><td>신경성</td><td>혈관성</td><td>마미증후군</td></tr>
<tr><td>허리통증</td><td>있다</td><td>없다</td><td>있다</td></tr>
<tr><td>다리통증</td><td>몸쪽부</td><td>먼쪽부</td><td>몸쪽부 및 먼쪽부</td></tr>
<tr><td>맥박</td><td>정상</td><td>감소</td><td>정상</td></tr>
<tr><td>감각/운동</td><td>감소</td><td>정상</td><td>감소</td></tr>
<tr><td>영양변화</td><td>근위축</td><td>피부위축, 궤양</td><td>근위축(드물다)</td></tr>
<tr><td>X-선 검사</td><td>비대성 변화</td><td>혈관의 동맥경화</td><td>MRI에서 중심관 탈출</td></tr>
</table>

<table>
<tr><td rowspan="6">고려 사항</td><td colspan="2">• 척추관협착증 자가체크 리스트</td></tr>
<tr><td>허리 굽힘 시 통증감소, 폄 시 통증증가</td><td>날씨 변화에 예민</td></tr>
<tr><td>오래 걷기</td><td>바로 눕거나 엎드려 자기 힘듦</td></tr>
<tr><td>엉치 부위 통증</td><td>딱딱한 바닥에 눕기 힘듦</td></tr>
<tr><td>계단을 내려갈 때 통증</td><td>소변을 봐도 시원하지 않음</td></tr>
<tr><td>감각이상</td><td>등과 허리의 경직</td></tr>
</table>

<table>
<tr><td rowspan="6">중재</td><th colspan="2">중재</th><th>특성</th></tr>
<tr><td colspan="2">의학적 중재</td><td>• 약물요법: 보존적 치료 시 사용하는 약물은 NSAID 계열의 소염진통제와 근육이완제
• 수술적 치료
▸ 근력저하, 척추손상의 증상, 말총증후군 등이 생길 경우 → 감압술 시행
▸ 감압술은 두꺼워진 황색인대, 후관절돌기의 안쪽 부위, 척추사이원반 등을 충분히 절제하여 감압시켜 주는 형태
▸ 신경뿌리병증의 소견이 있을 경우 척추사이구멍 확장술을 통해 신경뿌리가 압박받지 않도록 조치
▸ 척추불안정성이 있을 경우 뼈 유합술을 통해 고정</td></tr>
<tr><td rowspan="3">물리 치료적 중재</td><td>인자치료</td><td>• 온열치료 및 전기치료
▸ 온습포 등을 적용하여 근육이완 및 순환증진
▸ TENS, SSP 등으로 통증완화
• 보조기
▸ 허리뼈의 지지와 척추사이원반에 가해지는 압력을 최소화하기 위함</td></tr>
<tr><td>운동치료</td><td>• 윌리엄 운동, 골드웨이트 운동, 웸브라스 운동 및 허리 안정화 운동 등의 적용</td></tr>
<tr><td>정형도수 물리치료</td><td>• 연부조직 마사지
▸ 근경련 현상을 완화
• 관절가동술
▸ 굽힘-신연 기법 적용</td></tr>
</table>

(5) 척추후관절증후군(facet syndrome)

<table>
<tr><th>구분</th><th>요약</th></tr>
<tr><td>정의</td><td>• 척추후관절(facet joint)은 척추 뒷부분의 위·아래 관절돌기로 구성된 윤활관절로 신경지배가 많이 있는 관절주머니 구조의 염증에 의해 기인하는 허리통증으로 한 쪽 혹은 양쪽의 볼기 부위와 다리에 통증이 나타남</td></tr>
<tr><td>병태
생리</td><td>• 척추후관절의 마모나 나쁜 생활습관 혹은 바르지 못한 자세의 결과
• 돌기사이관절연골의 퇴행성 변화와 관절주머니의 젖힘 및 이완, 돌기사이관절의 변성</td></tr>
<tr><td>임상
증상</td><td>• 아침에 일어날 때 허리가 뻣뻣하고 통증
• 허리의 폄, 가쪽굽힘 및 돌림 시 통증이 증가하고, 굽힘 시 감소
• 척추후관절증후군의 증상을 악화시키는 척추후관절 자체 또는 척추사이원반의 퇴행
▸ 관절주머니 및 인대의 염좌
▸ 생역학적으로 과도한 허리앞굽음 자세
▸ 척추전방전위증 또는 불안정성의 과거병력</td></tr>
<tr><td>중재</td><td>• 척추후관절증후군의 중재
<table>
<tr><td>일반적
중재방법</td><td>• 휴식, 냉찜질, 통증이 없는 관절운동범위(PFROM)
• 조기의 관절가동술을 통한 근경련 이완
• 코어근육 강화
• 콜라겐 및 연골생성 보조제</td></tr>
<tr><td>마사지</td><td>• 근막동통점, 이완마사지, 수치료</td></tr>
<tr><td>관절가동술</td><td>• 척추후관절 자극의 징후와 증상을 감소시키는 척추후관절 열림, 반월판 포착 제거, 동작 회복 및 근육의 과긴장 완화에 초점</td></tr>
<tr><td>전기치료</td><td>• 경피신경자극치료 및 초음파</td></tr>
<tr><td>투약</td><td>• NSAID 단기간 사용
• 불안정성인 경우 프롤로 치료</td></tr>
</table></td></tr>
</table>

(6) 강직성 척추염(ankylosing spondylitis)

<table>
<tr><th>구분</th><th>요약</th></tr>
<tr><td>정의</td><td>• 혈청인자 음성 척추관절증으로 주로 골반과 척추몸통의 인대, 관절 부위를 포함한 축성 뼈대에 침범하여 통증과 강직을 일으키는 만성 진행성 염증성 척추질환</td></tr>
<tr><td>병태생리</td><td>• 15~50세 사이에 시작
• 관절경화(joint sclerosis)와 뒤세로인대의 뼈되기(PLL ossification)
• 방사선상 대나무와 비슷한 모양을 형성한다고 해서 일명 "bamboo spine"이라고도 하며, 발견한 사람의 이름을 따서 "Von Bechtereuis disease" 또는 "Marie-Strumpell disease"라고도 함
• 남성이 여성보다 2~3배 호발</td></tr>
<tr><td>임상증상</td><td>• 청소년기형 강직성 척추염은 엉덩관절의 침범 정도가 성인기형에 비해 훨씬 심각함
• 증상은 엉치엉덩관절 및 아래 허리 부위 통증에서 시작
• 통증과 함께 전신 피로감, 식욕부진, 체중감소, 미열 등이 동반
• 관절강직과 함께 척추뒤굽음증, 엉덩관절 및 무릎관절의 굽힘구축이 동반</td></tr>
<tr><td>고려사항</td><td>• 쇼베르 검사(Schober test)
• 가슴우리(thoracic cage) 확장 검사
• 엉덩관절 운동범위 검사</td></tr>
<tr><td>중재</td><td>
<table>
<tr><th>중재</th><th>특성</th></tr>
<tr><td>의학적 중재</td><td>• 약물요법: 보존적 치료 시 사용하는 약물은 NSAID 계열의 소염진통제와 근육이완제
▸ 항류마티스약제가 팔다리의 관절염을 치료하는데 효과적
▸ 관절 이외의 부위에 심한 염증 시 부신겉질호르몬제(스테로이드제) 적용
☞ 허리, 목, 골반 등과 같은 부위의 통증과 염증을 치료하는데 부신겉질호르몬제는 전혀 효과가 없음
• 수술적 치료
▸ 장시간 허리, 등 및 목을 전혀 움직일 수 없거나 이로 인한 일상생활이 어려울 경우 적용
▸ 약물치료 적용 없이 10~20년 이상 지속되어 약물치료가 효과가 없다고 판단될 경우 적용</td></tr>
</table>
</td></tr>
</table>

구분	중재		특성
중재	물리치료적 중재	인자치료	• 허버드 탱크 ▸ 척추 부위의 혈액순환 개선 ☞ 전신 수치료의 경우 환자가 쉽게 피로할 수 있기 때문에 치료시간 단축
		운동치료	• 변형 예방을 위한 운동치료 시행 ▸ 위 목뼈의 젖힘과 아래목뼈의 굽힘변형의 예방 목적으로 머리긴근에 대한 능동운동과 저항운동 시행 ▸ 등뼈의 뒤굽음을 예방하기 위한 등뼈 폄운동 적용 ▸ 엉덩관절 굽힘구축을 예방하기 위한 뻗침운동 ▸ 가슴우리의 확장과 배호흡운동을 통한 호흡운동
		정형도수물리치료	• 연부조직 마사지 ▸ 근경련 현상을 완화 • 관절가동술 ▸ 척추부의 관절가동술 적용

3) 기타 척추부 질환

(1) 자세부정렬 증후군(malalignment syndrome)

구분	요약
정의	• 신체가 정렬이 되지 않아 생길 수 있는 상태로 정의할 수 있으며 만성적인 목, 허리 및 골반의 해부학적 부정렬로 인해 척추관절 및 근육의 자세성 피로에 대한 이차적인 통증 • 외부의 불리한 자극이나 대뇌의 이상 등 질병이나 바르지 못한 자세의 장기화로 신체의 균형이 깨지면서 발생하는 근골격계 질환 • 관절과 인대, 디스크 질병이 발생한 후 이차적인 신체의 변형 및 원인과 질환이 없으면서 바르지 못한 자세에 의해 발생

구분	요약
병태생리	• 해부학적 다리길이 차이 또는 기능적 다리길이 차이

아래교차증후군(lower cross syndrome)

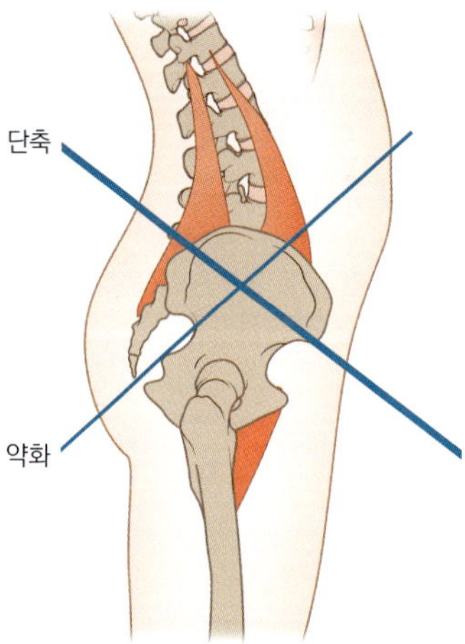

발 기형

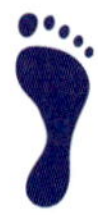

정상 발
Normal foot

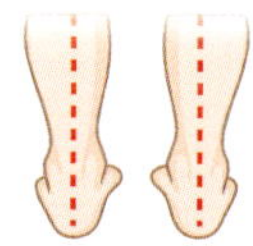

뒤꿈치종아리각(calaneal tibia angle)의
정상적인 발 Pes rectus

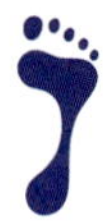

휜발
Pes cavus deformity

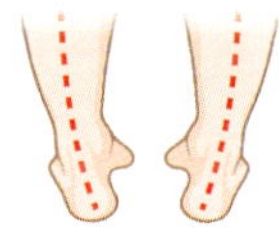

안쪽으로 기울어진 발
Pes varus

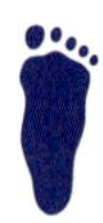

편평발
Pes planus deformtiy

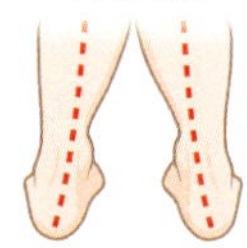

가쪽으로 기울어진 발
Pes valgus

무릎관절 기형

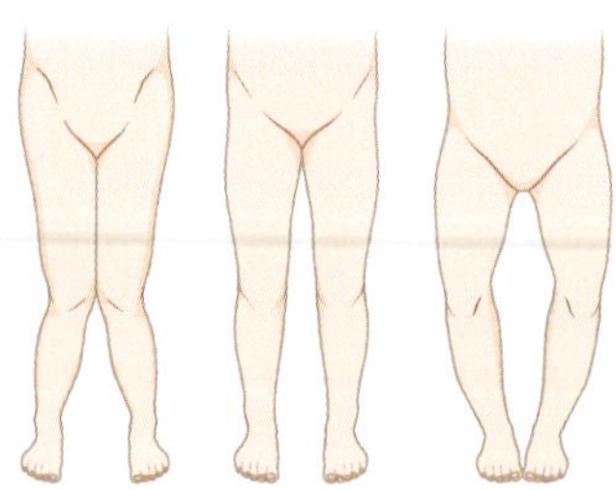

밖굽이무릎 Genu valgum / 정상 Normal / 안굽이무릎 Genu varum

엉덩관절 기형

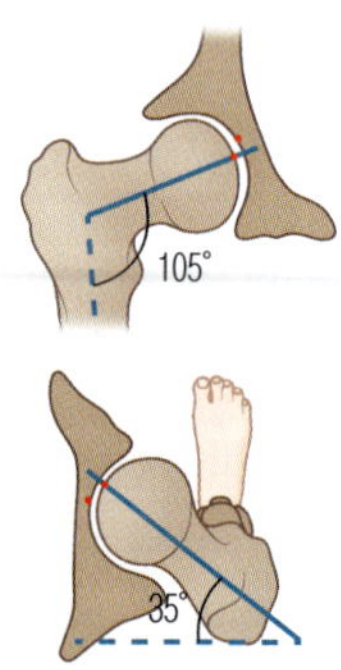

구분	요약
병태생리	• Kendall 분류에 의한 자세이상 분류 (아래 그림 및 표 참조)

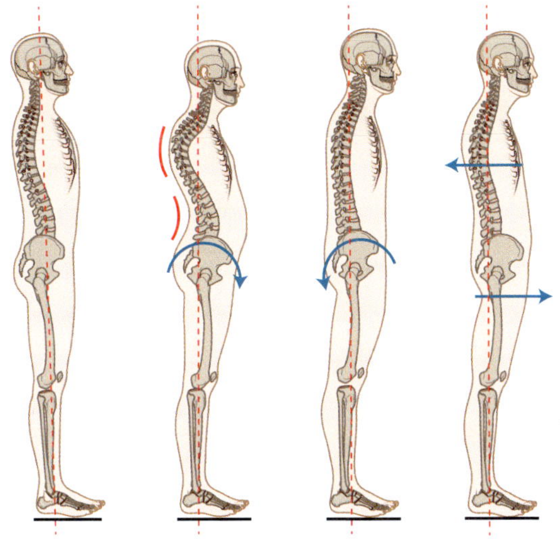

	뒤굽음-앞굽음 자세	편평등 자세	굽은등 자세
머리	전방내밈	전방내밈	전방내밈
목뼈	과폄	약간 폄	약간 폄
어깨뼈	벌림	-	-
등뼈	과굽힘	위쪽부: 굽힘 증가 아래부: 굽힘 감소	과굽힘
허리뼈	과폄	굽힘	아래허리 굽힘
골반	앞기울임	뒤기울임	뒤기울임
엉덩관절	굽힘	폄	과폄
무릎관절	약간 과폄	폄	과폄
발목	발바닥 굽힘	약간 발바닥 굽힘	중립 위치

구분	요약	
임상증상	목과 척추 주변 근막, 인대, 근육, 관절의 만성적인 과부하(좌상/염좌)로 통증 및 기능부전 발생	
	통증으로 인해 통각 자극이 증가하여 연부조직의 국소적 염증 유발	
	위험요인	• 과거병력에서 목과 어깨관절의 손상 • 잘못된 자세성 습관 및 호흡

<table>
<tr><th>구분</th><th>요약</th></tr>
<tr><td rowspan="5">고려사항</td><td>

• 다리와 척추 정렬의 보상작용

<table>
<tr><th colspan="2">목말밑관절의 부하반응</th></tr>
<tr><td>

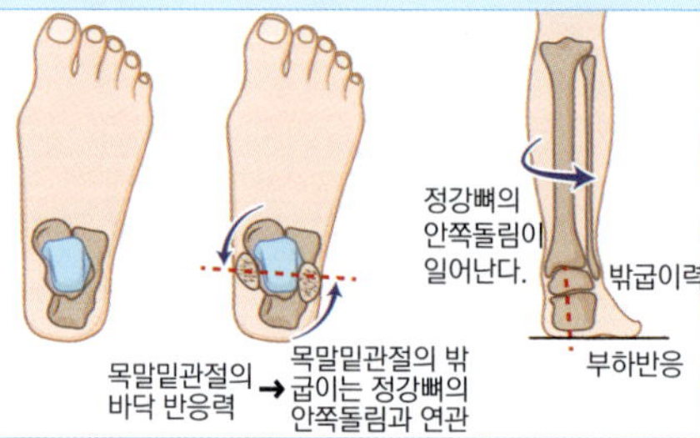

</td><td>발의 회내와 목말뼈 모음
↓
발목관절의 안쪽돌림
↓
정강뼈의 안쪽돌림
↓</td></tr>
<tr><td>

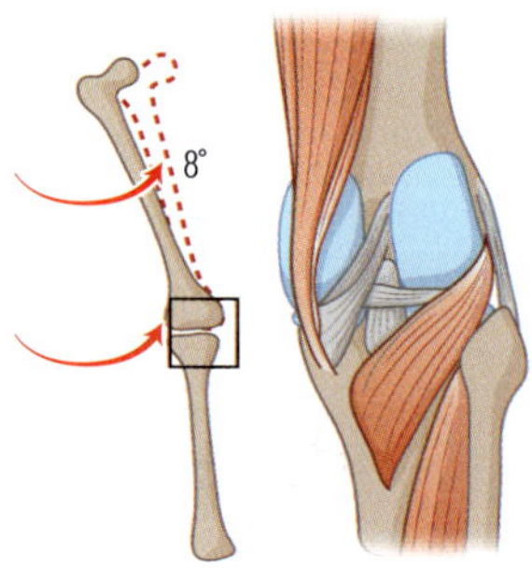

</td><td>무릎관절의 밖굽이력 상승
↓
넙다리뼈의 안쪽돌림
↓</td></tr>
<tr><td>

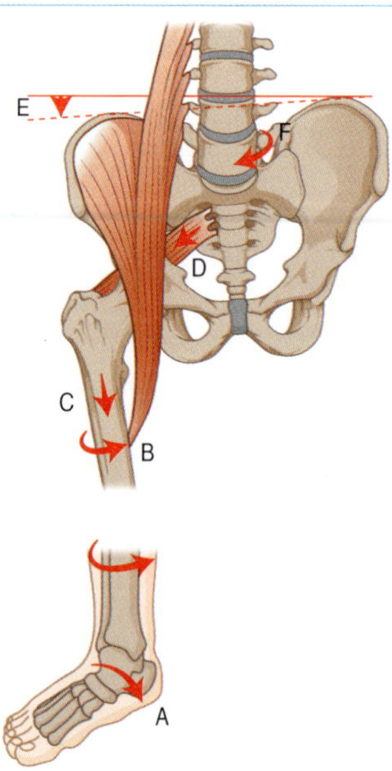

</td><td>엉덩관절 굽힘
↓
골반의 앞기울임과 안쪽돌림
↓
허리의 과앞굽음 발생</td></tr>
</table>

</td></tr>
</table>

(2) 척추앞굽음증(hyperlordosis); 허리부

<table>
<tr><th>구분</th><th>요약</th></tr>
<tr><td>정의</td><td>• 허리뼈가 정상보다 과도하게 앞쪽 방향으로 돌출된 상태
• 정상 허리뼈의 앞굽음각은 L1~5 사이에서 45°임</td></tr>
<tr><td>병태 생리</td><td>• 원발성 척추앞굽음증
▸ 선천적인 척추뼈 기형이나 엉치뼈 경사(sacral base angle) 이상에 의해 발생
• 속발성 척추앞굽음증
▸ 골반 주위 구조물의 불균형에 의한 2차적 기형
▸ 배근육의 약화 및 엉덩관절 굽힘근의 단축
▸ 임상적으로 속발성 척추앞굽음증이 많이 발생</td></tr>
<tr><td>임상 증상</td><td>• 허리뼈의 뒤쪽과 관절면 사이의 척추사이원반에 압박력(compression)이 증가
• 섬유테두리 앞쪽의 신연과 앞세로인대의 뻗침 발생
• 뒤세로인대, 가시끝인대, 가시사이인대, 황색인대 및 몸통폄근의 단축
• 엉덩관절굽힘근 및 척추세움근의 단축과 배곧은근 및 볼기근의 약화로 인해 엉치뼈의 앞쪽 기울기가 증가</td></tr>
<tr><td>고려 사항</td><td>• 척추앞굽음증의 방사선학적 특성: 앞굽음의 증가
1. 엉치수평각: 40°
2. 허리엉치각: 30°
3. 허리앞굽음각: 45°
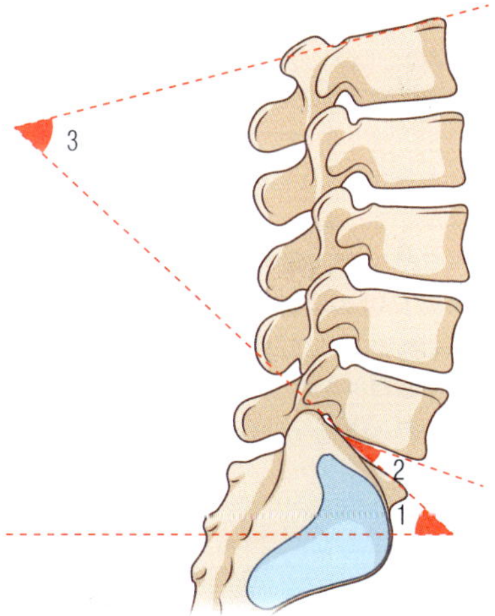</td></tr>
<tr><td>중재</td><td><table><tr><th>중재</th><th>특성</th></tr><tr><td>의학적 중재</td><td>• 수술적 중재
▸ 척추앞굽음증은 심하게 진행되지 않은 경우 비수술적 보존치료 우선
▸ 수술적 중재 시 척추변형 교정술 적용</td></tr></table></td></tr>
</table>

<table>
<tr><th>구분</th><th colspan="3">요약</th></tr>
<tr><td rowspan="4">중재</td><td colspan="2">중재</td><td>특성</td></tr>
<tr><td rowspan="3">물리
치료적
중재</td><td>인자치료</td><td>• 온열치료 및 전기치료
▸ 신진대사와 혈액순환 증가의 목적으로 온열치료 적용
▸ 부종 및 통증완화를 위해 TENS, ICT, US 적용</td></tr>
<tr><td>운동치료</td><td>• 척추앞굽음의 감소
▸ 배곧은근 및 큰볼기근의 근력강화 운동
▸ 척추세움근과 엉덩허리근의 뻗침운동</td></tr>
<tr><td>정형도수
물리치료</td><td>• 연부조직 마사지
▸ 근경련 현상을 완화
• 관절가동술
▸ 척추부의 관절가동술 적용</td></tr>
</table>

(3) 척추옆굽음증(scoliosis)

<table>
<tr><th>구분</th><th>요약</th></tr>
<tr><td>정의</td><td>• 해부학적 정중앙 축에서 굽이 또는 편위되어 이마면에서 척추몸통의 회전 변형과 시상면에서 굽이의 소실에서 비롯된 3원적 기형의 형태
• 척추옆굽음증 각도기(scoliometer)상 몸통의 회전이 7° 이하(Cobb's angle상 10° 이상)
• 허리뼈나 등뼈에서 한 개 혹은 그 이상의 가쪽굽이를 가지고 있는 상태로 구조적 척추옆굽음증은 특발성, 선천성, 신경-근육성 및 신경섬유종 척추옆굽음증으로 구분</td></tr>
<tr><td>병태
생리</td><td>• 유전, 신경근육 이상, 척추의 발육 이상, 호르몬 이상, 생화학적 이상, 고유감각 이상 등이 가설로 제시되었으나 아직 정확히 밝혀지지 않았음
• 기능적 척추옆굽음증은 척추의 구조적 변형을 동반하지 않은 형태로 자세의 불량, 부적절한 생활습관, 한쪽 다리 단축, 광범위한 피부병변, 척추 이외의 관절 변형에 따른 보상작용으로 발생
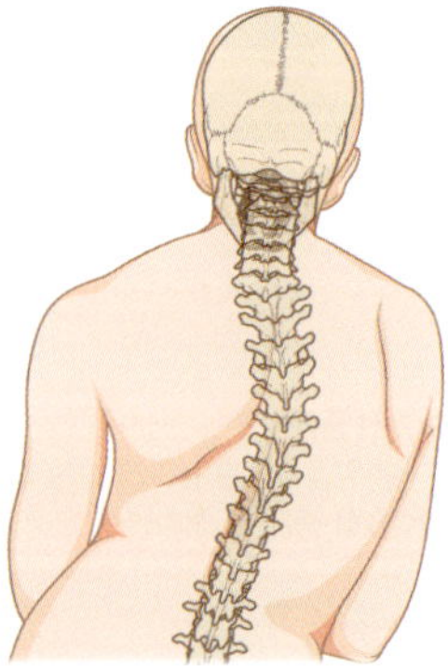</td></tr>
</table>

<table>
<tr><th>구분</th><th>요약</th></tr>
<tr><td>병태
생리</td><td>
• 분류
<table>
<tr><th>기능적 척추옆굽음증</th><th>구조적 척추옆굽음증</th></tr>
<tr><td>• 보상: 다리길이 차이, 골반 아탈구, 해부학적 비대칭
• 자세: 근육 불균형, 생활습관</td><td>• 특발성(유전성): 유아기(infantile)/연소기(juvenile)/청소년기(adolescent)
• 선천성: 형성부전/분절부전
• 신경근성: 신경병성/근병성/신경섬유종</td></tr>
</table>
</td></tr>
<tr><td>임상
증상</td><td>• 특발성 척추옆굽음증의 경우 서서히 진행되므로 조기에 판단하기 어려움
• 자세이상(어깨 및 골반 높이 차이, 등뼈의 변형), 피로증가, 척추 주변의 통증
• 조기의 디스크 및 척추관절의 퇴행 및 통증
• 심한 옆굽음증 시 호흡장애와 체중부하 관절에 관절염 호발</td></tr>
<tr><td>고려
사항</td><td>
• 청소년기 특발성 척추옆굽음증(idiopathic scoliosis)
<table>
<tr><th>구분</th><th colspan="4">내용</th></tr>
<tr><td>발병률</td><td colspan="4">• 전체 인구의 0.5%(200명당 1명) • 여성 > 남성(6:1)</td></tr>
<tr><td>척추굽이</td><td colspan="4">• 등뼈의 우측 굽이(type for right convex of thoracic)</td></tr>
<tr><td>위험요인</td><td colspan="4">• 초경 전: 진행의 50% / 초경 후: 20% • 불완전한 골격 성숙도: Risser sign</td></tr>
<tr><td rowspan="2">Cobb's angle 진단기준</td><td>10° 미만</td><td>10~20° 사이</td><td>20~25° 사이</td><td>0° 이상</td></tr>
<tr><td>• 위험요인 평가
• 성장완료 시까지 추적관찰
• 기능적 구성요소에 대한 중재</td><td>• 척추굽이의 변화에 대한 지속적 관찰
• 보존적 관리집중
• 골격 성숙도 및 위험요소 예측 시 보조기 착용</td><td>보조기 착용</td><td>수술 고려</td></tr>
</table>
</td></tr>
<tr><td>중재</td><td>
<table>
<tr><th>중재</th><th>특성</th></tr>
<tr><td>의학적 중재</td><td>
• Cobb's angle상 50° 이상의 경우, 내적 고정물을 이용하여 척추옆굽음증을 교정한 상태로 척추유합술 적용
<table>
<tr><th>Cobb's angle</th><th>중재원칙</th></tr>
<tr><td>10° 이하</td><td>• 6개월마다 추적관찰(성장기)</td></tr>
<tr><td>10–20°</td><td>• 3~6개월마다 정형외과적 검사를 통한 경과 관찰
• 뻗침운동, 도수치료 및 관절가동술 적용
• 보조기 착용 유무 고려</td></tr>
<tr><td>20–50°</td><td>• 3~6개월마다 정형외과적 검사를 통한 경과 관찰
• 뻗침운동, 도수치료 및 관절가동술 적용
• 보조기 착용
• 성장기 아동의 경우 성인에서까지 악화되지 않도록 관찰</td></tr>
<tr><td>50° 이상</td><td>• 외과적 수술 고려</td></tr>
</table>
</td></tr>
</table>
</td></tr>
</table>

<table>
<tr><th>구분</th><th colspan="3">요약</th></tr>
<tr><td rowspan="5">중재</td><td colspan="2">중재</td><td>특성</td></tr>
<tr><td rowspan="3">물리
치료적
중재</td><td>인자치료</td><td>• 온열치료 및 전기치료
▸ 신진대사와 혈액순환 증가
▸ TENS, ICT, US 등을 통해 부종 및 통증완화
• 보조기
▸ Milwaukee brace (CTLSO)와 Boston brace (TLSO) 등의 적용</td></tr>
<tr><td>운동치료</td><td>• Klapp's 운동
▸ 오목면 쪽 근육의 이완 및 뻗침운동과 볼록면 쪽 근육의 강화운동</td></tr>
<tr><td>정형도수
물리치료</td><td>• 연부조직 마사지
▸ 근경련 현상을 완화
• 관절가동술
▸ 척추의 유연성 증가</td></tr>
</table>

2. 팔 질환

1) 어깨관절복합체 질환

(1) 선천성 위쪽 어깨뼈(congenital high scapular, sprengel's deformity)

구분	요약
정의	• 어깨뼈가 정상 위치보다 약 2.5~10cm 위로 상승하고 아래각이 아래쪽돌림 되는 기형 • 태아발달의 초기(태생 3개월)에 기형 발생률이 증가 • 염색체 우성으로 발생 • 원인불명의 경우 여성이 남성보다 3~4배 발생률이 높으며, 오른쪽보다 왼쪽에 호발함
병태생리	• 태아의 뼈성장 시 어깨뼈가 하행하지 못하는 경우 및 자궁 내 태아의 한정된 위치에 의해 어깨뼈 하강 방해 • 어깨뼈가 정상 위치보다 위쪽에 위치하며, 발육 저하로 어깨뼈의 크기가 작고 가로지름이 세로지름보다 발달 • 환측 목근육의 단축, 목과 어깨뼈 사이에 뼈, 연골, 섬유대가 서로 연결

<table>
<tr><th>구분</th><th colspan="3">요약</th></tr>
<tr><td>임상 증상</td><td colspan="3">• 편측 기형 시 기운목(torticolis) 또는 등뼈 부위의 척추옆굽이 동반
• 양측 기형 시 아래 목뼈 부위와 위등뼈 부위의 돌출 및 목 부위가 짧게 보임
• 어깨관절의 벌림 제한 및 어깨가슴관절(scapulohumeral joint)의 제한
• 오목위팔관절의 회전운동 장애는 없음
• 어깨세모근, 마름근, 어깨올림근, 앞톱니근의 발육부전
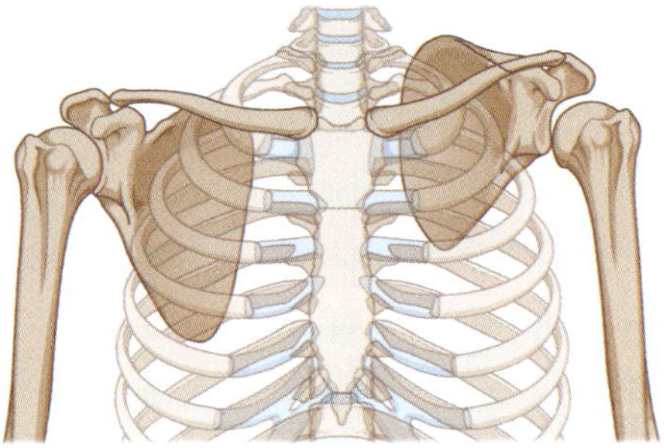</td></tr>
<tr><td>고려 사항</td><td colspan="3">• 의학적 검사
▸ 방사선 검사를 통해 척추를 기준으로 어깨뼈의 위치를 측정 및 동반기형 확인
▸ 컴퓨터 단층촬영을 통해 어깨뼈-척추연결 등의 병태해부학적 구조 판단
• 물리치료적 검사
▸ 외견상 어깨뼈의 위치 검사: 정상보다 2~10cm 위쪽에 위치
▸ 벌림운동 검사 제한</td></tr>
<tr><td rowspan="3">중재</td><td colspan="2">중재</td><td>특성</td></tr>
<tr><td colspan="2">의학적 중재</td><td>• 변형이 심하거나 어깨관절의 기능장애가 심할 경우 수술을 고려하며 미용적 측면도 있음
▸ 어깨척추뼈 절제술, 위각부 절제술, 어깨뼈의 아전절제술(subtotal scapulectomy), 어깨뼈의 전이성형술(scapular relocation)
• 수술적 중재는 3~7세에 시행하는 것이 효과적이며, 변형이 심한 경우나 8세 이후에 수술을 시행할 경우 빗장뼈절제술도 병행해서 팔신경얼기 마비를 예방</td></tr>
<tr><td>물리 치료적 중재</td><td>인자치료</td><td>• 온열치료 및 전기치료
▸ 신진대사와 혈액순환 증가
▸ TENS를 통한 통증완화
▸ NMES를 통한 신경전기자극의 근재교육
• 수중치료
▸ warm bath나 소용돌이욕을 통한 순환 개선
• 보조기
▸ scapular fixation orthosis를 통한 날개어깨뼈 현상 감소</td></tr>
</table>

<table>
<tr><th>구분</th><th colspan="3">요약</th></tr>
<tr><td rowspan="3">중재</td><td colspan="2">중재</td><td>특성</td></tr>
<tr><td rowspan="2">물리
치료적
중재</td><td>운동치료</td><td>• 관절운동
▸ 오목위팔관절과 어깨가슴관절 결합조직의 운동성 유지 및 구축 방지
☞ 척추옆굽음증 및 기운목 등의 합병증에 대한 운동 병행
• 근력강화 운동
▸ 환측의 어깨세모근, 마름근, 어깨올림근, 앞톱니근의 점진적 저항운동 적용
• 뻗침운동
▸ 어깨벌림근, 마름근, 어깨올림근의 이완을 위한 뻗침운동 적용
• 근재교육 운동
▸ 수술 후 고유수용성 신경근 촉진법(PNF)의 어깨뼈 패턴과 같은 어깨의 움직임 증진 및 안정성에 필요한 근육의 재교육 훈련 적용</td></tr>
<tr><td>정형도수
물리치료</td><td>• 연부조직 마사지
▸ 근경련 현상을 완화
• 관절가동술
▸ 어깨가슴관절, 어깨관절 벌림 등의 가동성 개선
▸ 기운목 및 척추옆굽음증의 교정을 위한 척추관절가동술 적용</td></tr>
</table>

(2) 어깨 충돌증후군(impingement syndrome)

<table>
<tr><th>구분</th><th colspan="2">요약</th></tr>
<tr><td>정의</td><td colspan="2">• 어깨봉우리와 위팔뼈머리의 간격이 좁아져 돌림근띠의 힘줄(특히 가시위근 및 위팔두갈래근)에 발생하는 반복적인 압박이나 마찰에 통증과 기능적 제한을 초래하는 질환</td></tr>
<tr><td rowspan="5">병태
생리</td><td colspan="2">• 내적 원인: 돌림근띠의 비후, 칼슘 침착, 봉우리 아래 주머니의 비후와 같이 부리봉우리활의 아래로 지나가는 구조물의 비대
• 외적 원인: 봉우리밑 뼈가시, 봉우리 골절, 봉우리빗장관절의 뼈가시, 위팔뼈 큰결절의 가쪽뼈 증식
• 충돌증후군의 진행단계</td></tr>
<tr><td>단계</td><td>내용</td></tr>
<tr><td>1단계</td><td>• 봉우리 밑 구조물의 부종 및 출혈</td></tr>
<tr><td>2단계</td><td>• 봉우리 밑 윤활주머니의 비대 및 힘줄의 섬유화</td></tr>
<tr><td>3단계</td><td>• 돌림근띠 및 위팔두갈래근의 파열
• 퇴행성 변화로 뼈곁돌기 형성</td></tr>
</table>

<table>
<tr><th>구분</th><th>요약</th></tr>
<tr><td>임상 증상</td><td>• 팔을 90° 벌림 시 통증이 심하며, 90° 굽힘에서 위팔뼈의 안쪽돌림 시 통증 발생
• 팔을 수평모음 상태에서 안쪽돌림 시 어깨 앞쪽 통증 발생
• 팔을 갑자기 굽힘할 때 어깨의 윗부분과 앞쪽, 가쪽 부위에 통증이 발생하며, 야간에 아픈 쪽으로 누워 수면을 취할 수 없음
• 오목위팔관절의 회전운동 장애는 없음
• 어깨세모근, 마름근, 어깨올림근, 앞톱니근의 발육부전</td></tr>
<tr><td>고려 사항</td><td>• 물리치료적 검사
<table>
<tr><th>Neer's test</th><th>Hwakins-Kennedy test</th></tr>
<tr><td>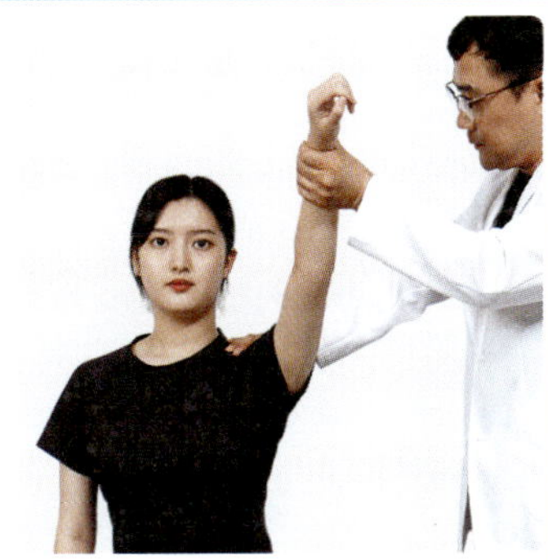</td><td>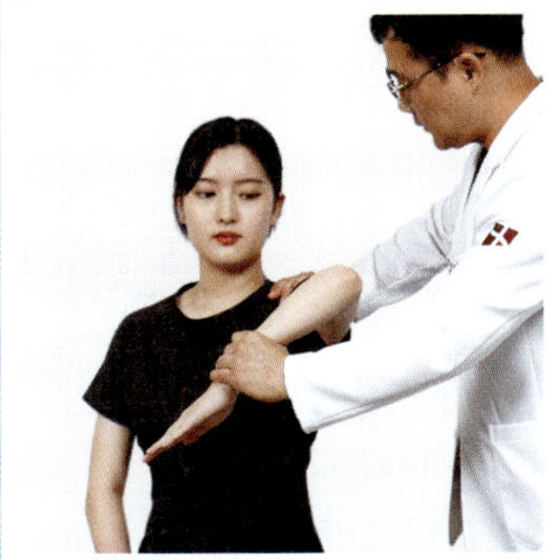</td></tr>
</table></td></tr>
<tr><td>중재</td><td>
<table>
<tr><th colspan="2">중재</th><th>특성</th></tr>
<tr><td colspan="2">의학적 중재</td><td>• 급성통증 시 NSAIDs의 투여
• 스테로이드 주사는 1~2회로 제한
☞ 3회 이상 주사 시 돌림근띠힘줄과 위팔두갈래근힘줄의 파열 가능성
• 파열 시 수술적 방법 고려
▸ 어깨봉우리 성형술 및 관절경을 활용한 돌림근띠 복원술</td></tr>
<tr><td>물리 치료적 중재</td><td>인자치료</td><td>• 온열치료 및 전기치료
▸ 신진대사와 혈액순환 증가
▸ TENS를 통한 통증완화
▸ NMES를 통한 신경전기자극의 근재교육
☞ 급성기: 통증완화를 위해 냉찜질 적용 및 통증을 유발하는 행위 억제</td></tr>
</table></td></tr>
</table>

구분	요약		
	중재		특성
중재	물리 치료적 중재	운동치료	• 어깨위팔리듬의 회복 ▸ 돌림근띠 강화 ▸ 어깨뼈 위쪽돌림근(앞톱니근)의 강화 ▸ 어깨뼈 아래돌림근(마름근)의 이완 • 관절가동 운동 ▸ 초기에 시작해야 하며, 힘줄이 자극받는 것을 피해야 함 • 초기 운동 ▸ 안쪽돌림과 가쪽돌림의 등척성 운동부터 시행 ☞ 통증이 없는 부위까지 점진적 등장성 운동으로 진행
		정형도수 물리치료	• 급성기 ▸ 관절운동범위의 유지와 통증감소를 위해 어깨관절 및 어깨가슴관절에 1~2단계의 관절가동술 적용 • 만성기 ▸ 통증과 구축, 운동 및 기능장애를 예방하거나 감소시키기 위해 어깨관절의 아래쪽 미끄러짐 적용 ▸ T형 막대나 L형 막대 등을 이용한 자가 가동범위운동: 위팔뼈머리의 아래쪽 미끄러짐 상태에서 적용

(3) 돌림근띠 손상(rotator cuff injury)

구분	요약
정의	• 돌림근띠는 가시위근, 가시아래근, 작은원근, 어깨밑근으로 구성되어 있으며, 위팔뼈머리 둘레 부위를 감싸면서 팔의 돌림 및 관절오목에서 위팔뼈머리를 안정화시키는 역할 • 급성으로 돌림근띠의 손상이 나타나기도 하지만 일반적으로 퇴행성 파열, 만성 기계적 충돌, 힘줄의 혈류장애가 원인이 되어 나타나는 노화 현상에 의한 돌림근띠의 손상
병태생리	• 돌림근띠 중 가시위근의 손상이 가장 흔하게 나타남 • 가시위근의 손상 부위에 따른 통증 호소

힘줄뼈막부	힘줄뼈막이음부(깊은 부위)	힘줄의 먼쪽	근힘줄이음부
수평벌림	완전벌림	수평범위/완전벌림	벌림저항

<table>
<tr><th>구분</th><th>요약</th></tr>
<tr><td>임상 증상</td><td>• 주 증상은 야간통증이며, 팔을 올릴 때 어깨 끝에서 걸리는 듯한 느낌, 마찰음, 뻣뻣함이 발생
• 위팔뼈 큰결절 부위의 압통
• 수동범위: 정상 / 능동범위: 제한
• 돌림근띠의 완전 파열 시: 팔떨어뜨리기 검사에서 양성반응</td></tr>
<tr><td>고려 사항</td><td>• 물리치료적 검사
<table><tr><th>깡통비우기 검사(empty can test)</th><th>올림징후 검사(lift off test)</th></tr><tr><td>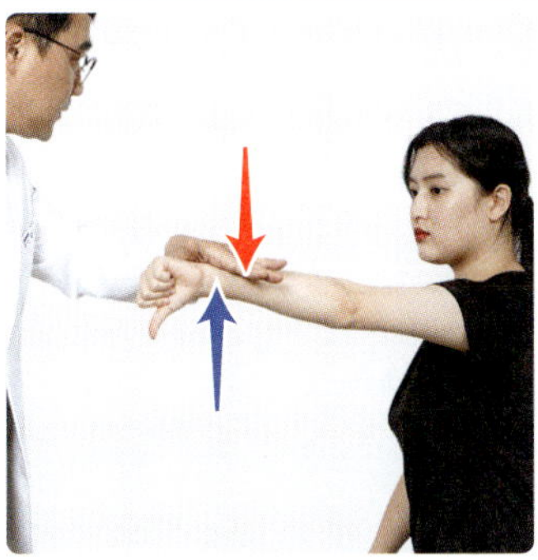</td><td>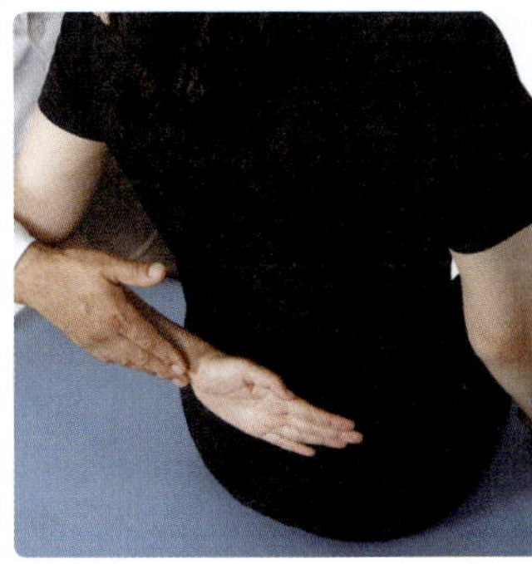</td></tr><tr><th colspan="2">팔떨어뜨리기 검사(drop arm test)</th></tr><tr><td colspan="2">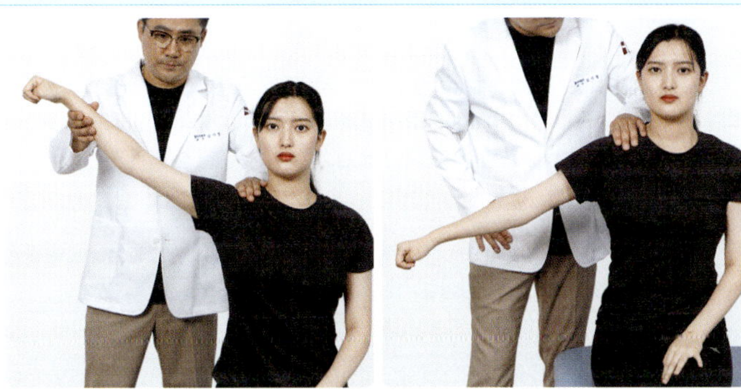</td></tr></table></td></tr>
<tr><td>중재</td><td><table><tr><th>중재</th><th>특성</th></tr><tr><td>의학적 중재</td><td>• 대부분 초기에 통증성 염증이 나타나기 때문에 통증경감에 중점
• NSAIDs 및 acetaminophen을 통한 통증조절
• 6개월 정도의 비수술적 치료가 효과가 없을 경우 정형외과적 수술 고려</td></tr></table></td></tr>
</table>

구분	요약		
중재	중재		특성
중재	물리 치료적 중재	인자치료	• 오십견의 최선의 중재는 예방 ▸ 염증반응과 통증감소를 위한 냉찜질을 적용하고 부종이 사라지면 온열 적용 ▸ 염증성 삼출물 제거를 위해 초음파가 효과적 ▸ 야간통을 예방하기 위해 베개를 어깨 밑에 받쳐 어깨관절을 안정화 시켜줌 • 만성적인 오십견에 대해 급성기와 마찬가지의 온열 및 전기치료 ☞ 유착 형성을 제거하기 위한 초음파 중재가 중요
		운동치료	• 초기에 진자운동(pendulum exercise)과 저강도 관절가동운동을 통한 통증완화 및 운동범위의 개선 ▸ 통증감소와 초기 운동범위 확보를 위해 열린 위치에서의 당김치료 적용 • 수술 후 4~6주 ▸ 활동적으로 팔을 들어 올리는 운동 시행 • 수술 후 2개월 ▸ 근력강화 운동 적용 ☞ 완전한 회복은 4~6개월 소요

(4) 유착성 관절낭염(adhesive capsulitis)

구분	요약
정의	• 오십견(frozen shoulder)이란 용어를 사용하기도 하며, 어깨관절의 통증과 운동제한을 동반하며 만성기에는 어깨관절 주변 근육의 위축이 동반되는 퇴행성 질환 • 40~60세 사이에 호발하며, 여성이 남성에 비해 발생 빈도가 높음
병태생리	• 일차성 및 이차성으로 구분 ▸ **일차성 원인**: 어깨관절 자체의 문제(예 가시위근 힘줄염, 돌림근띠 파열 등) ▸ **이차성 원인**: 당뇨, 갑상샘기능저하, 뇌출혈, 암, 목 디스크 등 • Neviaser의 오십견 진행 단계에 따른 분류

1단계(유착 전 단계)	2단계(결빙기)	3단계(강직기)	4단계(해빙기)
• 염증성 윤활막염 • 정상운동 가능 • 야간통	• 윤활막 염증증가 및 유착 • 아래관절주머니 주름 소실 • 휴식 시 통증감소 및 운동 시 통증증가	• 윤활막염의 감소 및 섬유화 진행 • 통증감소 • 운동범위 호전	• 통증소실 • 기능회복

<table>
<tr><th>구분</th><th colspan="2">요약</th></tr>
<tr><td>임상
증상</td><td colspan="2">• 어깨관절 주위의 심한 통증과 강직 및 능동·수동 관절운동범위 제한
• 야간통
• 일상생활동작의 제한
• 관절 외 구조와 관절 내 구조의 유착 형성</td></tr>
<tr><td rowspan="5">고려
사항</td><td colspan="2">• 물리치료적 검사</td></tr>
<tr><td colspan="2">아플레이 긁기 검사(Apley scrach test)</td></tr>
<tr><td>반대편 앞어깨 긁기검사</td><td>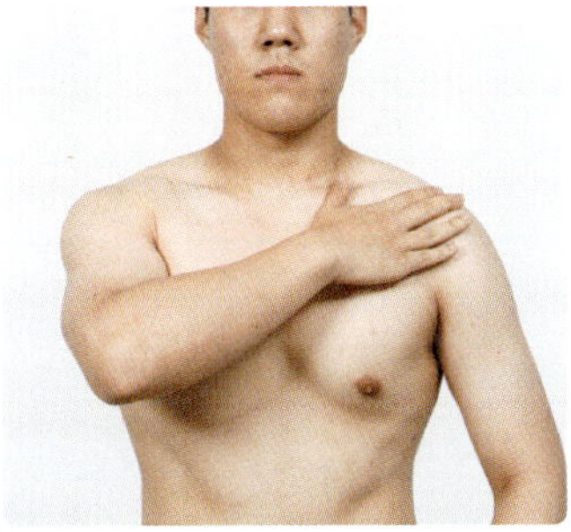</td></tr>
<tr><td>반대편 뒤위쪽 긁기검사</td><td>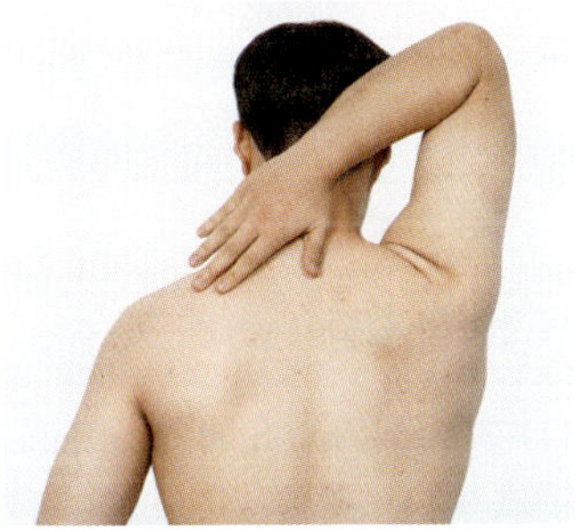</td></tr>
<tr><td>반대편 뒤아래 긁기검사</td><td>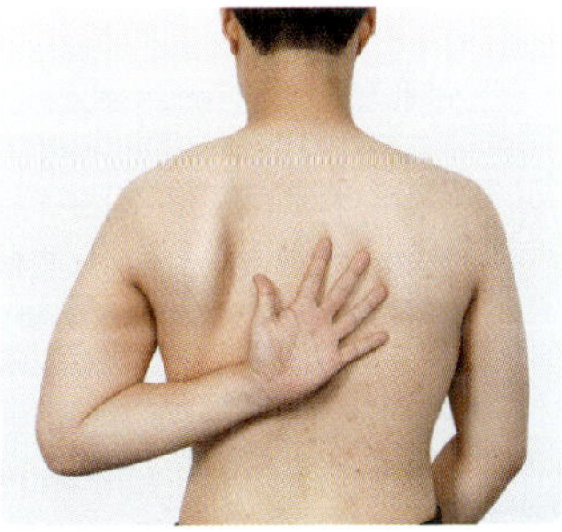</td></tr>
</table>

구분	요약		
중재	중재		특성
	의학적 중재		• 대부분 초기에 통증성 염증이 나타나기 때문에 통증경감에 중점 • NSAIDs 및 acetaminophen을 통한 통증조절 • 6개월 정도의 비수술적 치료가 효과가 없을 경우 정형외과적 수술 고려
	물리 치료적 중재	인자치료	• 오십견의 최선의 중재는 예방 ▸ 염증반응과 통증감소를 위한 냉찜질을 적용하고 부종이 사라지면 온열 적용 ▸ 염증성 삼출물 제거를 위해 초음파가 효과적 ▸ 야간통을 예방하기 위해 베개를 어깨 밑에 받쳐 어깨관절을 안정화 시켜줌 • 만성적인 오십견에 대해 급성기와 마찬가지로 온열치료 및 전기치료 ☞ 유착 형성을 제거하기 위한 초음파의 중재가 중요
		운동치료	• 초기에 진자운동(pendulum exercise)과 저강도 관절가동운동을 통한 통증완화 및 운동범위의 개선 • 봉을 이용한 어깨관절 굽힘운동을 통해 관절운동범위 개선 • 위축된 주변 근육의 저항운동을 통한 근력 강화
		정형도수 물리치료	• 초기에 통증완화와 관절운동범위 증가를 위하여 1~2단계의 관절가동술 적용 ▸ 굽힘 및 안쪽돌림, 폄 및 가쪽돌림, 벌림의 방향으로 시행 • 만성기에 운동범위 개선을 위해 3단계 이상의 관절가동술 적용 • 혈류 증진 및 근육의 이완을 목적으로 마사지 적용

2) 팔꿉관절 질환

(1) 가쪽위관절융기염(lateral epicondylitis)

구분	요약
정의	• 테니스엘보우(Tennis elbow)란 위팔뼈의 가쪽위관절융기에 부착점을 가지고 있는 뒤침근, 긴노쪽손목폄근, 짧은노쪽손목폄근, 자쪽손목폄근에 근염 및 섬유소염, 힘줄염, 점액주머니염, 퇴행성 힘줄염 등을 동반한 통증 • 일반적으로 운동선수에서 많이 발생하나 최근에는 손목관절의 폄을 많이 사용하는 근로자 및 가정주부에서도 발생
병태 생리	• 손목폄근 및 뒤침근 힘줄이 부착하는 부위에서 퇴행성 변화와 염증이 발생하고 섬유화 현상에 의해 관절주머니의 유착 • 해당 근육의 과사용을 통해 염증과 반흔조직의 형성이 반복적으로 발생

<table>
<tr><th>구분</th><th>요약</th></tr>
<tr><td>임상 증상</td><td>

- 가쪽위관절의 압통과 손목까지의 방사통이 발생
- 아래팔의 엎침 위치에서 물건을 들어 올리는 동작 및 손목관절 폄 시 통증
- 손목관절 및 손가락관절의 폄 운동 약화

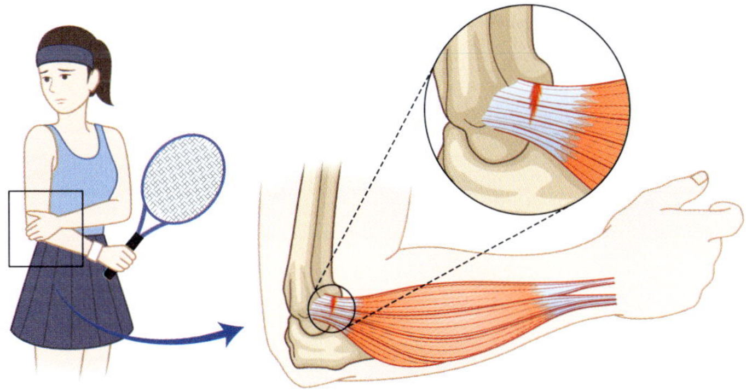
</td></tr>
<tr><td>고려 사항</td><td>

- 물리치료적 검사

<table>
<tr><th>코젠 검사(Cozen test)</th><th>밀 검사(Mill test)</th></tr>
<tr><td>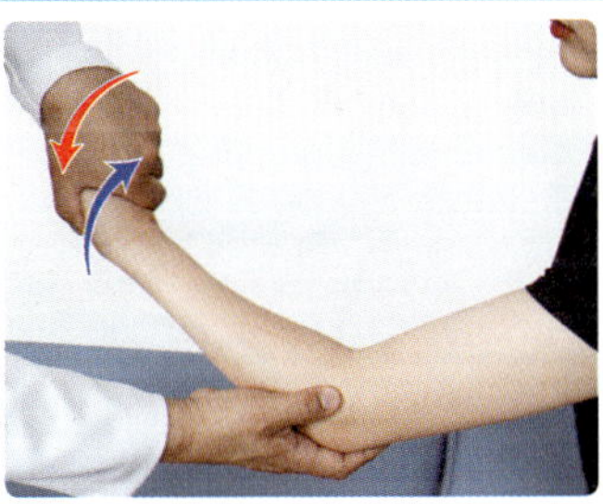</td><td>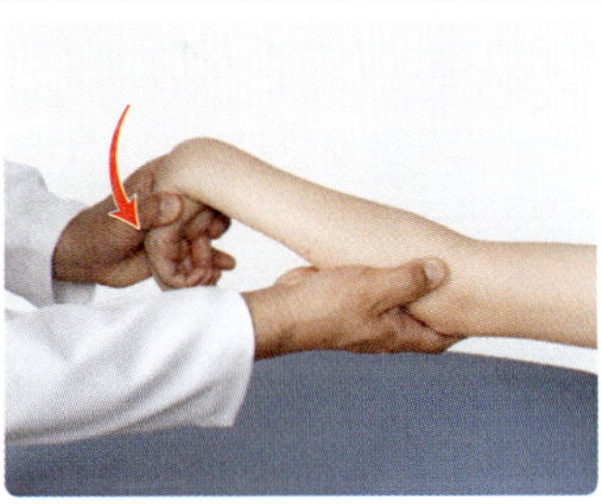</td></tr>
<tr><th colspan="2">마우드슬리 검사(Maudsley test)</th></tr>
<tr><td colspan="2">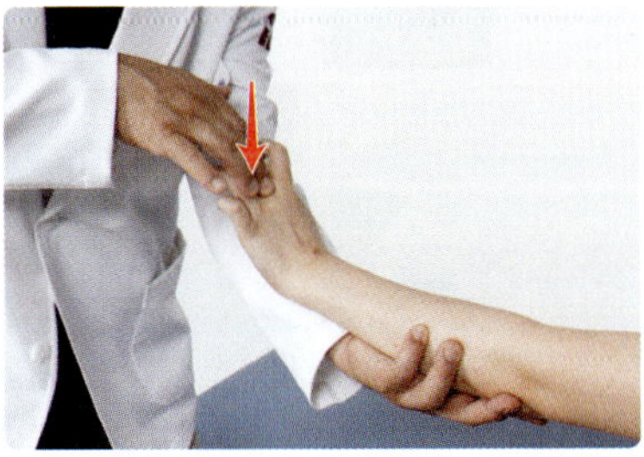</td></tr>
</table>
</td></tr>
</table>

<table>
<tr><th>구분</th><th>요약</th></tr>
<tr><td>고려
사항</td><td>• 물리치료적 중재
<table>
<tr><th>테니스엘보우 스트랩</th><th>마사지</th></tr>
<tr><td>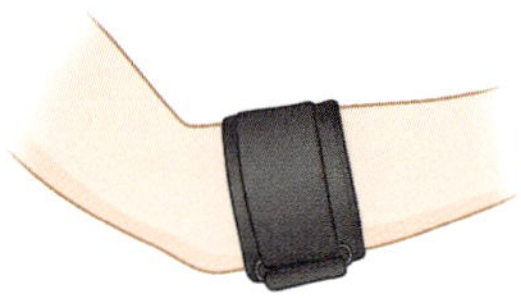</td><td>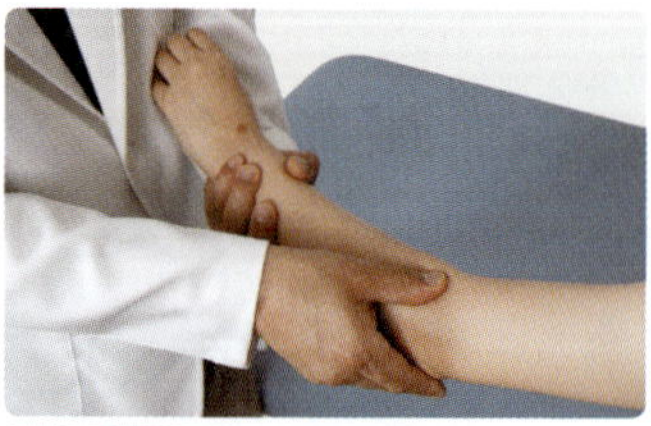
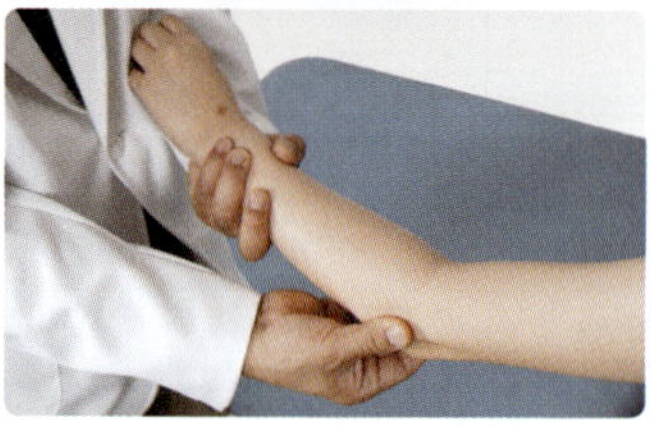</td></tr>
<tr><th>뻗침운동</th><th>근력운동</th></tr>
<tr><td>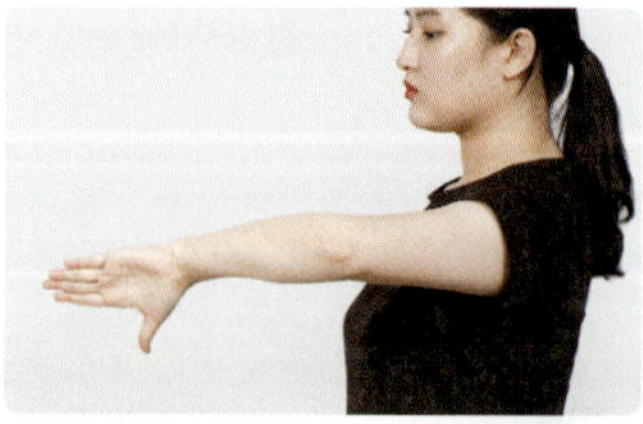
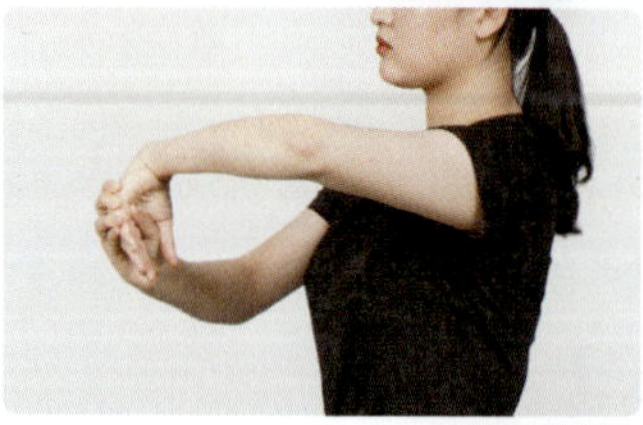
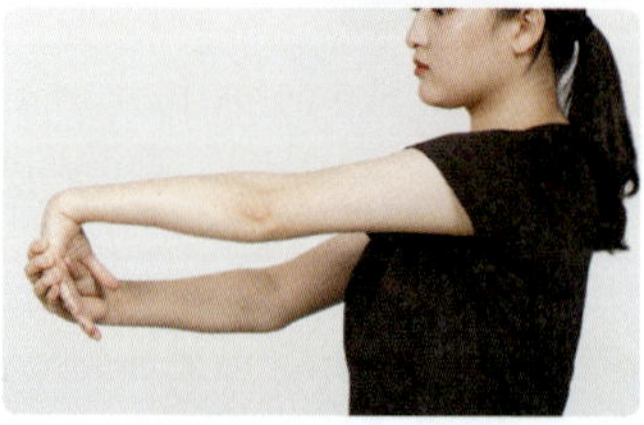</td><td>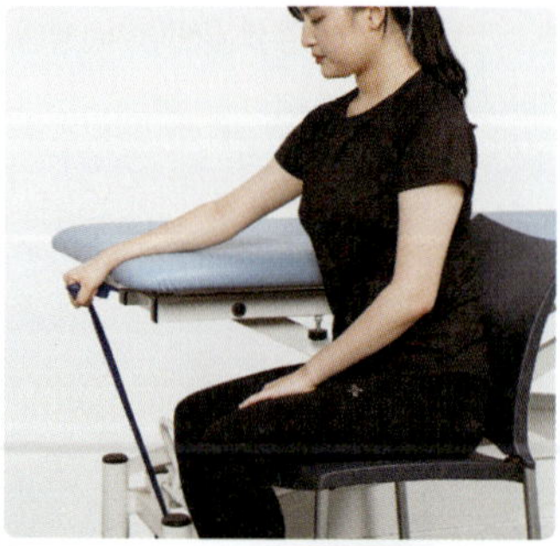
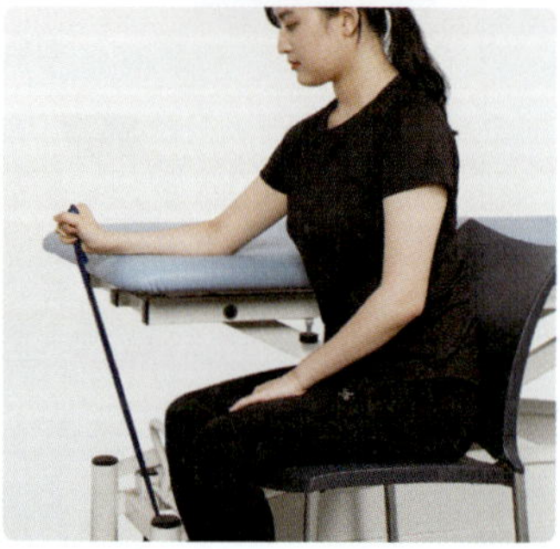</td></tr>
</table>
</td></tr>
</table>

(2) 안쪽위관절융기염(medial epicondylitis)

구분	요약
정의	· 골퍼엘보우(Golfer elbow)란 위팔뼈의 안쪽위관절융기에 부착점을 가지고 있는 엎침근, 노쪽손목굽힘근, 자쪽손목굽힘근, 자쪽손목폄근에 근염 및 섬유소염, 힘줄염, 점액주머니염, 퇴행성 힘줄염 등을 동반한 통증 · 일반적으로 골프스윙, 볼링, 투수피칭, 망치 및 드라이버 작업 등과 같이 반복되는 긴장에 의해 발생하며 가쪽위관절융기염보다 발생 빈도가 낮음
병태생리	· 손목굽힘근 및 엎침근 힘줄이 부착하는 부위에서 퇴행성 변화와 염증이 발생하고 섬유화 현상에 의해 관절주머니의 유착 · 해당 근육의 과사용을 통해 염증과 반흔조직의 형성이 반복적으로 발생
임상증상	· 안쪽위관절융기의 압통과 손목까지의 방사통이 발생 · 아래팔의 뒤침 위치에서 손목관절의 자쪽치우침 및 굽힘 저항운동을 시키면 통증 유발 · 자신경 마비가 동반되는 경우도 있음 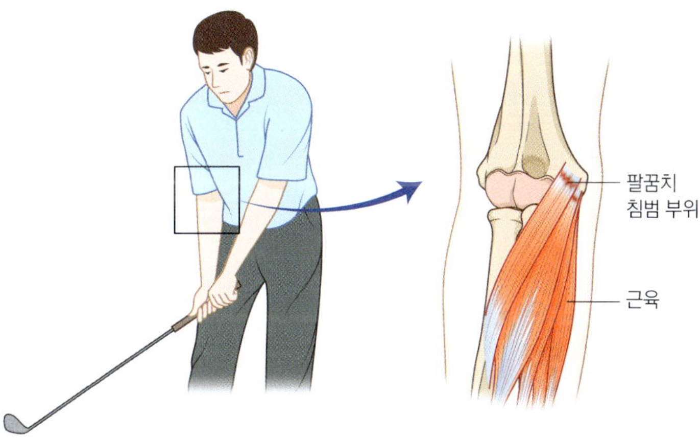

<table>
<tr><th>구분</th><th>요약</th></tr>
<tr><td>고려
사항</td><td>• 물리치료적 검사
<table>
<tr><th>역코젠 검사</th><th>역밀 검사</th></tr>
<tr><td>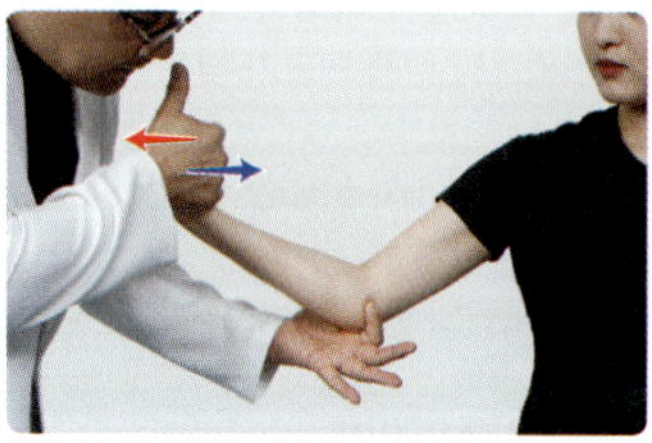</td><td>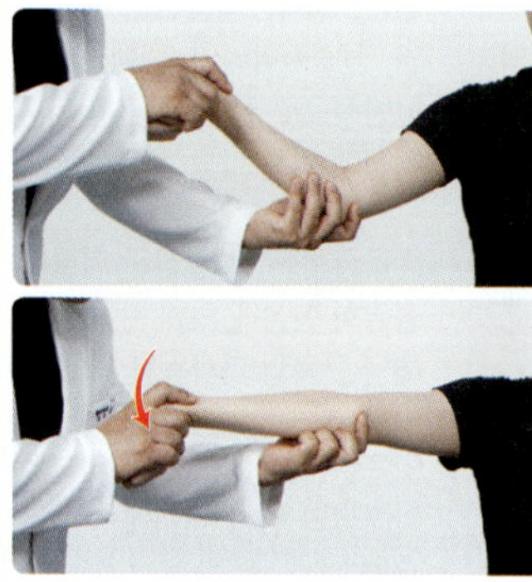</td></tr>
</table>
</td></tr>
</table>

(3) 팔꿈치머리 윤활주머니염(olecranon bursitis)

구분	요약
정의	• 주두 점액낭염이라고 하며, 팔꿈치머리에 장시간 압력을 받거나 갑작스런 외상으로 윤활주머니의 염증에 의해 통증을 유발하는 질환
병태생리	• 급성, 만성, 감염성으로 구분 ▸ **급성**: 직접적인 외상 혹은 장기간 압박에 의해 발생 ▸ **만성**: 반복적인 외상으로 윤활주머니의 비대 및 섬유화 ▸ **감염성**: 포도상구균에 의해 발생하며, 화농화된 윤활액이 관찰
임상증상	• 감염이나 손상 시 운동제한 • 윤활주머니 안에 체액이 정상보다 더 많이 고여 혹이 발생하고 통증과 부종이 나타남 • 일반적으로 7~14일 안에 소실
고려사항	• 물리치료적 중재 ▸ 팔꿈치에 자극이나 압력 제거 ▸ 냉찜질 ▸ 재발을 방지하기 위해 일상생활에서 팔꿈치에 압력이 가해지는 자세 제한

구분	요약	
	중재	**특성**
중재	의학적 중재	• 윤활주머니 내 삼출액을 흡인한 후 탄력붕대로 부종을 완화시키고 국소적으로 윤활주머니 안에 스테로이드를 소량 주입 ☞ 감염성의 경우 항생제 필요
	물리치료적 중재	• 팔꿈치에 자극이나 압력을 제거하는 것이 중요 • 냉찜질을 통해 부종과 통증을 완화 • 재발을 방지하기 위한 팔꿉관절 사용을 줄이거나 턱을 괴는 것과 같은 자세를 취하지 않아야 함

3) 손목 및 손의 질환

(1) 뒤피트랑 구축(Dupuytren's contracture)

<table>
<tr><th>구분</th><th>요약</th></tr>
<tr><td>정의</td><td>• 손바닥의 손가락굽힘근 널힘줄집이나 손바닥근막이 비정상적으로 비후되어 단축되는 현상으로 손가락의 기능장애를 유발하는 질환
• 남성이 여성보다 7배 높은 발생률을 나타내며, 주로 40세 이후에서 나타남</td></tr>
<tr><td>병태생리</td><td>• 손바닥 안에 있는 널힘줄 및 손바닥근막 조직의 비정상적 섬유모세포의 증식에 의해 나타나는 국소적 비대 현상</td></tr>
<tr><td>임상증상</td><td>• 손바닥의 4번째 5번째 손가락의 시작 부위 근처 주름에서 작은 덩어리 결절이나 섬유성 굵은 띠 결집체가 나타나기 시작
• 손가락 폄 동작에 제한, 변형, 결절형성, 줄기띠 등의 증상에 의해 손 씻기, 물건 조작하기, 옷 착탈의 등 일상생활동작에 장애
• 뒤피트랑 구축의 일반적 증상
<table>
<tr><th>증상</th><th>2단계(결빙기)</th></tr>
<tr><td>• 손가락 폄 운동 제한
• 손가락 굽힘 구축
• 평상시 통증 없음
• 촉진 시 통증 유발
• 섬유성 결절 형성
• 손바닥에서 손가락 부위 섬유띠 형성</td><td>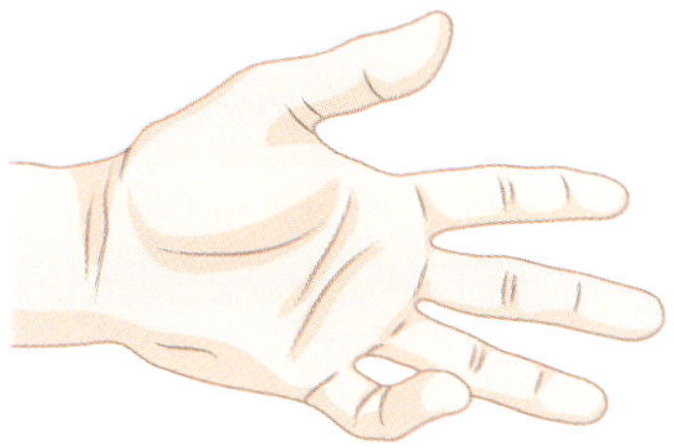</td></tr>
</table>
</td></tr>
</table>

<table>
<tr><th>구분</th><th colspan="4">요약</th></tr>
<tr><td rowspan="3">고려사항</td><td colspan="4">• 물리치료적 중재</td></tr>
<tr><td colspan="2">원칙</td><td>물리적 인자치료</td><td>운동치료</td></tr>
<tr><td colspan="2">• 뒤피트랑 구축은 적절한 중재를 하지 않을 경우 손의 기능소실이 증가</td><td>• 수술 후 온열치료
• 일반적으로 통증치료는 필요 없음</td><td>• 널힘줄집, 손바닥근막 및 관절의 구축 진행을 막기 위한 지속적인 뻗침운동
• 수술 후 감각회복운동</td></tr>
<tr><td rowspan="4">중재</td><td colspan="2">중재</td><td colspan="2">특성</td></tr>
<tr><td colspan="2">의학적 중재</td><td colspan="2">• 비수술적 의학적 중재: 증상이 경미하거나 초기의 경우 약물주입 치료
• 수술적 중재: 널힘줄절개술, 손바닥근막이완술, 부분근막절개술 등의 적용</td></tr>
<tr><td rowspan="2">물리치료적 중재</td><td>인자치료</td><td colspan="2">• 뒤피트랑 구축은 치료를 하지 않을 경우 병변의 진행이 뚜렷해질 수 있기 때문에 반드시 물리치료 병행
• 표면 열치료 및 심부 열치료를 병행하여 결합조직의 신장성 향상
☞ 보조기의 적용은 상태에 따라 손가락 보조기를 적용</td></tr>
<tr><td>운동치료</td><td colspan="2">• 결합조직의 비대와 단축에 대한 뻗침운동 적용
• 수술 후 통증 및 단축으로 인한 손의 관절가동 운동치료 적용
• 약화된 손가락 굽힘근 및 폄근의 근력강화 운동도 병행
• 수술 이후, 구축 및 비사용으로 인해 손의 감각훈련 등의 적용</td></tr>
</table>

(2) 협착성 힘줄집염(stenosing tenosynovitis)

<table>
<tr><th>구분</th><th colspan="2">요약</th></tr>
<tr><td>정의</td><td colspan="2">• 드퀘르뱅병(De Quarvain's disease)이라고 하며, 엄지로 가는 근육의 힘줄을 감싸는 힘줄집의 협착 또는 종창으로 발생하는 질환
• 힘줄집 및 물렁조직에 발생하는 비후 현상</td></tr>
<tr><td>병태생리</td><td>• 손등부 구획을 통과하여 엄지로 가는 긴엄지벌림근과 짧은 엄지폄근의 힘줄집이 두꺼워져 힘줄의 미끄러짐 운동 제한
• 주로 30~50세 성인 여성에서 호발하며, 손목관절 및 손을 과도하게 사용하는 직업에서 주로 발생</td><td>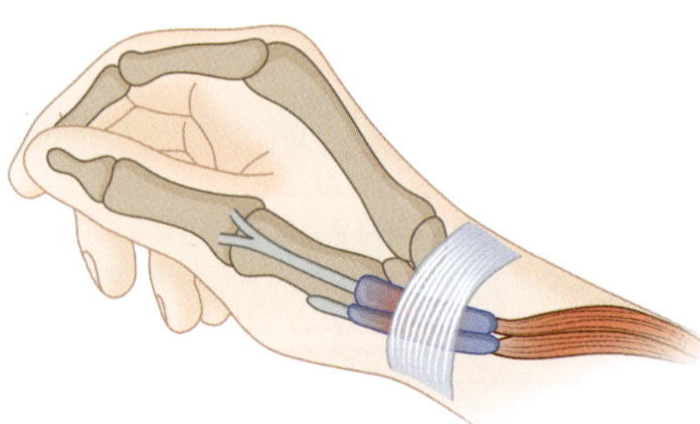</td></tr>
</table>

<table>
<tr><th>구분</th><th>요약</th></tr>
<tr><td>임상
증상</td><td>• 노뼈 붓돌기 부위의 동통과 압통 그리고 종창이 주로 발생하며 통증은 엄지, 손목 관절 및 아래팔 부위로 방사
• 엄지를 움직이거나 주먹을 쥘 때 통증 호소
• 만성통증, 근력약화 및 엄지관절 운동범위 제한</td></tr>
<tr><td>고려
사항</td><td>• 물리치료적 검사
핀켈스테인 검사(Finkelstein test)
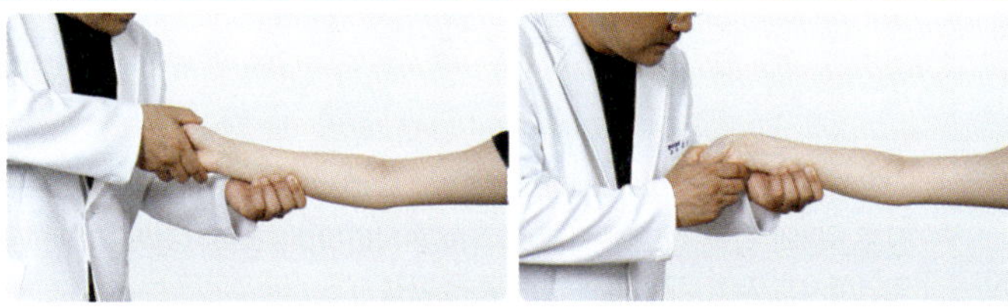
• 물리치료적 중재
<table>
<tr><th>원칙</th><th>물리적 인자치료</th><th>운동치료</th></tr>
<tr><td>• 초기 부종과 염증반응 제거를 위한 안정과 냉치료 및 초음파 치료</td><td>• 만성기에 조직의 유연성 증진을 위한 온열치료 시행
• 손목관절 및 엄지를 고정하는 보조기 착용</td><td>• 급성기: 등척성 운동
• 통증이 없는 범위의 등장성 운동
• 통증 및 염증이 사라지면 근력강화에 초점</td></tr>
</table></td></tr>
</table>

(3) 손목굴증후군(carpal tunnel syndorme)

구분	요약
정의	• 손목관절에 발생하는 압박성 신경병증으로 손목굴의 협착에 의해 정중신경을 압박하여 정중신경의 지배 영역인 엄지손가락, 십세손가락, 가운뎃손가락의 손바닥 부위에 감각 및 운동기능이 저하되는 질환
병태생리	• 손목굴은 몸쪽으로부터 손배뼈와 콩알뼈, 먼쪽으로 갈고리뼈와 큰마름뼈에 의해 경계를 형성하며 정중신경, 얕은손가락굽힘근, 깊은손가락굽힘근, 긴엄지굽힘근이 통과 • 반달뼈의 앞쪽 어긋남, 콜리스 골절, 류마티스 관절염, 점액수종, Paget 질병, 반복적인 외상으로 발생

<table>
<tr><th>구분</th><th>요약</th></tr>
<tr><td>병태
생리</td><td>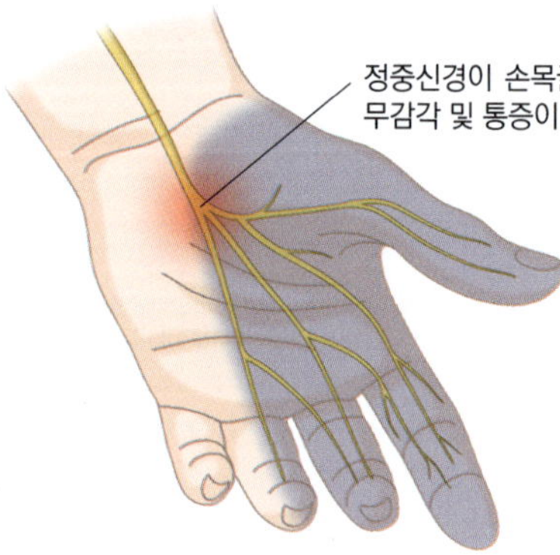</td></tr>
<tr><td>임상
증상</td><td>• 정중신경의 압박 정도에 따라 다양하게 나타나며, 정중신경이 지배하는 감각분포 영역에서의 저림, 무감각과 같은 증상 발생
• 야간에 주로 발생
• 엄지두덩으로 방사되는 뻐근함 및 근약화
• 원숭이 손 변형(ape hand): 맞섬 보조기(opponence splint)</td></tr>
<tr><td>고려
사항</td><td>• 물리치료적 검사
<table>
<tr><th>팔렌 검사</th><th>역 팔렌 검사</th></tr>
<tr><td>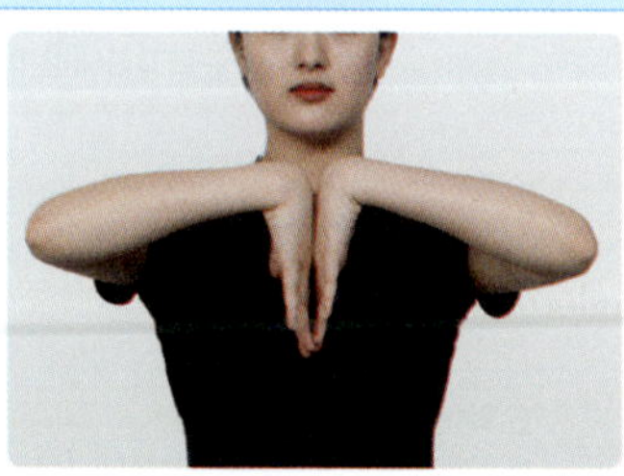</td><td>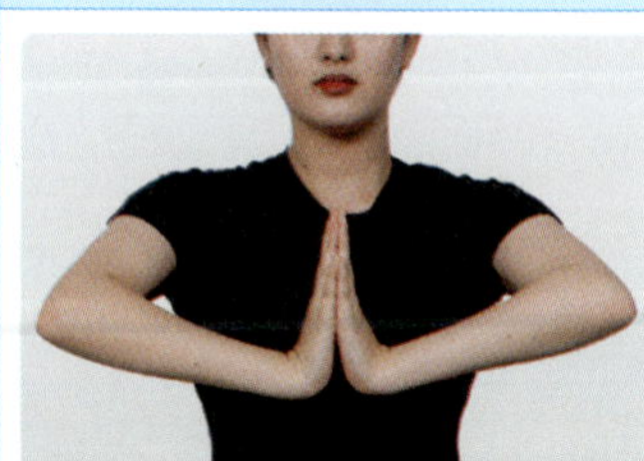</td></tr>
</table>
• 물리치료적 중재
<table>
<tr><th>원칙</th><th>물리적 인자치료</th><th>운동치료</th></tr>
<tr><td>• 보존적 치료법은 손목의 중립 위치에서 부목으로 고정 및 주사치료
• 6주간의 보존적 치료로 호전되지 않을 경우 수술적 치료 고려</td><td>• 초기에는 염증 및 통증감소를 위한 냉치료
• 혈류 증가 및 힘줄의 움직임을 원활하게 하기 위한 온열치료 시행
• 직류를 이용한 이온도입법</td><td>• 손목관절과 손가락에 대한 관절가동운동
• 정중신경 지배 영역의 근력강화 운동</td></tr>
</table></td></tr>
</table>

(4) 가이언굴 증후군(Guyon tunnel syndorme)

구분	요약
정의	• 목관절에 발생하는 압박성 신경병증으로 가이언굴의 협착에 의해 자신경을 압박하여 지배 영역인 넷째 손가락 가쪽 부분과 다섯째 손가락 부위에 감각 및 운동기능이 저하되는 질환
병태 생리	• 가이언굴의 형성은 콩알뼈와 갈고리뼈 후크 사이의 공간으로 자신경 및 자동맥이 통과 • 반복적인 손목 부위의 외상, 오토바이, 드릴 등의 작업, 가이언굴의 결절종 혹은 지방종, 갈고리뼈 골절 및 류마티스 관절염에 의한 공간점유성 질환 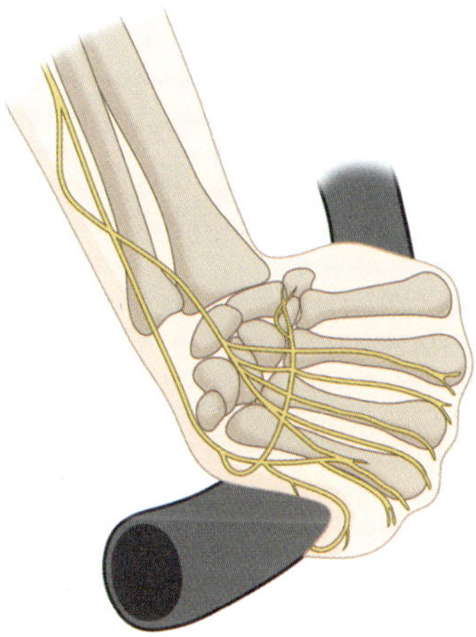 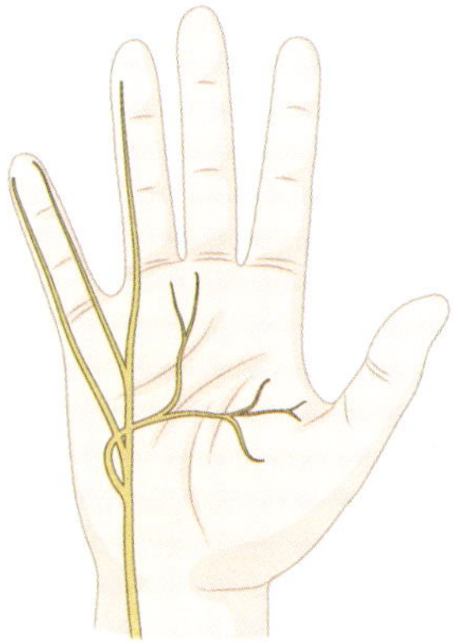
임상 증상	• 자신경의 압박 정도에 따라 다양하게 나타나며, 자신경이 지배하는 감각분포 영역에서의 저림, 무감각과 같은 증상 발생 • 엄지모음근의 근력약화 및 새끼두덩근으로 방사되는 뻐근함 및 근약화 • 갈퀴손 변형(claw hand): 너클 밴더 보조기(Knuckle bender splint)
고려 사항	• 물리치료적 검사 **프로멘트 검사(Froment test)** 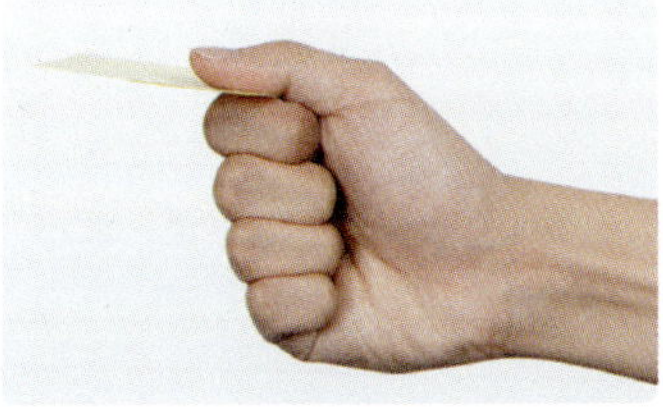 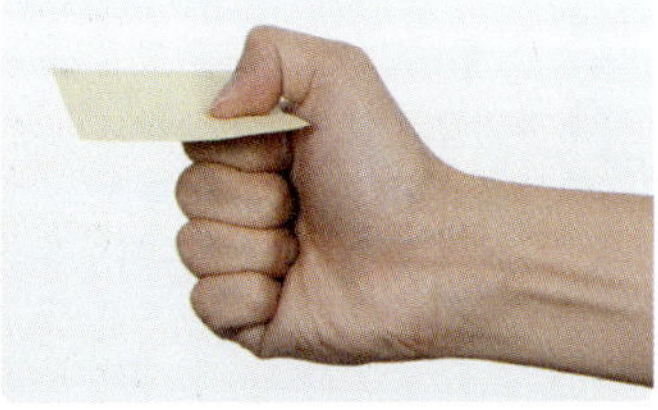

<table>
<tr><th>구분</th><th colspan="3">요약</th></tr>
<tr><td rowspan="3">고려 사항</td><td colspan="3">• 물리치료적 중재</td></tr>
<tr><td>원칙</td><td>물리적 인자치료</td><td>운동치료</td></tr>
<tr><td>• 압박을 제거하기 위한 보존적 중재로 소염제와 부목고정</td><td>• 통증치료를 위해 초욕(paraffin) 및 초음파 치료</td><td>• 수술 후: 3~4일 후부터 능동관절운동 및 근력강화 운동
• 노신사 운동</td></tr>
</table>

(5) 협착성 손가락힘줄 윤활막염(stenosing tenosynovitis of finger)

<table>
<tr><th>구분</th><th>요약</th></tr>
<tr><td>정의</td><td>• 방아쇠손가락(trigger finger)이라고 하며, 손가락굽힘근 힘줄 부분에 생성된 결합조직성 결절에 의해 손가락 움직임의 장애와 마찰음 및 통증이 나타나는 질환</td></tr>
<tr><td>병태 생리</td><td>• 손가락굽힘근 힘줄 부분의 결합조직성 결절이 형성되며, 섬유성 결합조직에 대한 반복적인 마찰에 의해 섬유모세포의 과증식이 발생
• 힘줄에 생긴 비대결절로 인해 움직임 시 힘줄이 힘줄집 속으로 이동하여 걸림증상과 좀 더 굽힘근에 힘을 주게 되면 제한이 해소되는 시점에서 격발소리가 방아쇠를 당길 때 나타나는 현상과 유사
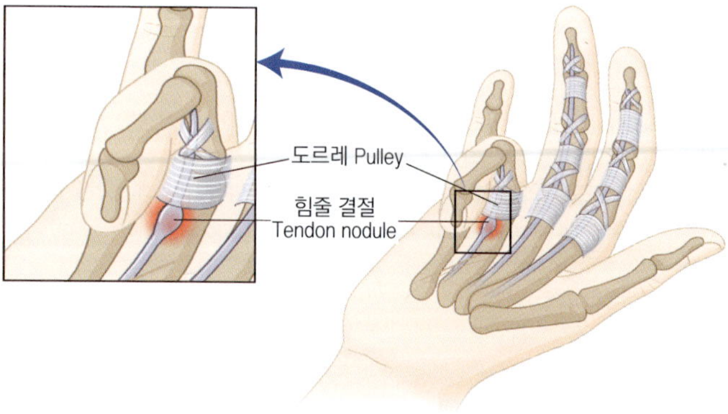
</td></tr>
<tr><td>임상 증상</td><td>• 염발음
• 움직임의 제한: 아침 경직
• 통증 및 압통, 결절 촉지</td></tr>
</table>

<table>
<tr><th>구분</th><th>요약</th></tr>
<tr><td>고려 사항</td><td>
• 물리치료적 중재
<table>
<tr><th>원칙</th><th>물리적 인자치료</th><th>운동치료</th></tr>
<tr><td>• 관찰과 보존적 치료가 우선</td><td>• 급성기: 맥동초음파를 활용
• 만성기: 온열치료(주의!)
• 체외충격파 및 파라핀 적용</td><td>• 뻗침운동
• 수술 후 관절가동운동 및 근력운동</td></tr>
</table>
</td></tr>
</table>

3. 다리 질환

1) 엉덩관절 질환

(1) 선천성 엉덩관절 탈구(congenital dislocation of hip)

<table>
<tr><th>구분</th><th>요약</th></tr>
<tr><td>정의</td><td>• 출생 시 한쪽 또는 양쪽의 넙다리뼈머리가 절구오목으로부터 부분적 또는 전체적으로 탈구나 아탈구를 일으키는 상태(발달성 엉덩관절이형성증)
• 여아 > 남아: 8배 / 왼쪽 > 오른쪽: 3배</td></tr>
<tr><td>병태 생리</td><td>
• 탈구의 원인
<table>
<tr><th>유전적 원인</th><th>역학적 원인</th><th>환경적 원인</th></tr>
<tr><td>• 가족력
• 여자 > 남자: 4~6배</td><td>• 자궁 환경의 협소
• 태아가 거꾸로 있는 경우</td><td>• 질병 상태, 영양 상태
• 기타 선천성 질환</td></tr>
</table>
• 탈구의 분류
<table>
<tr><th>완전탈구성</th><th>탈구성</th><th>아탈구성</th></tr>
<tr><td>• 넙다리뼈머리의 완전 이탈</td><td>• 도수조작으로 탈구 발생이 가능하며 스스로 정복 가능</td><td>• 절구오목 내에서 비정상적으로 위치</td></tr>
</table>
</td></tr>
</table>

<table>
<tr><th>구분</th><th>요약</th></tr>
<tr><td>임상 증상</td><td>
• 선천성 엉덩관절 탈구의 2세 전·후 임상적 특성
<table>
<tr><th>보행 이전(2세 이전)</th><th>보행 이후(2세 이후)</th></tr>
<tr><td>• 엉덩관절 벌림 제한</td><td>• 비대칭적 피부주름</td></tr>
<tr><td>• 비대칭적 피부주름</td><td>• 편측 탈구 시: 절음 보행</td></tr>
<tr><td>• 다리길이 차이 발생</td><td>• 양측 탈구 시: 오리 보행</td></tr>
<tr><td>• 무릎굽힘 시 무릎높이 차이 발생</td><td>• 트렌델렌버그 징후</td></tr>
<tr><td colspan="2">• 넙다리뒤근, 넙다리빗근, 넙다리곧은근, 엉덩관절모음근, 두덩정강근, 넙다리근막긴장근의 단축
• 중간볼기근과 작은볼기근의 약화</td></tr>
</table>
</td></tr>
<tr><td>고려 사항</td><td>
• 물리치료적 검사
<table>
<tr><th>오토라니 검사(Ortorani test)</th><th>바로우 검사(Barlow test)</th></tr>
<tr><td>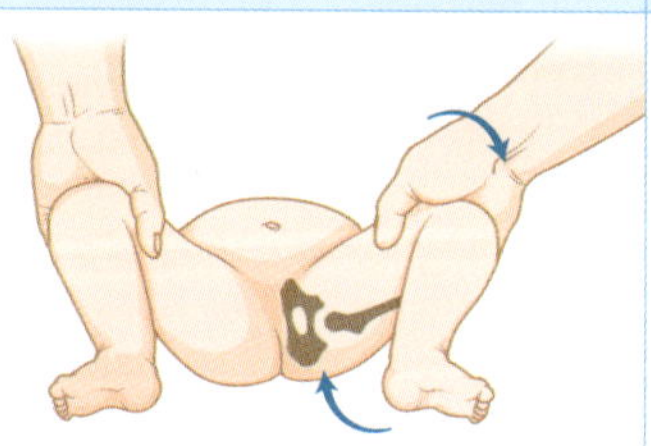</td><td>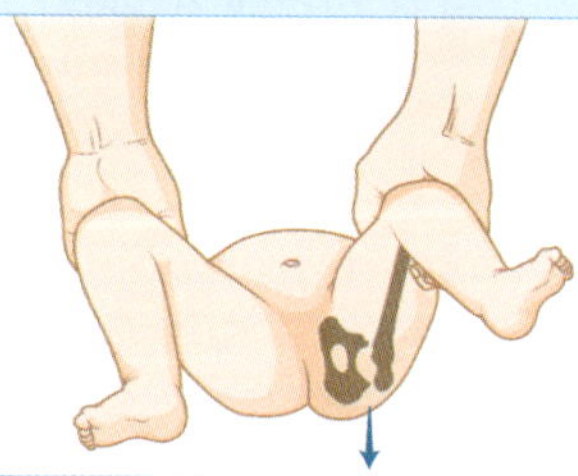</td></tr>
</table>
<table>
<tr><th>피스톤징후 검사
(Telescoping test)</th><th>앨리스 검사(Allis sign)</th><th>트렌델렌버그 검사
(Tredelenburg test)</th></tr>
<tr><td>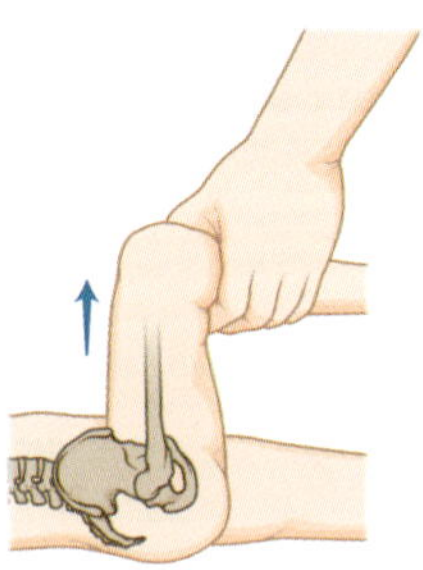</td><td>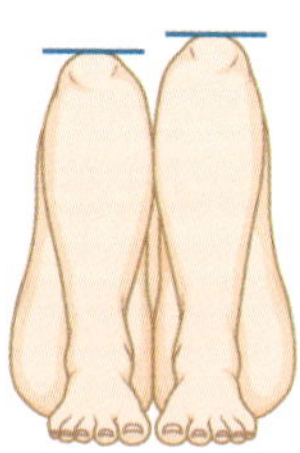</td><td>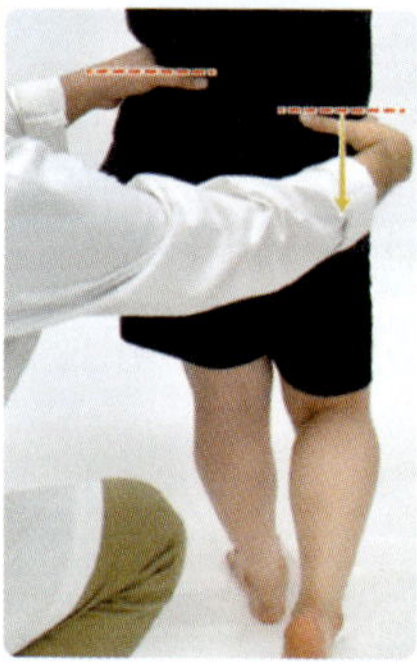</td></tr>
</table>
</td></tr>
</table>

<table>
<tr><th>구분</th><th colspan="3">요약</th></tr>
<tr><td rowspan="3">고려
사항</td><td colspan="3">• 물리치료적 중재</td></tr>
<tr><td>원칙</td><td>물리적 인자치료</td><td>운동치료</td></tr>
<tr><td>• 영아기의 경미한 이형성증은 기저귀를 이중 또는 삼중으로 착용하여 벌림 위치를 유지</td><td>• 출생~8개월까지: 파브릭 현수(Pavlik harness)</td><td>• 엉덩관절 모음근 뻗침운동
• 엉덩관절 벌림근 강화운동</td></tr>
</table>

(2) 안굽이 엉덩관절(coxa vara deformity)

<table>
<tr><th>구분</th><th colspan="3">요약</th></tr>
<tr><td>정의</td><td colspan="3">• 넙다리뼈목과 넙다리뼈몸통에 형성된 경사각은 출생 시 140~150°이며, 보행을 하는 동안 넙다리뼈목에 부하가 가해지고 성인의 경우 125°를 형성하게 되는데 정상각보다 현저히 작을 경우 안굽이엉덩관절이라 함
• 30~50%에서 양측성으로 나타남</td></tr>
<tr><td rowspan="4">병태
생리</td><td colspan="3">• 안굽이 엉덩관절의 원인</td></tr>
<tr><td>선천성 원인</td><td>후천성 원인</td><td>발달성 원인</td></tr>
<tr><td>• 가족력에 의한 상염색체 우성유전</td><td>• 넙다리뼈 몸쪽 성장판 결손
• 혈액순환 장애
• 대사성 뼈질환</td><td>• 출생 시 정상이나 보행이 시작되면서 변형</td></tr>
<tr><td colspan="3">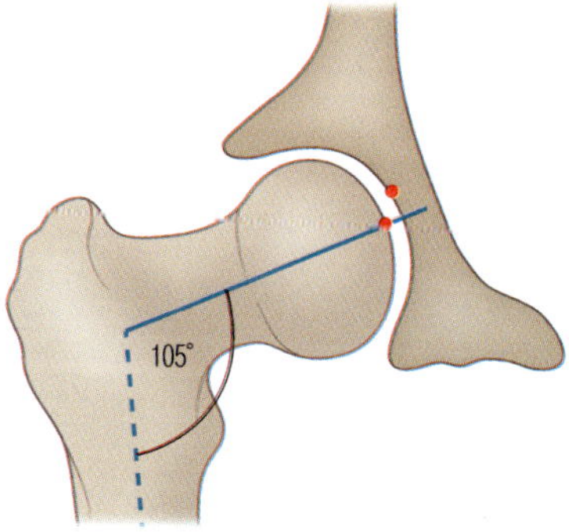
</td></tr>
</table>

구분	요약
임상 증상	(아래 참조)

임상 증상

- 안굽이 엉덩관절의 임상적 특성

보행 이전(2세 이전)	보행 이후(2세 이후)
다리길이 비대칭: 발생 부위 단족 형성	**편측**: 절음 보행 또는 트렌델렌버그 보행
큰돌기가 몸쪽으로 이동	**편측**: 척추옆굽음 발생
엉덩관절 벌림근의 약화 또는 위축	**양측**: waddling gait
엉덩관절 벌림 및 안쪽돌림 장애	**양측**: 척추앞굽음 증가
모음근의 단축	

고려 사항

- 물리치료적 중재(수술 후)

일반적 중재원칙	마사지	뼈가동술 및 도수교정
• 동반증상과 보상작용에 중점 • 다리길이 차이 교정을 위해 보조기 착용 고려	• 단축 및 구축된 근육에 적용	• 보상작용된 부위와 생역학적 기능부전에 초점 • 단축된 관절주머니 이완

- 안굽이 엉덩관절과 밖굽이 엉덩관절의 신체검진 비교

	안굽이 엉덩관절	밖굽이 엉덩관절
시진	짧은 다리(pronated foot)	긴다리(supinated foot)
촉진	**바로 누운 자세**: 큰결절 위치가 높음	**바로 누운 자세**: 큰결절 위치가 낮음
움직임	엉덩관절 벌림 및 가쪽돌림 제한	엉덩관절 모음 및 안쪽돌림 제한

(3) 궁둥구멍근 증후군(piriformis syndrome)

구분	요약
정의	• 궁둥구멍근의 과긴장 및 비대로 인해 골반벽과 궁둥구멍근 사이로 지나가는 궁둥신경의 압박으로 다리에 방사통 및 저림증상이 동반되는 질환 • 가짜 디스크(pseudo HNP)

<table>
<tr><th>구분</th><th>요약</th></tr>
<tr><td>병태 생리</td><td>

• 궁둥구멍근 증후군 원인

<table>
<tr><th>근육의 이상과부하</th><th>과도한 움직임</th><th>직접적인 외상</th></tr>
<tr><td>다리길이의 불균형</td><td>다리 근육의 불균형</td><td>골반 부위의 만성염증</td></tr>
<tr><td>수술 후 흉터조직의 생성</td><td>선천적 엉덩신경 및 궁둥신경 주행방향 이상</td><td>다리를 꼬고 앉는 자세</td></tr>
</table>

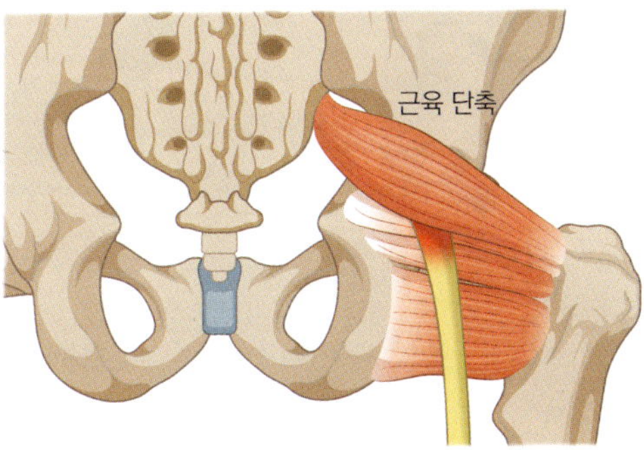

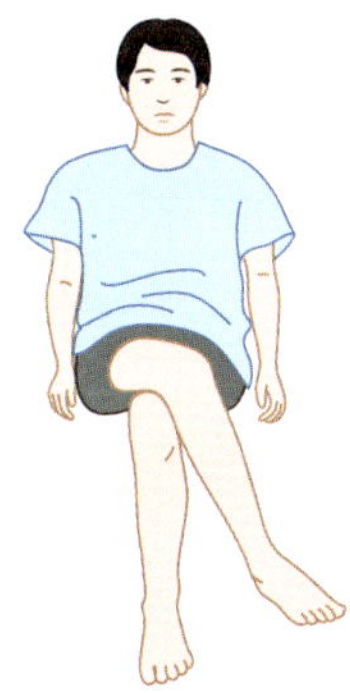

</td></tr>
<tr><td>임상 증상</td><td>

• 엉치엉덩관절 및 볼기 부위 전체와 뒤넙다리 부위의 통증
• 엉덩관절의 굽힘, 모음, 안쪽돌림 시 통증이 증가
• 달리기, 서 있는 자세, 장시간 앉아 있는 자세에서 악화
• 허리에는 통증이 나타나지 않고 뒤넙다리 부위를 포함한 다리의 감각저하와 저림 및 당김과 같은 방사통 발생

</td></tr>
<tr><td>고려 사항</td><td>

• 물리치료적 검사

<table>
<tr><th>발의 위치 평가</th><th>프레이베르그 징후 검사(Freiberg's sign test)</th></tr>
<tr><td>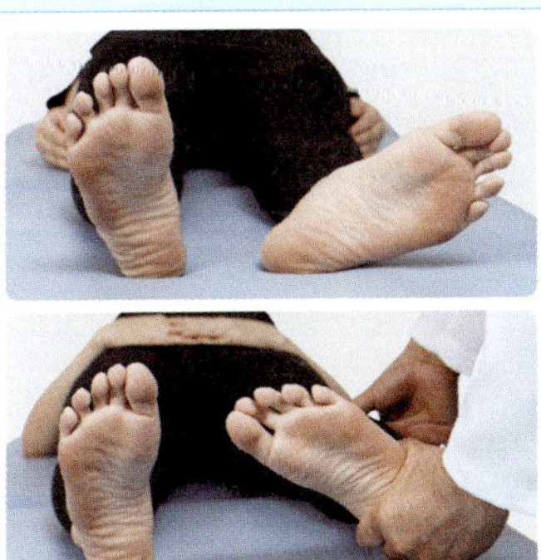</td><td>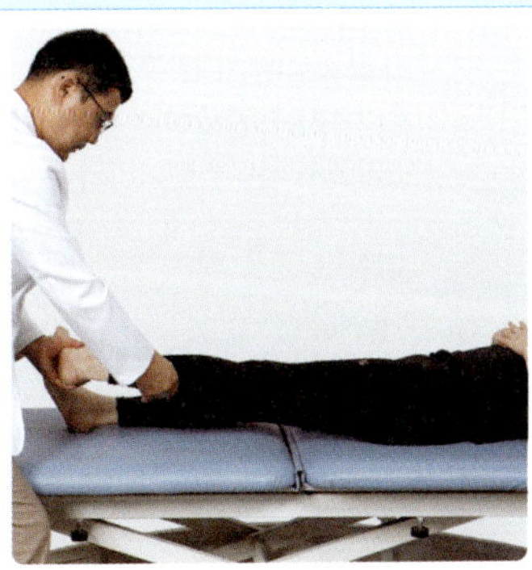</td></tr>
</table>

</td></tr>
</table>

구분	요약
고려사항	(아래 참조)

사우덱 검사(Saudek's test)	뻗은다리올림검사(안쪽돌림위치)
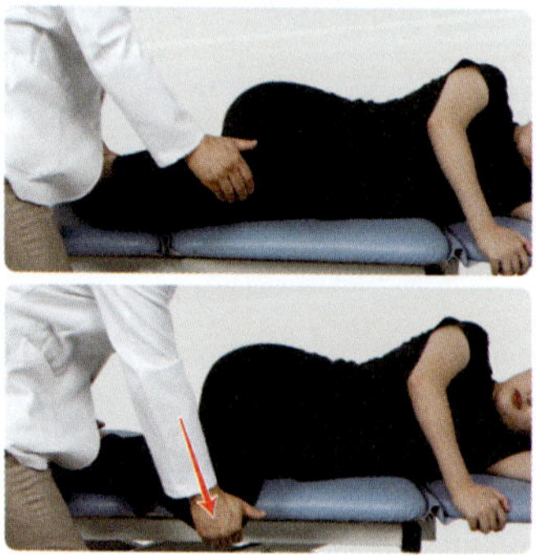	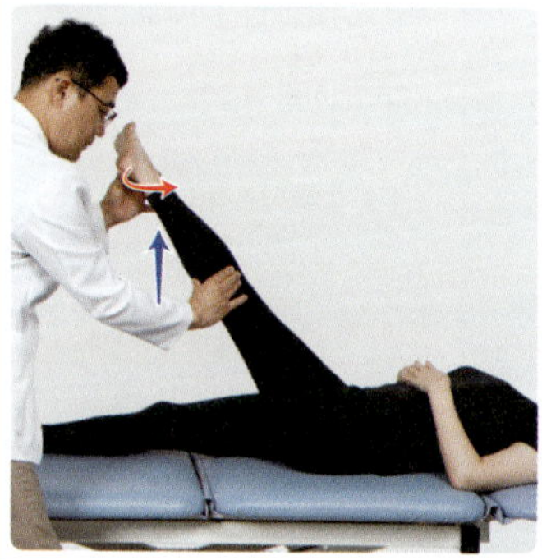

• 물리치료적 중재

일반적 중재 원칙	물리적 인자치료	운동치료
• 통증을 자극하는 요소의 제거 및 염증조절 • 조직의 가동성 증가 및 자세교정	• 냉치료를 통한 통증과 염증 및 근경련 감소 • 초음파 치료 • 표층 및 심부 온열적용	• 궁둥구멍근 뻗침운동 • 통증소실 후 근력강화 • 척추세움근 및 궁둥구멍근의 근막이완 및 심부마사지

(4) 넙다리뼈머리 무혈성 괴사(hip avascular necrosis)

구분	요약
정의	• 넙다리뼈머리 겉질뼈(cortical bone)와 골수의 괴사와 그에 따른 2차적인 혈액 공급의 붕괴로 인해 뼈 구조의 붕괴와 관절의 변형 및 통증이 발생하는 질환 • 조기 진단이 중요하고 40~50세에 주로 발생하며, 양측성인 경우가 전체의 55% 차지 • 소아에서 넙다리뼈머리의 무혈성 괴사를 Legg-Calve-Perthes disease라고 함
병태생리	• 분류

국소적	전신적
• **급성 외상에 의한 2차적인 주요 혈관 공급의 손상**: 골절 및 탈구 시	• 비외상성 무혈성 괴사 • 미세지방 색전, 겸상세포, 질소 거품(케이슨병) • 골수압력 및 골수지방 증가

구분	요약

병태생리

- 진행과정

시기	특징
성장 중지기	넙다리뼈머리의 허혈 및 연골내뼈되기가 멈춤, 임상증상 없음
연골 및 골절기	연골밑 골절로 시작
재흡수기	연골밑 골절로 인해 괴사된 뼈가 불규칙하게 흡수
재골화기	연골밑 영역에서 불규칙적으로 시작
치유 후기	넙다리뼈머리 뼈끝의 뼈되기 완성

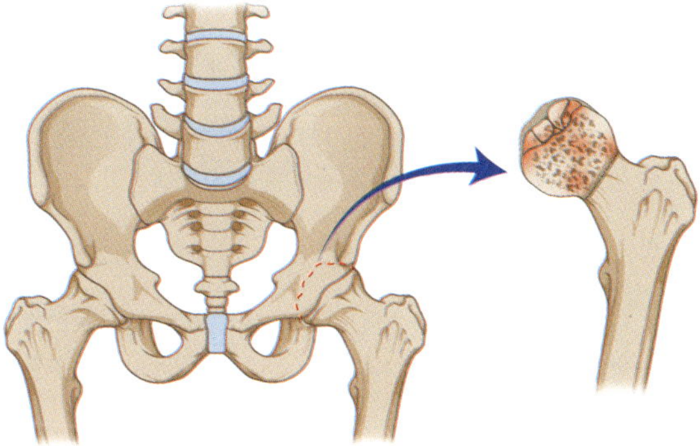

임상증상

- 통증성 보행, 절뚝거림 보행, 근육경련, 엉덩관절 운동 제한
- 통증은 샅굴 부위에서 시작하며 디딤기에서 심한 통증 호소
- 무릎관절에 쑤시는 듯한 연관통
- 다리길이의 차이 발생

고려사항

- 물리치료적 검사

트렌델렌버그 검사(Tredelenburg test)

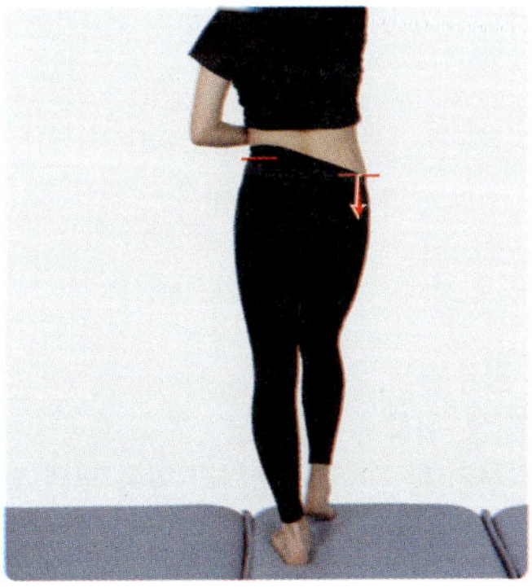

토마스 검사(Thomas test)

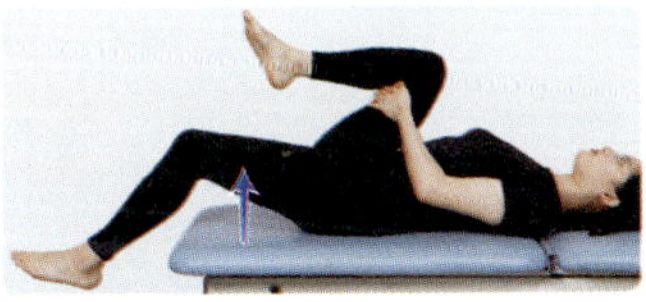

패트릭 검사(Patrick test)

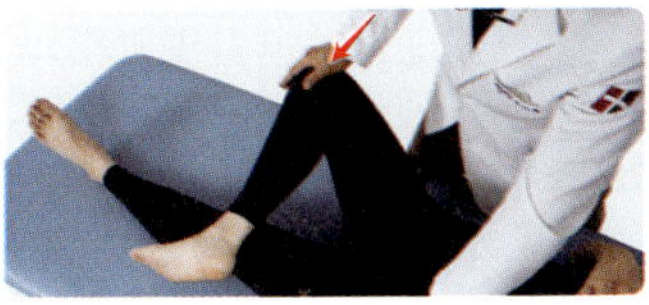

<table>
<tr><th>구분</th><th>요약</th></tr>
<tr><td>고려
사항</td><td>• 물리치료적 중재
<table>
<tr><th>일반적 중재 원칙</th><th>물리적 인자치료</th><th>운동치료</th></tr>
<tr><td>• 통증 제거가 우선 과제이며, 1~2주의 엄격한 안정이 우선되어야 함</td><td>• 온열치료 및 냉치료를 통한 순환 증진
• 초음파 치료를 통한 유착 방지</td><td>• 엉덩관절 벌림근 강화운동</td></tr>
</table>
</td></tr>
</table>

(5) 엉덩관절충돌 증후군(hip impingement syndrome)

<table>
<tr><th>구분</th><th>요약</th></tr>
<tr><td>정의</td><td>• 엉덩관절의 넙다리뼈 또는 절구의 기형이 주된 원인으로 엉덩관절의 반복적인 굽힘 동작에서 샅고랑 부위 깊은 곳의 통증 및 염발음이 나타나는 질환</td></tr>
<tr><td>병태
생리</td><td>• 분류
<table>
<tr><th>Cam형 충돌증후군</th><th>Pincer형 충돌증후군</th></tr>
<tr><td>• 20~30대 활동적인 남성에서 호발
• 넙다리뼈의 기형
• 특발성
• 넙다리뼈머리의 뒤굽음
• 넙다리뼈목 골절
• 넙다리뼈머리 뼈끝분리증
• 반복적인 활동에 의한 넙다리뼈의 혹 발생</td><td>• 에어로빅, 요가 등을 하는 중년 여성에서 호발
• 절구의 기형
• 특발성
• 절구의 뒤굽음
• 절구 돌출
• 절구테두리의 뼈되기</td></tr>
</table>
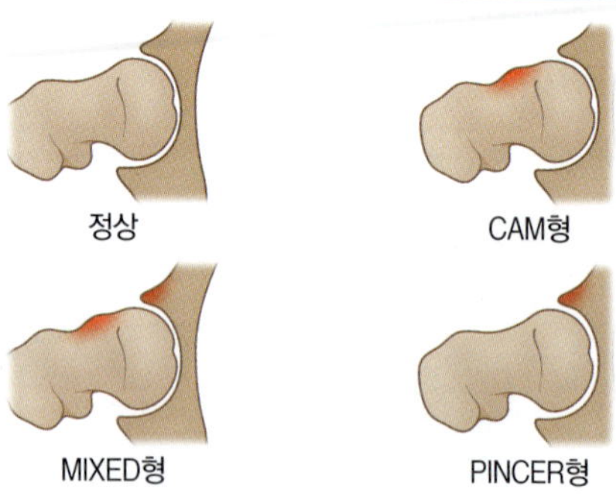

</td></tr>
<tr><td>임상
증상</td><td>• 엉덩관절 90° 굽힘 및 안쪽돌림 시 증상 발생: 일반적
• 엉덩관절 폄 및 가쪽돌림 시 증상 발생: 뒤쪽 충돌증후군
• 샅고랑 통증(88%), 엉덩관절 가쪽 부위 통증(67%), 넙다리 앞쪽 부위 통증(35%)의 순으로 나타남</td></tr>
</table>

<table>
<tr><th>구분</th><th>요약</th></tr>
<tr><td>고려
사항</td><td>

• 물리치료적 검사

<table>
<tr><th>엉덩관절충돌 검사(FADDIR test)</th><th>엉덩관절 문지르기 검사(Hip scour test)</th></tr>
<tr><td>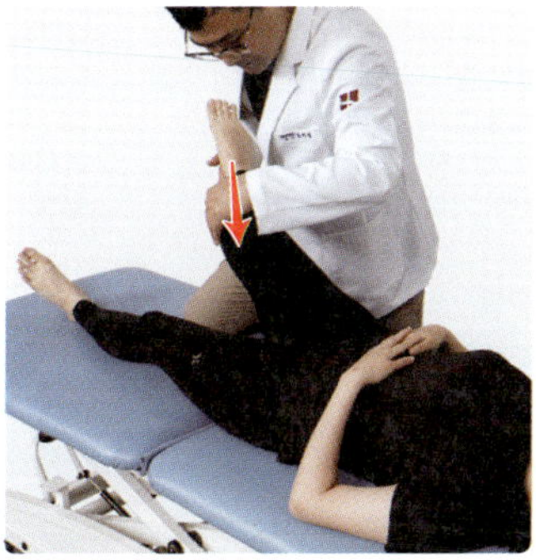</td><td>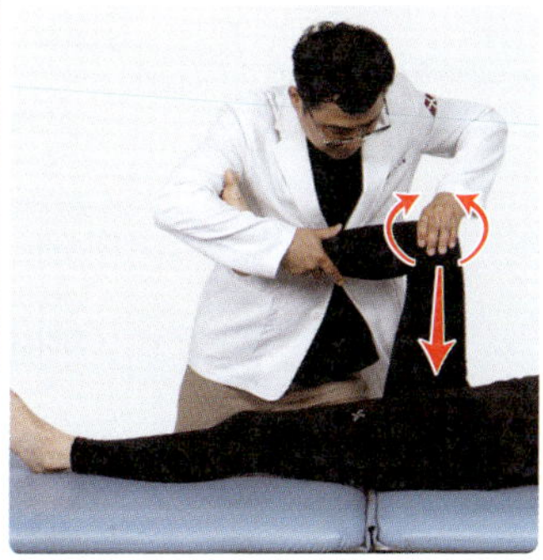</td></tr>
</table>

• 물리치료적 중재

<table>
<tr><th>일반적 중재 원칙</th><th>물리적 인자치료</th><th>운동치료</th></tr>
<tr><td>• 통증을 자극하는 요소의 제거 및 염증조절
• 조직의 가동성 증가 및 자세교정</td><td>• 엉덩관절 질환 시의 물리적 인자치료와 동일하게 적용</td><td>• 침범된 엉덩관절의 안정화 및 근력강화 운동</td></tr>
</table>

</td></tr>
</table>

2) 무릎관절 질환

(1) 밖굽이무릎 및 안굽이무릎(genu valgum & genu varum)

구분	요약
정의	• 밖굽이무릎은 넙다리뼈와 정강뼈의 해부학적 축이 정상 범위보다 감소한 형태로 Q-각이 증가하며, 안굽이무릎은 넙다리뼈와 정강뼈의 해부학적 축이 정상 범위보다 증가한 형태로 Q-각이 감소

구분	요약

병태생리

• 무릎 변형에 대한 기능적 분류

구분	관련 움직임 및 자세	보상움직임 및 자세	병리적 현상
밖굽이무릎 (genu valgum deformity) 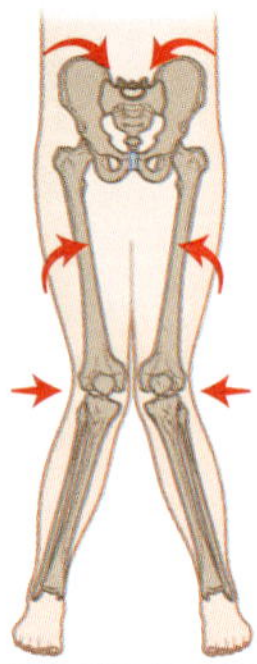	• 평발 • 목발밑관절 엎침 • 정강뼈 가쪽돌림 • 무릎뼈 가쪽치우침 • 같은쪽 골반 가쪽 돌림 • 엉덩관절 모음 • 허리뼈 반대쪽 돌림	• 앞발의 안굽이 • 목말밑관절의 엎침 • 발가락 안쪽편향 • 같은쪽 엉덩관절 안쪽돌림	• 넙다리뼈 안쪽관절융기의 비후 • 넙다리두갈래근 단축 • 무릎뼈의 가쪽 아탈구
안굽이무릎 (genu varum deformity) 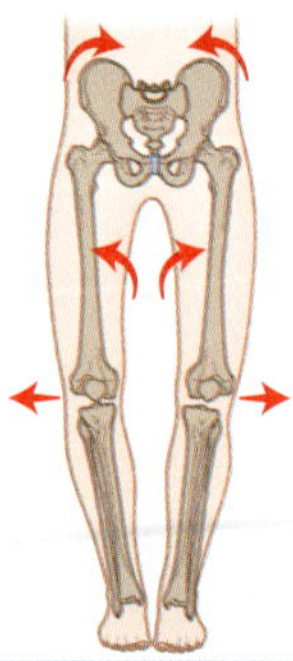	• 정강뼈의 안굽이 • 정강뼈의 안쪽돌림 • 같은쪽 엉덩관절 가쪽돌림 • 엉덩관절 벌림	• 앞발의 밖굽이 • 목말밑관절의 엎침 • 같은쪽 골반 안쪽 돌림	• 넙다리뼈 가쪽관절융기의 비후 • 반힘줄근, 반막근 단축 • 무릎관절 안쪽 압박

임상증상

밖굽이무릎	안굽이무릎
• 안쪽곁인대 뻗침 • 반막근, 반힘줄근, 넙다리빗근, 안쪽넓은근 뻗침 • 넙다리두갈래근, 엉덩정강근막띠, 엉덩관절 벌림근의 단축 • 2차적으로 안굽이엉덩관절, 평발, 척추기형 동반 • 서 있는 자세에서 무릎관절은 가까워지고 발목은 멀어지는 자세	• 가쪽곁인대의 신장 • 반막근, 반힘줄근, 넙다리빗근, 안쪽넓은근 단축 • 넙다리두갈래근, 엉덩정강근막띠, 엉덩관절 벌림근의 뻗침 • 서 있는 자세에서 무릎관절은 멀어지고 발목은 가까워지는 자세 • 안쪽발가락 보행 또는 오리보행

<table>
<tr><th>구분</th><th>요약</th></tr>
<tr><td>고려
사항</td><td>

• 물리치료적 검사

<table>
<tr><th>밖굽이무릎 검사</th><th>안굽이무릎 검사</th></tr>
<tr><td>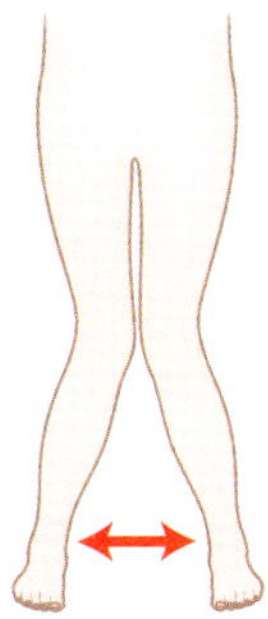</td><td>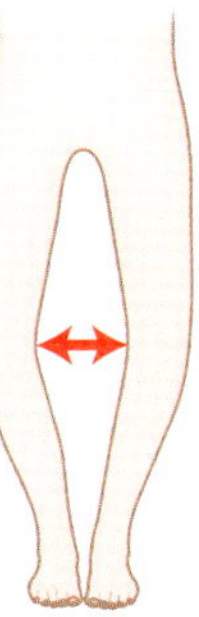</td></tr>
<tr><th colspan="2">진단기준</th></tr>
<tr><td>• 밖굽이무릎
1등급: 2.5cm 이하
2등급: 2.5~5cm 사이
3등급: 5~7.5cm 사이
4등급: 7.5cm 이상
* 3~4등급 이상: 수술</td><td>• 안굽이무릎
1등급: 2.5cm 이하
2등급: 2.5~5cm 사이
3등급: 5cm 이상

* 3등급 이상: 수술</td></tr>
</table>

• 물리치료적 중재

<table>
<tr><th>밖굽이무릎의 중재</th><th>안굽이무릎의 중재</th></tr>
<tr><td>• 넙다리두갈래근과 엉덩정강근막띠의 뻗침운동 및 단축된 물렁조직의 마사지</td><td>• 넙다리두갈래근의 근력강화 운동 및 반막근, 반힘줄근, 엉덩관절모음근의 뻗침운동</td></tr>
</table>

</td></tr>
</table>

(2) 십자인대 손상(cruciate ligament injury)

구분	요약
정의	• 무릎관절의 안정성을 담당하는 십자인대는 앞십자인대와 뒤십자인대로 구분되며, 스포츠 활동 등과 같은 방향 전환이나 직접적인 외력에 의해 손상 • 앞십자인대는 고정된 넙다리뼈에 대해 정강뼈의 앞쪽 이동과 닫힌사슬에서 넙다리뼈의 뒤쪽 이동을 제한 • 뒤십자인대는 무릎에서 가장 강한 인대로 넙다리뼈에서 정강뼈가 뒤쪽으로 병진운동하는 외력의 85~90%담당

구분	요약
병태생리	십자인대의 손상기전, 십자인대의 손상 분류 (아래 참조)

• 십자인대의 손상기전

구분	손상기전
앞십자인대 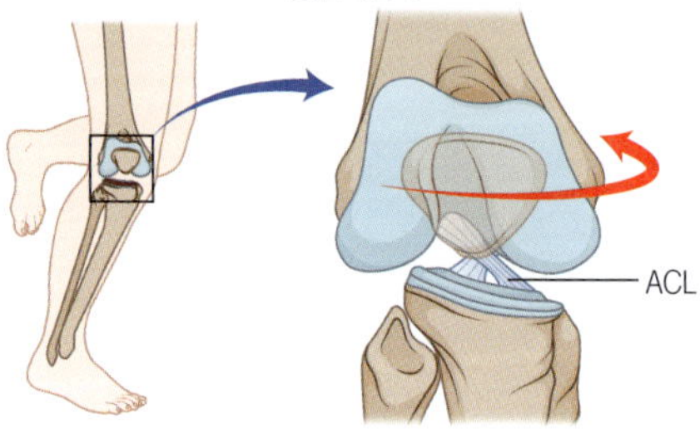	• 체중부하 시 무릎관절이 가쪽돌림되고 굽힘 상태에서 밖굽이 스트레스가 적용될 때 • 안쪽돌림과 결합된 과다폄 시 • 과다굽힘 시 • 직접적인 밖굽이 스트레스가 적용될 때
뒤십자인대 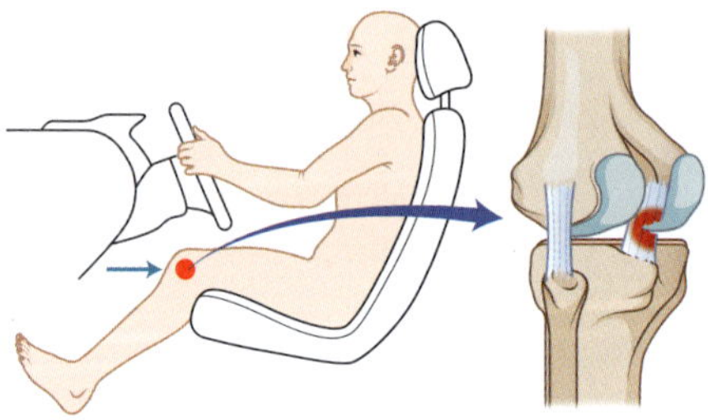	• 발목관절의 발바닥굽힘 상태에서 무릎관절을 굽힘하고 떨어질 때 • 계기판 손상(dashboard injury) • 무릎관절의 과굽힘 시 넙다리 아래쪽으로 힘이 적용될 때

• 십자인대의 손상 분류

구분	앞십자인대	뒤십자인대
1도 염좌	• 약간의 출혈, 미세찢김 손상 • 팽팽한 끝느낌	• 약간의 출혈, 미세찢김 손상 • 팽팽한 끝느낌
2도 염좌	• 출혈을 동반한 불완전 찢김 손상 • 기능 일부 상실 및 앞쪽 이동 증가 • 라크만 검사 및 앞당김 검사에서 통증 • 팽팽한 끝느낌	• 출혈을 동반한 불완전 찢김 손상 • 뒤당김 검사 양성 • 통증 및 압통 • 팽팽한 끝느낌
3도 염좌	• 라크만 검사 및 앞당김 검사에서 양성반응(느슨한 느낌) • 완전 찢김 손상	• 뒤당김 검사, 뒤쪽처짐 검사 및 축이동 검사에서 양성 • 완전 찢김 손상

구분	요약

임상 증상

앞십자인대 손상	뒤십자인대 손상
• 관절의 출혈과 종창 • 보행이나 스포츠 활동에서 무릎관절 불안정성 • 통증으로 인한 기능부전	• 뼈관절염의 악화 • 통증과 불안정성 • 무릎넙다리관절 및 정강넙다리관절의 안쪽 구획에서 퇴행성 변화

고려 사항

• 물리치료적 검사

앞십자 손상		뒤십자 손상
라크만 검사(Lachman test)	앞당김 검사(ant. drawer test)	뒤당김 검사(post. drawer test)
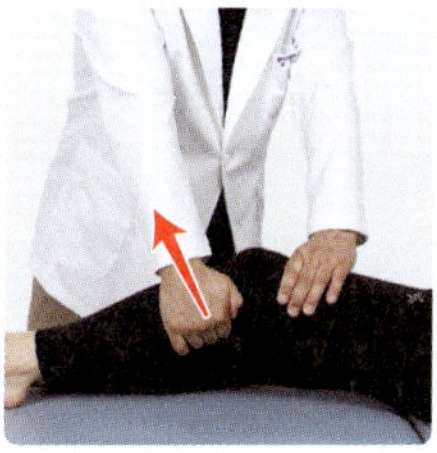	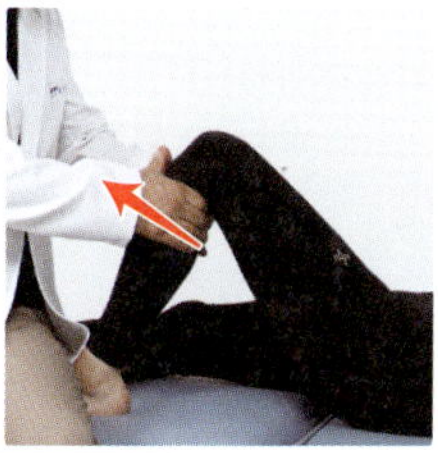	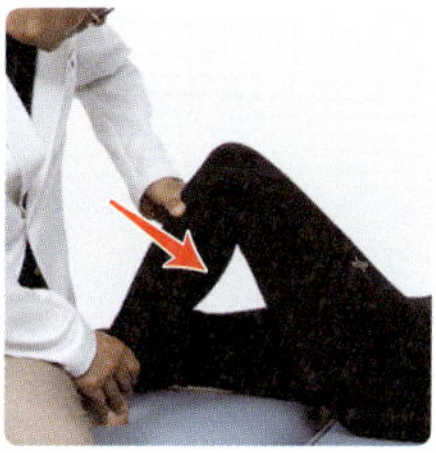

• 물리치료적 중재

일반적 중재 원칙	급성기 중재	만성기 중재
• 보존적 중재 ▸ 부종 방지나 순환 촉진을 위한 등척성 운동 ▸ 안쪽넓은근의 위축 예방 ▸ 급성기 시 30° 굽힘에서 냉치료 및 압박붕대 고정 • 수술 후 중재 ▸ 수술 후 2주 안에 90° 굽힘까지 관절운동범위 유지 ▸ 5주 안에 완전 굽힘 유지 ▸ 6주부터 넙다리 부위의 근력을 점진적으로 강화	• **24~48시간**: 『PRICE』 적용 • 물리적 인자치료 ▸ 냉치료 및 전기치료 ▸ 부목, 테이프, 석고고정은 관절 보호를 위해 기능적 자세에서 적용 • 운동치료 ▸ 유착형성 방지를 위한 가벼운 마사지 ▸ 관절의 긴장과 염증완화를 목적으로 시행	• 기능 회복을 위한 중재 • 물리적 인자치료 ▸ 열치료, 초음파, 경피신경자극치료, 극초단파, 간섭파 등을 이용 통증 완화 • 운동치료 ▸ 관절의 유연성 증가, 근력 강화, 고유수용성감각 훈련, 보행훈련, 지세교정, 일상생활동작 훈련 등 ▸ 구축된 물렁조직에 뻗침 운동

(3) 곁인대 손상(collateral ligament injury)

<table>
<tr><th>구분</th><th>요약</th></tr>
<tr><td>정의</td><td>
• 무릎관절의 안쪽과 가쪽의 안정성을 담당하는 곁인대는 안쪽곁인대와 가쪽곁인대로 구분하며 안쪽곁인대는 무릎관절 폄 상태에서 밖굽이력(valgus stress)에 의해 손상되며, 가쪽곁인대는 무릎의 폄 상태에서 안굽이력(varus stress)에 의해 손상
• 일반적으로 안쪽곁인대의 손상이 흔함
</td></tr>
<tr><td>병태
생리</td><td>
• 곁인대의 손상 분류
<table>
<tr><th>구분</th><th>곁인대</th></tr>
<tr><td>1도 염좌</td><td>• 약간의 국소통증, 출혈, 부종
• 손상 후 2~3주 후면 소실</td></tr>
<tr><td>2도 염좌</td><td>• 부분 파열(약 50%)
• 관절의 이완, 국소통증, 압통, 종창</td></tr>
<tr><td>3도 염좌</td><td>• 완전 파열
• 관절의 불안정성, 압통
• 수술적 치료</td></tr>
</table>
</td></tr>
<tr><td>임상
증상</td><td>
<table>
<tr><th>구분</th><th>손상기전</th></tr>
<tr><td>안쪽곁인대
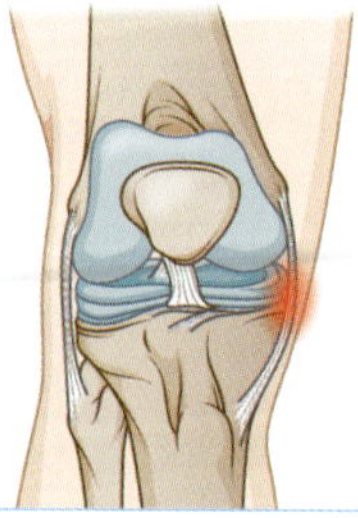</td><td>• 밖굽이력에 의해 유발
• 무릎안쪽이 꺾이거나 찢어지는 듯한 느낌
• 안쪽곁인대 단독 손상 시 보행 가능
• 넙다리를 받쳐주는 바로 누운 자세에서 통증감소</td></tr>
<tr><td>가쪽곁인대
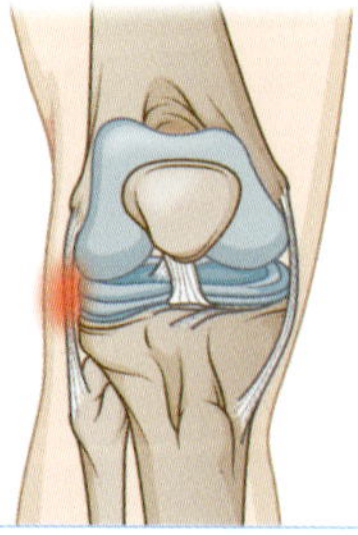</td><td>• 안굽이력에 의해 유발
• 보행 시 불편함
• 디딤기에 손상쪽 무릎이 안굽이 형태로 보행의 비정상</td></tr>
</table>
</td></tr>
</table>

구분	요약
고려사항	• 물리치료적 검사

	안쪽곁인대 손상 : 밖굽이 스트레스 검사		가쪽곁인대 손상 : 안굽이 스트레스 검사
MCL 손상	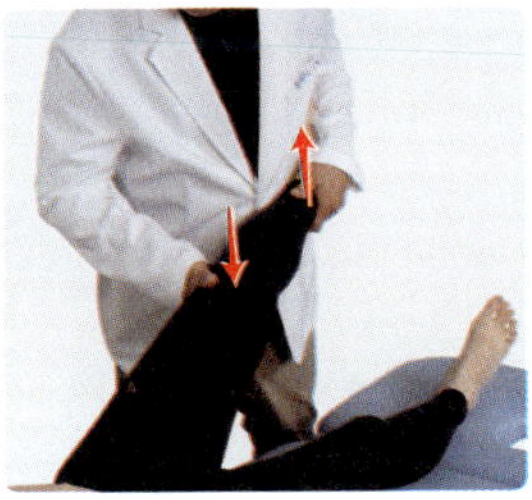	LCL 손상	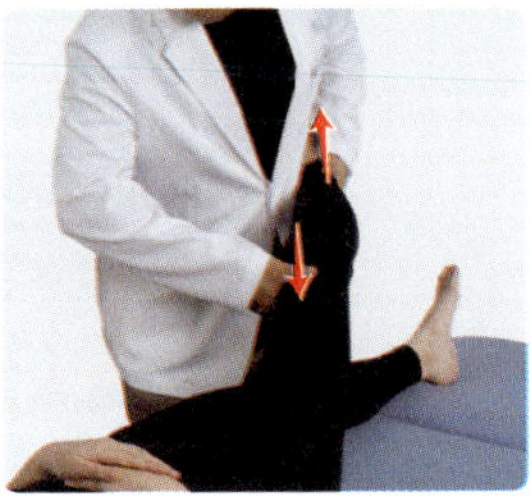
평가기준			
• **1도 손상**: 5mm • **2도 손상**: 5~10mm • **3도 손상**: 10mm 이상			

(4) 반달 손상(meniscus injury)

구분	요약
정의	• 무릎관절의 정강뼈 안·가쪽관절융기에 부착된 두 개의 연골륜을 말하며, 형태는 반달모양이며 가쪽반달은 작고 다소 원형이고 안쪽반달은 크고 폭도 넓으며, 반달연골의 기능은 무릎의 안정성, 적합성, 연골보호, 영양공급 등의 역할을 함
병태생리	• 반달연골의 손상 분류

급성반달파열	만성반달파열
• 무릎이 굽힘된 상태에서 격렬한 돌림운동과 같은 스포츠 활동	• 40~50대 중년 • 반복적이고 과도한 활동
• 무릎에 걸리는 느낌(catching), 잠김(locking) 현상	• 통증 및 삼출 현상이 점진적으로 증가
• 앞십자인대 동반 손상 흔함	• 특별한 외상 병력 없음

<table>
<tr><th>구분</th><th>요약</th></tr>
<tr><td>병태
생리</td><td>

• 반달연골의 손상 형태

<table>
<tr><th>세로형 파열</th><th>수평형 파열</th></tr>
<tr><td>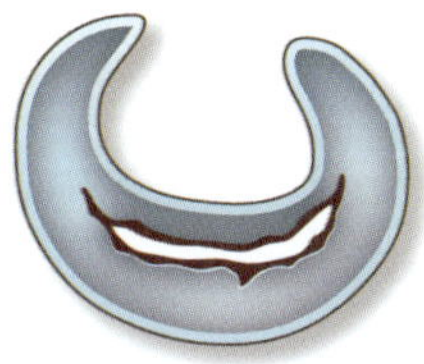</td><td>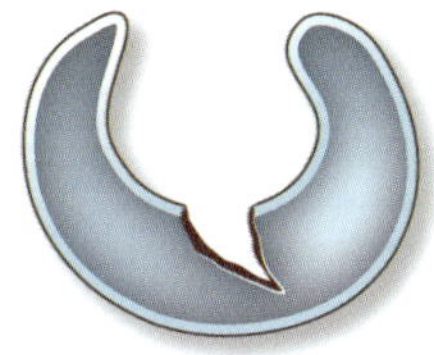</td></tr>
<tr><td>굽힘 자세에서 갑작스럽게 폄할 때</td><td>축성 압력에 의한 전단력</td></tr>
<tr><th>방사형 파열</th><th>양동이손잡이형 파열</th></tr>
<tr><td>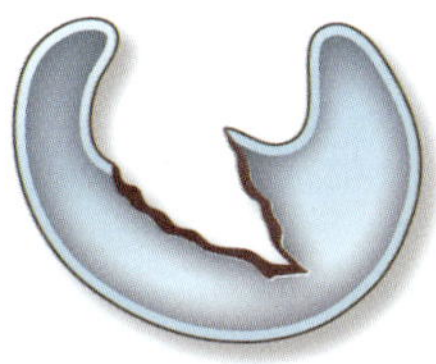</td><td>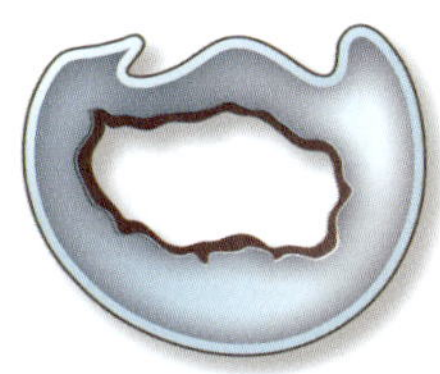</td></tr>
<tr><td>축성 압력에 의해 앞뒤로 벌어질 때</td><td>세로형 파열의 진행된 형태</td></tr>
</table>

• 굽힘 자세에서 넙다리뼈의 강력한 축돌림 시 손상
• 안쪽반달연골이 가쪽반달연골보다 2배 손상이 흔함

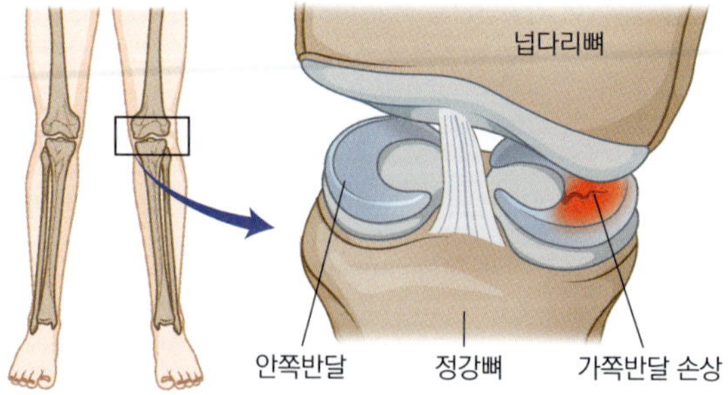

</td></tr>
<tr><td>임상
증상</td><td>

• 잠김 현상
• 염발음
• 뜬 무릎 현상
• 무력감

</td></tr>
</table>

<table>
<tr><th>구분</th><th>요약</th></tr>
<tr><td>고려
사항</td><td>
• 물리치료적 검사
<table>
<tr><th>맥머리 검사(McMurray test)</th><th>아플레이 검사(Apley test)</th></tr>
<tr><td>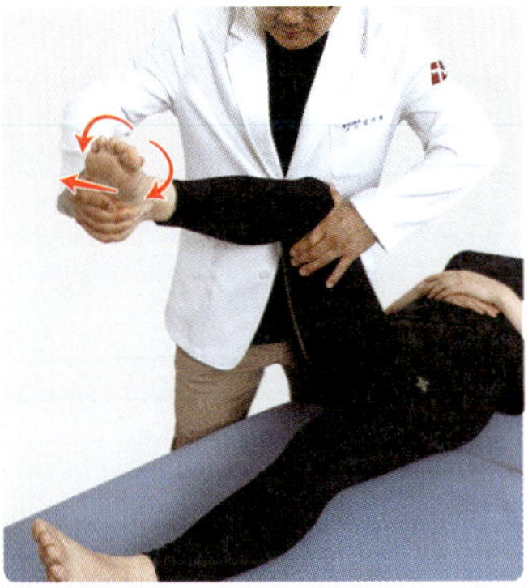</td><td>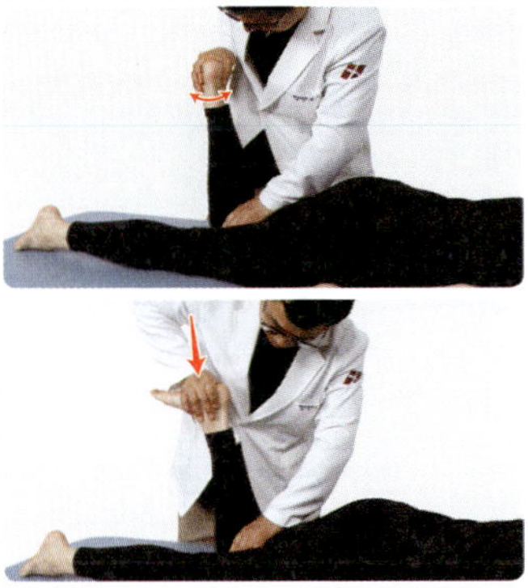</td></tr>
</table>
</td></tr>
</table>

(5) 퇴행성 관절염(osteoarthritis)

<table>
<tr><th>구분</th><th>요약</th></tr>
<tr><td>정의</td><td>• 비염증성, 진행성 질환으로 관절연골의 퇴화 및 소실과 그와 연관된 2차적인 변화를 유발하는 질환으로 인체에서 척추 또는 다리와 같이 체중부하관절에 주로 침범
• 동의어: 퇴행성 관절염, 비후성 관절염, 노인성 관절염 등
• 여자 > 남자</td></tr>
<tr><td>병태
생리</td><td>
• 호발 부위
<table>
<tr><th>다리</th><th>척추</th><th>팔</th></tr>
<tr><td>• 엉덩관절
• 무릎관절</td><td>• 허리뼈
• 목뼈</td><td>• 어깨관절
• 먼쪽손가락사이관절</td></tr>
</table>
</td></tr>
</table>

<table>
<tr><th>구분</th><th>요약</th></tr>
<tr><td>병태생리</td><td>

• 병리적 변화

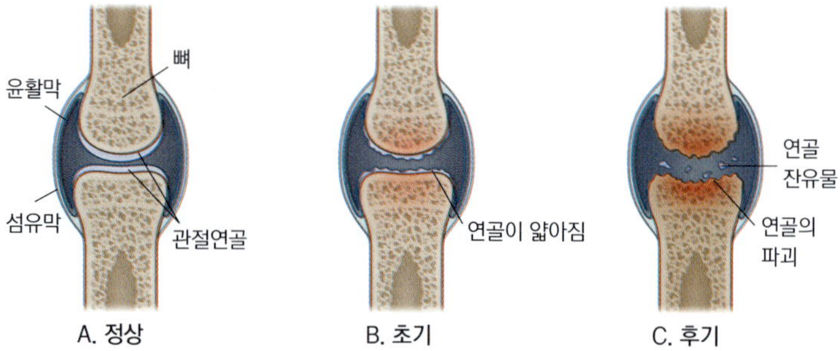

연골연화 → 관절공간 협소 → 뼈곁돌기 형성 → 윤활막 비후(후기)

</td></tr>
<tr><td>임상증상</td><td>

관절증상

활동 시 국소통증, 휴식 시 완화(기후 예민) → 관절의 종창, 압통에 의한 운동 제한 → 운동 시 피로 증가 → **초기**: 관절강직 → **중기**: 관절 내 삼출액 소견 → 뼈성 강직 → 근위축, 관절구축 → 관절 내 염발음 → 관절기능 상실

무릎 변형	손가락 변형
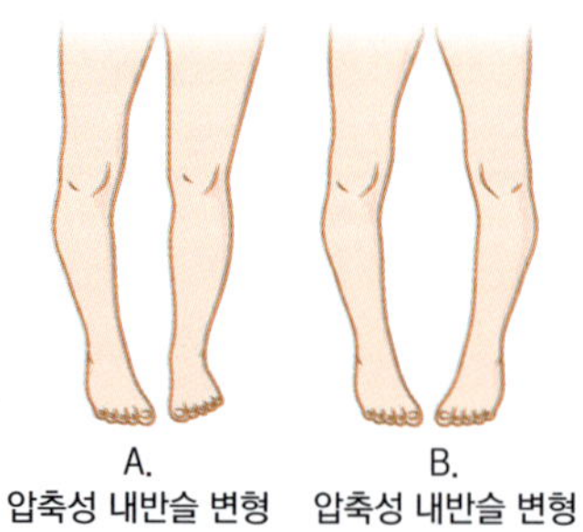	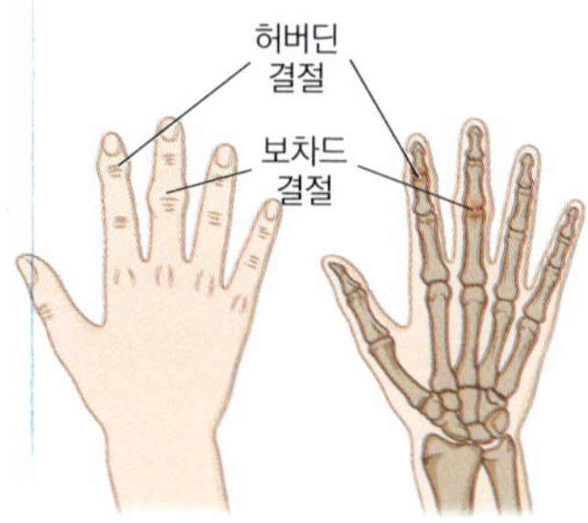

</td></tr>
</table>

<table>
<tr><th>구분</th><th>요약</th></tr>
<tr><td>고려
사항</td><td>
• 물리치료적 중재
<table>
<tr><th>일반적 중재 원칙</th><th>물리적 인자치료</th><th>운동치료</th></tr>
<tr><td>• 통증감소
• 침범된 관절의 과사용 제한
• 과체중 및 잘못된 운동 교정
• 퇴행성 변화의 진행을 예방 또는 지연
• 관절기능의 유지
• 근력의 유지 및 증가</td><td>• 초기
▸ 급성통증 및 부종 완화: 냉치료, 경피신경자극치료
• 만성
▸ 통증경감: 온열치료, 전기치료, 초음파 치료, 극초단파 치료 등</td><td>• 유산소 운동을 통한 심폐기능 증진: 걷기, 수영 등
• 넙다리네갈래근의 근력강화 운동</td></tr>
</table>
</td></tr>
</table>

3) 발목 및 발 질환

(1) 선천성 안쪽말발(congenital talipes equino−varus deformity)

<table>
<tr><th>구분</th><th>요약</th></tr>
<tr><td>정의</td><td>• 만곡족(club foot)이라고 하며, 발목관절과 발 부위에 나타나는 선천성 기형
• 50%에서 양측성이며 남아가 여아보다 2배 많이 호발
• 유전적 성향과 특정 신경마비로 인한 불균형, 목말뼈목 부위의 안쪽 전위, 종아리 근육 및 뒤정강근의 근불균형, 자궁 내의 기계적 요인으로 발생</td></tr>
<tr><td>병태
생리</td><td>
• 증상 및 변형의 형태
<table>
<tr><th>부위</th><th>증상 및 변형</th><th>부위</th><th>증상 및 변형</th></tr>
<tr><td>목말뼈</td><td>변화가 가장 심한 뼈</td><td>발뒤쪽 구축</td><td>아킬레스힘줄 및 뒤관절막 구축</td></tr>
<tr><td>목말밑관절</td><td>구축</td><td>장딴지근</td><td>뻗침</td></tr>
<tr><td>발꿈치뼈</td><td>크기 축소, 세로축을 따라 안쪽돌림</td><td>앞정강근</td><td>단축</td></tr>
<tr><td>발목뼈</td><td>위쪽과 안쪽 방향 끌림</td><td>뒤정강근</td><td>단축</td></tr>
<tr><td>발허리뼈</td><td>모음</td><td>물렁조직 구축</td><td>발목관절 부위의 근육, 힘줄, 인대, 정강신경, 뒤정강동맥 구축</td></tr>
<tr><td>정강뼈</td><td>안쪽돌림</td><td>Kite 각</td><td>정상 범위 벗어남</td></tr>
</table>
</td></tr>
</table>

<table>
<tr><th>구분</th><th>요약</th></tr>
<tr><td>병태
생리</td><td>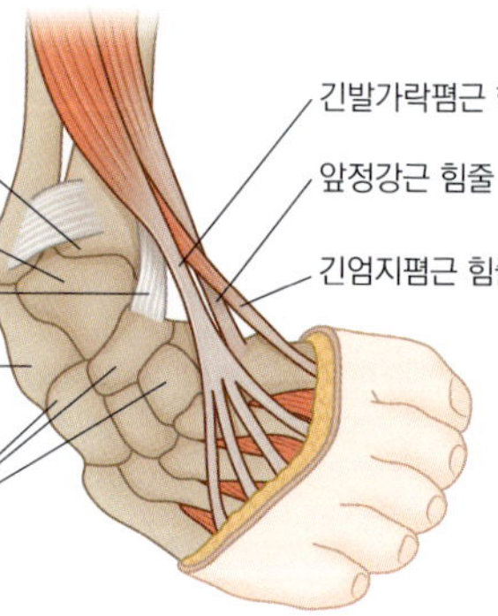</td></tr>
<tr><td>임상
증상</td><td>• 발의 가쪽모서리로 체중지지 및 피부 비대
• 심한 경우 발등으로 체중부하
• 발허리관절의 발 앞쪽 부분에 말발과 휜발 변형이 동반
• 발뒤꿈치는 성장장애
• 양측성 변형 시 오리보행</td></tr>
<tr><td>고려
사항</td><td>• 물리치료적 중재<table><tr><th>일반적 중재 원칙</th><th>물리적 인자치료</th><th>운동치료</th></tr><tr><td>• 변형된 발은 수술을 통해 교정하며, 물렁조직 유리술, 힘줄이식술, 뼈조직 수술, 삼중관절고정술 등을 연령에 따라 적용</td><td>• 다른 질환과의 관련성 유무 및 합병증에 대한 관리
• 데니스브라운 부목
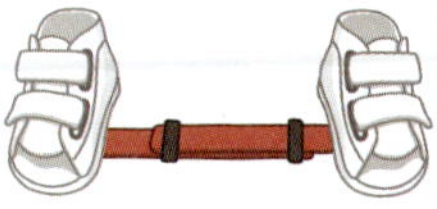</td><td>• 발목관절 및 발의 변형된 쪽 반대 방향으로의 뻗침과 신연운동 시행</td></tr></table></td></tr>
</table>

(2) 편평발(pes planus; flat foot)

구분	요약
정의	• 발의 형태를 지탱하는 세로 및 가로로 아치형 발활이 존재하며 발과 발목관절에 가해지는 체중과 충격을 흡수하는 역할을 수행하는데 발바닥의 세로활이나 가로활이 가라 앉거나 완전히 소실된 형태의 발의 변형

<table>
<tr><th>구분</th><th>요약</th></tr>
<tr><td>병태 생리</td><td>• 분류 | 유연성 편평발	강직성 편평발
• 체중부하 시 발활이 소실되지만 비체중부하 시 발활 형성	• 체중부하와 관계없이 발활이 형성되지 않음 | 발 형태에 따른 바닥면 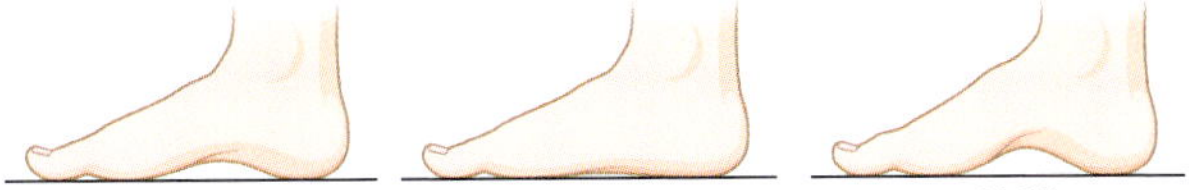 • 목말뼈 머리가 발배뼈에서 안쪽 발가락 방향으로 이동하여 스프링인대와 뒤정강뼈 힘줄의 당김으로 안쪽 세로활이 소실</td></tr>
<tr><td>임상
증상</td><td>• 발바닥 압통 및 내재근의 약화
• 보행 시 발바닥의 자발통과 피로, 과도한 운동 시 발활 소실이 심해짐
• 돌출된 목말뼈 부위의 티눈 형성
• 발꿈치의 바깥굽음과 목말밑관절의 아탈구, 발목뼈 관절의 바깥굽음이 동반
• 발바닥발꿈치인대, 뒤정강힘줄의 이완</td></tr>
<tr><td>고려
사항</td><td>• 물리치료적 검사

Feiss line
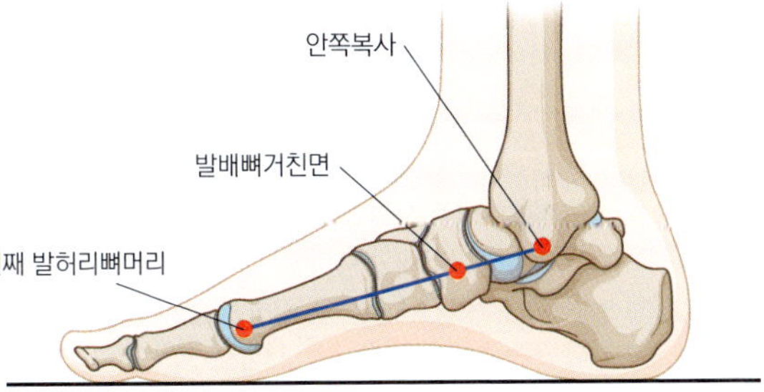
</td></tr>
</table>

(3) 발목염좌(ankle sprain)

<table>
<tr><th>구분</th><th>요약</th></tr>
<tr><td>정의</td><td>
• 발목관절은 안쪽안정성에 기여하는 세모인대와 가쪽안정성에 기여하는 앞목말종아리인대, 발꿈치종아리인대, 뒤목말종아리인대로 구성된 집합체에 의해 과도한 번짐을 제한
• 지면이 평평하지 못한 곳에서의 점프, 달리기 등의 동작에서 발목의 뒤틀림에 의해 인대가 손상되며 주로 가쪽에 있는 앞목말종아리인대 손상이 가장 빈번
• 세모인대 손상은 강하고 갑작스러운 가쪽번짐과 함께 종아리뼈의 골절과 동반
</td></tr>
<tr><td>병태
생리</td><td>
• 분류
<table>
<tr><th>구분</th><th>결인대</th></tr>
<tr><td>1도 염좌</td><td>• 인대파열 없이 늘어난 상태 또는 가벼운 파열
• 약간의 종창, 압통, 가벼운 기능 감소, 관절의 안정성 유지됨</td></tr>
<tr><td>2도 염좌</td><td>• 인대의 부분 파열
• 중등도의 종창과 압통, 가벼운 관절의 불안정성</td></tr>
<tr><td>3도 염좌</td><td>• 인대의 완전 파열
• 심한 종창과 압통, 점상출혈, 관절의 불안정성
• 골절 동반 가능성</td></tr>
</table>
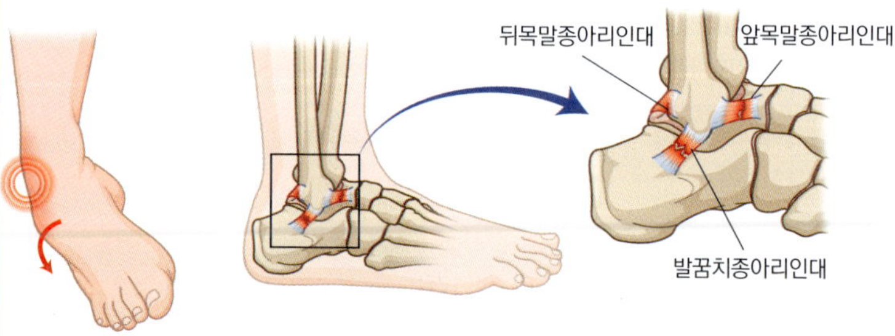

</td></tr>
<tr><td>임상
증상</td><td>
• 일반적으로 안쪽들림에 의한 손상이 흔함
• 발꿈치힘줄의 가쪽과 발등에 통증과 종창, 피부밑출혈로 인한 멍이 관찰
• 수동으로 발목을 움직이거나 체중을 가하면 통증 증가
• 불안전한 치유 또는 부적절한 치료로 재발성 발목 염좌 발생
</td></tr>
</table>

<table>
<tr><th>구분</th><th colspan="2">요약</th></tr>
<tr><td rowspan="3">고려
사항</td><td colspan="2">• 물리치료적 검사</td></tr>
<tr><td>앞당김 검사(anterior drawer test)</td><td>목말뼈 기울기 검사(talar tilt test)</td></tr>
<tr><td>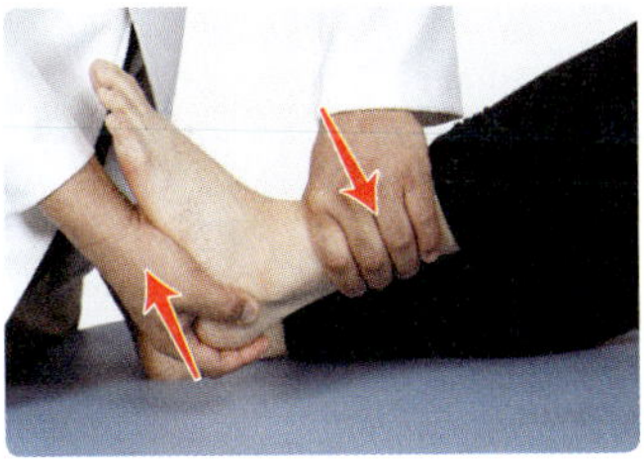</td><td>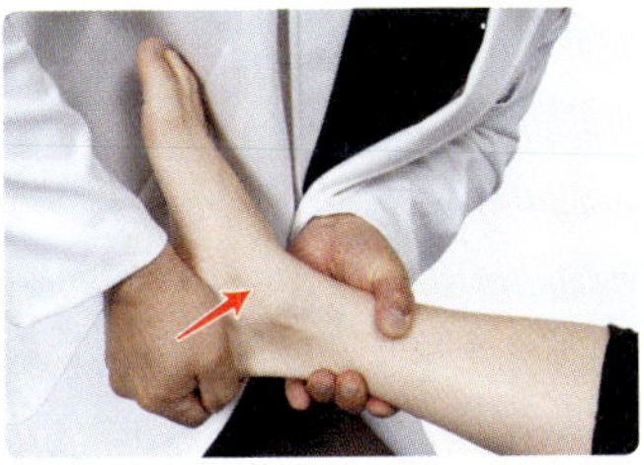</td></tr>
</table>

(4) 아킬레스힘줄 파열(achilles tendon rupture)

구분	요약
정의	• 아킬레스힘줄은 발바닥굽힘근인 장딴지근과 가자미근이 합쳐져 형성된 힘줄로 발꿈치뼈 뒤에 부착하여 보행 시 발끝떼기(push off)를 유도하거나 발가락으로 설 때 체중을 들어 올리는 역할 • 달리거나 점핑을 할 때처럼 갑작스러운 장딴지근과 가자미근의 수축으로 힘줄의 파열이 발생
병태 생리	• 발목관절의 과도한 발등굽힘과 직접적인 외상 그리고 힘줄에 혈액순환 장애가 있는 노인, 당뇨병 등의 대사성 질환이 있는 경우 발생 • 호발 부위는 발뒤꿈치 부착부로부터 2~5cm 부위 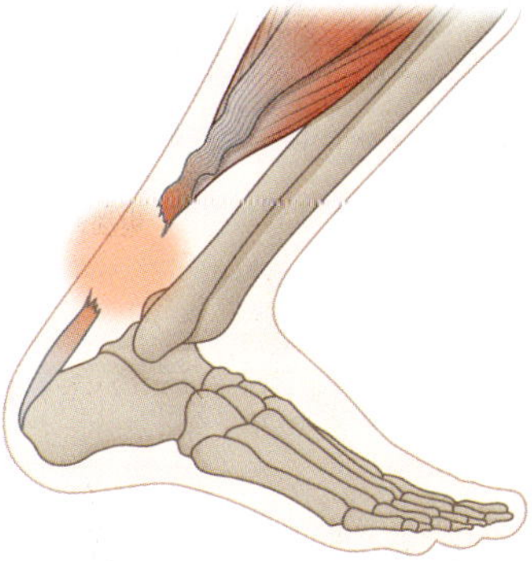

<table>
<tr><th>구분</th><th>요약</th></tr>
<tr><td>임상
증상</td><td>• 발목 뒤 파열음과 함께 심한 통증과 종창 발생
• 손상쪽 발로 설 수도, 뒤꿈치를 들 수도 없으며 수동 발등굽힘 시 통증
• 파열 부위에서 국소화된 압통 및 함몰 부위 촉지</td></tr>
<tr><td>고려
사항</td><td>• 물리치료적 검사

톰슨 검사(Thompson test)
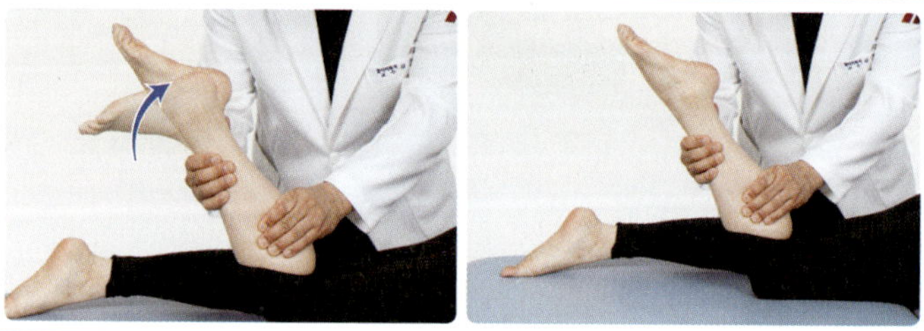

• 물리치료적 중재
<table>
<tr><th>일반적 중재 원칙</th><th>물리적 인자치료</th><th>운동치료</th></tr>
<tr><td>• 부분 파열 시 무릎관절 굽힘과 함께 발목관절을 최대한 발바닥 굽힘 상태로 6~8주간 석고고정 후 약 13주간 과도한 뻗침을 막기 위한 보조기 착용</td><td>• 급성기: 부종 감소를 위한 냉치료
• 고정 제거 후: 심부 및 표층 열치료</td><td>• 발목과 발의 근력강화를 위한 등척성 및 등장성 운동 그리고 점진적인 체중부하 훈련
• 뻗침운동</td></tr>
</table>
</td></tr>
</table>

(5) 발목굴증후군(tarsal tunnel syndrome)

구분	요약
정의	• 섬유성 지붕인 굽힘근 지지띠와 안쪽복사뼈, 발꿈치뼈로 이루어진 공간으로 과도한 엎침, 과사용, 힘줄 윤활막염, 외상 및 기형 등에 의해 발목굴을 경유하는 뒤정강신경과 혈관다발의 압박 현상
병태생리	• 긴발바닥굽힘근, 뒤정강근, 혈관 및 뒤정강신경이 경유하는 발목굴의 압박에 의한 뒤정강신경통 • 남자 > 여자, 일측성이 흔하며, 일상생활에서 조이는 신발 및 무리한 달리기 등으로 발목굴이 압박되어 일시적인 감각이상이 나타나기도 함

구분	요약

병태 생리

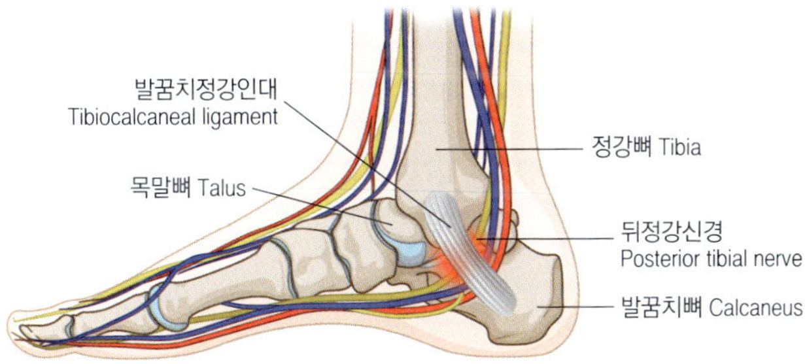

임상 증상

- 주로 밤에 발바닥의 작열통
- 안쪽 발목과 발바닥을 따라서 통증, 무감각, 감각이상과 함께 다양한 증상
- 안쪽 복사뼈 뒤로 정강신경 위에서 압통
- 안쪽 발목과 뒤꿈치 주변에 부종, 정맥류, 힘줄집 결절종 등이 촉진될 수 있음
- 힘줄반사는 정상이며, 제1엉치신경근 병변에서 보이는 발의 감각이상 분포와 피부 분절이 유사하기 때문에 감별진단이 필요함

고려 사항

- 물리치료적 검사

티넬 검사(Tinnel test)

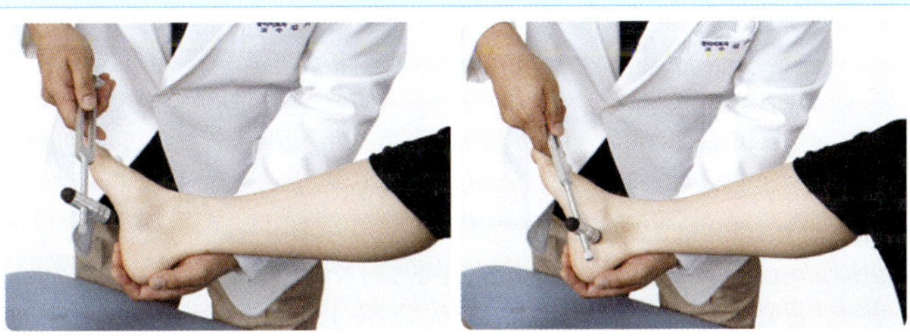

- 물리치료적 중재

일반적 중재 원칙	물리적 인자치료	운동치료
• 스테로이드 주사 및 보존적 치료에도 효과가 없거나 발가락굽힘근 약화가 있을 경우 수술 고려	• 급성기에 냉치료를 통해 염증과 부종을 완화 • 보조기 착용	• 발바닥굽힘과 안쪽번짐에 대한 근력강화 운동

(6) 통풍성 관절염(gouty arthritis)

<table>
<tr><th>구분</th><th>요약</th></tr>
<tr><td>정의</td><td>• 퓨린(purine)의 대사장애로 혈중 요산(uric acid)이 증가(7mg/dL 이상)하여 요산결정체가 관절 주위와 연부조직에 침착하여 염증을 유발하는 대사성 질환</td></tr>
<tr><td>병태
생리</td><td>• 요산결정체가 관절이나 다른 조직에 쌓여 염증 반응을 일으켜 극심한 관절통이나 다른 여러 증상을 유발
• 특히 엄지발가락, 발목관절, 무릎관절에 주로 발생
• 통풍성 관절염으로 발생할 수 있는 합병증: 콩팥질환, 요로결석증, 동맥경화증, 뇌졸중, 고혈압, 심장질환 등
• 30~40%는 가족력으로 발생하며 남성:여성의 비율은 20:1로 남성에게 많이 발생하며, 발생연령은 40~50대에 발생
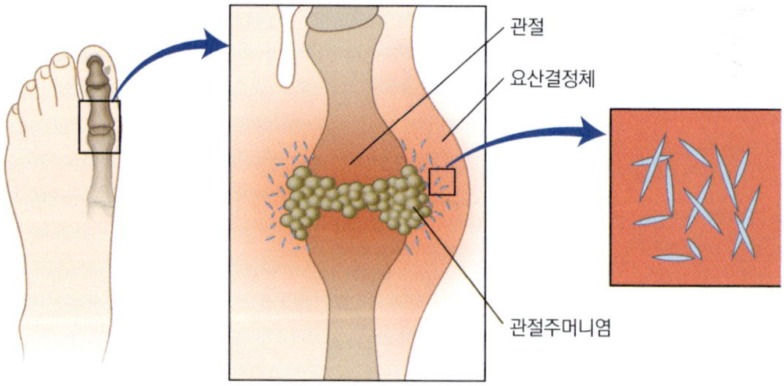
</td></tr>
<tr><td>임상
증상</td><td>• 주로 엄지발가락의 발허리발가락관절, 발목, 발등, 무릎 등의 한 관절에서 심한 발작성 통증
• 종창, 홍반, 전신발열 및 오한
• 야간통이 심하며, 증상은 10일 이내에 완화
• 급성 통풍이 장기간 지속 시 관절 내 요산이 침착하여 관절면이 파괴되고 섬유성 강직 발생
• 만성 결절성 통풍의 경우 혈중 요산수치가 11mg/dL를 넘으며 약물 및 식품으로 조절하기 어려움</td></tr>
<tr><td>고려
사항</td><td>• 물리치료적 중재
<table>
<tr><th>일반적 중재 원칙</th><th>물리적 인자치료</th><th>운동치료</th></tr>
<tr><td>• 급성기 발작성 통풍의 경우 조기에 치료하는 것이 원칙</td><td>• 급성기 냉치료를 원칙으로 만성기의 경우 관절변형을 방지하기 위한 부목 고정
• 리튬이온도입치료: 침착된 요산을 용해</td><td>• 관절가동운동을 통해 섬유성 강직 예방
• 통증으로 정상 보행이 어렵기 때문에 다리근력 강화운동</td></tr>
</table></td></tr>
</table>

<table>
<tr><th>구분</th><th colspan="5">요약</th></tr>
<tr><td rowspan="2">고려사항</td><td colspan="5">• 통풍성 관절염 환자의 관리원칙</td></tr>
<tr><td>과식을 줄이고 체중을 줄일 수 있는 식이요법</td><td>퓨린이 함유된 음식 및 과음, 과격한 운동, 스트레스 피함</td><td>저요산, 저퓨린, 고칼륨 식품섭취 및 충부한 수분섭취</td><td>탄수화물↓, 단백질↑ 및 불포화지방을 함유한 식이요법</td><td>동반된 질환으로 당뇨병, 고지혈증, 심혈관계 질환에 유리한 식이요법</td></tr>
</table>

4. 골절

1) 골절의 개요

(1) 골절의 분류

<table>
<tr><th>분류기준</th><th colspan="3">요약</th></tr>
<tr><td rowspan="2">위치</td><td>폐쇄성 골절</td><td>골절 부위가 체표면으로 노출되지 않은 상태</td><td rowspan="2">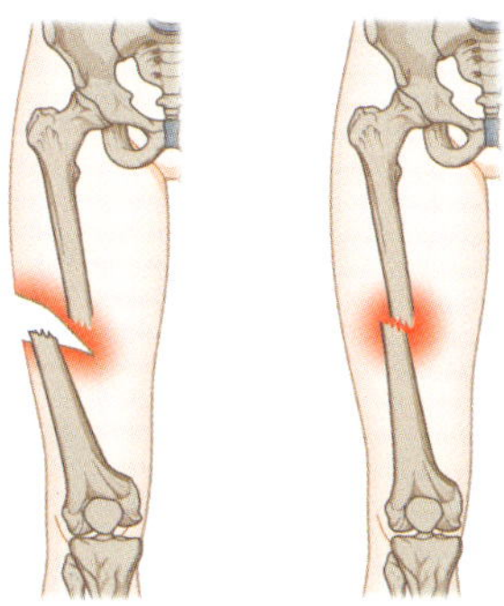</td></tr>
<tr><td>개방성 골절</td><td>골절 부위가 체표면 밖으로 노출된 상태</td></tr>
</table>

<table>
<tr><th>분류기준</th><th colspan="4">요약</th></tr>
<tr><td rowspan="10">정도</td><td rowspan="6">완전
골절</td><td>감입골절
(impacted fracture)</td><td colspan="2">골절된 뼈의 한쪽 끝이 다른 쪽 뼈 속에 그대로 남아 있는 상태의 골절</td></tr>
<tr><td>합병골절
(complicated fracture)</td><td colspan="2">골절 부위 주위 조직에 있는 중요한 조직이나 기관에 손상을 일으킨 골절</td></tr>
<tr><td>압박골절
(compression fracture)</td><td colspan="2">순수한 압박이 뼈몸통(diaphysis)의 골절을 일으키지 않고, 견고한 뼈몸통이 뼈몸통끝(metaphysis) 속으로 감입되는 상태의 골절</td></tr>
<tr><td>개방골절
(open fracture)</td><td colspan="2">골절 부위의 골편이 물렁조직을 뚫고 외부에 노출된 골절</td></tr>
<tr><td>단순골절
(simple fracture)</td><td colspan="2">골절편의 수가 3개 미만인 골절</td></tr>
<tr><td>분쇄골절
(comminuted fracture)</td><td colspan="2">2개 이상의 골절선이 만나 골절편의 수가 3개 이상인 골절</td></tr>
<tr><td rowspan="4">불완전
골절</td><td>생목골절
(greenstick fracture)</td><td colspan="2">소아에게 주로 많이 발생하고, 뼈겉질의 일부가 떨어져 나간 상태의 골절</td></tr>
<tr><td>균열골절
(fissured fracture)</td><td colspan="2">골편의 전위가 없는 상태에서 뼈에 금이 간 상태의 골절</td></tr>
<tr><td>관통골절
(penetrating fracture)</td><td colspan="2">총상과 같이 커다란 힘이 적은 면적에 가해질 때 일어나는 골절</td></tr>
<tr><td>함몰골절
(depressed fracture)</td><td colspan="2">머리뼈(skull)에서 주로 많이 발생하며, 외력에 의해 정상적인 위치보다 머리뼈가 아래로 패여 접시 모양으로 들어간 상태의 골절</td></tr>
<tr><td rowspan="2">형태</td><td>수평상 골절</td><td>경사상 골절</td><td>나선상 골절</td><td>길이상 골절</td></tr>
<tr><td>• 직접 외력
• 연부조직 손상(많음)
• 안정성 골절</td><td colspan="2">• 간접 외력
• 연부조직 손상(적음)
• 불안정성 골절
• 치유: 경사상 골절 > 나선상 골절</td><td>• 뼈의 세로축을 따라 골절</td></tr>
</table>

<table>
<tr><th>분류기준</th><th>요약</th></tr>
<tr><td>형태</td><td>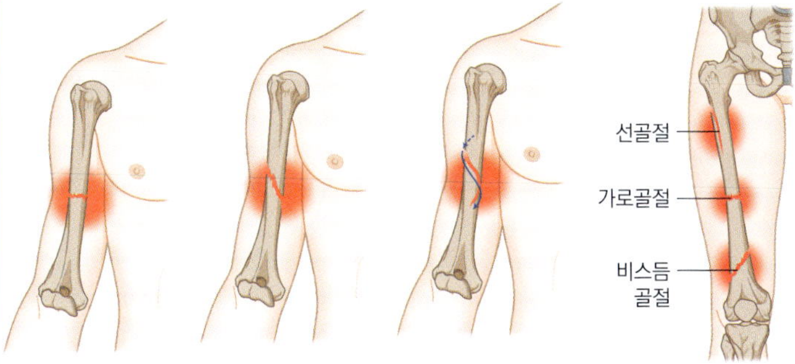
</td></tr>
<tr><td>전위</td><td>
<table>
<tr><td>가쪽 전위</td><td>수평이동</td><td></td><td>• 위팔뼈몸통, 넙다리 골절</td></tr>
<tr><td>각전위</td><td>세로축에 수직</td><td>가로상 골절 시</td><td>• 긴뼈에서 발생
• 근육의 장력</td></tr>
<tr><td>중복 전위</td><td>골절부 끝 겹침</td><td>매몰 골절 시</td><td>• 뼈의 길이가 외형적으로 단축/근수축에 의해 발생</td></tr>
<tr><td>회선 전위</td><td>세로축을 중심으로 회선</td><td>나선상 골절 시</td><td>• 회전력이 발생하였을 경우</td></tr>
</table>
</td></tr>
<tr><td>특수원인</td><td>
<table>
<tr><th>병적 골절</th><th>피로 골절</th></tr>
<tr><td>• 뼈엉성증, 뼈종양, 뼈감염 등으로 외력에 대한 뼈의 감수성이 떨어져 있는 경우 발생
• 운동치료 시 주의</td><td>• 적은 힘이 지속적으로 반복
• 장시간 보행 및 운동선수에서 호발
• 발허리뼈, 발꿈치뼈, 정강뼈 등</td></tr>
</table>
</td></tr>
</table>

(2) 골절의 치유과정 및 뼈유합의 종류

요약

치유과정

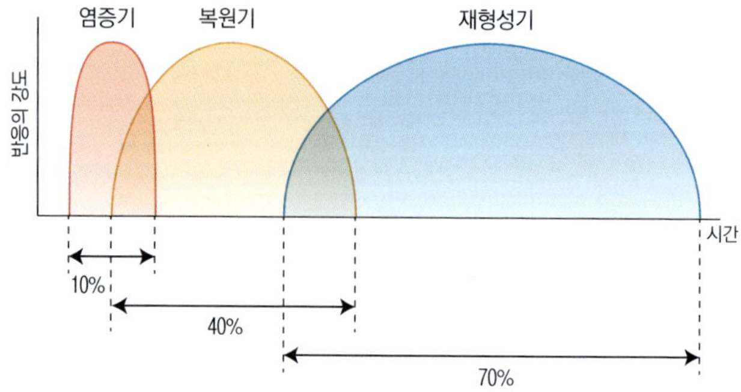

염증기

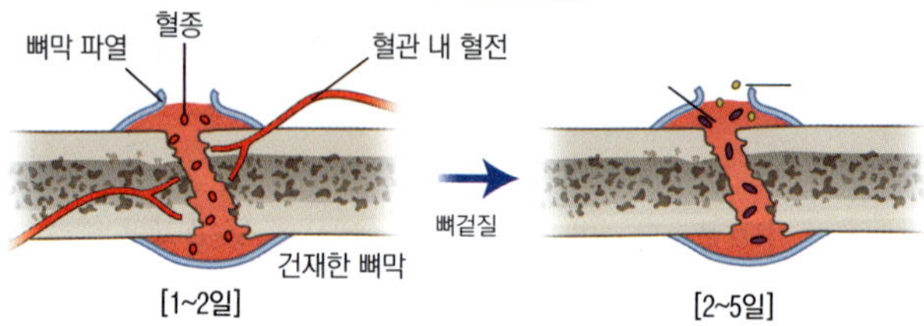

복원기

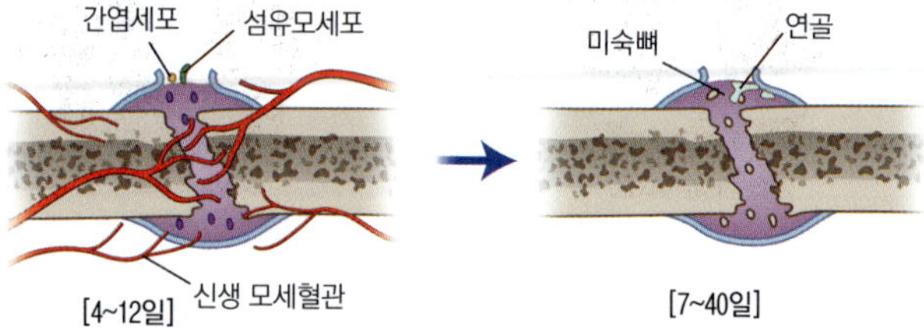

재형성기

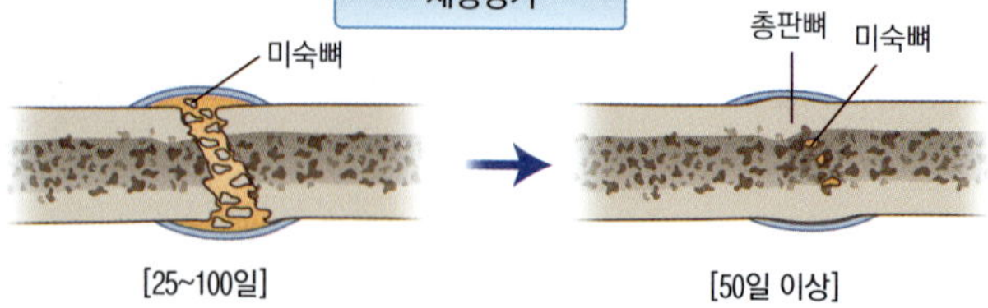

요약

치유과정

염증기(10%) (Inflammatory Phase)

혈종 형성 → 혈종이 응고하여 응혈괴 됨 → 괴사 조직 형성 → 큰포식세포 침투 → 괴사 조직 청정화

복원기(40%) (Reparative Phase)

육아조직이 응혈괴에 침입 → 응혈괴 기질화 → 가골 형성 → 신생골 발생 → 임상적 유합 → 골절선만 남음

재형성기(70%) (Remodeling Phase)

애벌뼈가 성숙한 층판성 골로 전환 → 뼈파괴세포 출현 → 애벌뼈 흡수 → 방사선적 뼈유합(고질화): 미성숙한 골이 층판골로 바뀌고 골수공간이 형성된 상태

치유조건

구분	내용
일반적 증상	염발음/동통/변형/팽윤/기능 상실/피부색 변화/태도 변화
치유과정	혈종 형성 → 과립 형성 → 애벌뼈 형성 → 뼈유합 → 뼈형성
치유 영향요인	연령/내분비샘 활동/골절선 형태/전위 정도/감염 여부/뼈 결손의 정도/만성소모성 질환 여부/고정 정도/혈액질환 여부/신경마비 여부
치유속도	뼈성분 및 뼈의 혈액공급 상태가 풍부할수록 치유속도가 빠름

소아>성인	사선상>나선상>가로상	팔골절>다리골절
폐쇄성>개방성	뼈몸통끝>뼈몸통	성장판>해면뼈>겉질뼈

유합의 종류

부정유합	지연유합	불유합
• 해부학적으로 비정상적 위치에서 뼈유합이 일어난 상태	• 정상적인 유합시기가 지났음에도 유합이 일어나지 않은 상태	• 골절부에 유합기전이 정지
• CNS 손상으로 강직성 마비 • 부정확한 정복 • 불충분한 고정 • 심한 연부조직 손상 • 치료사의 부주의	• 전신질환 및 뼈의 국소 질환 • 골절 부위의 혈액순환 장애 • 불완전한 정복 및 고정 • 불충분한 고정기간 • 골절편의 상실 • 영양 상태 및 소모성 질환	• 개방성 골절 • 뼈 사이의 연부조직 삽입 • 골절 부위의 혈액순환 장애 • 심한 연부조직 손상 동반 • 감염 • 병적 골절 • 불완전한 정복

2) 팔골절

(1) 팔골절과 의학적 관리 프로토콜

요약				
골절	**방사선**	**부동**	**고정**	**움직임 주의사항**
어깨뼈				
어깨뼈 몸통 봉우리돌기 부리돌기 관절오목 목 (glenoid neck) 관절오목 (glenoid fossa)	앞뒤 촬영/겨드랑이/어깨뼈/어깨	팔걸이	나사못 판(plate) 관 모양 판 T자형 판	**안정**: WBAT **불안정**: 2~3개월 동안 체중지지 억제/고정 후 6주까지 어깨세모근의 등척성 수축 금지/필요시 팔걸이로 부동자세 유지
빗장뼈				
전위 전위 없음	앞뒤 촬영/겨드랑이/어깨	팔걸이 또는 8자형 붕대	판 동적 압박 판	**안정**: WBAT **불안정**: 6~8주 동안 PWB-NWB/필요시 팔걸이 또는 8자형 붕대
위팔뼈				
1. 근위 골절 큰돌기 작은돌기 수술적 목 해부학적 목	앞뒤 촬영/겨드랑이/어깨 앞뒤 촬영/가쪽 위팔뼈	뼈유합보조걸이 팔걸이	판 K-강선 핀 나사못 외적 고정 관반절성형술(노인)	NBW 8~12주 팔걸이, Neer 프로토콜(회선, 수동적 벌림과 굽힘, 4주 후 능동보조관절가동범위 운동)
2. 위팔뼈 몸통	앞뒤 촬영 가쪽 위팔뼈	뼈유합보조걸이	동적 압박 판 고정식 속질 내 금속강	골절 형태에 따라 NWB-WBAT
3. 원위 위팔뼈	앞뒤 촬영/가쪽 팔꿉 앞뒤 촬영/가쪽 위팔뼈	뒤쪽 팔꿉 부목	판 관 모양 판 나사못 팔꿈치머리를 위한 장력-밴드 강선 뼈절제술	NBW 8~12주 물렁조직이 치유되는대로 가능한 빨리 능동보조관절가동범위 운동

요약				
골절	**방사선**	**부동**	**고정**	**움직임 주의사항**
자뼈와 노뼈				
1. 팔꿈치뼈머리	앞뒤 촬영/가쪽 팔꿉 앞뒤 촬영/가쪽 위팔뼈	뒤쪽 팔꿉 부목	장력-밴드 강성 나사못 강선 고정	물렁조직이 치유되는대로 가능한 빨리 능동보조관절가동범위 운동 NWB
2. 노뼈머리	앞뒤 촬영/가쪽 팔꿉 앞뒤 촬영/가쪽 위팔뼈	뒤쪽 팔꿉 부목	닫힌 정복 나사못 T자형 판	물렁조직이 치유되는대로 가능한 빨리 능동보조관절가동범위 운동 NWB
3. 아래팔 노뼈만 노뼈와 자뼈 Monteggia/ Glaeazzi	앞뒤 촬영/가쪽 팔꿉	Sugar tong 부목	닫힌 정복 판 나사못(드물게)	NWB 8~12주 물렁조직이 치유되는대로 가능한 빨리 능동보조관절가동범위 운동
4. 원위 노뼈	앞뒤 촬영/가쪽 팔꿉	Sugar tong 부목	닫힌 정복 외적 고장 열린 정복 내적 고정 (ORIF)	NWB 8~12주 물렁조직이 치유되는대로 가능한 빨리 능동보조관절가동범위 운동
손목뼈 손허리손가락 손가락	앞뒤 촬영/가쪽 손 앞뒤 촬영/가쪽 손과 손가락	손등-손바닥 부목 Buddy 테이프	닫힌 정복 강선 작은 판	석고붕대, 부목으로 부동 8~12주 동안 NWB-WBAT

체중지지 상태	수술한 다리로 체중지지의 퍼센터(%)	보행 보조도구
비체중지지(non-weight bearing) NWB	0	보행기 혹은 목발
발가락으로 체중지지(touchdown weight bearing) TWB	10~15	보행기 혹은 목발
부분 체중지지(partial weight bearing) PWB	50	보행기 혹은 목발
50% 체중지지(50% weight bearing) WBAT	환자가 견딜 수 있을 정도로 체중지지	지팡이
전체 체중지지(full weight bearing) FWB	75~100	지팡이 혹은 필요 없음

(2) 팔골절에 대한 물리치료 중재

요약		
골절	**초기 물리치료(고정시기)**	**골절치유 후 물리치료**
어깨뼈		
	1~5일: 어깨 진자운동; 팔꿉, 아래팔, 손의 능동관절운동; 악력 강화 **2~3주**: 부드럽게 수동관절운동에서 능동관절운동으로 진행; 어깨세모근, 어깨둘레띠 근육 등척성 운동 만일 안정 골절인 경우 – 손상 1주 후부터 수동관절운동에서 능동관절운동으로 진행, 견딜 수 있는 범위에서 근력 강화	**안정**: 견딜 수 있는 범위 내에서 수동관절운동/근력 강화 **불안정**: 3개월 후 근력 강화: 등척성 운동에서 시작하여 탄력밴드, 아령을 이용한 저항운동으로 진행
빗장뼈		
	안정: 고정 1일: 견딜 수 있는 범위 내에서 조기에 어깨 능동관절운동에서 능동보조관절운동으로 진행; 어깨 등척성 운동; 팔꿉, 아래팔, 손목, 손 능동관절운동; 악력 강화 **불안정**: 골절 형태에 따라 관절운동범위가 제한됨	**안정**: 견딜 수 있는 범위 내에서 수동관절운동/근력 강화 **불안정**: 6~8주에 근력 강화; 10~12주에 일상 복귀
위팔뼈		
1. 근위 위팔뼈	**고정 1일**: 팔꿉, 아래팔, 손목, 손 능동관절운동; 악력 강화 **2~5일**: 어깨 진자운동 **1~3주**: 운동범위 제한 내에서 조기에 어깨 능동보조관절운동; 어깨세모근, 위팔두갈래근, 위팔세갈래근의 등척성 운동 **3~6주**: 능동관절운동, 어깨 부드럽게 수동관절운동	**12주**: 근력 강화 시작; 등척성 운동에서 시작하여 탄력밴드, 아령을 이용한 저항운동, 등속성 운동으로 진행; 어깨 안정화 운동이 중요함
2. 몸통	**고정 1일**: 팔꿉, 아래팔, 손목, 손 능동관절운동; 악력 강화 **2~5일**: 어깨 진자운동 **1~3주**: 운동범위 제한 내에서 조기에 어깨 능동보조관절운동; 어깨세모근, 위팔두갈래근, 위팔세갈래근의 등척성 운동 **3~6주**: 능동관절운동, 어깨 부드럽게 수동관절운동	**10~12주**: 근력 강화 **12주**: 근위 위팔뼈 골절처럼 진행

요약		
골절	초기 물리치료(고정시기)	골절치유 후 물리치료
3. 원위 위팔뼈	**고정 1일**: 어깨 능동보조관절운동에서 능동관절운동으로 진행; 의사 처방에 따라 손목과 손 능동관절운동 및 팔꿉 CPM 적용 **2~5일**: 팔꿉, 아래팔에 부드럽게 능동관절운동 적용: 어깨세모근, 등척성 운동; 악력 강화 **8~10주**: 팔꿉, 아래팔에 능동보조관절운동에서 수동관절운동으로 진행	**10~12주**: 근력 강화 **12주**: 등속성 운동
빗노뼈와 자뼈		
1. 팔꿈치 머리	**고정 1~7일**: 아래팔, 팔꿉(2~3일 후 시작)에 능동보조관절운동에서 능동관절운동 적용: 어깨, 손목, 손에 능동관절운동 적용, 악력 강화	**10~12주**: 수동관절운동; 근력 강화
2. 노뼈 머리	**고정 1~7일**: 어깨, 손목, 손에 능동관절운동 적용: 악력 강화	**10~12주**: 수동관절운동; 근력 강화
3. 아래팔	**고정 1~5일**: 즉시 어깨, 손에 능동관절운동 적용; 골절 부위 안정성이 보장되는 범위 내에서 팔꿉과 손목에 조기 능동보조관절운동 적용; 악력 강화	**10~12주**: 수동관절운동; 근력 강화
4. 원위 노뼈	**고정 1~5일**: 즉시 어깨, 팔꿉, 손가락에 능동관절운동 적용; 고정 형태에 따라 부드럽게 손목 능동관절운동 시작; 악력 강화	**8~10주**: 수동관절운동; 가벼운 활동 **10~12주**: 근력 강화
손목과 손가락	**고정 1~5일**: 골절과 고정 형태를 고려해 손가락, 손목, 아래팔에 능동관절운동에서 능동보조관절운동을 적용; 팔꿉, 어깨에 능동관절운동 적용	**8~10주**: 수동관절운동; 가벼운 활동 **10~12주**: 근력 강화

3) 다리골절

(1) 다리골절과 의학적 관리 프로토콜

골절	방사선	부동	고정	움직임 주의사항
골반				
1. 앞쪽 고리 두덩결합가지	앞뒤 골반 촬영		외적 고정 나사못 판	손상 후 10~12주 동안 TDWB-WBAT (뒤쪽 고리 침범에 따라 달라짐)
2. 뒤쪽 고리 엉치 엉치엉덩골절/탈구	앞뒤 골반 촬영		나사못 판	손상 후 10~12주 동안 TDWB-WBAT
넙다리뼈				
1. 넙다리뼈 머리	앞뒤 골반 촬영 가쪽 엉덩관절	원위 넙다리뼈 견인	나사못 반관절성형술 (노인)	8~12주간 TDWB 다리 펴고 들기(SLR) 피함 고정에 따라 TTWD, WBAT
2. 넙다리뼈 목	앞뒤 골반 촬영 가쪽 엉덩관절	Buck 견인	나사못 동적 엉덩 나사못 인공삽입물	이동 시 균형을 위해 체중지지 WBAT **관절운동범위 주의**: 수술받은 엉덩관절에서 동시/여러 움직임 피함 **굽힘, 폄, 벌림, 모음 또는 회전 허용**: 6주간 다리 펴고 들기 금지 **뒤쪽 수술 접근법**: 60° 이상 굽힘 방지; 엉덩관절 벌림 피함, 안쪽돌림 피함, 6주간 다리 펴고 들기 금지
3. 넙다리뼈 돌기사이	앞뒤 골반 촬영 가쪽 엉덩관절	Buck 견인	동적 엉덩 나사못 속질 내 금속강	이동 시 균형을 위해 체중지지
4. 넙다리뼈 돌기아래	앞뒤 골반 촬영 가쪽 엉덩관절	원위 넙다리뼈 견인	동적 엉덩 나사못 속질 내 금속강	TTWB; 다리 펴고 들기 금지; 날카로운 판으로 고정 시 능동 엉덩관절 벌림 금지 TTWB 6~8주
5. 넙다리뼈 몸통	앞뒤 골반 촬영 가쪽 엉덩관절 가쪽 무릎	원위 넙다리뼈 견인 또는 근위 정강뼈 견인	속질 내 금속강 동적 압박 판	손상 후 10~12주 동안 TDWB
6. 넙다리뼈 융기위, 융기사이	앞뒤 골반 촬영 가쪽 엉덩관절 가쪽 무릎	무릎 고정기	판 나사못	

요약				
골절	**방사선**	**부동**	**고정**	**움직임 주의사항**
무릎뼈				
전위 없음	앞뒤 촬영/ 가쪽 무릎	무릎 고정기	원형 석고붕대 나사못 장력-밴드 강선	**안정**: WABT **불안정**: TTWB 4~8주
전위 없음				
정강뼈				
1. 정강뼈 편평부	앞뒤 촬영/ 가쪽 무릎	무릎 고정기	T판 동적 압박 판 나사못	TDWB 8~12주 TKE 운동 금지(정강뼈가 과도하게 앞쪽으로 끌려가는 움직임을 피함)
2. 정강뼈 몸통	앞뒤 촬영/ 가쪽 무릎	Cadillac 부목	속질 내 금속강 나사못 외적 고정	PWB 6~8주 TDWB 8~12주 PWB 6~8주
발목				
1. Pilon	앞뒤 촬영/가쪽 발목, 정강뼈	Cadillac 부목 발꿈치뼈 견인	나사못, 판	NWB 12주
2. 안쪽복사뼈, 가쪽복사뼈	앞뒤 촬영/ 가쪽 발목	Cadillac 부목	나사못, 판, 장력-밴드 강선	PWB 8~12주
발				
1. 발꿈치뼈	가쪽 발	Cadillac 부목 부종 방지 위한 많은 패드 사용	판 나사 K-강선	NWB 12주
2. 목발뼈	가쪽 발	발가락 판과 함께 Cadillac 부목	K-강선	NWB 12주
3. 발허리뼈와 발가락	앞뒤 촬영/ 가쪽 발	발가락 판과 함께 Cadillac 부목	핀 나사못 강선	닫힌 정복으로 부동

(2) 다리골절에 대한 물리치료 중재

요약		
골절	**초기 물리치료(고정시기)**	**골절치유 후 물리치료**
골반		
1. 앞쪽 고리 두덩결합가지	**1일-퇴원**: 팔 근력 강화; 골절 안정성/패턴에 따라 엉덩관절 능동보조관절운동; 넙다리근과 넙다리뒤근 등척성 운동; TKE; 무릎, 발목에 능동관절운동	**12~14주**: WBAT, 목발 사용 중지, 보행훈련; 엉덩 주변 모든 근육 근력 강화 및 몸통 근력 강화; 균형/고유감각 훈련 시작; 유산소 훈련
2. 뒤쪽 가지 엉치뼈 엉치엉덩	**1일-퇴원**: 팔 근력 강화; 골절 안정성/패턴에 따라 엉덩관절 수동관절운동; 넙다리근과 넙다리뒤근 등척성 운동; TKE; 무릎, 발목에 능동관절운동	**12~14주**: WBAT, 목발 사용 중지, 보행훈련; 엉덩 주변 모든 근육 근력 강화 및 몸통 근력 강화; 균형/고유감각 훈련 시작; 유산소 훈련
넙다리뼈		
1. 머리	**1일-퇴원**: 팔 근력 강화; 반대쪽 다리 근력 강화; 침범된 다리에 대한 능동보조관절운동, 등척성 운동; 침상 이동/옮겨가기, 이동훈련	**3~6주**: 수술 다리에 대한 능동관절운동 및 능동보조관절운동: 엉덩 벌림근과 폄근 강화: 균형/고유감각 훈련 **6~12주**: WBAT, 목발 사용 중지, 보행훈련; 엉덩 주변 모든 근육 근력 강화 및 몸통 근력 강화; 닫힌 사슬운동 적용; 기능적 훈련; 균형/고유감각 훈련
2. 목	**1일-퇴원**: 팔 근력 강화; 반대쪽 다리 근력 강화; 침범된 다리에 대한 능동보조관절운동, 등척성 운동; 침상 이동/옮겨가기, 이동훈련	**3~6주**: 수술 다리에 대한 능동관절운동 및 능동보조관절운동: 엉덩 벌림근과 폄근 강화: 균형/고유감각 훈련 **6~12주**: WBAT, 목발 사용 중지, 보행훈련; 엉덩 주변 모든 근육 근력 강화 및 몸통 근력 강화; 닫힌 사슬운동 적용; 기능적 훈련; 균형/고유감각 훈련
3. 돌기사이	**1일-퇴원**: 팔 근력 강화; 반대쪽 다리 근력 강화; 침범된 다리에 대한 능동보조관절운동, 등척성 운동; TKE/SLR 보조: 침상 이동/옮겨가기, 이동훈련	**3~6주**: 수술 다리에 대한 능동관절운동 및 능동보조관절운동: TKE/SLR; 넙다리근과 넙다리뒤근 근력 강화: 균형/고유감각 훈련 **6~12주**: WBAT, 목발 사용 중지, 보행훈련; 엉덩 주변 모든 근육 근력 강화 및 몸통 근력 강화; 닫힌 사슬운동 적용; 기능적 훈련; 균형/고유감각 훈련
4. 돌기밑	**1일-퇴원**: 팔 근력 강화; 반대쪽 다리 근력 강화; 침범된 다리에 대한 능동보조관절운동, 등척성 운동; TKE/SLR 보조: 침상 이동/옮겨가기, 이동훈련	**3~6주**: 수술 다리에 대한 능동관절운동 및 능동보조관절운동: TKE/SLR; 넙다리근과 넙다리뒤근 근력 강화: 균형/고유감각 훈련 **6~12주**: WBAT, 목발 사용 중지, 보행훈련; 엉덩 주변 모든 근육 근력 강화 및 몸통 근력 강화; 닫힌 사슬운동 적용; 기능적 훈련; 균형/고유감각 훈련

요약		
골절	초기 물리치료(고정시기)	골절치유 후 물리치료
5. 몸통		
6. 융기위	**1일-퇴원**: 팔 근력 강화, 반대쪽 다리 근력 강화; 침범된 다리에 대한 능동보조관절운동, 등척성 운동; TKE/SLR 보조: 침상 이동/옮겨가기, 이동훈련	**3~6주**: 수술 다리에 대한 능동관절운동 및 능동보조관절운동: TKE/SLR; 넙다리근과 넙다리뒤근 근력 강화: 균형/고유감각 훈련 **6~12주**: WBAT, 목발 사용 중지, 보행훈련; 엉덩 주변 모든 근육 근력 강화 및 몸통 근력 강화; 닫힌 사슬운동 적용; 기능적 훈련; 균형/고유감각 훈련
무릎뼈		
	1일: 팔 근력 강화; 발목 능동관절운동; 만일 필요한 경우 무릎에 CPM 적용 **2일에서 퇴원**: 넙다리근(만일 넙다리근 폄 기전이 침범받았다면 적용 안 함)과 넙다리뒤근 등척성 운동; 무릎능동관절운동 및 SLR(만일 넙다리근 폄 기전이 침범받았다면 적용 안 함)	**4~8주**: 근력 강화; 무릎능동관절운동에서 능동보조관절운동으로 진행하며, 넙다리근 등척성과 SLR 운동 시작(넙다리근 폄 기전이 침범받은 경우) **8주**: WBAT, 목발 사용 중지, 보행훈련; 엉덩 주변 모든 근육 근력 강화 및 몸통 근력 강화; 닫힌 사슬운동 적용; 기능적 훈련; 균형/고유감각 훈련
정강뼈		
1. 편평부	**1일-퇴원**: 팔 근력 강화; 반대쪽 다리 근력 강화; 침범된 다리에 대한 능동보조관절운동, 등척성 운동; 침상 이동/옮겨가기, 이동훈련 **6~8주**: TKE 시작; 수술받은 다리에 대한 능동관절운동 및 능동보조관절운동 적용; 엉덩근육과 넙다리근 및 넙다리뒤근 등척성 운동; 균형/고유감각 훈련	**12~14주**: WBAT, 목발 사용 중지, 보행훈련; 엉덩 주변 모든 근육 근력 강화 및 몸통 근력 강화; 균형/고유감각 훈련 시작; 유산소 훈련
2. 몸통	**1일-퇴원**: 팔 근력 강화; 반대쪽 다리 근력 강화; 침범된 다리에 대한 능동보조관절운동, 등척성 운동; 침상 이동/옮겨가기, 이동훈련 **6~8주**: TKE 시작; 수술받은 다리에 대한 능동관절운동 및 능동보조관절운동 적용; 엉덩근육과 넙다리근 및 넙다리뒤근 등척성 운동; 균형/고유감각 훈련	**12~14주**: WBAT, 목발 사용 중지, 보행훈련; 엉덩 주변 모든 근육 근력 강화 및 몸통 근력 강화; 균형/고유감각 훈련 시작; 유산소 훈련
발목		
1. Pilon	**고정 직후**: 팔 근력 강화; 엉덩근육, 넙다리근 및 넙다리뒤근 등척성 운동 **2일-퇴원**: 엉덩, 무릎, 발가락 능동관절운동; TKE, SLR **2주**: 발목밑 관절 능동관절운동; 점진적 무릎 및 엉덩근육 근력 강화	**12주**: 수동관절운동 시작; 근력 강화; 균형/고유감각 훈련; WBAT, 목발 사용 중지; 닫힌 사슬운동

요약		
골절	초기 물리치료(고정시기)	골절치유 후 물리치료
2. 복사뼈	1.번과 동일	**8~10주**: 골절치유 후 점진적 보행; 발목 및 발목밑 관절에 대한 능동관절운동/수동관절운동; 균형/고유감각 훈련
발목		
1. 발꿈치뼈	**수술 전**: 팔 강화 훈련, 건측강화 훈련, 환측	**3개월**: 20파운드에서 시작하여 1개월에 걸쳐 점진적

5. 탈구

1) 정의 및 원인

구분	요약		
정의	**탈구**	관절의 완전 파열이나 붕괴로 관절면의 접촉이 완전히 상실된 상태	
	부분탈구	관절면의 접촉이 부분적으로 남아 있는 상태	
	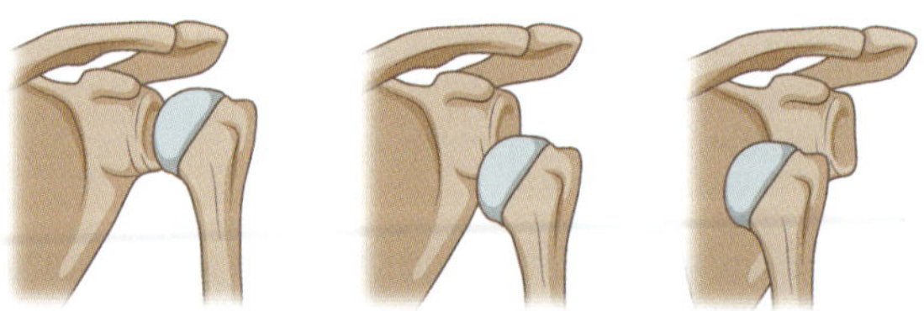 정상 / 이탈구 / 탈구		
분류	**선천성 탈구 (congenital dislocation)**	**외상성 탈구 (traumatic dislocation)**	**재발성 탈구 (recurrent dislocation)**
	• 출생 전 또는 출생 시 • 관절면의 선천성 기형 • 소아의 엉덩관절 탈구	• 관절의 유지력보다 더 큰 외력이 관절에 가해지는 경우 • 물렁조직의 손상 및 골절을 동반하는 경우가 흔함 • 외과적 수술 필요	• 관절을 유지하고 있는 물렁조직의 결손 또는 외상성 탈구 후 치료가 불충분한 경우 반복적으로 탈구 발생

구분	요약			
증상	통증	탈구된 관절이 정복되기 전까지 심한 통증을 호소	신경 손상	골절보다 신경손상 빈도가 높음
	변형	탈구 시 팔다리의 변형과 함께 관절 외형의 변화 발생	혈관 손상	무릎관절 탈구 시 오금동맥의 동반손상이 빈번함
	기능 상실	통증 및 물렁조직의 손상으로 기능 상실	관절 경직	관절 주변 조직의 구축으로 관절운동 범위 제한
	부종	주위 혈관 손상, 물렁조직 손상 및 염증성 반응에 의해 부종 발생	근육 약화	장시간 고정으로 인한 근육의 무용성 위축(disuse atropy) 발생

2) 탈구의 중재

구분	요약	
급성기	원칙	• 도수정복 실시
	적절한 보호	• 재탈구 및 2차적 손상을 예방하고 관절의 안정화를 도모
	물리치료사의 자세	• 욕창, 신경마비, 혈액순환 장애 등의 합병증 발생 유무 관찰
	물리치료 중재	• **급성기**: ice, iontoporesis, SSP, TENS 등을 이용한 통증 및 부종 제거 • **2~3일 후**: 열치료, ICT, 고주파 등을 이용한 지속적인 통증 및 삼출물 제거 • **운동치료**: 관절운동범위 회복, 근력강화 및 통증감소가 주목적 ☞ 너무 큰 범위의 수동이완운동은 바람직하지 못함
급성기이후	원칙	• 점진적 재활 프로그램 실시
	통증감소	• 온열의 생리적 효과를 이용한 물리적 인자치료 적용: 초음파, ICT, whirlpool bath 등 • 통증감소와 손상 부위 치유 촉진: microcurrent therapy
	운동치료	• 능동적 최대 관절운동범위의 회복을 위해 점진적 저항운동 적용 • close kinetic chain 패턴의 운동이 효과적
	관절가동술	• 관절의 유착 방지와 관절 내부 환경의 전체적인 회복을 도모

3) 어깨관절 탈구(Shoulder dislocation)

구분	요약
특성	• **탈구의 대부분**: 전방탈구 • 간접 외력에 의해 유발 • 어깨관절의 벌림, 폄, 가쪽돌림 동작에 의해 호발됨

분류

부리돌기아래 탈구	오목관절아래 탈구	빗장뼈아래 탈구
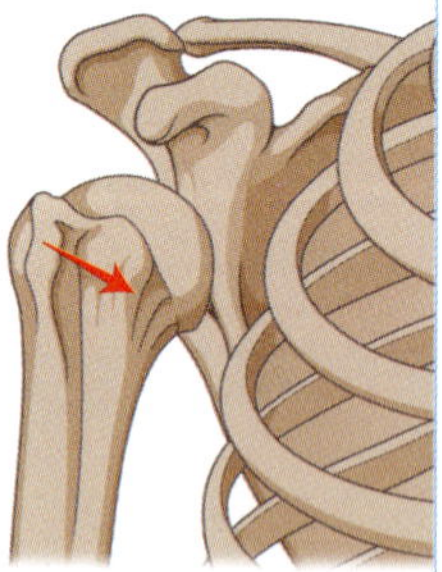	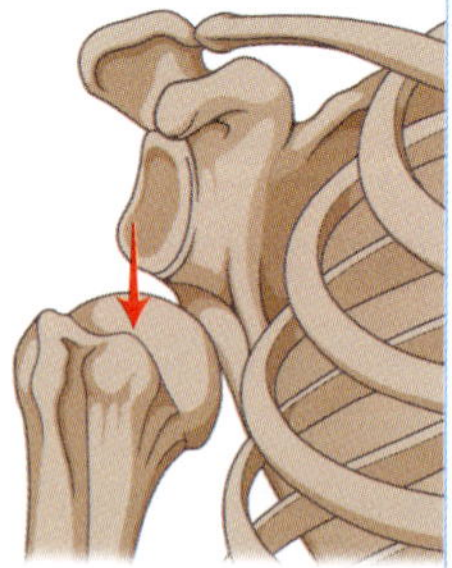	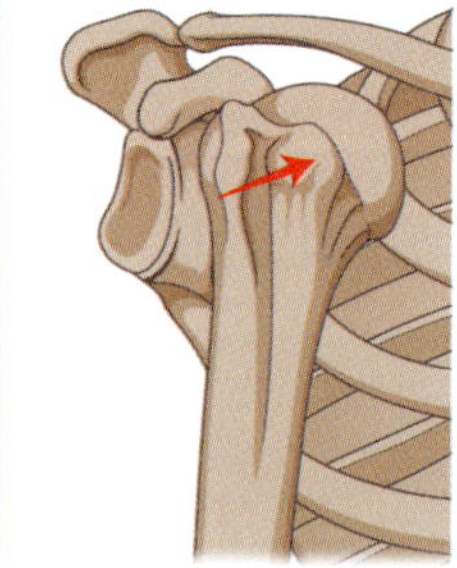
• 가장 흔한 형태 • 위팔뼈머리가 앞쪽과 아래로 이동, 가쪽돌림 된 형태 • 사고 당시 극심한 통증	• 노인층에서 주로 발생 • 어깨관절의 과도한 벌림 시 발생 • 신경혈관 손상이 흔히 동반	• 위팔뼈머리가 안쪽과 빗장뼈 아래로 전위 • 매우 드문 형태

합병증

구분	요약
겨드랑신경 병변	• 뒤쪽 탈구보다 앞쪽 탈구 시 호발 • 어깨세모근의 마비와 팔의 위가쪽 감각상실
동반골절	• 위팔뼈 큰결절의 골절이 동반되는 경우가 흔함
습관성 탈구	• 완전히 치유되지 않은 상태에서 재탈구 흔함 • 위팔뼈관절면 및 어깨뼈의 관절오목 손상 시 습관성 탈구 흔함
Hill-Sachs 병변	• 위팔뼈머리의 안쪽 결손에 의한 안정성 결여
Bankart 병변	• 어깨관절의 관절오목 끝으로부터 관절주머니 앞쪽 테두리 찢어짐

구분	요약
고려 사항	(아래 내용)

• 습관성 탈구에서 동반되는 해부학적 병변

병변	내용
반카르트 병변	위팔뼈오목의 앞기울임
위팔뼈오목 앞쪽부의 까짐	위팔뼈머리의 뒤기울임
힐–세치 병변	어깨밑근의 약화

☞ **재발성 어깨관절 삼주징:** 반카르트 병변/까짐/힐–세치 병변

• reduction

	안굽이엉덩관절	밖굽이엉덩관절
히포크라테스법	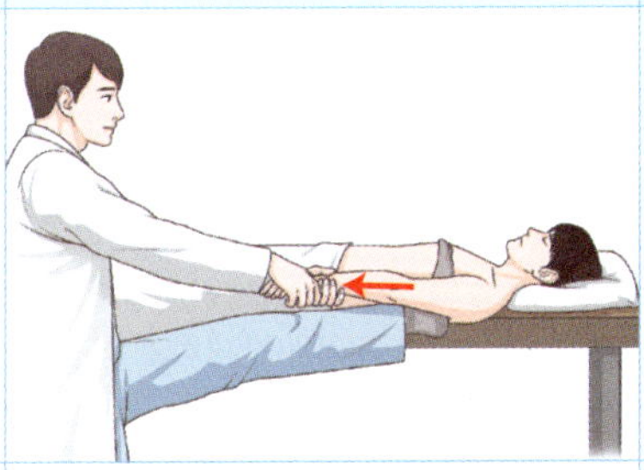	환자의 손목관절과 손을 잡고 팔을 가쪽돌림 및 안쪽돌림시키면서 당기는 방법
Stimson법	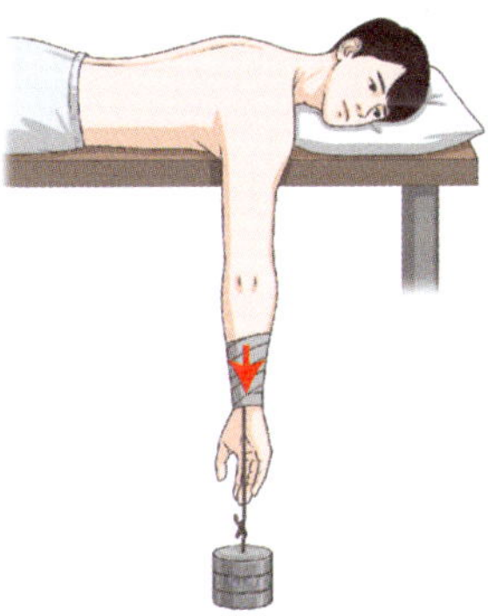	비교적 부드러운 방법으로 탈구된 팔을 침상 아래로 떨어뜨린 후 약 3kg의 추를 매달아 30분 정도 후 정복되는 방법
Milch법	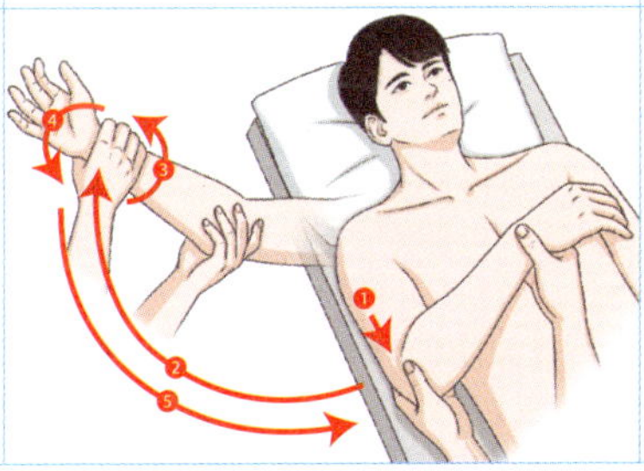	가장 부드러운 방법으로 약 5~10분 정도 당김 후 어깨관절 벌림 120° 및 안쪽돌림에서 가쪽돌림을 약 60° 시키면 자발적으로 정복되는 방법

2절 신경계 물리치료

1. 뇌졸중(Stroke)

	설명
정의	• 뇌에 혈액을 공급하는 뇌혈관이 막히거나(infarction) 터지면서(hemorrhage) 혈액 및 산소공급 중단으로 뇌조직이 손상되어 신체 부위에 다양한 장애를 유발하는 질환 • 뇌졸중(stroke)은 뇌혈관의 혈류공급 장애로 인해 발생하는 뇌손상 • 중풍(中風), 뇌혈관 발작(cerebrovascular accident, CVA)
원인	• **죽상동맥경화**: 콜레스테롤이 침착되어 죽상판(atheromatous plaque)이 형성되는 혈관질환 • **심장발작**: 심장질환으로 기인한 혈전이나 색전에 의해 뇌혈관의 혈류를 차단 • **뇌동맥류(cerebral aneurysm)**: 혈관벽이 꽈리처럼 부풀어 혈관 내 공간을 형성 • **뇌혈관 기형(동정맥 기형)**: 비정상적인 뇌혈관 (**정상**: 동맥-모세혈관-정맥으로 이행 → **뇌혈관 기형**: 동맥-정맥으로 이행) • **뇌혈관 박리**: 혈관벽 안쪽층과 중간층 사이가 박리 • **모야모야병(moyamoya disease)**: 뇌바닥에서 비정상적으로 작은 혈관들이 자라나오는 모습이 연기처럼 모락모락 피어오르는 형태(속목동맥 분지들의 협착 및 폐색)
분류	**뇌경색(허혈성 뇌졸중) 80%** 1) 뇌혈전증(cerebral thrombosis) 41~50% : 동맥경화증이 가장 큰 원인, 천천히 서서히 발생, 50세 이상 장년층 호발 : 동맥에 지방성분이 침착[죽상판(atheromatous plaque)을 형성]되어 동맥의 벽이 두꺼워지거나 딱딱하게 되어 심한 협착에 의해 혈액흐름이 느려짐 2) 뇌색전증(cerebral embolism) 34~39% : 증상이 갑작스럽게 발생(수초, 수분 내 급격히 발생), 젊은 층 호발, 심장성 색전증(발생 빈도가 높음) : 혈전이 작은 혈관을 막아 국소 뇌증상을 일으키는 것

	설명

분류

3) 열공성 뇌졸중(lacunar stroke)

: 85% 회복

: 크기가 작은 관통동맥(penetrating artery)에서 일어나는 혈관질환으로, 뇌의 깊은 부위에서 발생하는 작은 뇌졸중

뇌출혈(출혈성 뇌졸중) 15%

: 비외상성 출혈이 원인, 사망률 15% 차지

: 고혈압에 기인, 활동 시 발생, 사망률 높고 예후 나쁨, 50~60대 호발, 남 > 여

1) 뇌내출혈(intracranial hemorrhage, ICH) 10%

: 뇌혈관 파열로 뇌의 신경조직에 혈액이 고여 혈종(hematoma)을 형성하고, 혈종이 정상 신경을 압박하여 신경학적 증상이 나타나는 것

: 고혈압 뇌출혈, 아밀로이드 혈관병, 동정맥 기형, 동맥류 등 인자에 의해 발생

: 겉질밑, 조가비핵(발생 빈도 가장 높음), 시상(감각 > 운동), 다리뇌(가장 예후가 나쁨), 소뇌(ataxia 유발) 등에서 유발

2) 거미막밑 출혈(subarachnoid hemorrhage, SAH) 5%

: 선천성 뇌동맥류에 의한 혈관 파열, 동정맥 기형 등 원인

: 거미막 아래 거미막밑 공간(subarachnoid space)에 국한되어 있을 때 높은 사망률과 심각한 후유증, 젊은 연령층 유발, 수막자극 징후가 나타남

3) 동정맥 기형

: 선천성 혈관기형(동정맥 사이 모세혈관 이행 없음)

: 10~30대 많이 발생하지만 예후 좋음

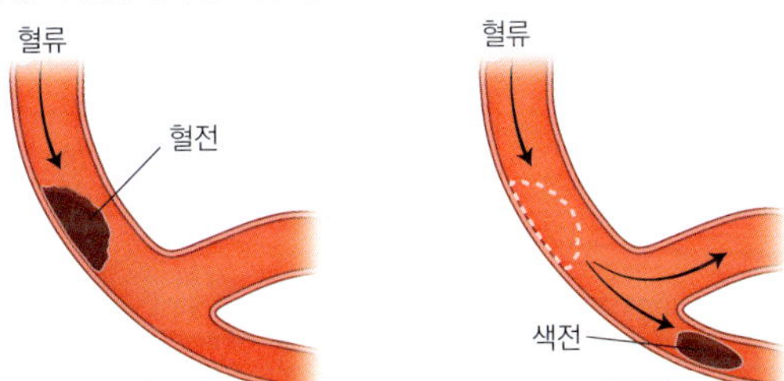

[혈전] [색전]

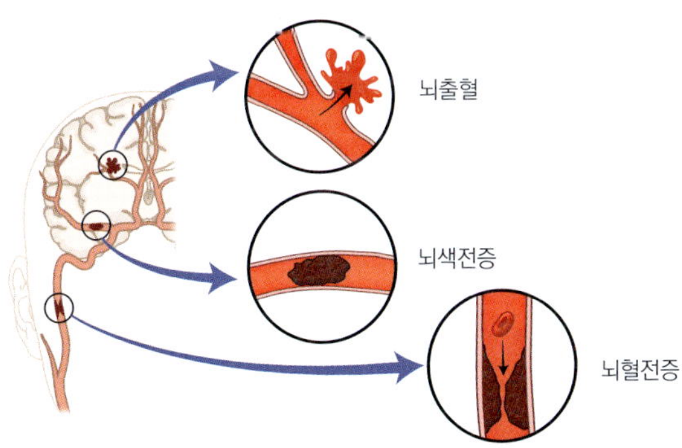

	설명
분류	**일과성 허혈 발작(transient ischemic attack; TIA)** • 뇌로 가는 혈액의 일시적 부족으로 생기는 뇌졸중 증상 • 일시적 폐쇄로 혈액 공급이 감소되어 현기증, 운동과 감각장애, 언어장애, 시력장애, 시야장애, 보행장애, 기립장애 등 증상이 나타남 • 발생한지 24시간 이내에 완전히 회복 • 뇌경색 환자 중 12~30%에서 발병 전 TIA 증상

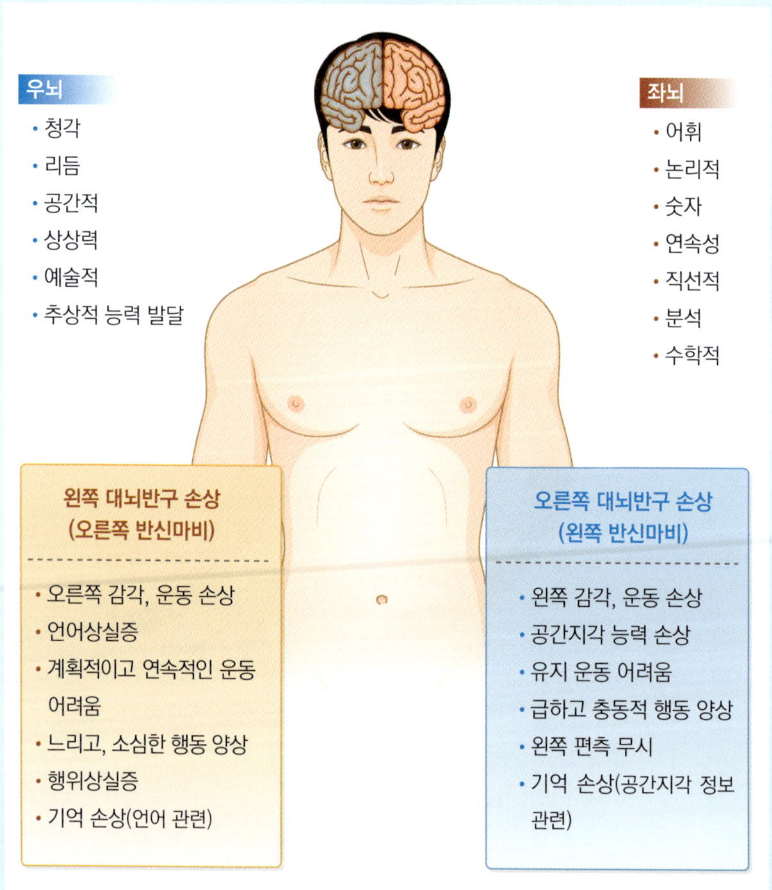

대뇌반구의 역할

tip!

분리뇌 실험

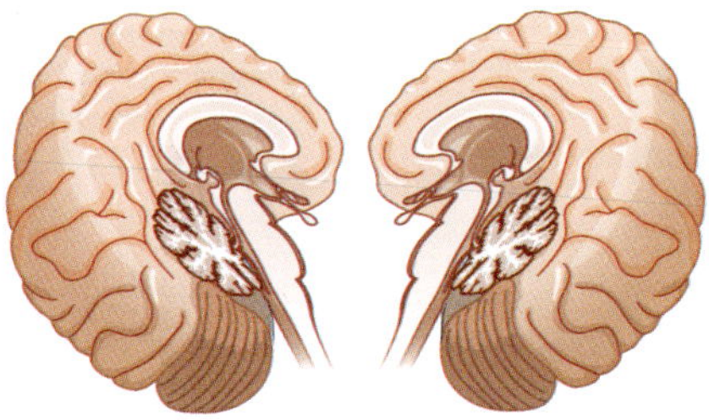

"뇌는 두 개의 반구로 구성(왼쪽 대뇌반구, 오른쪽 대뇌반구)되어 있는데, 이 반구는 수백만 개의 신경섬유를 통하여 서로 연합되어 있고 각 반구들은 다른 반구에서 무슨 일이 일어나는지에 대하여 계속적으로 신경섬유를 통해 정보를 받을 수 있음. 만약, 이 연결을 끊는다면 무슨 일이 일어날까?"

뇌분리 실험은 어떻게 시작되었을까?"

19세기에 사람들의 뇌손상을 조사한 연구에서 왼쪽 대뇌반구에 언어영역이 있다는 것을 예측

예 왼쪽 대뇌반구에 있는 두 개의 특정 영역을 손상당한 사람들이 말하기 능력을 상실하는 것을 관찰

"뇌분리"는 무엇을 의미하는가?

1960년대에 뇌전증(신경세포의 과부하적 신호전달법에 의해 뇌에 경련이 일어나는 것)으로 고통받았던 환자에게 뇌들보 절단 수술을 하였는데, 이 수술로 뇌의 경련이 다른 반구로 퍼져나가는 것을 막을 수 있었다. 경련 없이 정상적인 삶을 사는 것이 가능해졌지만, 약간 이상한 행동을 야기하였음

뇌분리 실험의 결과로 무엇을 알 수 있었는가?

왼쪽 대뇌반구와 오른쪽 대뇌반구가 서로 다른 역할을 수행한다는 것을 증명하였는데, 왼쪽 대뇌반구는 일반적으로 분석영역과 언어영역을 담당, 오른쪽 대뇌반구는 지각영역과 음악영역을 담당

예 **왼쪽 대뇌반구**: 돼지라는 단어를 읽음(기본적 단어를 만들어 냄)
오른쪽 대뇌반구: 돼지가 어떠한 모양을 가지고 있는지 설명(감정적 상을 만들어냄)

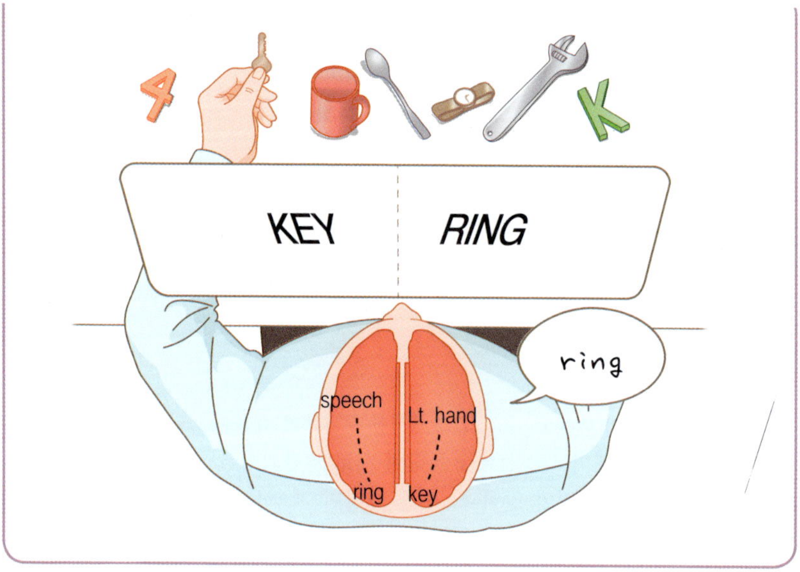

뇌의 손상혈관별 임상양상

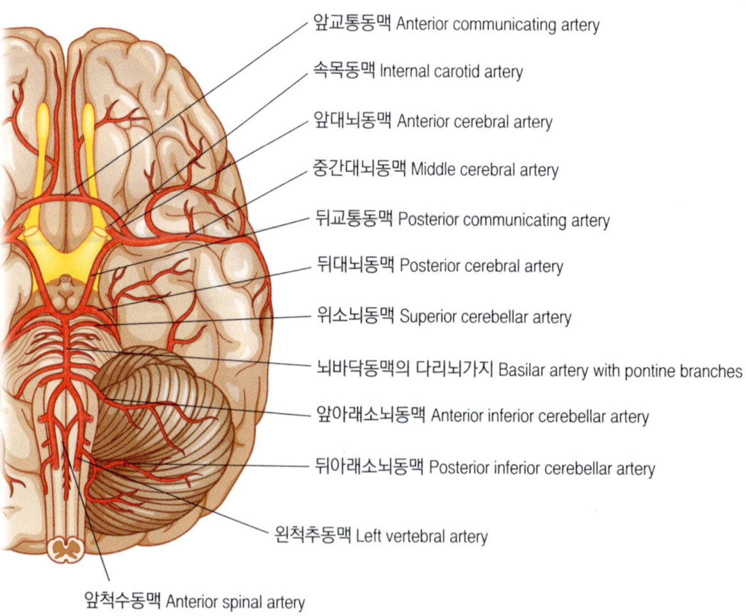

- 내뇌는 속목동맥(internal carotid artery – 80%)과 척추-뇌바닥동맥(vertebral-basilar artery – 20%)으로부터 윌리스 고리(artrialcircle of Willis)로 혈액공급
- 앞대뇌동맥, 중간대뇌동맥, 뒤대뇌동맥, 앞교통동맥, 뒤교통동맥 구성

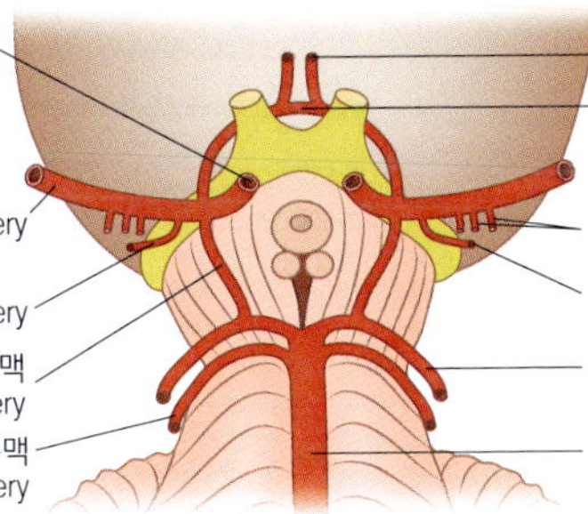

손상혈관	증상
앞대뇌동맥 이마엽과 마루엽 위·안쪽, 바닥핵, 앞뇌활, 뇌들보 앞쪽	• 반대쪽 반신마비 및 감각상실(다리 > 팔, 얼굴) • 요실금 • 기억상실 • 움켜잡기반사, 빨기반사 • 판단력과 통찰력 감소 • 무의지증(자발적 움직임 감소)
중간대뇌동맥 이마엽, 마루엽, 관자엽의 가쪽, 바닥핵	• 반대쪽 반신마비 및 감각상실(팔, 얼굴 > 다리) • 같은쪽 반맹증 • 행위상실증 • 편측무시 • 언어상실증(브로카, 베르니케) • 이상언행반복증
뒤대뇌동맥 뒤통수엽, 관자엽 중간 및 아랫부분	• 반대쪽 반신마비(대뇌다리) • 통증 및 감각상실, 시상증후군(시상핵의 VPL) • 같은쪽 반맹증 • 불수의적 운동(무도병, 떨림, 실조증 등)
척추-뇌바닥동맥 중간뇌, 다리뇌, 숨뇌, 소뇌	• Ⅲ~Ⅻ 뇌신경 손상(겹보임, 눈꺼풀 처짐, 얼굴감각 및 운동마비, 청각 및 균형장애, 삼킴장애, 혀 마비 등) • 실조 • 비대칭성 팔다리마비 • 혼수 • 호너증후군 • 통각 및 온도감각 저하

공동운동, 연합운동

공동운동

- 원시적이고 자율적으로 위운동신경세포 손상 시 출현
- 뇌졸중 발생 후 이완성 마비의 상태에서 근긴장도의 회복이 관찰된 후 여러 근육이 함께 움직이는 공동운동이 일어남
- 팔·다리의 비정상적 자세 패턴인 굽힘공동운동패턴, 폄공동운동패턴
- 팔은 굽힘공동운동패턴, 다리는 폄공동운동패턴이 많이 발생

부위		굽힘공동운동	폄공동운동
팔	팔이음 부위	올리기, 뒤당김 또는 젖힘	내밈
	어깨	벌림, 가쪽돌림	모음, 안쪽돌림
	팔굽/아래팔	굽힘, 뒤침	폄, 엎침
	손목/손	굽힘	굽힘
다리	엉덩	굽힘, 벌림, 가쪽돌림	폄, 모음, 안쪽돌림
	무릎	굽힘	폄
	발목/발	발등굽힘, 안쪽번짐, 발가락폄	발바닥굽힘, 안쪽번짐, 발가락굽힘

연합운동

- 신체의 일부 운동 – 신체 다른 부분 불수의적 운동
- 강직(spasticity)에 비례
- 레이미스트 징후(Raimiste sign)
  - ▸ 비마비쪽 벌림 저항 → 마비쪽 벌림
  - ▸ 비마비쪽 모음 저항 → 마비쪽 모음

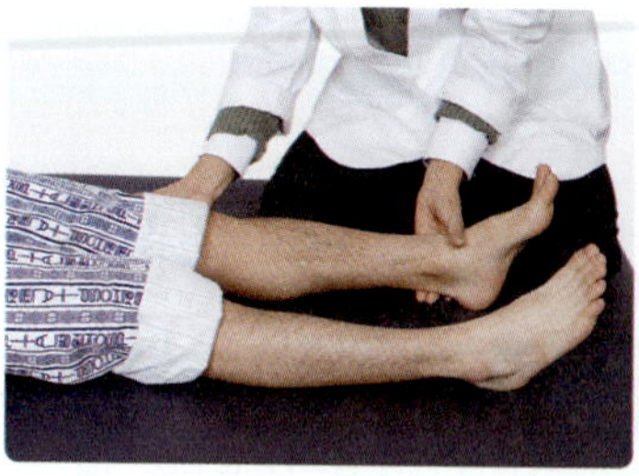

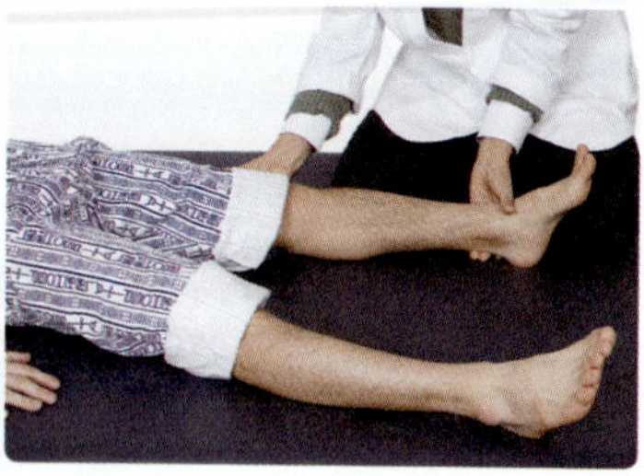

tip!

위운동신경세포 증후군과 아래운동신경세포 증후군의 차이

	위운동신경세포 증후군	아래운동신경세포 증후군
마비의 유형	강직부전마비	이완마비
근육 위축	거의 없음	심한 근육 위축
깊은힘줄 반사	항진(+++), (++++)	감소(+) 또는 소실(-)
병적 반사	바빈스키반사(+)	바빈스키반사(-)
표피 반사	감소	증가
근섬유다발 수축 세동	없음	있음

tip!

피라미드로 징후와 바깥피라미드로 징후의 차이

	피라미드로 징후	바깥피라미드로 징후
근긴장의 특징적 변화	접칼(clasp-knife) 현상, 강직	경축(납파이프, 톱니바퀴 현상)
근긴장도 항진의 분포	팔의 굽힘근, 다리의 폄근	전신, 주로 팔다리의 굽힘근과 몸통
단축과 뻗침반응	있음	없음
불수의운동	없음	있음
깊은힘줄반사	항진	정상 또는 약간 항진
바빈스키 징후	있음	없음
운동마비	있음	없거나 경미

💡 일반적 임상양상

<table>
<tr><th>임상양상</th><th colspan="2">특징</th></tr>
<tr><td>반신마비</td><td colspan="2">• 초기 이완성 마비의 회복과정에서 강직성 마비로 변화
• 왼쪽 뇌혈관 손상(오른쪽 반신마비), 오른쪽 뇌혈관 손상(왼쪽 반신마비)
• 반신마비로 인한 양상
▸ 비대칭성(asymmetry)
▸ 비정상적 움직임(abnormal movement): 비정상적 자세긴장도, 연합반응, 협응력 결손
▸ 대단위 운동[mass movement(synergy)]
▸ 자율적 반응 손상(missing automatic reaction)</td></tr>
<tr><td rowspan="3">강직</td><td colspan="2">• 위운동신경세포(UMN) 손상으로 발생
• 근육의 뻗침속도에 의존하여 발생하는 근육의 저항
• 증가요인(악화요인): 빠른 움직임, 불안정한 균형, 차가운 온도, 심리적 불안감, 비정상적 자세, 통증, 구축, 요로감염, 결석, 욕창, 감정적 흥분, 빠른 수동운동
• 합병증: 관절 유연성 감소, 관절 변형, 구축</td></tr>
<tr><td>U/E</td><td>• scapular (retractor, depressor)
• shoulder (adductor, internal rotator)
• elbow (flexor), forearm (pronator)
• wrist, finger(flexor)</td></tr>
<tr><td>L/E</td><td>• pelvic (retractor)
• hip (adductor, internal rotator, extensor)
• knee (extensor),
• ankle (plantarflexor, supinator)
• toe (flexor)</td></tr>
<tr><td>언어장애</td><td colspan="2">• 전반적 언어상실증(aphasia): 브로카, 베르니케 영역을 포함한 실비우스 주위 영역 손상
▸ 전반적 언어기술 소실
▸ 몸짓, 억양, 얼굴표정에 예민하게 반응
• 유창성 언어상실증(감각성, 수용성): 왼쪽 대뇌반구 베르니케 영역 손상
▸ 청각 이해에 손상
▸ 의미가 없는 단어를 사용
▸ 상황에 맞지 않는 말을 많이 사용
▸ 말을 알아듣기 어려움
• 비유창성 언어상실증(운동성, 표현성): 왼쪽 대뇌반구 브로카 영역 손상
▸ 말을 듣고 글을 이해하며 하고 싶은 말도 알고 있음
▸ 소리를 말과 음절로 만들지 못해 실제로 언어를 사용하여 표현하기 힘듦
• 조음장애(dysarthria): 겉질숨뇌로, 조음조절 뇌신경 손상, 소뇌손상 등 관련
▸ 발성근육의 기능장애로 발음이 불분명하고 소리가 어눌함</td></tr>
</table>

임상양상	특징
행위 상실증	• 행위상실증(apraxia)은 운동 및 감각장애가 없고 의식 수준을 유지하고 있음에도 불구하고, 운동계획을 세우는 대뇌 영역의 손상으로 이미 학습되어 할 수 있는 운동이나 몸짓(gesture)을 못하는 장애 • 일상생활활동 중 요구된 동작을 시작하지 못함, 엉뚱한 동작으로 대신, 서툴고 틀린 순서로 수행 • **관념행위상실증(ideational apraxia)**: 단편적 운동을 할 수 있지만, 전체적 운동을 개념화(일상생활동작)하지 못함 • **관념운동행위상실증(ideomotor apraxia)**: 동작의 관념과 동작실행의 연결장애로 정보가 동작을 일으키는 뇌의 영역으로 전달되지 못해서 일어나는 장애. 자동적 움직임(습관적 과제)은 가능하나 목적 운동수행 어려움 예 물을 마시라고 지시하면 못하지만 목이 마르면 혼자 물을 마심 • **구성실행증(costructionalapraxia)**: 모방하기, 구성하기 등 2, 3차원의 계획이 어려움
지각장애	• 지각은 서로 다른 정보를 가진 여러 자극을 통합하여 감각을 선택하고, 조직화하여 해석하는 과정(감각적 흥분에 의식적 행동이 반영) ▸ 손상 시 신체도식, 공간관계 식별, 행위상실증, 인식불능증 발생 • 편측무시(hemineglect) ▸ 왼쪽 공간에 대한 구분 능력 부족 ▸ 흔히 오른쪽 비우성 반구의 관자-마루엽 부위에 병변 ▸ 운동 편측무시(motor neglect): 반대쪽 팔, 다리를 잘 사용하려 하지 않음 ▸ 구상화 편측무시(representational neglect): 상상하고 있는 장면들 중 한 부분을 묘사하지 못함
밀기 증후군	• 밀기증후군(pusher syndrome)은 뇌졸중 환자의 5~10%에서 발생하는 비정상적인 신체 자세의 독특한 증상. 이 증상은 모든 자세에서 마비쪽으로 강하게 밀고 있어서 비마비쪽으로 몸의 중심선이나 무게 중심을 옮기려고 하는 수동적인 교정에 대하여 저항이 증가하는 반신마비 환자의 양상임 • 증상 ▸ 머리는 비마비쪽을 향하여 가쪽굽힘되어 있음 ▸ 마비쪽으로부터 들어오는 자극을 수용하는 능력 감소 ▸ 앉은 자세를 하는 동안 마비쪽은 뻗침되고 비마비쪽은 단축됨 ▸ 비마비쪽으로 체중을 이동하려고 시도할 때 강한 저항을 보임
통증	• **어깨통증**: 가장 통증이 많은 호소 부위 ▸ 어깨 부분탈구와 동반 관절 구축 ▸ 팔신경얼기 손상

<table>
<tr><th>임상양상</th><th>특징</th></tr>
<tr><td>통증</td><td>

- **시상통증증후군(thalamic pain syndrome)**: 시상의 손상
  - ▸ 신경학적 검사에는 특이한 지각증상을 보이지 않음
  - ▸ 정상적인 피부자극에 의해 압통, 뜨겁거나 차가운 감각 또는 조이는 듯, 전기 오는 듯한 통증 등 표현하기 어려운 통증성 지각소실의 증상
  - ▸ 병변의 반대쪽에 통증 자극을 주면 불쾌감을 수반하는 격렬한 통증을 호소
- **복합성 국소통증증후군(CRPS)**: 이상 통증 현상
  - ▸ 교감신경장애 증상(부종, 발한, 피부온도 변화, 위축, 감각이상)
  - ▸ CRPS I = 반사성 교감신경이영양증[reflex sympathetic dystrophy (RSD)]
    - · 말초신경 손상과 관련 없이 중추성 재조직으로 통증의 확산 또는 지속적 발생
    - · 영양변화(위축), 관절운동 제한
  - ▸ CRPS II = 작열통(causalgia)
    - · 말초신경 손상으로 교감신경계에 이상이 나타남
    - · 피부 홍반, 팔다리에 화끈거리는 통증

</td></tr>
<tr><td>실조</td><td>

손상 부위에 따른 분류

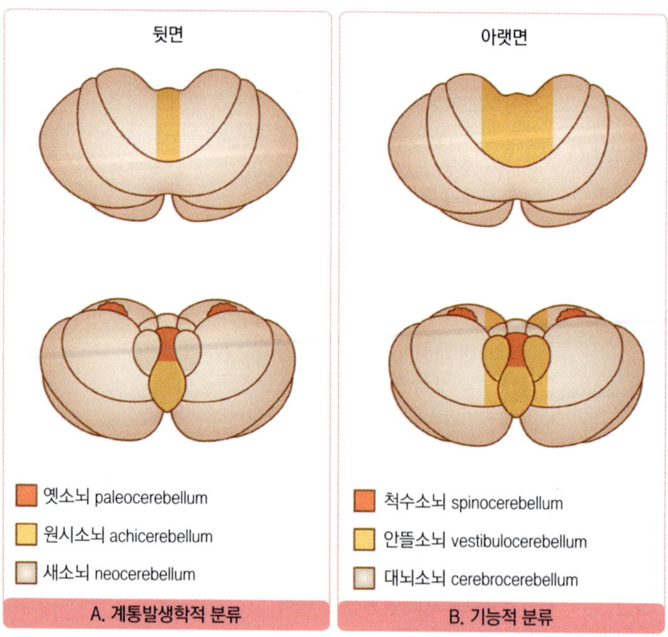

[소뇌의 계통발생학적 및 기능적 분류]

</td></tr>
</table>

<table>
<tr><th>임상양식</th><th>특징</th></tr>
<tr><td>실조</td><td>
(1) 척수소뇌 손상 = 옛소뇌
▸ 소뇌벌레(위벌레 + 아래벌레)
▸ 항중력근 조절, 서거나 걸을 때 근긴장도 유지
▸ 넓은 바닥면 보행, 불확실한 출발과 정지, 일정하지 않은 보행, 활동떨림

(2) 안뜰소뇌 손상 = 원시소뇌
▸ 타래결절엽, 아래벌레
▸ 균형조절과 눈의 움직임 조절 기능, 평형유지 기능
▸ 넓은 바닥면 보행(wide based gait), 취한 보행(drunken gait)

(3) 대뇌소뇌 손상 = 새소뇌
▸ 소뇌반구
▸ 수의적 움직임 조절
▸ 수의적 움직임이 어려움, 빠른 움직임 시 작용근과 대항근 사이 정상적 타이밍 맞추기 어려움(상반운동반복장애), 어눌한 말

임상양상
(1) 근육긴장 저하(hypotonia)
▸ 소뇌겉질 손상, 소뇌깊은핵(신경근방추의 α, γ 운동신경세포 활성) 손상
▸ 수동적 움직임에 대한 저항 감소, 관절운동범위 증가, 안정성 감소, 급성병변

(2) 겨냥이상(dysmetria)
▸ 빠른 운동 요구 시 움직임의 시작 및 끝내기에 어려움을 보임
▸ 팔다리의 움직임 동안 거리, 방향, 비율, 힘, 범위를 정확하게 판단하기 어려움(운동수행 신호를 비교, 수정하는 소뇌기능 상실)
▸ 측정과소증(hypometria): 목표물까지 정확하게 손, 발이 닿지 못함
▸ 측정과대증(hypermetria): 손, 발이 목표물을 지나 멈춤
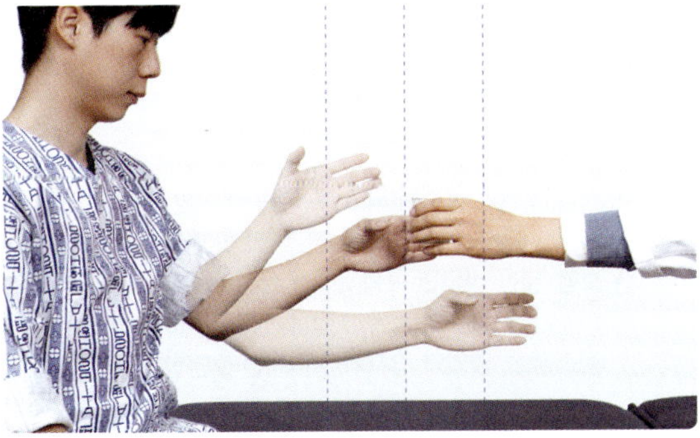
</td></tr>
</table>

<table>
<tr><th>임상양상</th><th>특징</th></tr>
<tr><td>실조</td><td>
(3) 협동운동불능(asynergy)
▸ 여러 관절이 관여하는 운동을 할 때 각 관절 움직임의 조절 능력이 감소
▸ 작용근, 대항근, 협력근, 고정근 사이의 잘못된 작동으로 복잡한 조화운동을 어렵게 함
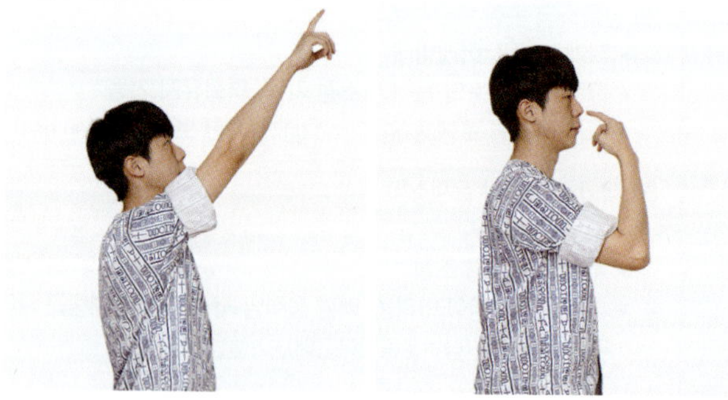
(4) 상반운동반복장애(dysdiadochokinesia)
▸ 빠르게 반복되는 동작을 실행할 때 오류의 증가와 교대적인 반복적 움직임이 느려지게 되는 것, 움직임의 타이밍, 속도 조절의 문제
▸ 손바닥, 손등 번갈아 뒤집기
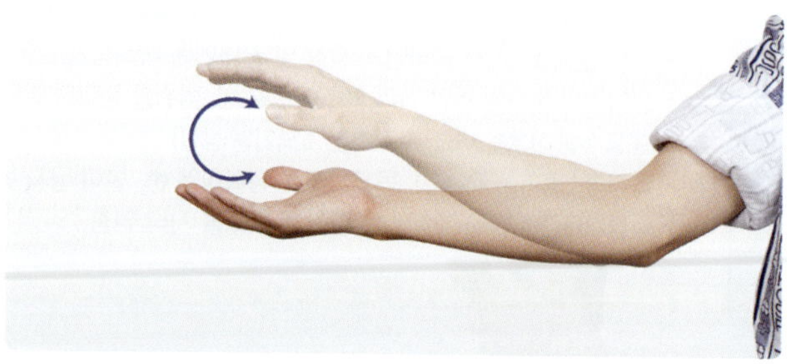
(5) 자세와 보행장애
▸ 머리 회전과 굽힘이 되고, 손상쪽 어깨 높이가 낮아짐
▸ 자세: 다리 사이 폭이 넓어짐. 다리 뻣뻣, 양팔은 균형을 위해 약간 벌림
▸ 보행: 넓은 바닥면 보행(wide base gait), 갈짓자 보행(staggering gait), 보행 간격 불규칙, 보폭이 짧음, 양다리지지기간 증가, 한다리지지기간 감소, 속도 감소, 앉았다 갑자기 일어서면 불안함 증가
(6) 언어장애
▸ 후두근육의 실조로 언어장애
▸ 음절의 발음과 운율이 이상
▸ 조음장애(dysarthria), 단속성 말투(scanning speech)
</td></tr>
</table>

임상양상	특징
실조	(7) 활동떨림(intention tremor) ▸ 반복적이고 규칙적인 떨림이 불수의적으로 일어나는 것 ▸ 불수의적 움직임이 수의적 목표물에 접근할 때 발생 ▸ 위소뇌다리, 치아핵 병변 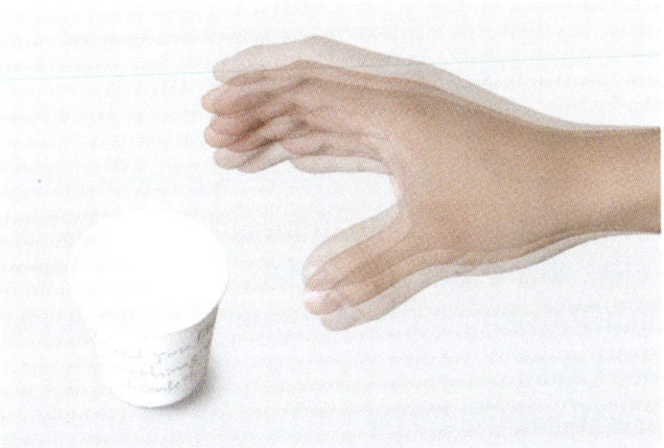 (8) 눈떨림(nystagmus) ▸ 안구근육 실조, 병변쪽으로 편향, 주기적 진동 ▸ 머리 조절과 균형의 정교한 적응 방해 ▸ 안뜰소뇌 병변 (9) 약화 및 피로

뇌졸중 환자의 검사 및 평가

검사 및 평가	종류 및 특징
관절운동범위	• 어깨, 팔꿉, 아래팔, 손목, 손가락, 발목에 구축이 많이 발생
근력	• 맨손근력검사(0~5단계 검사) ▸ 자세유지근 F등급 이상 유지(일상생활활동, 보행을 위한 근력 등급)
감각	• **얕은감각**: 촉각(붓과 면봉으로 가벼운 접촉), 통각(핀, 바늘로 자극), 온각(온수와 냉수가 든 시험관을 통해 검사), 압각(면봉, 손가락으로 압력) • **깊은감각**: 관절감각(위치감각 - 공간에서의 위치 인식, 운동감각 - 운동범위, 운동속도, 운동방향 등의 움직임 인식), 진동감각(소리굽쇠를 이용하여 뼈의 돌출부에 자극) • **복합겉질감각**: 두점 식별감각(컴퍼스를 이용하여 두점 동시자극 시 두점과 한 점 구분 검사), 도서감각(숫자나 모양을 피부에 쓰고 인식 검사), 입체감각인식(친숙한 물체를 잡게 했을 때 인식 검사), 양쪽 동시자극(신체의 양쪽, 몸쪽과 먼쪽 등을 동시에 자극했을 때 인식 검사)

검사 및 평가	종류 및 특징
근긴장도	• 치료사가 환자의 관절을 수동적으로 움직일 때 느껴지는 저항 정도 • 수정된 애쉬워드 척도(modified Ashworth scale; MAS) 0: 근긴장도 증가 없음 1: 운동범위의 끝부분에서 약간의 저항 증가 1+: 운동범위의 반 이상에서 저항 증가 2: 대부분 운동범위에서 저항 증가, 쉽게 움직일 수 있음 3: 대부분 운동범위에서 저항 증가, 수동운동 어려움 4: 경축(rigidity)
반사	• **깊은힘줄반사**: 턱반사(삼차신경), 위팔두갈래근반사(근육피부신경), 위팔노근반사(노신경), 위팔세갈래근반사(노신경), 무릎힘줄반사(넙다리신경), 아킬레스힘줄반사(궁둥신경) 0(−): 반응이 없음 1+(+): 정상보다 감소된 반응 2+(++): 정상 3+(+++): 정상보다 항진된 반응 4+(++++): 매우 항진된 반응과 클로누스가 나타남 • **병적 반사** ▸ **바빈스키 반사**: 발바닥의 발뒤꿈치 바깥쪽에서 엄지발가락 아랫부분까지 자극, 양성(엄지 폄, 나머지 발가락 벌림) ▸ **호프만 반사**: 가운뎃손가락 손톱을 강하게 자극, 양성(엄지, 집게손가락 굽힘) ▸ **마리-포아반사**: 발가락 전체를 굽힘, 양성(엉덩관절 굽힘, 무릎관절 굽힘, 발목관절 발등굽힘)
운동기능장애	• 퓨글-마이어 평가척도 • 브룬스트롬 회복단계 • 운동평가척도
일상생활활동	• 수정된 바델지수 • 기능적 독립성 측정
인지	• 간이 정신상태 검사(MMSE-K)
자세조절 및 균형	• 버그균형 척도 • 기능적 뻗기검사 • 롬버그 검사(실조증 검사) • 일자보행(tandem gait) 검사

검사 및 평가	종류 및 특징
협조성	• 손가락 낫대기, 손가락 코 검사 • 발꿈치 정강이 검사 • 반동검사 • 빠른교대 움직임(상반운동반복) 검사
보행	• 10m 보행검사 • 기능적 보행지수(functional ambulation category, FAC) 0: 보행이 불가능 또는 2명 이상의 도움이 필요한 경우 1: 균형을 잡거나 신체 중심을 옮기기 위해 1인의 지속적 도움이 필요한 경우 2: 균형이나 협응을 돕기 위해 1인의 간헐적 도움이 필요한 경우 3: 신체 접촉 없이 지시 또는 관찰이 필요한 경우 4: 독립적으로 평지를 걸을 수 있는 경우(계단, 경사로, 불안정한 평지를 걸을 때는 도움 필요) 5: 독립적 보행이 가능한 경우
기타	• 기능적 활동 1. 구르기(rolling over, side rolling) 2. 누워 있다 앉기(sit up, come to sit) 3. 앉은 자세 균형(sitting balance) 4. 앉아 있다 일어나기(stand up, sit to stand) 5. 서 있는 자세 균형(standing balance) 6. 이동(transfer) 7. 보행(walking) **기능적 사정과 장애 용어** 1. Independent(독립적) 어느 누구의 도움 없이 기술을 완전히 수행 가능 2. Supervision(감독) 팔을 뻗칠 수 있는 범위 내에서 누군가 서 있어야 함 3. Minimum assistance(최소 보조) 도움 없이 대부분의 활동 수행 가능. 약 20% 도움 4. Moderate assistance(중간 보조) 도움 없이 활동의 일부분 수행 가능. 약 50~60% 도움 5. Maximum assistance(최대 보조) 활동 부분은 도움 없이 불가능

뇌졸중 환자의 운동치료

<table>
<tr><th>종류</th><th>특징</th></tr>
<tr><td>단계별 치료</td><td>
급성기 물리치료: 조기치료 원칙, 뇌졸중 발생 72시간 이내 환자가 의학적으로 안정되면 실시
▸ 목표: 생체기능 회복과 촉진, 구축예방, 감각자극, 근긴장 유지, 침상 관리 등의 생체징후 관리와 치료(합병증 예방, 손상 최소, 기능 최대)

1) 침상자세
• 바로 누운 자세: 어깨뼈[타월을 약 4cm 이내로 말아 내밈(protraction)을 촉진], 팔(바깥돌림, 벌림 30° 정도 유지), 아래팔(폄과 뒤침), 손목, 손가락(손목은 중립 또는 약간 폄, 손가락은 폄, 엄지손가락은 벌림을 유지), 다리(엉덩, 무릎관절의 굽힘과 발목은 발등굽힘을 유지), 팔과 다리 아래에 베개를 받쳐주고, 발목은 중립 자세 유지를 위한 부목 또는 발판 적용. 머리와 목 중립과 대칭 유지를 위해 머리 아래 베개를 받쳐줌
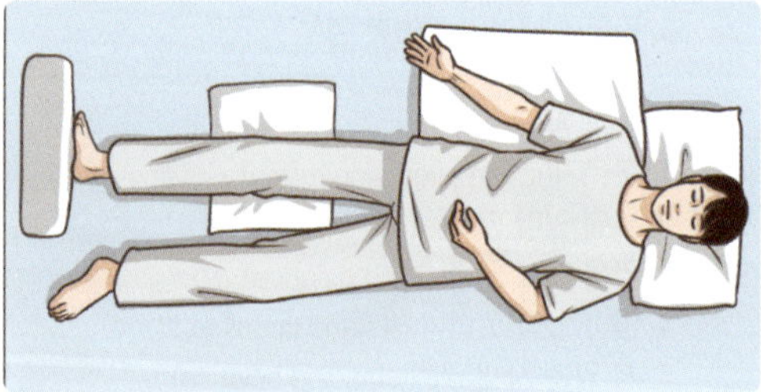
• 옆으로 누운 자세
▸ 마비쪽 옆으로 누운 자세: 마비쪽 팔다리에 체중부하와 고유수용성 감각 자극을 증가. 머리, 목, 몸통 중립 유지, 팔(앞쪽에 위치, 어깨뼈 내밈, 팔 약간 벌림과 바깥돌림), 아래팔(폄과 뒤침), 손목과 손가락(손목-중립, 손가락-폄, 엄지손가락-벌림), 다리(골반 내밈, 엉덩관절 폄, 무릎관절 굽힘). 비마비쪽 팔다리 아래에 베개를 받쳐 지지
▸ 비마비쪽 옆으로 누운 자세: 환자의 머리, 목, 몸통 중립 유지, 팔(베개를 받친 상태에서 앞쪽으로 위치, 어깨뼈 내밈, 아래팔 폄, 손목은 중립, 손가락은 폄, 엄지손가락은 벌림), 다리(베개를 받친 상태에서 골반 내밈, 엉덩과 무릎관절 굽힘, 발목관절 발등굽힘을 유지)
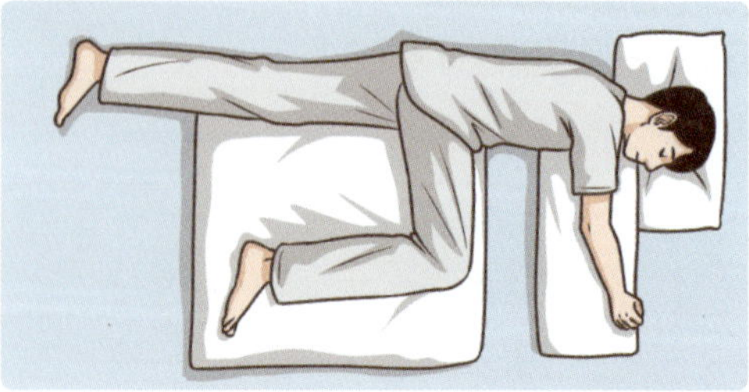
</td></tr>
</table>

<table>
<tr><th>종류</th><th>특징</th></tr>
<tr><td>단계별 치료</td><td>
2) 침상배치
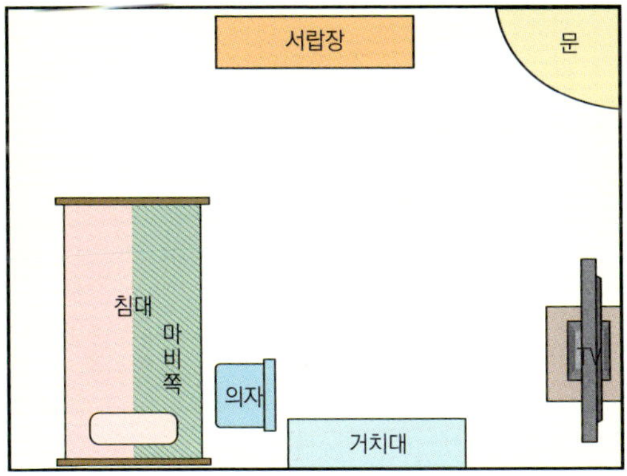

3) **기립성 저혈압 예방**: 침대 등받이를 적당한 각도로 서서히 증가
4) **감각자극과 촉진**: 기능적 재조직화를 촉진하고 불용과 부적절한 패턴을 최소화 하는데 도움
• 맨손접촉, 피부마찰, 얼음, 진동, 솔질 등으로 피부나 힘줄에 자극
• EMG 피드백, 바이오피드백장치 이용해 자극
5) **수동 관절운동범위 운동**: 환자의 운동감각, 근재교육, 감각되먹임 효과
6) 생체징후, 의사소통장애, 이완성 방광, 요실금 등 적절한 중재 필요

회복기 물리치료: 물리치료 본격적 시작 시기, 보통 3~6개월 늦어도 1년 이내에 신경학적인 회복
▸ **목표**: 이차적인 합병증으로 발생하는 문제점을 최소화, 운동조절과 정상적인 자세 패턴 촉진, 강직억제와 공동운동 조절, 기능적인 활동과 일상생활활동을 독립적으로 촉진

1) **근력강화 운동**: 뇌졸중으로 인한 반신마비는 대부분 강직을 동반한 강직성 마비의 형태로 외관상 근위축은 없으나, 강직으로 인한 비사용으로 근약화가 나타나 기능적 움직임에 제한
• **약화된 근력 향상**: 수동운동, 능동보조운동, 능동운동, 저항운동 순으로 운동을 진행하고 적절치 못한 저항은 강직을 증가시키므로 주의

2) 강직(spasticity) 억제 및 공동운동 관리
• 공동운동은 기능적인 동작을 성공적으로 수행할 수 없게 방해
• 과도한 운동, 너무 빠른 운동, 대단위 운동패턴은 공동운동 증가
• **강직감소**: 선택적 운동조절, 신경발달치료, 대각선운동, 돌림운동, 옆으로 구르기 등을 이용한 강직감소, 어깨 폄, 벌림, 바깥돌림, 팔꿉, 손목, 손가락 폄과 함께 체중부하하여 지속적 뻗침을 시켜줌
</td></tr>
</table>

종류	특징
단계별 치료	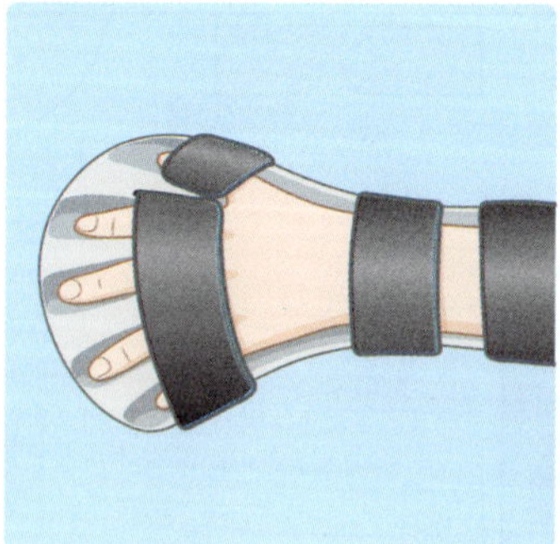 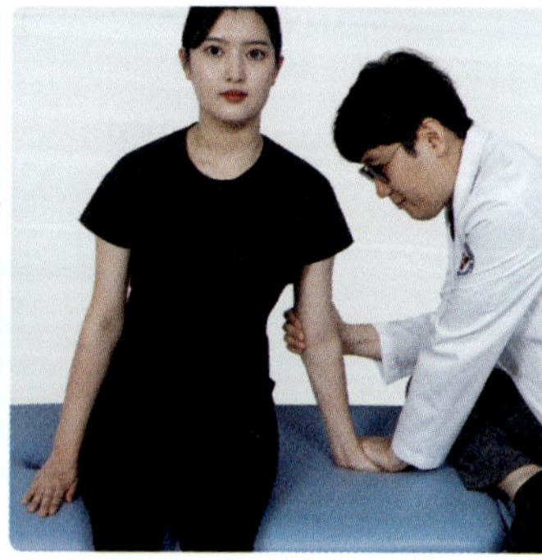 3) 운동조절 향상 • 마비로 인해 팔다리 움직임 조절, 특정한 자세에서 작용근, 대항근, 협력근의 조절 어려움 • 구르기, 앉기, 서기, 보행에 이르기까지 단순한 자세에서 복잡한 자세, 쉬운 동작에서 어려운 동작으로 몸통과 팔, 다리의 조절을 통해 환자의 기능을 향상(구르기, 교각운동, 앉기, 자세조절훈련, 이동훈련 등) 4) 과제지향 훈련(task oriented training) • 같은 동작을 반복적으로 훈련할 때 단순한 관절의 움직임을 유발하기보다 목표를 정하여 그것을 달성할 수 있는 과제를 제시함으로써 과제를 수행하는 동안 목적하는 동작을 훈련 • 장점(흥미를 유발, 적극적으로 운동에 참여) 주의(과제에 너무 집중하여 잘못된 동작이 반복되지 않도록 함) 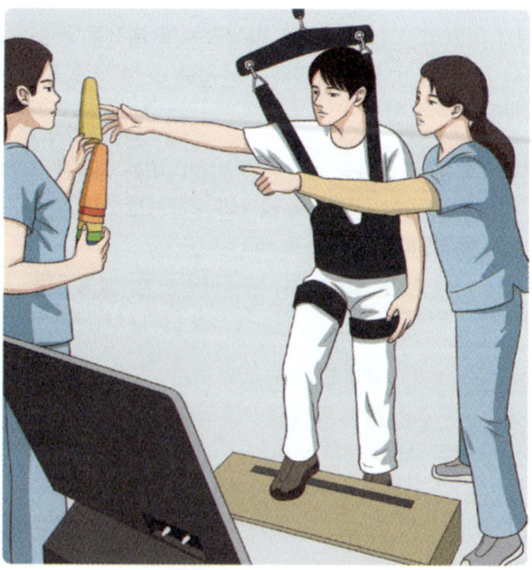

<table>
<tr><th>종류</th><th>특징</th></tr>
<tr><td>단계별 치료</td><td>5) 강제유도운동치료(constraint-induced movement therapy, CIMT)
• 마비되지 않은 팔을 이용한 일상생활에서의 움직임을 막아 마비된 팔의 사용을 유도
• 비마비쪽 팔을 일상 중 90% 이상 사용하지 못하도록 팔걸이나 보조기 등으로 고정
• 일상생활에서 마비쪽 팔의 사용 기회를 더 많이 제공
• 6시간 이상의 마비쪽 집중 훈련을 2주간 실시
• 단점: 대상자의 제한(일부 동작 가능), 환자의 스트레스 심함

6) 보행훈련
• 보행에 필요한 근력과 균형을 향상시켜 먼저 선 자세를 안정되게 유지
• 평행봉이나 지팡이 등 보조도구를 이용함으로써 안전을 확보하여 마비된 쪽 다리에 체중을 싣거나 체중을 옮기는 훈련(안정성 감소, 운동성을 증가시키는 도구로 변경)
• 보행기능이 향상되면 보조도구의 체중지지 감소, 다리의 체중지지 증가

지팡이 훈련
<table><tr><th>훈련 형태</th><th>훈련 방법</th></tr><tr><td>평지</td><td>지팡이 → 마비쪽 발 → 비마비쪽 발</td></tr><tr><td>계단 올라가기</td><td>비마비쪽 발 → 지팡이 → 마비쪽 발(또는 지팡이 → 비마비쪽 발 → 마비쪽 발)</td></tr><tr><td>계단 내려오기</td><td>지팡이 → 마비쪽 발 → 비마비쪽 발</td></tr></table></td></tr>
<tr><td>신경학적 치료</td><td>• 고유수용성 신경근 촉진법
▸ 고유수용기를 자극하여 신경근 반응을 유도해 내는 방법으로 뻗침, 적절한 저항, 당김, 접근 등을 환자에게 적용하여 치료하는 방법
• 보바스 접근법(촉진, 억제, 자세조절, 핸들링, 되먹임)
▸ 반신마비 환자의 경련성을 제거하기 위해 실시하는 치료방법으로 비정상적인 자세 및 패턴운동을 억제하고 정상적인 자세의 긴장을 더욱 촉진시켜 정상 감각 및 운동능력을 향상
• 루드 접근법
▸ 조절된 감각자극(controlled sensory stimulation)과 개체발생학 자극(ontogenetic stimulation), 활동(activity)을 통한 목적 있는 반응 요구 등을 이용
▸ 촉진자극: 빠른 접촉, 빠른 솔질, 아이싱, 빠른 흔들림, 강한 관절압박
억제기술: 적응자세, 중온 적용, 진동, 가볍게 흔들기, 가벼운 관절압박
• 브룬스트롬 접근법
▸ 뇌졸중 환자의 회복단계에서 손상쪽에 기본적 팔, 다리공동운동패턴, 원시반사 자세, 연합반응 등의 출현을 발견하고 이것을 응용한 치료방법과 회복단계 평가법을 개발</td></tr>
</table>

종류	특징
신경학적 치료	• 보이타 치료 ▸ 11개의 유발점(zone) 자극 – 반사적 기기, 반사적 뒤집기 ▸ 하나의 진행 동작인 협동운동 복합체를 환자에게 유발하는 기법, 임상에서는 뇌성마비에서 뇌졸중 치료까지 영역이 확장
실조 운동치료	• 균형, 협조 운동 ▸ 동적인 움직임 시 떨림 증상 악화: 작은 범위에서 부드럽고 점진적 자극 ▸ **균형훈련 실시**: 몸쪽의 균형과 자세 안정성 먼저 촉진 · 넓고 안정된 체중지지면(몸통 안정성 확보) → 목표물에 손 뻗기, 몸통 돌리기 등 · 최소한의 관절 움직임에서 천천히 시작 → 많은 관절 움직임(시각적 보상) · 프렌켈 운동 · **균형 향상**: 넓은 체중지지면, 보조물 이용 안정성 증가 → 움직임 증가, 보조물 줄이기 • 보행과 이동 운동 · **선 자세 활동**: 평행봉에서 실시, 느린 움직임에서 빠른 움직임으로 운동을 진행 · 보조도구를 사용하여 안정성 제공, 시각정보를 이용하여 보행 조절 · 매트활동 → 앉기 → 일어서기 → 휠체어, 매트 이동 · 보행능력에 따라 평행봉, 보조지지물, AFO 적용
인자치료	• 기능적 전기자극 치료(FES) ▸ 전기자극과 함께 환자 스스로 근육을 수축시켜 근육 움직임의 재교육 촉진 · 보행기능 향상을 위한 부착 부위 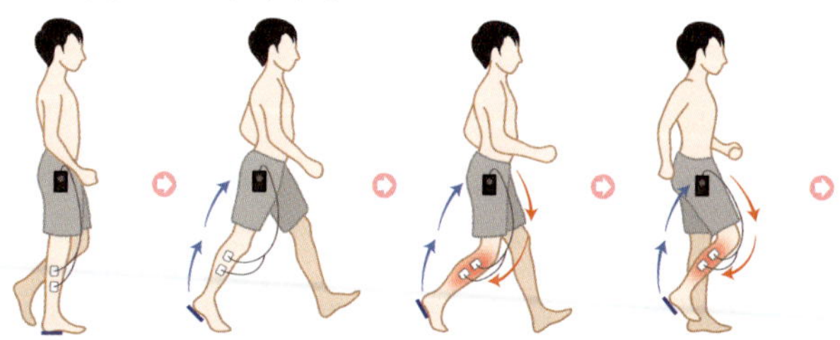 디딤기 자극 없음 / 발에 부착된 스위치가 뒤꿈치 들림을 감지 / 전극에 자극 발생 / 흔듦기에 발등굽힘과 가쪽번짐이 발생 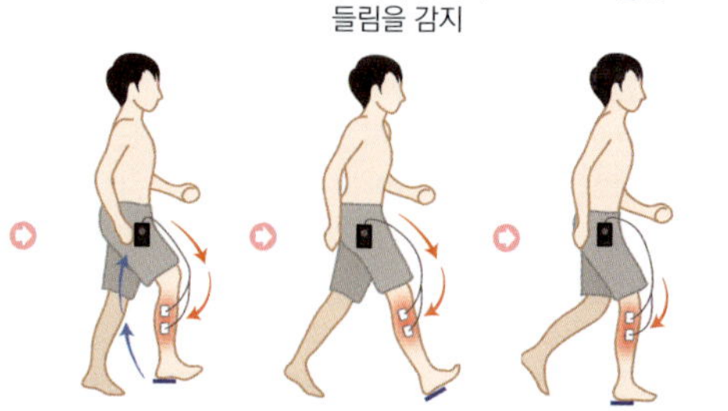 흔듦기에 발등굽힘과 가쪽번짐이 발생 / 발에 부착된 스위치가 뒤꿈치 닿기를 감지 / 바닥면에 발이 닿은 후 자극이 종료

종류	특징
인자치료	▸ 어깨와 팔의 기능 향상을 위한 부착 부위 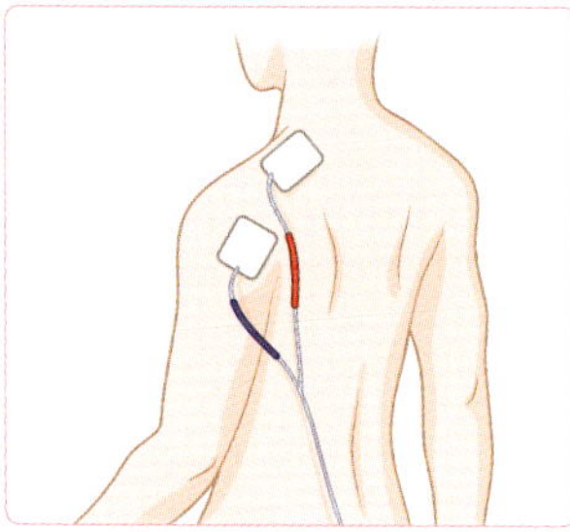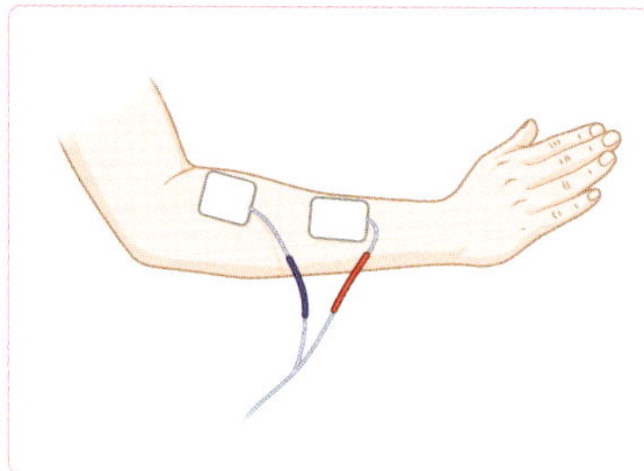 • 보조기 ▸ 발목발보조기(ankle foot orthosis, AFO) : 발처짐 방지, 밀기(push-off) 보조, 무릎 젖힘을 예방 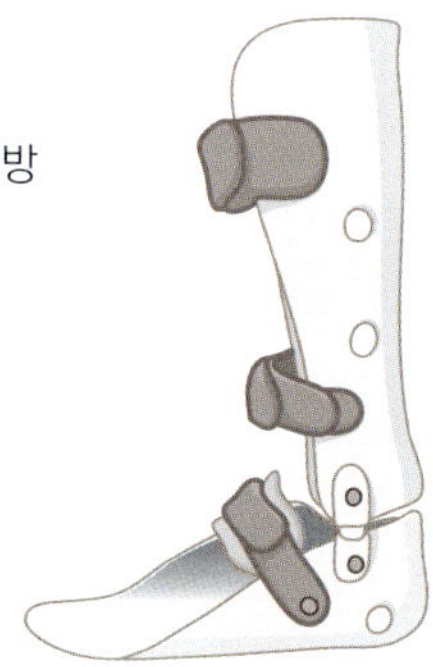

뇌졸중 환자의 약물 및 수술치료

종류	특징
약물 치료	(1) 허혈성 뇌졸중 • **급성기 치료의 일차 목표**: 환자의 상태를 안정화, 허혈성 뇌손상을 줄이며 이차적인 합병증과 뇌경색의 재발을 막는 것 ▸ **헤파린**: 오랜 기간 동안 경험적으로 사용, 적응증은 항혈전제 치료 뇌졸중 재발, 뇌줄기 경색 또는 허혈, 재발성 일과성 허혈 발작, 진행하는 뇌경색, 심장성 색전증 • **아스피린(aspirin)**: 복용이 쉽고 심장동맥질환 예방, 뇌졸중 예방 (2) 출혈성 뇌졸중 • **치료목표**: 신경학적 기능을 보존하고 뇌압상승으로 인한 악화를 막는 것 • **상승한 뇌압을 낮추는 치료**: 과호흡(hyperventilation)으로 뇌혈관 수축을 유발, 삼투성 이뇨제(osmotic diuretics) 사용 • **삼투성 이뇨제**: 만니톨(mannitol) 사용, 뇌조직의 수분을 혈관 안으로 끌어들여 뇌부종을 줄이고 혈액 점도를 낮추어서 원활한 혈액순환 유지

<table>
<tr><th>종류</th><th>특징</th></tr>
<tr><td>수술 치료</td><td>
(1) 허혈성 뇌졸중
• 목동맥내막절제술(carotid endarterectomy): 경동맥이 70% 이상 좁아진 경우 목동맥내막절제술이 약물치료보다 뇌경색의 발생률을 낮추는 효과가 우월
• 목동맥혈관성형술(carotid angioplasty)과 스텐트(stent): 비교적 비침습적이고 합병증 위험이 적음
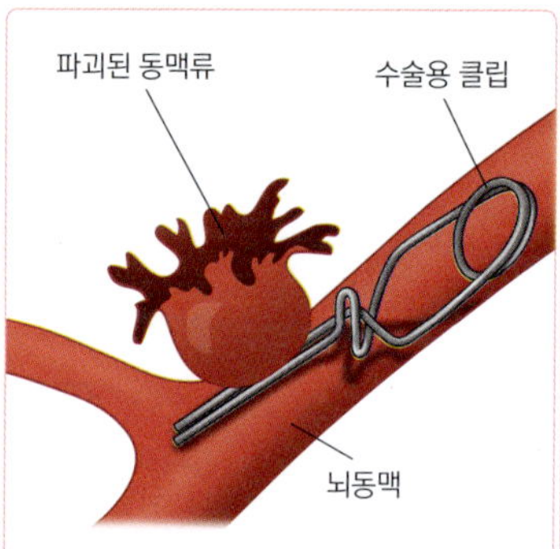

동맥류 경부결찰술
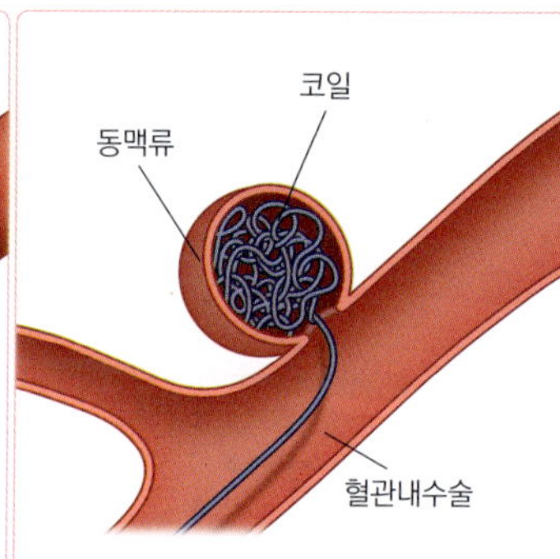

코일색전술
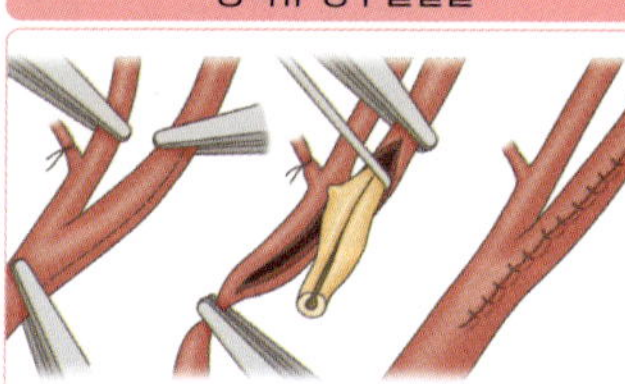
내막절제술
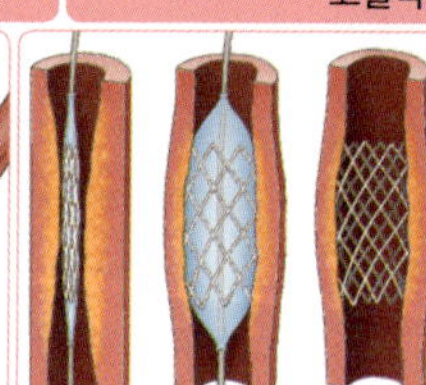
스텐트삽입술
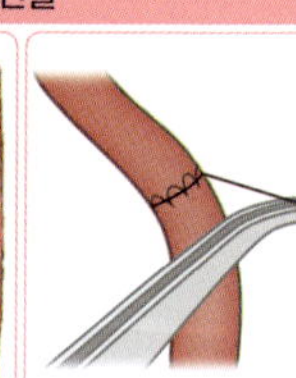
혈관문합술
(2) 출혈성 뇌졸중
• 약물치료에도 불구하고 신경학적 증상이 악화되는 경우, 직경 3cm 이상의 소뇌출혈, 동정맥 기형, 동맥류 등의 병소가 동반된 경우 등에서는 가능한 빨리 수술적 치료
• 뇌실배액술: 폐쇄물뇌증이 동반된 경우 두개내 감압의 목적
• 내과적 치료: 뇌내출혈 양이 적거나(10cm³ 미만), 신경학적 증상이 경미하거나 너무 심하여 수술로 효과를 기대할 수 없는 경우
</td></tr>
</table>

2. 외상성 뇌손상(Traumatic brain injury)

	설명
정의	• 선천적, 퇴행성 질환이 아닌 외적·물리적 힘에 의해 발생하는 뇌의 손상 • 뇌의 신경학적 손상 및 머리덮개나 머리뼈의 손상을 포함
발생 빈도	• 10만 명당 24.7명 발병, 남성 : 여성 = 2 : 1 • **미국**: 0~4세, 15~24세, 65~75세 이상에서 많이 생김
원인	• 외부의 물리적 힘(빠른 가속 또는 감속, 충격, 폭발파 또는 물체에 의한 관통) • 교통사고, 추락, 폭행, 스포츠 손상, 산업재해, 총상
분류	**일차적 뇌손상: 충격 당시 발생한 뇌손상** (1) 머리덮개 손상(scalp injury) : 뇌조직의 손상 없이 표피의 열상, 찢김 및 박리 또는 뇌의 좌상 및 혈종 형성 (2) 머리뼈 손상(skull injury) : 선상골절, 함몰골절, 머리뼈 바닥골절(혈종과 점출혈 현상인 너구리눈징후, 배틀징후) (3) 뇌손상 ① 국소성 뇌손상(local injury) ▸ 충격이 가해진 머리뼈의 아래 뇌 영역 손상 ▸ 혈종, 부종, 타박상, 열상 ▸ 관자엽과 이마앞엽 손상 발생 ▸ 타격손상(coup injury) = 가속손상(acceleration injury) : 타격 부위와 손상 부위가 일치 ▸ 반대편 타격손상(countercoup injury) = 감속손상(deceleration injury) : 타격 부위와 손상 부위가 반대 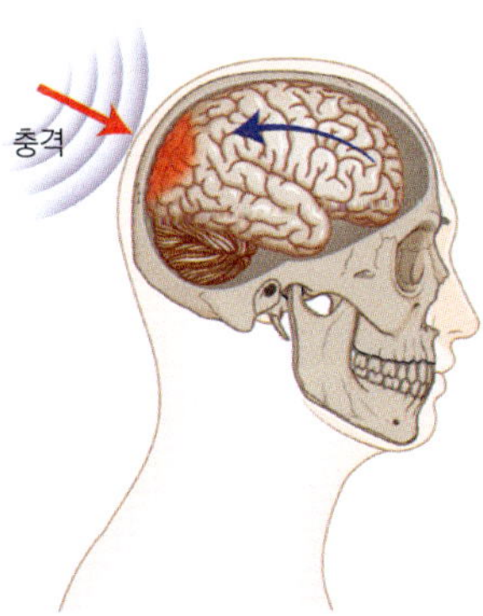 [타격손상] 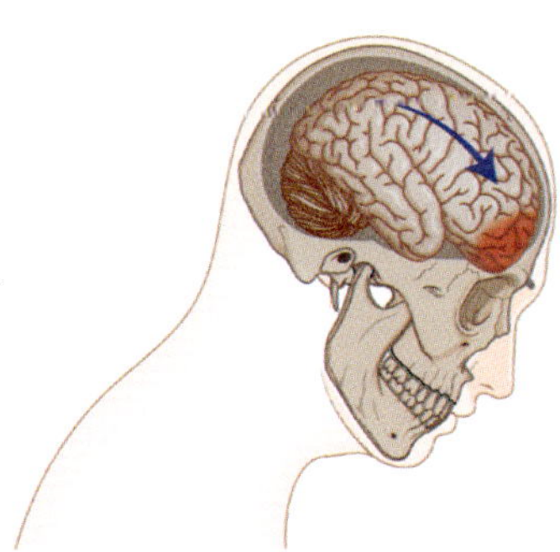 [반대편 타격손상]

	설명
분류	② 광범위 축삭손상(diffuse axonal injury) = 미만성, 확산성 ▸ 가속, 감속, 회전으로 물리적 힘에 의해 겉질밑 축삭신경의 광범위한 절단 ▸ 겉질의 백색질, 뇌들보, 바닥핵, 뇌줄기 및 소뇌 손상 ▸ 심한 상태(혼수) 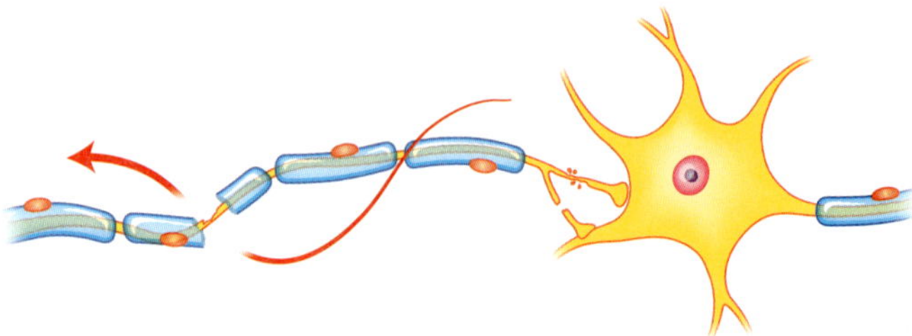 **이차적 뇌손상: 일차적 손상에 의해 나타나는 다양한 2차적 병태생리학적 변화** ▸ 산소 결핍, 혈류 감소, 대뇌 대사 흐름 감소로 발생 ▸ 뇌부종(뇌실 혈액 증가 → 뇌실 팽창 → 뇌조직 압력 증가) ▸ 뇌혈종(뇌혈관이나 겉질, 정맥의 파열로 발생) ▸ 뇌허혈(혈관 파열, 압박 → 뇌혈류 감소 → 저산소증) ▸ 뇌이탈, 뇌감염, 목동맥 폐색

의식단계

의식수준	설명
명료(alert)	정상적 의식상태. 자발적 움직임 가능
기면(drowsy)	집중력은 감소하나 외부 자극에 바로 반응. 자극이 주어질 때에만 의사소통 가능
혼미(stupor)	통증을 유발하는 강한 자극에 대한 반응(자발적 움직임)
반혼수(semicoma)	통증을 유발하는 강한 자극에 대해 신체 일부분을 회피하는 반응
혼수(coma)	통증을 유발하는 강한 자극에 반응이 없음

손상 정도에 따른 분류

<table>
<tr><th>손상 정도</th><th>설명</th></tr>
<tr><td>글래스고 혼수척도
(Glasgow coma scale;
GCS)</td><td>
<table>
<tr><th>분류기준</th><th>눈뜨기</th><th>점수</th><th>운동반응</th><th>점수</th><th>언어반응</th><th>점수</th></tr>
<tr><td rowspan="6">반응</td><td>스스로 눈을 뜰 때</td><td>4</td><td>운동지시에 따를 때</td><td>6</td><td>적응(오늘이 무슨 요일이죠? 수요일)</td><td>5</td></tr>
<tr><td>명령에 눈을 뜰 때</td><td>3</td><td>부분적으로 움직임</td><td>5</td><td>대화혼란(6월18일)</td><td>4</td></tr>
<tr><td>통증반응에 대해 눈을 뜰 때</td><td>2</td><td>움츠림(반사적 반응)</td><td>4</td><td>부적절한 언어들(내가 내일...)</td><td>3</td></tr>
<tr><td>무반응</td><td>1</td><td>비정상 굽힘(겉질제거경축)</td><td>3</td><td>이해할 수없는 소리(아으...)</td><td>2</td></tr>
<tr><td></td><td></td><td>폄반응(대뇌제거경축)</td><td>2</td><td>무반응</td><td>1</td></tr>
<tr><td></td><td></td><td>무반응</td><td>1</td><td></td><td></td></tr>
</table>
</td></tr>
<tr><td>경도(mild) 뇌손상</td><td>• 가장 높은 빈도 발생
• 뇌진탕, 의식 소실 없거나 20분 이하 짧게 발생, 과민, 두통, 어지러움
• GCS 13~15점</td></tr>
<tr><td>중등도(moderate) 뇌손상</td><td>• 1~24시간 정도 기억상실 지속
• 일상생활활동과 사회활동 독립적이나 기능장애 있음
• GCS 9~12점</td></tr>
<tr><td>중증(severe) 뇌손상</td><td>• 적극적 물리치료 필요
• 의식은 회복되었지만 명확한 의식장애, 6시간 이상의 의식 소실, 신체적, 행동적 무능, 인지장애, 언어장애
• GCS 8점 이하</td></tr>
<tr><td>식물인간상태
(persistence vegetative)</td><td>• 뇌손상 심하고, 의식회복 못함
• 소화, 배설, 호흡 등의 식물적 기능만 가능, 장기간 지속(비뇨, 호흡기계 질환 유발)
• GCS 5점 이하</td></tr>
</table>

일반적 임상양상

임상양상	특징
신경근 손상	• 근긴장도 변화 ▸ 손상 부위에 따라 강직(spasticity) 또는 경축(ridigity) • 반사이상 ▸ 원시반사 재현 • 운동조절 및 협응운동 저하 및 소실 ▸ 오랜 침상활동 및 내과적 합병증 등으로 인해 근력과 지구력 감소 • 감각이상 ▸ 손상 부위에 따라 몸감각, 고유수용성 감각 등 손상으로 운동조절, 균형, 보행 능력에 이상 발생 • 의식수준의 변화 ▸ 손상 부위와 정도에 따라 외상후 기억상실, 급성 혼동, 혼수 등이 나타남
인지 손상	• 지남력과 기억력 손상(가장 흔한 증상) • 일시적 또는 영구적 기능장애 • 기억력 소실은 집중시간 감소, 동기(motivation) 변화, 문제해결 능력 감소 • 이마엽 손상(인지·정서행동의 문제가 많이 발생)
의소소통 장애	• 다양한 형태의 의사소통 손상 ▸ 언어상실증, 읽기와 이해력 손상, 쓰기와 표현력 손상, 조음장애, 말더듬증
시각 및 지각 장애	• **시각장애**: 뇌신경 또는 뒤통수엽 손상, 반맹, 겉질성 시각상실 • **지각장애**: 공간 무시, 행위상실증, 공간관계 결함, 좌우 구별 장애 등
삼킴곤란	• 삼킴중추 손상으로 인한 삼킴근육 부조화로 움직임 기능장애 • 탈수증과 영양실조, 흡인성 폐렴, 질식, 사망
호흡 문제	• 직접 손상(기흉), 기계적 손상(기관지 삽관), 동반된 신경 손상 • 폐렴은 손상 후 7일 이내 80% 발생 ▸ **위험성**: GCS 5점 이하, 삽관, 흡인, 삼킴곤란 환자
기타 문제	• 영양장애 ▸ 뇌손상 후 대사작용 증가(평소보다 에너지 소비 40% 증가) • **심혈관계**: 심부정맥혈전증(40% 이상에서 발생) • **근육뼈대계**: 딴곳뼈되기, 뼈엉성증

외상성 뇌손상 환자의 평가(임상등급척도)

<table>
<tr><th>검사 및 평가</th><th>종류 및 특징</th></tr>
<tr><td>글래스고 혼수척도
(Glasgow coma scale; GCS)</td><td>• 의식의 수준을 평가하고 손상 정도 구분
• 세 가지 반응: 운동, 언어, 눈뜨기 반응
• 중증 뇌손상: 8점 이하, 중등도 뇌손상: 9~12점, 경도 뇌손상: 13~15점</td></tr>
<tr><td>글래스고 결과등급 척도
(Glasgow outcome scale; GOS)</td><td>• 외상성 뇌손상 이후 일반적인 결과 측정을 위해 사용
• 퇴원, 6개월 이후, 1년 이후 임상 경과와 예후 위해 사용
<table>
<tr><th>점수</th><th>정도</th><th>내용</th></tr>
<tr><td>1</td><td>사망(death)</td><td>의식의 회복 없는 사망</td></tr>
<tr><td>2</td><td>지속적 식물상태
(persistent vegetative state)</td><td>스스로 눈을 뜨거나 하품하기 같은 국소적 운동 반응은 가능하나 각성이나 운동 반응 같은 대뇌겉질의 기능이 없다.</td></tr>
<tr><td>3</td><td>중증 장애
(severe disability)</td><td>정신적 또는 신체적 장애로 인해 일상생활이 의존적이다.</td></tr>
<tr><td>4</td><td>중등도 장애
(moderate disability)</td><td>일상생활과 관련된 활동은 독립적이지만 알려진 장애로는 삼킴곤란, 편마비, 운동실조, 인지장애, 기억장애, 성격변화가 있다.</td></tr>
<tr><td>5</td><td>양호한 회복
(good recovery)</td><td>정상적으로 일상생활은 가능하지만 경도의 신경학적 및 심리적 장애는 있을 수 있다.</td></tr>
</table></td></tr>
<tr><td>란초로스 아미고스 인지기능 수준
(Rancho Los Amigos level of cognitive functioning; LOCF)</td><td>• 외상성 뇌손상 환자의 인지기능과 행동기능을 측정하여 회복 상태를 평가하는 10단계 척도
• 전반적인 인지기능이나 행동의 상태를 파악하여 중재계획에 대한 정보를 제공하기 위해 사용
<table>
<tr><th colspan="4">란초로스 아미고스 인지기능 수준</th></tr>
<tr><th>인지</th><th colspan="2">수준</th><th>반응</th></tr>
<tr><td rowspan="3">낮은 수준 단계</td><td>I</td><td>무반응</td><td>어떤 자극(시각, 청각, 촉각, 통증, 고유수용감각, 안뜰)에도 반응이 없으며 혼수 또는 깊은 잠에 빠진 것처럼 보인다.</td></tr>
<tr><td>II</td><td>일반적인 반응</td><td>통증자극에 대해 일반적인 반사반응을 보이지만, 반응은 제한적이고 목적 없는 반응을 보인다.</td></tr>
<tr><td>III</td><td>국소적 반응</td><td>통증자극에 대해 회피반응과 소리를 치며, 눈을 움직일 수 있고 사람과 물체를 볼 수 있다. 주먹을 쥐는 것과 같은 간단한 명령은 시행할 수 있다.</td></tr>
</table></td></tr>
</table>

<table>
<tr><th>검사 및 평가</th><th colspan="4">종류 및 특징</th></tr>
<tr><td rowspan="8">란초로스 아미고스 인지기능 수준 (Rancho Los Amigos level of cognitive functioning, LOCF)</td><th>인지</th><th colspan="2">수준</th><th>반응</th></tr>
<tr><td rowspan="3">중간 수준 단계</td><td>IV</td><td>혼란과 불안한 반응</td><td>최근의 단기기억이 결여되고 부적절한 행동, 집중하는 시간이 짧다. 공격적인 행동을 할 수 있으며, 흥분되고 고조된 반응을 보인다.</td></tr>
<tr><td>V</td><td>혼란과 부적절한 반응</td><td>혼란스럽고 대화의 감각은 없으며 간단한 명령은 일관성 있게 수행할 수 있다. 기억과 선택적인 집중은 손상되고 새로운 정보를 학습하기는 어렵고 외부의 지도가 없다면 물건의 사용이 부적절하다.</td></tr>
<tr><td>VI</td><td>혼란과 적절한 반응</td><td>상황에 적절하고 목적 지향적인 반응을 보이지만 외부의 지시에 의존한다. 옷입기, 식사하기, 양치질은 할 수 있지만 활동의 시작과 종료에는 도움이 필요하다. 기억과 집중력이 증가하고 30분 정도는 집중하여 과제를 수행할 수 있다.</td></tr>
<tr><td rowspan="4">높은 수준 단계</td><td>VII</td><td>습관적이고 적절한 반응</td><td>혼란은 없고 집에서 일상생활은 적절하게 수행하고 일상적인 습관들도 수행할 수 있으나 부자연스럽다. 사회적응활동은 가능하나 판단능력은 손상되어 있다.</td></tr>
<tr><td>VIII</td><td>목적 있는 적절한 반응</td><td>가정에서의 일상생활은 완전하게 독립적으로 수행할 수 있고 최근의 기억, 흥미로운 과거에 대한 회상이 가능하다. 사람, 장소, 시간에 대한 인지가 가능하다.</td></tr>
<tr><td>IX</td><td>목적 있는 적절한 반응-도움 요청에 대한 대기</td><td>효율적인 일상생활을 수행할 수 있고 문제가 발생하면 적절한 도움과 지시가 필요하다.</td></tr>
<tr><td>X</td><td>목적 있는 적절한 반응-한정된 독립</td><td>목적지향적인 다양한 과제수행이 가능하고, 적절한 사회상호활동이 지속적으로 가능하다.</td></tr>
<tr><td>갈베스톤 지남력 및 기억력 상실검사 (Galveston orientation and amnesia test; GOAT)</td><td colspan="4">• 외상후기억상실 측정도구, 손상 이전과 이후 사건들을 상기하는 능력을 검사
• 76~100점 정상, 그 이하는 외상후기억상실증</td></tr>
</table>

검사 및 평가	종류 및 특징
갈베스톤 지남력 및 기억상실 검사 (Galveston orientation and amnesia test, GOAT)	**갈베스톤 지남력 및 기억상실 검사** 이 름 ________ 검사 날짜 ________ 나 이 ________ 성 별 ________ 검사 요일 ________ 생년월일 ________ 진 단 명 ________ 수 상 일 ________ 갈베스톤 지남력 및 기억상실 검사(GOAT) 실패 점수 1. 이름이 무엇입니까? (2) ________ ____ 어디서 태어났습니까? (4) ________ ____ 어디서 살고 있습니까? (4) ________ ____ 2. 지금 어디에 있습니까? (5) 도시 ________ ____ (5) 병원 ________ ____ (반드시 병원의 이름까지 알고 있을 필요는 없다) 3. 병원에 언제 입원했는지 알고 있습니까? (5) ________ ____ 병원에 어떻게 왔습니까? (5) ________ ____ 4. 사고 후 제일 먼저 기억할 수 있는 일이 무엇입니까? (5) ________ ____ 사고 후 제일 먼저 기억할 수 있는 일을 자세히(날짜, 시간, 같이 있었던 사람 등) 이야기할 수 있습니까? (5) ________ ____ 5. 사고 전에 있었던 일 중 가장 마지막으로 있었던 일을 이야기 할 수 있습니까? (5) ________ ____ 6. 지금 몇 시입니까? ________ ____ (30분 차이마다 1점 감점, 최대 5점 감점) 7. 무슨 요일입니까? ________ ____ (하루 차이마다 1점 감점, 최대 3점 감점) 8. 며칠입니까? ________ ____ (하루 차이마다 1점 감점, 최대 5점 감점) 9. 몇 월입니까? ________ ____ (한 달 차이마다 5점 감점, 최대 15점 감점) 10. 몇 년도입니까? ________ ____ (한 해 차이마다 10점 감점, 최대 30점 감점) 총 실패점수 ____ 총 GOAT 점수(100 - 총 실패 점수) ____

<table>
<tr><th>검사 및 평가</th><th>종류 및 특징</th></tr>
<tr><td>라파포트 장애등급 척도
(Rappaport's disability rating scale)</td><td>• 기능적 영역을 광범위하게 평가, 장애 수준을 사망에서 정상으로 구분
• 식물인간: 최대 점수 29점, 장애 없음: 0점

<table>
<tr><th colspan="4">라파포트 장애등급 척도</th></tr>
<tr><th>범주</th><th>항목</th><th>내용</th><th>점수</th></tr>
<tr><td rowspan="3">각성
인식반응</td><td>눈뜨기</td><td>0: 자발적
1: 말에 의해
2: 통증에 의해
3: 없음</td><td rowspan="3">0~12</td></tr>
<tr><td>의사소통</td><td>0: 올바름
1: 혼란스러움
2: 부적절함
3: 이해할 수 없음
4: 못함</td></tr>
<tr><td>운동반응</td><td>0: 반응
1: 한정된 반응
2: 철회
3: 구부림
4: 뻗침
5: 없음</td></tr>
<tr><td rowspan="3">자조활동
인지활동</td><td>먹기</td><td>0: 완전함
1: 부분적
2: 최소한
3: 못함</td><td rowspan="3">0~9</td></tr>
<tr><td>화장실 가기</td><td>0: 완전함
1: 부분적
2: 최소한
3: 못함</td></tr>
<tr><td>몸치장하기</td><td>0: 완전함
1: 부분적
2: 최소한
3: 못함</td></tr>
<tr><td>타인에
대한
의존</td><td>기능수준</td><td>0: 완전히 독립적
1: 특정 환경에서만 독립적
2: 가벼운 의존
3: 중등도 의존
4: 중증 의존
5: 완전한 의존</td><td>0~5</td></tr>
<tr><td>정신
사회적
적응성</td><td>취업 가능성</td><td>0: 제한 없음
1: 특정 직업
2: 안전한 작업장
3: 취업 못함</td><td>0~3</td></tr>
<tr><td>총 장애
점수</td><td></td><td></td><td>0~29</td></tr>
</table>
</td></tr>
</table>

운동치료

<table>
<tr><th>종류</th><th>특징</th></tr>
<tr><td>목표와 중재</td><td>• 란초로스 아미고스 단계에 따른 치료목표와 중재
<table>
<tr><th></th><th>낮은 수준 단계</th><th colspan="2">중간 수준 단계</th><th>높은 수준 단계</th></tr>
<tr><td>인지 수준</td><td>LOCF Ⅰ~Ⅲ</td><td>LOCF Ⅳ</td><td>LOCF Ⅴ~Ⅵ</td><td>LOCF Ⅶ~Ⅹ</td></tr>
<tr><td>치료 목표</td><td>• 구축, 욕창 등 이차적 손상 예방
• 의식수준과 신체 기능 증가
• 관절가동성 증가
• 자세 조절 능력 증가
• 근긴장도 조절</td><td>• 신체 기능 증가
• 관절가동성 유지
• 탈컨디션 예방
• 지구력 증가</td><td>• 컨디션 증가
• 근력 및 지구력 증가
• 자세 및 운동 조절 능력 증가</td><td>• 기능적 움직임 능력 증가
• 지역사회 및 일상생활 능력 증가</td></tr>
<tr><td>중재</td><td>• 적절한 자세와 체위 변경
• 감각자극 운동
• 수동 관절운동범위 운동
• 휠체어, 의자에 앉은 자세 유지 운동
• 가족 및 보호자 교육</td><td>• 관절운동범위 운동
• 구르기, 이동훈련, 휠체어 훈련
• 근력 및 지구력 훈련
• 주의집중 훈련</td><td>• 기능 향상 훈련
• 체중지지 트레드밀 훈련
• 생체되먹임 훈련
• 주의 및 집중력 향상을 위한 인지훈련
• 강제유도 운동치료
• 이중과제 훈련</td><td>• 독립적 일상생활 활동 훈련
• 지역사회 생활 훈련
• 사회적 기술 훈련</td></tr>
</table></td></tr>
<tr><td>감각 자극</td><td>• 그물체 자극을 통한 각성 상태 증진
• 청각자극: 가장 먼저 시작. 정상적 대화 수준의 소리를 사용(라디오, TV, 대화, 음악 등), 주의력을 자극하고 소리를 구별하도록 함
• 시각자극: 친숙한 물건을 사용, 시야의 전체 영역을 체계적으로 자극(시각주의력, 시각 추적, 시아, 보상 움직임 등 관찰), 환자의 시각적 눈 맞춤, 따라보기, 손 뻗기 등을 유도
• 후각자극: 호흡 동안 10~15초 코밑에 향기를 대줌(커피, 향수 등 환자가 좋아하는 냄새), 주의(암모니아와 같은 자극적 냄새)
• 미각자극: 면봉에 좋아하는 용액을 찍어 입술이나 잇몸에 대 주거나 얼음과자나 아이스캔디 사용
• 촉각자극: 체위 변경, 옷 입기, 목욕 같은 기능 활동 시 제공, 환자 자신의 손을 사용하도록 함
• 운동감각: 수동 관절운동범위 운동</td></tr>
</table>

종류	특징
자세 취하기	• 휠체어 자세 ▸ **골반**: 엉덩관절 90° 굽힘, 견고한 착석면 사용, 골반 앞기울임 유지 ▸ **몸통**: 곧은 몸통자세 유지, 유지가 어려우면 지지대와 가슴벨트 착용 ▸ **다리**: 무릎, 발목 90° 굽힘, 엉덩관절 모음 방지(폼패드 사용) ▸ **팔**: 팔꿈치 폄 또는 중립, 손의 기능 자세를 위해 휠체어 책상 사용 ▸ **머리**: 약 10~15° 앞으로 숙인 자세 유지, 필요시 머리지지대 사용 • 침상자세 ▸ 강직을 억제할 수 있는 자세, 특히 엉덩관절 안쪽돌림, 모음, 발목관절 발바닥굽힘 방지

약물 및 수술치료

종류	특징
약물 치료	• **두개내압 감소**: 만니톨 • **혈압 조절**: 페닐에프린(혈압 증가) • **운동, 행동, 인지기능 조절**: 바크로펜(강직감소), 단트롤렌(근육 이완), 카르바마제핀(항우울성 약물-공격성, 흥분성 감소)
수술 치료	• **션트 수술**: 물뇌증에 대한 기본적 수술 • **기관절개술**: 기관지 속 가래와 같은 분비물 제거, 의식 없는 환자의 양압 인공호흡기 사용 시 분비물에 의해 질식되는 것을 막기 위해 사용 • **영양관 삽입**: 코위영양관(삼킴곤란 환자의 음식물 섭취), 위장관영양관(외과적 수술로 위와 장을 직접 연결)

3. 외상성 척수손상(Traumatic spinal cord injuries)

	설명
정의	• 선천적인 문제로 발생하는 척수손상을 제외 • 갑작스런 충격과 외상(자동차 사고, 총상, 낙상, 스포츠 활동 등) • 손상 부위 이하 운동, 감각, 자율신경 기능이 일시적 또는 영구적 변화
발생 빈도	• 젊은 성인 환자에서 주로 발생 ▸ 16~30세에 주로 발생, 남성이 80% ▸ 고령인구 증가(낙상에 의한 빈도 증가 및 평균 연령 증가) • 미국 척수손상협회 분류 ▸ 목 > 가슴 > 허리엉치 ▸ 불완전 팔다리마비 > 완전 하반신마비 > 완전 팔다리마비 > 불완전 하반신마비 · 최근 불완전 병변 증가 추세(응급의학기술 발달, 빠른 응급 처리)

	설명
원인	• **간접적인 힘**: 가장 빈번함, 머리와 몸통의 움직임에 의해 발생, 척수를 직접적으로 손상시키지 않고 주위 조직에 영향을 주어 이차적 신경손상 • **직접적인 힘**: 드묾
척수 손상 기전	• **굽힘**: 정면 충돌 시 발생(가장 빈번함), 앞쪽 구조물 골절, 뒤쪽 구조물 파열 • **압박**: 낙하물이 떨어지거나 다이빙 같은 수직 압력, 파열골절 • **젖힘**: 뒤에서 추돌할 때 많이 발생, 뒤쪽 구조물 골절, 앞쪽 구조물 파열 • **굽힘–돌림**: 복합적 동작 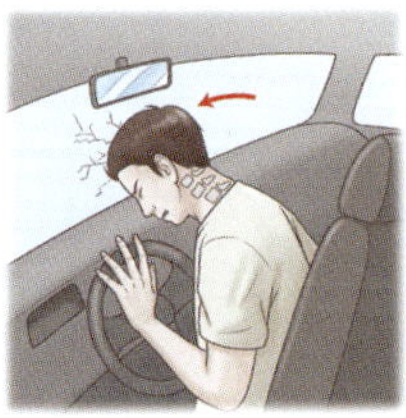 굽힘 손상 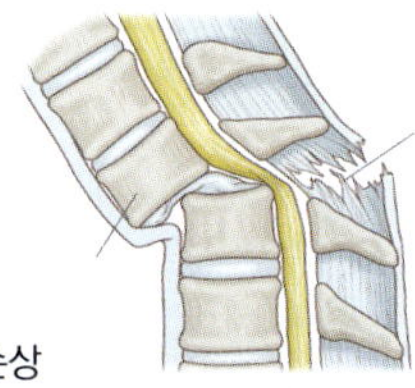 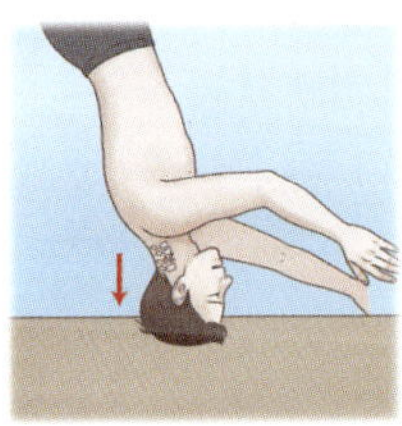 압박 손상 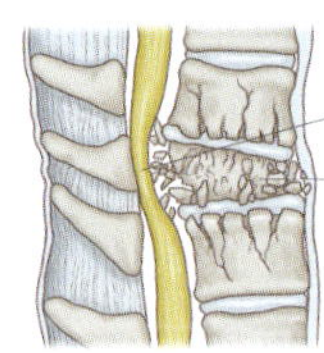 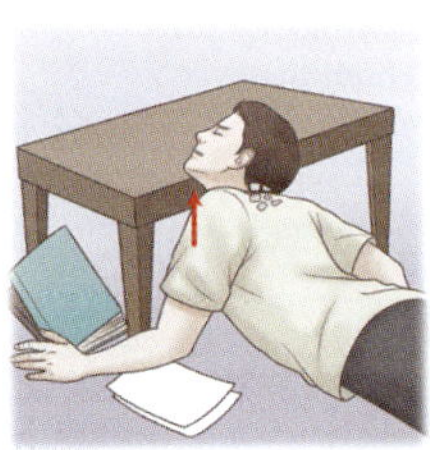 젖힘 손상 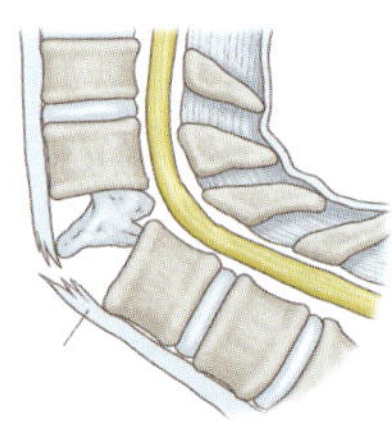 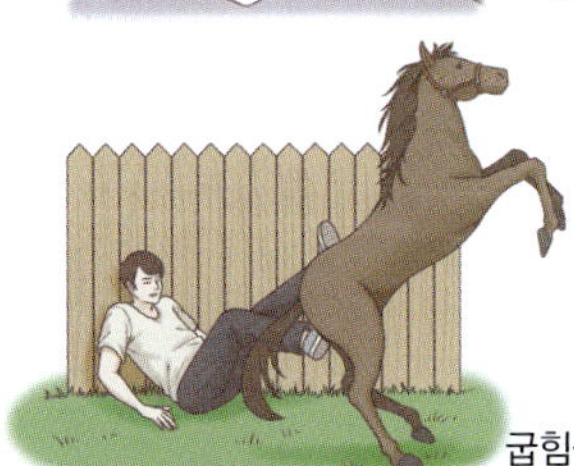 굽힘–돌림 손상 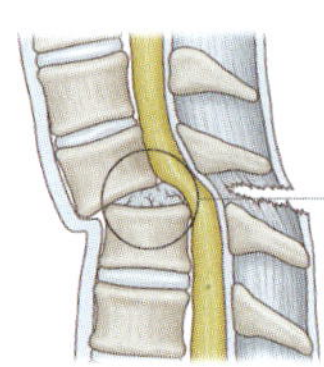 • C5~7, T12~L2: 가장 손상이 많이 발생하는 부위

외상성 척수손상의 분류

	설명
손상 수준에 따른 분류	• 척수손상 수준(spinal cord level of injury) ▸ 목척수(C1~8), 가슴척수(T1~12), 허리척수(L1~5), 엉치척수(S1~5)로 구성 ▸ 척수손상 부위 : 목척수 손상 → 양쪽 팔과 다리의 기능 손상 : 가슴, 허리 또는 엉치신경 손상 → 양쪽 다리의 기능 손상 • 척추손상 수준(vertebral level of injury) ▸ 목척추(C1~7), 가슴척추(T1~12), 허리척추(L1~5), 엉치척추(S1~5)로 구성 ▸ 가장 심한 척추뼈의 골절이 있는 부위 ▸ 골절 파편에 의해 그 주위에 있는 혈관과 척수를 손상시켜 직·간접적 영향
기능적 분류	• 팔다리마비(tetraplegia, quadriplegia) ▸ 척수 내 신경 구조물 손상으로 목 분절의 운동과 감각 손상 또는 상실 ▸ 몸통, 다리, 골반, 팔, 호흡근 기능 상실 • 하반신마비(paraplegia) ▸ 척수 내 신경 구조물 손상으로 등, 허리, 엉치의 운동과 감각의 손상 ▸ 팔 기능 보존, 몸통, 다리, 골반의 기능 상실, 말총과 척수원뿔 손상 시에도 발생 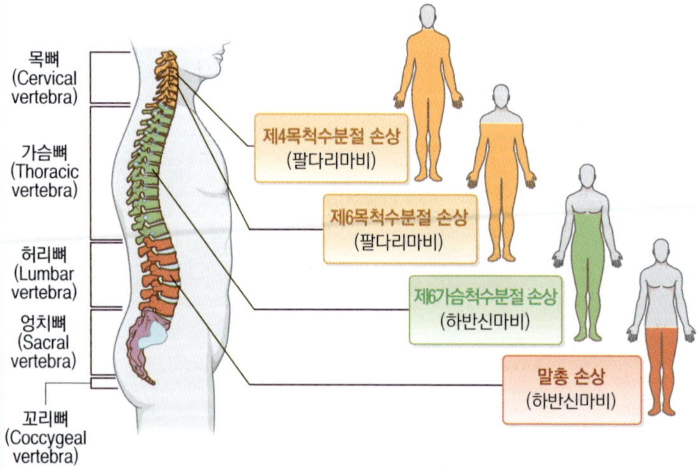

	설명
신경학적 손상 정도에 따른 분류	• 완전 손상 ▸ 가장 아래쪽 엉치분절(S4~5)에서 감각과 운동기능이 상실된 상태 ▸ 엉치척수 보존 검사(sacral sparing test) 양성반응: 척수의 불완전 손상 · 엄지발가가락 굽힘근의 능동 수축(S1) · 항문 주위의 자극(S2~4) · 항문조임근의 수축(S2~4) * 부분적 보존 영역(zone of partial preservation, ZPP) ▸ 완전 손상을 가진 척수손상 환자에서 신경학적 결정기준 아래쪽에 남아 있는 감각과 운동기능의 영역 • 불완전 손상 ▸ S4~5에 감각과 운동기능을 포함하여 신경학적 수준 아래쪽의 감각과 운동 기능을 가지고 있는 상태

불완전 척수손상 증후군

	설명
브라운-세카르 증후군 (Brown-Sequard syndrome)	• 척수의 반쪽절단(hemisection), 총이나 칼로 인한 관통상, 비대칭성 마비, 전체 외상성 척수손상 환자의 2~4%에서 발생 • 병변의 같은쪽 ▸ **뒤섬유기둥(뇌줄기 교차) 손상**: 고유수용성 감각, 진동감각, 분별적 촉각 상실 ▸ **가쪽겉질척수로(뇌줄기 교차) 손상**: 운동기능 상실 • 병변의 반대쪽 ▸ **척수시상로(척수 교차) 손상**: 통증, 온도감각, 비분별적 촉각 상실 • 기능회복 예후 좋음(75% - 보행, 80% - 방광과 장 기능 회복)
앞척수증후군 (anterior cord syndrome)	• 목의 직접적 힘에 의한 굽힘손상, 앞척수동맥의 혈액공급 장애로 발생 • 척수 앞쪽 2/3 손상, 뒤쪽 1/3 정상 • 대칭성 마비양상, 외상성 척수손상(2.7%) • **가쪽 겉질척수로 손상**: 손상 아래 양쪽 운동기능 상실 • **척수시상로 손상**: 손상 아래 양쪽 통증, 온도감각, 비분별적 촉각 상실 • **뒤섬유기둥 정상**: 고유수용성 감각, 진동, 분별적 촉각 정상 • 보행의 어려움(다리 운동기능 결손)
중심척수증후군 (central cord syndrome)	• 목 부위 젖힘 손상, 척주관의 선천적 또는 퇴행성 변화에 의해 좁아짐, 출혈과 부종 발생 • 불완전척수증후군(50%), 외상성 척수손상 환자(9%) • 팔 > 다리, 운동 > 감각 • 엉치척수로의 보존으로 성 기능과 대소변 기능이 정상적으로 유지 • 독립적 보행 가능

	설명
뒤척수증후군 (posterior cord syndrome)	• 빈도가 아주 적음 • **뒤섬유기둥 손상**: 고유수용성 감각, 진동감각, 분별적 촉각 상실 • **가쪽겉질척수로 정상**: 운동기능 정상 • **척수시상로 정상**: 통증, 온도감각, 비분별적 촉각 정상 • 보행 어려움(고유수용성 감각 결손)
말총증후군 (cauda equina syndrome)	• 첫번째 허리뼈 아래 신경뿌리의 직접적 외상에 의해 발생 • 비교적 넓은 면적을 형성하고 있어 불완전 손상, 비대칭성 양상 • 다리의 근약화와 위축, 무반사성 방광과 장, 안장 부위 감각 소실 • 말초신경 손상으로 재생 가능성, 척수손상보다 예후가 좋음
척수원뿔증후군 (conus medullaris syndrome)	• 척수원뿔은 해부학적으로 척추 T12~L2에 위치, 척수의 마지막 분절을 형성하는 구조물 • **위원뿔 손상**: 척수분절 L4~S1 손상, 다리와 발에 손상을 초래하지만, 엉치분절은 정상적 유지, 망울해면체 반사와 배뇨반사 잔존, UMN 증상 • **척수원뿔 손상**: 척수 S2~S4 앞뿔세포 손상, LMN 증상인 항문조임근과 배뇨근 병변 초래, 방광과 항문반사 감소 또는 소실, 다리 근력 유지 • 말총증후군에 비해서는 대칭적 손상 초래, 회복은 제한적

요약

불완전 척수손상 증후군 임상양상

	브라운-세카르증후군	앞척수증후군	중심척수증후군	뒤척수증후군
손상신경로	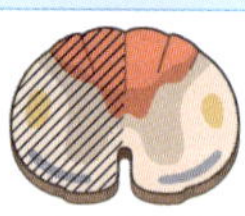	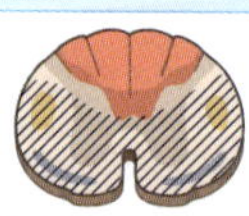	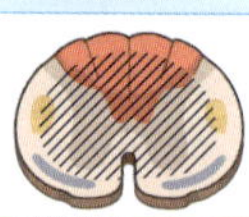	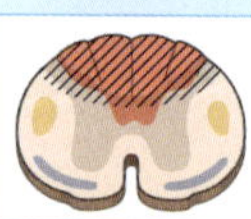
	한쪽 뒤섬유기둥 가쪽겉질척수로 척수시상로	양쪽 가쪽겉질척수로 척수시상로	양쪽 뒤섬유기둥 가쪽겉질척수로 척수시상로	양쪽 뒤섬유기둥
임상증상	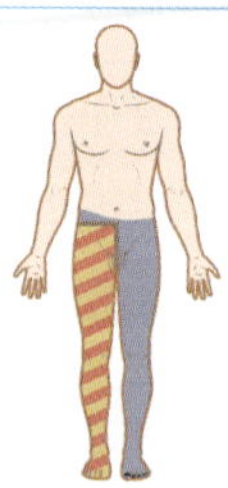	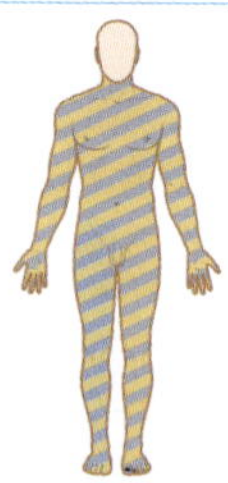	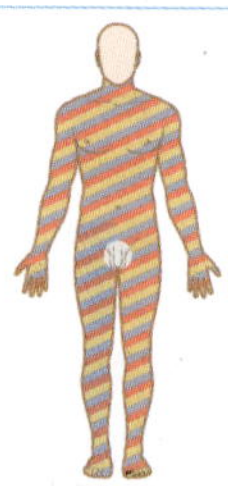	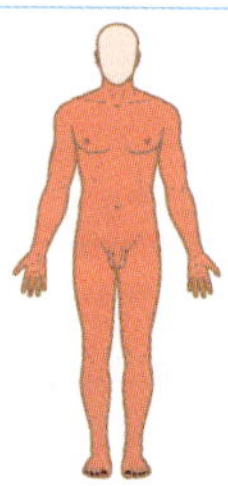
	• 같은쪽 ▸ 고유수용성감각, 진동감각 상실 ▸ 운동기능 상실 • 반대쪽 ▸ 통증, 온도감각 상실	• 양쪽 운동기능 상실 • 양쪽 통증, 온도감각 상실	• 운동 및 감각(고유수용성 감각 및 진동, 통증 및 온도감각) 상실 ▸ 팔 > 다리 ▸ 운동 > 감각 • 정상적인 배뇨, 배변, 성 기능이 존재	• 양쪽 고유수용성 감각, 진동감각 상실

💡 척수손상 수준별 기능

운동수준과 주요 근육	가능한 움직임	기능수준(기구, 보조도구)
C1~3 얼굴과 목 근육	• 말하기 • 씹기 • 마시기 • 불기	• 일상생활활동(의존적) • 호흡(인공호흡기 사용) • 환경제어장치(environmental control unit) 사용(컴퓨터, 전등스위치, 책장 넘기기, 호출 단추, 가전제품, 스피커 전화기 작동) • 전동 휠체어(이동형 호흡기, 머리, 입, 턱, 호흡으로 조절하는 입력장치 사용)
C4 가로막 등세모근 목빗근	• 호흡 • 어깨 올림	• 일상생활활동(의존적) • 제한적 식사(전동팔꿈치보조기가 장착된 이동형 팔 지지대, 긴 빨대 혹은 손잡이를 장착한 개조된 식사도구) • 타이핑(머리 또는 입 막대 이용, 호흡으로 조절하는 입력장치) • 책장 넘기기(머리 또는 입 막대를 이용한 책장 넘기기) • 환경제어장치 사용(전등스위치, 호출 단추, 가전제품, 스피커 전화기 등의 작동) • 전동 휠체어(머리, 입, 턱, 호흡으로 조절하는 입력장치 사용)
C5 위팔두갈래근 어깨세모근 가시아래근 큰·작은마름근 위팔노근·위팔근 뒤침근	• 팔꿉관절 굽힘, 뒤침 • 어깨관절 가쪽돌림, 90° 벌림, 제한된 굽힘	• 식사[이동형 팔 지지대, 피더(feeder) 사용] • 타이핑(손 스프린트, 개조한 타이핑 막대) • 제한적 자조활동(손 스프린트) • 휠체어(수동 휠체어 – 평지에서 바퀴손잡이 사용으로 독립적, 전동 휠체어 – 조이스틱 또는 팔로 조절 가능) • 이동활동(의존적) • 운전(독립적– 개조된 조절기가 달린 밴)
C6 노쪽손목폄근 가시아래근 넓은등근 작은원근 큰가슴근(빗장갈래) 앞톱니근 원엎침근	• 손목관절 폄(tenodesis grasp) • 어깨관절 굽힘, 폄, 안쪽돌림, 모음 • 어깨뼈 벌림, 내밈, 위쪽돌림 • 아래팔 엎침	• 식사(유니버셜 커프, 손가락에 끼울 수 있는 숟가락) • 옷 입기(지퍼끈, 단추걸이 이용, 옷을 개조하여 입음) • 자조활동(굽힘근 경첩 스프린트, 유니버셜 커프) • 휠체어(수동 휠체어 – 바퀴손잡이 또는 마찰력이 있는 손잡이 사용으로 독립적, 전동 휠체어 – 장거리 이동 시) • 이동활동(독립적 – 비슷한 높이에서 미끄럼판 사용) • 휠체어에서 압력 제거(독립적) • 배 압력 증가시켜 기침 유발(독립적)

운동수준과 주요 근육	가능한 움직임	기능수준(기구, 보조도구)
C7 위팔세갈래근 노쪽손목굽힘근 바깥손가락폄근 긴엄지폄근 짧은엄지폄근	• 팔꿉관절 폄 • 손목 굽힘 • 손가락 폄	• 식사 가능(독립적) • 옷 입기(독립적: 단추 고리 필요) • 자조활동(샤워의자, 변형된 샤워노즐, 변형된 욕실 손잡이 필요) • 휠체어 조작(수동 휠체어 – 마찰력이 있는 손잡이 사용하여 독립적) • 이동활동(독립적) • 소변·대변 관리(독립적 – 디지털 자극기, 좌약, 높은 변기, 소변기 등 보조장비 사용) • 운전(손 조절기 장착 자동차, 휠체어를 차에 싣고 내리기 가능)
C8~T1 바깥쪽·안쪽손가락 굽힘근 자쪽손목굽힘근 긴엄지굽힘근 짧은엄지굽힘근	• 팔의 모든 기능 (섬세한 동작, 강한 쥐기)	• 일상생활활동(독립적, 모든 자조활동과 개인위생 독립적) • 휠체어 조작(표준 수동 휠체어) • 가사일(가벼운 가사일과 식사준비 독립적) • 이동활동(독립적) • 운전(손 조절기 장착 자동차) • 일(건축물의 장애가 없는 건물에서 근무 가능)
T4~6 위갈비사이근 엉치가시근 반가시근	• 몸통 조절 향상 • 호흡 잔기량 증가	• 일상생활활동(모두 독립적) • 휠체어 조작("wheel lie"를 이용해 보도턱 넘기, 휠체어 스포츠 활동) • 생리학적 서기(physiological standing)[기립대, 척추 보조기와 양쪽 무릎발목발보조기(KAFO) 착용 후 기립]
T9~T11 배근육 갈비사이근	• 몸통 조절 향상 • 지구력 증가	• 실내 보행(양쪽 KAFO 착용과 보행기 또는 목발, 이동 시 많은 에너지 소비) • 휠체어(장거리 이동 시 사용)
L1~3 엉덩허리근 넙다리곧은근 허리네모근 두덩정강근 넙다리빗근	• 엉덩관절 굽힘, 모음 • 무릎관절 폄	• 기능적 이동(양쪽 KAFO 착용과 목발) • 휠체어(편의성과 장거리 이동 시 사용)

운동수준과 주요 근육	가능한 움직임	기능수준(기구, 보조도구)
L4~S1 넙다리네갈래근 앞·뒤정강근 넙다리뒤근 장딴지/종아리근 중간·큰볼기근 발가락굽힘근/폄근	• 강한 엉덩관절 굽힘 • 강한 무릎관절 폄, 무릎관절 굽힘 • 발목관절 발등 및 발바닥 굽힘, 가쪽번짐 • 발가락 폄	• 기능적 이동[양쪽 발목발보조기(AFO)와 목발 또는 지팡이] • 휠체어(L4 수준 손상은 장거리 이동 시 사용)

* 운동수준, 나이, 동반 병변, 사고 이전의 건강 상태, 이차적 합병증, 체형, 정신학적 상태 등에 의해 차이가 있음. 하지만 환자의 수준별 기능은 치료의 목표와 결과에 의미가 있음

외상성 척수손상 환자의 검사 및 평가

<table>
<tr><th>검사 및 평가</th><th>종류 및 특징</th></tr>
<tr><td>신경학적 수준</td><td>
• 미국척수손상협회(The American Spinal Injury Association, ASIA)에서 척수손상의 신경학적 분류를 위한 국제적 표준(International Standards for Neurological Classification of Spinal Cord Injury; ISNCSCI)
• 감각 수준(sensory level)
▸ 바늘통각 검사와 가벼운 촉각 검사
▸ 정상적인 피부분절을 가지는 가장 아래쪽 분절
▸ 감각 등급은 3점 척도: 0(부재), 1(손상), 2(정상), NT(검사 불가)
▸ 양쪽 피부분절의 총합은 112점
• 운동 수준(motor level)
▸ 가장 아래쪽 주요 근육의 등급은 3/5 이상이고, 그 수준 위의 분절이 등급 5/5(정상)일 때 가장 아래쪽 주요 근육의 분절
▸ 근육기능 등급은 0~5까지 6점 척도로 표시
<table>
<tr><th>등급</th><th>설명</th></tr>
<tr><td>0</td><td>완전한 마비</td></tr>
<tr><td>1</td><td>촉지 가능 또는 눈에 보이는 수축</td></tr>
<tr><td>2</td><td>중력이 제거된 상태에서 완전한 운동범위, 능동 움직임</td></tr>
<tr><td>3</td><td>중력에 대항한 상태에서 완전한 운동범위, 능동 움직임</td></tr>
<tr><td>4</td><td>근육검진 자세에서 중력에 대항하여 중등도 저항 상태에서 완전한 운동범위, 능동 움직임</td></tr>
<tr><td>5</td><td>(정상) 손상 없이 작용하는 기능적 근육검진 자세에서 중력에 대항하여 최대 저항 상태에서 완전한 운동범위, 능동 움직임</td></tr>
<tr><td>NT</td><td>검사 불가(예 고정, 심한 통증으로 등급 검사를 할 수 없는 환자, 절단, 정상 운동범위의 50% 이상 구축)</td></tr>
<tr><td colspan="2">0*, 1*, 2*, 3*, 4*, 5*, NT* = 현재 비-척수손상 상태</td></tr>
</table>
</td></tr>
</table>

<table>
<tr><th>검사 및 평가</th><th>종류 및 특징</th></tr>
<tr><td>신경학적 수준</td><td>

• 신경학적 수준(neurological level)
▸ 몸의 왼쪽과 오른쪽 모두에서 정상적 감각과 운동기능을 가지는 척수의 가장 아래쪽 분절

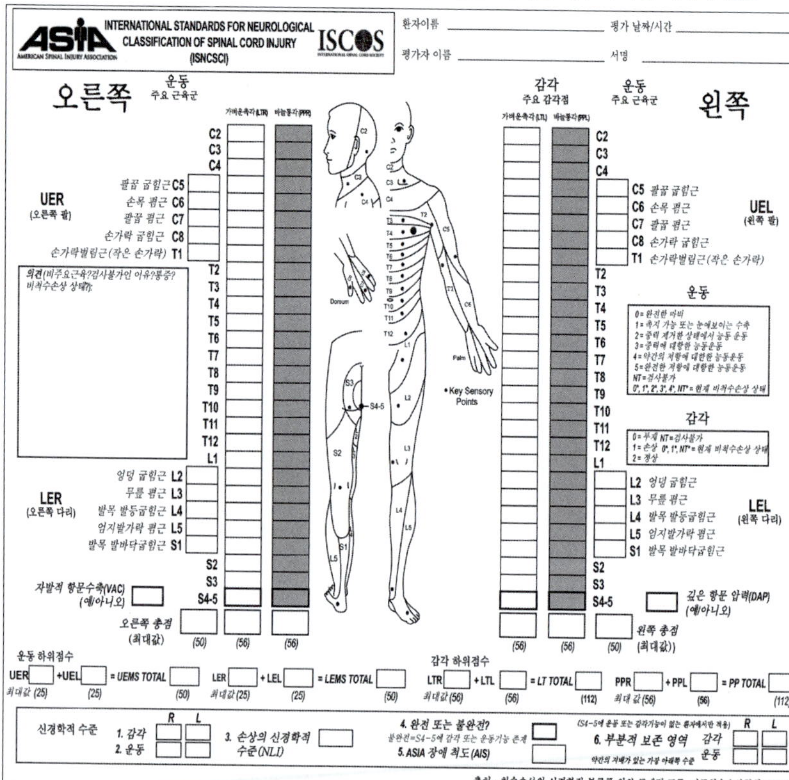

출처 : 척수손상의 신경학적 분류를 위한 국제적 표준, 미국척수손상협회, 2019

</td></tr>
<tr><td>ASIA 장애척도
(ASIA Impairment Scale; AIS)
* 2019년 버전</td><td>

<table>
<tr><th>등급</th><th>설명</th></tr>
<tr><td>A
(= 완전)</td><td>• 엉치분절 S4~5에 어떠한 감각과 운동기능 없음</td></tr>
<tr><td>B
(= 감각 불완전)</td><td>• 감각기능은 가지고 있지만, 엉치분절 S4~5를 포함하여 신경학적 수준 아래쪽 운동기능 없음(S4~5 깊은항문압력 보존)
* 몸 양쪽 운동수준 아래 3개 수준 이상에서 운동기능 없음</td></tr>
<tr><td>C
(= 운동 불완전)</td><td>• 운동기능은 가장 아래쪽 엉치분절에서 자발적 항문 수축, 감각 불완전 상태(S4~5 깊은항문압력 보존)
• 몸 양쪽 운동수준 중 같은쪽 아래 3개 수준 이상에서 약간의 운동기능이 존재함
• 신경학적 수준 아래쪽에서 주요 근육 중 반 이하의 근력 등급이 3 이상(등급 ≥ 3)일 때</td></tr>
<tr><td>D
(= 운동 불완전)</td><td>• 신경학적 수준 아래쪽에서 주요 근육 중 적어도 반 이상의 근력 등급이 3 이상(등급 ≥ 3) 일 때</td></tr>
<tr><td>E
(= 정상)</td><td>• ISNCSCI에 의한 검사에서 감각과 운동기능이 모든 분절에서 정상, 환자가 이전의 결함만 보이는 경우
* 척수손상을 받지 않은 경우 AIS 등급을 적용할 수 없음</td></tr>
</table>

</td></tr>
</table>

검사 및 평가	종류 및 특징
엉치신경 보존 검사	• 항문 주위 감각(감각), 엄지발가락 굽힘근의 능동적 수축(운동), 바깥항문조임근 수축(반사) 등을 검사 • 완전 손상인지 불완전 손상인지를 확인할 수 있는 검사법 • **양성반응**: 불완전 손상을 의미, 척수손상의 회복 가능성을 나타내는 중요한 지표 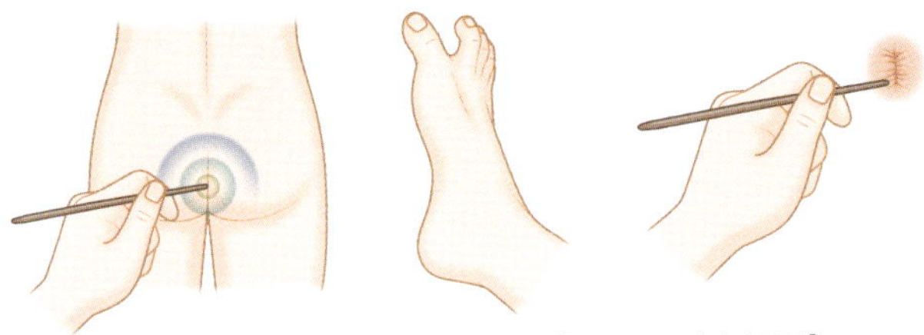 [감각검사] [운동검사] [반사검사]
피부검사	• 시진 ▸ 전체 몸을 관찰. 특히 뼈의 돌출 부위는 압박에 의해 욕창이 쉽게 발생할 수 있는 부위이기에 주의 깊은 관찰 • 촉진 ▸ 피부 온도 증가로 충혈 반응 확인 ▸ 피부가 과도한 압박을 받으면 발적, 국소적 열감과 부종 등이 나타남
호흡검사	• 호흡근력 검사 ▸ **호흡 패턴 평가**: 갈비사이근(가슴확장과 축소), 가로막(아랫배가 올라오는 양상) ▸ **가슴확장 평가**: 바로 눕힌 자세에서 줄자 이용, 겨드랑이와 칼돌기 주위에 적용 후 최대 들숨과 최대 날숨 시 가슴둘레의 길이 차이를 측정(가슴확장 평균값 6~8cm) • 호흡기능 검사 ▸ 폐활량계를 사용하여 폐활량(lung capacity)과 노력성 폐활량(forced vital capacity) 값 검사
반사검사	• 깊은힘줄반사 ▸ 척수손상 수준 아래는 UMN 병변에 의해 깊은힘줄반사 항진 ▸ 손상 수준 위는 정상 상태 유지 ▸ 위팔두갈래근반사(C5, C6), 위팔노근반사(C5, C6), 위팔세갈래근반사(C7, C8), 무릎힘줄(L3, L4), 아킬레스힘줄 반사(S1, S2) • 병적 반사 ▸ 위운동신경세포 병변 환자에게 양성반응 ▸ 호프만 징후, 바빈스키 반사 등

<table>
<tr><th>검사 및 평가</th><th>종류 및 특징</th></tr>
<tr><td>반사검사</td><td>• 얕은피부반사
▸ 망울해면체반사: 남성 환자의 귀두(여성인 경우 음핵)를 부드럽게 압박, 반사적으로 항문조임근의 수축 관찰. 반사가 약한 경우(척수원뿔 병변), 음성반응(척수충격 시기), 양성반응(척수충격 회복 첫 징후)
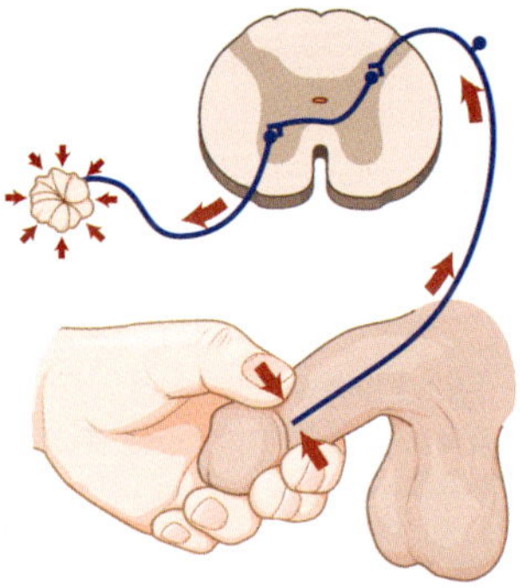</td></tr>
<tr><td>일상생활활동 검사</td><td>• 척수 독립성 지수 Ⅲ: 1997년 Catsz 등에 의해 개발, 자조활동, 호흡과 조임근 조절, 이동으로 나뉨
• 수정된 바델지수(MBI): 만성질환 환자의 일상생활 자립성 평가도구
• 기능적 독립측정(FIM): 입원 시, 퇴원 시, 퇴원 후 자료를 수집하여 평가
▸ 신체 영역(자기간호, 조임근, 옮기기, 가동성), 인지 영역(의사소통, 사회적 인지)</td></tr>
</table>

일반적 임상양상 및 중재

<table>
<tr><th>임상양상</th><th>특징</th><th>중재</th></tr>
<tr><td>척수충격</td><td>• 척수손상으로 척수반사 활동이 손상 부위 이하에 일시적으로 상실된 상태
• 24시간 정도 지속되고 점차적 반사가 돌아옴
• 특징
▸ 손상 아래 이완성 마비(운동 및 감각기능 상실)
▸ 모든 반사활동 상실(깊은힘줄반사, 망울해면체 반사, 고환올림근 반사, 바빈스키 반사 등)
▸ 자율신경기능 상실로 저혈압과 땀분비 및 털세움 조절 능력 상실
▸ 척수충격 회복의 첫 징후: 망울해면체 반사 양성반응 → 고환올림근 반사 → 정상 발바닥반응 → 다리의 깊은힘줄반사</td><td>• 폐렴, 욕창, 요로감염 등의 합병증이 수반될 수 있기에 주의 깊게 관리</td></tr>
</table>

임상양상	특징	중재
호흡기능 손상	• **C1~2**: 가로막신경과 자발적 호흡 능력 상실, 지속적 인공호흡기 또는 가로막신경 자극기 필요, 기도청결 보조 요구 • **C3~4**: 부분적인 가로막신경의 지배와 목갈비근, 어깨올림근, 등세모근의 도움, 초기 기계적 환기장치 필요 → 회복기에 C3는 부분적 환기장치 지속적으로 필요, C4 자발적 호흡 가능 • **C5~8**: 기침 능력 가능하나 약함 • **T10 이하**: 정상에 가까운 환기와 호흡능력을 가짐 • 복부의 근육 조절은 T5~12에서 이루어져 복부내압이 일정하게 유지되고 효율적 호흡이 이루어짐	• **깊은호흡운동**: 가로막 호흡, 들숨과 날숨 동안 치료사가 복장뼈 아래 가벼운 저항, 모래주머니, 물주머니 적용 • **혀인두호흡운동**: 입술, 인두의 근육, 혀를 이용하여 공기를 들이마심(상위·중간목척수 손상 환자) • **기침보조훈련**: 분비물 제거를 위해 사용. 자가보조기침훈련(C6-휠체어에 앉은 자세에서 훈련), 치료사의 보조(들숨 후 기침 시도 시 윗배 부위를 밀어줌) 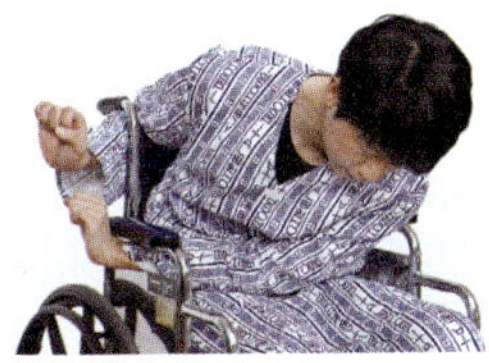 [자가기침보조훈련] 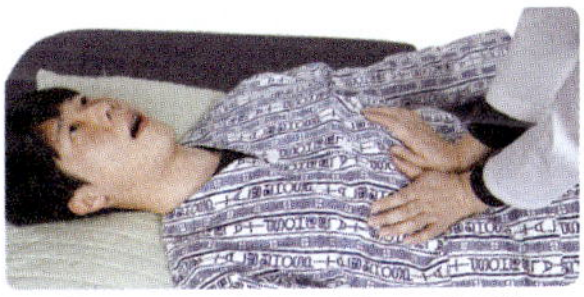 [양손을 사용한 기침보조훈련] 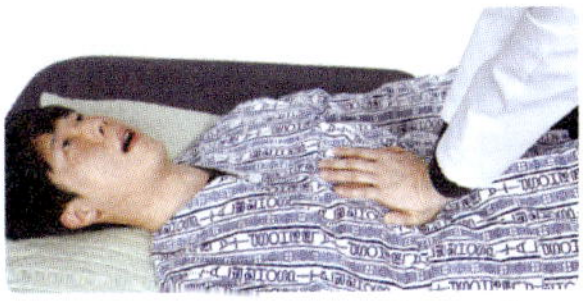 [한손을 사용한 기침보조훈련] • 복대, 가슴벽 뻗침(wringing motion)
강직	• 65% 강직, 목척수 손상 환자가 더 많음 • 손상 수준 아래 척수충격 이후 서서히 나타남 → 6개월 동안 증가 → 1년 후 안정기 • **강직 증가 요인**: 자세변경, 피부자극, 온도, 꽉 조이는 옷, 방광 또는 콩팥의 돌, 대변막힘, 요로감염, 욕창, 감정적 스트레스	• **적절한 강직**: 기능 활동 보조 • **강한 강직**: 이동 동작에서 균형상실 및 낙상을 유발하여 독립적 기능 저해 • 뻗침, 인자치료 그리고 의학적 처치(항강직약제)

<table>
<tr><th>임상양상</th><th>특징</th><th>중재</th></tr>
<tr><td>방광기능 장애</td><td>1) 방광의 생리적 기능
• 배뇨근(민무늬근)으로 구성된 주머니
▸ 가슴허리척수: 교감신경(배뇨근 이완, 속요도조임근 수축)
▸ 엉치척수(S2~4): 부교감신경(배뇨근 수축, 속요도조임근 이완), 배뇨 유발
▸ 대뇌겉질의 몸신경: 바깥요도조임근(가로무늬근)
• 방광의 한계용량(400~450mL), 최대 용량(800mL)
• 한계 용량 이상 저장: 상위중추의 수의적 조절이 필요
▸ 촉진중추: 시상하부와 다리뇌
▸ 억제중추: 대뇌겉질(가장 중심 역할)과 중간뇌
• 배뇨기전: 콩팥에서 소변 생성 → 방광 소변 유입 → 방광자극, 배뇨근 팽창 → 방광 이완 → 속·바깥요도조임근 수축 → 소변 축적(한계용량) → 소변 배출 욕구 → 배뇨반사, 배뇨근 수축 → 방광 수축 → 속·바깥요도조임근 이완 → 소변 배출
※ 갑작스런 자극에 의해 소변을 참아야 할 경우 바깥요도조임근 수축으로 소변을 참음

2) 신경성 방광
• 강직성 방광(spastic bladder, hyperfeflexic bladder, UMN bladder)
▸ S2분절 위쪽 손상
▸ 엉치반사활 정상(반사적 수축가능), 배뇨근 과반사, 조임근 긴장도 증가
▸ 배뇨근 과긴장으로 소변용적 작아짐, 배뇨근과 조임근 사이 협응장애
• 이완성 방광(flaccid bladder, areflexic bladder, LMN bladder)
▸ 말총 또는 척수원뿔 손상
▸ 엉치반사활 손상(반사적 수축 불가능)</td><td>• 강직성 방광
▸ 반사적 비우기: 두덩위 타진(손가락 끝으로 방광위 직접 타진)
▸ 방광 훈련 프로그램: 간헐적 도뇨법(intermittent catheterization), 규칙적, 예측 가능한 간격으로 방광 비우기
• 이완성 방광
▸ 비우기: 발살바 기법(복부내압 증가), 크레데 방법(아랫배에 수기 압력)
▸ 방광 훈련:
· 간헐적 도뇨법
· 시간제 배뇨 프로그램(timed voiding program), 잔뇨량과 실금 패턴을 확인하여 예측 가능한 간격으로 배뇨 훈련</td></tr>
<tr><td>자율신경 반사기능 장애</td><td>• 자율신경 반사항진, T6 위쪽 병변 시 발생
• 병변 아래 유해자극 발생 시 갑작스런 자율성 활동</td><td>• 바로 누운 자세에서 수직 자세로 자세 변경, 소변 카테터, 꽉 끼는 옷이나 복대 확인 후 자극요소 해결</td></tr>
</table>

임상양상	특징	중재
자율신경 반사기능 장애	• **유발자극**: 방광과 창자의 팽창 또는 자극(요로결석, 방광감염, 콩팥기능부전, 요로와 방광의 과민), 욕창, 유해 피부자극, 전기자극, 골절, 성생활, 온도변화, 치료사에 의한 엉덩관절 수동뻗침 • **발생기전**: 유해자극 → 들신경 → 아래척수 전달 → 대규모 교감성 반응 유발 → 혈관수축, 혈압상승(정상: 억제성 신호에 의해 혈관이 확장되고 혈압이 낮아짐) → 고혈압 지속(발작, 심장정지, 거미막밑출혈, 사망) • **증상**: 고혈압(수축기 혈압이 20~30mmHg 상승), 느린맥, 두통, 불안감, 흐린 시야, 동공수축, 과다 땀 분비, 강직 증가, 코막힘, 병변 위쪽의 혈관확장, 홍조, 털세움, 병변 아래 혈관수축, 건조, 창백	

합병증 및 중재

임상양상	특징	중재
욕창 (pressure sores)	• **원인**: 압력, 전단력, 마찰력 등 • 욕창의 단계(The National Pressure Ulcer Advisory Panel) **1단계**: 정상 피부에 비창백홍반(피부 발적) **2단계**: 진피 노출과 부분적 피부 소실 **3단계**: 완전한 피부 상실 **4단계**: 전체 피부와 조직 소실(뼈, 힘줄, 인대, 근육층) **단계에 비적합(unstageable)**: 모호한 전체 피부와 조직 소실 **깊은조직압력 손상(deep tissue pressure injury)**: 영구적 비창백 짙은 빨강, 적갈색, 자주색 변색 **호발 부위**: 뼈돌출부	• **침상**: 2시간에 한 번씩 체위 변경 • **휠체어**: 휠체어 쿠션 사용, 15분에 한 번씩 압력 완화(몸통 들어 올리기, 한쪽 기울이기, 앞쪽 숙이기 방법) 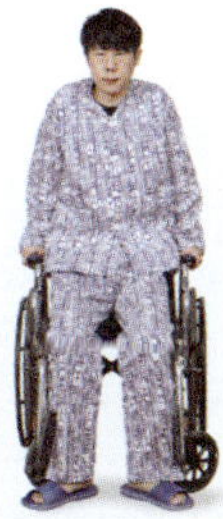 [몸통 들어 올리기] 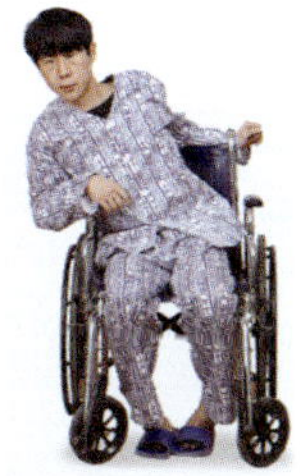 [한쪽 기울이기] 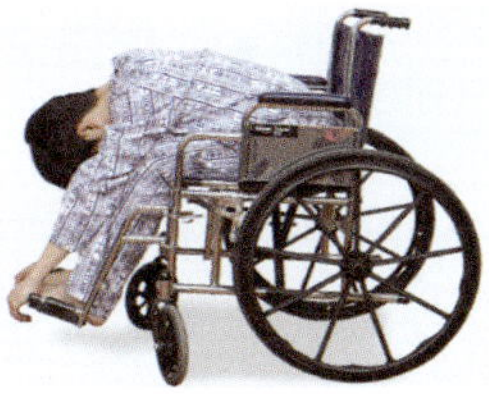 [앞쪽 숙이기]

임상양상	특징	중재
욕창 (pressure sores)		• **압박완화 장비**: 공기 매트리스, 폼 매트리스, 회전침대 • **피부관리**: 살아가는 동안 피부 관찰을 평생 지속 • **기타**: 감염관리, 영양관리, 세척, 조기활동
기립성저혈압 (orthostatic hypotension)	• T6 이상 손상 시 발생 • **원인**: 교감신경계의 혈관수축 조절 능력 상실, 다리 펌핑 결핍으로 정맥혈 저류, 내장혈액 저류 발생 • **진단**: 기립자세로 변경 시 수축기 혈압 20mmHg, 이완기 혈압 10mmHg 이상 혈압이 급격하게 감소 • **증상**: 흐릿한 시야, 어지러움, 실신	• **초기**: 침상에서 침대 각도 조절 • **이동 가능**: 리클라이닝 휠체어(reclining wheel chair) 또는 경사대를 이용하여 단계적 각도 조절 기립훈련 • 압박스타킹, 복대 착용 • **증상 발현**: 바로 누운 자세로 변경 후 다리를 심장보다 높게 들어 올림
깊은정맥 혈전증 (deep venous thrombosis; DVT)	• **원인**: 다리근육 마비로 능동근이 수축하지 못하고 펌핑이 결핍되어 정맥혈 저류 발생 • **발생**: 손상 후 2~3개월 사이 • **다발 부위**: 장딴지 정맥	• 예방 우선, 초기 2~3개월 항응고제 투약 • 혈관압박을 제거하기 위한 체위 변경, 탄력 스타킹 착용, 공기압박기, 수동 관절운동범위 운동, 다리를 심장보다 높이 올린 자세 유지
구축 (contracture)	• 운동 및 감각마비로 인한 관절 주위 구조물의 지속적 단축으로 발생 • **원인**: 강직, 이완으로 늘어진 상태의 지속, 능동 근육 효율성 부족, 침대와 휠체어에서의 나쁜 자세, 조기 치료의 미흡	• 규칙적 엎드린 자세 유지: 엉덩관절 굽힘근에 대해 장시간 수동뻗침(prolonged passive stretching)되도록 적어도 매일 20분 이상
뼈엉성증 (osteoporosis)	• 손상 후 첫 4~6개월 동안 급속하게 뼈의 밀도가 감소 • **호발**: 다리 부위(골반뼈, 넙다리뼈 관절융기위, 넙다리뼈 목이 쉽게 골절됨)	• 조기 기립자세 훈련, 체중이동 활동, 규칙적 운동, 기능적 전기자극 치료, 약물치료

임상양상	특징	중재
딴곳뼈되기 (heterotopic ossification)	• 손상 부위 아래 물렁조직 등에 뼈가 비정상적으로 발생 • **원인**: 저산소증, 과도한 관절 운동범위 운동으로 인한 미세 외상, 칼슘대사 이상 • **호발 부위**: 큰관절(엉덩관절, 무릎관절)	• 관절운동범위를 유지하고 기형을 예방 • 초기 단계부터 규칙적 운동과 약물치료

외상성 척수손상 환자의 중재

<table>
<tr><th>임상양상</th><th>설명</th></tr>
<tr><td>관절운동범위 운동</td><td>
• 척수손상 환자에게 요구되는 운동범위
<table>
<tr><th>운동</th><th>필요 각도</th><th>운동</th><th>필요 각도</th></tr>
<tr><td>어깨관절 폄</td><td>60°</td><td>엉덩관절 굽힘</td><td>100°</td></tr>
<tr><td>어깨관절 가쪽돌림</td><td>90°</td><td>엉덩관절 폄</td><td>10°</td></tr>
<tr><td>팔굽관절 폄</td><td>완전한 팔꿉 폄</td><td>엉덩관절 바깥돌림</td><td>45°</td></tr>
<tr><td>아래팔 엎침</td><td>완전한 아래팔 엎침</td><td>수동 SLR</td><td>110°</td></tr>
<tr><td>아래팔 뒤침</td><td>완전한 아래팔 뒤침</td><td>무릎 폄</td><td>완전한 무릎 폄</td></tr>
<tr><td>손목관절 폄</td><td>90°</td><td>발목 발등굽힘</td><td>중립 자세</td></tr>
</table>
▸ 어깨관절 폄: 바로 누운 자세에서 앉기로 이동 시 체중이동과 호흡관리를 위한 휠체어 손잡이에 팔걸기 동작 수행
▸ 어깨관절 가쪽돌림: 앉은 자세 유지를 위한 팔꿉관절 잠금 방법 수행
▸ 팔꿉관절 폄: 긴 자세 앉기와 이동을 위한 팔꿉관절 잠금이 필수적 필요
* 위팔세갈래근 약화 시 팔꿉 잠금 기전을 사용할 수 있도록 어깨 가쪽돌림 90°, 팔꿉관절 완전 폄 필수적 필요
▸ 아래팔 엎침: 먹기
▸ 손목관절 폄: 손목이 폄될 때 수동불충분 작용에 의한 테노데시스(tenodesis) 잡기 사용 가능
▸ 수동 SLR 110°: 길게 앉는 자세와 바지 입기
▸ 하부 몸통 단단함: 수동적 몸통 안정화
* 하부 몸통의 단단함과 넙다리뒤근의 적절한 유연성: 골반의 뒤기울임 예방
▸ 엉덩관절 굽힘: 휠체어 타기와 내리기 가능
▸ 엉덩관절 바깥돌림: 바지 입기
</td></tr>
</table>

임상양상	설명
보조도구	• **팔다리마비 환자**: 팔의 기능 활동(손목굽힘제어보조기, 맞섬보조기) 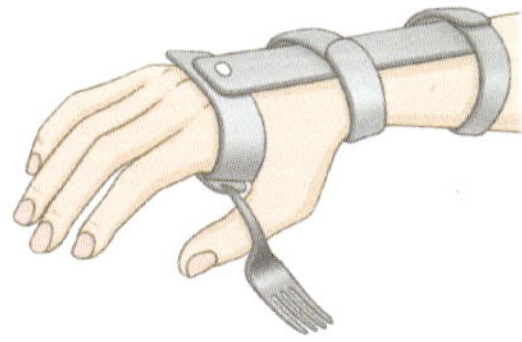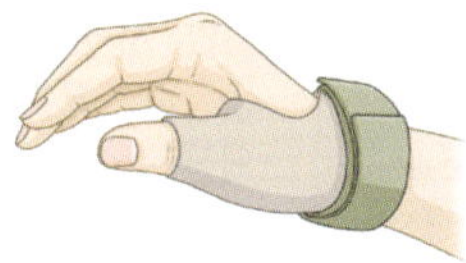 • **하반신마비 환자**: 허리 안정성과 넙다리네갈래근 사용 유무(가슴허리엉치보조기, 무릎발목발보조기, 발목발보조기) 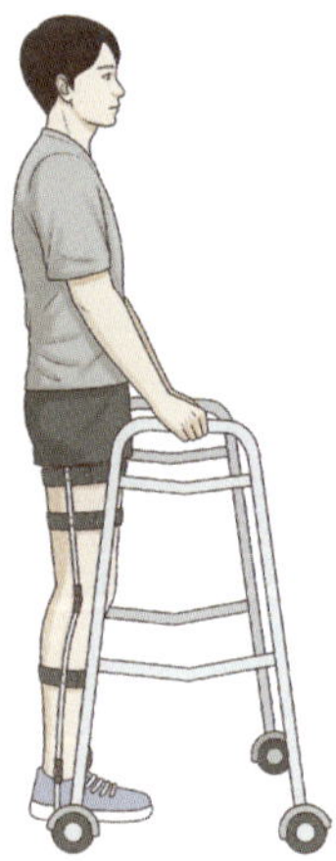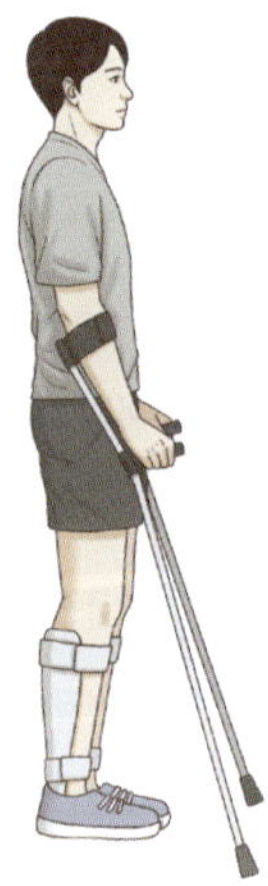 • **안정된 서기와 걷기**: 보행기, 목발, 지팡이
기능적 활동	• 구르기 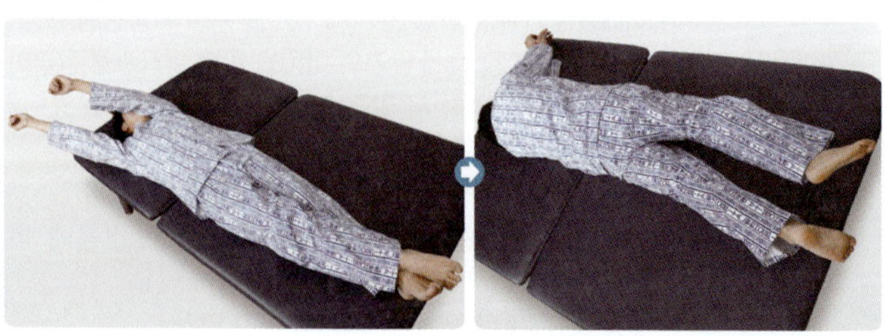

임상양상	설명
기능적 활동	• 팔꿈치로 엎드리기 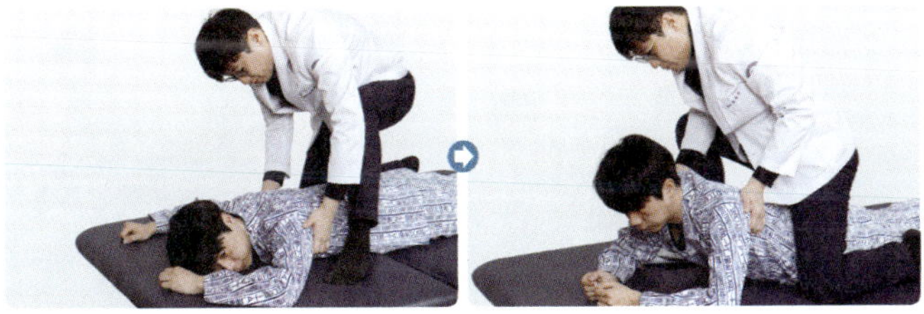 • 바로 누운 자세에서 앉기 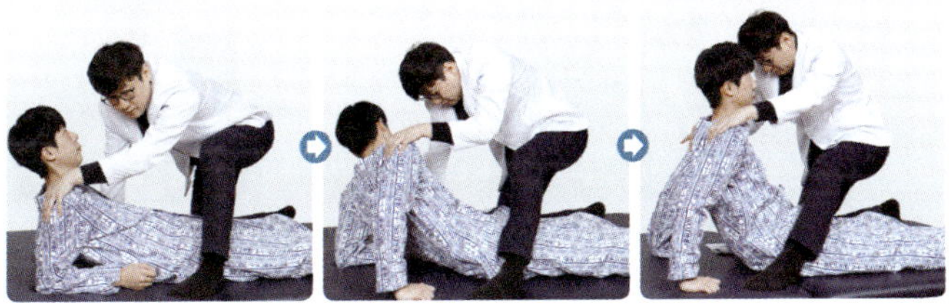 • 옆으로 누운 자세에서 앉기 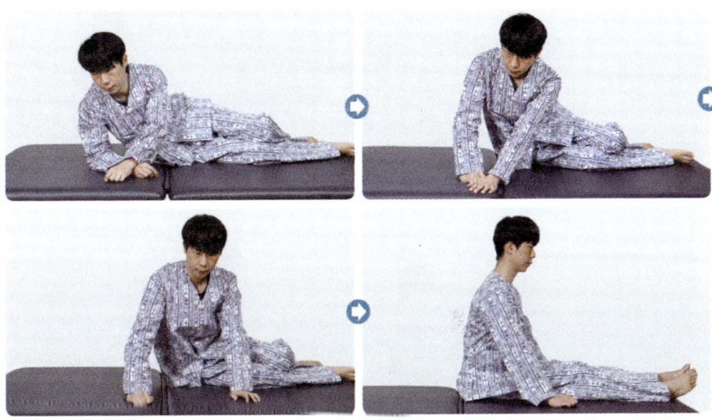 • 앉은 자세 유지하기 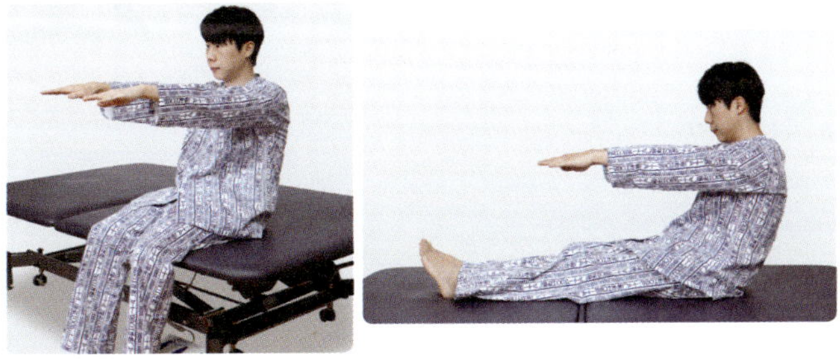

임상양상	설명
기능적 활동	• 이동훈련 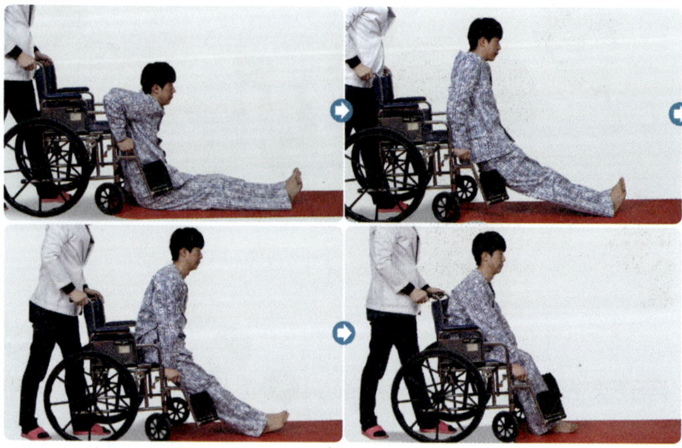 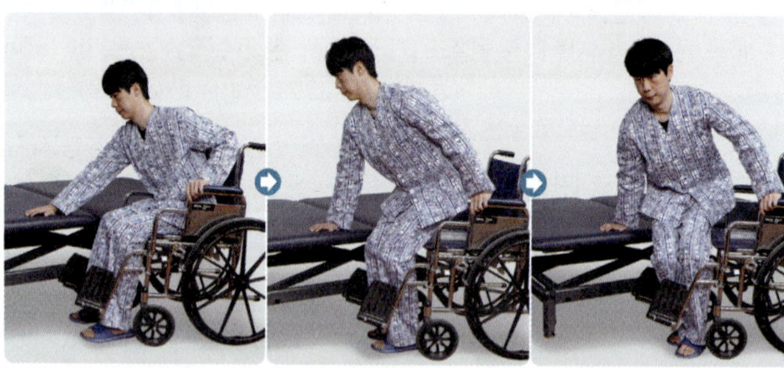 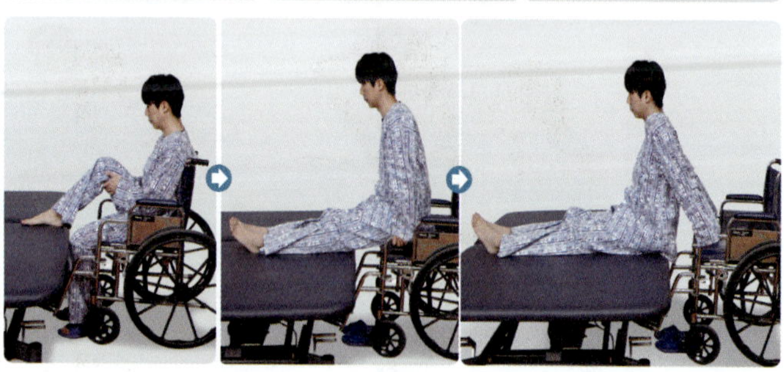

<table>
<tr><th>설명</th><th>설명</th></tr>
<tr><td>기능적 활동</td><td>• 휠체어 훈련
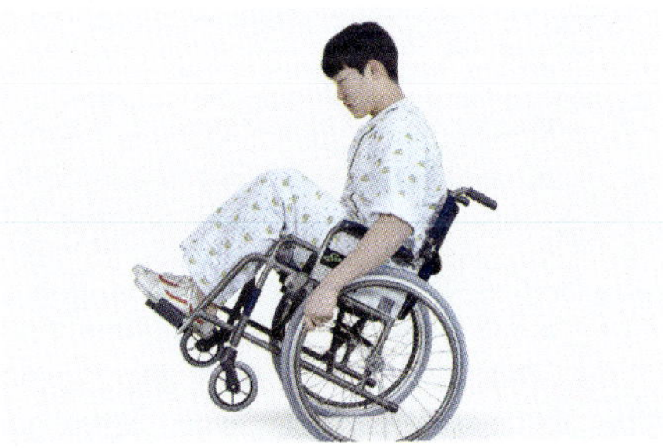
• 보행훈련
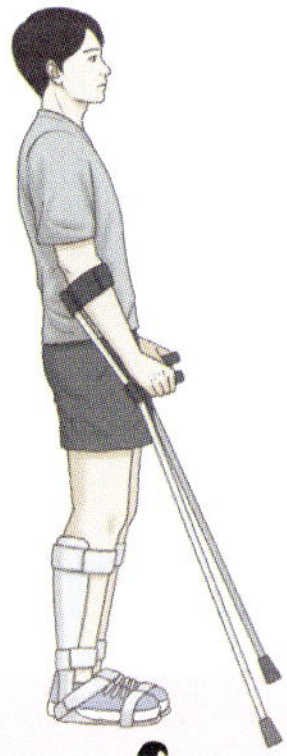
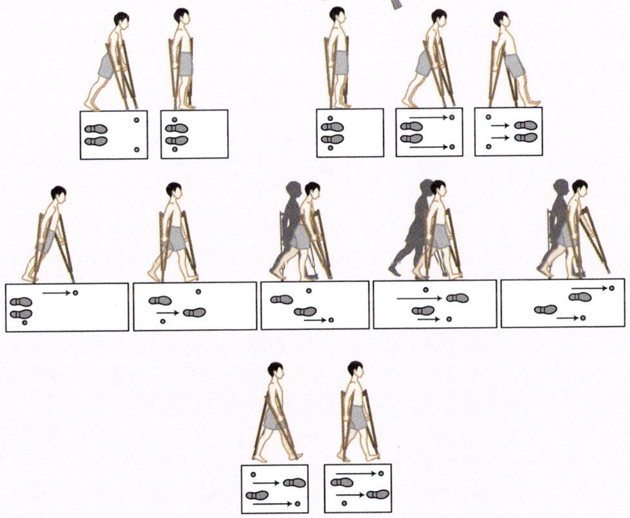</td></tr>
</table>

초기 의학적 관리 및 수술치료

종류	특징
초기 의학적 관리	• 응급상황(고정, 이송, 처치) ▸ 목, 척추, 전신 지지대를 사용하여 고정 후 병원으로 이송 ▸ **지지대 사용**: 척추의 해부학적 중립 정렬 유지, 신경학적 구조물의 압박을 제거하여 추가적 신경계 손상 예방 • 병원 도착 후 심장, 혈액순환, 호흡상태 등의 안정 ▸ 초기 도뇨관을 삽입하여 방광 합병증 예방 ▸ 고용량 스테로이드 주사(염증과정 완화) ▸ 기계적 호흡(흡인, 폐렴 합병증 완화)
수술치료	• **척추고정술**: 척수를 누르고 있는 구조물을 제거한 후 나사, 케이지, 판을 이용하여 뼈의 정렬을 맞춘 후 고정시키는 수술 기법. 3개월 보조기 착용 • **뼈이식술**: 환자의 뼛조각이나 엉덩뼈능선에서 뼈를 채취하여 이식하는 방법과 다른 사람의 뼈를 사용하여 이식

4. 파킨슨병(Parkinson's diseases)

	설명
정의	• 1817년 영국인 의사인 James Parkinson이 진전마비라는 명칭 사용 • 중추신경계, 만성 · 진행성 · 퇴행성 질환 • 중간뇌 흑색질에 분포하는 신경세포가 점차적으로 퇴행되어 신경전달물질 도파민 결핍 초래
발생빈도	• 50세 이전 4% 발현, 65세 이상 1,000명당 1명, 75세 이후 100명당 1명 • 50~70대, 여 < 남
원인	• **원인 불명**: 유전적 요인과 환경적 요인이 복합적 작용 ▸ **유전적 요인**: 일부에서는 가족력 있음. 50세 이전 젊은 나이 ▸ **환경적 요인**: 나이, 화학물질, 외상성 머리손상, 지리적 분포 등 ▸ 흑색질에서 바닥핵의 기능조절을 위해 분비되는 신경전달물질 도파민의 결핍 ▸ 꼬리핵과 조가비핵의 사이신경세포에서 작용하는 신경전달물질 아세틸콜린 과활동
조직학적 변화	• 흑색질의 탈색소 • 흑색질 치밀부에 도파민을 유리하는 신경세포 변성: 레비소체, 90% 관찰 • 흑색질 도파민성 신경세포 80% 정도 소실(증상 발현)

일반적 임상양상

임상양상	특징
안정 시 떨림 (resting tremor)	• 초기 증상으로 환자의 50%에서 규칙적인 리듬과 함께 1초에 4~7회의 속도 • 수의운동을 하는 동안에는 사라지며 수의운동을 하고 있지 않을 때 나타남 • 알약 굴리기(pill rolling tremor) – 손목손허리관절(carpometacarpal joint) • **초기**: 한쪽의 말단부에서 시작하여 같은쪽 팔다리로 확산 • **진행**: 양쪽으로 나타나 일상생활 어려움 • 발, 입술, 턱에서도 발현, 눈에는 나타나지 않음 • 정신적 긴장, 흥분 시 악화, 잠을 자고 있는 동안 사라짐
경축(rigidity)	• **정의**: 속도에 의존하지 않은 수동운동의 저항 • **납파이프형**: 수동운동에 대해 부드러우면서 변동이 없는 균일한 저항이 근육에서 나타나는 현상 • **톱니바퀴형**: 떨림과 납파이프 경축이 함께 결합되어 나타나는 현상. 불규칙적인 저항과 갑작스런 움직임(jerky movement)이 나타나는 경축 • 관절운동범위를 제한하는 원인으로 작용하여 팔다리가 무겁고 뻣뻣하다고 호소하며, 특히 보행 중에 팔을 교대로 흔드는 것과 같은 동작 상실 ▸ **처음**: 목, 어깨 등 몸쪽부 근육(신체의 한쪽) ▸ **진행**: 얼굴, 팔다리 먼쪽부 근육(전신) • 휴식 시 에너지 소비와 피로수준 증가 원인 • 관절운동범위 제한, 구축, 변형 등 합병증 초래
운동못함증 (akinesia)과 운동완만증 (bradykinesia)	• **운동못함증**: 움직임의 시작이 어려움, 갑자기 멈추거나 움직임이 차단(freezing) • **운동완만증**: 움직임이 느려지는 것. 운동속도, 범위, 진폭 감소 • **운동계획의 결함(motor planning deficit)** ▸ 단순과제, 동시 또는 연속적 과제를 수행하기 어려움 ▸ 움직이는 동안 다음 움직임을 위한 계획이 어려움 ▸ 작은글씨증(소서증, micrographia) ▸ 정교한 동작 어려움(글씨 쓰기, 작은 물체 잡기) ▸ 한 동작에서 다른 동작으로 전환 어려움 ▸ **운동**: 시각적 움직임 보상, 명확하고 천천히 움직임
자세 불안정성 (postural instability)	• 보호반사, 바로잡기반사의 감소 또는 소실 • 좁은 바닥면 지지로 불안정 증가 • 역동적 활동 어려움(물체 잡기, 보행 시 방향 전환 등) • **균형반응 소실**: 환자의 2/3 낙상 경험 • 몸통 근육 근력 약화(폄근 > 굽힘근) • 구부정한 자세(고릴라 자세)
보행장애	• 부족한 움직임과 속도(velocity), 한걸음 길이(stride length) 감소 • **몸통과 골반의 움직임 감소**: 한 발짝 길이 감소 • 교대적인 팔 흔듦(arm swing)이 줄어듦 • 구부정한 자세로 인해 보폭이 짧고 주저하는 듯한 걸음걸이

임상양상	특징
보행장애	• 정상적인 발뒤꿈치 닿기에서 발가락 떼기로 진행되는 보행 소실 • 회전하거나 방향을 바꾸는 것에 특히 어려움 • 발을 명확하게 들어 올리지 못하고 질질 끄는 보행 형태(shuffling gait) • 보폭이 짧고 보행 속도가 점진적으로 증가되는 가속보행(festination gait, acceleration gait)
기타	• **얼굴표정**: 경축으로 가면얼굴(masked face), 눈깜박 반사 소실, 시각장애(겹보임) • 언어 ▸ 저운동성 운동장애(조음장애) – 톤이 낮고 단조로움. 왜곡된 발음과 조절되지 않는 언어속도, 호흡, 발성 조절 어려움 ▸ **삼킴곤란(dysphagia)**: 비정상적 혀 조절과 씹기 동작 • **지적 기능장애 및 지각장애**: 사고과정 느리고 집중력 결여, 시지각과제 수행 어려움 • **뼈대근 변화**: 근약화, 피로수준 증가. 운동 부족으로 뼈엉성증, 구축 형성(척추뒤굽음증) • **감각 변화**: 50% 이상감각 • **자율신경계 이상**: 소변, 대변, 성 기능 변화, 과도한 땀 흘림 • **수면장애**: 주간 졸림증과 야간 수면 감소 • **치매**: 환자의 1/3 치매, 우울증(25~40%)

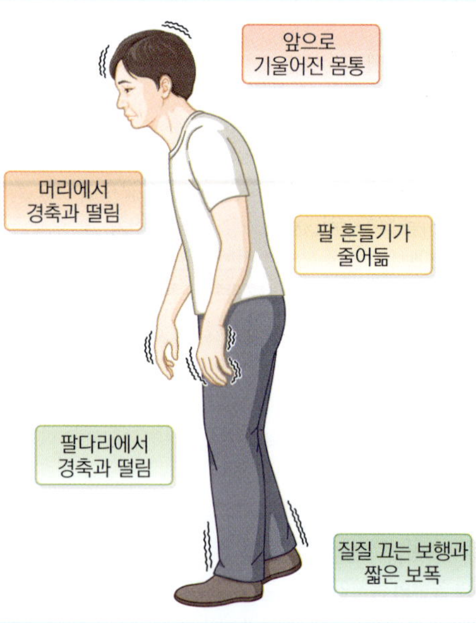

파킨슨병이 있는 사람의 전형적인 자세

파킨슨병 환자의 검사 및 평가

<table>
<tr><th>검사 및 평가</th><th>종류 및 특징</th></tr>
<tr><td>수정된 Hoehn & yahr 척도</td><td>
• 1967년 개발, 파킨슨병 환자의 증상 정도를 나타내는 6단계 척도
• 질환의 진행 여부나 치료에 대한 반응성 평가
• 2002년, 민감도 증가 위해 2단계 추가
<table>
<tr><th>단계</th><th>설명</th></tr>
<tr><td>0</td><td>질병에 대한 증상이 없음</td></tr>
<tr><td>1</td><td>신체의 한쪽에만 증상</td></tr>
<tr><td>1.5</td><td>신체의 한쪽과 몸통에 증상</td></tr>
<tr><td>2</td><td>균형 손상 없이 양쪽에 증상</td></tr>
<tr><td>2.5</td><td>당김검사 시 회복되며 경도의 양쪽 침범 상태</td></tr>
<tr><td>3</td><td>양쪽에 경도에서 중등도의 침범 상태, 약간의 자세불안정은 있으나 신체적으로 독립적인 상태</td></tr>
<tr><td>4</td><td>중증의 장애, 아직은 도움 없이 걷거나 설 수 있는 상태</td></tr>
<tr><td>5</td><td>도움 없이는 휠체어 제한 또는 침상생활만 할 수 있는 상태</td></tr>
</table>
</td></tr>
<tr><td>단일화된 파킨슨병 계측 척도
(unified Parkinson's disease rating scale, UPDRS)</td><td>
• 파킨슨병 환자의 일상생활수행능력을 측정하는 계측 척도
• 질병의 진행과 환자의 치료에 대한 반응성 측정
• 4개의 항목(의식, 행동, 기분/일상생활활동 능력/운동기능검사/치료의 부작용)
</td></tr>
<tr><td>수정된 Schwab과 England의 ADL 평가척도</td><td>
• 식사와 배변 등의 일상생활과 관련하여 독립적으로 수행이 가능한 정도를 물어보아 환자의 상태를 0~100%까지 분류한 척도
• 100%: 완전히 독립적인 활동이 가능한 상태
0%: 식물인간 상태
</td></tr>
<tr><td>Schwab 척도</td><td>
• 파킨슨병 환자의 질병 발생 기간과 증상과의 관계를 이용
• 1~5등급으로 분류
• 환자의 진행 상태를 평가
</td></tr>
</table>

파킨슨병 환자의 중재(목적: 병의 진행 지연, 증상 완화 및 정신적인 안정)

임상양상	중재
경축	• 경축에 대한 중요한 치료적 방법, 다른 치료에 앞서 실시 • 쉬운 운동에서 복잡한 운동 • 수동운동에서 능동보조운동, 능동운동이나 가벼운 저항운동으로 진행 • 팔다리, 몸통을 부드럽고 천천히 흔들어 주거나 돌림 • **부가적 방법**: 심호흡운동, 인지적 상상, 명상법, Jacobson 점진적 이완훈련, 요가 등
자세 불안정성 (고릴라 자세)	• **수동 및 능동 관절운동범위 운동**: 유연성 증가와 구축 형성 최소화 • 몸통과 팔다리 굽힘 구축 예방 ▸ PNF(수축-이완 기법) ▸ **뻗침운동**: 짧아진 연부조직을 늘이는데 사용 ▸ **지속적인 뻗침운동**: 엎드려 누운 자세를 유지하여 굽힘 구축 예방 * **주의**: 과도한 뻗침은 조직 열상, 약화, 흉터 형성 발생 • 균형훈련 ▸ 이차적 손상 예방, 특히 감각 및 운동전략 촉진 ▸ **훈련**: 넓은 지지면 → 좁은 지지면, 낮은 COG → 높은 COG, 간단한 동작 → 복잡한 동작, 시각과 청각 암시 제공 • 호흡운동 ▸ 근경축이나 구부정한 자세로 척추나 어깨, 가슴우리의 가동성 저하, 얕은 복식 호흡 ▸ **운동**: 흉곽 호흡운동, 목, 어깨, 몸통 근육의 가동성 운동, 심호흡 훈련
보행장애	• 보행훈련 ▸ 청각, 시각 자극 사용(freezing, 짧은 보폭 해결) ▸ 청각자극(metronome)이나 리듬감 있는 음악, 박수 소리 등: 한걸음 길이와 보행 속도 향상 ▸ **시각자극**: 발바닥 그려진 모양, 작은 블록, 일정한 선을 이용하여 한 발짝 길이를 점점 증가시킴 ▸ **팔 흔들기 촉진**: 두 개의 막대기, 지팡이 이용(환자와 치료사 함께 잡고 걷기) ▸ **방향 전환 개선**: 8자 걷기
치매, 우울증	• **그룹운동**: 동기부여 ▸ 치료사와 환자는 1:8이나 1:10이 이상적 ▸ 체조, 스트레칭에서 시작하여 연합운동으로 진행 ▸ 저강도 유산소 운동(고정 자전거, 볼 운동, 댄스 등)

파킨슨병 환자의 치료원칙

단계	원칙
초기 단계	• 예방운동 프로그램(preventative exercise program) ▸ 유연성, 근력강화, 지구력 훈련, 그룹운동, 가족교육(병의 진행에 대한 교육)
중기 단계	• 교정운동(corrective exercise)과 보상운동(compensatory exercise) 프로그램 ▸ 언어치료와 작업치료 병행
후기 단계	• 보상운동(compensatory exercise) 프로그램 ▸ 삼킴 모니터링, 피부치료(skin care), 호흡기능(pulmonary function)

파킨슨병 환자의 약물 및 수술치료

종류	특징
약물치료	• 약물치료를 원칙으로 적용 ▸ 여러 증상을 감안하여 물리치료와 수술적 처치 등 동반 • 레보도파(levodopa, L-dopa - 도파민 전구물질)나 셀레질린(selegiline - 도파민 효능제) ▸ 도파민(dopamine)은 혈액뇌장벽(BBB)을 투과할 수 없어 도파민의 전구체 약물치료
수술치료	• 후기 단계에 고려 • 창백핵절단술, 시상파괴술 • 뇌심부자극술 - 시상의 배쪽중간핵에 전기자극 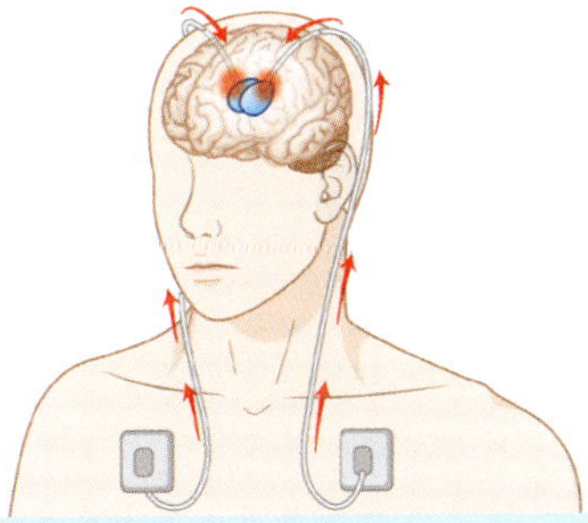

5. 뇌성마비(Cerebral palsy, CP)

	설명
정의	• 미성숙한 뇌의 병변 또는 결손에 의한 움직임과 자세 장애(1964, Bax) • 1989년 Willam과 Osler가 "The cerebral palsies" 보고 • 태아나 영아의 뇌에 발생하는 비진행적인 손상으로 움직임 및 자세 장애를 초래하여 활동 제한이 발생하는 임상증후군. 운동장애, 감각, 인지, 의사소통, 지각, 행동 장애 및 발작 등 동반(2004, 국제뇌성마비 워크샵) • **의학기술 발달**: 저체중 미숙아 생존율 증가[강직성 양쪽마비(diplegia) 증가], 태아질식과 고빌리루빈혈증 감소(느린비틀림운동형 감소)
발생 빈도	• **유병률**: 2~3.5명/1,000명 • **정상체중**: 1.3명/1,000명, **저체중**: 8.5명/1,000명, **극저체중** 77명/1,000명
원인	• **출생 전(prenatal)**: 30% ▸ **유전적 요인**: 가족력 ▸ **선천성 기형**: 선천성 뇌기형[원발성 뇌기형(배아발생과정 교란), 무뇌증, 공뇌증, 뇌연화증] ▸ **다태임신**: 조산 및 저체중아 출산 증가 ▸ **모체감염**: 풍진(rubella), 토소포자충증과 같은 모체 감염 ▸ **기타 출생 전 위험요인**: 모성빈혈, 모성출혈성 당뇨병, 모성 영양불량, 대사성 장애(빌리루빈), 방사선 조사, 약물중독 ▸ RH 인자에 의한 자가면역반응 ▸ 출생 전 산소결핍증(CO 중독) • **출생 중(natal)**: 60% ▸ **조산으로 인한 저체중아 출산**: 미숙아(premature infant)(임신 37주 이전, 1,500g 이하) ▸ **신생아가사(neonatal asphyxia)**: 심호흡계 부전(산소결핍, 호흡곤란증후군) ▸ **기타 출생 시 위험요인**: 난산 및 비정상적 분만, 겸자분만 중 외상, 태반의 조기박리, 마취약물 중독, 태아의 양수 흡입 • **출생 후(postnatal)**: 10% ▸ 뇌외상 및 뇌혈관질환 ▸ **감염**: 수막염, 뇌염, 뇌농양 ▸ **중독**: 납, 비소, 스트렙토마이신, 일산화탄소 ▸ **신생물**: 뇌종양

뇌성마비의 분류

분류	설명
장애 정도	• **경도(mild)**: 보조도구 없이 보행 가능, 독립적 일상생활활동, 언어문제 동반하지 않음 • **중등도(moderate)**: 지팡이, 목발, 휠체어 등 보조도구를 사용하여 보행, 독립 또는 약간의 도움으로 일상생활활동, 언어장애 있음 • **중증(severe)**: 보조도구를 이용한 보행 불가능, 독립적 일상생활활동 불가능(팔다리 근육과 관절의 단축, 구축, 변형 동반), 언어장애 있음
마비 부위	• **양쪽마비(diplegia)**: 신체의 양쪽 팔다리 마비. 팔마비 < 다리마비 • **반신마비(hemiplegia)**: 오른쪽이나 왼쪽 중 한쪽의 팔, 다리의 마비 • **팔다리마비(quadriplegia)**: 신체의 양쪽 팔다리 마비. 또는 팔, 다리, 몸통, 목, 얼굴 침범 • **홑팔다리마비(monoplegia)**: 신체의 한쪽 지절의 마비 • **세다리마비(triplegia)**: 신체의 팔다리 중 세 지절의 마비
신경학적 유형	• **강직형(spastic type)**: 대뇌겉질 운동영역 손상, 뇌성마비의 50% 이상 • 뻗침반사, 깊은힘줄반사 항진, 간대성 경련(ankle clonus) • 바빈스키 반사(+) • 선택적 움직임 결여 • 정형화된 운동패턴(stereotyped movement pattern) • 바로잡기반응, 평형반응, 보호반응 결여 (자세 조절 어려움) • **관절 구축과 변형이 쉬움**: 몸쪽 > 먼쪽 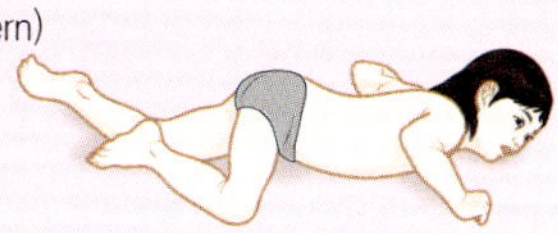 • **느린비틀림운동형(athetoid type)**: 바닥핵 손상, 10% 차지 • 근긴장도 변화가 심함(fluctuation) • 특정 자세 유지 및 단계적 동작(grading movement) 어려움 • 바로잡기반응, 평형반응 결여 • 비대칭성 자세 패턴(입, 손가락, 발가락) • **머리조절 불량**: 시각고정이 어려움 • **불수의적인 움직임 증가**: 자세조절, 감정변화, 불안 등 • 언어장애(갑작스런 폭발성 발성), 청각장애 • 강직형에 비해 지적수준이 높음 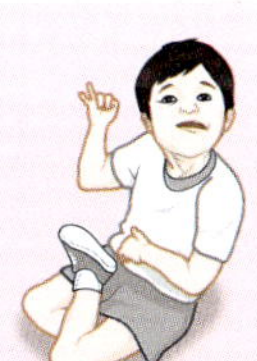 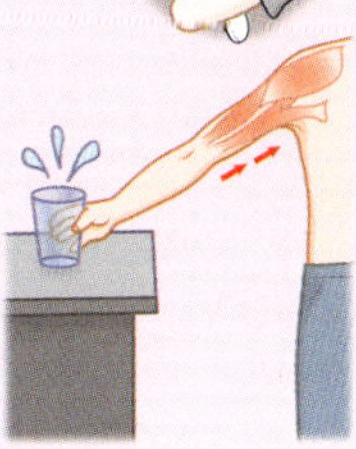

분류	설명
신경학적 유형	• **실조형(ataxic type)**: 소뇌손상, 2~5% 차지 • 근긴장이 낮거나 정상 • 몸통과 다리의 평형장애(자세조절 능력 결함) • 균형조절이 어려워 자주 넘어짐 • 넓은 바닥면 보행, 취한 보행 • 협응동작 어려움 • 고유수용성 감각 감소 • 활동떨림(intention tremor), 운동거리 조절이상 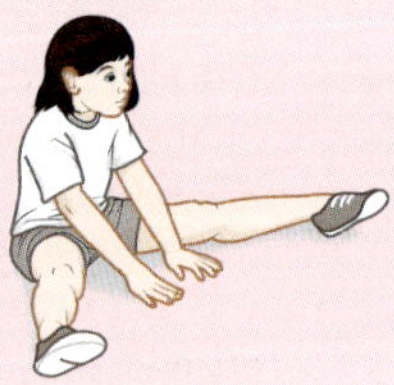 • **저긴장형(flaccid type)**: 여러 형태의 신경학적 특징이 나타나기 전 단계 • 출생 시 낮은 근긴장도 • 느린비틀림운동형, 실조형으로 대부분 진행, 일부 강직형 진행 • 근긴장도가 매우 낮아 중력에 대항할 수 없음 • 촉각 정보처리능력 감소 • 과도한 ROM, 호흡 · 먹기 등에 문제 • 정서적으로 매우 순하고, 수동적이며, 잘 울지 않음 • 개구리 다리 자세(frog leg position) 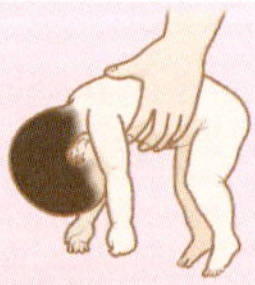 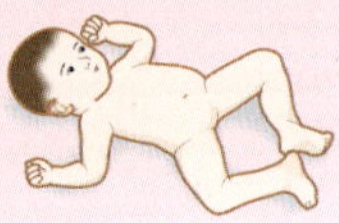 • **경축형(rigid type)** • 작용근(agonist), 대항근(antagonist)의 긴장도가 증가 • 납파이프(lead pipe) 또는 톱니바퀴형(cog-wheel phenomenon)

뇌성마비의 징후

시기	징후	
신생아	• 빨기 또는 삼킴 어려움 • 원시반사(모로반사 등) 유발의 어려움	• 근긴장도 낮음 • 경기
3개월	• 먹기 어려우며, 혀를 내밀고 있음 • 원시반사 지속 • 사시	• 깊은힘줄반사 항진 • 한손 또는 두 손 모두 주먹을 쥐고 있음
6개월	• 발달지연 또는 비정상적 운동패턴 • 원시반사 지속 • 핸들링 시 뻣뻣한 느낌	• 자발적 움직임 거의 없음 • 앉기보다는 몸을 뻗쳐서 서려고 함

시기	징후
9개월	• 운동발달 지연 • 비정상적 움직임(팔을 굽힘자세로만 유지, 네발기기 시 비대칭적 팔다리 운동)
12개월	• 가위보행 • 발끝보행 • 느린비틀림운동형 움직임

뇌성마비의 검사 및 평가

검사 및 평가	설명
병력청취	• 발생된 병력 시기 • 운동발달단계 시기
이학적 검사	• 자세이상 • 자발적 운동 관찰 • 근긴장도 이상 • 반사이상
기능적 검사	• 대동작기능평가(gross motor function measure; GMFM) ▸ 대동작 운동기능의 양적인 면 평가, 88개 항목을 5개 영역으로 구분 ▸ 만 5세까지의 전형적인 발달과정의 수행 항목으로 구성 • 대동작기능분류체계(gross motor function category system; GMFCS) ▸ 앉기, 이동동작, 가동성 중점

한국판 대동작기능분류체계(K-GMFCS)

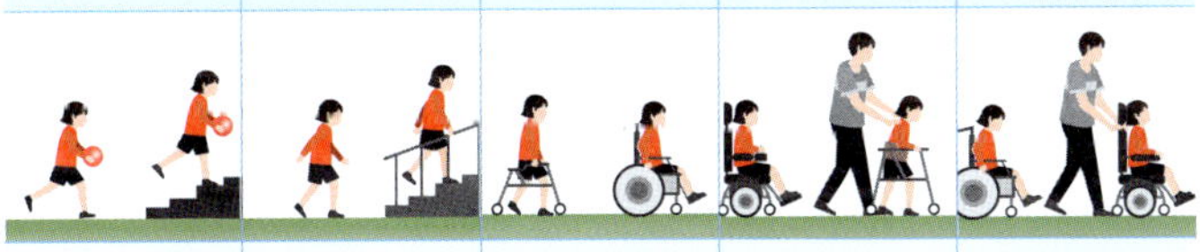

제1단계	제2단계	제3단계	제4단계	제5단계
제한 없이 걷는다.	걷지만 제한적이다.	손으로 잡는 보행 보조기구를 사용하여 걷는다.	자가 이동이 가능하지만 제한적임; 전동장비를 사용할 수 있다.	수동 휠체어로 다른 사람이 옮겨주어야 한다.

<table>
<tr><th>검사 및 평가</th><th>설명</th></tr>
<tr><td>기능적 검사</td><td>
• 손기능 분류체계(manual ability classification system; MACS)
▸ 손기능을 5단계로 분류
<table>
<tr><th colspan="2">한국판 손기능 분류체계(K-MACS)</th></tr>
<tr><th>등급</th><th>정의</th></tr>
<tr><td>제1단계</td><td>양손 사용에 제한이 없다.</td></tr>
<tr><td>제2단계</td><td>양손으로 소동작기술을 수행할 때 제한이 있다.</td></tr>
<tr><td>제3단계</td><td>양손 활동이 필요한 과제를 할 때 도움이 필요하다.</td></tr>
<tr><td>제4단계</td><td>타인의 도움과 적합한 기구가 필요하다.</td></tr>
<tr><td>제5단계</td><td>전적으로 타인의 도움이 필요하다.</td></tr>
</table>
• 기능적 이동 척도
▸ GMFCS의 제한을 해결한 것(환경과 거리에 따른 이동방법)
▸ 6단계로 분류
</td></tr>
</table>

뇌성마비의 중재

<table>
<tr><th></th><th>설명</th><th>중재</th></tr>
<tr><td>구축과 변형</td><td>
• 구축
▸ 팔(엎침근), 손목과 손(굽힘근), 엄지(모음근), 엉덩관절(모음근, 굽힘근), 무릎(굽힘근), 발목(발바닥굽힘근)
• 변형
▸ 척추(옆굽음증, 뒤굽음증), 넙다리뼈, 정강뼈(비틀림), 발목(꿈치들린휜발, 가쪽들린휜발, 안쪽들린휜발)
</td><td>
• 뻗침운동
▸ 구축을 발생시키는 근육에 대한 수동 및 능동 뻗침운동
• 보조기 적용
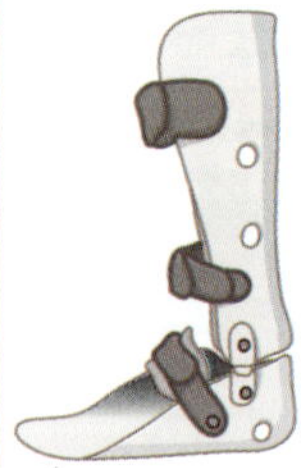 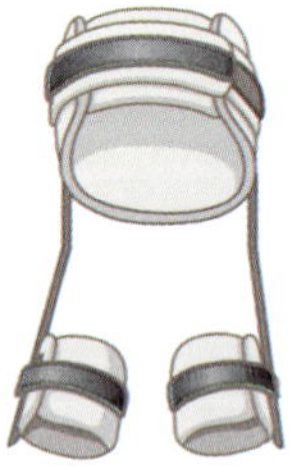
</td></tr>
</table>

<table>
<tr><th></th><th>설명</th><th>중재</th></tr>
<tr><td rowspan="4">신경
발달학적
치료
(NDT)</td><td colspan="2">• 비정상적 반사를 억제하고 정상적 반사 촉진
• 반사억제 자세(비정상적 반사를 억제)
→ 반사억제 패턴(바로잡기반응, 평형반응, 핸들링, 긴장도 조절)</td></tr>
<tr><td>• 중증 강직형
▸ 매우 높은 근긴장도
▸ 선택적 움직임 거의 없음
▸ 과도한 보상작용
▸ 엉덩관절 탈구, 척주옆굽음증, 구축, 자세 변화 등</td><td>• 근육을 최적의 길이로 유지시켜 구축 예방
• 근긴장도 낮추어 정상적 근긴장도 유지
• 비정상적인 반사를 억제, 스스로 움직일 수 있도록 유도
• 바로잡기, 평형, 보호반응 촉진
• 자세 변화에 대하여 스스로 조절 유도
▸ 크고 넓은 운동범위
▸ 모든 자세에서 전신 움직임 유도</td></tr>
<tr><td>• 중등도 강직형
▸ 근긴장도가 과긴장이지만 강직의 정도가 약함
▸ 스스로 움직임 가능
▸ 근긴장도 증가 경향(움직일 때, 말을 할 때, 자세 변화)</td><td>• 중증 강직형의 치료와 유사
• 비정상적 반사를 억제하고 정상운동 패턴의 움직임으로 치료
• 근육 및 관절의 구축을 예방하고 신체 변형을 방지하는 방향으로 치료
• 일상생활활동을 못하게 하는 비정상적 패턴을 억제, 정상으로 할 수 있는 다른 방법을 지도</td></tr>
<tr><td>• 느린비틀림운동형
▸ 근긴장도의 변화가 심함</td><td>• 강직 동반될 경우 강직형의 치료와 유사
▸ 반사억제 패턴 적용
▸ 몸의 바른 정렬, 머리조절
▸ 바로잡기, 평형, 보호반응 촉진
▸ 관절에서 완전한 운동범위가 나오도록 치료
• 경축 동반될 경우
▸ 체중부하, 압박, 타진 등을 이용하여 근긴장도 정상화
▸ 다양한 운동범위에서 운동조절과 중간 범위에서 공간 유지하는 방법을 가르침</td></tr>
</table>

	설명	중재
신경 발달학적 치료 (NDT)	• 실조형 ▸ 근긴장도가 정상보다 낮음 ▸ 강직 동반 시 굽힘 패턴이 많음 ▸ 지속적 자세조절 능력과 동시수축 능력 결여	• 반복동작 수행 • 타이밍과 연속성, 움직임을 조절하면서 정상 움직임을 할 수 있도록 치료 • 근긴장도 조절을 위해 압박, 두드림, 유지, 반복을 수행 • 운동방향을 설정하여 치료하면서 조절
	• 근긴장저하증 ▸ 근긴장도가 매우 낮은 상태 ▸ 호흡, 음식물 섭취, 이동 등 일상생활활동 불가능	• 자세 긴장도 증가 • 관절 탈구 예방, 항중력 작용 획득 • 운동발달 순서에 따른 치료 • 호흡 자극(울거나 크게 웃는 것 활용) • 치료는 천천히 그리고 수의적 반응을 기다림
강제유도 운동치료 (CIMT)	• 비사용으로 인한 학습 억제 • 정상 팔다리 사용 억제, 마비 팔다리 강제 사용하여 집중적인 연습	• 손상이 적은 쪽 또는 건측의 사용을 억제하여 환측을 강제로 사용하도록 함 • 환측의 구체적 기법 훈련 • 환측의 강제적 강도 높은 수행력 • 석고붕대, 팔걸이, 장갑 등을 활용
보이타 치료	• 6개의 주반사 유발점과 5개의 보조반사 유발점에 압력을 가하여 반사적 기기와 뒤집기 유발	• **주반사 유발점**: 봉우리, 위팔뼈 안쪽위관절융기, 노뼈 붓돌기, 넙다리뼈 안쪽위관절융기, 넙다리뼈 가쪽위관절융기, 발꿈치뼈 가쪽 • **보조반사 유발점**: 가슴, 몸통유발점, 어깨뼈 안쪽모서리 1/3, 위앞엉덩뼈가시, 중간볼기근
루드 접근법	• 수의적 움직임과 특정 동작을 유발하기 위하여 적절한 감각자극을 사용	• 루드의 운동조절발달 ▸ **운동성**: 반사적 수축과 이완을 통해 반사적 동작 ▸ **안정성**: 관절 주변 근육의 협력수축, 자세유지근의 긴장 ▸ **조절된 운동성**: 몸의 먼쪽이 안정된 상태에서 몸쪽 부분 움직임 ▸ **숙련**: 몸쪽 부분 안정된 상태에서 먼쪽 부분 움직임

감각 통합치료

설명

- 뇌성마비는 감각정보를 받아들여서 해석하고 종합하는 기능장애
- 다양한 감각을 조절하여 경험할 수 있도록 운동행동, 사회적 적응, 인지기술 적응 반응이 나오도록 촉진

중재

[항중력 굽힘자세 촉진]

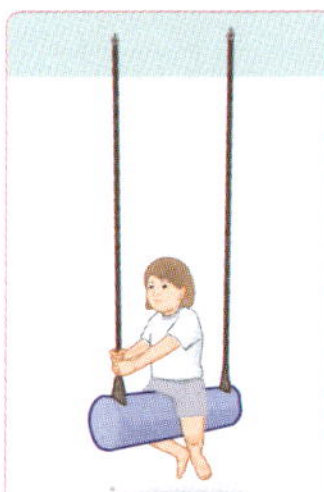
Bolster swing

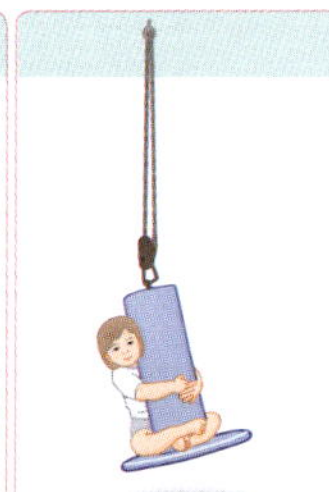
Flexion disc

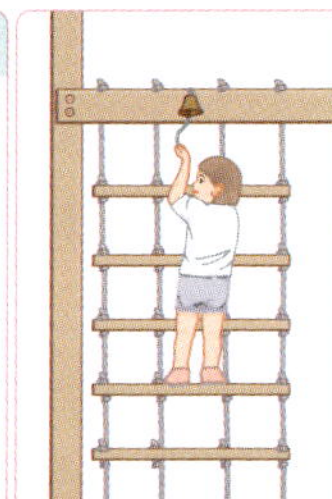
Rope ladder

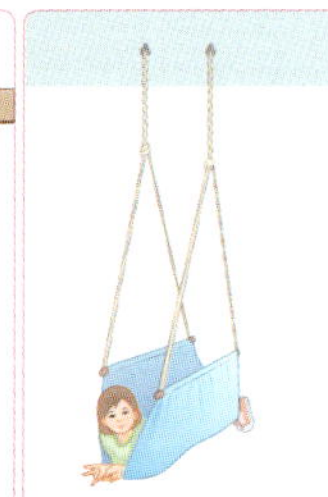
Zip swing

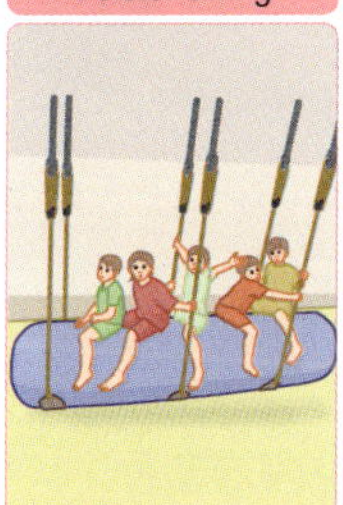
Hot dog swing

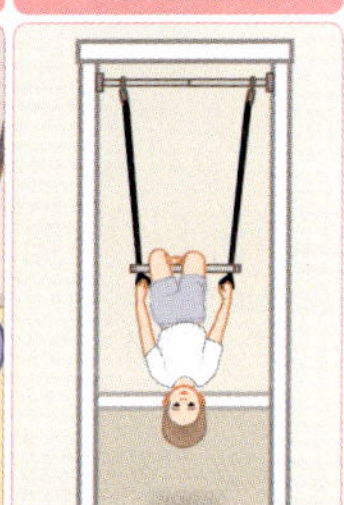
Bubgee Trapez bar swing

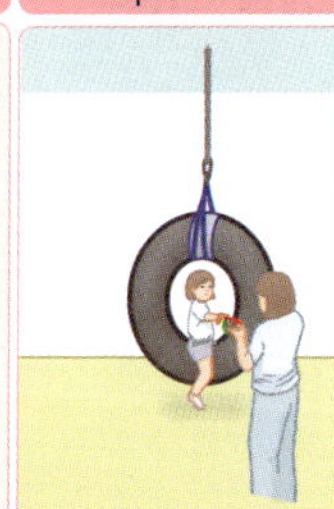
Inner tube

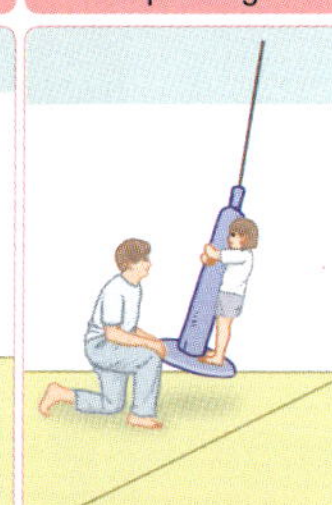
Vertical bloster

[등뼈 폄 촉진]

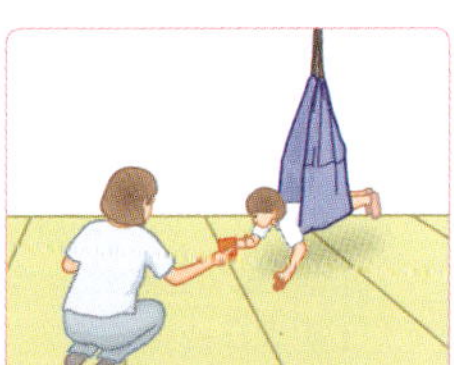
Hammock sling swing

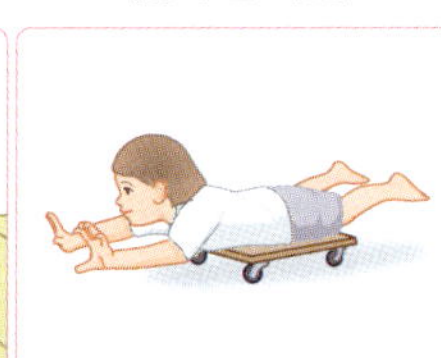
Scooterboard

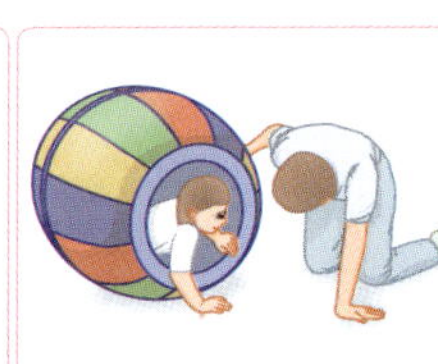
Barrel

[움직임에 대한 적응력 촉진]

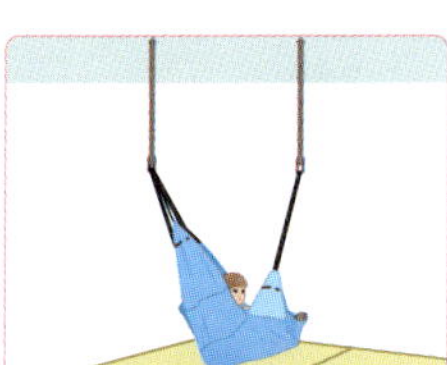
Cocoon swing

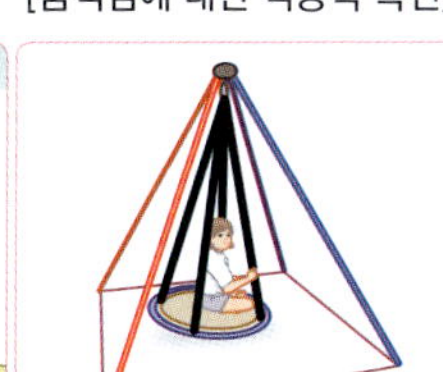
Plaform swing

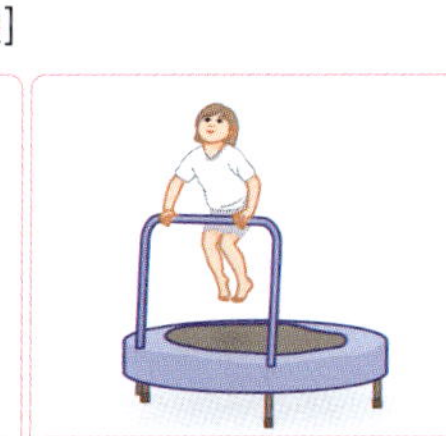
Trampoline

	중재
감각 통합치료	[균형과 평형감각 촉진]

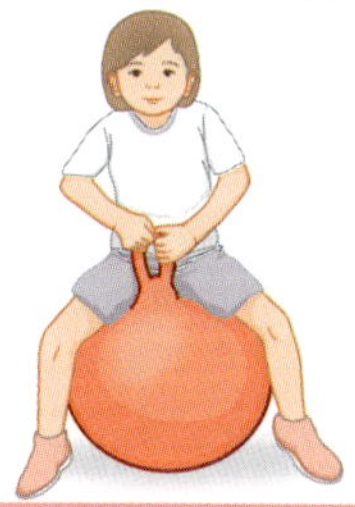

Hoppy-hop ball

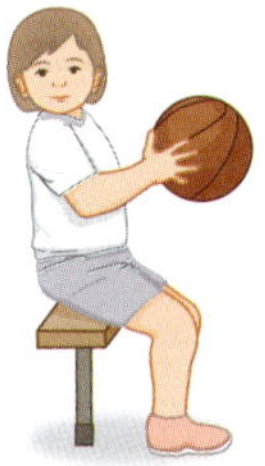

T-stool

[고유수용성피드백 촉진]

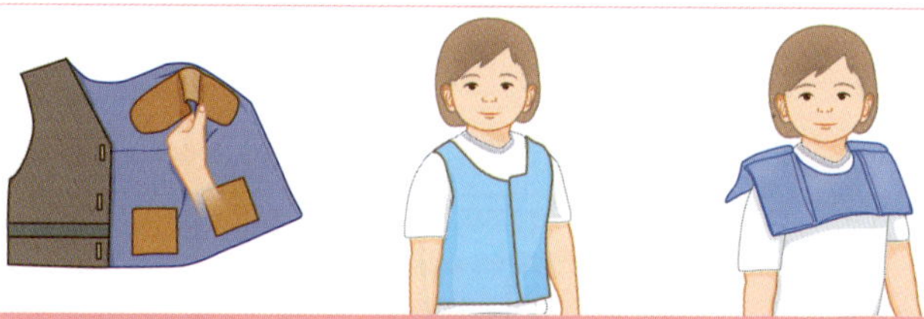

Weighted (collars)

	설명
분절별 자세 정렬	기본 포지셔닝을 위한 분절별 자세 정렬

신체 분절	바로 누운 자세	엎드려 누운 자세	옆으로 누운 자세	앉은 자세
머리 (중립자세) 및 목	• 눈은 정면 • 목 약간 굽힘	• 한쪽으로 고개를 돌림 • 목 약간 굽힘	• 눈은 정면 • 목 약간 굽힘	• 눈은 정면 • 머리와 어깨 나란히
어깨 · 팔	• (양)팔 지지 • 팔은 몸통 앞으로 • 아래팔은 몸통에 올려 놓음	• (양)팔 지지 • 팔은 몸통 앞으로 • 어깨 굽힘 • 팔꿈치 굽힘	• 양팔로 지지 • 아래쪽 팔 앞으로 • 어깨 끝으로 눕지 않음 • 아래쪽 팔 중립 돌림 • 위쪽 팔 0~40° 안쪽돌림	• (양)팔 앞으로
몸통: 똑바로 편 자세	• 어깨와 엉덩이 나란히 • 몸통 중립 돌림	• 어깨와 엉덩이 나란히 • 몸통 중립 돌림	• 어깨와 엉덩이 나란히 • 약간 옆으로 굽힘 가능	• 어깨와 엉덩이 나란히 • 몸통 돌림 없음

	설명				
	신체 분절	바로 누운 자세	엎드려 누운 자세	옆으로 누운 자세	앉은 자세
분절별 자세 정렬	골반 및 엉덩관절: 골반 돌림이 거의 없는 상태로 몸통과 일직선	• 엉덩관절 30~90° 굽힘 • 엉덩관절 10~20° 대칭적 벌림	• 엉덩관절 폄 • 엉덩관절 10~20° 대칭적 벌림	• 엉덩관절 굽힘 • 엉덩관절 10~20° 벌림	• 엉덩관절 90° 굽힘 • 엉덩관절 10~20° 대칭적 벌림
	다리 · 발	• 무릎 굽힘 • 발 90° 굽힘 및 바닥에 닿음	• 무릎 폄 • 발 90° 굽힘 및 바닥에 닿음	• 무릎 굽힘 • 발 90° 굽힘 • 무릎 사이에 베개 끼움	• 허벅지 바닥에 닿음 • 무릎 90° 굽힘 • 발목 90° 굽힘 • 발바닥에 닿음

뇌성마비의 약물 및 수술치료

종류	특징
약물 치료	• 경구 투여제 ▸ **뇌전증 및 발작 개선**: 마이솔린, 딜라틴, 테그레톨 ▸ **강직 완화제**: 디아제팜, 바크로펜, 단트롤렌 나트륨 • 화학적 신경차단술 ▸ **근육의 강직 개선**: 알코올, 페놀, 바크로펜, 보튤리늄톡신 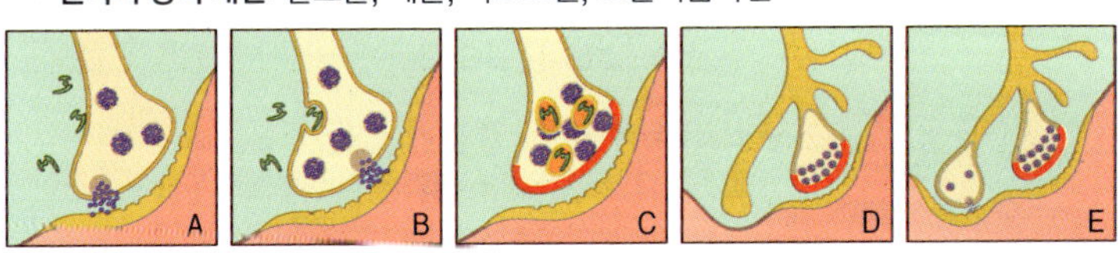
수술 치료	• 관절 변형과 구축에 대한 수술 ▸ **근육**: 근육의 힘줄절단술, 힘줄연장술, 힘줄이전술, 근절단술 ▸ **관절과 뼈**: 관절주머니절개술, 절골술, 관절융합술 • 강직감소를 위한 수술 ▸ 말초신경절단술 ▸ 선택적 뒤뿌리절단술

6. 말초신경 손상

말초신경 손상 정도에 따른 분류[세돈 분류(Seddon's Classification)]

	신경차단(neurapraxia)	축삭절단(axonotmesis)	신경절단(neurotmesis)
	타박상, 압박, 가벼운 견인	신경집 세포의 손상 없이 축삭이 절단	신경섬유와 섬유를 싸고 있는 모든 막이 절단
축삭	정상	변성	변성
말이집	정상	정상	변성
마비	가벼운 운동마비, 드문 감각마비	운동, 감각마비	완전마비
EMG	정상반응	변성반응 (잔떨림전위, 양성극파)	변성반응 (잔떨림전위, 양성극파)
회복	완전 회복(4~6주)	회복 가능	불량
예후	매우 양호 (치료 없이 자연스럽게 회복)	양호 (6개월 이내 회복, 구축 예방)	불량 (신경이식수술 필요)

말초신경 손상 환자의 검사 및 평가

검사 및 평가	설명
신경전도속도검사 nerve conduction velocity(NCV) test	• **신경절단 후 72시간 경과:** 자극전도 소실 • 말초신경 병변, 압박신경병증 등 말초신경질환 조기진단 유용
근전도검사 electromyography (EMG) test	• **5~10일:** 초기 신경차단 변화 • **7~14일 후:** 왈러 변성(잔떨림전위, 양성극파) • **회복 시:** 다상운동단위신경전위(polyphasic motor unit potentials)
전기진단학 검사 electrodiagnosis test	• **질적 검사:** 변성반응 R-D(reaction of degeneration) 검사, 정상 < 1ms, 절대변성 > 20ms • **양적 검사:** 시치검사(chronaxie test), 강시곡선 S-D curve, 탈신경 재생(불연속선, 마루턱, 고원출현)

검사 및 평가	설명
피부저항검사 skin resistance test	• 리히터 피부저항 측정기 사용 • 자율신경 손상 여부(피부에 땀이 없으면 피부저항 증가)
티넬징후 Tinel's sign	• 손상신경의 경로 자극, 저린감각(신경재생 징후)
발한검사 sweat test	• 교감신경기능 잔존(발한이 있음) ▸ 확대경 검사, 요오드전분검사 • 절단신경봉합 후 교감신경이 가장 먼저 회복
주름검사 wrinkle test	• **더운물 담그기**: 발한으로 피부에 주름
감각검사	• 두점 식별검사, 접촉검사, 압박검사, 찌르는 검사

말초신경 손상 환자의 중재 원칙

중재	설명
운동치료	• 손상 부위 관절의 관절운동범위(ROM) 유지 • 잔존하는 근육의 근력강화
보조기	• 변형을 예방하기 위한 적절한 보조기 사용
전기치료	• 탈신경근에 근육전기자극기를 사용하여 근육의 흥분성 유지 ▸ **전류**: 단속직류전류, 교류전류 등 ▸ 파형, 직사각형파, 정형파, 삼각형파 등 ▸ 주파수(5~10Hz 낮은 주파수) ▸ 맥동빈도(100pps), 맥동기간(100~2,000ms) ▸ 단속시간비(5~10초 : 60초)

목신경뿌리병증의 임상양상

손상 신경뿌리	운동결함	감각손상	깊은힘줄반사 (감소 또는 소실)	통증
C5	• 어깨뼈 모음-아래쪽돌림 • 어깨관절 굽힘-폄, 벌림-가쪽돌림, 모음-안쪽돌림 • 팔꿉관절 굽힘 • 아래팔 뒤침	• 가쪽 어깨 부위 • 위팔	위팔두갈래근	• 안쪽 어깨뼈 • 안쪽 어깨 부위
C6	• 어깨관절 굽힘-폄, 벌림-가쪽돌림, 모음-안쪽돌림 • 팔꿉관절 굽힘 • 손목관절 폄	• 가쪽 아래팔 • 손등	위팔두갈래근 위팔노근	• 어깨뼈 • 아래팔의 노쪽 등
C7	• 어깨뼈 내림, 모음-아래쪽돌림 • 어깨관절 폄 • 팔꿉관절 폄 • 손목관절 굽힘	• 팔의 등쪽 • 3번째 손가락	위팔세갈래근	• 손등 • 3번째 손가락
C8	• 손목관절 자쪽치우침 • 엄지 모음-폄	• 4, 5번째 손가락 • 아래팔 안쪽	없음	• 4, 5번째 손가락
T1	• 손가락 모음-벌림	안쪽 위팔	없음	• 안쪽 아래팔

허리엉치신경뿌리병증의 임상양상

손상 신경뿌리	운동결함	감각손상	깊은힘줄반사 (감소 또는 소실)	통증
L1~2	• 엉덩관절 굽힘	• 샅고랑 부위 • 앞가쪽넙다리 부위	없음	• 샅굴 부위 • 앞넙다리 부위
L3	• 엉덩관절 모음 • 무릎관절 폄	• 안쪽넙다리 부위	없음	• 앞넙다리 부위 • 무릎 부위
L4	• 엉덩관절 모음 • 무릎관절 폄 • 발목관절 발등굽힘	• 종아리 안쪽	넙다리네갈래근	• 앞넙다리 부위 • 종아리 안쪽

손상 신경뿌리	운동결함	감각손상	깊은힘줄반사 (감소 또는 소실)	통증
L5	• 무릎굽힘 • 발목관절 안쪽번짐 • 발가락 폄	• 종아리 가쪽 • 발등 부위 및 엄지발가락	없음	• 종아리 가쪽 • 발등 부위 • 엄지발가락
S1	• 엉덩관절 폄 • 무릎관절 굽힘 • 발목관절 발바닥 굽힘, 가쪽번짐	• 발목 및 발목 가쪽 • 발바닥 • 4, 5번째 발가락	아킬레스힘줄	• 넙다리 뒤부위 • 종아리 • 발꿈치
S2~4	• 무릎관절 굽힘 • 발가락 굽힘	• 안쪽 볼기 부위 • 회음부 및 항문 부위	없음	• 안쪽 볼기 부위

팔 말초신경 손상과 중재

<table>
<tr><th>손상</th><th colspan="2">임상양상</th></tr>
<tr><td rowspan="3">에르브 마비
Erb's paralysis</td><td colspan="2">• 신경뿌리 C5~6 또는 위줄기 손상
• 출생 시 난산, 어깨와 머리 사이의 견인, 목과 어깨 부위의 외상
• 운동결함: 어깨관절 폄, 모음, 안쪽돌림, 팔꿉관절 폄, 엎침, 손목관절 굽힘
• 감각손상: 가쪽 어깨와 위팔, 아래팔 노쪽, 노쪽 손등
• DTR 감소 또는 소실: 위팔두갈래근, 위팔노근</td></tr>
<tr><th>변형 및 정밀검사</th><th>중재</th></tr>
<tr><td>• 웨이터팁 자세
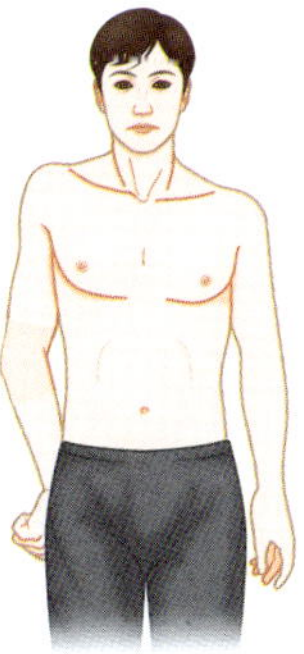</td><td>• 비행기 부목
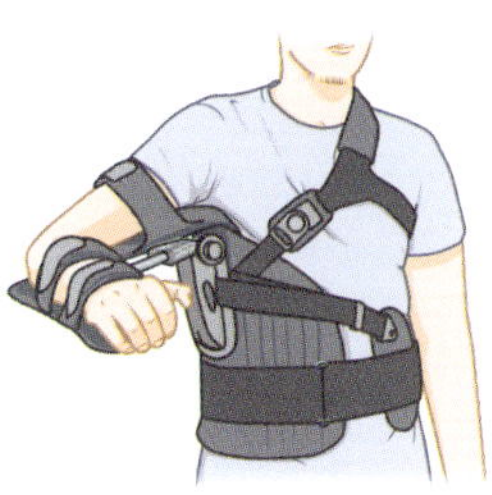</td></tr>
</table>

손상	임상양상	
크룸프케 마비 Klumpke's paralysis	• 신경뿌리 C8~T1 또는 아래줄기 손상 • 출생 시 난산, 몸통과 팔 사이 강한 견인 시 발생 • **운동결함**: 손의 모든 내재근운동, 손목관절과 손가락 굽힘 • **감각손상**: 4~5번째 손가락과 자쪽 아래팔, 안쪽 위팔 • **DTR 감소 또는 소실**: 없음 • **T1 주위 경추교감신경 손상 시**: 호너증후군(축동, 안검하수, 얼굴발한증)	
	변형 및 정밀검사	**중재**
	• 정중신경, 자신경 혼합마비 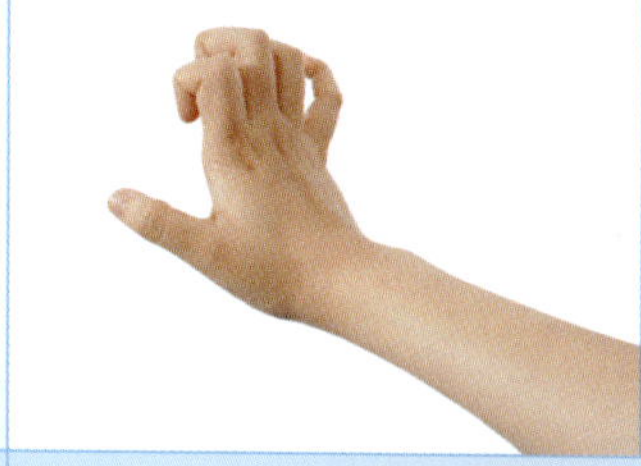	• 맞섬 부목 + 너클벤더 부목 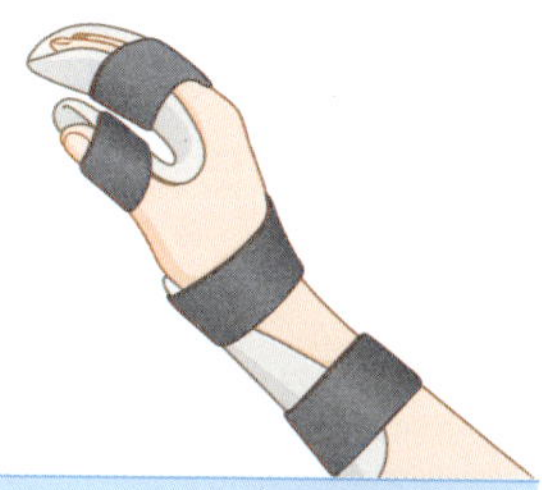

손상	임상양상	
긴가슴신경병증 long thoracic neuropathy	• **운동결함**: 어깨관절 굽힘, 벌림 • **감각손상**: 없음 • **DTR 감소 또는 소실**: 없음	
	변형 및 정밀검사	**중재**
	• 날개어깨뼈(winging scapular) 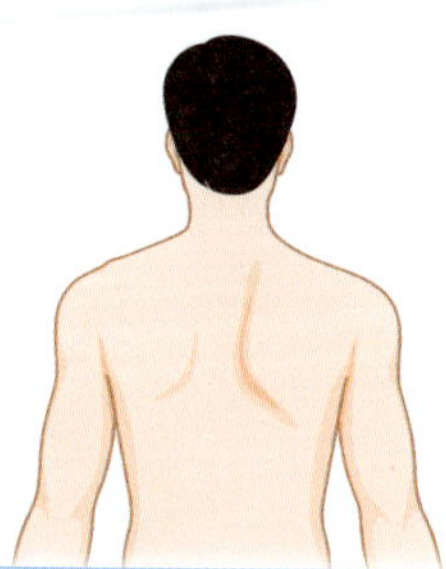	• 어깨뼈 고정 보조기 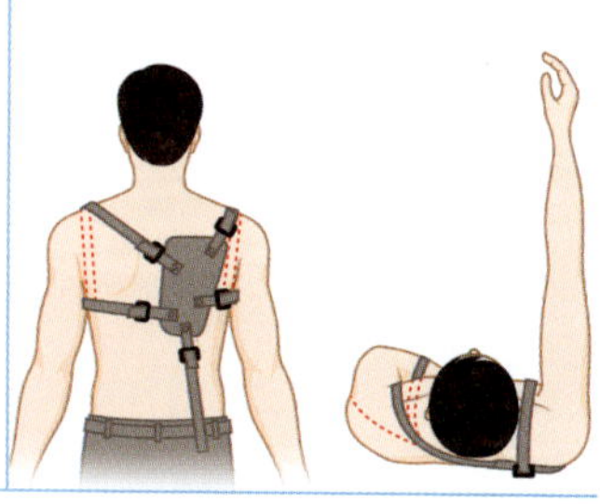

<table>
<tr><th>손상</th><th colspan="2">임상양상</th></tr>
<tr><td rowspan="4">노신경병증
radial neuropathy</td><td colspan="2">• DTR 감소 또는 소실: 위팔노근, 위팔세갈래근
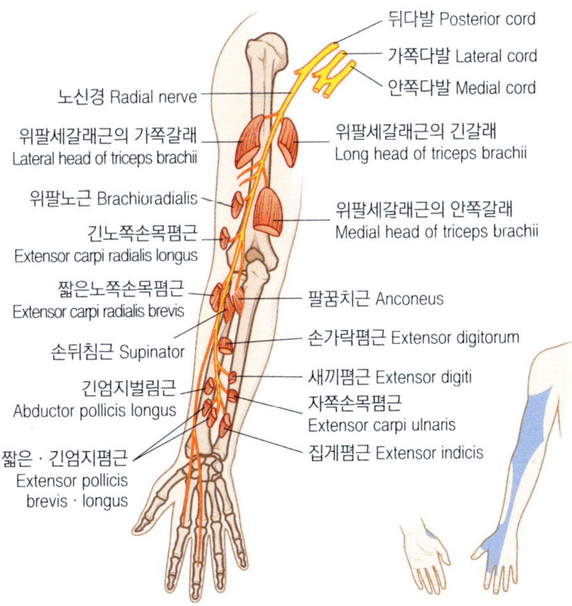
</td></tr>
<tr><th>변형 및 정밀검사</th><th>중재</th></tr>
<tr><td>• 손목 처짐
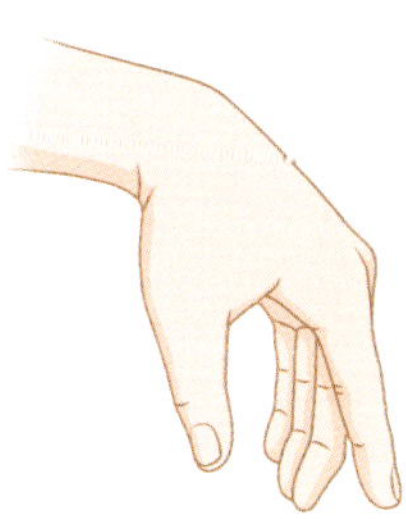</td><td>• 콕업 부목
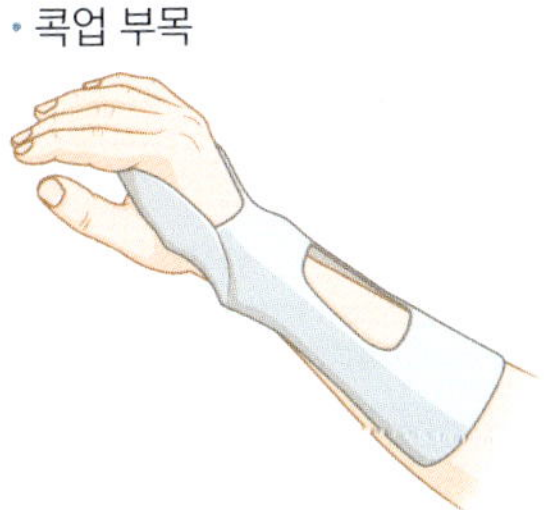
• 신경가동술
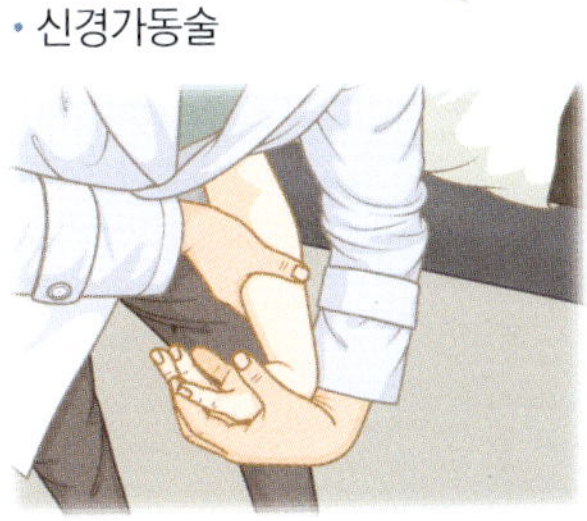</td></tr>
</table>

손상	임상양상
정중신경병증 median neuropathy	• DTR 감소 또는 소실: 없음

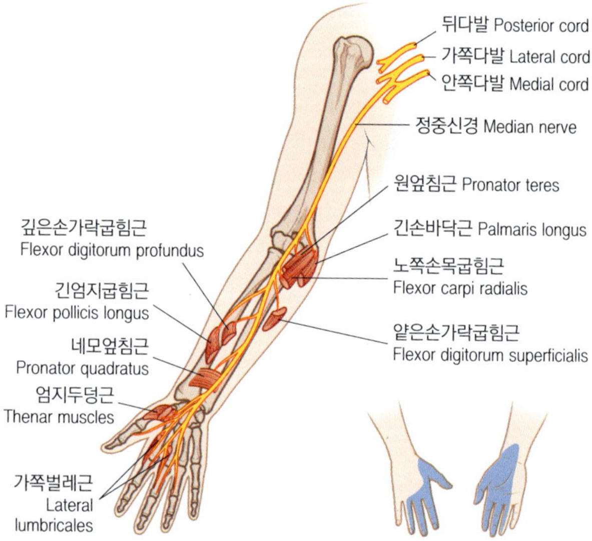

변형 및 정밀검사	중재
• 팔렌 검사	• 맞섬 부목

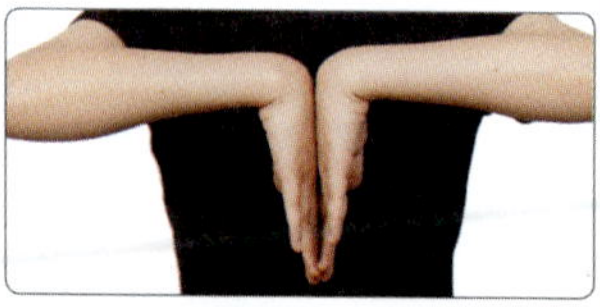

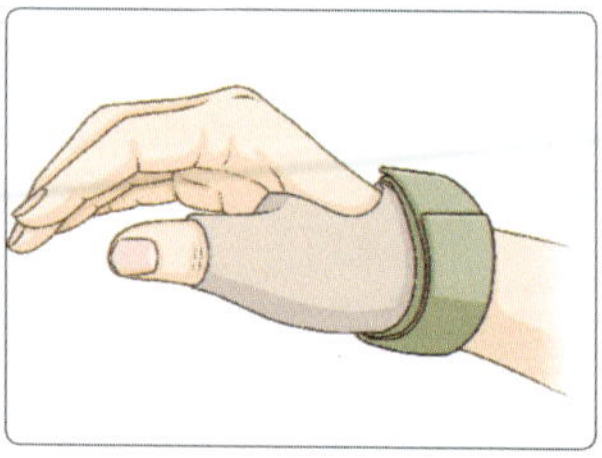

• "O" 자 불가능

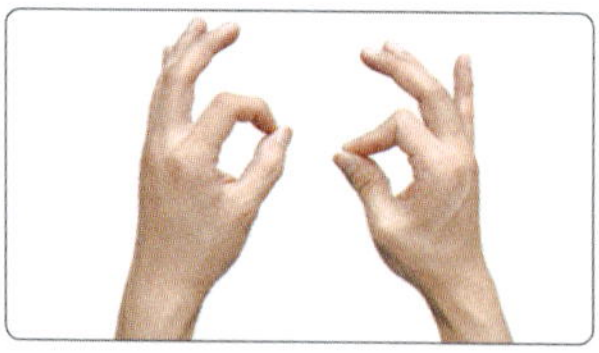

• 신경가동술

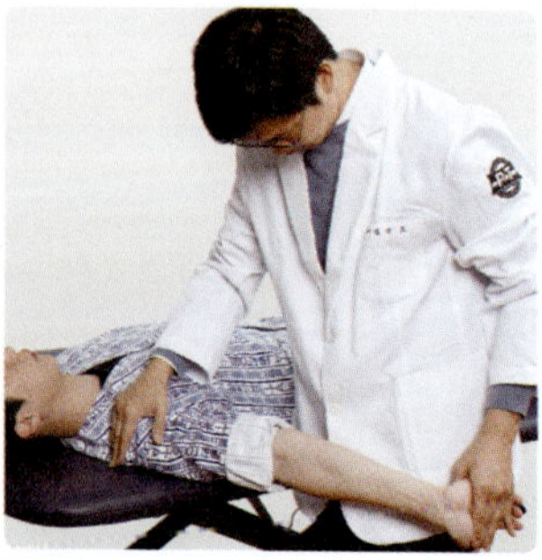

• 원숭이 손

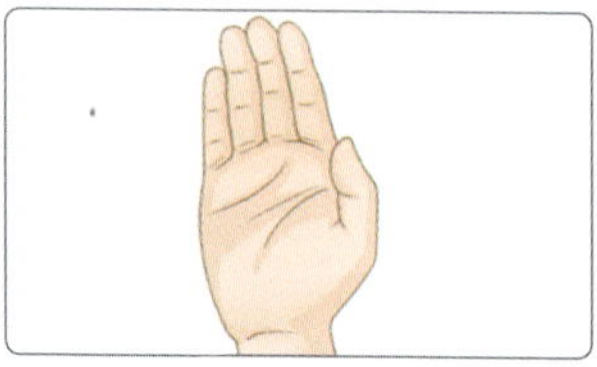

손상	임상양상
자신경병증 ulnar neuropathy	

임상양상

- DTR 감소 또는 소실: 없음

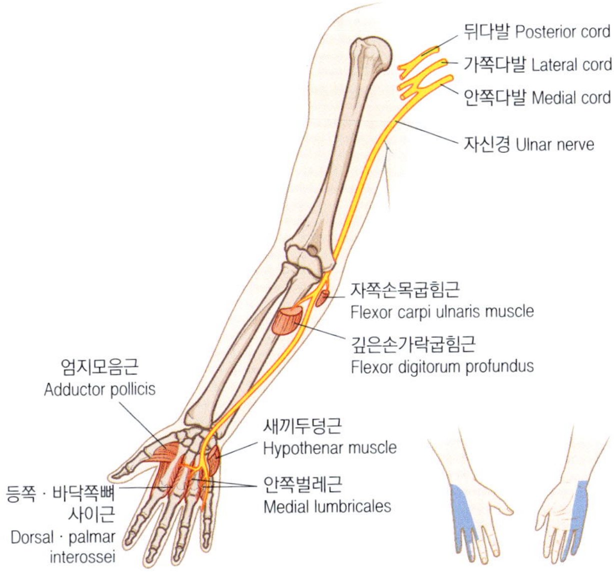

변형 및 정밀검사	중재
• 프로멘트 징후(신문 징후) 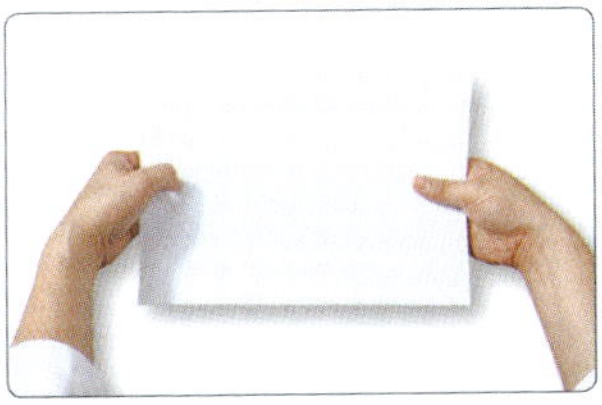 • 갈퀴손 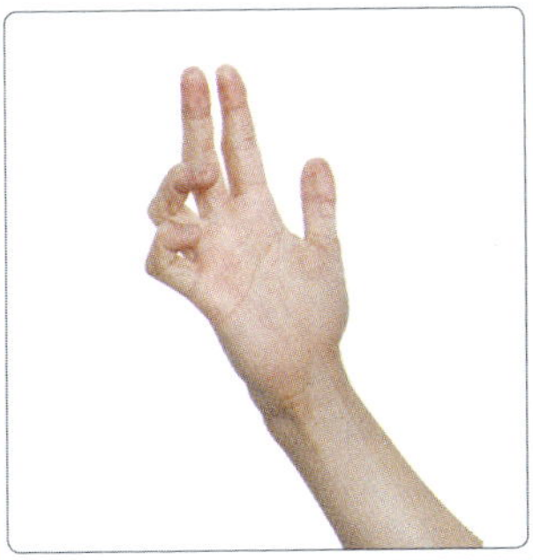	• 너클벤더 부목 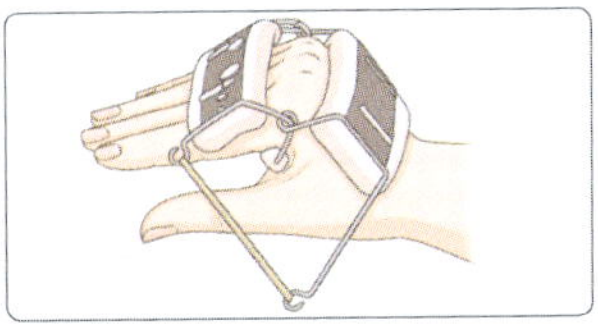 • 노신사 운동 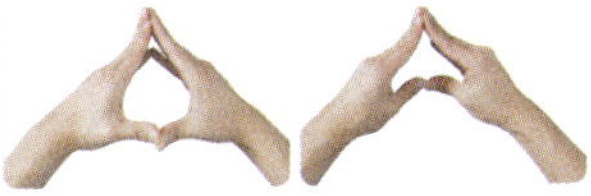 • 신경가동술 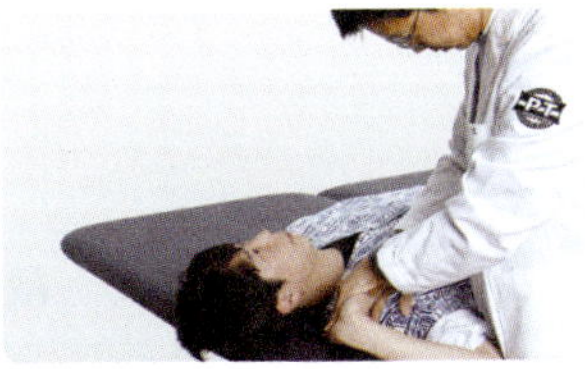

다리 말초신경 손상과 중재

<table>
<tr><th>손상</th><th colspan="2">임상양상</th></tr>
<tr><td rowspan="3">넙다리신경병증
femoral
neuropathy</td><td colspan="2">• 운동결함: 엉덩관절 굽힘, 무릎관절 폄
• 감각손상: 넙다리 앞쪽과 안쪽, 발의 앞쪽과 안쪽
• DTR 감소 또는 소실: 넙다리네갈래근</td></tr>
<tr><th>변형</th><th>중재</th></tr>
<tr><td>• 전반슬
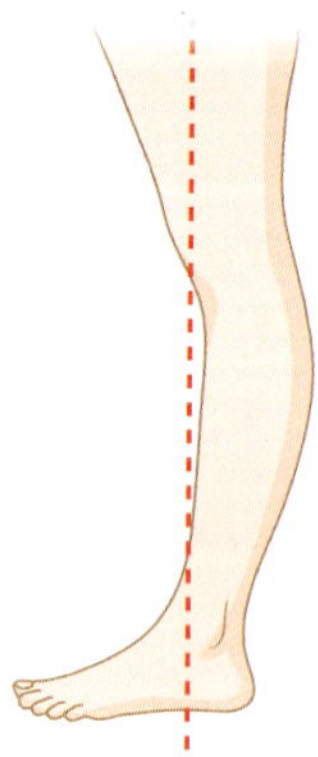</td><td>• 스웨디시 무릎보조기
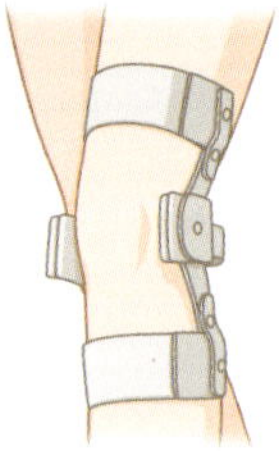
• 신경가동술
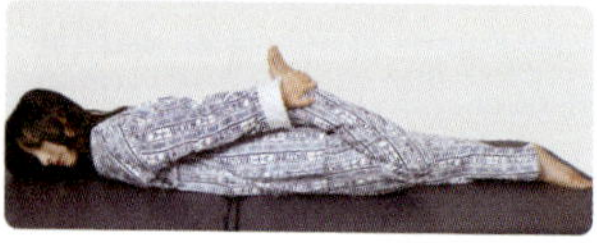</td></tr>
<tr><th>손상</th><th colspan="2">임상양상</th></tr>
<tr><td rowspan="3">궁둥신경병증
sciatic
neuropathy</td><td colspan="2">• 운동결함: 무릎굽힘, 종아리신경병증, 정강신경병증
• 감각손상: 다리바깥쪽 및 발등, 발바닥
• DTR 감소 또는 소실: 아킬레스힘줄반사</td></tr>
<tr><th>변형</th><th>중재</th></tr>
<tr><td>• 발처짐
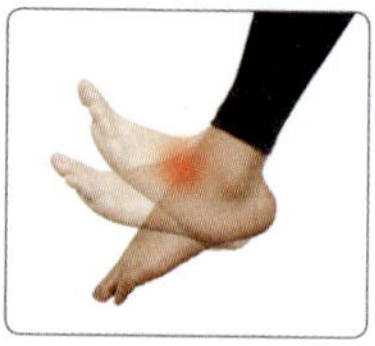
• 발처짐 보행
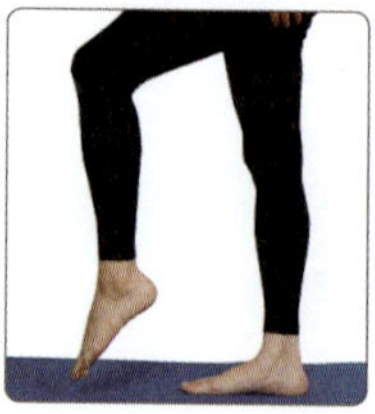</td><td>• 발목발 보조기
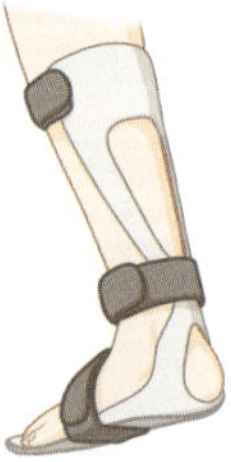
• 궁둥구멍근 뻗침운동
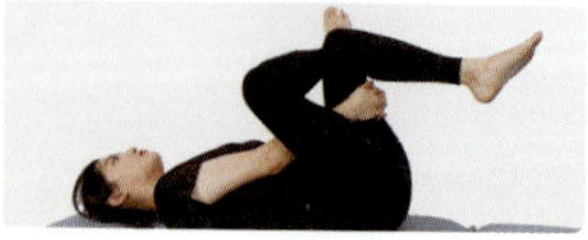</td></tr>
</table>

손상	임상양상
종아리신경병증 peroneal neuropathy	• DTR 감소 또는 소실: 없음

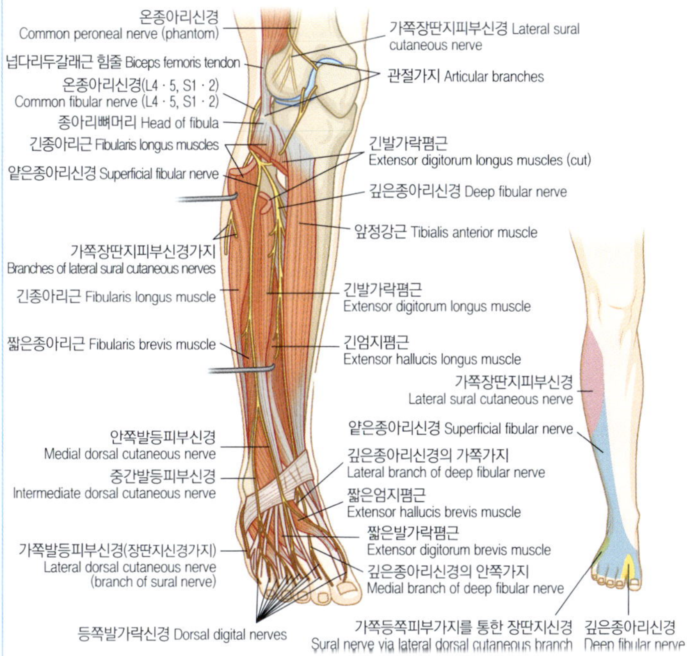

변형	중재
• 발처짐 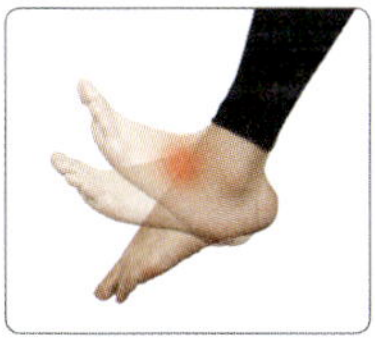	• 발목발 보조기 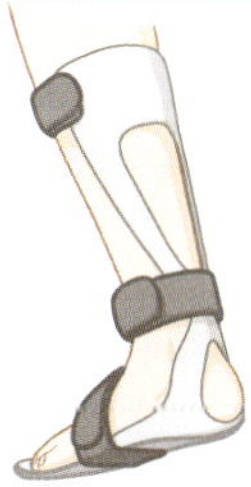
• 발처짐 보행 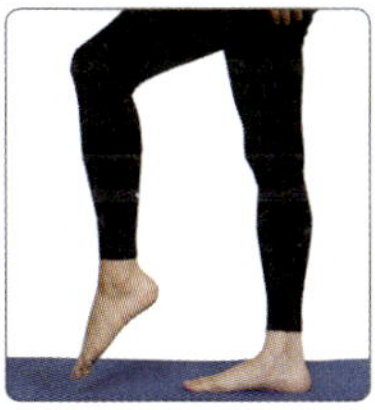	• 장딴지 뻗침 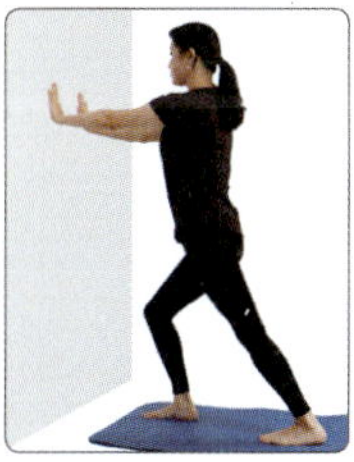

<table>
<tr><th>손상</th><th colspan="2">임상양상</th></tr>
<tr><td rowspan="3">정강신경병증
tibial neuropathy</td><td colspan="2">

• **DTR 감소 또는 소실:** 아킬레스힘줄반사

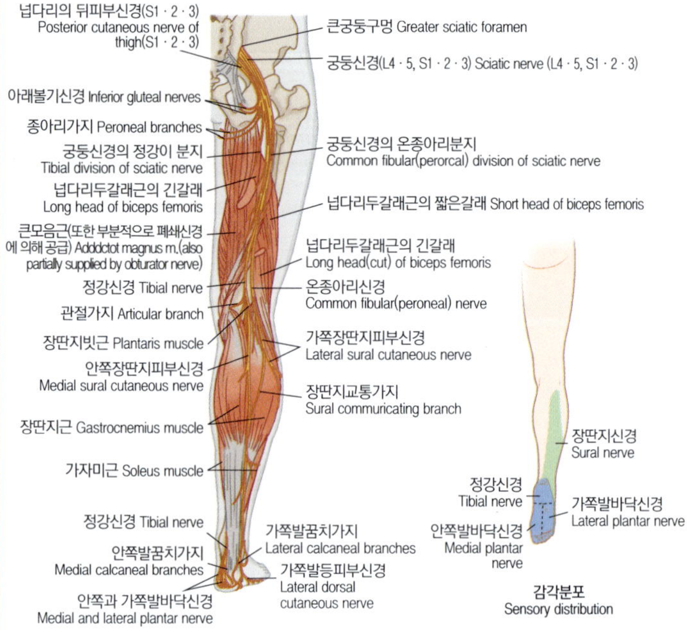

</td></tr>
<tr><th>변형</th><th>중재</th></tr>
<tr><td>

• 발꿈치 발

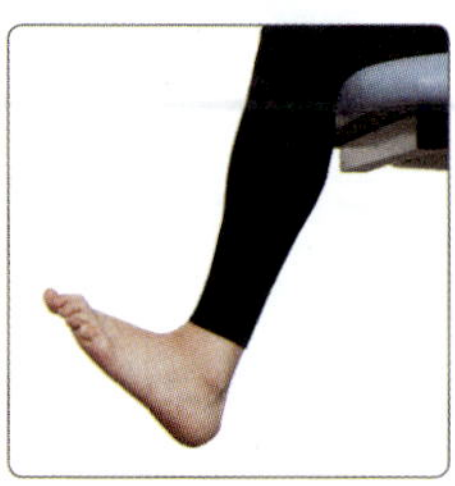

</td><td>

• 90° 앞멈춤 보조기

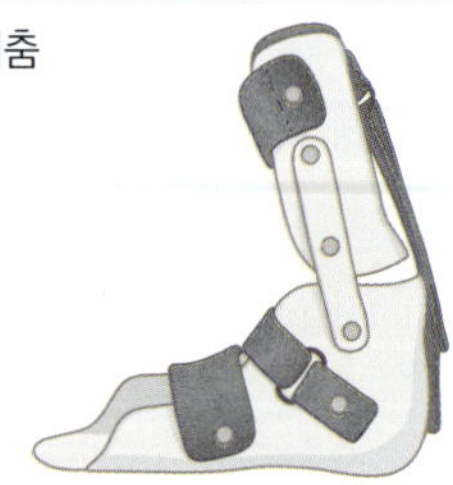

• 정강이 뻗침운동

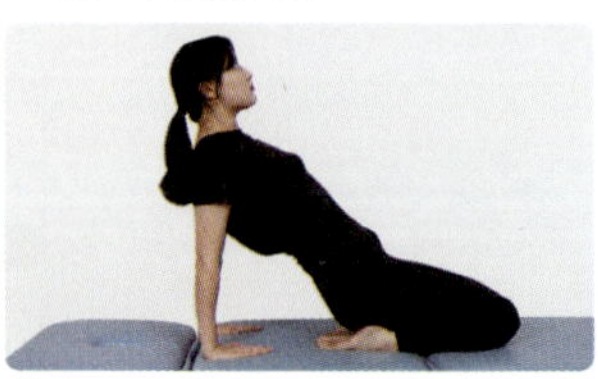

</td></tr>
</table>

얼굴신경 손상과 중재

<table>
<tr><th></th><th>임상양상</th></tr>
<tr><td>얼굴신경
(facial nerve, CN Ⅶ)</td><td>

• **운동신경**: 얼굴근육 담당, 손상 시 표정근마비
• **특수감각**: 혀 앞 2/3 미각, 손상 시 미각마비
• **부교감신경**: 침샘과 눈물샘, 손상 시 안구건조 등
• **일반감각**: 귀 뒤쪽과 바깥귀길, 손상 시 감각마비

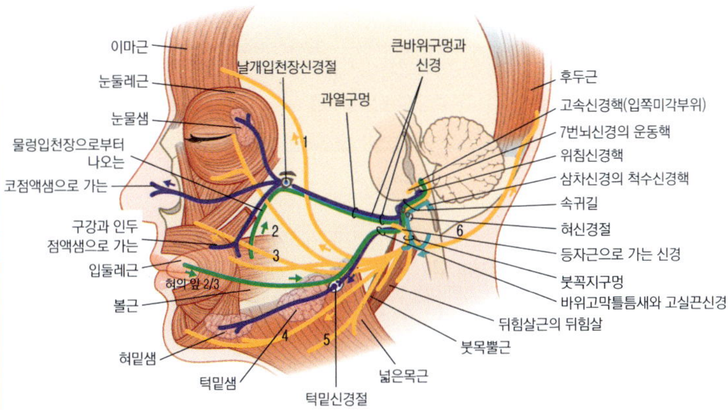

주요 가지
1. 관자신경 2. 광대신경 3. 볼신경
4. 아래턱신경 5. 목신경 6. 큰귀바퀴신경

</td></tr>
<tr><td>얼굴신경 손상과 중재</td><td>

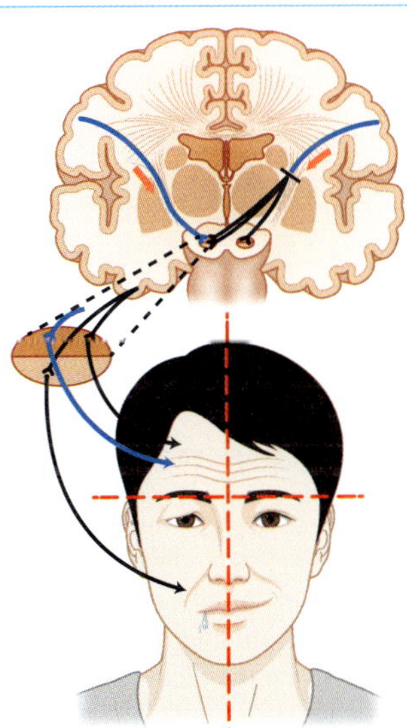

</td></tr>
</table>

얼굴 신경 손상과 중재

임상양상

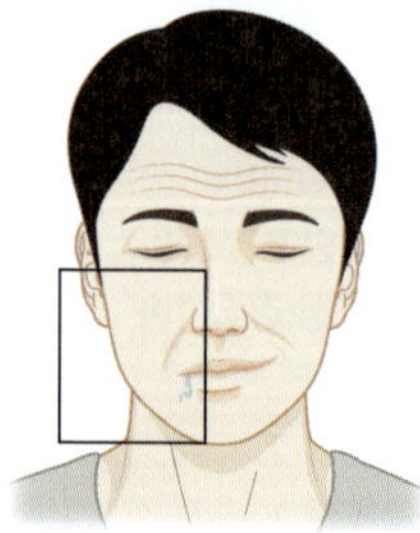

[중추성 얼굴신경마비]

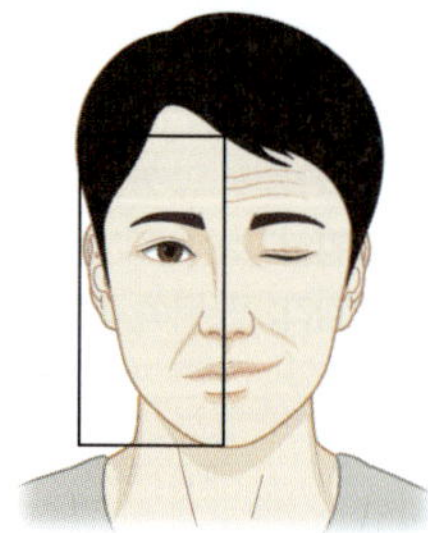

[말초성 얼굴신경마비]

중추성	말초성
• 증상은 반대쪽에 나타남 • 이마에 주름잡기(winking) (O) • 눈 감기(eye closing) (O) • 눈물분비, 침분비, 미각기능 (O) • 코입술고랑 입꼬리 (X), 입술처짐 현상 (O)	• 증상은 같은쪽에 나타남 • 이마에 주름잡기(winking) (X) • 눈 감기(eye closing) (X) • 눈물분비, 침분비, 미각기능 (X), 청각과민 (O) • 코입술고랑 입꼬리 (X), 입술처짐 현상 (O)

검사 및 평가

- **관찰**: 얼굴의 대칭성 및 수의적 수축
- **운동기능**: 얼굴근육 운동을 검사
- 눈물분비 검사(스크리머 검사)

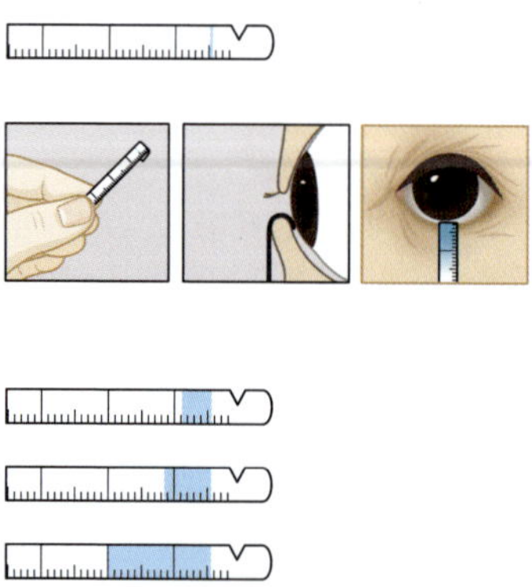

중재

- EST: 운동점에 적용, 단속평류전류(비활성전극 자극치료)

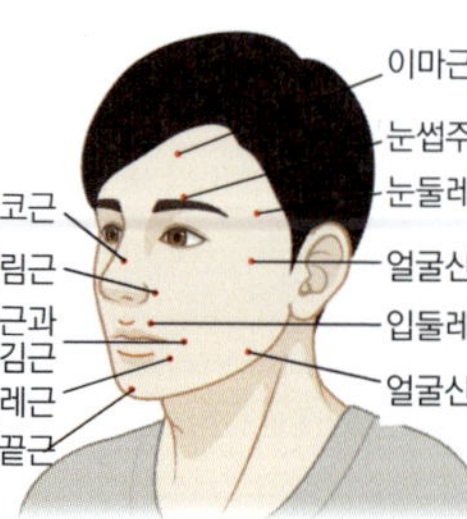

<table>
<tr><th></th><th>검사 및 평가</th><th>중재</th></tr>
<tr><td>얼굴 신경 손상과 중재</td><td>• 미각
• 크보스텍 검사: 손가락으로 귀밑샘 주위 타진(양성: 타진통 또는 반사적 수축)</td><td>• 마사지
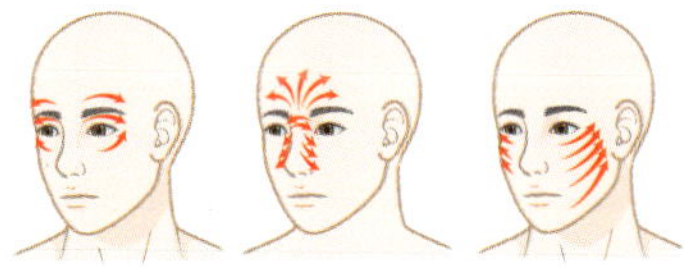
• 재훈련법
▸ 모음발음 연습
▸ 얼굴 모으기 · 펴기
▸ 촛불 끄기
▸ 휘파람 불기
▸ 풍선 불기
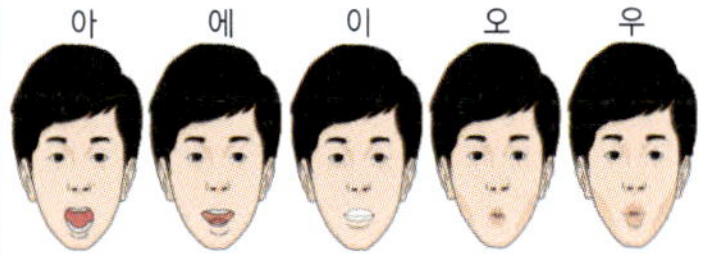

• 운동치료
▸ 개별 근육 훈련</td></tr>
</table>

7. 다발성경화증(Multiple sclerosis; MS)

	설명
정의	• 중추신경계의 만성, 염증성, 말이집탈락 질환 • 염증, 선택적 말이집탈락, 신경아교증(gliosis)의 특징을 가지는 자가면역질환 • **1868년 Dr. Jean Charcot**: 마비와 샤르코트 3 증후군(활동떨림, 분절 언어, 눈떨림)
발생 빈도	• 북유럽 국가에서 호발(백인 거주 지역) • 백인 > 동양인과 흑인 • **우리나라**: 최근 5년간 발병률은 2천 명 수준, 약간의 증가 추세 • 남성보다는 여성에게서 호발, 20~50세 사이에 주로 발생

	설명
원인	• 유전적 요인 ▸ 유전적 요인에 의해 발병 감수성이 높아짐 ▸ 인터페론 감마라는 단백질을 발현시키는 유전자가 다발성경화증에 영향 • 바이러스 요인 ▸ 신경말이집에 염증을 유발시키는 바이러스의 침범 • 환경적 요인 ▸ 유해 작업 환경, 정신적 스트레스, 쇼크나 고열 동반 질환
조직학적 변화	• 뇌척수액의 면역글로불린 증가(90%에서 올리고클로날 띠 발견) • **생검 진단**: 딱딱해진 반흔(경화증, sclerosis) • 시각신경로, 뇌실 주변 백색질, 척수(곁질척수로, 뒤섬유기둥백색질), 소뇌다리

다발성경화증의 분류

분류	설명
재발-완화형 (relapsing-remitting MS, RRMS)	• 가장 흔함(약 85%) • 증상이 나타났다 완화를 반복 → 재발 시 증상 악화
2차-진행형 (secondary-progressive MS, SPMS)	• 재발-완화형으로 시작되지만 점차로 SPMS로 바뀜 • 재발되는 시기, 증상이 완화되는 시기, 안정되는 시기가 나타남 → 신경기능이 점차적 상실
원발성-진행형 (primary-progressive MS, PPMS)	• 전체 다발성경화증 환자의 약 15% • 증상의 발현과 발달과정이 매우 느림
진행성-재발형(급성형, progressive-relapsing MS, PRMS)	• 5~10% 정도 • 갑작스런 증상의 발현 이후 부분적 회복 또는 완전에 가까운 회복 • 재발기와 재발기 사이에도 병변이 진행

다발성경화증의 임상양상

임상양상	설명
초기 증상	약간의 시각장애(겹보임), 이상감각(무감각 진행), 약화, 피로

<table>
<tr><th colspan="2">임상양상</th><th>설명</th></tr>
<tr><td rowspan="8">진행
증상</td><td>감각</td><td>• 단독 감각의 완전상실은 드묾
• 변화된 감각: 이상감각(paresthesia; 바늘에 찔리는 듯한 느낌), 무감각(얼굴, 몸, 지절)
• 위치감각과 진동감각의 손상</td></tr>
<tr><td>통증</td><td>• 80%에서 통증 호소, 거의 50%가 만성통증 경험
• 삼차신경통: 얼굴, 뺨, 턱에 분포된 삼차신경의 감각 탈수초화
• 발작성 지절통증: 일반적으로 다리에 비정상적 화끈거림, 불쾌감이 나타남, 다발성경화증에서 흔한 형태이고, 운동 후와 밤에 많이 나타남
• 두통: 일반인들보다 다발성경화증 환자에서 더 높은 빈도로 발생. 만성 신경병증성 통증은 감각성 척수시상로 또는 감각신경뿌리의 탈수초화에 의해 발생</td></tr>
<tr><td>시각</td><td>• 80% 발현(진단의 지표)
• 시신경핵이나 눈 운동신경 침범
▸ 침침함, 겹보임(복시, diplopia) – CN3, 4, 6, 일시적 실명, 암점 생성
▸ 시야상실(loss of sight), 시야결손(field defect)
▸ 실명은 드묾
▸ 후기: 눈떨림(nystagmus)</td></tr>
<tr><td>운동</td><td>• 약화
▸ UMN 손상으로 느리고, 뻣뻣하고, 약화된 움직임이 나타남
▸ 운동신경세포의 동원과 조절 능력이 감소
▸ 근육 강도, 힘, 지구력 감소, 협력적 움직임 손상
▸ 소뇌손상(실조)
• 강직
▸ 75%에서 발생
▸ 자발적 움직임 손상, 깊은힘줄반사 항진, 클로누스(+), 관절운동범위 감소
▸ 피로 증가, 기능적 운동 손상, 일상생활활동 손상
▸ 통증, 구축, 비정상적 자세, 피부 청결의 유지 문제를 일으킴</td></tr>
<tr><td>피로</td><td>• 75~95%에서 나타남
• 신체적 기능의 방해(79%)와 전체적 역할 행동에 방해(67%)를 초래</td></tr>
<tr><td>협응과
균형</td><td>• 소뇌와 소뇌신경로의 탈수초화 병변: 소뇌증상 발현(실조, 활동떨림, 근긴장저하증, 몸통 약화), 협응불능 움직임(거리조절 이상, 협응불능, 상반운동반복장애)이 나타남
• 앉아 있거나 서 있는 동안 중력에 대항해 몸과 다리를 지지하려 할 때 자세성 떨림(흔들림, 앞뒤 진동 움직임)이 나타남</td></tr>
<tr><td>보행과
이동</td><td>• 강직성 보행(spastic gait): 가위보행
• 반신마비 보행(hemiplegic gait): 휘돌림 보행
• 실조 보행(ataxic gait): 갈짓자 보행, 취한 보행, 넓은 바닥면 보행</td></tr>
</table>

임상양상		설명
진행 증상	언어와 삼킴	• 조음장애(dysarthria) • 삼킴곤란(dysphagia) • 분절언어(scanning speech)
	인지와 행동장애	• 인지장애 60% • 우울증 25~55% • 후기에는 행동장애 10%: 비정상적 또는 과장된 행복감을 느끼는 다행증(euphoria)
	소변 대변	• 일시적 조절 기능 상실 • 일부 환자는 완전한 요실금
	성	• 남성(91%), 여성(72%) 성 기능 손상

다발성경화증의 검사 및 평가

검사 및 평가	설명
인지	• K-MMSE
감성과 심리적 기능	• 벡우울척도(Beck depression inventory)
감각	• 얕은감각 • 깊은감각 • 겉질복합감각
반사검사	• DTR
운동기능 검사	• 관절운동범위 검사 • 근력검사 • 근긴장도 검사
뇌신경	• 시각, 안구운동 등
피로	• 피로의 주기, 기간, 정도
균형	• 버그균형 척도
보행	• 10m 보행검사

검사 및 평가	설명
질병 특이성	• 특정 질병의 현재 특성을 검사하기 위해 고안된 검사(질병 변화에 대한 반응성과 민감도가 높음) ▸ 종합장애상태 척도(expanded disability status scale; EDSS): 피라미드, 소뇌, 대뇌, 감각, 소변과 대변, 시각, 정신, 다른 기능 등 8개의 기능체계 증상을 점수화하여 등급을 매겨 적용 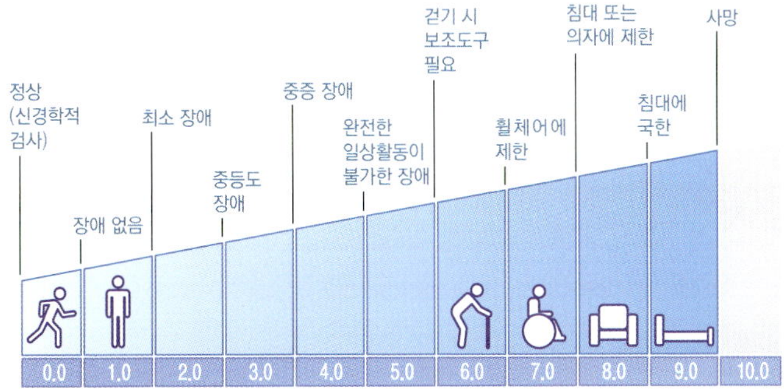

다발성경화증의 중재

손상	중재
감각결손과 피부관리	• **고유수용성 감각 손상**: 시각, 구두지시 및 바이오피드백을 이용한 감각자극 운동 • **욕창 예방 교육**: 피부건조 및 청결 유지, 고단백질과 물 섭취, 체위변경 등
통증 관리	• **만성적으로 약화된 근육에 기인한 근골격계 좌상**: 뻗침운동, 마사지, 초음파 치료, 자세 재훈련
약화와 피로	• 약화된 정도에 따라 운동프로그램 적용 ▸ 적은 양의 에너지 소모를 통해 목표를 성취하도록(아침시간에, 충분한 휴식 제공, 규칙적 운동 적용) ▸ 최대하운동강도 ▸ 복합에르고미터 이용(최대 유산소요구량 증가, 심혈관기능 향상) ▸ 근력과 지구력 향상: 기능적 훈련(닫힌사슬운동 등) • 피로를 줄이는 훈련 ▸ 유산소 훈련, 에너지 효율전략 사용

손상	중재
강직	• 냉치료, 전기치료, 수치료, 진동 및 압박 자극, 뻗침운동
실조	• 자세안정(율동적 안정성, 접근), 관절 움직임의 정확도, 기능적 보행(균형 훈련 – 모래주머니, 보행기 이용) • 프렌켈 운동
보행	• 정상 자세긴장도를 유지하면서 올바른 보행훈련 • 보조장비 사용하여 훈련

8. 치매(Dementia)

	설명
정의	• 뇌의 만성 또는 진행성 질병에 의해 발생하는 증후군으로 기억력, 사고력, 이해력, 계산력, 학습능력, 언어 및 판단력을 포함한 고도의 대뇌겉질 기능의 다발성 장애(WHO) • 인간이 가진 여러 인지기능인 기억력, 주의력, 언어기능, 시공간 능력과 판단력을 포함한 이마엽 집행기능 등에 장애가 발생하여 일상생활이나 사회생활을 하는데 어려움을 초래하는 상태 • 정신이 나감(out of mind) • 21세기 3대 질환 중 하나
발생 빈도	• 65세 이상 10%, 85세 이상 50% 발생 • 알츠하이머 치매 69%, 혈관성 치매 21%, 레비소체 및 파킨슨 치매 4%, 기타 혼합성 치매 6% • 고령자일수록, 남성 < 여성, 고학력자 < 저학력자, 우리나라 > 서양, 일본, 중국
원인	• 알츠하이머 치매 ▸ 원인미상의 신경퇴행성 질환, 60~70% 차지 ▸ 아밀로이드 반, 신경섬유 매듭이 신경조직 안팎에 축적되어 발병 • 혈관성 치매 ▸ 뇌의 혈액순환 장애, 20~30% 차지 ▸ 비만, 고혈압, 당뇨, 심장질환, 흡연, 뇌졸중 과거력
분류	• **알츠하이머 치매(= 원발성 퇴행성 치매, 비혈관성 치매)** ▸ 노인에게 발생하는 대표적인 치매 ▸ **증상**: 매우 서서히 발병, 점진적 악화가 진행, 60~70% 차지 ▸ **원인**: 여성 > 남성(2배), 나이, 학력, 가족력, 심한 머리손상 및 반복적 머리손상, 아포지질단백질 유전자형에서 4형의 대립유전자 있을 경우 ▸ **검사**: 뇌 위축, 노인반(베타아밀로이드 단백질 침착), 신경섬유다발(타우단백질 엉김)

	설명

분류

- ▸ **단계**: 기억력 저하 시작(단기기억) → 점차적 옛날 기억 저하 → 인지기능 저하, 정신행동 증상 → 일상생활기능 상실
- ▸ **약물**: 아세틸콜린 분해효소 억제제, NMDA 수용체 길항제

- **뇌혈관성 치매**
  - ▸ **정의**: 뇌의 혈액공급 문제로 발생, 전체의 20~30%
  - ▸ **원인**: 허혈성, 출혈성 뇌혈관 장애, 고혈압, 당뇨, 고지혈증, 흡연, 과음 등
  - ▸ **증상**: 다양한 증상과 진행, 주의력 저하, 자기조절 능력 저하, 계획력 저하, 뇌졸중 증상 동반, 한 번 이상 뇌졸중 경험, 계단식 진행
  - ▸ 약물치료: 알츠하이머 치매 약 사용
- **레비소체(루이소체) 치매**
  - ▸ 파킨슨병 증상 동반, 치매 > 파킨슨병(레비소체 치매), 치매 < 파킨슨병(파킨슨병 치매)
  - ▸ 이상 단백 덩어리 관찰(레비소체), 70대에 많이 발병, 전체 치매 10~25%
  - ▸ **증상**: 손 떨림, 행동 느려짐, 뻣뻣한 움직임, 종종걸음, 환시, 자율신경계 장애
  - ▸ 약물치료: 알츠하이머 치매 약 + 파킨슨 약
- **이마관자엽 치매**
  - ▸ 이마엽과 관자엽의 앞쪽에서 진행되는 치매
  - ▸ 50대에 많이 발생, 5~10% 차지
  - ▸ **원인**: 불명, 뇌 앞쪽이 전체적 위축
  - ▸ **증상**: 초기(언어, 절제, 판단, 사고기능 저하로 무례한 행동, 충동조절 어려움, 부적절한 기분 변화, 성격이 변함, 말하는데 적절한 단어를 찾지 못하고 이해하지 못함), 진행(기억력 저하)
  - ▸ 약물치료: 알츠하이머 치매 약, 항우울제 등

요약

- 알츠하이머 치매와 혈관성 치매 비교

특성	알츠하이머 치매	혈관성 치매
발병시기	천천히 진행	갑자기
성별	여성에게 흔함	남성에게 흔함
경과	점진적	단계적: 진행/중단 반복
자각증상	없음	두통, 현훈, 졸도, 경련, 착란 등 호소
인지장애	전반적	부분적
신경증상	초기에는 나타나지 않으나 말기에는 심함	초기부터 반신마비, 파킨슨증후군, 보행장애 등이 나타남
전신질환	특이한 것은 없음	뇌졸중, 심장, 콩팥, 망막질환
수정된 하친스키 허혈점수 (modified Hachinski ischemic score)	4점 이하	7점 이상

	설명
요약	• 알츠하이머 치매 진행 과정

항목	초기(1~3년)	중기(4~6년)	후기(7~12년)
기억력	새로운 지식획득 어려움 과거 기억은 거의 정상	과거 기억도 어려움	단편적 사실만 기억 전혀 기억 못함
시공간 능력	전후 좌우 혼동 복잡한 도형모사 곤란 시각 지남력 저하	간단한 도형모사 곤란 장소 지남력 저하	사람 지남력 저하
언어능력	이름대기 어려움	이해력 저하	유창성 저하
성격	가끔씩 신경질	무관심 증가, 유아적 반응	
정신과적 증상	의심증	망상, 환각, 초조	
운동능력	정상	I-ADL 제한	강직, 보행장애 B-ADL 제한
뇌파	정상	이상	이상
CT/MRI	경미한 위축 소견	위축 소견 진행 뇌실 확장	
PET/SPECT	부분적 뇌혈류 저하	전반적 뇌혈류 저하	

치매의 검사 및 평가

검사	설명
간이 정신상태 검사(K-MMSE)	신뢰도와 타당도가 높아 우리나라에서 가장 널리 사용
한국판 확장판 임상치매평가척도 (expanded clinical dementia rating)	알츠하이머 치매 환자의 전반적인 인지 사회적 기능 정도 평가(치매선별 아님)
한국판 전반적 퇴화 척도 (global deterioration scale)	퇴행성 치매 평가도구(혈관치매 X, 이마엽 치매 X)
하세가와 치매척도 (Hasegawa dementia scale, HDS)	교육 수준과 연령의 영향을 적게 받음(문맹에게 적용 가능함)
7분 치매선별검사 (7-minute screen test)	연령, 성별, 교육수준에 영향 없음(비전문가도 쉽게 사용 가능한 장점)

검사	설명
한국형 몬트리올 인지검사 (Montreal cognitive assessment)	MMSE 검사의 정상 소견을 보이는 경도 인지장애 검진을 위해 개발
하친스키 허혈점수 (Hachinski ischemic score)	혈관성 치매의 진단을 위해 개발 혈관성 치매와 알츠하이머 치매를 감별하기 위해 사용

치매의 임상양상과 중재

	임상양상	중재
단계별	• **초기 단계**: 약간의 주변 도움 필요 ▸ 가족이나 동료들이 어르신의 문제를 인식하기 시작 ▸ 아직은 혼자서 지낼 수 있는 수준	• 대근육 운동(균형증진), 소근육 운동(기능훈련), 자기관리(위생) • 일상생활 참여 유도, 부분적으로 제한된 신체활동에 도움 • **신체활동훈련**: 자발적 참여 유도
단계별	• **중기 단계**: 경도에서 중등도 정도의 도움 필요 ▸ 치매임을 쉽게 알 수 있는 단계 ▸ 어느 정도의 도움 없이는 혼자 지낼 수 없는 수준	• 개인위생과 배설에 대한 독립성이 중요한 단계 • 사소한 활동에서도 스스로 할 수 있도록 격려 • **치료**: 일상생활 훈련, 능동운동과 능동보조운동
단계별	• **말기 단계**: 거의 전적으로 주변의 도움에 의존 ▸ 인지 기능 현저히 저하 ▸ 정신행동 증상과 신경학적 증상 및 신체적 합병증(실금, 욕창, 요로감염, 낙상, 폐렴) 동반 ▸ 독립적인 생활이 불가능한 수준 ▸ Klurer-Bucy 증후군(식품이 아닌 것을 먹기- 이식증)	• 관절 움직임 감소, 일상생활활동 제한 • **치료**: ROM 유지, 변형 예방을 위한 수동 관절운동범위 운동, 수축성 조직의 뻗침운동
	인지기능 장애	• **현실인식훈련**: 체계적 정보를 제공하여 현재 자신과 주변 환경에 대한 기본적인 사실을 다시 인식하게 하는 훈련 • **인지훈련**: 그림 그리기, 찰흙 공예, 모자이크, 종이접기, 그림 숫자 맞추기 • **회상훈련**: 기억력 유지, 타인과 유대감 형성, 책, 사진, 동영상 자료 사용 • **인지자극치료**: 광범위한 활동 및 토의 • **음악활동**: 즉흥 연주, 공연, 창작활동, 감상 등

• 치매예방수칙

3권	3금	3행
운동 **일주일에 3번 이상 걸으세요.** 일상에서 걷기 운동을 꾸준히 하세요. 5층 이하는 계단을 이용하고, 버스 한 정거장 정도는 걸어가도 좋아요.	**절주** **술은 한 번에 3잔보다 적게 마시세요.** 술은 한 번에 마실 때 3잔보다 적게 마시고, 다른 사람에게 권하지도 마세요.	**건강검진** **혈압, 혈당, 콜레스테롤 3가지를 정기적으로 체크하세요.** 고혈압, 비만, 당뇨병을 예방하기 위해 혈압, 혈당, 콜레스테롤을 체크하세요.
식사 **생선과 채소를 골고루 챙겨드세요.** 식사를 거르지 말고, 생선과 채소를 골고루 챙겨드세요. 기름진 음식은 피하고 싱겁게 드세요.	**금연** **담배는 피우지 마세요.** 흡연은 시작하지 말고, 지금 담배를 피우고 있다면 당장 끊는 것이 좋아요.	**소통** **가족, 친구와 자주 연락하고 만나세요.** 가족, 친구와 자주 연락해서 만나고, 단체 활동과 여가생활을 하세요.
독서 **부지런히 읽고 쓰세요.** 틈날 때마다 책이나 신문을 읽고, 글쓰기를 하세요.	**뇌손상 예방** **머리를 다치지 않도록 조심하세요.** 운동할 때 보호장구를 반드시 착용하고, 머리를 부딪쳤을 때에는 바로 검사를 받으세요.	**치매 조기발견** **매년 보건소에서 치매 조기검진을 받으세요.** 보건소에 가서 치매 조기검진을 받고, 치매 초기 증상을 알아두세요.

• 치매의 치료 원칙

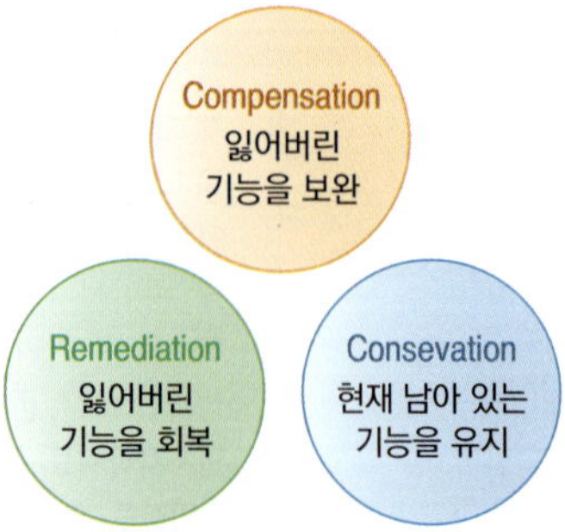
Compensation
잃어버린 기능을 보완
Remediation
잃어버린 기능을 회복
Consevation
현재 남아 있는 기능을 유지

9. 척수매독(Tabes dorsalis)

	설명
정의	• 매독균이라는 세균에 의해 발생하는 성병으로 3기 매독에 해당하는 신경매독 • 매독 감염 후 10~30년 이후 나타남 • 1858년 Guillame Duchenne이 진행성 보행실조로 처음 기술 • 위치감각 정보를 뇌로 전달하는 기능을 담당하는 뒤섬유기둥의 신경섬유 말이집 탈락과 위축의 형태(tabes 붕괴 + dorsalis 뒤쪽) • **3가지 특징**: 보행실조, 전격통증(lightning pain), 요실금
발생 빈도	• 남성 : 여성 = 4 : 1 • 중년기 35~50세 사이에 발현율이 높음 • 20세기 초 광범위하게 펴졌으나 항생제 치료로 발생률 현저히 감소 • 2001년 2.2명/10만 명(미국 질병통제예방센터) • 치료되지 않은 환자의 7%가 신경매독 → 5%가 척수매독
원인	• 매독균에 의한 성병, 10년 이후 신경학적 장애 발생: 신경매독(neurosyphilis) • **척수조직 손상**: 척수매독(tabes dorsalis)
임상 양상	1. 실조 전 단계 • **감각 증상**: 쏘는 듯한 통증(shooting), 전격통증 • **눈 증상** ▸ 아가일-로버트슨 동공: 척수로나 뇌매독 등에서 나타나는 현상. 일정 거리의 어떤 점을 주시할 때 폭주반사가 존재하나 동공반사 소실, 동공 작고 불규칙, 양쪽 동공 크기 다름 ▸ 복시(이중시, diplopia), 눈꺼풀처짐증(안검하수, ptosis), 축동(동공수축, miosis) ▸ 실명(blindness), 사시(squint) 2. 실조 단계 • **롬버그 징후**: 어두운 곳 걷기 어려움, 눈을 감으면 동요가 심함 • **실조 보행**: 시각 보상, 몸을 앞으로 구부리고, 무릎 폄, 발 내딛을 때 다양한 거리와 높이, 불규칙하게 공중을 휘젓고, 뒤꿈치 닿기 시 소리 남, 넓은 바닥면 보행 • **감각장애**: 일자보행(tandem gait) 시 양모(wool) 위를 걷는 것 같은 감각, 특히 발과 다리에 침범이 심함 • 영양성 변화(trophic change) ▸ 피부, 손톱, 뼈, 관절[발의 관통성 궤양, 손톱 두꺼워짐, 샤르코 관절(Charcot's joint)] • 장기발작(visceral crisis) ▸ 조임근 조절장애, 위장발작, 호흡곤란을 동반한 후두경련, 곧창자와 방광경련

	설명
임상 양상	3. 마비 단계 • 보행이 어렵고 침상생활 • **이차적 합병증**: 장폐색, 폐렴, 콩팥 질환, 방광염, 욕창, 감염(혈관, 방광, 심장)에 의한 사망

척수매독 검사 및 평가

검사 및 평가	설명
피부검사	• 욕창, 샤르코 관절
뇌신경검사	• 시각신경, 눈돌림신경 등
감각검사	• 촉각검사 • 통각검사 • 고유수용성 감각 검사
반사검사	• DTR 검사
운동기능검사	• 관절운동범위 검사 • 근력 검사 • 근긴장도 검사
협조검사	• 손가락 코 검사, 손가락 맞대기 검사, 발꿈치 정강이 검사
균형검사	• 롬버그 검사 • 버그균형 척도
보행검사	• 10m 보행검사

척수매독 중재

	설명
프렌켈 운동	• 눈으로 보지 않고서는 팔·다리의 위치를 말할 수 없는 환자의 치료를 위해 만들어짐 • 원칙 ▸ 환자의 집중, 정확한 운동, 반복의 세 가지 요소가 중요 ▸ 하루에 2번 30분씩 실시 ▸ 모든 운동은 천천히 그리고 리듬감 있게 시행

	설명
프렌켈 운동	▸ 운동 순서는 침범되지 않은 팔다리부터 시작하여 침범이 가벼운 팔다리 그리고 침범이 심한 팔다리의 순서로 실시 ▸ 간단한 운동부터 시작하여 점차적으로 복잡하게 구성 ▸ 처음에는 빠른 속도에서 실시하고 좀 더 진전되면 느리게 시행 ▸ 처음에는 눈을 뜬 상태에서 실시하고 나중에는 눈을 감은 상태에서 실시 ▸ 지시는 간단명료하게 하고 각 운동은 물리치료사 또는 환자가 숫자를 세게 하여 각 운동 세트를 환자가 완전 습득하도록 함 ▸ 운동 형태는 전 범위에서 먼저 실시하고 점차적으로 작은 범위로 진행 ▸ 치료의 주목적이 관절과 근육의 감각훈련이기에 운동의 과정에서 피로를 느낄만한 강한 근력을 요구하는 운동은 포함하지 않음 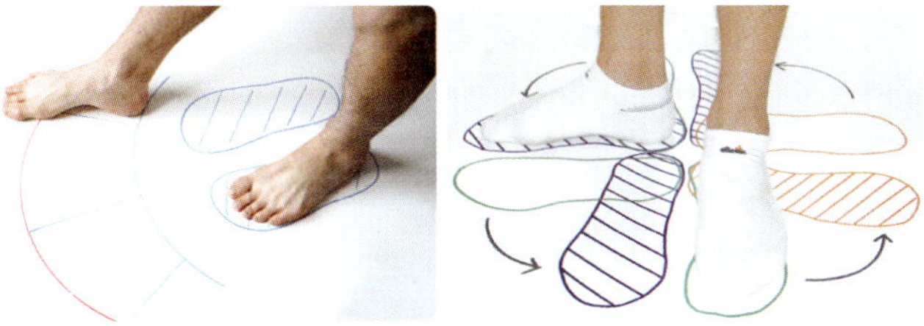
감각 훈련	• 몸감각 손상에 대한 보상으로 시각과 안뜰감각을 더욱 활성화
일상생활 활동 훈련	• **실조 전 단계**: 장애가 크기 않아 일상생활활동에서 감각 적응 • **실조 단계**: 자조활동을 위해 보호자가 필요, 보행을 위해 보조 장치 사용, 요실금이 있으면 기저귀나 카테터 사용 • **마비 단계**: 침상생활로 보호자의 도움, 구축 방지
기타 훈련	• 수동 관절운동범위 운동, 근력강화 운동, 뻗침운동, 호흡운동, 유산소 운동

10. 척수물구멍증(척수공동증, syringomyelia)

	설명
정의	• 척수 내 공동 혹은 관이 발생하는 만성 진행성 변성 질환으로 척수 중심부에 물주머니 모양의 빈 공간이 생겨 정상적인 뇌척수액의 흐름을 방해하는 질환
발생 빈도	• **목과 등 부분**: C2~T9 에서 주로 발생 → 숨뇌에 침범(숨뇌구멍증) • 8.4명/10만 명 • 25~40세, 30세 이하 우세, 남자 > 여자 • 환자의 20%가 평균 나이 47세 사망

	설명
원인	• 선천적 원인: 90% ▸ **아놀드-키아리 기형 1형**: 뇌와 척수 연결 부위 구멍 확장 ▸ 만성적인 진행성 퇴행질환 • 후천적 원인 ▸ 회색질 안에 생긴 구멍 ▸ 외상 후 척수물구멍증, 외상 ▸ 뇌막염 ▸ 출혈 또는 종양
임상양상	• 손상 부위에 따른 임상양상 ▸ **앞백색교차**: 양측성 통증, 온도 상실 ▸ **앞뿔세포**: 아래운동신경세포 징후 ▸ **가쪽 겉질척수로**: 위운동신경세포 징후 • 운동 증상 ▸ **근약화와 근위축:** 앞뿔세포의 압박이나 파괴, 손의 작은 근육에서 증상이 나타남 손 → 팔의 아래쪽, 위팔, 어깨, 위쪽 갈비사이근 → 날개어깨뼈, 척주옆굽음, 척주뒤옆굽음 ▸ 관의 확대로 촉각 상실과 실조, 다리 경련 ▸ 강직, 다리 힘줄반사 항진: 가쪽 겉질척수로 압박 ▸ 인두, 성대 위축, 눈떨림, 요실금, 변실금: 뇌줄기 손상 • 감각 증상 ▸ **해리성 감각 소실**: 통증과 온도 상실, 분별성 촉각이나 고유수용성 감각 정상 ▸ 등뼈 부위에서 주로 발생, 팔에서 타는 듯한 감각 • 자율신경 장애 ▸ 무발한증, 털세움 상실 • 영양성 변화 ▸ 청색증, 각화과다증, 피부밑조직 두꺼워짐, 손가락 부종과 괴저

11. 척추갈림증(Spina bifida)

	설명
정의	• 척수 발생 중 중심봉합선 봉합 장애로 생긴 척수장애
발생빈도	• 전체 인구의 5% • 0.1~5/1,000명(전체 평균), 0.4/1,000명(미국), 1.9/1,000명(인도), 0.26/1,000명(한국)

	설명
원인	• 유전적 요인, 영양적 요인 • 엽산 부족, 비타민 B12 결핍, 알코올 섭취, 항간질약물, 당뇨
분류	1) 숨은척추뼈갈림증(척추갈림증 중 가장 경미한 형태, 인구의 10~20%) • 척추뼈고리 결손만 존재, 돌출된 주머니 없음 • 신경학적 증상과 기능장애 없음 • 허리뼈와 엉치뼈 결손 발생 • 결손 부위에 오목한 주름, 검은 반점, 많은 털 2) 낭성척추갈림증 • 수막탈출증(meningocele) – 가장 일반적인 형태 ▸ 결손 부위의 돌출된 주머니 안에는 뇌척수액을 싸고 있는 수막 포함 ▸ 척수는 척추의 척추뼈고리 안에 유지 ▸ 신경학적 증상과 기능장애는 거의 없음 • 척수수막탈출증(myelomeningocele) – 심각한 합병증 초래 ▸ 결손 부위의 돌출된 주머니 안에 뇌척수액을 싸고 있는 수막과 신경도 포함 ▸ 결손 부위 이하 운동, 감각, 배뇨장애 동반 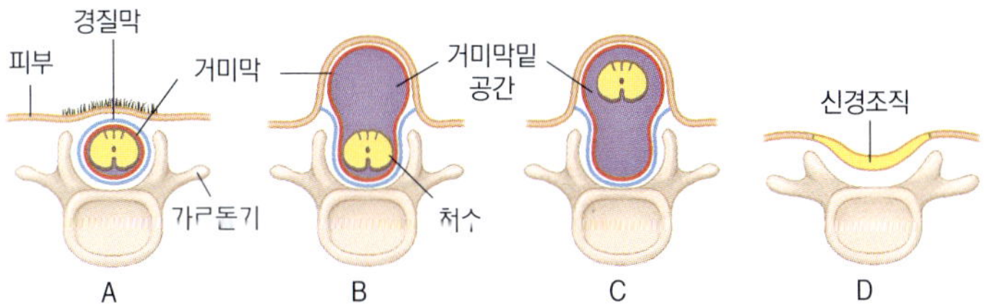 [척추뼈갈림증의 다양한 형태] A: 숨은척추뼈갈림증, B: 수막탈출 척추뼈갈림증, C: 척수수막탈출 척추뼈갈림증, D: 수막갈림 척추뼈갈림증

12. 길랭-바레증후군(Guillian-Barre syndrome)

	설명
정의	• 바이러스 감염, 몸 안의 면역 항체세포들이 자신의 말초신경을 공격하여 근육 및 신경계 증상을 야기하는 급성 다발염증성 말이집 탈락 질환
발생 빈도	• 인구 100,000명당 1~2명 • 10대 중반~30대, 젊은 성인 • 남성 > 여성

	설명
원인 및 병인	**원인** • 바이러스 요인 ▸ 바이러스 감염 → 자가면역반응 → 면역세포들에 의한 신경 파괴(예방백신 접종 이후에 발생되기도 함) ▸ 엡스타인 바이러스, 자이언트 바이러스, HIV, 인플루엔자, 콕사키바이러스, 홍역 바이러스, 볼거리바이러스 • 박테리아 요인 ▸ 일부 박테리아의 감염이 선행될 경우 ▸ 폐렴 미코플라즈마, 캄필로박터 제주니, 대장균, 보렐리아 부르그도르페리세균 • 기타 요인 ▸ 질병 노출, 임신, 면역계에 영향을 줄 수 있는 환경적 요인, 수술, 약물 등 **병인** • 1단계 ▸ 바이러스 침투 → 신경계 침착 → 림프구가 신경내막 혈관으로부터 빠져나옴 • 2단계 ▸ 림프구가 해당 신경의 말이집 공격 • 3단계 ▸ 림프구가 신경의 말이집과 손상된 말이집 사이의 노출된 축삭 부위 공격, 손상 • 4단계 ▸ 상당량의 말이집과 축삭이 손상 → 신경 세포체들의 심각한 변성 → 인접한 여러 신경에 의해 기능대체 및 보완 → 부분적인 기능 상실 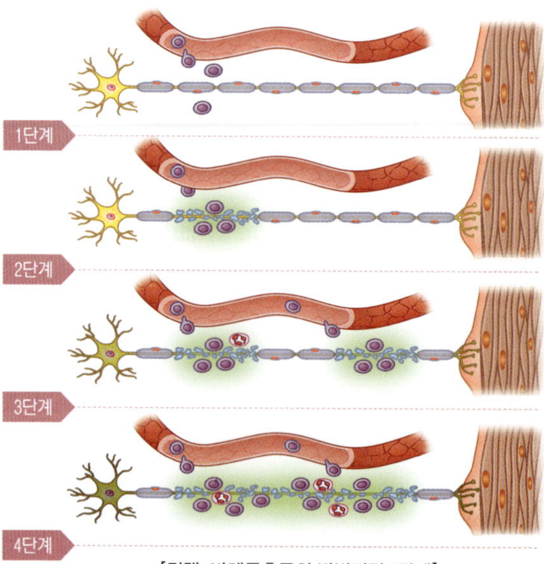 [길랭-바레증후군의 발병기전 4단계]

<table>
<tr><th></th><th>설명</th></tr>
<tr><td>임상
양상</td><td>
1) 초기 단계
• 감기 증세와 함께 팔다리에서 감각이상, 마비 증세, 뇌신경이 침범될 경우 신경마비나 조음장애 증세
• 급성염증성 탈수초 다발성 병변: 신경학적 마비증세가 빠르게 진행(1~2주 최고조)
• 상행성 마비(먼쪽에서 몸쪽), 다리 > 팔, 다리 양쪽에서의 통증

2) 중기 단계
• 근약화(3주 이내 최고) → 대개 회복되는 양상으로 전환(심할 경우에는 호흡근 마비로 사망)

3) 후기 단계
• 4주 이후 빠른 회복

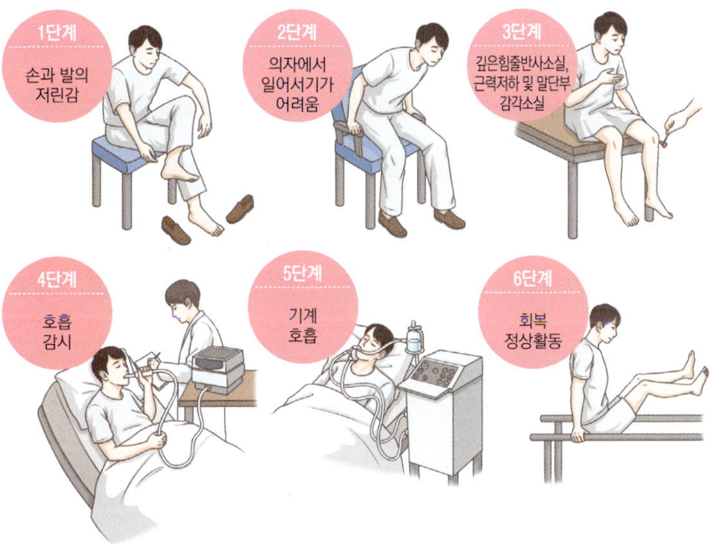

[길랭-바레증후군의 임상시기 6단계]
</td></tr>
<tr><td>예방
및
관리</td><td>
• 급성기: 자율신경의 역할 정상화, 호흡관리
▸ 자가면역질환 → 정맥 내 면역글로불린 투여
▸ 스테로이드성 또는 비스테로이드성 항염증제제 → 신경에 대한 염증반응 감소
</td></tr>
</table>

13. 무도병(Chorea)

	설명
정의	• 자신의 의지와 상관없이 불수의적으로 발생하는 운동장애의 일종 • 춤을 추는 것 같이 다리와 손의 움직임이 연속적으로 발생 • 얼굴, 손, 발, 혀 등의 근육에 불수의적인 운동장애를 나타내는 증후군
원인	• **유전성**: 헌팅톤 병(염색체 이상) • **감염성**: 시덴함 무도병(바이러스) • **약물성**: 항파킨슨병 약물, 경구 피임제
분류	• 헌팅톤 무도병(Huntington's chorea chorea) ▸ 상염색체 우성유전, 진행성, 퇴행성 질환 ▸ 30~40대 발병, 서서히 진행(10~15년 후 호흡기계 합병증 사망) ▸ 4번 염색체의 삼핵산(CAG) 반복서열의 증가로 인해 발생(36~121회) · 줄무늬체, 이마엽, 마루엽 겉질 부위 신경세포 소실 · 바닥핵 및 겉질줄무늬체 투사의 감소 · GABA, 아세틸콜린 및 엔케팔린 등 신경조절물질 감소 ▸ 발병 후 10~15년 후 합병증으로 사망 • 시덴함 무도병(Sydenham' chorea) ▸ 후천적 원인, 10대 소녀에서 호발 ▸ 류마티스열, 폐렴성 연쇄상구균 감염 후 수주 혹은 수개월 동안 병의 증상이 나타나다 대부분 호전 · 시상, 꼬리핵, 조가비핵에 괴사성 동맥염 소견 ▸ 발병 수주 후 대부분 호전

14. 샤르코-마리-투스병(CMT disease)

	설명
정의	• 유전성 운동감각성 신경병증(Hereditary motor sensory neuropathy, HMSN) • 주로 다리에서 시작되는 말초 팔다리근육의 위축과 근력 약화로 종아리근위축증(peroneal muscle atropy) 발생 • 유전성, 대칭적 손상, 완만한 병의 진행, 신경섬유의 퇴행과 축삭, 말이집 손상

<table>
<tr><th></th><th>설명</th></tr>
<tr><td>원인</td><td>• 상염색체 우성유전, 말초신경 말이집단백질에 관여하는 유전자 변형
▸ 슈반세포와 섬유아세포의 말이집탈락과 말이집재형성(remyelination) 반복: 양파 껍질 구조, 신경비대
▸ 척수 앞뿔세포 및 뒤기둥의 변성
▸ 가쪽피라미드로 침범, 그러나 자율신경계 정상
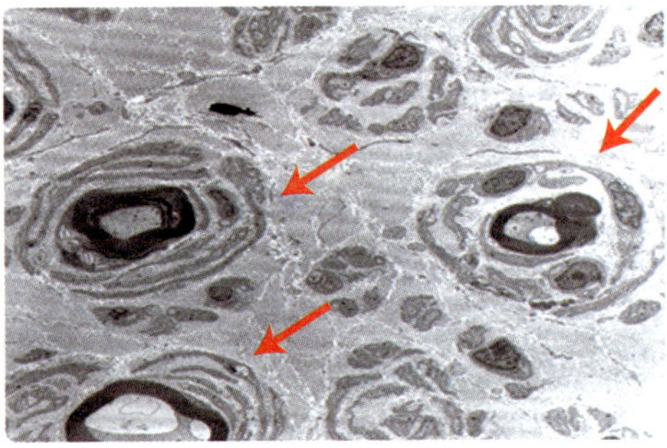</td></tr>
<tr><td>발생 빈도</td><td>• 미국: 10만 명 중 36명
• 국내: 17,000명 정도 추산</td></tr>
<tr><td>분류</td><td>• CMT 1형, 2형, 3형, X형</td></tr>
<tr><td>임상 양상</td><td>• 근약화와 위축: 종아리에서 시작하여 발목관절로 진행되고 점차적으로 몸쪽 부위로 진행(※ 팔꿉관절, 넙다리 중간 이상 진행되지는 않음)
• 깊은힘줄반사 감소 또는 소실
• 아킬레스힘줄 단축, 오목발, 갈퀴발가락
• 근약화: 발처짐 보행(steppage gait)
▸ 특히 무릎 이하 종아리와 정강근육 위축: 거꾸로 세운 샴페인 병 다리, 황새다리, 거위 다리
• 감각소실: 종아리 부위 촉각, 통각, 온각, 진동감각, 두점 식별감각
• 실조보행
• 질환 말기: 갈퀴손(claw hands)</td></tr>
</table>

15. 프리드리히병(Friedreich's disease)

<table>
<tr><th></th><th>설명</th></tr>
<tr><td>정의</td><td>• 척수소뇌변성(spinocerebellar degeneration)으로 인한 진행성 실조(ataxia)가 주된 증상으로 나타나는 가장 흔한 질병</td></tr>
<tr><td>원인</td><td>• 상염색체 열성 유전
• 9번 염색체의 유전자 돌연변이: 프라탁신 단백질 생산 결함 → 미토콘드리아의 비정상적인 철분 축적 → 활성산소 증가 → 세포손상
• 척수 등쪽 기둥과 외측 기둥의 만성적 변성과 경화, 점차적으로 겉질척수로, 척수소뇌로, 척수시상로 진행, 뒤뿌리신경절, 말초신경, 소뇌까지 진행</td></tr>
<tr><td>발생 빈도</td><td>• 유럽: 인구 5만 명당 1명
• 10~15세 사이에서 호발
• 남녀 비슷한 비율
• 25세 이전에 발병</td></tr>
<tr><td>임상 양상</td><td>• 척수소뇌로 침범
▸ 초기: 약간의 불안정성과 근약화 동반
▸ 후기: 실조가 팔까지 확산, 롬버그 징후 양성
• 뒤기둥 침범
▸ 팔과 다리의 진동감각과 위치감각 소실
• 겉질척수로 침범
▸ 근약화, 복부반사 소실, 바빈스키 징후 양성
• 뒤뿌리신경절 말초신경 침범
▸ 무릎힘줄반사 소실
• 근육뼈대계 손상
▸ 척주옆굽음증, 오목발, 꿈치바깥들린휜발 등의 기형
▸ 심장근육병증, 리듬장애, 활동떨림, 조음장애, 눈떨림

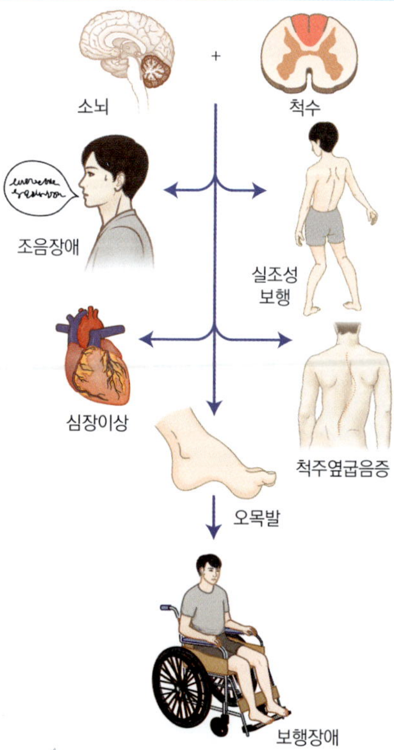

[프리드리히병의 임상양상]</td></tr>
</table>

16. 다운증후군(Down's syndrome)

	설명
정의	• 염색체 이상으로 선천성 발달장애와 지능장애를 수반하는 기형증후군
원인	• 21번 염색체가 1개 더 많은 삼염색체 유전자 결함 • 산모의 나이가 많을수록 호발
발생 빈도	• **산모 나이와 직접적 연관**: 20세 이하(2,500:1), 40세 이상(80:1), 45세 이상(25:1) • 21번 삼염색체를 일으키는 염색체는 부(5%), 모(95%) 유래 • 남자가 약 1.3배 더 많이 발생
임상 양상	• 신체적 특징 ▸ 머리가 약간 작고 뒷머리가 편평 ▸ 미간이 벌어짐, 납작한 코와 작은 입에 돌출된 혀 ▸ 치아가 매우 불규칙적 ▸ 원숭이 손금(simian crease), 손은 작고 폭이 넓으며 손가락은 굵고 짧음 ▸ 키는 출생 시 평균 크기를 보이나 성장할수록 작음 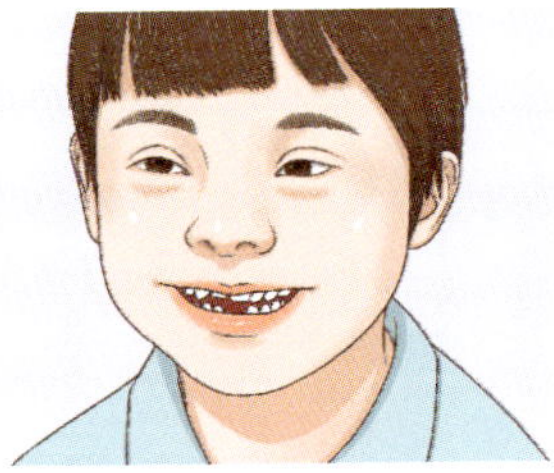 • 심장과 면역 ▸ 40~50%는 수술교정이 필요한 선천적 심장결손과 기형 있음 ▸ **면역기능 감소**: 호흡기 질환 많음, 백혈병(leukemia) 발병률 20배 • 정신지체 • 발달지연 • 청력문제 • 기타(안과적 문제, 치과적 문제, 피부 이상, 발작 등) 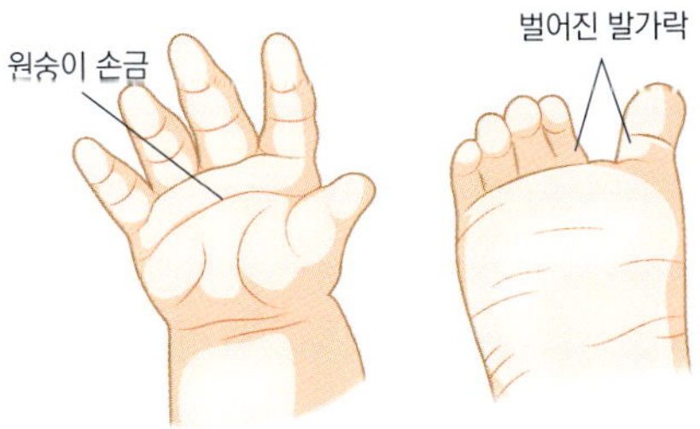

17. 진행성근위축증(Progressive muscular atrophy; PMA)

	설명
정의	• 팔다리 근육의 약화, 위축 및 연축을 일으키고 척수의 운동신경세포의 진행성 퇴행을 가져오는 아래운동신경세포 질환
원인	• 원인불명 ▸ 경화성 변화 ▸ 앞뿔세포 → 척수 가쪽피라미드로의 상방으로 진행(근육 위축, 약화, 연축) • 가설 ▸ **신경설**: 이완근 조직의 신경세포성 소견, 근육 내 신경의 현저한 변성 ▸ **혈관설**: 혈류 이상으로 혈액순환 지연과 혈소판 세라토닌 대사 장애 ▸ **근막이상설**: 유전자 이상으로 세포막 손상 초래. Ca^{++} 세포 내 유입 → 활성칼슘 활성화 → Z-zone 단백질 분해 → 근세포 괴사
발생 빈도	• 25~45세 청장년층 호발, 남자(3.6배)>여자 • 50세 이전 발병(5년 생존율 72%), 50세 이후 발병(5년 생존율 40%)

진행성 근위축증 임상양상과 중재

임상양상	중재
• 먼쪽에서 몸쪽으로 진행(약화, 위축) ▸ 손의 내재근 → 아래팔근, 어깨근, 등세모근 위섬유로 진행 ▸ 앞정강근, 종아리근 → 몸쪽 근육 • 환자 스스로 근섬유다발수축 인지 • 깊은힘줄반사 감소 또는 소실 • 감각, 인지 정상	• FES: 근위축 최소화 • 근력증가 운동 ▸ **최대하 운동 실시**: 근섬유수 감소로 기능적 활동이 가능하도록 최대 장력 이하의 운동 ▸ **지구력 운동**: 수영하기, 고정 자전거 타기, 걷기 ▸ **질병 말기**: 도르래 이용한 운동, 탄성밴드, 모래주머니 이용한 자가운동 • 일상생활활동 및 자세유지 훈련 ▸ 잔존 기능과 보조도구 이용한 일상생활활동 수행 ▸ 척추 보조기, 기립 경사대, 기립대 사용 : 선 자세 유지와 관절 정렬
• **후기**: 가로막과 갈비사이근 위축으로 호흡곤란, 사망	• 호흡운동 ▸ **체위배액**: 분비물 배출 ▸ **호흡근육강화 운동**: 날숨근, 들숨근의 선택적 강화운동, 촛불 불기, 폐활량계 이용한 호흡운동

진행 단계별 치료원칙

진행 단계	운동	치료원칙
보행 단계	운동 강도	• 가벼운 운동부터 점진적 실시
	일상생활활동	• 보행보조도구 사용하여 걷기 • 병의 진행 상태에 맞게 보행시간 조절
	구축 예방	• 근육에 대한 뻗침운동 • 균형운동
	호흡훈련	• 복식호흡 초기부터 실시 • 큰 소리로 발성
휠체어 단계	운동 강도	• 피로가 발생하지 않게 규칙적 운동
	일상생활활동	• **보행 어려움**: 수동 휠체어, 전동 휠체어 훈련
	구축 예방	• 변형 예방을 위해 올바른 자세 훈련 및 편측 사용 방지
	욕창	• 욕창매트 활용, 규칙적인 체위 변경, 가벼운 팔다리 운동으로 혈액 순환 증진
	영양관리	• 운동량 감소에 맞춘 조절된 식단
	호흡훈련	• 몸통근육과 호흡근 약화에 대한 강화운동
침상 단계	운동 강도	• 잔존근육 기능유지를 위한 능동보조운동
	일상생활활동	• 환자, 보호자 교육을 통한 사회참여 기회 제공
	구축 예방	• 휠체어 단계와 유사
	욕창	
	영양관리	
	호흡훈련	• 기도분비물 제거 • 적절한 호흡근 관리

18. 근위축성 가쪽경화증(Amyotrophic lateral sclerosis; ALS)

	설명
정의	• 운동신경세포질환의 대표적 질환 • 위 · 아래운동신경세포에 동시에 발병하는 질환 • 1930년 야구선수 루게릭이 38세에 사망 추모: 루게릭 병
원인	• 원인 불명의 신경세포 퇴행성 질환 • 90~95%(산발성 ALS)
병리	• **변성:** 척수, 뇌줄기, 대뇌겉질(피라미드세포) • **이차 변성**: 척수의 가쪽과 앞쪽(lateral and anterior) 신경로 → 척수 운동세포, 축삭에서 가장 심한 변성(특히 앞뿌리가 심함) • 대뇌겉질의 Betz's 세포 수가 감소, 변성 → 탈수초(demyelination) 신경아교증(gliosis): 위운동신경세포 징후 • 척수의 앞뿔세포, 뇌줄기 7, 9, 10, 11번 운동핵 손상 → 근약화, 위축, 표재반사(복부반사) 상실; LMN sign * **아래운동신경세포 징후**: 근약화와 위축, 근섬유다발수축 나타남 * **위운동신경세포 징후**: 깊은힘줄반사 항진, 바빈스키 징후, 강직
발생 빈도	• 인구 10만 명당 1.5~2명, 남자 > 여자 • 괌 50~60/10만 명, 일본(기이반도) 26/10만 명 • 50~70세에 많이 발생, 평균 50.2세 발병
임상 양상	• **주요 증상**: 근약화, 근위축, 깊은힘줄반사 항진, 바빈스키 징후, 배근육 반사 상실, 뇌줄기 운동핵 손상(진행성 숨뇌마비) • **초기**: 근육통, 근육경련, 근약화, 단일수축, 근육섬유다발 수축, 위축(다리 < 손), 다리 먼저 진행 후 손에서 아래팔, 위팔, 어깨로 진행 • **중기**: 근위축, 강직, 반사 항진 • **말기**: 호흡근 마비, 사망 • **진행 순서**: L/E > U/E > 숨뇌 • **정상기능**: 감각, 인지, 눈운동, 조임근 조절
ALS 진단 기준	• 임상적 확진 ALS ▸ UMN 및 LMN sign이 세 부위 이상에서 모두 존재할 때 • 임상적 추정진단 ALS ▸ UMN 및 LMN sign이 최소 두 부위에 존재하고, 전자가 후자보다 위쪽에 위치할 때

	설명
ALS 진단 기준	• 검사소견상 임상적 추정진단 ALS ▸ UMN 및 LMN sign이 한 부위에서 존재하거나 UMN sign이 한 부위에 존재하면서 두 경우 모두 근전도 검사상 팔다리의 두 곳 이상에서 근전도 기준에 부합한 결과를 보일 때 • 임상적 가능진단 ALS ▸ UMN 및 LMN sign이 한 부위에 존재하는 경우, UMN sign이 두 부위 이상에서 존재하는 경우 또는 LMN sign이 UMN sign보다 위쪽에 존재할 때

근위축성 가쪽경화증의 중재

단계	임상양상	중재
독립 단계	• 약간의 근약화 • 걷기와 독립적 일상생활활동	• 정상적 활동 지속으로 근약화 방지 • 정적 뻗침운동 • 피로유발 최소화하여 근력강화 운동
	• 중등도 근약화 • 독립적 일상생활활동 약간 감소 • 계단 오르기, 팔 올리기 등 기능 제한	• 구축 예방을 위한 지속적 뻗침운동 • 피로 예방을 위한 모니터링 • 보장구 적용하여 일상생활활동 촉진
	• 발과 손에 심한 근약화 • 독립적 일상생활활동 중등도 감소 • 오랜 시간 걷기 시 피로 및 호흡능력 감소 • 에너지 보존 및 피로 감소를 위한 보행 보조기 필요	• 걷기 운동 지속 • 심호흡 운동, 가슴뻗침운동, 체위배담 • 적절한 휠체어 처방
부분 독립 단계	• 팔 사용 제한으로 어깨통증과 손 부종 • 독립적 휠체어 사용 • 심한 다리근력 약화로 보행 불가	• 통증 조절을 위한 온열치료와 마사지 • 구축 방지를 위한 관절운동범위 운동과 지구력 유지를 위한 등척성 운동
	• 심한 다리 근력과 중등도 팔근력 약화 • 독립적 휠체어 사용 • 일상생활활동 상당히 의존적	• 욕창 예방 • 홈케어 훈련(이동, 자세, 구르기 등)
의존 단계	• 침상생활만 가능 • 일상생활활동 완전 의존	• 삼킴곤란(부드러운 식단, 튜브식이) • 호흡유지(기관지절개술, 호흡기계 사용) • 조음장애(전자음성, 확성기 설치)

3절 특수질환 물리치료

1. 심호흡계 물리치료

1) 협심증

구분	요약
정의	• 심장에 퍼져 있는 혈관인 심장동맥이 좁아져 일시적으로 심장의 근육에 피가 제대로 공급되지 않아 가슴에 통증이 생기는 상태
원인	• 갑작스런 추위 노출 • 식사 또는 운동 • 위험인자로 흡연, 고지혈증, 당뇨병, 고혈압, 비만
증상	• **가슴통증**: 갑갑함, 꽉 조임, 찌르는 듯한 통증 • **방사통**: 팔, 등, 목, 턱으로 퍼짐
분류	1) 안정형 협심증 ▸5~15분 동안 지속적으로 발생, 방사통은 없음 2) 불안정형 협심증 ▸15분 이상 자주 반복적으로 발생 3) 이형 협심증 ▸휴식 동안에도 계속 발생하며 새벽에 주로 발생

구분	요약
중재	• 휴식 • **약물치료**; 니트로글리세린 복용 • 심장동맥우회술 • 3METs 이하의 유산소 운동에도 가슴통증을 느끼는 사람은 운동을 하기에 적합하지 않음 • 목표심박수는 허혈 역치가 나타난 시점의 심박수보다 10회/분 낮게 설정 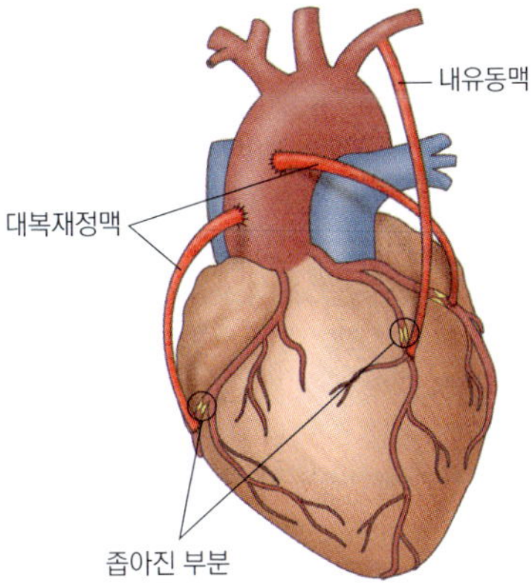

2) 심근경색증

구분	요약
정의	• 심근 허혈의 지속으로 인해 손상 부위의 심장조직이 괴사되어 그 기능을 상실
원인	• 고령 • 흡연 • **고혈압**: 혈압 ≥ 140/90mmHg이거나 항고혈압제를 복용하고 있는 경우 • 당뇨병 • **가족력**: 부모형제 중 남자 55세 이하, 여자 65세 이하의 연령에서 허혈성 심질환을 앓은 경우 비만, 운동부족 등
증상	• 가슴을 쥐어짠다, 가슴이 쌔한 느낌이 든다고 호소 • 가슴의 정중앙 또는 약간 좌측이 아프다고 호소 • 가슴통증은 호흡곤란과 같이 발생하는 경우가 많음 • 왼쪽 어깨 또는 왼쪽 팔의 안쪽으로 통증이 퍼지는 방사 경우도 있음 • 가슴통증은 대개 30분 이상 지속, 니트로글리세린 설하정을 혀 밑에 투여해도 증상이 호전되지 않음
분류	1) ST분절 상승 심근경색증 ▸심장동맥이 100% 막혀서 응급으로 혈관 개통이 필요한심근경색증 2) 비ST분절 상승 심근경색증 ▸심장동맥이 완전히 막히지 않은 심근경색증

구분	요약
중재	• **ST분절 상승 심근경색증**: 가능한 한 빠른 시간 내에 막힌 혈관을 넓히는 시술 또는 약물 • **비ST분절 상승 심근경색증**: 약물치료 후 안정화된 상태에서 시술 • 스텐트 삽입술 • **식이요법**: 소식, 채식, 저염식 • **운동요법**: 운동 전 3분 준비운동, 한 번에 30분 이상, 1주일에 3일 이상 • **생활요법**: 금연, 이상적 체중 유지, 심리적 스트레스 해소 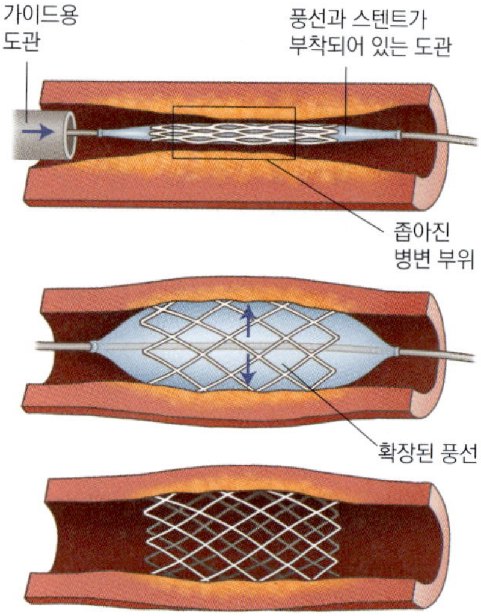

3) 울혈성심부전

구분	요약
정의	• 심장이 신체 조직이나 기관에서 필요한 혈액을 공급할 수 없는 병태생리학적 상태
원인	• 나이가 듦에 따라 심장의 기능이 감소 • 심장근육의 비가역적 손상과 심근경색을 초래하는 심장동맥 질환 • 갑상샘기능항진증 • 심한 빈혈
증상	• 전반적으로 몸이 좀 약해짐 • 피곤하거나 운동을 조금만 해도 힘듦 • 중추신경 증상(착란, 불면, 두통), 빠른맥, 야뇨증 및 청색증
분류	1) 왼심실부전 ▸ 안정 시 또는 이전에는 아무런 불편을 초래하지 않았던 정도의 신체적 활동에 의해서 일어나는 호흡곤란, 급성 발작성 야간 호흡곤란 2) 오른심실부전 ▸ 정맥울혈과 말초성 부종, 복부(간)에 울혈, 복부팽만, 식욕부진, 오심, 구토, 변비 및 복통

구분	요약
중재	• 이뇨제, 혈관이완제 투여 • 나트륨과 수분섭취량 제한 • 원인요소 제거 • 육체활동을 너무 심하게 제약할 때 환자의 운동능력이 더 감소되어 심리적인 문제를 더 일으킬 수 있으므로 환자가 견딜 정도의 유산소 운동을 정기적으로 함

4) 폐렴

구분	요약
정의	• 세균에 의해 세기관지 이하 부위의 폐조직에 염증반응을 일으키는 질환
원인	• 세균, 바이러스, 곰팡이 등 여러 원인으로 폐렴을 일으킴 • 화학물질이나 구토물 같은 물질들을 흡입함으로써 염증이 생길 수 있음
증상	• 기침, 가래, 호흡곤란 등 호흡기계 증상 • 설사, 구토 등의 증상 • 두통, 피로감 등의 전반적인 신체적 질환 호소
분류	1) 기관지 폐렴 2) 엽성 폐렴 3) 지역사회 폐렴
중재	• 증상이 심하지 않은 경우는 외래에서 치료하며 호흡곤란 등 증상이 심한 경우는 입원해서 치료 • 천명이 동반된 천식이나 만성 폐쇄성 폐질환의 경우 기관지확장제와 스테로이드 치료 • 기관지 경련 감소, 분비물 청결(객담 청결 의미), 허파의 완전한 재팽창 (가습, 스팀흡입, 네뷸라이저, 간헐적 양압호흡, 체위배출법)

5) 만성 폐쇄성 폐질환

구분	요약
정의	• 유해한 입자(담배)나 가스의 흡입에 의해 발생하는 폐의 비정상적인 염증반응과 이에 동반되어 완전히 가역적이지 않으며 점차 진행하는 기류제한 질환
원인	• 흡연 • 고령 • 작업장과 주위 환경에서 발생하는 미세먼지 • 대기오염, 어린 시절 호흡기 감염 • 유전적 요인
증상	1) 경미한 만성 폐쇄성 폐질환 ▸ 힘들게 일하거나 빨리 걸을 때 조금 숨이 차는 것을 느낌 ▸ 기침을 많이 할 수 있음 ▸ 가끔은 기침할 때 가래가 나옴 2) 중등도 만성 폐쇄성 폐질환 ▸ 힘들게 일하거나 빨리 걸을 때 종종 숨이 차는 것을 느낌 - 기침을 좀 더 많이 할 수 있고, 이때 가래도 나옴 ▸ 간단한 집안일을 하는 것도 힘들 수 있음 3) 중증 만성 폐쇄성 폐질환 ▸ 기침을 훨씬 더 많이 하고 가래도 많이 나옴 ▸ 밤과 낮 어느 때이고 숨이 차게 됨 ▸ 직장에 나가 일하거나 집안일을 하기 어려움 ▸ 계단을 오르거나 걷는 것도 어려움
분류	1) 만성 기관지염 ▸ 기침과 가래가 적어도 3개월 동안 지속되고 이러한 양상이 적어도 2년 연속으로 되풀이됨 2) 폐기종 ▸ 종말세기관지 이하에서 허파꽈리 중격의 파괴로 인해 허파꽈리가 확장
중재	• 금연 • 약물치료(항생제, 기관지확장제, 부신겉질호르몬제, 거담제) • 분비물의 제거 촉진(능동주기호흡기법, 체위배출법) • 호흡패턴, 호흡조절, 호흡곤란의 조절 향상(입술 오므리기 호흡, 보행훈련, 이완자세 습득)

6) 낭성섬유증

구분	요약
정의	• 상염색체 열성 유전질환으로 주로 허파와 소화기관에 지나치게 많은 점액이 축적
원인	• 열성 유전에 의한 염색체 7번의 낭성섬유증 막 관통 조절인자 돌연변이 • CFTR은 염화 이온 채널, 땀샘이나 기도에 주로 분포되어 있으며 잦은 기도 감염의 원인
증상	• 만성적인 기침 • 쌕쌕거림(천명) • 무호흡 • 만성적인 기관지염과 잦은 폐 감염 • 질병이 진행됨에 따라 폐 손상이 증가하며 궁극적으로 호흡부전이 생겨 사망하기도 함
중재	• 감염이 있을 경우 항생제 • 영양이 풍부한 음식섭취와 비타민 보충 • 유전자치료법 • 점액용해제 • 체위배출법, 양압날숨마스크, 플루터 장비, 네뷸라이저, 유산소 운동 훈련

2. 피부계 물리치료

1) 욕창

구분	요약
정의	• 전단력과 압력 또는 압력에 의해 발생하는 피부 또는 피부밑조직의 국소 조직 손상 • 표피에서부터 근막, 근육, 관절주머니, 뼈까지 침범
원인	• 전단력, 습기, 운동장애, 영양실조, 감각장애, 고령

구분	요약		
분류	1단계	표피조직은 정상이나 30분 내로 시라지지 않는 홍반	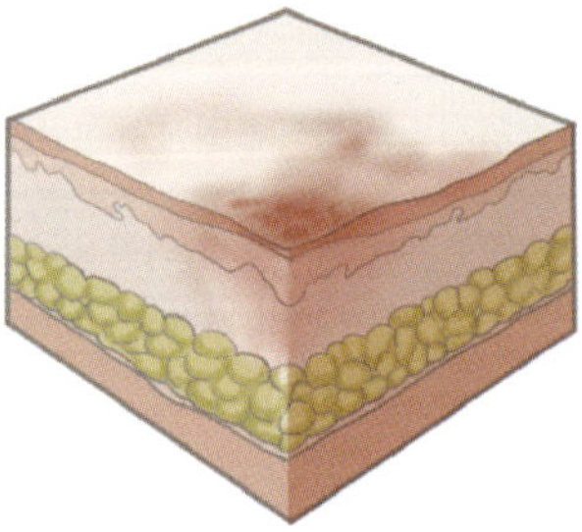
	2단계	피부조직의 부분 손상으로 표피 혹은 진피가 손상된 경우 마멸, 물집, 균열	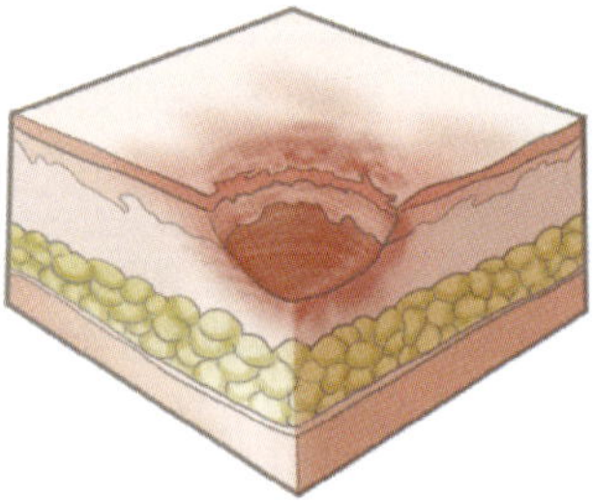
	3단계	피부와 피부밑조직까지 침범된 경우(피부 전체 소실)	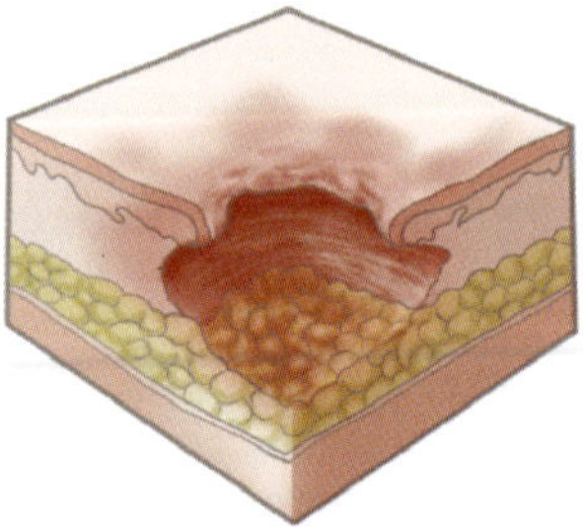
	4단계	근막, 근육, 뼈조직이나 관절, 인대 등까지 침범된 경우	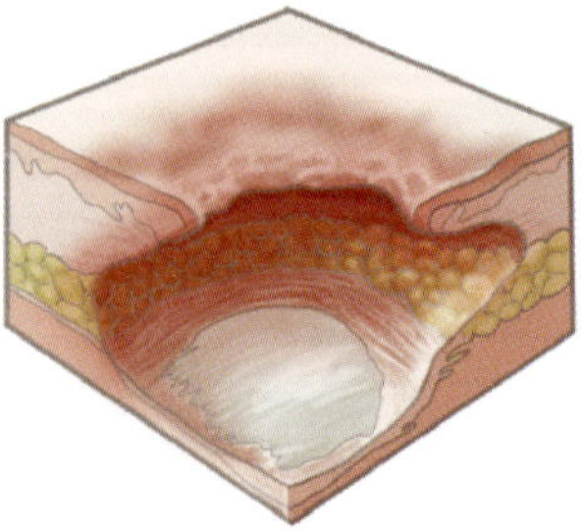

구분	요약
부위	뼈돌출부(엉치뼈, 궁둥뼈, 발뒤꿈치 등)에 발생 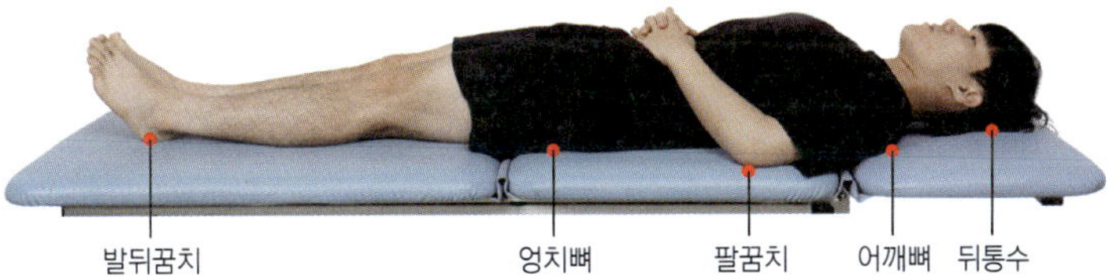 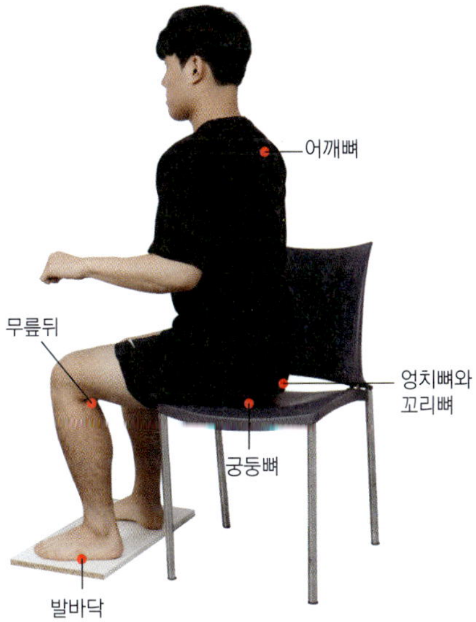

2) 화상

구분	요약
정의	주로 열에 의해 피부와 피부 부속기관에 생긴 손상
원인	뜨거운 액체, 물건, 화염, 일광, 전기화상, 화학물질

(1) 화상 깊이 분류 및 임상증상

화상 깊이	침범조직	임상증상	예후
표면 화상	표피	• 1도 화상 • 상처 없는 상태에서 메마르고 붉은 피부	• 흉터 없이 5일 이내에 치유
얕은 부분층 화상	표피 유두진피	• 2도 화상 • 피부에 진물, 물집 생김 • 누르면 하얗게 되지만 바로 모세혈관에 혈액이 채워짐 • 중등도 부종 • 배액량 많음 • 통증이 아주 심함	• 10~14일 안에 치유 • 최소한의 흉터
깊은 부분층 화상	표피 진피	• 붉고 하얗게 얼룩짐 • 통증 • 누르면 하얗게 변하고 천천히 모세혈관에 혈액이 채워짐 • 핀으로 찌르는 듯한 감각은 감소, 압력감각은 정상	• 작은 상처는 3주 안에 치유 • 상처 주위와 남아 있는 표피 부속기의 재상피화 • 큰 상처는 외과적 방법으로 관리 • 흉터와 색소 침착
전층 화상	표피 진피 피부밑조직 손상	• 얼룩덜룩한 피부 • 말라서 단단하고 가죽과 같이 질긴 상처딱지 • 혈관에 혈전 생성 • 통증, 압력, 온도감각 없음	• 상처 유합에는 2주 이상 시간 걸림 • 작은 상처는 상처 주위로부터 상피세포 이동과 상처 수축으로 치유됨 • 외과적 유합 필요 • 흉터 • 구축
피부밑 화상	표피 진피 피부밑조직을 넘어선 파괴	• 새까맣게 탄 상태 • 미라 같은 모습 • 마름 • 깊은 조직까지 노출	• 외과적 중재 필요 • 절단과 마비 가능성 • 흉터

3) 림프부종

구분	요약
정의	조직액이 사이질에서 제거되는데, 제거해야 되는 체액의 양과 수송능력이 균형을 이루지 못할 때 발생
원인	림프절 상태(림프절 외과 제거 시 발생위험 증가), 방사선 치료, 수술합병증, 수술 후 경과시간, 체질량지수 증가, 비행기 여행, 염증, 림프 순환, 비후흉터 형성

(1) 림프부종의 분류 및 중증도

분류	종류	특징
0단계	잠재성	• 부종이 나타나지 않음 • 림프계 수송 능력 감소 • 수술 또는 방사선 치료 후 흔히 나타남
1단계	가역성	• 손가락으로 눌렀을 때 오목부종이 나타남 • 거상으로 대부분 또는 완전한 부종 감소 • 이차 피부 변화 없음
2단계	자발적 가역성	• 손가락으로 눌렀을 때 오목부종이 나타나지 않음 • 대체적으로 부종이 감소되지 않음 • 피부의 섬유화 또는 경화 • 잦은 피부 감염 가능
3단계	림프정체 코끼리부종	• 팔다리 둘레가 극도로 증가 • 깊은 피부 주름과 유두종 • 잦은 피부 감염 가능

중증도	둘레 차이	부피 차이
경증	< 3cm	20%
중등도	3~5cm	20~40%
중증	> 5cm	> 40%

3. 안뜰계 물리치료

1) 안뜰신경염

구분	요약
정의	• 말초성 안뜰질환이며 안뜰기관이나 안뜰신경에 장애가 있는 경우 • 안뜰기능 저하를 나타냄
원인	• 바이러스 감염 또는 앞아래소뇌동맥(AICA) 혈류 영역의 허혈
증상	• 지속적인 회전성 현훈 • 주변 환경이 움직이는 것 같은 느낌 • 병측으로 몸이 치우치는 증상과 자세/보행 불안정
중재	• 급성기에는 심한 자율신경계 증상을 완화시키기 위한 약물치료 • 급성기 증상이 완화된 후에는 중추보상을 촉진시키기 위한 물리치료(주시안정운동, 자세조절과 보행운동)

2) 메니에르병

구분	요약
정의	급성 어지럼 및 난청의 원인이 속귀에서 기원되었음을 주장한 Prosper Meniere의 이름에서 유래
원인	원인불명의 내림프수종, 내림프수종에 의해 안뜰 및 청각증상을 일으킴
증상	반복성 어지럼, 난청, 귀울림 및 귀충만감
진단 기준	**확실** 1) 20분부터 12시간에 이어지는 2회 이상의 회전성 어지럼 발작 2) 발작 전·중·후에 적어도 한 번의 순응청력검사 시 저음에서 중음의 감각신경성 난청이 한쪽에 있을 것 3) 변동하는 귀 증상이 환측에 있음 **의심** 1) 20분부터 24시간에 이어지는 2회 이상의 회전성 어지럼 발작 2) 변동하는 귀 증상이 환측에 있음
중재	• **약물요법**: 항히스타민제, 진정제 • **수술적 치료**: 내림프낭감압술, 안뜰신경절제술

3) 양성 발작성 체위 현훈

구분	요약
정의	• 자세 변환에 의해 짧고 반복적으로 나타나는 회전성 어지럼증 • 난형낭반에 위치한 이석이 변형되면서 부스러기들이 반고리관으로 들어가거나 팽대부마루에 달라붙는 것
원인	• 미상, 호르몬의 영향(중년 여성), 골다공증 및 골감소증
증상	• 반복성 어지럼, 난청, 귀울림 및 귀충만감
분류	• 반고리관결석증 • 팽대부마루결석증
중재	• **뒤반고리관 양성 발작성 체위현훈**: Epley 수기법, Semont 수기법 • **앞반고리관 양성 발작성 체위현훈**: 역 Epley 수기법(한쪽의 뒤반고리관과 반대쪽의 앞반고리관이 같은 평면) • **수평반고리관 양성 발작성 체위현훈**: 바비큐회전 수기법, Gufoni 수기법

별첨

1. 물리치료사 직무기술서
2. 요양급여 적용기준 및 방법
3. 건강보험요양급여비용

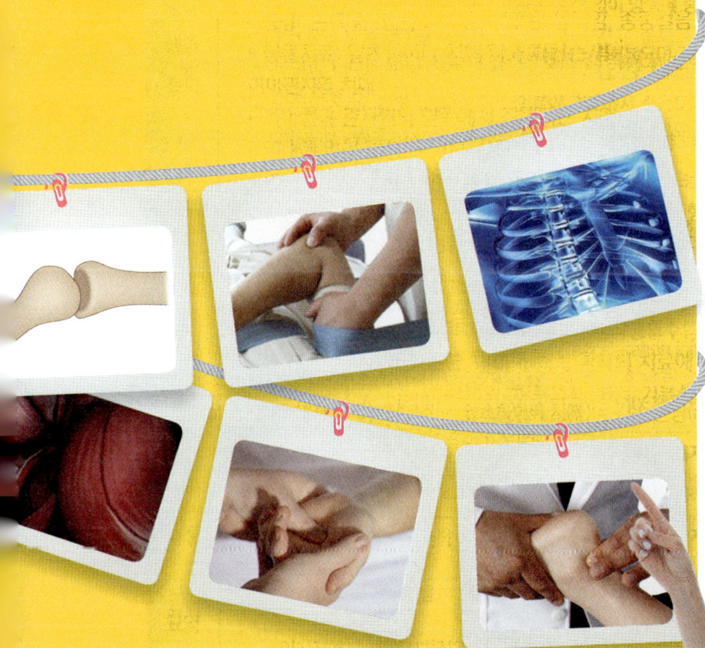

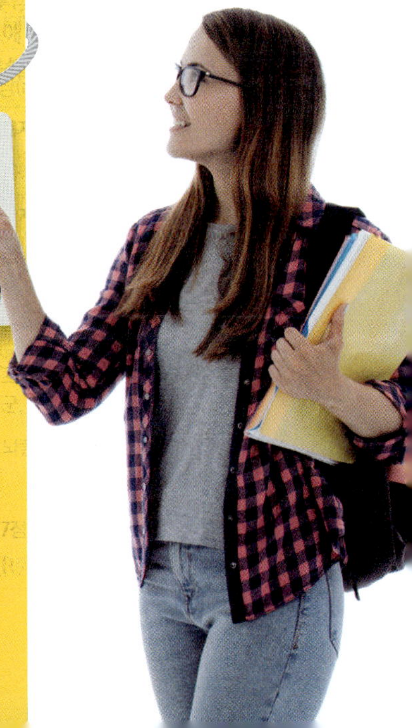

1. 물리치료사 직무기술서

2012년 물리치료사 직무기술서

물리치료사는 노화, 손상, 질병 및 환경적 요인과 연관된 움직임을 진단 평가하여 정상적인 움직임과 기능적 활동으로 유지, 증진 및 회복시켜주는 건강전문가이다.

대분류(임무)	중분류(일)	소분류(일의 요소)
1. 물리치료 자료수집	1. 환자정보 수집하기	1. 환자 정보 확인하기
		2. 치료의뢰서 확인하기
		3. 환자기록지 확인하기
		4. 인구통계적 자료 알아보기
		5. 사회경력 알아보기
		6. 직업 여가활동 알아보기
		7. 성장과 발달상태 알아보기
		8. 주거환경 알아보기
		9. 과거와 현재의 건강상태 알아보기
		10. 생활습관과 행동 알아보기
	2. 병력 확인하기	1. 현재 증상 및 주호소와 관심사 알아보기
		2. 병력, 수술경력, 과거와 현재 투약경력 알아보기
		3. 가족에 대한 정보 알아보기
		4. 통증 정도 알아보기
		5. 사회적 정서 상태 확인하기
		6. 기능 상태와 활동수준 알아보기
		7. 임상검사와 진단검사 확인하기
		8. 근골격계 문제 확인하기
		9. 신경계 문제 확인하기
		10. 심혈관 및 호흡계 문제 확인하기
		11. 피부계 문제 확인하기

대분류(임무)	중분류(일)	소분류(일의 요소)
1. 물리치료 자료수집	2. 병력 확인하기	12. 의사소통 알아보기
		13. 감정 상태 알아보기
		14. 인지, 언어, 학습유형 알아보기
		15. 지역사회 건강 관련 정보 알아보기
2. 물리치료 검사 및 평가	1. 기초 검사하기	1. 전신상태 검사하기
		2. 활력징후 확인하기
		3. 의식 확인하기
		4. 신체 계측하기
		5. 신체구성 분석하기
		6. 영상분석 확인하기
		7. 치료 부위 관찰하기
		8. 체내 삽입물 확인하기
		9. 치료 부위 촉진하기
		10. 피부 및 부종상태 확인하기
		11. 통증 검사하기
		12. 근긴장 검사하기
		13. 반사 검사하기
		14. 인간 공학과 신체의 역학 검사하기
		15. 자세 검사하기
		16. 균형 검사하기
		17. 보행 및 이동 검사하기
		18. 동작 분석하기
		19. 근전도 검사하기
		20. 일상생활동작과 도구적 일상생활동작 검사하기
		21. 주거환경 평가하기
		22. 작업환경 평가하기

대분류(임무)	중분류(일)	소분류(일의 요소)
2. 물리치료 검사 및 평가	1. 기초 검사하기	23. 지역사회 환경 평가하기
		24. 보조기 및 의수족 검사하기
		25. 보행 보조도구 및 휠체어 등 보조도구 검사하기
		26. 신체구조 및 기능과 관련된 검사도구 평가하기
	2. 근골격계 검사하기	1. 유산소 능력 평가하기
		2. 보조도구 및 보조기 필요성 평가하기
		3. 절단자 및 의지 필요성 평가하기
		4. 관절완전성 검사하기
		5. 관절가동범위 검사하기
		6. 능동운동 검사하기
		7. 수동운동 검사하기
		8. 저항운동 검사하기
		9. 운동기능 평가하기
		10. 도수근력 검사하기
		11. 근지구력 검사하기
		12. 등속성 운동기능 검사하기
		13. 연부조직 신장성과 유연성 검사하기
		14. 민첩성 및 협응성 검사하기
		15. 뇌신경과 말초신경 통합성 검사하기
	3. 근골격계 특수검사 하기	1. 목뼈 특수검사하기
		2. 턱관절 특수검사하기
		3. 어깨관절 특수검사하기
		4. 팔꿉관절 특수검사하기
		5. 손목과 손 특수검사하기
		6. 등뼈 특수검사하기
		7. 허리뼈 특수검사하기

대분류(임무)	중분류(일)	소분류(일의 요소)
2. 물리치료 검사 및 평가	3. 근골격계 특수검사하기	8. 골반 특수검사하기
		9. 엉덩관절 특수검사하기
		10. 무릎관절 특수검사하기
		11. 발목관절과 발 특수검사하기
	4. 신경계 검사하기	1. 의식수준 확인하기
		2. 주의 집중력 검사하기
		3. 근긴장도 검사하기
		4. 감각상태 검사하기
		5. 신경근 발달 검사하기
		6. 말초신경의 전기생리학적 검사하기
		7. 운동기능 검사하기
		8. 조작기능 검사하기
		9. 피절감각 및 심부감각 검사하기
		10. 표재성 반사 및 심부건 반사 검사하기
		11. 자세반사와 자세반응 검사하기
		12. 뇌신경 및 말초신경 통합성 평가하기
		13. 운동발달 평가하기
		14. 언어능력 검사하기
		15. 근육수행력 검사하기
		16. 균형수행능력 검사하기
		17. 관절완전성과 운동 검사하기
		18. 지각 및 시공간능력 확인하기
		19. 일상생활동작과 도구적 일상생활동작 검사하기
		20. 환경, 가정, 직장의 장애물 검사하기
		21. 보조장비 및 적응도구 평가하기
		22. 신경계 평가도구 검사하기

대분류(임무)	중분류(일)	소분류(일의 요소)
2. 물리치료 검사 및 평가	5. 신경계 특수검사 하기	1. 한국형 간이 정신상태 검사하기(MMSE-K)
		2. 운동수행력을 위한 협응 검사하기
		3. 뇌졸중 환자의 퓨겔메이어 평가하기(FMA)
		4. 미국 국립 보건원 뇌졸중 척도 평가하기(NIHSS)
		5. 중추신경계환자의 유산소 능력과 지구력 검사하기(6분 걷기검사)
		6. 척수손상수준(ASIA) 평가하기
		7. 버그균형척도 검사하기(BBS)
		8. 티네티 수행중심의 운동성 평가하기(POMA)
		9. 일어서서 걷기검사(TUG)와 기능적 팔뻗기 검사하기(FRT)
		10. 바델 지수 평가하기
		11. 기능별 독립성(FIM)평가하기
	6. 순환호흡계 검사 하기	1. 자세정렬 검사하기
		2. 활력징후 확인하기
		3. 환자관리에 사용되는 장비 파악하기
		4. 가슴 모양과 면적 관찰하기
		5. 어깨관절과 가슴척추의 가동범위 검사하기
		6. 호흡수 확인하기
		7. 호흡소리 검사하기
		8. 통증 유형과 위치 파악하기
		9. 촉진하기
		10. 타진하기
		11. 폐활량 측정하기
		12. 심전도 확인하기
		13. 기침양상과 분비물 확인하기
		14. 순환(동맥, 정맥, 림프) 평가하기
		15. 부정맥 확인하기

대분류(임무)	중분류(일)	소분류(일의 요소)
2. 물리치료 검사 및 평가	6. 순환호흡계 검사하기	16. 림프부종 평가하기
		17. 사지용적 측정하기
		18. 주요 관절 가동범위 제한 확인하기
		19. 감각변화 검사하기
		20. 피부 상태 확인하기
		21. 순환호흡계 평가도구 검사하기
	7. 순환호흡계 특수 검사하기	1. 유산소 능력과 지구력을 위한 6분 걷기 검사하기
		2. 유산소 능력과 지구력을 위한 왕복 걷기 검사하기
		3. 운동부하 심폐기능 검사하기
		4. 보그의 운동자각도(RPE) 검사하기
		5. 호흡근 수행력 검사하기
		6. 영상분석 확인하기
	8. 피부계 검사하기	1. 신체 계측하기
		2. 신체부종 확인하기
		3. 피부수포 확인하기
		4. 상처 주변 피부색깔 확인하기
		5. 피부가동범위 검사하기
		6. 피부온도 및 감각 평가하기
		7. 피부상처 및 감염 여부 확인하기
		8. 화상 깊이, 크기, 흉터 확인하기
		9. 감염 방지하기
		10. 피부상처조직으로 인한 유연성 평가하기
		11. 피부상처조직으로 인한 감각통합성 평가하기
		12. 피부 외상 발생 및 감소시킬 수 있는 동작 및 자세 검사하기
		13. 조직치유를 촉진하기 위한 전기자극 검사하기
		14. 피부 외상 발생 및 감소시킬 수 있는 보조도구 검사하기

대분류(임무)	중분류(일)	소분류(일의 요소)
2. 물리치료 검사 및 평가	9. 피부계 특수검사 하기	1. 당뇨병, 말초신경병증, 척수손상 환자의 고유감각 검사하기
		2. 당뇨병환자의 발과 다리 확인하기
		3. 화상환자들의 자가관리 검사하기
3. 기타검사	1. 소아 검사하기	1. 신생아 반사와 반응 검사하기
		2. Vojta 신생아 평가하기
		3. APGAR 확인하기
		4. 신생아 행동평가 척도(NBAS) 검사하기
		5. 미숙아 행동평가(APIB) 검사하기
		6. 영아운동수행척도(TIMP) 검사하기
		7. 전체운동(GM) 검사하기
		8. 알버타 영아운동척도(AIMS) 검사하기
		9. 표준화된 영아 움직임 평가(MAI) 검사하기
		10. 대동작 기능평가(GMFM) 검사하기
		11. 베일리 척도 검사하기
		12. 피어바디 발달운동척도 검사하기
		13. 소아장애 평가(PEDI) 검사하기
		14. 아동대상 기능적인 독립성 측정(WeeFIM) 검사하기
	2. 노인 검사하기	1. 노화와 관련된 계통별 평가하기
		2. 골밀도 및 낙상 평가하기
		3. 상체 및 하체 근력 검사하기
		4. 전신지구력 검사하기
		5. 하체 유연성 검사하기
		6. 민첩성과 평형성 검사하기
		7. 롬버그(Romberg) 검사하기
		8. 일어서서 걷기(TUG) 검사하기
		9. 버그균형척도(BBS) 검사하기

대분류(임무)	중분류(일)	소분류(일의 요소)
3. 기타검사	2. 노인 검사하기	10. 기능적 팔뻗기 검사(FRT)
		11. 노인체력검사(SFT)를 위한 장비 검사하기
	3. 여성 검사하기	1. 임신 전 후의 자세와 균형 평가하기
		2. 골반바닥근육 평가하기
		3. 임신과 출산 후 잠재적 손상과 기능적 제한 평가하기
		4. 유방암과 관련된 림프부종과 어깨가동범위 검사하기
	4. 계통별 특수검사하기	1. 계통별 특수 질환 검사하기
		2. 종양 계통별 관련 검사하기
4. 물리치료 진단평가	1. 임상의사 결정하기	1. 검사와 평가로 얻은 결과를 분석하여 진단 평가하기
		2. ICF 모델의 용어로 표현된 환자에 대한 자료를 통합하기
		3. 근거 중심으로 검사결과를 해석하기
		4. 검사결과를 해석할 때 가능한 대안을 표현하기
		5. 임상적 결정을 지지하기 위한 근거 제공 및 인용하기
		6. 검사결과를 통합하여 환자의 문제를 신체구조, 기능, 활동, 참여, 환경요인, 개인요인으로 분류하기
		7. 중재가 적용될 구체적인 기능부전을 결정하기 위해 손상을 확인하고 우선순위 선정하기
5. 치료계획	1. 목표 설정하기	1. 대상자의 질병, 장애 특성에 따라 치료영역 목표 설정하기
		2. 대상자 및 보호자와 협의하여 장기목표 설정하기
		3. 대상자 및 보호자와 협의하여 단기목표 설정하기
	2. 치료계획 작성하기	1. 설정된 목표 하에 치료영역을 결정, 삭싱하기
		2. 설정된 목표 하에 치료방법을 결정, 작성하기
		3. 설정된 목표 하에 구체적인 활동 과제 결정, 작성하기
		4. 설정된 목표 하에 치료도구 선정하기
		5. 보조기 제작 및 보조 도구 선택여부 및 교육방법 결정하기
		6. 치료 횟수, 장소, 시간 선택하기
		7. 위 사항에 대한 치료 계획안 작성하기

대분류(임무)	중분류(일)	소분류(일의 요소)
5. 치료계획	3. 치료계획 설명하기	1. 물리치료실 구조에 대해 안내 및 설명하기
		2. 치료장비와 도구에 대해 설명하기
		3. 치료내용(치료목적, 방법, 시간, 강도, 순서) 설명하기
		4. 대상자의 의문점 답변하기
6. 물리치료 중재	1. 치료적 운동하기	1. 유산소 능력을 위한 수중운동하기
		2. 유산소 능력을 위한 보행과 이동 운동하기
		3. 유산소 능력을 위한 점진적 운동량 증가시키기
		4. 유산소 능력을 위한 효율적 움직임과 에너지 보존 훈련하기
		5. 유산소 능력을 위한 걷기와 휠체어 밀기 운동하기
		6. 유산소 능력을 위한 심혈관계 운동하기
		7. 균형, 협조성, 민첩성을 위한 발달에 따른 훈련하기
		8. 균형, 협조성, 민첩성을 위한 운동조절과 운동학습 훈련 또는 재훈련하기
		9. 균형, 협조성, 민첩성을 위한 신경근 교육 및 재교육하기
		10. 균형, 협조성, 민첩성을 위한 지각능력 훈련하기
		11. 균형, 협조성, 민첩성을 위한 자세인식 훈련하기
		12. 균형, 협조성, 민첩성을 위한 감각훈련하기
		13. 균형, 협조성, 민첩성을 위한 과제지향적 수행 훈련하기
		14. 균형, 협조성, 민첩성을 위한 전정계 운동하기
		15. 인체 역학과 자세를 위한 인체역학 훈련하기
		16. 인체 역학과 자세를 위한 자세조절 훈련하기
		17. 인체 역학과 자세를 위한 자세안정 활동하기
		18. 인체 역학과 자세를 위한 자세인식 훈련하기
		19. 유연성을 위한 관절가동범위 운동하기
		20. 유연성을 위한 근육길이 늘리기
		21. 유연성을 위한 신장운동하기

대분류(임무)	중분류(일)	소분류(일의 요소)
6. 물리치료 중재	1. 치료적 운동하기	22. 보행과 이동을 위한 발달적 활동 훈련하기
		23. 보행과 이동을 위한 보행 훈련하기
		24. 보행과 이동을 위한 도구 및 보장구 사용 훈련하기
		25. 보행과 이동을 위한 지각 훈련하기
		26. 보행과 이동을 위한 휠체어 훈련하기
		27. 신경 운동발달을 위한 동작 훈련하기
		28. 신경 운동발달을 위한 운동패턴 훈련하기
		29. 신경 운동발달을 위한 신경근 교육 또는 재교육하기
		30. 이완을 위한 호흡방법 훈련하기
		31. 이완을 위한 동작방법 훈련하기
		32. 이완을 위한 이완방법 훈련하기
		33. 근력, 지구력을 위한 능동보조운동하기
		34. 근력, 지구력을 위한 능동운동하기
		35. 근력, 지구력을 위한 저항운동하기
		36. 근력, 지구력을 위한 과제지향적 수행훈련하기
		37. 근력, 지구력을 위한 수중운동하기
		38. 기도청결을 위한 신체역학과 자세안정화 훈련하기
		39. 기도청결을 위한 유연성 증진 운동하기
		40. 기도청결을 위해 기침과 가쁜숨(huffing) 훈련하기
		41. 기도청결을 위한 자세교육하기
		42. 기도청결을 위한 자가배출 촉진 훈련하기
		43. 도구와 장비를 이용한 호흡운동 훈련하기
		44. 가로막호흡운동 훈련하기
		45. 오므린 입술호흡운동 훈련하기
		46. 분절호흡운동 훈련하기
		47. 지속성 최대호흡운동 훈련하기

대분류(임무)	중분류(일)	소분류(일의 요소)
6. 물리치료 중재	1. 치료적 운동하기	48. 등속성 운동기구를 이용한 운동치료하기
		49. 기구나 도구를 이용한 그룹 운동치료하기
		50. 질환에 따라 특수한 목적을 위한 운동치료하기
		51. 표준화되고 프로그램화된 보완적인 운동접근하기
	2. 기능훈련하기	1. 일상생활활동 훈련하기
		2. 침상활동과 이동훈련하기
		3. 일상생활활동에서 안전인식 훈련하기
		4. 일상생활활동에서 손상 예방 훈련하기
		5. 일상생활활동 도구 및 장비사용 시 손상예방 훈련하기
		6. 일상생활활동 보조도구, 적응도구 및 장비 사용과 훈련하기
		7. 일상생활활동 보조기 및 보호장비 훈련하기
		8. 도구적 일상생활활동 동안 기능적 운동 훈련하기
		9. 가상환경에서 과제수행 훈련하기
		10. 장애물 적응 훈련하기
		11. 사회참여활동 훈련하기
		12. 교통수단 및 편의제공시설을 포함한 사회참여 활동 훈련하기
		13. 사회참여 활동을 통합하는 동안 부상예방 훈련하기
	3. 도수치료하기	1. 결합조직 마사지하기
		2. 치료적 마사지하기
		3. 스포츠 마사지하기
		4. 림프부종 마사지하기
		5. 경근 마사지하기(meridian muscular massage)
		6. 도수 견인치료하기
		7. 모빌라이제이션(mobilization) 치료하기
		8. 매니퓰레이션(manipulation) 치료하기
		9. 도수 림프 배액하기
		10. 기도청결을 위한 체위배담법 시행하기

대분류(임무)	중분류(일)	소분류(일의 요소)
6. 물리치료 중재	3. 도수치료하기	11. 기도청결을 위한 타진 진동, 흔들기 기법 적용하기
		12. 척추 교정하기
		13. 자세 교정하기
	4. 도구 및 장비 사용과 훈련하기	1. 조절 가능한 도구나 장비 파악하기
		2. 지팡이 및 목발 훈련하기
		3. 보행기 및 휠체어 훈련하기
		4. 균형운동도구 훈련하기
		5. 탄력밴드운동 훈련하기
		6. 치료용 볼 훈련하기
		7. 테이핑 적용하기
		8. 인솔 적용 및 훈련하기
		9. 압박밴드 적용하기
		10. 신체 지지도구 중 압박의류 적용하기
		11. 공기압박 장치 적용하기
		12. 중력보조 장치를 이용한 기립경사 훈련하기
		13. 슬링 적용 및 훈련하기
		14. 지속적 수동운동(CPM) 기구 적용하기
		15. 간헐적 견인기구 적용하기
		16. 자세적 견인기구 적용하기
		17. 지속적 견인기구 적용하기
		18. 기도청결을 위한 타진기구와 진동기구 적용하기
		19. 기도청결을 위한 날숨 양압(PEP) 적용하기
		20. 근력강화를 위한 도구 및 장비 적용하기
		21. 상지보조기 적용 및 훈련하기
		22. 하지보조기 적용 및 훈련하기
		23. 척추보조기 적용 및 훈련하기
		24. 상지의지 적용 및 훈련하기

대분류(임무)	중분류(일)	소분류(일의 요소)
6. 물리치료 중재	4. 도구 및 장비 사용과 훈련하기	25. 하지의지 적용 및 훈련하기
		26. 보조 및 보호장비 적용하기
		27. 부목 적용하기
	5. 물리적 인자 치료하기	1. 바이오 피드백 적용하기
		2. 전기적 근 자극(EMS) 치료하기
		3. 조직치유 전기자극(ESTR) 치료하기
		4. 기능적 전기자극(FES) 치료하기
		5. 고전압맥동전류(HVPC) 치료하기
		6. 신경근전기자극(NMES) 치료하기
		7. 경피신경전기자극(TENS) 치료하기
		8. 미세전류 전기자극 치료하기
		9. 약물전달을 위한 이온도입법 치료하기
		10. 레이저 치료하기
		11. 초음파 치료하기
		12. 단파투열 치료하기
		13. 간섭파전류 치료하기
		14. 은전극 전기자극 치료하기
		15. 적외선 치료하기
		16. 자외선 치료하기
		17. 광화학 치료하기
		18. 일광욕 치료하기
		19. 한냉 치료하기
		20. 대조욕 치료하기
		21. 풀에서 치료하기
		22. 월풀에서 치료하기
		23. 건열을 이용한 치료하기

대분류(임무)	중분류(일)	소분류(일의 요소)
	5. 물리적 인자 치료하기	24. 핫팩을 이용한 치료하기
		25. 파라핀을 이용한 치료하기
	6. 오리엔탈 물리치료하기	1. 수기를 이용한 연부조직 가동술 치료하기
		2. 도구를 이용한 연부조직 가동술 치료하기
7. 재평가 및 모니터링	1. 재평가하기	1. 물리치료 자료수집의 적절성 평가하기
		2. 물리치료 검사 및 측정의 적절성 평가하기
		3. 물리치료 평가의 적절성 평가하기
		4. 물리치료 계획수립의 적절성 평가하기
		5. 물리치료 중재의 적절성 평가하기
		6. 환경의 적절성 평가하기
	2. 초기평가와 비교하기	1. 자료수집의 초기평가와 비교하기
		2. 물리치료 검사 및 측정 초기평가와 비교하기
		3. 물리치료 평가의 초기평가와 비교하기
		4. 물리치료 계획수립의 초기평가와 비교하기
		5. 물리치료 중재의 초기평가와 비교하기
		6. 환경의 초기평가와 비교하기
	3. 목표 재평가하기	1. 재평가된 결과를 초기 목표 수준과 비교하기
		2. 대상자 및 보호자와 협의하여 장기목표 재평가하기
		3. 대상자 및 보호자와 협의하여 단기목표 재평가하기
		4. 재평가 후 치료 적용 여부 결정하기
	4. 치료계획 재설정하기	1. 설정된 목표에 치료영역 결정, 재설정하기
		2. 설정된 목표에 치료방법 결정, 재설정하기
		3. 설정된 목표에 구체적인 활동과제 결정, 재설정하기
		4. 설정된 목표에 치료도구 재선정하기
		5. 보조기 및 보조 도구 선택의 여부 및 교육방법 재설정하기
		6. 치료 횟수, 장소, 시간 재선택하기
		7. 위 사항에 대한 치료 계획안 재작성하기

2. 요양급여 적용기준 및 방법

행위(요양급여의 적용기준 및 방법에 관한 세부 사항과 심사지침, 건강보험심사평가원, 2018. 07)

항목	제목	세부 인정사항
일반사항	물리치료사 1인당 1일 물리치료 실시 인원	해당 항목의 물리치료를 실시할 수 있는 일정한 면적의 해당 치료실과 실제 사용할 수 있는 장비를 보유하고 있는 요양기관(보건기관 포함)에서 재활 및 물리치료를 실시한 경우에 상근하는 물리치료사 1인당 물리치료 실시인원(물리치료 실시 총 청구건수를 의미함)은 월평균(또는 주 평균) 1일 30명까지 인정하며, 이 경우 의료급여 환자를 포함함. 다만, 상근물리치료사 1인 이상이 근무하는 기관에서 시간제, 격일제 근무자(주 3일 이상이면서 주 20시간 이상 근무하는 자)의 경우 0.5인으로 보아 월평균(또는 주 평균) 1일 15명까지 인정함 ※ 월평균(주 평균) 물리치료 실시인원 = 1개월간(1주일간) 총 물리치료 청구건수(물리치료 실시 연인원) ÷ 1개월간(1주일간) 물리치료사 근무일수 (고시 제2010-31호, '10.6.1. 시행)
	물리치료 항목을 여러 병변에 실시 시 산정방법	제7장에 분류된 이학요법료 중 "외래는 1일1회, 입원은 1일2회 산정한다."라고 규정한 것은 동일 환자에 대하여 2가지 이상 상병의 병변이 각각 상이하거나 동일상병의 병변이 각각 상이하거나를 불문하고 외래는 1회, 입원은 2회까지만 소정 행위료를 산정할 수 있는 것임 (고시 제2004-36호, '04.7.1. 시행)
	물리치료와 국소주사 등을 동시 시행 시 인정기준	외래 진료 시 물리치료와 국소주사 등(관절강 내, 신경간 내주사, 신경차단술 등)을 동시에 실시한 경우 동일목적으로 실시된 중복진료로 보아 주된 치료만 요양급여로 적용하고, 1종은 환자가 전액을 본인이 부담함 (고시 제2011-10호, '11.2.1. 시행)
	새로운 장비(저주파치료기, 미세전류치료기, 합성전자기파치료기, 자기치료기, 견인기구, 운동기구, 레이저치료기 등)를 이용한 물리치료 진료수가 산정방법	1. 건강보험 행위 급여·비급여 목록표 및 급여 상대가치점수 제1편 제1부 일반원칙 I .3항에 "각 장에 분류되지 아니한 항목과 비슷한 진료행위는 가장 비슷한 분류항목에 준용하여 산정" 규정하고 있으므로 새로운 시설, 장비, 기구 등을 사용하더라도 이미 등재된 분류항목 중 가장 비슷한 분류항목에 준용·산정하여야 하며, 준용하기 곤란한 특수 또는 새로운 진료행위에 대하여는 보건복지부장관이 별도로 인정하는 기준에 의하는 것임

항목	제목	세부 인정사항
일반사항	새로운 장비(저주파 치료기, 미세전류치료기, 합성전자기파 치료기, 자기치료기, 견인기구, 운동기구, 레이저치료기 등)를 이용한 물리치료 진료수가 산정방법	2. 현행 건강보험 행위 급여·비급여 목록표 및 급여 상대가치점수는 장비별 수가체제가 아닌 행위별 수가체제이며, 수입 또는 국내 생산 제품일지라도 소정의 수입 또는 제조허가를 받지 아니한 장비(기구)를 임의로 설치하여 요양급여비용을 산정하거나 환자에게 전액 부담시키는 일이 없도록 유의하여야 함. (가) 저주파치료기(미세전류치료기 포함): 사104 경피신경자극치료 적용 EMI(Electric Acuscop Myopulse), Somadyne, Achrotone, Intelect-600 mp, Mens 1-Super (나) 합성전자기파치료기: 사101 적외선 치료 적용 TDP, Aladdin-H, SEMS (다) 자기치료기: 사102 심층열치료 적용 Magentic Field Therapy, 알파트론, 코스노 감마, 열전 마그네틱(국산) (라) 견인기구: 사112 간헐적 견인요법 적용 Vertetrac (마) 운동기구: 운동요법 각 해당수가 적용 Medx, NORSK(KEBO), Toning Table, Cybex (바) 레이저 치료기: 사115 레이저 치료 적용 스타빔(Star Beam SP-3000 또는 SP-7000)을 이용 (고시 제2007-139호, '08.1.1. 시행)
	척추결핵에 실시한 물리치료 인정 여부	척추결핵으로 인한 동통, 마비, 관절운동 제한, 근력약화 등의 증세 호전을 위한 물리치료는 결핵약제의 복용과 관계없이 인정함 (고시 제2000-73호, '01.1.1. 시행)
사33 피부과적 자외선 치료	사33 피부과적 자외선 치료 인정기준	사33 피부과적 자외선 치료의 인정기준은 다음과 같이 함 - 다음 - 가. 적응증 1) 건선, 수장족저 농포증, 균상 식육종(early patch stage), 판상유건선, 태선양 비강진(급성, 만성), 장미색비강진, 백반증, 아토피 피부염 2) 지루 피부염, 화폐상 피부염, 손습진, 접촉피부염, 결절성 양진, 다형일광 발진, 일광두드러기, 하계수포증, 편평태선, 색소성 담마진, 윤상육아종, 원형탈모증, 여드름 등에 스테로이드 투여 등 타 치료에 효과가 없는 경우

항목	제목	세부 인정사항
사33 피부과적 자외선 치료	사33 피부과적 자외선 치료 인정기준	나. 인정횟수 1) 주3회 이내로 인정하고, 피부과적 자외선 치료 전 최소홍반량검사(MED test; Minimal Erythema Dose test)는 피부과 전문의 판단 하에 실시토록 함 2) 피부과적 자외선 치료를 장기간 시행하는 경우에 병변은 호전되어도 자외선 조사범위는 축소되지 않으므로 계속하여 동일범위 산정 시 인정함 (고시 제2015-139호, '15.8.1. 시행)
사38 실리콘베드	Air Fluidized Therapy (Silicone Bed)의 인정기준	화상이나 욕창치료 시 사용하는 Air Fluidized Therapy (Silicone Bed)는 다음의 경우에 인정함 - 다음 - 가. 화상심도 2도 이상의 환자 중 배부(背部) 또는 하지부의 화상 환자 나. 사지마비 환자나 혼수 환자 다. 전격화상(電擊火傷)으로 화상심도가 깊거나 녹농균(Pseudomonas)감염 환자 라. 기타 진료상 필요한 경우는 의사의 진료소견서 참조하여 사례별로 인정 (고시 제2008-169호, '09.1.1. 시행)
사41 수압팽창술	사41 수압팽창술의 인정기준	사41 수압팽창술(Hydraulic distension)은 동결견(오십견, Frozen shoulder)상병에 방사선 투시하에서 견관절낭에 조영제를 주입하여 관절낭의 용적 감소 여부를 확인한 후, 관절낭을 팽창(국소마취제, 스테로이드제, 생리식염수 등 주입)시키거나 파열시키는 치료적인 관절조영술로 다음과 같이 인정함 - 다음 - 가. 적응증 (1) 견관절 관절가동역의 제한이 확실히 있는 경우(관절가동역이 굴곡 120° 또는 외전 100° 또는 외회전 50° 미만인 경우) (2) 골다공증이 심해 도수 조작 시 골절의 위험이 있는 경우 나. 실시횟수 최초 시행 후 실시간격을 두고 1회 추가 시행 가능함(관절당 최대 2회 인정) 다. 실시 간격 관절강 내 주입된 스테로이드제의 부작용 및 후유증을 고려하여 2주~6주 간격으로 실시 (고시 제2007-46호, '07.6.1. 시행)

항목	제목	세부 인정사항
사102 심층열 치료	수족지 관절에 실시한 간접초음파 치료의 인정 여부	간접법에 의한 초음파 치료는 수중에서 sound head를 치료 부위와 일정 간격을 두고 움직이면서 실시하는 방법으로 그에 따른 충분한 치료효과가 인정되므로 수·족지관절에 실시한 간접초음파 치료는 사102 심층열 치료로 산정함 (고시 제2000-73호, '01.1.1. 시행)
	초음파 치료 인정기준	기아동의 관절 부위에 실시 시 골단(epiphysis)의 성장에 지장을 초래하므로 인정하지 아니함. 다만, 15세 이상의 측두하악관절에는 치료효과 등 임상적 유용성을 감안하여 인정함 (고시 제2007-139호, '08.1.1. 시행)
사104 경피적 전기신경 자극치료	전자침(Silver Spike Point, SSP)의 급여 여부	경피적 전기침 자극요법인 전자침(silver spike point, SSP)은 전기자극을 이용한 통증관리요법이므로 사104 경피적 전기신경자극치료로 산정하되, 경피적 전기신경자극치료와 동시 시행 시는 한 가지 치료만 인정함 (고시 제2000-73호, '01.1.1. 시행)
	사104 경피적 전기신경자극치료, 사104주. 간섭파전류치료, 사115 재활저출력레이저치료의 인정기준 및 기간	경피적 전기신경자극치료 및 간섭파전류치료, 재활저출력레이저치료는 근골격계 통증 및 신경통증의 완화를 위해 시행하는 요법으로서 관절염에는 2주, 염좌, 좌상 등에는 1주, 추간판탈출증에는 3주 이내로 실시함을 원칙으로 하되, 상태 호전이 있는 등 연장 실시가 반드시 필요한 경우에는 주 2~3회로 산정함 (고시 제2009-55호, '09.4.1. 시행)
	EDIT 장비를 이용한 물리치료료의 산정방법	EDIT 장비를 이용하여 실시하는 물리치료는 그 특성상 치료 주파수 선택 버튼 및 주파수 설정계기조작을 통해 경피적 전기신경자극치료 뿐 아니라 간섭파전류치료도 가능한 특성이 있고, 간섭파전류치료를 위한 타 장비의 경우에도 경피적 전기신경자극치료와 병행치료가 가능하므로 동 장비의 치료원리를 고려하여 실제 치료양상에 따라 사104 경피적 전기신경자극치료(TENS) 또는 간섭파전류치료(ICT)로 산정하되, 동시에 시행하는 경우는 1종만 산정함 (고시 제2004-36호, '04.7.1. 시행)

항목	제목	세부 인정사항
사106 단순운동 치료	요부질환에 단순운동치료 인정기준	요추간판탈출증, 요부염좌 등의 요부질환으로 통원(외래) 진료 시에 실시하는 단순운동치료는 사106 단순운동치료 '주'에 의거 10분 이상 실시한 경우에 한하여 산정하되, 동 요법은 통상 교육 및 훈련을 통하여 환자 스스로 시행하는 점을 고려하여 요부질환에는 초진에 한하여 1-2회 인정함. 다만, 요배부 근육 경련을 동반한 경우는 환자 스스로 운동치료를 하기 어려운 점을 감안하여 2주 이내로 인정함 (고시 제2002-72호, '02.11.1. 시행)
	안면신경마비에 실시한 운동치료 인정 여부	Hunt-Ramsay Syndrome시 안면신경마비가 동반될 경우 실시한 운동치료는 사106 단순운동치료의 소정 금액을 산정함 (고시 제2000-73호, '01.1.1. 시행)
	Biofeedback Treatment의 진료수가 산정방법	근육강화, 경직완화, 동통완화를 목적으로 실시하는 Biofeedback Treatment는 다음의 적응증에 사106 단순운동치료 또는 사116 운동치료의 소정금액을 산정함 - 다음 - 가. 중추 및 말초신경 혹은 근육손상 후에 Neuromuscular Re-education 시 나. 긴장성 근육통, 요통, 경부통 등의 만성통증 환자 다. 자발성 운동장애(강직성 사경, Hemifacial spasm, 파킨슨씨 증후군 등) (고시 제2000-73호, '01.1.1. 시행)
사112 간헐적 견인치료	사112 간헐적 견인치료의 인정기간에 대하여	추간판탈출증이나 퇴행성 척추질환 등에 통증감소 등의 치료효과를 위하여 실시하는 간헐적 골반견인치료는 통상 4주 이내로 실시함을 원칙으로 하되, 연장 실시가 필요한 경우에는 환자 상태에 따라 추가 인정함 (고시 제2009-135호, '09.8.1. 시행)
사113 전기자극 치료	말초신경변성에 의한 근육마비 시 사113 전기자극 치료 인정 여부	말초신경변성에 의하여 근육마비가 발생되는 경우 마비 정도를 회복시키기 위하여는 전기자극치료가 필요하므로 이 경우 사113가 전기자극치료(마비근 치료)로 인정함 (고시 제2018-101호, '18.6.1. 시행)

항목	제목	세부 인정사항
사115 재활저출력 레이저치료	재활저출력레이저치료와 경피적 전기신경자극치료(또는 간섭파전류치료) 병용실시 인정기준	사115 재활저출력레이저치료와 사104 경피적 전기신경자극치료(또는 사104주 간섭파전류치료)는 동일목적의 치료이나, 작용기전이 다르고 단독치료보다 복합치료 시 치료효과가 증가하는 등의 장점이 있으므로 병용실시를 인정하되, 주된 물리치료는 요양급여하고 그 외 1종은 전액을 환자가 부담토록 함 (고시 제2009-135호, '09.8.1. 시행)
사116 운동치료	사경(Torticollis)에 실시한 운동요법의 수기료 산정방법	사경(torticollis)에 실시한 운동요법은 사116가 복합운동치료로 산정함 (고시 제2007-46호, '07.6.1. 시행)
사117 운동점차단술	근육내 신경용해술의 수가 산정방법	근육강직의 완화 목적으로 실시한 근육 내 신경용해술은 운동점차단술과 유사한 행위이므로 그 진료수가는 사117 운동점차단술로 산정하고, 1지(肢-extremity)는 소정금액의 100%, 제2지(肢-extremity)부터는 소정금액의 50%를 산정함 (고시 제2000-73호, '01.1.1. 시행)
사119 압박치료	운동요법과 동일에 실시한 압박치료의 진료수가 산정방법	Flowtron series, Medomer, Vasotrain, Extremity Pump 등을 이용한 물리치료는 공기실(air chamber)의 반복되는 팽창과 수축으로 혈액순환의 증진 또는 조직 사이의 압력을 증가시킴으로써 환자의 팔, 다리의 부종을 감소시키는 장점이 있으므로 사119 압박치료(pneumatic compression)의 소정금액으로 산정하며, 동 치료는 운동치료와 목적이 서로 다른 별개의 의료행위이므로 운동치료와 같은 날 실시한 경우 각각 인정함 (고시 제2000-73호, '01.1.1. 시행)
사120 복합림프 물리치료	복합림프물리치료의 인정기준	1. 복합림프물리치료는 일차성 또는 이차성 림프부종에 시행한 경우에 치료기간 중 최대 4주 이내로 인정함 2. 다만, 4주 시행 후 재평가한 결과가 다음 중 하나에 해당하는 경우 주 2~3회 추가 시행할 수 있음 - 다음 - 가. 양측 둘레 차이가 2센티미터 이상인 경우 나. 양측 부피 차이가 10% 또는 200mL 이상인 경우 다. 림프 신티그라피, 초음파, CT, MRI 등 검사에서 림프계 기능부전에 의한 부종이 확인된 경우 (고시 제2015-99호, '15.6.15. 시행)

항목	제목	세부 인정사항
서121 이온삼투요법	이온삼투요법의 인정기준	1. 서121 이온삼투요법은 다음과 같은 경우에 요양급여를 인정하며, 동 인정기준 이외 시행하는 경우에는 전액 본인 부담하도록 함 - 다음 - 가. 적응증: 상완골의 내·외측 상과염(medial & lateral epicondylitis of humerus), 족저근막염(plantar fasciitis) 나. 실시기간: 주1-2회 간격으로 4주 정도 실시함을 원칙으로 하되, 연장 실시가 필요한 경우에는 의사소견서를 첨부하여 최대 4주까지 추가 실시할 수 있음 2. 위 1.에 해당하는 이온삼투요법을 다른 물리치료와 병행 실시하는 경우: 외래진료 시에는 동일 목적으로 실시된 중복진료로 보아 주된 치료만 요양급여로 적용하고 그 외 물리치료는 환자가 전액본인부담 하도록 함 (고시 제2011-37호, '11.4.1. 시행)
사122 중추신경계 발달재활치료	보이타 또는 보바스 전문교육과정을 이수한 소아과전문의가 실시한 보이타 또는 보바스요법의 인정 여부	사122 중추신경계 발달재활치료는 동 항목 '주'에 "중추신경계 장애로 인한 발달지연 및 근육마비와 경직의 치료를 목적으로 보이타 또는 보바스요법 등의 교육과정을 120시간 이상 이수한 재활의학과 전문의나 물리치료사가 1인의 환자를 1대 1로 중점적으로 30분 이상 실시한 경우"에 산정토록 하고 있으며 국내 전문교육과정의 현황, 동 요법 실시 소요시간 등을 감안하여 소아과 전문의가 실시한 보이타 또는 보바스요법은 별도 산정할 수 없음 (고시 제2000-73호, '01.1.1. 시행)
사123 작업치료	2세 이하의 뇌성마비환자 및 중증 발달지연아에게 실시한 사123 작업치료 및 사124 일상생활동작훈련치료의 급여 여부	뇌성마비에 의한 장애를 최소화하고 정상화하기 위해서는 작업요법이 필요하며 특히 2세 이하의 유아에서도 Bobath의 신경발달학적 치료방법이나 감각통합 치료방법 등 여러 종류의 작업치료를 실시할 경우 그 효과가 인정되므로 뇌성마비로 확진된 경우에는 연령 제한없이 인정하며 뇌성마비로 확진되지 않았다 하더라도 2세 이하의 유아에게 중증 이상 발달지연이 있어 실시한 작업요법은 장애를 최소화 할 수 있는 등 유용성이 있는 것으로 판단되므로 급여함 (고시 제2000-73호, '01.1.1. 시행)

항목	제목	세부 인정사항
사126 기능적 전기자극치료	사126 기능적전기자극치료(FES)의 인정 기준	사126 기능적 전기자극(functional electrical stimulation) 치료의 인정기준은 다음과 같이 하되, 근력이 좋거나(도수근력검사상 good 등급 이상) 경직이 너무 강한 경우(modified Ashworth scale grade Ⅳ)에는 인정하지 아니함 - 다음 - 가. 척추손상으로 인한 사지마비 또는 양하지마비의 기립 및 보행훈련 나. 뇌졸중으로 인한 편마비, 외상성 뇌손상, 뇌성마비 환자에게 족하수의 방지, 수근관절이나 완관절 등의 근력 개선 (고시 제2010-18호, '10.2.1. 시행)
사127 근막동통 주사자극치료	사127 근막동통주사자극치료의 진료수가 산정방법 및 다른 물리치료요법을 병행 실시하는 경우의 인정기준	근막동통유발점 주사자극치료의 인정기준은 다음과 같이 함 - 다음 - 가. 적응증: 근막동통증후군(myofascial pain syndrome) 나. 사용약제: 국소마취제나 생리식염수의 약가는 동요법의 소정수가에 포함하여 별도 산정하지 아니함. 다만, 부신겉질호르몬제의 약가는 약제 및 치료재료의 비용에 대한 결정기준에 의하여 산정함 다. 실시횟수: 통상 3일 간격으로 7회 정도 산정하며 7회 이상 실시하는 경우에는 진료의사의 소견서를 첨부하여 실시횟수대로 산정하되, 15회를 초과하여 산정할 수 없음. 라. 다른 물리치료요법을 병행 실시하는 경우: 사101 표층열 치료와 사106 단순운동치료는 근막동통유발점 주사자극치료 시 시행되는 일련의 과정으로서 별도 산정할 수 없음. 그러나 동통 제거의 상승효과를 위하여 사104 경피적 전기신경자극치료(또는 간섭파전류치료), 사102 심층열 치료를 병행하는 경우, 입원 진료 시에는 소정금액을 각각 산정하며, 외래 진료 시에는 동일 목적으로 실시된 중복진료로 보아 병행 실시된 물리치료는 전액을 환자가 부담토록 함 (고시 제2016-204호, '16.11.1. 시행)
사30 적외선 치료	안과, 이비인후과에서 적외선 치료 시 인정 여부	안과, 이비인후과에서 적외선 치료를 시술하였을 경우는 사30 적외선 치료의 소정금액을 산정함 (고시 제2000-73호, '01.1.1. 시행)

항목	제목	세부 인정사항
	이비인후과 분야에서 실시한 적외선 치료 인정기준	이비인후과 분야에서 실시하는 사30 적외선 치료는 동치료로 보다 효과를 얻을 수 있는 급성바깥귀길염(외이도염), 급성중이염, 바깥귀의 종기(이절), 코의 종기(비절), 코와 귀 주위 및 기타 안면부의 연조직염(봉와직염)과 같은 급성기 염증질환에 선별적으로 실시한 경우에 인정함 (고시 제2003-65호, '03.12.1. 시행)
	Carbon Arc Lamp를 이용한 물리치료 시 수가 산정방법	Carbon Arc Lamp는 금속염의 심(Core)에 따라 파장이 각각 상이한 자외선과 적외선을 발생시켜 환자의 체표면을 조사시킴으로써 자외선의 조사효과와 적외선의 표재열, 온열효과를 기대할 수 있는 물리치료 요법임. 따라서 Carbon Arc Lamp를 이용하여 자외선 조사를 한 경우에는 사33 피부과적 자외선 치료의 소정금액을 산정하고, 적외선 조사를 한 경우에는 사30 적외선 치료의 소정금액을 산정하되, 동 치료 시 연소되는 탄소봉 재료대는 적외선 치료 또는 피부과적 자외선 치료의 소정금액에 포함된 것으로 별도 산정할 수 없음 (고시 제2000-73호, '01.1.1. 시행)
사34 피부광화학요법	사34 피부광화학요법의 적응증	사34 피부광화학요법 '주2'의 적응증은 동 요법이 보편적으로 실시되는 상병명을 예시한 것이며 이외에도 아토피성 피부염, 전신성 만성습진, 원형탈모증, 피부 묘기성 두드러기, 백반, 색소성 두드러기, 전신성 또는 결절성소양증, 수장족저각화증 등 피부과 전문의의 전문의학적 판단에 의한 적응증에 피부광화학요법을 실시할 수 있는 것임 (고시 제2000-73호, '01.1.1. 시행)
사43 고빈도 흉벽진동 요법	고빈도 흉벽진동요법의 인정기준	고빈도 흉벽진동요법은 스스로 분비물 배출이 어려운 환자(폐질환, 근육병, 척수손상, 수술 후 환자, 중환자)에게 시행 시 인정함 (고시 제2010-2호, '10.4.1. 시행)
사45 심장재활	심장재활 급여기준	1. 심장재활(cardiac rehabilitation)은 심혈관질환 위험인자 교정, 운동능력의 정확한 평가, 운동요법을 통해 심폐운동능력 향상을 목표로 하는 통합적 재활 프로그램으로 다음의 요건을 모두 충족한 경우 인정함 - 다음 - 가. 급여대상 1) 심장 수술 또는 시술 환자: 심장이식술, 심장판막수술, 관상동맥우회술(CABG), 관상동맥중재술

항목	제목	세부 인정사항
사45 심장재활	심장재활 급여기준	2) 심박기(Pacemaker), 삽입형 제세동기(ICD), 심장재동기화 치료기(CRT) 등을 삽입한 환자 3) 급성 심근경색증, 불안정성 협심증으로 입원치료를 받은 환자 4) 보상된 심부전(compensated heart failure) 환자 5) 말초동맥질환(하지동맥의 협착, 대동맥 동맥류 및 박리 등)으로 수술 및 중재시술, 약물치료를 받은 환자 6) 약물로 조절되는 심방·심실성 부정맥, 심실세동·심장정지 경험자 7) 선천성 심장질환자 8) 우심실부전이 예상되는 주요 폐 수술(폐전적출술, 폐엽절제술)을 시행한 환자 나. 인력기준 1) 재활의학과, 순환기내과, 흉부외과 전문의 중 1인 이상 2) 물리치료사, 간호사 각 1인 이상 ※상기 1), 2)의 인력이 상근하여야 하며, 심장재활 중 응급 상황에 대비하여 산소공급 및 응급심폐소생술을 시행할 수 있어야 함 다. 시설·장비기준 1) 시설: 심장재활이 원활히 이루어질 수 있는 일정한 면적의 치료실 2) 장비 가) 심장재활장비: 부하심전도장치, 혈압감시기, 호흡가스분석장치, 산소포화도 측정 장치, 유·무선 심전도감시기, 트레드밀 및 자전거에르고메타 운동기구 나) 응급심폐소생장비: emergency cart, 제세동기, 산소공급장치 2. 상기 가, 나, 다 모두를 충족한 경우 심장재활 프로그램별 수가산정방법은 다음과 같이 함 - 다음 - 가. 심장재활교육 1) 의사, 간호사, 영양사 등 관련 분야 상근 전문 인력으로 교육팀을 구성하되, 반드시 의사를 포함하여 3개 이상의 직종을 활용하여 운영하여야 함 2) 교육방법은 별도공간에서 개별교육하는 것을 원칙으로 하며, 교육시간은 60분 이상 실시하여야 함

항목	제목	세부 인정사항
사45 심장재활	심장재활 급여기준	나. 심장재활평가: 심장재활 시작 첫 1년 간 5회, 이후 추적평가는 연 1회 인정 다. 심장재활치료 1) 환자 상태에 따라 적절히 실시하되, 입원환자는 1일 2회, 외래환자는 최대 36회까지 인정 2) 물리치료사 1인이 최대 4인의 환자에게 동시 시행할 수 있으며, 환자 1인당 60분 이상 실시한 경우 인정 라. 운동능력이 저하되어 심장재활평가(심폐운동 부하검사)를 시행하기 어려운 환자에 한해서 6분 걷기검사를 한 경우 나723 경피적 혈액산소포화도 측정[1일당] 소정점수를 산정하고, 심장재활치료를 제7장 이학요법료 제1절에 분류된 단순운동치료, 제2절에 분류된 운동치료와 동시에 실시하는 경우 주된 항목의 소정점수만 산정함 마. 새로운 심장재활의 적응증이 발생하여 심장재활 이 필요한 경우 심장재활 평가·치료를 다시 산정할 수 있음. 단, 심장재활교육은 산정 불가함 (고시 제2017-68호, '17.4.12. 시행)

출처: http://rulesvc.hira.or.kr/lmxsrv/law/lawFullView.srv?SEQ=46

3. 건강보험요양급여비용(건강보험요양급여비용, 건강보험심사평가원, 2019. 03)

제7장 이학요법료

제1절 기본물리치료료

분류번호	코드	분류	점수
		주: 1. 해당 항목의 물리치료를 실시할 수 있는 일정한 면적의 해당 치료실과 실제 사용할 수 있는 장비를 보유하고 있는 요양기관에서 의사의 처방에 따라 상근하는 물리치료사가 실시하고 그 결과를 진료기록부에 기록한 경우에 산정한다. 2. 표층열 치료, 한냉치료, 경피적 전기신경자극치료, 간섭파전류치료는 1일 2회 이상 실시한 경우에도 외래는 1일 1회, 입원은 1일 2회만 산정한다.	
사-101	MM010	표층열 치료(superficial heat therapy)	9.20
		주: 1. 온습포, 적외선 치료 등을 포함한다.	
	MM015	2. 같은날 「사-102」와 동시에 실시한 경우에는 소정 점수의 50%를 산정한다.	
사-101-1		한냉치료(cold therapy)	
		주: 1. 한냉치료와 온열치료를 동시에 실시한 경우에는 한 가지만 산정한다. 2. 장비에 불문하고 소정점수를 산정한다.	
	MM011	가. 콜드 팩(cold pack)	9.98
	MM012	나. 냉동치료(cryotherapy)	14.38
사-102	MM020	심층열 치료[1일당](deep heat therapy)	13.11
		주: 초음파 치료, 극초단파 치료, 초단파 치료 등을 포함한다.	
사-103	MM030	자외선 치료[1일당](UV ray irradiation)	5.51
사-104	MM070	경피적 전기신경자극치료(transcutaneous electrical nerve stimulation)	40.83
	MM080	주: 간섭피전류치료(Interferential current therapy)를 실시한 경우에도 소정점수를 산정한다.	
사-105	MM090	마사지 치료[1일당](massage therapy)	52.99
		주: 근마비로 인한 연부조직 위축, 감염 및 외상으로 인한 연부조직 유착을 개선하기 위하여 수기로 20분 이상 실시한 경우에 산정한다.	
사-106	MM101	단순운동치료 [1일당] (simple therapeutic exercise)	58.46
		주: 1. 근육기능장애와 관절기능장애에 대해 각종 운동, 자세교정운동 등을 포함하여 10분 이상 실시한 경우에 산정한다. 2. 제2절에 분류된 운동치료 또는 제3절에 분류된 재활기능치료와 동시에 실시하는 경우에는 주된 항목의 소정점수만 산정한다.	

제2절 단순재활치료료

분류번호	코드	분류	점수
		주: 1. 해당 항목의 물리치료를 실시할 수 있는 일정한 면적의 해당 치료실과 실제 사용할 수 있는 장비를 보유하고 있는 요양기관에서 재활의학과, 정형외과, 신경외과, 신경과, 외과, 흉부외과, 마취통증의학과 또는 성형외과 전문의가 상근하여야 하며, 해당 전문의 또는 전공의의 처방에 따라 상근하는 물리치료사가 실시하고 그 결과를 진료기록부에 기록한 경우에 산정한다. 2. 간헐적 견인치료, 전기자극치료는 1일 2회 이상 실시한 경우에도 외래는 1일 1회, 입원은 1일 2회만 산정한다.	
사-110	MM042	파라핀욕 [1일당](paraffin bath) 주: 한센병전문요양기관에서 의사의 처방에 따라 물리치료사가 실시하고 그 결과를 진료기록부에 기록한 경우에도 산정한다.	25.11
사-111		수치료 [1일당](hydrotherapy)	
	MM041	가. 증기욕 치료(steam bathing)	48.16
	MM043	나. 정규욕조 치료(regular tub) 주: 20분 이상 전신욕을 실시한 경우에 산정한다.	79.05
	MM049	다. 대조욕 치료(contrast bath)	84.08
		라. 회전욕 치료(whirl pool bath)	
	MM044	(1) 수, 족, 지(extremities)	73.04
	MM045	(2) 전신(whole body)	82.55
	MM046	마. 하버드탱크 치료(Hubbard tank)	112.78
사-111-1	MM170	유속치료 [1일당](fluidotherapy)	43.82
사-112		간헐적 견인치료(intermittent traction therapy)	
	MM051	가. 경추견인(cervical)	74.68
	MM052	나. 골반견인(pelvic)	74.88
사-113		전기자극치료(electrical stimulation therapy)	
	MM060	가. 마비근 치료	61.48
	MM061*	나. 근력강화 치료 주: 전방 십자인대 재건술 후 대퇴사두근 근력강화 목적으로 재활치료와 병행하여 실시한 경우에 산정한다.	61.48
사-115	MM085	재활저출력레이저치료 [1일당](laser therapy)	60.99
사-116		운동치료 [1일당](therapeutic exercise) 주: 「가」,「나」 및 제1절에 분류된 단순운동치료, 제3절에 분류된 재활기능치료와 동시에 실시하는 경우에는 주된 항목의 소정점수만 산정한다.	

분류번호	코드	분류	점수
	MM102	가. 복합운동치료(complex) 주: 전산화된 등속성 운동기구를 제외한 기계(기구)를 사용한 근력강화 운동과 기능훈련 등 30분 이상 실시한 경우에 산정한다.	91.49
	MM103	나. 등속성 운동치료(Isokinetic) 주: 전산화된 평가 및 치료가 가능한 등속성 운동기구를 사용하여 근력운동을 30분 이상 실시한 경우에 산정한다.	102.29
사-117	MM161	운동점차단술 [근육당](motor point block) 주: 동 시술 시 사용된 약제, 신경파괴제 등은 소정점수에 포함되어 있으므로 별도 산정하지 아니한다.	370.21
사-119	MM190	압박치료 [1일당](pneumatic compression)	67.00
사-120	MM200	복합림프물리치료 [1일당](complex decongestive physical therapy) 주: 제1절에 분류된 맛사지 치료, 단순운동치료 또는 제2절에 분류된 운동치료와 동시에 실시하는 경우에는 주된 항목의 소정점수만 산정한다.	135.00
서-121	MX121	이온삼투요법 [1일당](Iontophoresis) 주: 사용한 스테로이드 약제는 "약제 급여 목록 및 급여상한 금액표"에 따라 실사용량으로 산정하며, 사용된 재료대 등은 소정점수에 포함되므로 별도 산정하지 아니한다.	79.34

제3절 전문재활치료료

분류번호	코드	분류	점수
		주: 1. 해당 항목의 물리치료를 실시할 수 있는 일정한 면적의 해당 치료실과 실제 사용할 수 있는 장비를 보유하고 있는 요양기관에서 재활의학과 전문의가 상근하고, 해당 전문의 또는 전공의의 처방에 따라 상근하는 물리치료사(작업치료, 일상생활동작 훈련치료, 재활사회사업, 연하장애재활치료, 연하재활 기능적 전기자극치료 제외) 또는 해당 분야 전문치료사(작업치료사는 작업치료, 일상생활동작 훈련치료, 연하장애재활치료, 연하재활 기능적 전기자극치료에 한하고, 사회복지사는 재활사회사업에 한함)가 실시하고 그 결과를 진료기록부에 기록한 경우에 산정한다.	

분류번호	코드	분류	점수
		2. 중추신경계발달재활치료, 작업치료, 신경인성 방광훈련 치료, 기능적 전기자극치료, 재활기능치료는 1일 2회 이상 실시한 경우에도 외래는 1일 1회, 입원은 1일 2회만 산정한다. 3. 위 "1"의 규정에도 불구하고 단순작업치료와 복합작업치료는 정형외과, 신경외과 또는 신경과 전문의가 상근하고, 해당 전문의 또는 전공의의 처방에 따라 작업치료사가 실시하고 그 결과를 진료기록부에 기록한 경우에도 산정할 수 있다. 4. 위 "1"의 규정에도 불구하고 근막동통유발점주사자극치료는 재활의학과 전문의 또는 동통재활 분야 교육을 이수한 의사가 직접 실시한 경우에 산정한다.	
사-121		풀치료 [1일당](pool therapy)	
	MM047	가. 보행풀치료(walking pool therapy) 주: 뇌졸중, 두부손상, 신경계의 이상 등으로 대기 중에서 체중부하가 불가능한 경우 보행 및 보행에 필요한 하지근력을 강화시킬 목적으로 1인의 물리치료사가 1인의 환자를 1대 1로 중점적으로 30분 정도 풀 내의 평행봉을 이용한 혼자서기, 체중이동, 균형잡기 등의 훈련을 하는 경우에 산정한다.	245.93
	MM048	나. 전신풀치료(whole body pool therapy) 주: 근육, 신경계 이상 등으로 대기 중에서는 체중부하가 곤란하여 스스로 근력강화 및 유연성 등의 훈련이 불가능한 경우에 풀 내에서 1인의 물리치료사가 1인의 환자를 1대 1로 중점적으로 30분 이상 튜브 등과 같은 기구를 이용하여 사지의 움직임을 이용한 여러가지 동작훈련을 하는 경우에 산정한다.	385.71
사-122	MM105	중추신경계발달재활치료(rehabilitative development therapy for disorder of central nervous system) 주: 중추신경계 장애로 인한 발달지연 및 근육마비와 경직의 치료를 목적으로 보이타 또는 보바스요법 등의 교육과정을 120시간 이상 이수한 재활의학과 전문의나 물리치료사가 1인의 환자를 1대 1로 중점적으로 30분 이상 실시한 경우에 산정한다.	228.59
사-123		작업치료(occupational therapy)	
	MM111	가. 단순작업치료(simple) 주: 1인의 작업치료사가 2인 이상의 환자를 상대로 동시에 10분 이상의 훈련을 실시하는 경우에 산정한다.	53.30

분류번호	코드	분류	점수
	MM112	나. 복합작업치료(complex) 주: 1인의 작업치료사가 1인의 환자를 1대 1로 중점적으로 10분 이상~30분 정도 실시한 경우에 산정한다.	104.50
	MM113	다. 특수작업치료(special) 주: 1인의 작업치료사가 1인의 환자를 1대 1로 중점적으로 30분 이상 다양한 치료를 실시한 경우에 산정한다.	151.28
사-124	MM114	일상생활동작 훈련치료 [1일당](activities of daily living training) 주: 1인의 작업치료사가 1인의 환자를 1대 1로 중점적으로 식사, 옷입고 벗기, 배변 및 위생훈련 등 일상생활동작 적응 훈련을 최소 20분 이상 실시한 경우에 산정한다.	151.13
사-125	MM120	신경인성 방광훈련 치료(neurogenic bladder training) 주: 척수손상, 뇌졸중, 두부손상, 말초신경손상 등으로 인해 스스로 배뇨를 하지 못하는 신경인성 방광환자에게 배뇨 반사를 자극하고 방광내압의 증가, 요도괄약근 이완 등의 방법으로 배뇨를 유도하면서 간헐적으로 도뇨를 시행하는 경우에 산정한다. 이 경우 도뇨는 소정점수에 포함되므로 별도 산정하지 아니한다.	226.09
사-126	MM151	기능적 전기자극치료(functional electrical stimulation therapy) 주: 기능적 전기자극치료는 환자에게 최소 20분 이상 실시한 경우에 산정한다.	185.84
사-127	MM131	근막동통유발점 주사자극치료 [1일당](myofascial trigger point injection therapy) 주: 1. 근막 내 동통유발점에 생리식염수나 국소마취제 등을 주사 후 스트레칭 운동을 실시한 경우에 산정한다.	77.92
	MM132	2. 동시에 2 이상의 동통유발점 부위에 각각 실시한 경우에는 실시 부위를 불문하고 122.74점을 산정한다.	
사-128		재활사회사업(tehabilitative social work) 주: 1. 재활의학적 치료목적으로 사회복지사가 직접 실시한 경우에 한하여 산정한다. 2. 「가」는 치료기간 중 1회만 산정한다. 3. 「나」, 「다」는 각각 주 1회 산정하되, 치료기간 중 2회 이내만 산정한다.	
	MM141	가. 개인력조사(individual history taking)	198.42
	MM142	나. 사회사업상담(social work counselling)	121.62
	MM143	다. 가정방문(home visiting)	415.96

분류번호	코드	분류	점수
사-129	MM290	호흡재활치료 [1일당](rehabilitative breathing therapy 주: 유발성흡기폐활량계 등 기구를 사용한 호흡운동, 체위 배액치료 등 호흡재활치료를 30분 이상 실시한 경우에 산정한다.	83.67
사-130		재활기능치료(rehabilitative functional training) 주: 제1절에 분류된 단순운동치료, 제2절에 분류된 운동치료와 동시에 실시하는 경우에는 주된 항목의 소정점수만 산정한다.	
	MM301	가. 매트 및 이동치료(mattress or mobilization training) 주: 편마비, 하지마비, 사지마비, 뇌성마비 등의 중추신경계 질환이나 사지절단자 등 이동동작에 제한이 있는 자에게 매트훈련, 이동훈련, 경사대훈련 및 의자차훈련 등을 30분 이상 실시한 경우에 산정한다.	185.62
	MM302	나. 보행치료(gait training) 주: 편마비, 하지마비, 사지마비, 뇌성마비 등의 중추신경계 질환이나 사지절단자 등 보행동작에 제한이 있는 자에게 보행훈련을 30분 이상 실시한 경우에 산정한다.	177.42
사-131	MZ008	연하재활 기능적 전기자극치료(functional electrical stimulation for rehabilitative dysphagia therapy) 주: 1. 중추신경계질환 등으로 인한 연하장애환자에게 30분 이상 훈련을 실시한 경우에 산정한다. 2. 1일 2회 이상 실시한 경우에도 외래는 1일 1회, 입원은 1일 2회만 산정한다.	191.27
서-141	MX141	연하장애재활치료(rehabilitative dysphagia therapy) 주: 1. 중추신경계질환, 식도 또는 기관의 질환 등으로 인한 연하장애환자에게 1인의 작업치료사가 1:1로 30분 이상 훈련을 실시한 경우에 산정한다. 2. 1일 2회 이상 실시한 경우에도 외래는 1일 1회, 입원은 1일 2회만 산정한다.	182.63

제4절 기타 이학요법료

분류번호	코드	분류	점수
사-30	MM300	적외선 치료 [1일당](infra red ray irradiation)	8.01
사-30-1	MM303	상기도 증기흡입치료(humidification of upper airway) 주: 1. 급·만성 후두염에 한하여 산정하되, 적외선 치료(사-30)와 동일 실시한 경우에는 상기도 증기 흡입치료의 소정점수만을 산정한다. 2. 외래는 주 2회, 입원은 1일 1회에 한하여 산정한다. 3. Disposable Nebulizer Kit, Mask 재료대는 별도 산정하지 아니한다.	21.10
사-31	MM310	자외선 치료 [1일당](ultraviolet ray irradiation)	6.29
사-32	MM320	약욕 [1일당](drug bathing) 주: 각종 약물을 혼합한 약수에 전신욕을 20~30분간 실시한 경우에 산정한다.	116.61
사-33		피부과적 자외선 치료 [1일당](dermatological ultraviolet ray therapy) 주: 피부과 전문의가 상근하는 요양기관에서 실시한 경우에 한하여 산정한다.	
	MM331	가. 상지(하지의 반)의 대부분의 범위 또는 두부, 경부 및 안면의 대부분의 범위 [9%의 범위]	59.96
	MM332	나. 하지의 1지, 복부 또는 배부에 준하는 범위 [18%의 범위]	67.02
	MM333	다. 양하지 또는 동체(복부 및 배부)에 준하는 범위 [36%의 범위]	74.08
	MM334	라. 전신대부분의 범위 [37% 이상의 범위]	83.32
사-34		피부광화학요법 [PUVA, Goeckermann, Ingram 등] [1일당] (dermatologic photochemotherapy) 주: 1. 피부과 전문의가 상근하는 요양기관에서 실시한 경우에 한하여 산정한다. 2. 건선, 유건선, 균상식육종, 편평태선, 장미색비강진 등에 실시한 경우에 산정한다.	
	MM341	가. 상지(하지의 반)의 대부분의 범위 또는 두부, 경부 및 안면의 대부분의 범위 [9%의 범위]	141.80
	MM342	나. 하지의 1지, 복부 또는 배부에 준하는 범위 [18%의 범위]	165.04
	MM343	다. 양하지 또는 동체(복부 및 배부)에 준하는 범위 [36%의 범위]	183.28
	MM344	라. 전신 대부분의 범위 [37% 이상의 범위]	256.00
사-35	MM350	고빌리루빈혈증에 대한 광선요법 [1일당](phototherapy for hyperbilirubinemia) 주: 신생아황달을 치료한 경우에 산정한다.	294.39
사-36	MM360	간헐적호흡치료 (양압호흡 또는 음압호흡) [1일당][Intermittent (Positive or Negative) Pressure Breathing Treatment]	525.23

분류번호	코드	분류	점수
사-38	MM380	Air Fluidized Therapy [실리콘 베드] [1일당]	546.38
사-40	MM400	양위 양압호흡치료 [1일당](bipap treatment)	1,428.48
사-41	MM410	수압팽창술(hydraulic distention) 주: 1. 투시비용 및 치료과정 중의 스트레칭 운동비용은 소정점수에 포함되므로 별도 산정하지 아니한다. 2. 사용된 국소마취제, 생리식염수를 제외한 스테로이드제, 조영제 등의 약제는 "약제 급여 목록 및 급여상한금액표"에 따라 실사용량으로 산정한다.	624.50
사-42	MM420	신경인성 장훈련 치료 [1일당](neurogenic bowel training) 주: 척수손상, 뇌졸중, 두부손상, 말초신경손상 등으로 인해 스스로 배변을 하지 못하는 신경인성 장환자에게 손가락 자극, 손가락을 이용한 분변제거, 복부마사지 등의 방법으로 배변반사를 자극하고 배변을 유도하는 경우에 산정한다. 이 경우 직장분변제거술 및 직장마사지는 소정점수에 포함되므로 별도 산정하지 아니한다.	177.54
사-43	MM430	고빈도 흉벽진동요법 [1일당](high trequency chest wall oscillation) 주: 호흡재활치료와 동시에 실시하는 경우에는 주된 항목의 소정점수만 산정한다.	166.00
사-44		만성호흡부전 재활치료[1일당]	
	MM440	가. 폐질환 운동재활치료(rehabilitation exercise for pulmonary disease)	608.70
	MM441	나. 호흡근부전 재활치료(pulmonary rehabilitation for respiratory muscle dysfunction)	1,580.68
사-45		심장재활(cardiac rehabilitation)	
	MM451	가. 심장재활교육(cardiac rehabilitation education)	268.38
	MM452	나. 심장재활평가(cardiac rehabilitation evaluation)	1,029.19
	MM453	다. 심장재활치료(cardiac rehabilitation therapy)	470.26
사-46	MM460	기립경사훈련[1일당](tilt training treatment)	372.41
서-31	MX031	항문직장 및 골반근의 생체되먹이기치료 [1일당](anorectal and pelvic muscle biofeedback)	352.34
서-32	MX032	분사신장치료 [1일당] 주: 치과의사가 근막내 동통유발점에 기화성 냉각제 분사 후 스트레칭 운동을 시술한 경우에 산정하되 사용된 냉각제의 비용은 소정점수에 포함되므로 별도 산정하지 아니한다.	145.21
서-34		요실금 전기자극 치료 [1일당](electrical stimulation for urinary incontinence)	115.82
서-35		체위성안진교정치료 [기기 사용료 포함](canalith reposition therapy)	408.83

분류번호	코드	분류	점수
서-36	MX036	주: 1. 양성발작성체위성현기증환자에게 관석정복술을 15분 이상 직접 실시한 경우에 산정한다. 2. 1일 2회 이상 실시한 경우에도 외래는 1일 1회, 입원은 1일 2회만 산정한다. 악관절고착해소술 [1일당] 주: 치과의사가 측두하악장애환자의 급·만성 과두걸림이 있는 경우 하악과두운동을 도수적으로 실시한 경우에 산정한다.	165.93

분류번호	한글명	의원 단가	병원급 이상 단가	치과 병의원 단가	보건 기관 단가	조산원 단가	한방 병원 단가	상대 가치 점수
사101	표층열 치료	790	710	810	770	0	810	9.5
사101 -1가	한냉치료(콜드팩)	840	750	850	820	0	850	10.07
사101 -1나	한냉치료(냉동치료)	1,220	1,090	1,240	1,190	0	1,240	14.58
사101 주2	표층열 치료(심층열동시)	400	360	400	390	0	400	4.75
사102	심층열 치료[1일당]	1,110	1,000	1,130	1,090	0	1,130	13.35
사103	자외선 치료[1일당]	470	420	470	460	0	470	5.6
사111 가	수치료-증기욕 치료[1일당]	3,910	3,510	3,970	3,820	0	3,970	46.84
사110	파라핀욕[1일당]	2,300	2,060	2,340	2,250	0	2,340	27.56
사111 나	수치료-정규욕조 치료[1일당]	6,600	5,930	6,710	6,450	0	6,710	79.14
사111 라(1)	수치료-회전욕 치료(수,족,지) [1일당]	6,080	5,460	6,190	5,950	0	6,190	72.95
사111 라(2)	수치료-회전욕 치료(전신) [1일당]	7,080	6,360	7,200	6,920	0	7,200	84.92
사111 마	수치료-하버드탱크 치료 [1일당]	9,610	8,630	9,770	9,390	0	9,770	115.18

분류 번호	한글명	의원 단가	병원급 이상 단가	치과 병의원 단가	보건 기관 단가	조산원 단가	한방 병원 단가	상대 가치 점수
사121 가	풀치료-보행풀[1일당]	19,560	17,570	19,890	19,120	0	19,890	234.57
사121 나	풀치료-전신풀[1일당]	29,760	26,730	30,260	29,080	0	30,260	356.84
사111 다	수치료-대조욕 치료[1일당]	6,810	6,120	6,930	6,660	0	6,930	81.67
사112 가	간헐적 견인치료-경추견인	6,250	5,610	6,350	6,110	0	6,350	74.93
사112 나	간헐적 견인치료-골반견인	6,260	5,620	6,360	6,110	0	6,360	75
사113 가	전기자극 치료-마비근 치료	5,230	4,700	5,320	5,110	0	5,320	62.76
사113 나	전기자극 치료-근력강화 치료	5,230	4,700	5,320	5,110	0	5,320	62.76
사104	경피적 전기신경자극 치료 [TENS]	3,430	3,080	3,490	3,350	0	3,490	41.11
사104 주	간섭파전류치료[ICT]	3,430	3,080	3,490	3,350	0	3,490	41.11
사115	재활저출력 레이저 치료 [1일당]	5,230	4,700	5,320	5,110	0	5,320	62.73
사105	마사지 치료[1일당]	4,410	3,960	4,480	4,310	0	4,480	52.87
사106	단순운동 치료[1일당]	4,820	4,330	4,900	4,710	0	4,900	57.75
사116 가	운동치료-복합운동치료 [1일당]	7,700	6,920	7,830	7,530	0	7,830	92.36
사116 나	운동치료-등속성운동치료 [1일당]	8,480	7,610	8,620	8,280	0	8,620	101.65
사122	중추신경계 발달재활치료	19,280	17,320	19,610	18,840	0	19,610	231.21
사123 가	작업치료-단순작업치료	4,780	4,290	4,860	4,670	0	4,860	57.32
사123 나	작업치료-복합작업치료	8,680	7,800	8,830	8,480	0	8,830	104.08

분류번호	한글명	의원 단가	병원급 이상 단가	치과 병의원 단가	부건 기관 단가	조산원 단가	한방 병원 단가	상대 가치 점수
사123 다	작업치료-특수작업 치료	12,600	11,320	12,810	12,310	0	12,810	151.08
사124	일상생활동작훈련치료 [1일당]	12,190	10,940	12,390	11,910	0	12,390	146.11
사125	신경인성 방광훈련치료	18,080	16,230	18,380	17,670	0	18,380	216.75
사127	근막동통유발점주사자극치료 [1일당]	6,420	5,760	6,520	6,270	0	6,520	76.93
사127 주2	근막동통유발점주사자극치료 [1일당]-2부위 이상 각각 실시	9,990	8,970	10,150	9,760	0	10,150	119.73
사128 가	재활사회사업-개인력 조사	16,210	14,560	16,480	15,840	0	16,480	194.38
사128 나	재활사회사업-사회사업상담	10,010	8,990	10,180	9,780	0	10,180	120.04
사128 다	재활사회사업-가정방문	33,900	30,440	34,460	33,120	0	34,460	406.42
사126	기능적 전기자극 치료	15,500	13,920	15,760	15,150	0	15,760	185.9
사117	운동점차단술[근육당]	29,400	26,400	29,890	28,730	0	29,890	352.5
사111 -1	유속치료[1일당]	3,570	3,200	3,630	3,490	0	3,630	42.77
사119	압박치료[1일당]	5,520	4,960	5,610	5,400	0	5,610	66.21
사120	복합림프물리치료[1일당]	10,570	9,490	10,750	10,330	0	10,750	126.72
사129	호흡재활 치료[1일당]	6,950	6,250	7,070	6,800	0	7,070	83.38
사30	적외선 치료[1일당]	680	610	690	660	0	690	8.14
사130 가	재활기능치료-매트 및 이동치료	15,280	13,720	15,540	14,930	0	15,540	183.24
사130 나	재활기능 치료-보행치료	14,780	13,270	15,020	14,440	0	15,020	177.18
사30 -1	상기도증기흡입치료	1,680	1,510	1,700	1,640	0	1,700	20.1
사31	자외선 치료[1일당]	530	480	540	520	0	540	6.37

분류번호	한글명	의원 단가	병원급 이상 단가	치과 병의원 단가	보건 기관 단가	조산원 단가	한방 병원 단가	상대 가치 점수
사32	약욕[1일당]	9,470	8,500	9,630	9,250	0	9,630	113.53
사33가	피부과적 자외선 치료[1일당]-상지(하지의 반)의 대부분의 범위 또는 두부, 경부 및 안면의 대부분의 범위[9%의 범위]	4,900	4,400	4,980	4,790	0	4,980	58.78
사33나	피부과적 자외선 치료[1일당]-하지의 1지, 복부 또는 배부에 준하는 범위[18%의 범위]	5,450	4,890	5,540	5,320	0	5,540	65.29
사33다	피부과적 자외선 치료[1일당]-양하지 또는 동체(복부 및 배부)에 준하는 범위[36%의 범위]	5,990	5,380	6,090	5,850	0	6,090	71.8
사33라	피부과적 자외선 치료[1일당]-전신 대부분의 범위[37% 이상의 범위]	6,710	6,020	6,820	6,550	0	6,820	80.41
사34가	피부광화학요법[1일당]-상지(하지의 반)의 대부분의 범위 또는 두부, 경부 및 안면의 대부분의 범위[9%의 범위]	11,140	10,000	11,330	10,890	0	11,330	133.57
사34나	피부광화학요법[1일당]-하지의 1지, 복부 또는 배부에 준하는 범위[18%의 범위]	12,930	11,610	13,150	12,640	0	13,150	155.05
사34다	피부광화학요법[1일당]-양하지 또는 동체(복부 및 배부)에 준하는 범위[36% 범위]	14,450	12,980	14,690	14,120	0	14,690	173.26
사34라	피부광화학요법[1일당]-전신 대부분의 범위[37% 이상의 범위]	20,270	18,200	20,610	19,800	0	20,610	243
사35	고빌리루빈혈증에 대한 광선요법[1일당]	19,890	17,860	20,230	19,440	0	20,230	238.51
사36	간헐적 호흡치료(양압호흡 또는 음압호흡)[1일당]	43,920	39,440	44,650	42,920	0	44,650	526.59
사38	Air Fluidized Therapy[실리콘베드][1일당]	45,480	40,850	46,240	44,450	0	46,240	545.34

분류 번호	한글명	의원 단가	병원급 이상 단가	치과 병의원 단가	보건 기관 단가	조산원 단가	한방 병원 단가	상대 가치 점수
사40	양위양압호흡치료[1일당]	114,380	102,720	116,300	111,780	0	116,300	1371.48
사41	수압팽창술	44,480	39,940	45,220	43,460	0	45,220	533.31
사42	신경인성 장훈련치료[1일당]	14,340	12,880	14,580	14,010	0	14,580	171.92
사43	고빈도흉벽진동요법[1일당]	11,270	10,120	11,460	11,010	0	11,460	135.09
사44가	만성호흡부전 재활치료[1일당]-폐질환 운동재활치료	50,770	45,590	51,620	49,610	0	51,620	608.7
사44나	만성호흡부전 재활치료[1일당]-호흡근부전 재활치료	131,830	118,390	134,040	128,830	0	134,040	1580.68
사45가	심장재활-교육	22,380	20,100	22,760	21,870	0	22,760	268.38
사45나	심장재활-평가	85,830	77,090	87,280	83,880	0	87,280	1029.19
사45다	심장재활-치료	39,220	35,220	39,880	38,330	0	39,880	470.26
사46	기립경사훈련[1일당]	31,060	27,890	31,580	30,350	0	31,580	372.41
서31	항문직장 및 골반근의 생체되먹임치료[1일당]	28,740	25,810	29,220	28,080	0	29,220	344.56
서32	분사신장치료[1일당]	12,400	11,140	12,610	12,120	0	12,610	148.74
서34	요실금전기자극치료[1일당]	9,210	8,270	9,360	9,000	0	9,360	110.4
서35	체위성안진교정치료[기기사용료포함]	31,450	28,250	31,980	30,740	0	31,980	377.12
서36	악관절고착해소술[1일당]	14,020	12,590	14,250	13,700	0	14,250	168.05
서121	이온삼투요법[1일당]	5,930	5,330	6,030	5,800	0	6,030	71.11
서141	연하장애재활치료	16,040	14,410	16,310	15,680	0	16,310	192.34

부록

1. 해부학
2. 의학용어

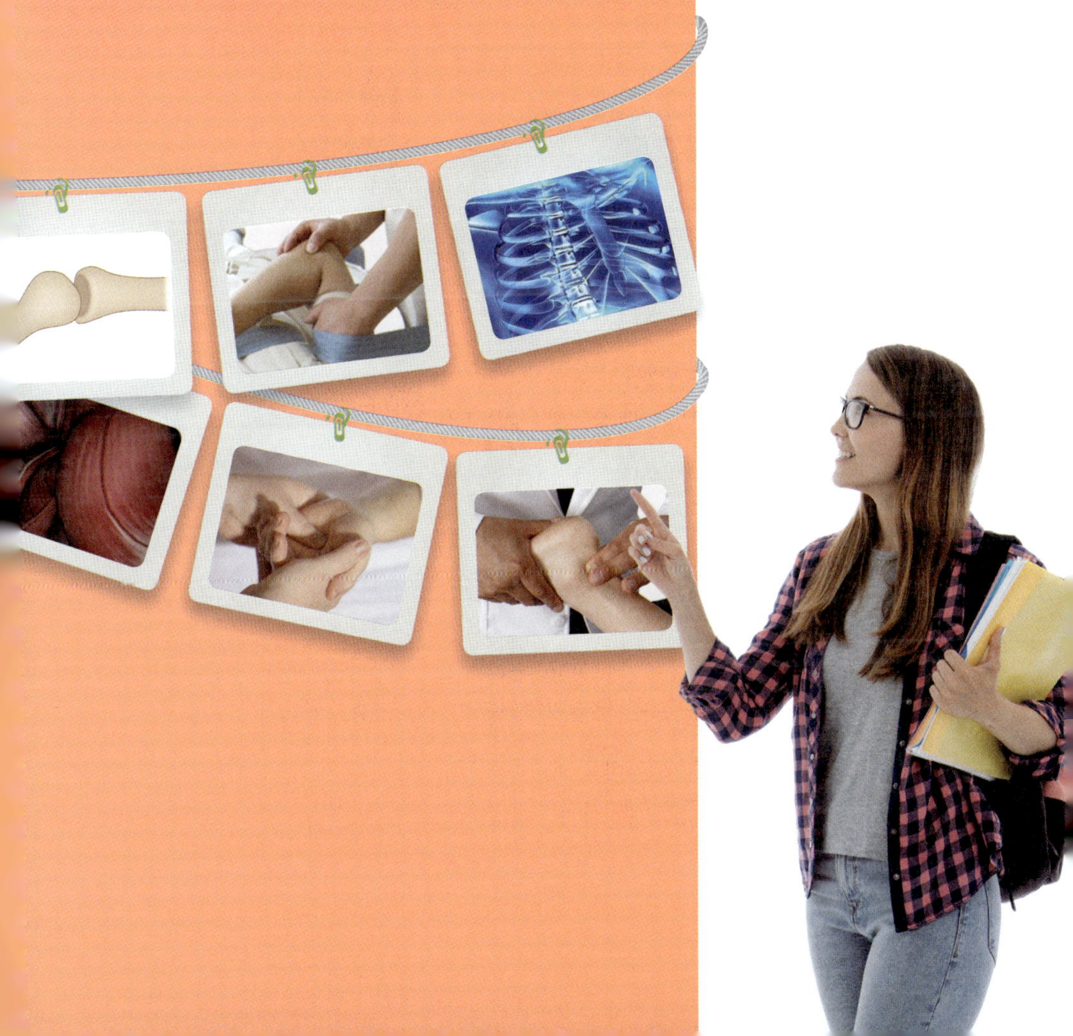

1. 해부학

1) 뼈대계

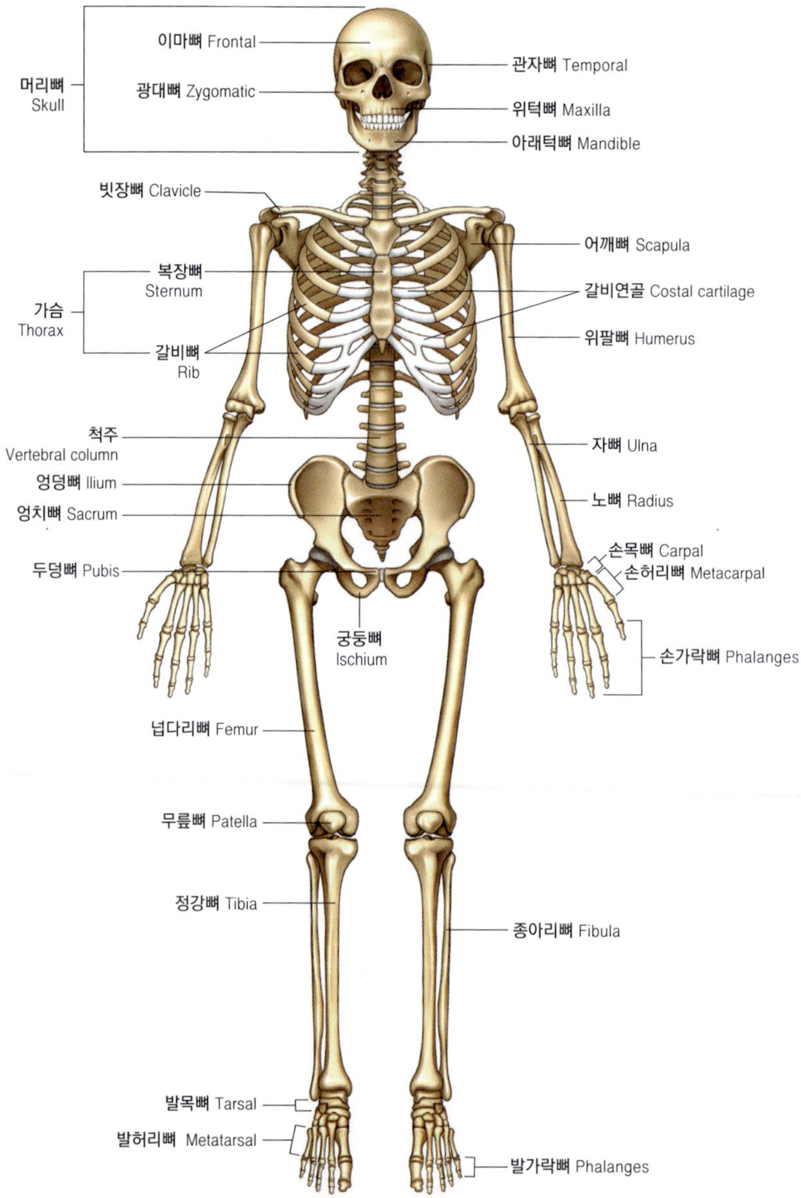

몸의 뼈대(앞면)

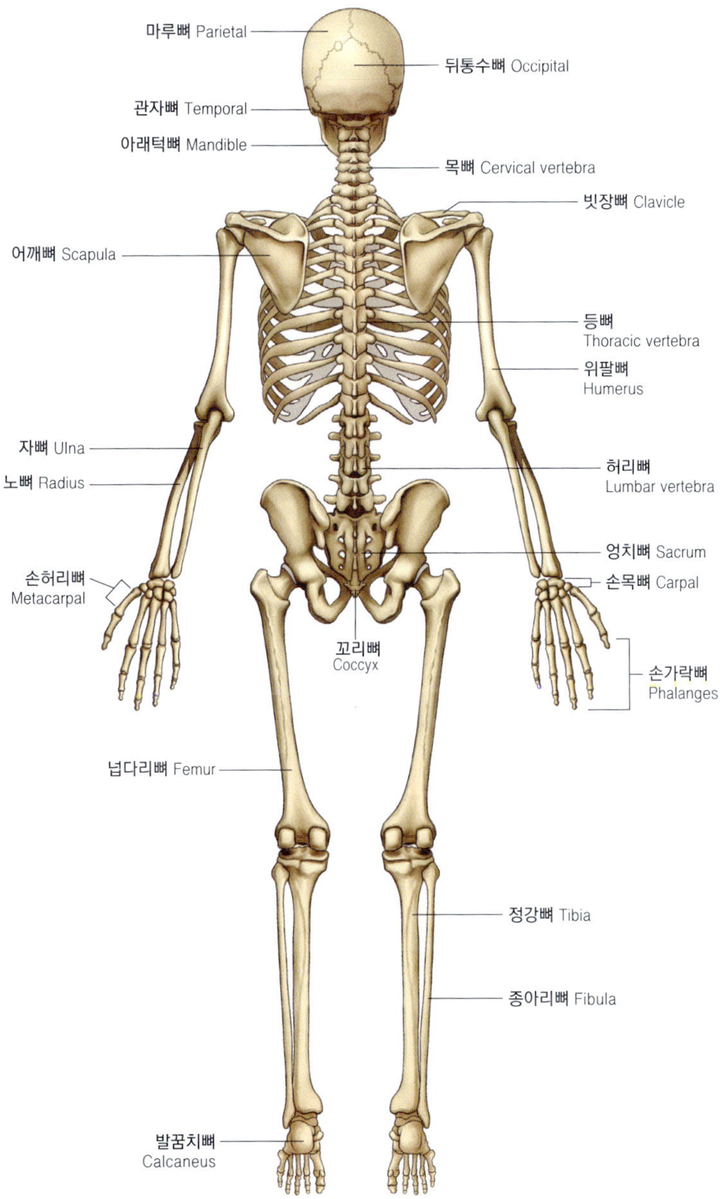
마루뼈 Parietal
뒤통수뼈 Occipital
관자뼈 Temporal
아래턱뼈 Mandible
목뼈 Cervical vertebra
빗장뼈 Clavicle
어깨뼈 Scapula
등뼈
Thoracic vertebra
위팔뼈
Humerus
자뼈 Ulna
노뼈 Radius
허리뼈
Lumbar vertebra
엉치뼈 Sacrum
손허리뼈
Metacarpal
손목뼈 Carpal
꼬리뼈
Coccyx
손가락뼈
Phalanges
넙다리뼈 Femur
정강뼈 Tibia
종아리뼈 Fibula
발꿈치뼈
Calcaneus

몸의 뼈대(뒷면)

2) 근육계

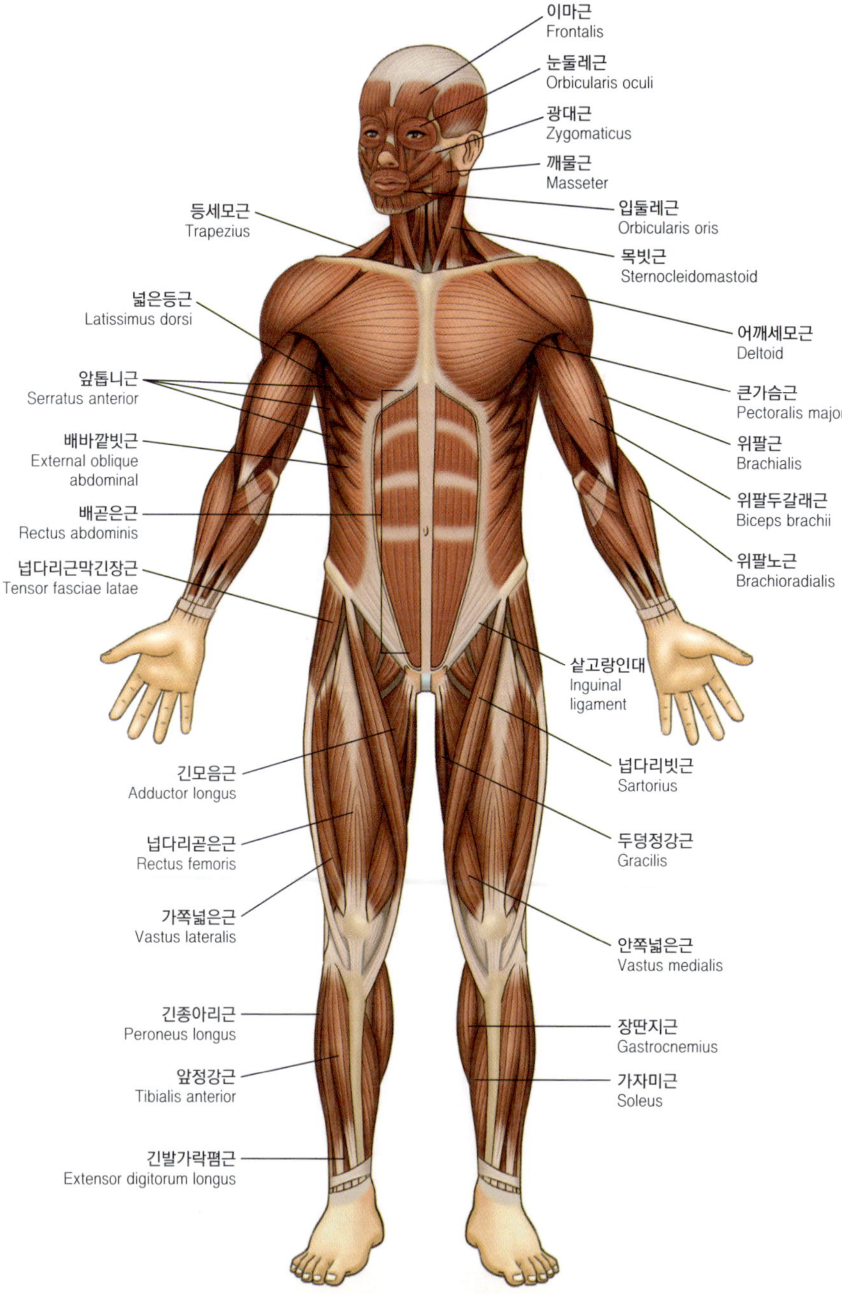

온몸의 근육(앞면)

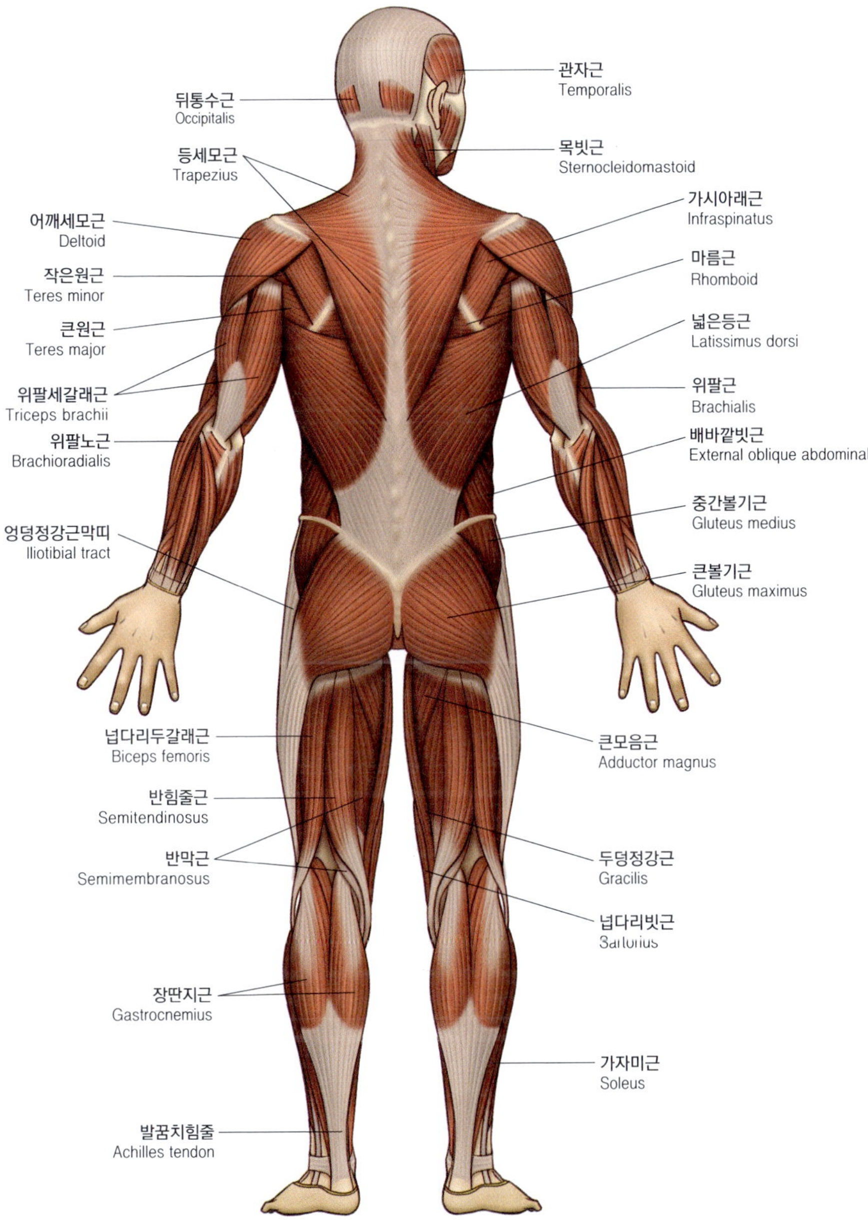
뒤통수근
Occipitalis
관자근
Temporalis
등세모근
Trapezius
목빗근
Sternocleidomastoid
어깨세모근
Deltoid
가시아래근
Infraspinatus
작은원근
Teres minor
마름근
Rhomboid
큰원근
Teres major
넓은등근
Latissimus dorsi
위팔세갈래근
Triceps brachii
위팔근
Brachialis
위팔노근
Brachioradialis
배바깥빗근
External oblique abdominal
중간볼기근
Gluteus medius
엉덩정강근막띠
Iliotibial tract
큰볼기근
Gluteus maximus
넙다리두갈래근
Biceps femoris
큰모음근
Adductor magnus
반힘줄근
Semitendinosus
반막근
Semimembranosus
두덩정강근
Gracilis
넙다리빗근
Sartorius
장딴지근
Gastrocnemius
가자미근
Soleus
발꿈치힘줄
Achilles tendon

온몸의 근육(뒷면)

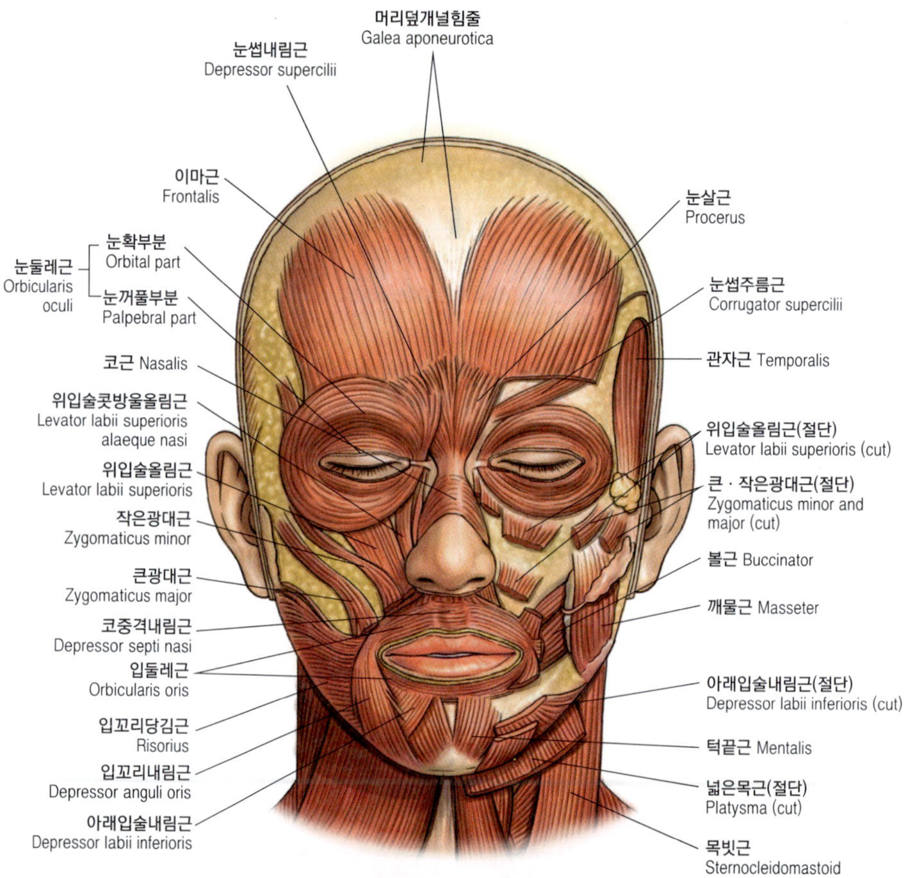
머리덮개널힘줄
Galea aponeurotica
눈썹내림근
Depressor supercilii
이마근
Frontalis
눈둘레근
Orbicularis oculi
눈확부분
Orbital part
눈꺼풀부분
Palpebral part
코근 Nasalis
위입술콧방울올림근
Levator labii superioris alaeque nasi
위입술올림근
Levator labii superioris
작은광대근
Zygomaticus minor
큰광대근
Zygomaticus major
코중격내림근
Depressor septi nasi
입둘레근
Orbicularis oris
입꼬리당김근
Risorius
입꼬리내림근
Depressor anguli oris
아래입술내림근
Depressor labii inferioris
눈살근
Procerus
눈썹주름근
Corrugator supercilii
관자근 Temporalis
위입술올림근(절단)
Levator labii superioris (cut)
큰 · 작은광대근(절단)
Zygomaticus minor and major (cut)
볼근 Buccinator
깨물근 Masseter
아래입술내림근(절단)
Depressor labii inferioris (cut)
턱끝근 Mentalis
넓은목근(절단)
Platysma (cut)
목빗근
Sternocleidomastoid

얼굴근육(앞면)

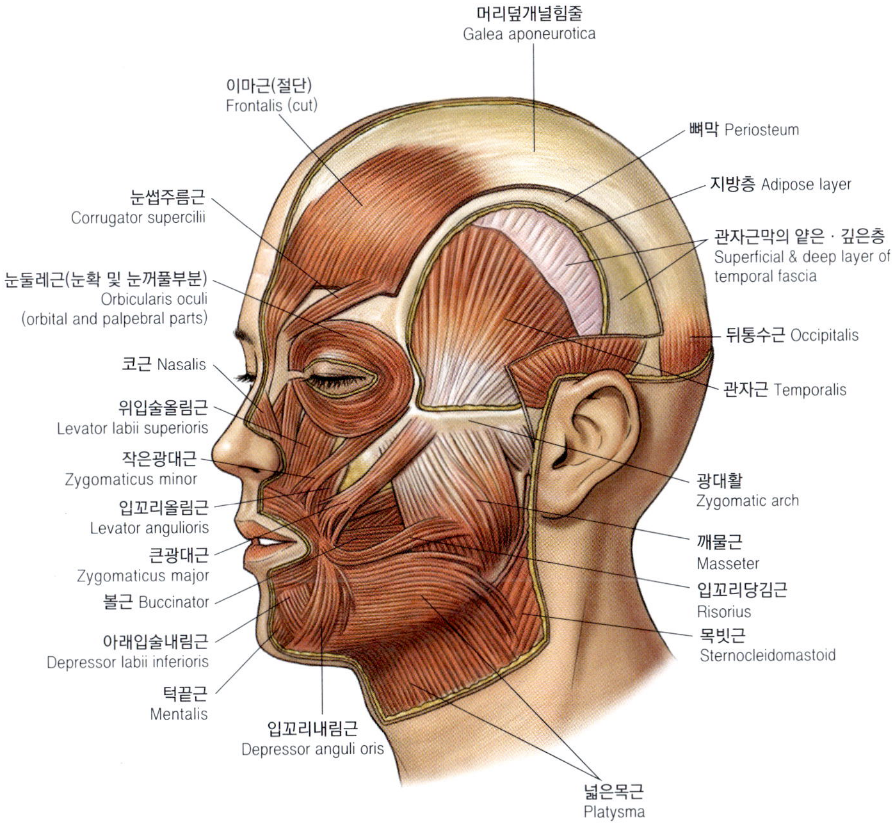
머리덮개널힘줄
Galea aponeurotica
이마근(절단)
Frontalis (cut)
뼈막 Periosteum
지방층 Adipose layer
눈썹주름근
Corrugator supercilii
관자근막의 얕은 · 깊은층
Superficial & deep layer of
temporal fascia
눈둘레근(눈확 및 눈꺼풀부분)
Orbicularis oculi
(orbital and palpebral parts)
뒤통수근 Occipitalis
코근 Nasalis
관자근 Temporalis
위입술올림근
Levator labii superioris
작은광대근
Zygomaticus minor
광대활
Zygomatic arch
입꼬리올림근
Levator anguli oris
깨물근
Masseter
큰광대근
Zygomaticus major
입꼬리당김근
Risorius
볼근 Buccinator
목빗근
Sternocleidomastoid
아래입술내림근
Depressor labii inferioris
턱끝근
Mentalis
입꼬리내림근
Depressor anguli oris
넓은목근
Platysma

얼굴근육(가쪽면)

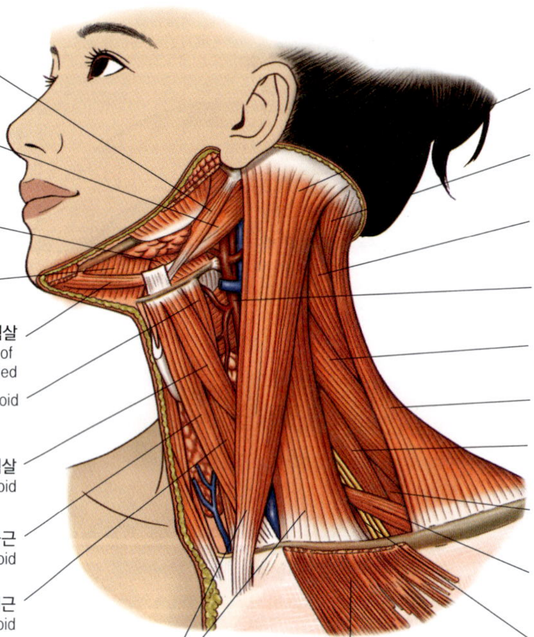
붓목뿔근
Stylohyoid
두힘살근의 뒤힘살
Posterior belly of two-bellied
목뿔혀근 Hyoglossus
턱목뿔근 Mylohyoid
두힘살근의 앞힘살
Anterior belly of two-bellied
방패목뿔근 Thyrohyoid
어깨목뿔근의 위힘살
Superior belly of omohyoid
복장목뿔근
Sternohyoid
복장방패근
Sternothyroid
목빗근
Sternocleidomastoid
넓은목근(절단)
Platysma (cut)
목빗근
Sternocleidomastoid
머리반가시근
Semispinalis capitis
머리널판근
Splenius capitis
온목동맥
Common carotid artery
어깨올림근
Levator scapulae
등세모근 Trapezius
중간목갈비근
Middle scalene
뒤목갈비근
Posterior scalene
어깨목뿔근의 아래힘살
Inferior belly of omohyoid
위팔신경얼기
Brachial plexus

목의 근육(가쪽면)

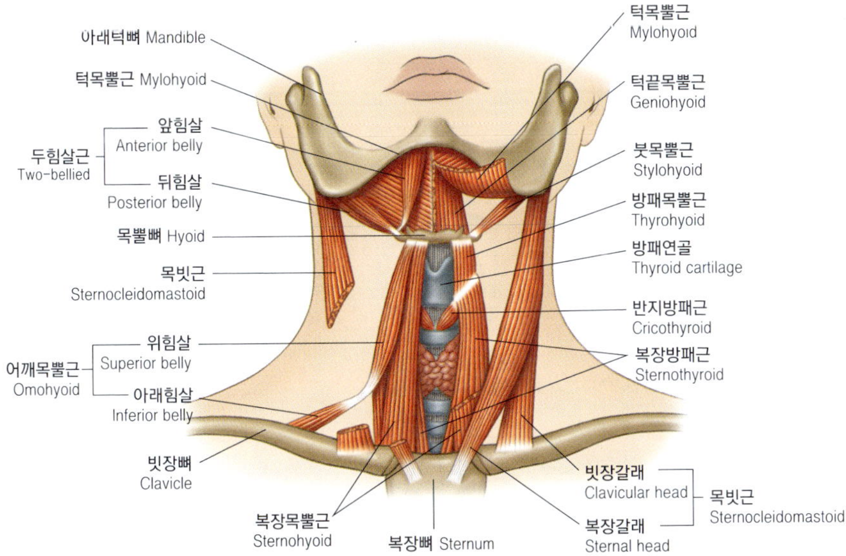

척추앞 · 가쪽근육

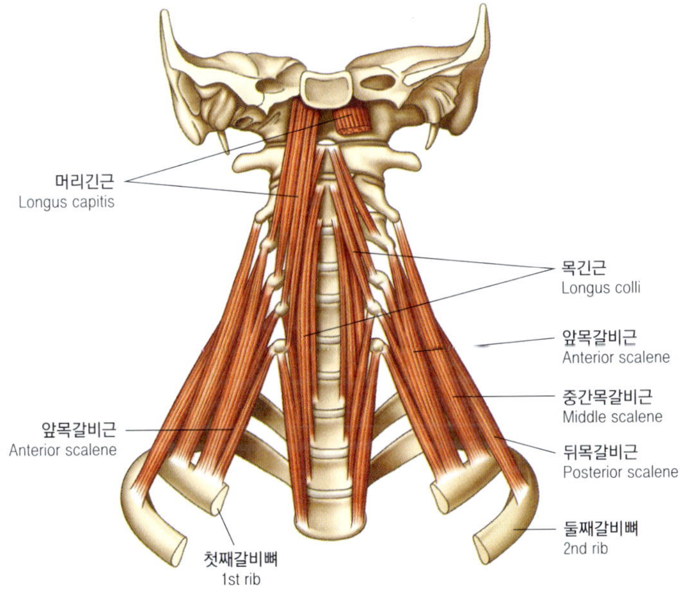

뒤통수밑근육

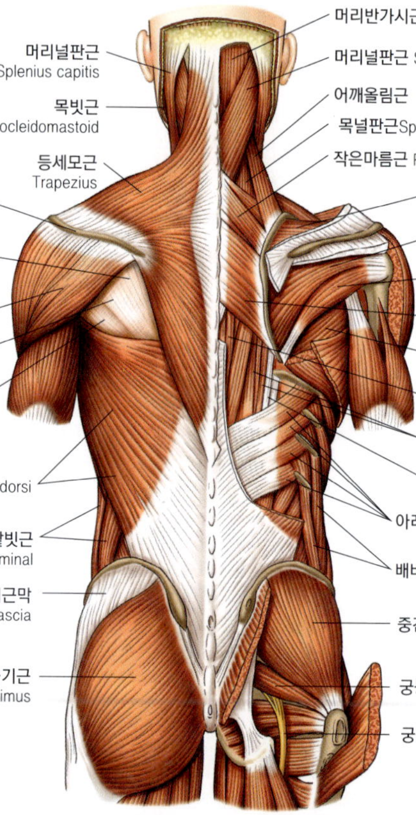
머리반가시근 Semispinalis capitis
머리널판근 Splenius capitis
머리널판근 Splenius capitis
목빗근 Sternocleidomastoid
어깨올림근 Levator scapulae
목널판근Splenius cervicis
등세모근 Trapezius
작은마름근 Rhomboid minor
어깨뼈가시 Scapula spine
가시위근 Supraspinatus
가시아래근(근막에 덮임) Infraspinatus
가시아래근 Infraspinatus
작은원근 Teres minor
어깨세모근 Deltoid
큰마름근 Rhomboid major
작은원근(근막에 덮임) Teres minor
큰원근 Teres major
큰원근 Teres major
등가시근 Spinalis thoracis
등가장긴근 Longissimus thoracis
넓은등근 Latissimus dorsi
등엉덩갈비근 Iliocostalis thoracis
아래뒤톱니근 Serratus posterior inferior
배바깥빗근 External oblique abdominal
배바깥빗근 External oblique abdominal
볼기근막 Gluteal fascia
중간볼기근 Gluteus medius
큰볼기근 Gluteus maximus
궁둥구멍근 Piriformis
궁둥신경 Sciatic nerve

얕은등근육

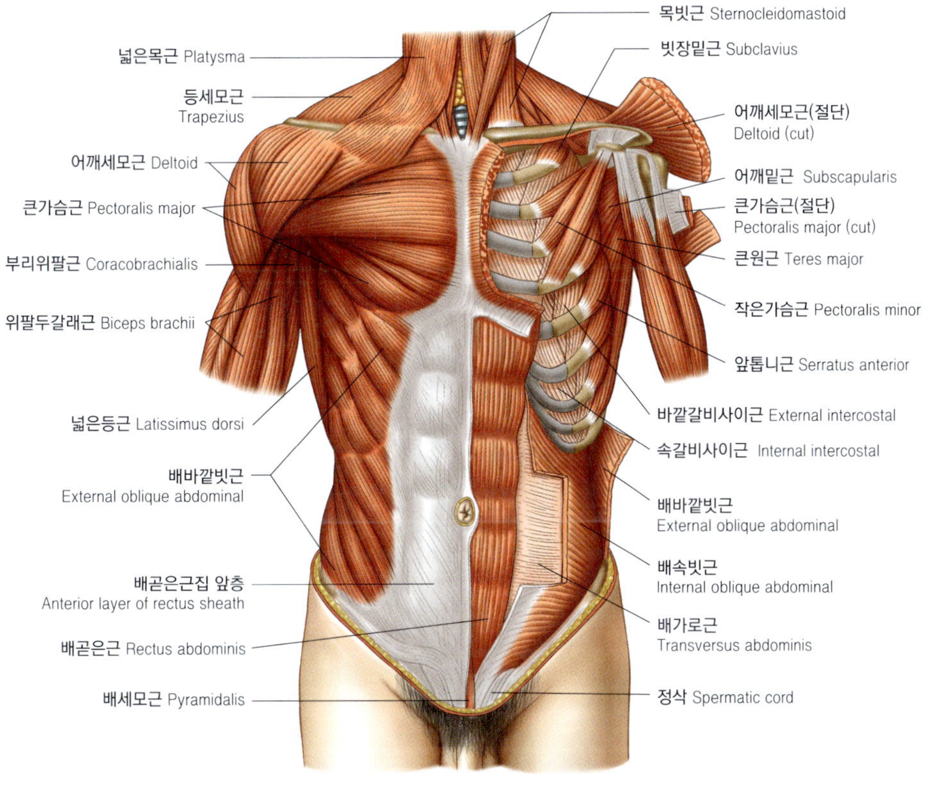
목빗근 Sternocleidomastoid
빗장밑근 Subclavius
넓은목근 Platysma
등세모근
Trapezius
어깨세모근(절단)
Deltoid (cut)
어깨세모근 Deltoid
어깨밑근 Subscapularis
큰가슴근 Pectoralis major
큰가슴근(절단)
Pectoralis major (cut)
부리위팔근 Coracobrachialis
큰원근 Teres major
작은가슴근 Pectoralis minor
위팔두갈래근 Biceps brachii
앞톱니근 Serratus anterior
넓은등근 Latissimus dorsi
바깥갈비사이근 External intercostal
속갈비사이근 Internal intercostal
배바깥빗근
External oblique abdominal
배바깥빗근
External oblique abdominal
배속빗근
Internal oblique abdominal
배곧은근집 앞층
Anterior layer of rectus sheath
배가로근
Transversus abdominis
배곧은근 Rectus abdominis
배세모근 Pyramidalis
정삭 Spermatic cord

가슴과 배의 근육

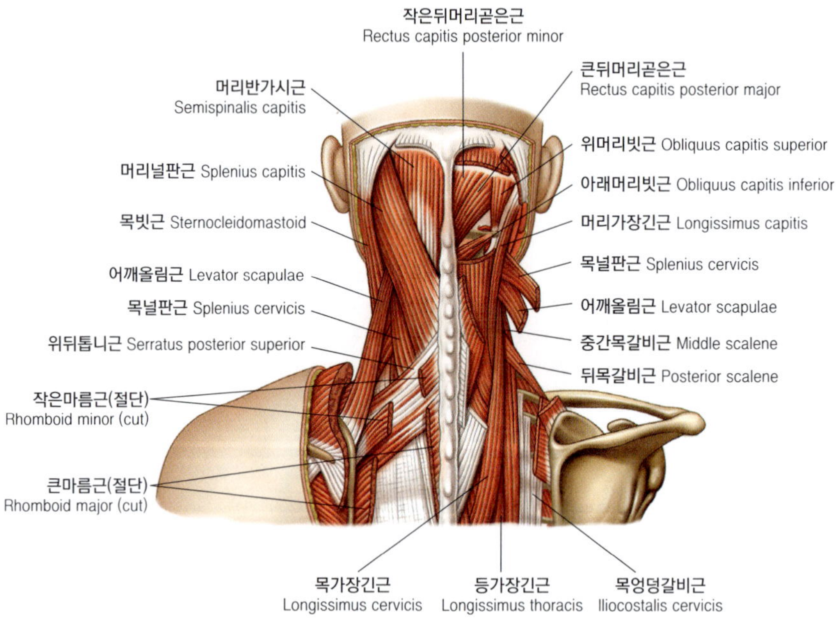
작은뒤머리곧은근
Rectus capitis posterior minor
머리반가시근
Semispinalis capitis
큰뒤머리곧은근
Rectus capitis posterior major
위머리빗근 Obliquus capitis superior
머리널판근 Splenius capitis
아래머리빗근 Obliquus capitis inferior
목빗근 Sternocleidomastoid
머리가장긴근 Longissimus capitis
목널판근 Splenius cervicis
어깨올림근 Levator scapulae
어깨올림근 Levator scapulae
목널판근 Splenius cervicis
중간목갈비근 Middle scalene
위뒤톱니근 Serratus posterior superior
뒤목갈비근 Posterior scalene
작은마름근(절단)
Rhomboid minor (cut)
큰마름근(절단)
Rhomboid major (cut)
목가장긴근
Longissimus cervicis
등가장긴근
Longissimus thoracis
목엉덩갈비근
Iliocostalis cervicis

깊은등근육(목 부분)

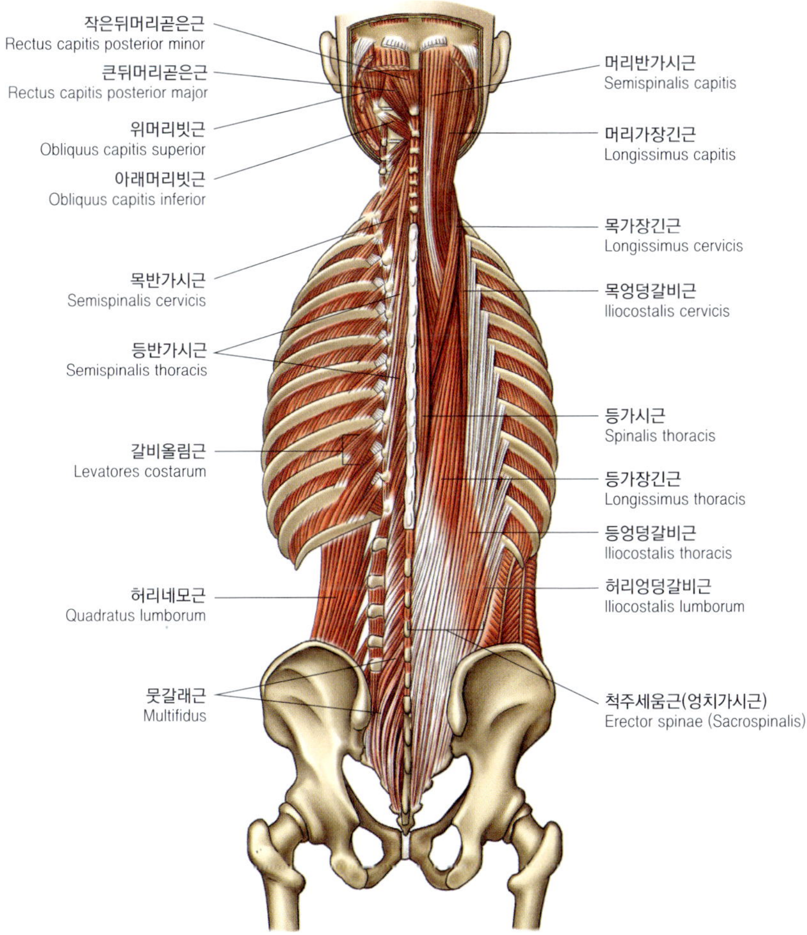
작은뒤머리곧은근
Rectus capitis posterior minor
큰뒤머리곧은근
Rectus capitis posterior major
위머리빗근
Obliquus capitis superior
아래머리빗근
Obliquus capitis inferior
목반가시근
Semispinalis cervicis
등반가시근
Semispinalis thoracis
갈비올림근
Levatores costarum
허리네모근
Quadratus lumborum
뭇갈래근
Multifidus
머리반가시근
Semispinalis capitis
머리가장긴근
Longissimus capitis
목가장긴근
Longissimus cervicis
목엉덩갈비근
Iliocostalis cervicis
등가시근
Spinalis thoracis
등가장긴근
Longissimus thoracis
등엉덩갈비근
Iliocostalis thoracis
허리엉덩갈비근
Iliocostalis lumborum
척주세움근(엉치가시근)
Erector spinae (Sacrospinalis)

깊은등근육(몸통)

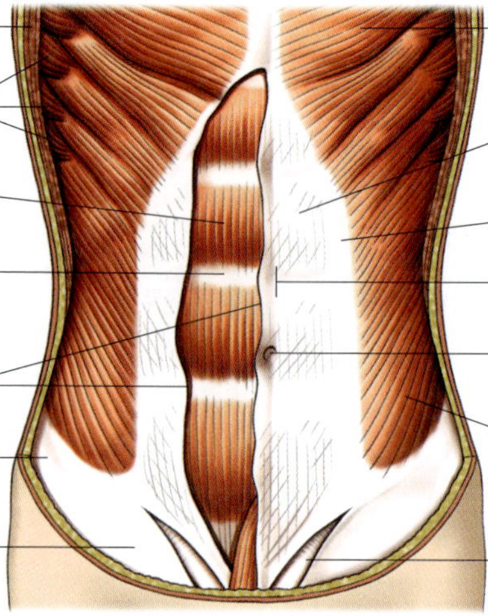

배의 근육(얕은층)

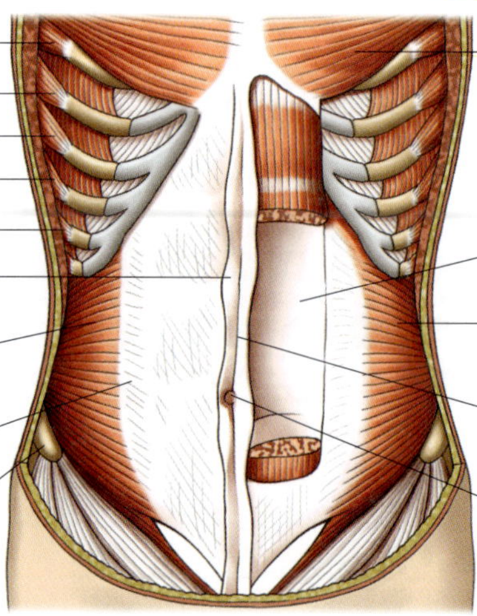

배의 근육(깊은층)

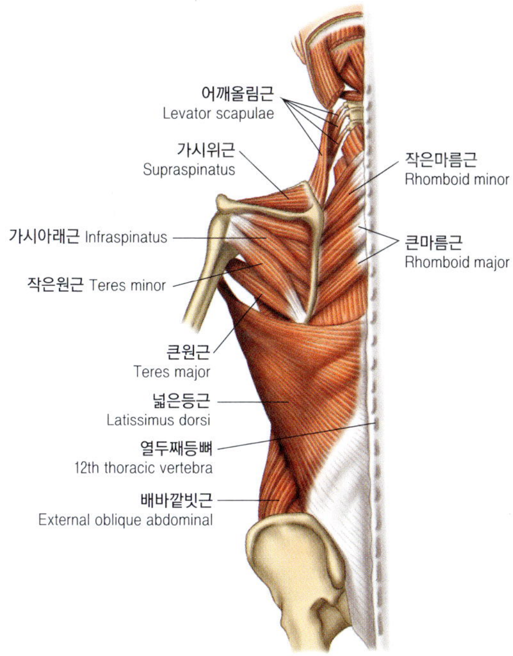

어깨의 근육(뒷면)

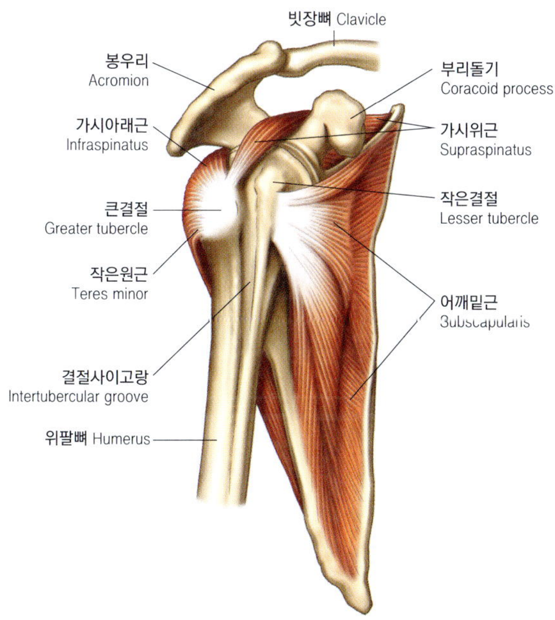

어깨의 근육(가쪽면)

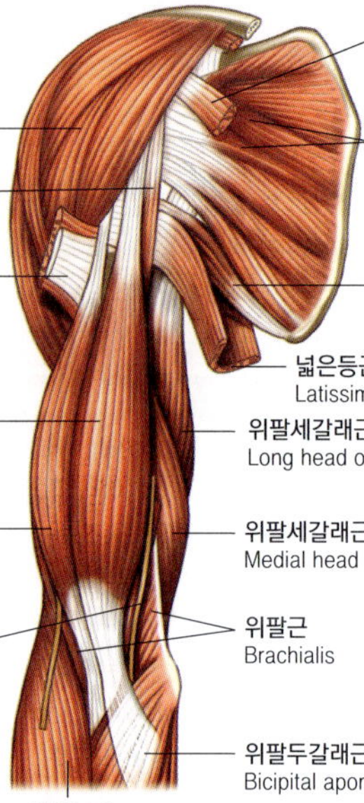

위팔근육(앞면)

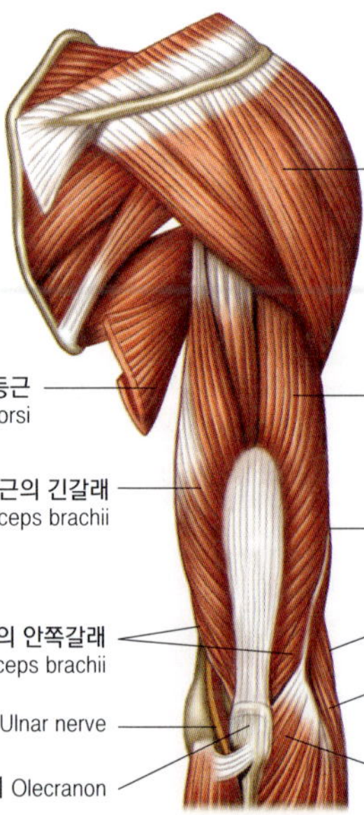

위팔근육(뒷면)

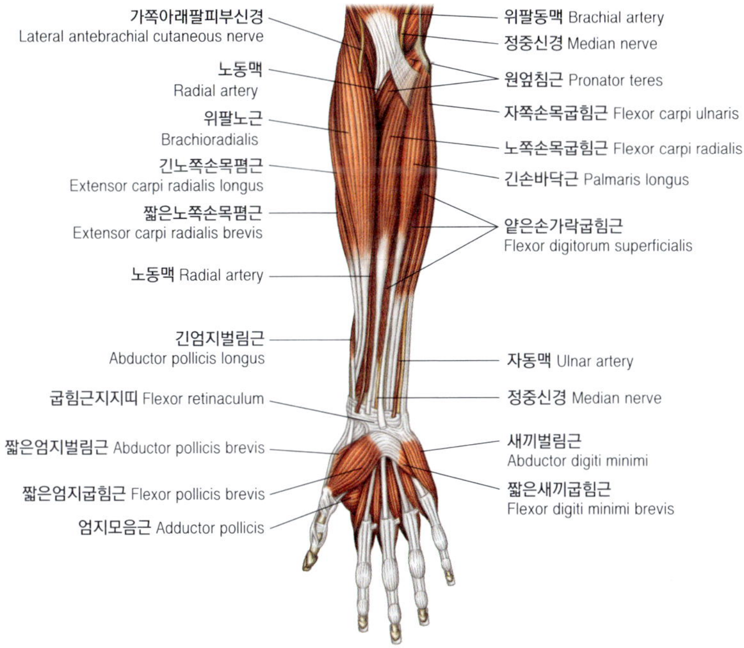

아래팔근육(앞면)

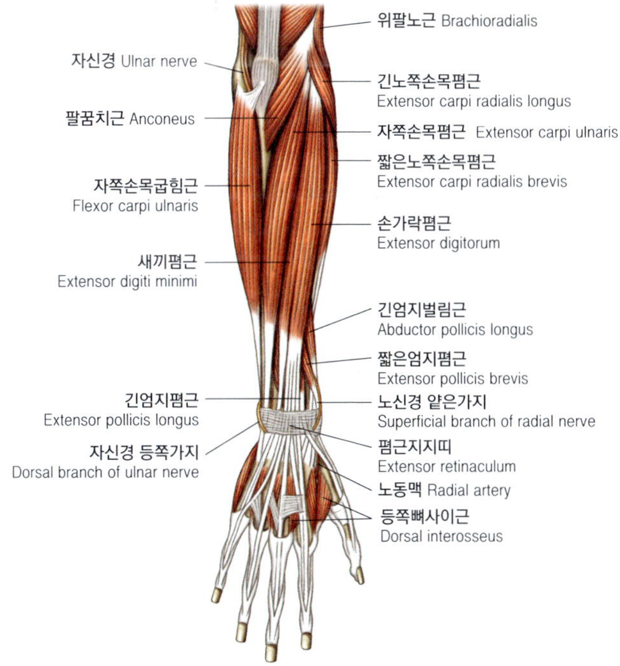

아래팔근육(뒷면)

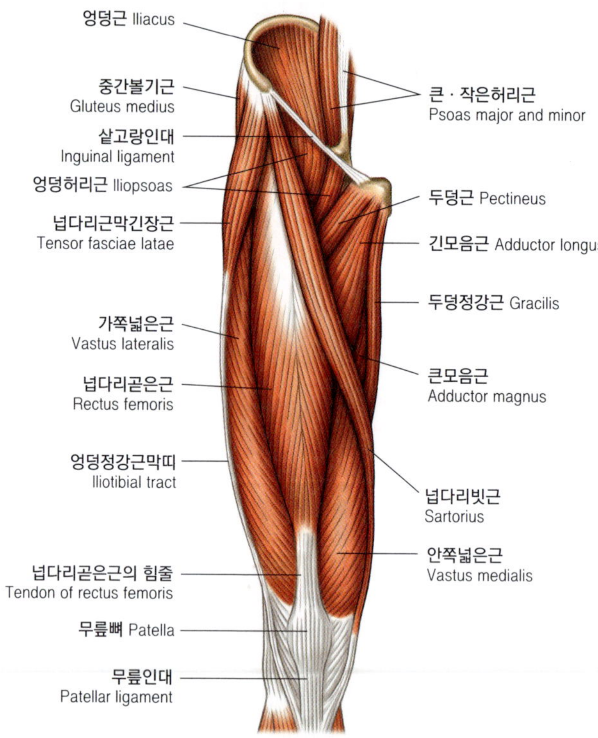
엉덩근 Iliacus
중간볼기근
Gluteus medius
샅고랑인대
Inguinal ligament
엉덩허리근 Iliopsoas
넙다리근막긴장근
Tensor fasciae latae
가쪽넓은근
Vastus lateralis
넙다리곧은근
Rectus femoris
엉덩정강근막띠
Iliotibial tract
넙다리곧은근의 힘줄
Tendon of rectus femoris
무릎뼈 Patella
무릎인대
Patellar ligament
큰 · 작은허리근
Psoas major and minor
두덩근 Pectineus
긴모음근 Adductor longus
두덩정강근 Gracilis
큰모음근
Adductor magnus
넙다리빗근
Sartorius
안쪽넓은근
Vastus medialis

넓적다리근육(앞면)

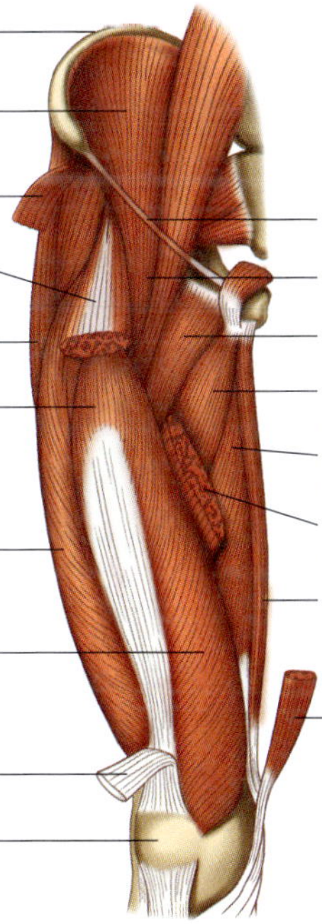

넓적다리근육(안쪽면)

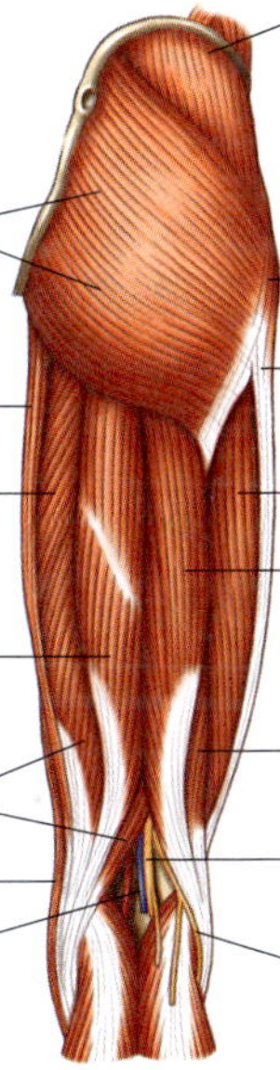

넓적다리근육(뒷면)

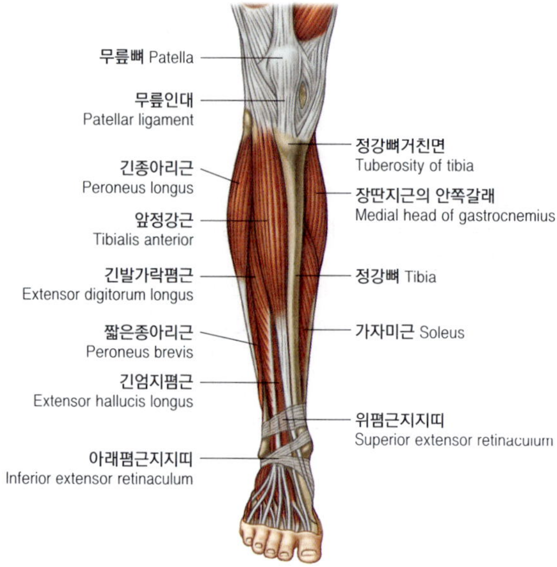

종아리근육(앞면)

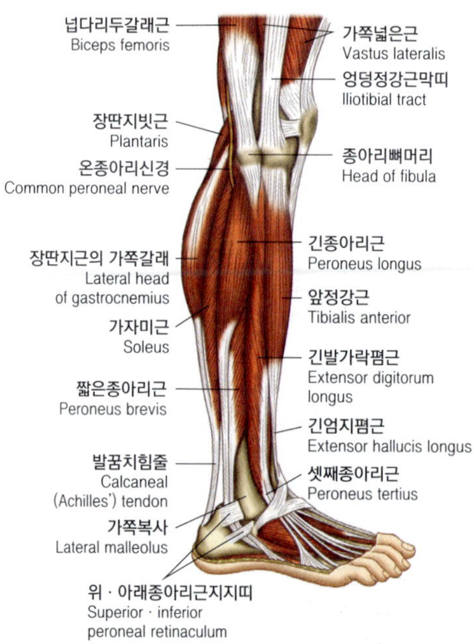

종아리근육(가쪽면)

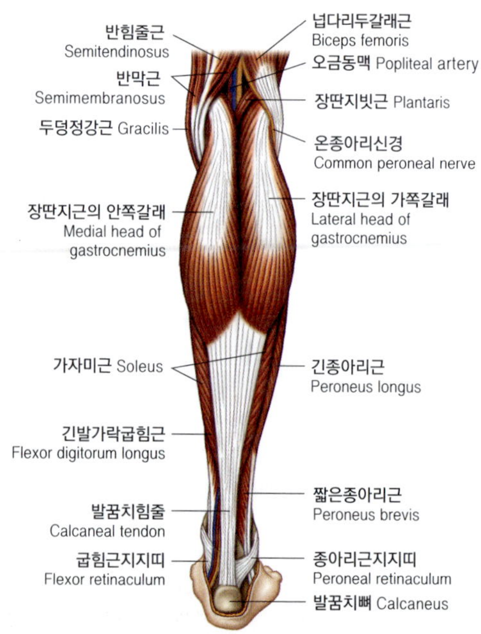

종아리근육(뒤쪽면)

3) 신경계

(1) 신경계의 구성

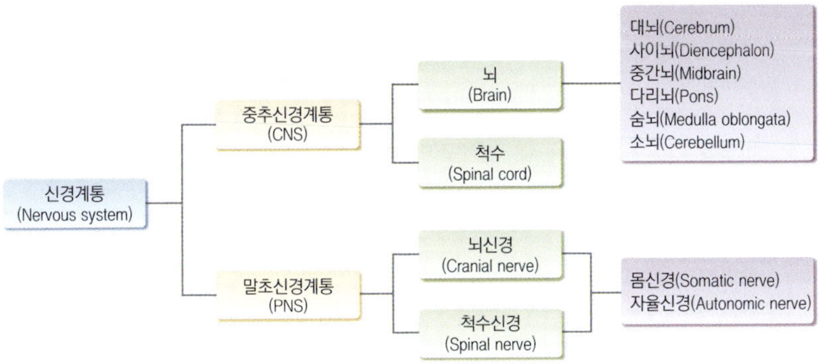

(2) 뇌의 구조 및 기능

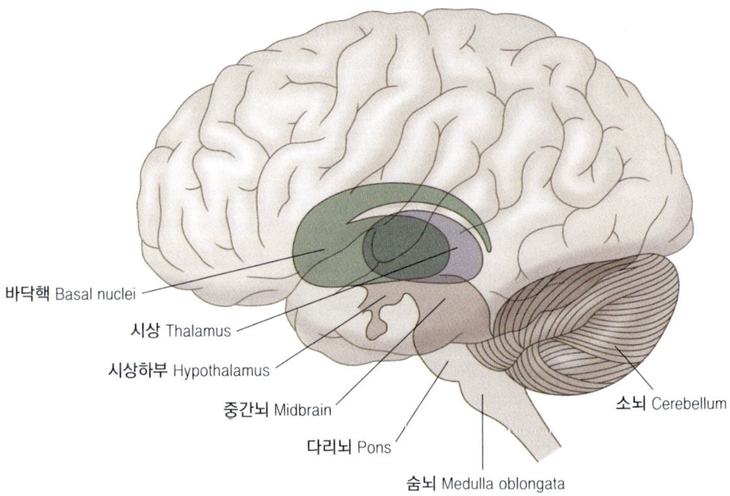

뇌의 주요 부분

부분	특징	기능
대뇌 (Cerebrum)	뇌 중 가장 큰 부분. 뇌들보에 의해 이어져 있는 두 개의 반구로 구성	감각흥분 해석(지각, 인지), 근육운동 시작, 기억 저장, 추론, 지능 결정 등 뇌의 고위 기능 조절
바닥핵 (Basal nuclei)	대뇌반구 내 깊은 곳에 있는 회색질의 신경핵 덩어리	대뇌겉질에서 기원되는 운동흥분을 중계하여 뇌줄기와 척수로 전달
사이뇌 (Diencephalon)	회색질 집단, 시상과 시상하부가 포함됨	시상은 감각흥분이 대뇌겉질로 상행하는 것을 중계하며, 시상하부는 내장 활동, 내분비계통의 활동성을 조절하고 통합
뇌줄기 (Brain stem)	대뇌반구를 척수와 연결시키는 뇌의 줄기부분, 중간뇌, 다리뇌, 숨뇌로 구성	뇌신경핵이 위치하며 오름·내림신경로가 통과함
중간뇌 (Midbrain)	척수와 뇌의 고위 중추를 이어주는 회색질 집단과 신경섬유 다발을 포함	눈과 머리를 움직이고 선행적 자세를 유지하는 반사중추 포함
다리뇌 (Pons)	뇌줄기 앞쪽의 팽대된 부분으로 신경세포와 신경섬유 집단으로 구성	숨뇌와 소뇌로 이어지는 신경흥분을 중계하고 호흡의 빈도와 깊이를 조절
숨뇌 (Medulla oblongata)	큰 구멍에서부터 다리뇌까지 척수가 팽대되어 연속된 부분. 신경세포와 신경섬유 집단으로 구성	뇌와 척수 사이를 오르내리는 정보를 전달하고, 심장, 혈관운동, 호흡조절중추 등 생존유지중추와 여러 반사중추를 포함
소뇌 (Cerebellum)	대뇌의 아래, 뇌줄기의 뒤쪽에 있으며, 가쪽에 있는 두 개의 반구를 소뇌벌레가 이어줌	신체의 위치에 대한 감각정보를 사용하여 근육운동을 조절하고 자세를 유지

(3) 대뇌겉질의 기능 해부학

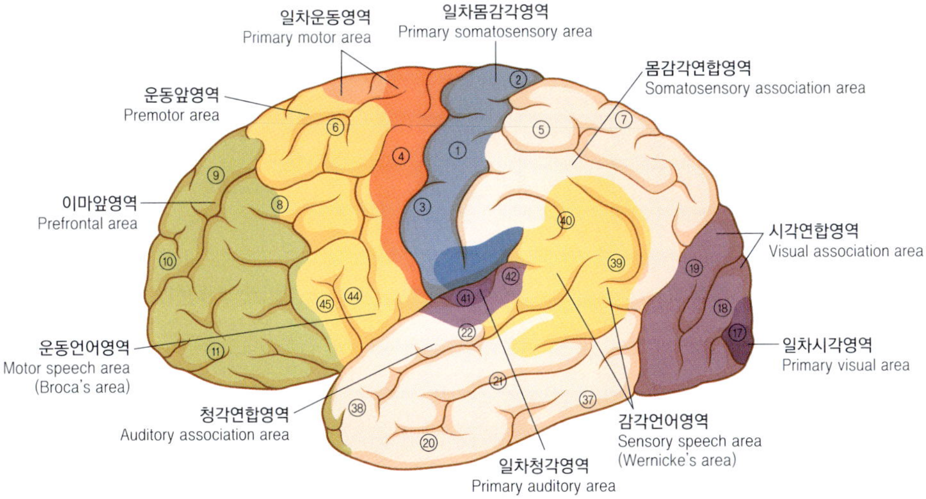

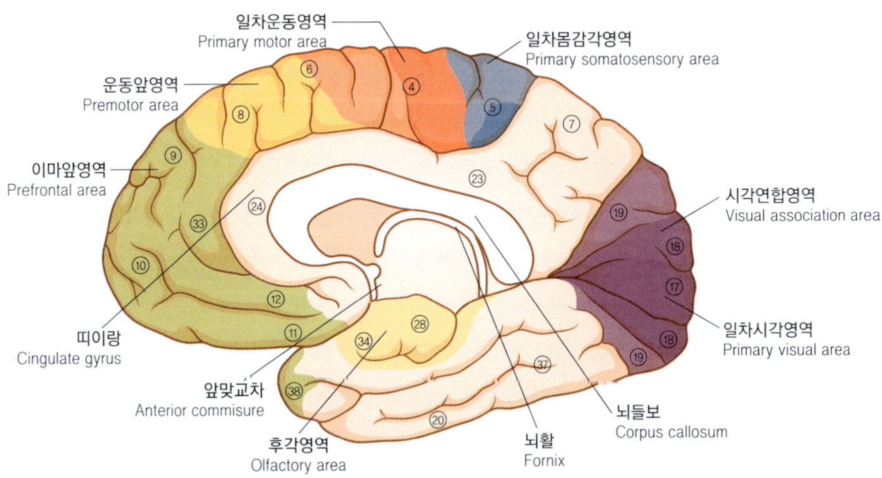

주요 대뇌겉질 영역

대뇌엽	브로드만 영역	명칭	기능
이마엽	4	일차운동영역	수의적인 근육활동
	6	운동앞영역과 보조운동영역	운동계획
	8	이마엽운동영역	안구의 수의적인 동향운동
	44, 45	브로카 영역	표현언어영역
마루엽	3, 1, 2	일차감각영역	몸감각
뒤통수엽	17, 18, 19	일차시각영역, 시각연합영역	시각자극의 수용과 처리
관자엽	41, 42	일차청각영역	청각자극의 수용
	22	베르니케 영역	언어의 이해(수용언어영역)
	28, 34	갈고리	후각자극의 처리

(4) 왼쪽반구와 오른쪽반구의 기능

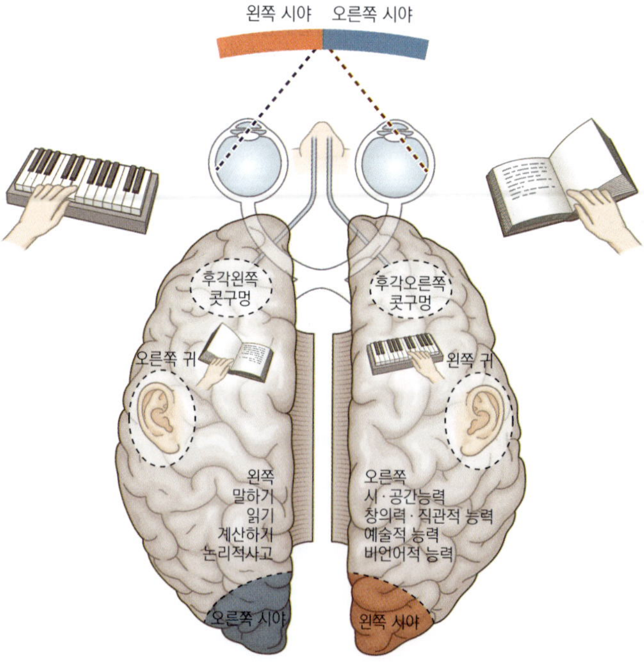

(5) 척수의 구조 및 기능 신경해부생리학

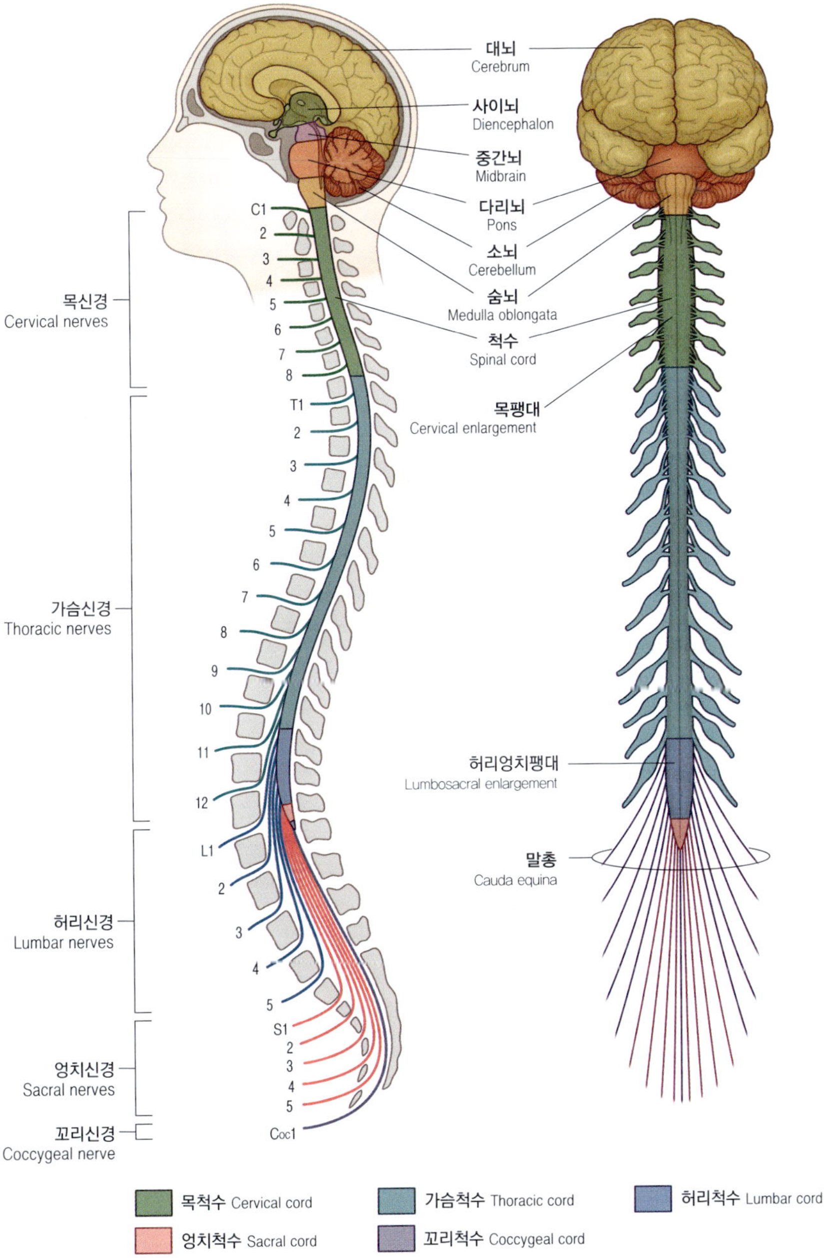

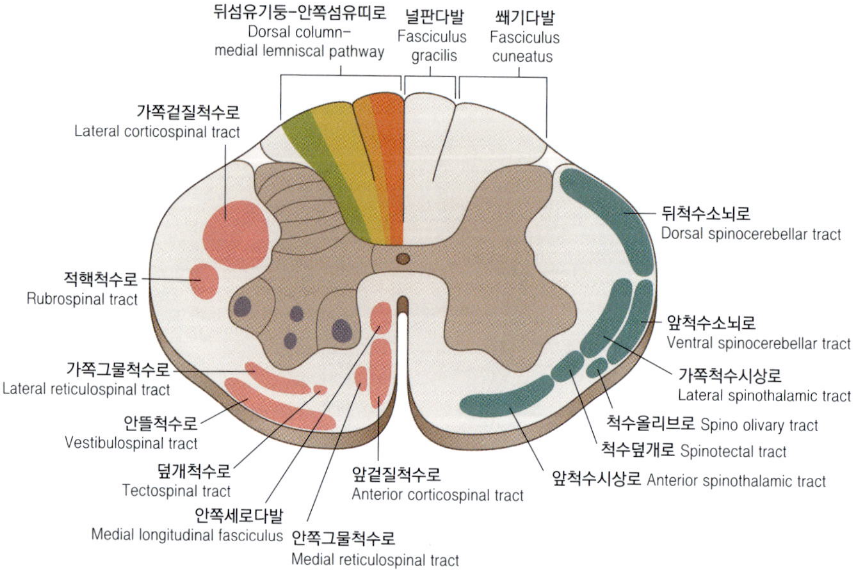

척수의 주요 신경로

구분	신경로		이는곳	닿는곳	기능
오름신경로	뒤기둥-안쪽섬유띠로 (Posterior column-medial lemniscal tract)	쐐기다발 (Cuneate fasciculus)	윗몸의 피부·관절·힘줄	숨뇌의 쐐기핵	분별촉각, 위치감각, 진동감각 전도
		널판다발 (Gracile fasciculus)	아랫몸의 피부·관절·힘줄	숨뇌의 널판핵	
	척수시상로 (Spinothalamic tract)	앞척수시상로 (Ant. spinothalamic tract)	피부	시상	촉각·압각 전도
		가쪽척수시상로 (Lat. spinothalamic tract)			통각·온도감각 전도
	척수소뇌로 (Spinocerebellar tract)	뒤척수소뇌로 (Post. spinocerebellar tract)	근육방추·골지 힘줄기관	소뇌	몸통·다리의 고유감각 전도
		쐐기소뇌로 (Cuneocerebellar tract)			목·팔의 고유감각 전도
		앞척수소뇌로 (Ant. spinocerebellar tract)			다리의 고유감각 전도

<table>
<tr><th>구분</th><th colspan="3">신경로</th><th>이는곳</th><th>닿는곳</th><th>기능</th></tr>
<tr><td rowspan="7">내림신경로</td><td rowspan="2">피라미드로</td><td rowspan="2">겉질척수로
(Corticospinal tract)</td><td>가쪽겉질척수로
(Lat. corticospinal tract)</td><td rowspan="2">대뇌의 운동영역</td><td rowspan="2">척수</td><td rowspan="2">뼈대근육의
수의운동 조절</td></tr>
<tr><td>앞겉질척수로
(Ant. corticospinal tract)</td></tr>
<tr><td rowspan="5">피라미드바깥길</td><td colspan="2">적핵척수로(Ruburospinal tract)</td><td>중간뇌의 적색핵</td><td>척수</td><td>자세·근장력
의 조절</td></tr>
<tr><td colspan="2">안뜰척수로(Vestibulospinal tract)</td><td>뇌줄기의 안뜰핵</td><td>척수</td><td>몸 균형의 조절</td></tr>
<tr><td colspan="2">그물척수로(Reticulospinal tract)</td><td>뇌줄기의
그물체핵</td><td>척수</td><td>자율기능의 조
절</td></tr>
<tr><td colspan="2">덮개척수로(Tectospinal tract)</td><td>중간뇌의
위·아래둔덕</td><td>척수</td><td>시·청각에 대
한 머리·목 및
팔의 조절</td></tr>
<tr><td colspan="2">올리브척수로(Olivospinal tract)</td><td>숨뇌의 아래올
리브핵</td><td>척수</td><td>뼈대근육 운동
의 활성 조절</td></tr>
</table>

(6) 척수신경 및 뇌신경

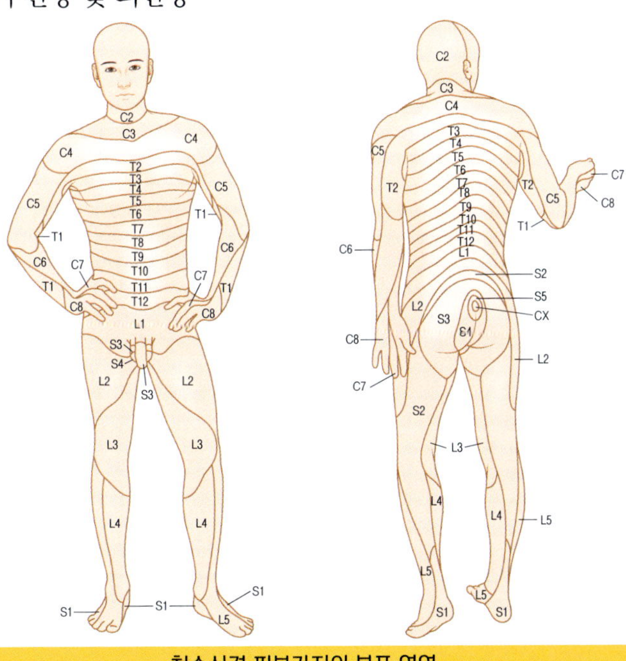

척수신경 피부가지의 분포 영역

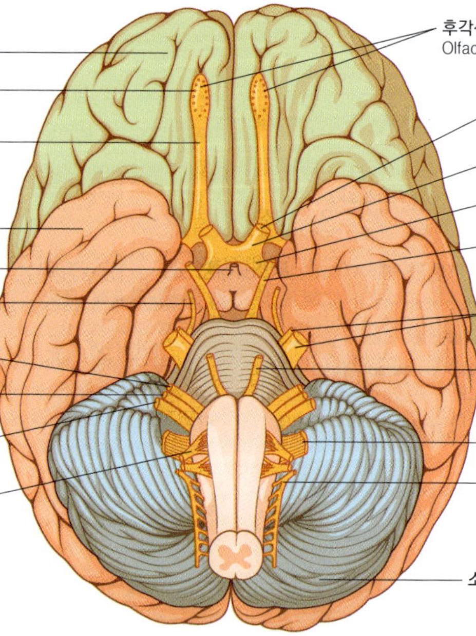

뇌신경의 시작 부위

뇌신경의 개요

신경 명칭	주 작용성	통과 부위	주요 분포 영역
I. 후각신경	감각성	체판구멍	코안 윗부분
II. 시각신경	감각성	시각신경관	안구의 망막
III. 눈돌림신경*	운동성	위눈확틈새	안구의 위·아래 및 안쪽곧은근, 아래빗근, 위눈꺼풀올림근, 동공조임근
IV. 도르래신경	운동성	위눈확틈새	안구의 위빗근
V. 삼차신경	혼합성		
① 눈신경	감각성	위눈확틈새	눈확 및 이마 등의 피부
② 위턱신경	감각성	원형구멍	위턱 부분의 피부
③ 아래턱신경	혼합성	타원구멍	씹기근육, 아래턱 부분의 피부
VI. 갓돌림신경	운동성	위눈확틈새	안구의 가쪽곧은근
VII. 얼굴신경*	혼합성	속귀길	얼굴근육, 혀밑샘, 턱밑샘
VIII. 속귀신경	감각성		
① 달팽이신경	감각성	속귀길	속귀의 코르티기관
② 안뜰신경	감각성	속귀길	속귀의 안뜰
IX. 혀인두신경*	혼합성	목정맥구멍	혀, 인두근, 귀밑샘
X. 미주신경*	혼합성	목정맥구멍	심장, 호흡·소화계통의 내장
XI. 더부신경	운동성	목정맥구멍	등세모근, 목빗근, 인·후두근
XII. 혀밑신경	운동성	혀밑신경관	혀의 근육

*부교감신경섬유 포함

(7) 자율신경계의 기능

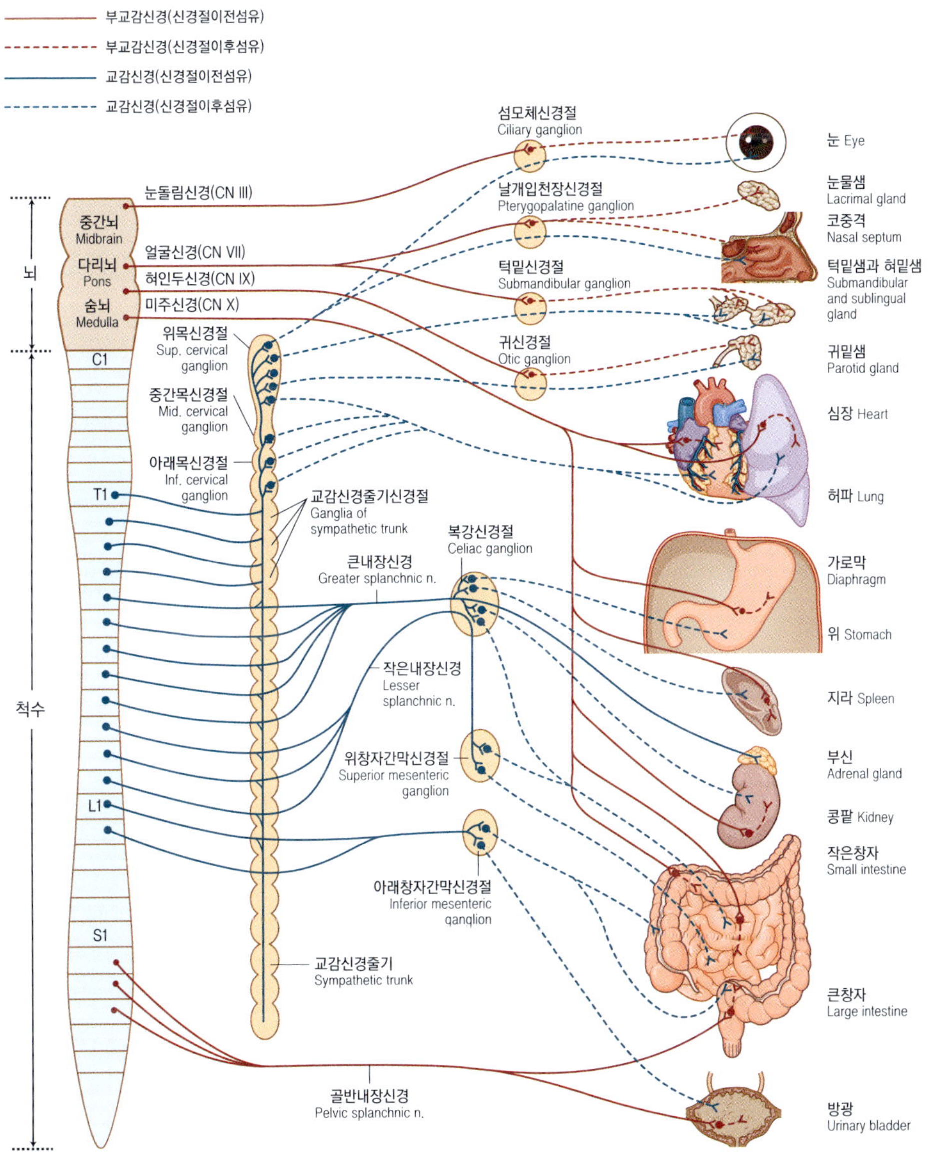

교감신경과 부교감신경의 신경절

자율신경 흥분에 대한 각 기관의 반응

기관		수용체	교감신경	부교감신경
눈	동공	α_1	동공 확대	동공 축소
	섬모체근		원점을 위한 이완	근점을 위한 수축
	눈물샘	β		분비
외피	땀샘	α_1	국소 분비	전신 분비
	털세움근	α_1	수축	영향 없음
소화기	침샘	α_1	점액성 분비	장액성 분비
	민무늬근육	α, β	꿈틀운동 억제	꿈틀운동 촉진
	소화샘	α_2	분비 억제	분비 촉진
	조임근	α_1	수축	이완
	쓸개	β_2	이완	수축
호흡기	기관지근	β_2	이완	수축
	기관지샘	α_1	억제	촉진
심장	굴심방결절	β_1	심박동 증가	심박동 감소
	심방	β_1	수축력 증가	수축력 감소
	방실결절	β_1	전도속도 증가	전도속도 감소
	심실	β_1	수축력 증가	수축력 감소
	심장혈관	α, β	수축과 이완	이완
혈관	피부	α	수축	–
	뼈대근육	α, β	수축과 이완	–
	내장	α, β	수축과 이완	–
이자	외분비 부위	α	분비 억제	분비 촉진
	내분비 부위	α_2	분비 억제	분비 촉진
비뇨기	콩팥	β_1	레닌(renin) 분비	–
	방광조임근	α_1	수축	이완
	방광벽	β_2	이완	수축
생식기	남자생식기	α_1	사정	발기
	자궁	α_1, β_1	수축과 이완	다양함

2. 의학용어

1) 전문과 명

내과	IM	Internal Medicine	치과	DN	Dentistry
일반외과	GS	General Surgery	신경과	NR	Neurology
정형외과	OS	Orthopedic Surgery	정신과	Psy	Psychiatry
신경외과	NS	Neuro Surgery	진단방사선과	DR	Diagnostic Radiology
흉부외과	CS	Chest Surgery	임상병리과	CP	Clinical Pathology
성형외과	PS	Plastic Surgery	외래	OPD	Outpatient Department
소아청소년과	PD	Pediatrics	분만실		Delivery Room
산부인과	OG	Obstetrics & Gynecology	신생아실	NR	Neonatal Room
이비인후과	ORL	Otorhinolaryngology Ear, Nose, Throat (ENT)	중환자실	ICU	Intensive Care Unit
안과	OT	Ophthalmology (OPH)	응급실	ER	Emergency Room
비뇨기과	UR	Urology (URO)	수술실	OR	Operating Room
피부과	DM	Dermatology (Derm)	중앙공급실	CSR	Central Supply Room
마취과	AN	Anesthesiology (Anes)	물리치료실	PT	Physical Therapy
해부병리과	AP	Anatomic Pathology	집중치료실	ICU	Intensive Care Unit
가정의학과	FM	Family Medicine			

2) 약어 및 의학용어

A		
a	accommodation(eye examination)	조절(시력검사)
A_2	aortic second sound	대동맥 제2음
AA	achievement age	취학 연령, 성취 연령, 지능 연령
aa	of each	각각
AAA	acute anxiety attack	급성 불안 발작
AAE	active assistive exercise	능동 보조운동
AAO	alert, awake & orient	정신 맑음, 각성 상태, 지남력
AAT	at all times	항상, 언제나, 늘
ab	antibody	항체
abd.	abdominal, abdomen	배, 복부
abd, GR	abdominal girth	배띠, 복대(하다)
ABG	arterial blood gases	동맥혈가스
ABGA	arterial blood gas analysis	동맥혈가스 분석
ABO	A.B.O.AB type of blood	A.B.O.AB 혈액형 검사
ABP	arterial blood pressure	동맥혈압
ABR	absolute bed rest	절대안정
abs.	absent	없음, 無
AC	abdominal circumference	배둘레, 복부둘레
ac	acid	산
A-C	atrio-carotid	심방-목동맥
A-C joint	acromioclavicular joint	봉우리빗장관절
acc.	accident	사고, 사건, 재해, 우발적 증상
accom.	accommodation	조절, 순응, 적응
ACP	acid phosphate	인산
ACTH	adrenocorticotropic hormone	부신겉질자극호르몬
AD	right ear(L; auris dextra)	오른쪽 귀, 우이
add.	adduction	모음
ADHD	attention deficit hyperactivity disorder	주의력결핍 과잉행동장애

ADL	activity daily living	일상생활활동, 일상적인 움직임
ad lib	as desired(L; ad libutum)	임의로, 마음대로
adm.	admission	입원
adol.	adolescent	청년기
ADR or adr.	adrenaline	아드레날린(약물명)
adus.ext	adusum extermum	외용의, 바르는 약
adus.int	adusum intermum	복용의, 먹는 약, 내복의
adus.vet	adusum vetrinarium	가축용의, 수의용의
ADT	adenosine triphosphate	아데노신 3인산
AE	active exercise	능동운동
AE or A/Xp	above-elbow amputation	팔꿈치 위 절단
Aeg.	L; aeger, aegra	환자
AF	accessory factor	보조인자
AF or A fib.	atrial fibrillation	심방세동, 심방잔떨림
AFO	ankle foot orthosis	발목발보조기
AG	angiography	혈관조영술
Ag	antigen	항원
AGA	acute gouty arthritis	급성 통풍 관절염
AGB	antigen-antibody reaction	항원항체 반응
agit.	shake(L; agitato vase)	흔들어서 주라, 진탕하라
AGT	antiglobulin test	항글로불린 검사
AH	acute hepatitis	급성 간염
AID	acute infection disease	급성 감염질환
AIDS	acquired immune deficiency syndrome	후천성 면역결핍 증후군(에이즈)
AIIS	anterior inferior iliac spine	아래앞엉덩뼈가시
AJ	ankle jerk	아킬레스힘줄 반사
AK or A/Ka	above knee amputation	무릎위 절단
Al	acute leukemia	급성 백혈병
alb	albumin	알부민
ALH	anterior lobe hormone	뇌하수체앞엽 호르몬

A-line	arterial catheter	동맥내 삽관
alk	alkaline	알칼리성의
ALS	amyotrophic lateral sclerosis	근위축성 가쪽 경화증(1차와 2차 운동 뉴런이 동시에 침범되는 원인불명 질환)
alt	alternate	교대로
2 alt.	every other day	하루건너 한 번, 이틀에 한 번
alv.	alveolar	꽈리, 폐포
AM or am	morning(L; ante meridian)	아침, 오전
AMAP	as much as possible	가능한 한 많이
amb.	ambulatory	외래, 통원, 보행
AMI	acute myocardial infarction	급성 심근경색(증)
ammon.	ammonia	암모니아
AMP	average mean pressure	평균 혈압
amp.	ample	앰플
amt.	amount	양, 량
AN	aneurysm	동맥류
ana	each	각각
anes.	anesthesia, anesthetic	마취의, 마취성의
angio.	angiogram	혈관조영상
ANOVA	analysis of variance	분산분석
ant.	anterior	앞, 전, 전방
ante	before	앞에, 전
AP	action potential	활동전위, 활동전압
APD	anterior posterior diameter	앞뒤지름, 전후경(골반계측용어)
A-P & lat.	anterior-posterior and lateral	앞-뒤와 가쪽
appl.	application, apply	적용, 응용, 바르다
appr.	approximate	대략의, 대체의, 정확에 가까운
appt.	appointment	약속, 지정
aq.	water, aqueous	물
aq.dest	distilled water(L; aqua distillata)	증류수
aq.pur.	pure water(L; aqua pura)	순수 물

aq.tep.	warm water(L; aqua tepita)	미온수, 미온탕
AR	active resistanc	능동 저항
A.R.	all risks	모든 위험요인
ARDSD	acute respiratory distress	급성호흡곤란증후군
ARF	acute renal failure	급성콩팥기능상실, 급성신부전
AROM	active range of motion	능동운동범위
ARP	absolute refractory period	절대불응기
AR test(ART)	automated regain test	매독진단검사 일종(응집반응)
ASA	acetylsalicylic acid(aspirin)	아세틸살리실산(아스피린)
ASAP	as soon as possible	가능한 한 빨리
ASIS	anterior superior illiac spine	위앞엉덩뼈가시, 상전장골극
assn.	association	화합, 연합, 관련
assoc.	associated	결합시키다, 관련하다
ATR	Achilles tendon reflex	아킬레스힘줄 반사
AV, A-V	arteriorvenous	동정맥의
AVG	arteriovenous aneurysm	동정맥류
AVM	arteriovenous malformation	동정맥 기형
AVN	atrioventricular node	방실결절
ax.	axillary	겨드랑
A&W	alive and well	원기 왕성한, 활기차고 좋음
	B	
B	bacillus	바실루스, 막대균
BA	blood agar	혈액우무, 혈액우무배지
Ba	barium	바륨
BAC	blood alcohol concentration	혈중알코올 농도
bact.	bacteria	박테리아, 세균
BB	bed bath	침상목욕
BBB	blood brain barrier	혈액뇌장벽
BBT	basal body temperature	기초체온
B-cell	large lymphocyte	큰림프구

BCP	birth controlled pills	피임약
BFR	blood flow rate	혈류속도
BG	blood glucose	혈당
BHx.	birth history	출산력
bib.	drink(L; bibe)	마셔라, 마실 것
b.i.d	twice a day(L; bos in die)	하루에 두 번(투약)
BICU	Burn intensive care unit	화상환자 중환자실
bilat.	bilateral	양쪽의, 양측의
bili.	bilirubin	빌리루빈
b.i.n	twice in night(L; bis a nocte)	하룻밤에 두 번
BJ	biceps jerk	위팔두갈래근힘줄반사
BJE	bone, joint and extremities	뼈, 관절과 팔다리
BJI	bone and joint infection	뼈와 관절 감염
BJM	bone joint, muscle	뼈, 관절, 근육
BK	below knee	무릎아래
BKA	below knee amputation	무릎아래 절단
bkfast.	breakfast	아침식사
bl.	bleeding	출혈
BLS	basic life support	기본소생술
BM	basal metabolism	기초대사
BMI	body mass index	신체비만지수, 신체질량지수
BMR	basal metabolic rate	기초대사율
BP	back pressure	등 압박
BPD	bipartial diameter	양측 간격
BPM	beats per minute	분당 심박동수
BR	bath room	욕실, 화장실
brady	bradycardia	느린맥, 서맥
BS	bedside	병상(옆), 침상(옆)
BSA	body surface area	체표면적
BT	bed time	취침 시

BTS	bradycardia-tachycardia syndrome	느린맥-빠른맥 증후군
BV	blood vessel	혈관
BW	birth weight	출생 시 체중
Bx.	biopsy	생검, 조직검사
	C	
C	calorie	칼로리
c	capacity	용량, 용적, 수용력, 능력
`C	with	~와 함께
C1, C2	cervical vertebrae	제1목뼈, 제2목뼈
CA	carbonic anhydrase	탄산탈수효소
Ca	calcium	칼슘
CAD	coronary artery disease	관상동맥질환
Cal	calorie	칼로리
cap	capacity	능력, 용량, 수용력, 용적
CAPD	continuous ambulatory peritoneal dialysis	지속외래복막투석
caps.	capsule	캡슐
carb.	carbohydrate	탄수화물
CAT	cataract	백내장
CBF	cerebral blood flow	뇌혈류
CBR	complete bed rest	절대 안정
Cbr.	cerebrum	대뇌
cbll	cerebellum	소뇌
CC	cardiac cycle	심장주기
CCI	chronic coronary insufficiency	만성관상동맥부전
CF	cardiac failure	심장기능상실, 심부전
CH	clinical history	병력
ch	chest	가슴, 흉부
CHD	childhood disease	소아질환
CHE	cholinesterase	콜린에스테라아제
chemo.Rx	chemotherapy	화학요법, 약물 치료

CHF	congestive heart failure	울혈심장기능상실, 울혈심부전
CHL	conductive hearing loss	전음난청, 전도난청
CHO	carbohydrate	탄수화물
chol.	cholesterol	콜레스테롤
CHPX	chicken pox	수두, 일명 작은 마마
cig.	cigarettes	담배
CIHD	chronic ischemic heart disease	만성허혈심장병
circ.	circular, circulation	순환(하다)
CK	creatine kinase(same as CPK)	크레아틴키나아제(효소)
ck.	check	체크, 조사(하다)
CLD	chronic liver disease	만성간질환
cldy.	cloudy	혼탁한
C.N	cranial nerve	뇌신경
CNS	central nervous system	중추신경계
c.n.s	tomorrow night	다음날 저녁, 내일밤
CO	carbon monoxide	일산화탄소
c/o	complains, complains of	호소(의)
CO_2	carbon dioxide	이산화탄소
COG	cognitive function test	인지능력검사
col.	colony	집락, 군체, 콜로니
comf.	comfortable	편안한
commum.	communicable	전염, 전염성의
comp.	compensated, compensation	보상(의), 보상
conc.	concentration, concentrated	농축(물), 집중, 농축된
cond.	condition	상태, 상황
cong.	congenital	선천성의
cont.	containing	포함되어 있는
contu.	contusion	타박상
conva.	convalescent	회복(기)
COPD	chronic obstructive pulmonary disease	만성폐쇄폐질환

COPE	chronic obstructive pulmonary emphysema	만성폐쇄성폐기종
cort.	cortex	겉질(의)
COT	content of thought	사고내용, 생각한 내용
CPA	cardiopulmonary arrest	심폐정지
CPAP	continuous positive airway pressure	지속적 기도양압
CPPB	continuous positive pressure breathing	지속성 양압호흡(법)
CPPV	continuous positive pressure ventilation	지속성 양압환기(호흡)
CPR	cardiopulmonary resuscitation	심폐소생술
CPT	chest physiotherapy	가슴물리치료, 흉부물리치료
CPTH	chronic post-trauma headache	외상 후 만성 두통
CPU	central processing unit	중앙처리장치
CPX	complete physical examination	전신 신체검진
CR	cardiorespiratory	심장과 폐
cran.	cranial	머리, 뇌
CRF	chronic renal failure	만성콩팥기능상실, 만성신부전
CRT	cardiac resuscitation team	심폐소생팀
CrTr	crutch training	목발 훈련
C/S	Cesarean section	제왕절개술
C-section	Cesarean section	제왕절개술
CSF	cerebrospinal fluid	뇌척수액
CSFP	cerebrospinal fluid pressure	뇌척수(액)압
C-spine	cervical spine	목뼈
cta.	catamenia(menstruation)	월경
CT ratio	cardiothoracic ratio	심장과 폐 비율(심장횡경과 흉부 내경의 비율)
C-T region	cervicothoracic region	목가슴 부위
CU	cause unknown	원인 불명, 원인을 모름
CV	cardiovascular	심장혈관
CVA	cerebrovascular accident	뇌혈관사고, 뇌졸중
CVD	cardiovascular disease	심(장)혈관질환

cvd.	curved	굽은
CVI	cerebrovascular insufficiency	뇌혈관부전
Cx.	cervix	(자궁)목, 경부
CXR	chest X-ray	가슴 X선
D		
D	daughter	딸
d	day	일, 날
DA	degenerative arthritis	퇴행관절염
DB	date of birth	출산일, 출생일
db	decibel	데시벨
DB&C	deep breathing and cough	심호흡과 기침
DBM	diabetic management	당뇨병 관리
DBP	diastolic blood pressure	확장기 혈압, 이완기 혈압
D/C	discontinue	중단
DCU	day care unit	1일 병동, 낮 병동
DD	dependent drainage	체위배액(법)
DDD	degenerative disc disease	퇴행원반질환, 퇴행디스크질환
DDST	denver development screening test	덴버 아동발달 검사
DDx.	differential diagnosis	감별 진단
dec.	decrease	감소(하다)
decd.	decreased	줄다, 감소하다
decub.	decubitus	욕창
def.	defecation	배변
defic.	deficiency	부족, 결핍, 결손
deform.	deformity	변형
deg.	degeneration	변성, 퇴행
depr.	depression	우울
deriv.	derivation	유도, 파생
desc.	descending	내림, 하행
determin.	determination	결정, 확정

dev.	deviation	편위, 치우침, 편치
devel.	development	성장, 발달
decub.	decubitus, bed sore	욕창
dept.	department	부서, 과
diab. or DM	diabetes mellitus	당뇨병
diag.	diagnosis	진단
diam.	diameter	지름, 직경, 거리
diff.diag.	differential diagnosis	감별진단
dil.	dilute	희석
dilat.	dilatation, dilated	확장, 팽창
DIP	distal interphalageal	먼쪽손가락뼈사이
diln.	dilution	희석
dim	diminished	소멸된, 감소된
diph.	diphtheria	디프테리아
DIPJ	distal interphalangeal joint	먼쪽손가락뼈사이관절
dir.	direct, direction	직접, 방향, 지시, 명령
dis.	disabled	무력한, 불구가 된
disc.	discontinued	중단
disch.	discharge	퇴원, 배설물, 분비물, 배변
disloc.	dislocation	어긋남, 탈구
dism.	dismissed	퇴원한, 제거된
disp.	dispense	조제(하다)
dissd.	dissolved	용해한
dist.	distance	거리, 간격
div.	divide	분할하다, 나누다, 구분하다
DJD	degenerative joint disease	퇴행관절병
DK	diabetic ketoacidosis	당뇨병케톤산증
dk	dark	짙은, 어두운
dl	deciliter	데시리터
DM	diabetes mellitus	당뇨병

DMD	Duchenne's muscular dystrophy	뒤셴근이영양증
DMS	dermatomyositis	피부근(육)염
DND	died a natural death	자연사
DNI	do not intubate	삽관하지 말 것
DNK	did not keep	유지 안 됨, 지속되지 않음
DNR	do not resuscitate	소생술 포기
DNS	did not show	보지 못함
DNT	did no test	검사 안 함
DO	dessolved oxygen	용존산소
DOA	date of admission	입원일
DOB	date of birth	출생일, 출산일
DOD	date of death	사망일
DOI	date of injury	손상받은 날, 다친 날
DP	diastolic pressure	확장기압
Dr.	Doctor	의사
dr	dram	드람(단위)
DS	dead air space	공기 사강
D/S	dextrose and saline	포도당과 생리식염수
DSD	dry sterilization dressing	마른 멸균 드레싱
dsg.	dressing	드레싱, 상처치료
DTR	deep tendon reflex	깊은힘줄반사
DU	diagnosis undetermined	미진단, 확진되지 않음
DW	distilled water	증류수
5%D/W	5% dextrose in water	5% 포도당 수액
Dx.	diagnosis	진단
dxd.	discontinued	중단
Dz or ds	disease	질병
	E	
ea	each	각각
EAA	essential amino acid	필수 아미노산

EAM	external auditory meatus	바깥귀길, 외이도
EAS	external anal sphicter	바깥 항문조임근
ECC	extracorporeal circulation	체외순환, 몸밖순환
ECFV	extracellular fluid volume	세포외액량
ECG	echocardiogram	심장초음파
ECV	extracellular volume	세포외액량
ED	effective dose	유효 용량
EDH	epidural hematoma	경질막바깥혈종, 경막외혈종
EEG	electroencephalogram	뇌파도, 뇌전도
EFVC	expiratory flow volume curve	날숨량 용적 곡선
e.g	for example	보기, 예
EH	enlargement heart	심장확대, 심장비대
E/I	expiratory-inspiratory ratio	날숨과 들숨 비율
ECG or EKG	electrocardiogram	심전도
elb.	elbow	팔꿈치
EMG	electromyogram	근전도
EO	eyes open	뜬눈, 개안
eo.	eosinophil	호산구, 호산성구
e.o.d	every other day	하루건너 한 번, 이틀에 한 번
EOM	extraocular movement	바깥눈운동
EPC	epilepsy	간질
epi.	epinephrine	에피네프린
EPSP	excitatory post synaptic potential	흥분성 시냅스 후전위
eq.	equivalent	동등한, 등가의 당량
ERV	expiratory reserve volume	날숨예비량, 호기예비량
esoph.	esophagus	식도
ess.	essential	필수의, 필수적
EST	electroshock therapy	전기충격치료, 전기쇼크치료
est.	estimate	추정
et.al.	and other …	등

etiol.	etiology	원인
EU	emergency unit	응급실
eval.	evaluated	평가(하다)
ex.	example	예, 보기
exam.	examined, examination	검사하다, 검사, 시험
exc.	except	제외
exp.	expected	기대하다, 예상하다
expir.	expiration, expiratory	날숨, 호기
ext.	extend, extension	펴다, 확장, 연장, 폄
	F	
F	Fahrenheit	화씨(°F)
FA	fatty acid	지방산
F.cath.	Foley catheter	폴리도뇨관, 폴리카테터
FD	fatal dose	치사용량, 치사선량
Fe	iron	철
FEC	forced expiratory capacity	최대날숨용량
FEF	forced expiratory flow	강제날숨유량
fem.	female	여성
FES	forced expiratory spirogram	강제날숨호흡곡선, 강제날숨폐용량곡선
FET	forced expiratory time	강제날숨시간, 노력날숨시간
FETS	forced expiratory time in one second	초당 강제날숨시간
FEV	forced expiratory volume	노력날숨폐활량, 강제호기량
FF	fat free	무지방
FFA	free fat acid	지방산
FH	family history	가족력
fib.	fibrillation	세동, 잔떨림
FIF	forced inspiratory flow	강제들숨유량
fig.	figure 그	림, 사진
filt.	filter	필터, 여과기
FiVC	forced inspiratory vital capacity	강제들숨폐활량

FJROM	full joint range of motion	관절 최대운농범위
fl.or fld.	fluid	물, 수액의
flex.	flexion F	굽힘
fl.oz	fluid ounce	액체 온스(용량단위)
FM	flow meter	유량계
FMS	fat mobilizing substance	지방 유동 물질
FN	finger to nose	손가락코검사(신경계 검사 일종)
FOD	free of disease	무병, 질병 없음
FOOB	fell out of bed	침대에서 낙상
FP	facial palsy	얼굴마비
fract. or fx	fracture	골절
freq.	frequent	빈도, 잦은
fric.	friction	마찰
ft.	feet	거리 단위
f/u	follow up	추후(의)8
F.V	femoral vein	대퇴정맥
FVC	forced vital capacity	강제폐활량
FWB	full weight bearing	완전한 체중지지
fx.BB	fracture of both bones	양측 뼈 모두 골절
fx-dis.	fracture-dislocation	골절과 어긋남
	G	
G	gas	가스, 기체
g	gram	그램(무게단위)
G+	gram positive	그람양성
G-	gram negative	그람음성
GA	general anesthesia	전신마취
g.a	ginger ale	생강
ga or G	gauge	게이지(주사바늘의 굵기)
GABA	gamma aminobutyric acid	감마아미노부티르산
gal	gallon	갈론

GB	gallbladder, cholecyst	쓸개(주머니), 담낭
GCS	Glasgow coma scale	글라스고우혼수척도
GD	gestational diabetes	임신성 당뇨
G&D	growth and development	성장발달
gd	good	좋음
gen.	general	일반적, 전신적(의)
GG or S	glands, goiter or stiffness	선, 갑상선종 혹은 목의 뻣뻣함
GH	growth hormone	성장호르몬
GI	gastrointestinal	위장관의, 위장의
gl.	gland	샘, 선(腺)
GLC	gas-liquid chromatography	가스액체 분석도
glob.	globulin	글로불린
gluc.	glucose	포도당, 글루코오스
Gm.gm,	gram	그램(무게단위)
Gm-	gram stain negative	그람 염색 음성
Gm+	gram stain positive	그람 염색 양성
Gm,m	gram-meter	그램-미터
GP	general paresis	전신불완전마비
GR	gastric resection	위 절제(술)
gr.	grain	그레인(용량단위)
grad.	gradient	기울기, 경사
grav.	primigravida	초임녀, 초임부
GS	gallstone	쓸개돌, 담석
gtts.	drops	방울 수
GU	gastric ulcer	위궤양
GVF	good visual field	시력이 좋음, 정상 시야
GXT	graded exercise test	단계적 운동검사, 점진적 운동검사
	H	
H	heroin	헤로인
h	hour	시간

ⓗ	hypodermic infusion	피부밑 주입, 피하 주입
H^+	hydrogen ion	수소 이온
HA	headache	두통
Hb. or Hgb.	hemoglobin	혈색소, 헤모글로빈
HBP	high blood pressure	고혈압
HCC	history of chief complaint	주 호소력
HCD	herniation cervical disc	목추간판탈출(증)
HCl	hydrochlonic acid	염산
HCT	human chorionic thyrotropia	인체융모성갑상샘자극호르몬
HD	Hansen's disease	한센병, 나병
H.D	hora decubitua = at bed time	취침시간, 잠자기 전
Hd. or hd	head	머리
HDL	high density lipoprotein	고밀도지질단백질
hemi. or Hp	hemiplegia	반신마비, 편마비
HEV	human enteric virus	인간 장내바이러스
HIV	human immuno deficiency virus	인간면역결핍바이러스
HIVD	herniation of intervertebral disc	추간판탈출, 척추사이원반탈출
H_K	heel to knee	발꿈치에서 무릎까지
HKAFO	hip-knee-ankle-foot orthosis	엉덩무릎발목발 보조기
HKAO	hip-knee-ankle orthosis	엉덩무릎발목 보조기
HKO	hip-knee orthosis	엉덩무릎 보조기
HLD	herniated lumbar disc	허리추간판탈출(증)
HLR	heart-lung resuscitation	심폐소생술
h.m.p	hot moist pack	온습팩
HMSN	hereditary motor sensory neuropathy	유전성 운동감각성 신경병증
HN	head nurse	수간호사
hn	hoc nocte	오늘밤, 오늘 저녁
H&N	head and neck	머리와 목
HNP	herniated nucleus pulposus	속질핵탈출
HNV	has not voided	소변보지 못함

H/O	history of	병력의
HOB	head of bed	침대머리
HOPI	history of present illness	현재 병력
hosp.	hospital	병원
H&P or HPE	history and physical examination	병력과 신체검진
HPM	hemiplasia migraine	편두통, 측면 두통
HR	heart rate	심장박동수, 심박수
Hr.	hour	시간
h.s	at bed time(L; hora sommi)	취침시간에, 취침 전에
HT	hearing test	청력검사
ht.	heart	심장
HTN	hypertension	고혈압
HTV	herpes type virus	포진형 바이러스
h.w.b	hot water bag	더운 물주머니
Hx.	history	병력
HZ	herpes zoster	대상포진
Hz.	hertz	헤르츠(전기 측량단위)
	I	
I	index	지표, 지수
IAC	internal auditory canal	속귀길
ICH	intracerebral hemorrhage	뇌내출혈
ICP	intracranial pressure	두개내압
ict	icterus(jaundice)	황달
ICU	intensive care unit	중환자실, 집중치료실
ICW	intracellular water	세포내액
ID	identification	확인
I/E	inspiratory/expiratory ratio	들숨/날숨 비율
IEMG	integrated electromyograms	통합심근전도
IFN	interferon	인터페론
IFR	inspiratory flow rate	들숨유속

IFV	intracellular fluid volume	세포내액량
IgA,D,E,F,G	immunoglobulin A,D,E,F,G	면역글로불린 A,D,E,F,G
IGF	insulin like growth factor	인슐린유사성장인자
IHD	ischemic heart disease	허혈심장병
IJV	internal jugular vein	속목정맥, 내경정맥
immun.	immunology	면역학
imp.	important	중요한
IMT	inspiratory muscle training	들숨근훈련
IN	intra nasal	콧속의
in	insulin	인슐린
inac	inactive	불활성의, 부동의
in.aq.	L; in aqua	물에 넣어
inc.	incision	절개
incl.	include, including	포함, 포함하다
incr.	increasing, increased	증가하는, 증가하다
ind.	independent	독립적으로, 자주적으로
INF	infiltration	침윤, 침습
inf.	infant, infantile	유아, 유아기
infec.dis.	infection disease	감염질환
inflam.	inflammatory	염증, 염증성의
info.	information	정보
ing.	inguinal	샅굴, 서혜
inh.	inhalation	흡입(법)
inj.	injection	주사
ins.	insurance	보험
insol.	insoluble	불용성의
inspir.	inspiration, inspiratory	들숨, 흡기
insuff.	insufficient	불충분한
int.	internal	속, 안
intol.	intolerance	못견딤(증), 불내성

inver.	inversion	자리바꿈, 역전
IO	inferior oblique(muscle)	아래빗근(안구의)
IPP	intermittent positive pressure	간헐양압
IPPB	intermittent positive pressure breathing	간헐양압호흡
IPPV	intermittent positive pressure ventilation	간헐양압환기
IPU	in patient unit	병실, 입원실
IQ	intelligence quotient	지능지수
IR	immunoreactive	면역반응
IRB	institutional review board	생명윤리심의위원회
IRCU	intensive respiratory care unit	호흡기환자집중치료실
irr.	irradiation	방사 조사
irrig.	irrigation	세척
IRV	inspiratory reserve volume	들숨예비량, 예비흡기량
IS	immune serum	면역혈청
ISC	interstitial cell	사이질세포, 간질세포
ISF	interstitial fluid	사이질액, 간질액
ITH	intrathecal(intraspinal)	수막공간내, 경질막내
IV	intraventricular	심실안, 심실내
IVD	intervertebral disc	척추사이원반, 추간판
IVF	intravascular fluid	혈관내액
IVH	intraventricular hemorrhage	뇌실내출혈
	J	
Jack.	Jack knife position	잭나이프 자세
jaund. or JD	jaundice	황달
jc	juice	주스
jct.	junction	이음, 이음부, 접합부
JF	joint fluid	관절액
JJ.	jaw jerk	아래턱반사(신경계 검사)
Jt	joint	관절

K		
K	absolute zero	절대온도 0, °K
k	constant	일정한, 불변의
KAFO	knee-ankle-foot orthosis	무릎발목발 보조기
Kcal.	kilokalorie	킬로칼로리
KDU	kidney dialysis unit	콩팥투석실, 신장투석실
kg	kilogram	킬로그램
KJ	knee jerk	무릎힘줄반사, 슬개건반사
kn.	knee	무릎, 슬개
KO or K/O	keep open	개방상태 유지
L		
L	left	좌측
L1, L2, ···	lumbar vertebrae 1, 2, ···	제1허리뼈, 제2허리뼈
L-spine	lumbar spine	허리뼈
LA	lactic acid	젖산
L&A	light and accommodation	빛(광선)과 조절
lac.	laceration	찢김, 열상
lat.	lateral	옆에, 측면
LB	large bowel	큰창자, 대장
LBP	low back pain	허리통증
LBV	left brachial vein	왼쪽 위팔동정맥
LCA	left coronary artery	왼쪽 관상동맥
LDL	low density lipoprotein	저밀도지질단백
LDLC	low density lipoprotein cholesterol	저밀도지질단백콜레트테롤
LE	low extremities	다리
LEA	lumbar epidural anesthesia	허리경질막바깥마취(척추마취)
leuko.	leukocyte	백혈구
LFA	left femoral artery	왼쪽 넙다리동맥
LG	large	큰, 많은
LH	left hand	왼손

LHF	left heart failure	왼쪽 심장기능상실, 심부전
Lido.	lidocaine	리도카인
lig.	ligament	인대
Lin.	linear	선, 선상의
LK	left kidney	왼쪽 콩팥, 신장
LLB	long leg brace	긴다리보조기
LLE	left lower extremity	왼쪽다리
L/min.	liter per minute	분당 리터
LN	lymph node	림프절
LOC	level of consciousness	의식 수준(상태)
lot.	lotion	로션
LOV	loss of vision	시력상실
LP	latent period	잠재기, 잠복기
LPA	left pulmonary artery	왼쪽 폐동맥
LPL	lipoprotein lipase	지질단백지질분해효소
LPV	left pulmonary vein	왼쪽 폐정맥
LR	labor room	분만대기실
L&R	left and right	왼쪽과 오른쪽
LRA	left radial artery	왼쪽 노동맥
LS	left side	왼쪽면
LSV	left subclavian vein	왼쪽 빗장밑정맥
LSVC	left superior vena cava	왼쪽 위대정맥, 상대정맥
LT	left thigh	왼쪽 넓적다리
LV	left ventrical	왼심실, 좌심실
LVF	left ventricular failure	왼심실기능상실, 왼심장기능상실
LVH	left ventricular hypertrophy	왼심실비대
L&W	living and well	생존, 건강상태 좋음
LWOT	left without treatment	치료하지 말고 그냥 둘 것
lymph.	lymphocyte	림프구

M		
M	murmur	잡음
M1, M2	mitral first heart sound, mitral second heart sound	승모판 제1심음, 제2심음
MA	mental age	정신연령
M/A	mood and/or affect	분위기에 영향을 줌, 주위 영향(력)
MAE	moves all extremities	팔다리 운동을 시켜라
MAES	moves all extremities slowly	천천히 팔다리 운동을 시켜라
mag.	L; Magmus, large	큰, 많은
mand.	mandible	아래턱
manip.	manipulation	다루기, 조작, 수기, 도수교정
max.	maximum	최대의
MBC	maximum bladder capacity	최대방광용량
MC	mast cell	비만세포
MCP	metacarpal phalangeal(joint)	손허리손가락(관절)
MD	manic depressive	조울(증)의
m.d	mid day	정오
MDPI	maximum daily permissible intake	1일 최대허용섭취량
MDR	minimum daily requirement	1일 최소요구량
MDSU	medical day stay unit	낮병동, 1일 병동
MDY	month date year	월 일 년
meas.	measure, measurement	측정(법)
MED or med.	medial	안쪽, 내측
meds. 46	medications 1	투약
MEF	maximal expiratory flow	최대날숨유량
MEFR	maximal expiratory flow rate	최대날숨유속
MEFV	maximal expiratory flow volume	최대날숨량
ment.	mental	정신의
MEP	maximal expiratory pressure	최대날숨압
met or metas.	metastasis	전이(성)
metab.	metabolism	대사

MFT	muscle function test	근육 기능 검사
MG	myasthenia gravis	중증근무력증
mg%	milligram percent	밀리그램 퍼센트
MHR	maximum heart rate	최대심장박동수, 최대심박수
MHx	marital history	결혼력
MICU	medical intensive care unit	내과집중치료실
mid.	middle	중간
MIFR	maximum inspiratory flow rate	최대들숨유속
min.	minute	분
MIP	maximum inspiratory pressure	최대들숨압
mix.	mixture	혼합(하라), 혼합(액)
MIU	Mill-International Unit (1/1000 of international unit)	밀리 국제단위
mixt.	mixture	혼합(하라), 혼합(액)
ml	milliliter	밀리리터
mm	millimeter	밀리미터
MMF	mean maximum flow	평균최대유량
MMR	measles, mumps, rubella(vaccine)	홍역, 볼거리, 풍진 백신
MMT	manual muscle test	맨손근육검사
M/N	midnight	자정
M&N	morning and night	아침 저녁
MNFx	mandible fracture	아래턱뼈골절
MNCV	motor nerve conduction velocity	운동신경전도속도
MO	mineral oil	미네랄 오일
mo	month	월, 달
mob.	mobility, mobilization	유동(성), 운동, 가동성
mod.praesc.	modo praescripto	처방과 같이, 처방대로
mod.	moderate	보통의
MOE	movement of extremities	팔다리운동
mono.	monocyte	단핵구
morph.	morphology	형태학

mort.	mortality	사망률
mos.	months	달, 월
MP	menstrual period	월경기, 생리기간, 월경 주기
MPA	main pulmonary artery	주요 폐동맥
MPGN	membranoproliferative glomerulonephritis	막증식토리콩팥염, 막증식사구체신염
MPJ	metacarpophalangeal joint	손허리손가락관절
MRIi	magnetic resonance imaging	자기공명영상
M.R.×1	may repeat one time	한 번만 반복하라
M&R	measurement and record	측정과 기록
MRD	medical record department	의료기록부, 의무기록실
MS	mental status	정신상태
MSE	mental status examination	정신상태 검사
MT	empty	빈, 공간, 공허
MTP	metatarsophalangeal(joint)	발허리발가락관절
MTT	mean tidal time	평균순환시간
mult.vits.	multivitamines	종합 비타민
musc.	muscle, muscular	근, 근육
MV	minute volume	분당박출량, 분당호흡량
MVC	maximum voluntary contraction	최대자발적수축
MVV	maximum voluntary ventilation	최대자발적환기(량)
	N	
N or neg.	negative	음성, 아님, 부정의 의미
NA	nor-adrenaline	노르아드레날린
Na	sodium	나트륨
NAA	no apparent abnormality	이상 없음
NAI	no acute inflammation	급성염증증상 없음
NAM	normal adult male	정상 성인 남자
NAP	nerve action potential	신경활동전위
nas.	nasal	코
nat.	natural	자연적

NB	newborn	신생아
NBD	neurologic bladder dysfunction	신경학적 방광기능장애
NBICU	newborn intensive care unit	신생아 집중치료실
NBM	nothing by mouth	금식, 입으로는 아무것도 먹지 말 것
NBW	normal birth weight	정상 체중아 출산
NCV	nerve conduction velocity	신경전도속도
ND	neonatal death	신생아 사망
N/D	no defects	장애 없음, 결함 없음
NED	no evidence of disease	질병증상 없음
NEEG	normal electroencephalogram	정상 뇌파도
nerv.	nervous	신경성의, 신경질적인
N/G	no good	좋지 않음
ng.	nanogram	나노그램
NHI	National Health Insurance	국민건강보험
NICU	neonatal intensive care unit	신생아 집중치료실
n/k	no known	알지 못함, 모름
NKC	non ketontic coma	케톤성 혼수 아님(없음)
n/l	normal limit	정상 한계
NM	negro male	흑인 남자
n/m	not measured	측정 안 됨
NMA	neurogenic muscular atrophy	신경성 근위축
NMJ	neuromuscular junction	신경근이음부, 신경근접합부
NMU	neuromuscular unit	신경근 단위
NND	neonatal death	신생아 사망
NNO	no new orders	새로운 지시 없음, 새 처방 없음
no.	number	수, 번호
noc. or noct.	at night(L; nocte)	밤에
non.pal.	non palpation	촉지되지 않음
non.rep	do not repeat	반복하지 마라
norm.	normal	정상, 정상적

NOS	not otherwise specified	다른 특별한 것 없음
NP	nasopharyngeal	코인두
NPA	near point accommodation	조절 근점
NPC	near point of convergence	눈모음 근점, 폭주 근점
NPE	neuropsychologic examination	신경정신과적 검사
NPI	non present illness	현재 질병 없음
NPMA	neural progressive muscle atrophy	신경성 진행성근위축(증)
NPO	nothing by mouth(L; non pre os)	금식, 입으로 아무것도 먹지 말 것
NR	do not repeat	반복하지 마라
N/R	not remarkable	표시 없음
nr.	near	근처, 인근
NREM	non rapid eye movement	비급속안구운동
NREMS	non rapid eye movement sleep	수면 시 비급속안구운동
NROM	normal range of motion	정상 운동범위
N/S	normal saline	생리식염수
NSAID	non steroid anti inflammatory drug	비스테로이드성 소염제
NSC	no significant change	중요 변화 없음
Nsg.	nursing	간호
NSS	normal saline solution	생리식염수
NSX	neurosurgical examination	신경외과적 검사
nucl.	nucleus	핵
NV	normal value	정상치
Nv	naked vision	맨눈시력
N&V or N/V	nausea, vomiting	구역(욕지기)과 구토
NVD	nausea, vomiting, diarrhea	구역(욕지기), 구토, 설사
NVDC	nausea, vomiting, diarrhea, constipation	구역(욕지기), 구토, 설사, 변비
NVS	neurologic vital signs	신경학적 활력징후
NWB	non weight bearing	체중부하 없음
NYD	not yet diagnosis	미진단
nyst.	nystagmus	눈떨림, 안구진탕

O		
O	eyes(L; oculus)	눈
O_2	oxygen	산소
O	none	부정, 아님
O&A	observation and assessment	관찰과 사정
obl.	oblique	빗, 경사, 기운
obs.	observation	관찰
obt.	obtained	얻다, 손에 넣다, 획득하다
OC	on call	호출, 부름
O&C	onset and course	발병과 과정
occ.	occasionally	수시로, 때때로
occl.	occlusion	막힘, 폐색, 맞물림
O.D	over dose	과용량, 과량
o.d	daily, everyday(L; omni die)	매일, 날마다, 하루에 한 번(투약)
O/E	on examination	검사 중
oint.	ointment	연고
o.j	orange juice	오렌지 주스
OL	left eye(L; oculus laevus)	외쪽눈, 좌안
ol	oil	오일, 기름
ol.oliv.	olive oil	올리브오일
OLC	ordinary living condition	일상적인 생활 상태
OO	ophthalmic ointment	눈연고, 안연고
OOB	out of bed	침대 밖으로(활동)
OOC	out of control	조절 없이, 관리 해제
OOR	out of room	방 밖으로(활동시작)
OPD	out patient department	외래 진료실(부서)
oper.	operation	수술
opp.	opposite	반대의
ophth.oint.	ophthalmic ointment	눈연고, 안연고
ophth.soln.	ophthalmic solution	안과용액, 점안약
OPS	out patient service	외래환자 진료

OPT	out patient treatment	외래환자 치료
opt.	optimum	최적의, 적정의
OPV	oral polio vaccine	경구용 소아마비 백신
OR	operation room	수술실
OR×1	oriented to time	시간 하나에만 지남력 있음
OR×2	oriented to place, time	장소와 시간 2가지에 대한 지남력 있음
OR×3	oriented to person, place, time	사람, 장소, 시간 3가지에 대한 지남력 있음
OR×4	oriented to person, place, time and objects	사람, 장소, 시간과 대상물체 등 4가지에 대한 지남력 있음
org.	organic	기질적, 기질성의
orig.	origin	기초의, 시작의
os	oral	입, 구강(의)
oss	osseous	뼈의, 골의
osteo.	osteoarthritis	뼈관절염
OT	occupational therapy	작업치료
OU	both eyes	양쪽 눈
oz	ounce	온스
	P	
P	parent	부모
P1, P2, …	first parental generation, second parental generation	제1세대, 제2세대, …
P-A	posterior anterior	뒤에서 앞으로(X-선 촬영 시 방향)
P&A	percussion and auscultation	타진과 청진
PaCO2	arterial carbon dioxide tension	동맥내 이산화탄소압
PAD	peripheral artery disease	말초동맥질환
palp.	palpation	촉진
PaO_2	arterial oxygen pressure tension	동맥내 산소압
para.	paraplegia	하반신마비
par.aff.	to the part affected	손상 부위에
parox.	paroxysmal	발작, 돌발적, 특발성의

pass.	passive	수동적
pb	lead(L; plumbum)	납
pbo.	placebo	속임약, 위약, 플라세보
PC	phosphocreatine	크레아틴인산
p.c	after meal(L; post cibum)	식후
PCG	phonocardiogram	심음도
PCN	penicillin	페니실린
PD	Parkinson's disease	파킨슨병
p/d	packed per day(cigarettes)	1일 흡연량
pdr.	powder	파우더, 가루약
PE	pharyngoesophageal	인두식도의
Pe	expiratory pressure	날숨압
PEF	peak expiratory flow	최대날숨량
PEFR	peak expiratory flow rate	최대날숨유속
pen.	penicillin	페니실린
perf.	perforation	관통, 천공
perm.	permanent	영구적
pers.	personal	개인의, 개인적
PEx.	physical examination	신체검진
PFR	peak flow rate	최고유속, 최대유량
PFROM	pain free range of motion	무통상태의 운동범위
PFT	pulmonary function test	폐기능 검사
pg.	pregnant	임신
PG E_1	prostaglandin	프로스타글란딘
PGH	pituitary growth hormone	뇌하수체성장호르몬
PH or PHx.	past history	과거력
PHC	primary health care	1차 건강관리
phar.	pharmacy	약국, 조제
Phx.	pharynx	인두
photo. or phot	light(L; phos, photos)	빛, 광선
phy.	physical	신체적

phys.dis.	physical disability	지체장애
phys.med.	physical medicine	물리의학
Pi	inspiratory pressure	들숨압
PICCA	posterior inferior cerebellar artery	뒤아래소뇌동맥
PICU	pediatric intensive care unit	소아집중치료실
PIFR	peak inspiratory flow rate	최대들숨유속
pil.	pills	환제
PIPJ	proximal interphalangeal joint	몸쪽손가락뼈사이관절
PL	perception of light	빛인지, 감광
pl.	place	장소
plat.	platelet	혈소판
PLR	pupillary light reflex	동공빛반사
PM	after death(L; post mortem)	사망후, 사후
PMA	progressive muscular atrophy	진행성 근위축
PMD	primary myocardial disease	원발성 심근질환
PMH	past medical history	과거병력
PMI	past medical illness	과거병력
PMR	physical medicine and rehabilitation	물리의학과 재활
PN	peripheral nerve	말초신경
pn.	pneumonia	폐렴
PNC	peripheral nerve conduction	말초신경전도
pneumo.	pneumonia	폐렴
PNMG	progressive neural muscular atrophy	진행성 신경근위축증
PNS	paranasal sinus	코곁굴, 부비동
pnthx. or pnx.	pneumothorax	기흉
PO	post operative	수술 후
P/O	phone order	전화지시, 전화처방
p.o	by mouth(L; per os)	입으로, 구강으로
POC	post operative care	수술 후 진료, 수술후 간호
POD	post operative day	수술 후 일수
PODx.	pre-operative diagnosis	수술 전 진단

polio.	poliomyelitis	소아마비
POM	pain on motion	동작 시 통증
POMR	problem oriented medical record	문제 중심의료기록(법)
poplit.	popliteal	다리오금, 슬와
POR	problem oriented record	문제중심기록(법)
pos.	position	자세
pos.press.	positive pressure	양압
poss.	possible	가능성의, 가능한
post.	posterior	뒤, 후면
post OP	post operation	수술 후
powd.	powder	가루(약), 분
pp	post partum	산후
PPA	palpation percussion auscultation	촉진, 타진, 청진
PPBS	post prandial blood sugar	식후 혈당
PPD	pack per day	1일 흡연팩 수
PPI	patient package insert	환자 프로그램 삽입
Ppl	intrapleural pressure	가슴막안압, 흉강내압
ppm	parts per million	백만분(당)율
PPMA	post poliomyelitis muscular atrophy	회색질척수염 후 근위축
Ppul	intrapulmonary pressure	폐내압
PPV	positive pressure ventilation	양압환기
pr.	pair	쌍, 짝
p.r	per rectum	항문으로
P&R	pulse and respiration	맥박과 호흡
prac.	practice	실습, 연습
pract.	practical	실제적으로
PRD	partial reaction of degeneration	부분적 변성반응
pre.	before(L; prae)	앞에, 전
PRE	progressive resistive exercises	점진적 저항운동
pref.	preference	우선권, 선취권
preg.	pregnant, pregnancy	임신

pregang.	preganglionic	선신경절의
prelim.	preliminary	예비적
premie.	premature infant	미숙아, 조산아
prent.	prenatal	산전(의)
pre-OP	pre-operation	수술 전
prep.	prepare, preparation	준비
press.	pressure	압, 압력
prev.	prevent	예방
primip.	women bearing first child	초산부
princ.	principle, principal	원칙, 원리
priv.	private	개인의, 개별의
PRL	prolactin	프로락틴호르몬(유즙분비를 촉진하는 호르몬)
prn or p.r.n	as required whenever	필요할 때는 언제나
prob.	probable	그럴듯한, 유망한
proc.	procedure	방법, 절차
prod.	products	성과, 결과, 생산품, 산물
prof.	profession	전문직
prog.	prognosis	예후
proj.	project	투사, 설계, 계획
pron.	pronation	엎침
propg	prophylactic	예방의, 예방약
prosth.	prosthesis	의지, 보철
prox.	proximal	몸쪽, 근위
PS	pathologic stage	병리적 상태
PsA	psoriatic arthritis	건성관절염
PSMA	progressive spinal muscular atrophy	진행성척수근위축
PSS	painful shoulder syndrome	어깨통증증후군
PT	parathyroid	부갑상샘
pt.	part	부분

PTB	patellar tendon bearing cuff suspension below prosthesis	무릎힘줄부하 하퇴의족
PTH	parathyroid hormone	부갑상샘호르몬
PTD	period to discharge	퇴원시기
PTR	patella tendon reflex	무릎힘줄반사
PTU	pain treatment unit	통증 치료실
PUD	peptic ulcer disease	소화성궤양질환
pulm.	pulmonary	폐
PVH	periventricular hemorrhage	뇌실주위출혈
PvO_2	partial pressure of venous oxygen	정맥내산소분압
pvt.	private	개인(의), 단독(의)
PW	posterior wall	후벽
PWB	partial weight bearing	부분체중 부하
PWC	physical work capacity	신체작업능력
PX	physical examination	신체검진
px.	prognosis	예후
	Q	
Q	quantity	양(량)
q	each, every(L; quaque)	각, 매, 마다
Q.ac	before every meals	매 식사 전
q.a.m	every morning	매일 아침
qd	every day 매	일, 하루에 한 번
qh	every hour	매 시간, 한 시간에 한 번
q2h	every 2 hour	2시간마다
qid or q.i.d	four time a day(L; quarter in die)	하루에 4번
qn	every night	매일 밤, 밤마다
qns	quantity not sufficient	불충분한 양, 부족량
QO_2	oxygen consumption	산소 소모(량)
qod or q.o.d	every other day	이틀에 한 번, 하루건너 한 번
qoh or q.o.h	every other hour	2시간마다, 한 시간 건너 한 번
qon	every other night	격일 밤마다

q.p	as much as desired(L; quantum place at)	원하는 만큼
q.q.h	quaque every four hour(L; quarter hore)	4시간마다
qs	as much as will sufficient quantity	충분한 양, 적당한 량
q.s.ad	to a sufficient quantity	충분한 양으로
q. suff.	as much as sufficies	충분한 양
qt	quart	쿼터(액체단위)
quad.	quadriplegic	팔다리마비
qual.	qualitative	정성의, 정성적
quant.	quantitative, quantity	정량적 양, 수량
q.v	as much as you wish(L; quantum vis)	충분한 양으로 원하는 양만큼
	R	
R	rate	율, 비
R^+	Rinne's test positive	린네 검사 양성(청력검사)
R^-	Rinne's test negative	린네 검사 음성(청력검사)
r	Roentgen	방사선(측정 단위)
(R)	rectal temperature	항문 체온
RA	renal artery	콩팥동맥
Ra	radium	라듐
rad.	radial	방사, 부채살, 노, 요골, 요측
RA factor	rheumatoid arthritis factor	류머티스성 관절염인자
RAS	reticular activating system	그물활성계
RBC	red blood(cell) count	적혈구검사, 혈색소검사
r.b.c	red blood cell	적혈구
Rbcv	red blood cell volume	적혈구 양
RBF	renal blood flow	콩팥혈류(량)
RCA	right coronary artery	오른쪽관상동맥
RCG	radiocardiogram	방사선심장도
RCU	respiratory care unit	호흡기계병실
RD	Raynaud's disease	레이노병
RDS	respiratory distress syndrome	호흡곤란증후군
rec.	record	기록, 기록지

reconstr.	recostruction	재구성, 재구축
rect.	rectum	직장, 곧창자
recur.	recurrent	재발
ref.	refer	의뢰, 언급
ref.doc.	referring doctor	의뢰하는 의사
ref.phys.	referring physician	의뢰하는 의사
reg.	region	부위, 범위
regen.	regeneration	재생, 부활
rehab.	rehabilitation	재활
rel.	relation	관계, 관련
REM	rapid eye movement	급속안구운동
rem.	remove	제거, 이동
REMS	rapid eye movement sleep	수면 시 급속안구운동, REM 수면
res.	let it be repeat	반복하라
res.	research	연구, 조사, 탐구
resp.	respectively	제각각, 각각, 따로
ret.	retired	은퇴, 소멸
ret.cath.	retention catheter	정체카테터, 유치카테터
rev.	review	고찰
RF	renal failure	콩팥기능상실
RFA	right femoral artery	오른대퇴동맥
RFS	renal function study	콩팥기능검사
RH	reactive hyperemia	반응성 충혈
RHC	respiration have ceased	호흡 중지됨, 호흡 없음
rheum.	rheumatic	류머티스성
RHF	right heart failure	오른심장기능상실
Rh factor	rhesus factor	Rh 인자
RICU	respiratory intensive care unit	호흡기계집중치료실
RLC	residual lung capacity	폐잔기량
RLE	right lower extremity	오른다리
RMV	respiratory minute volume	분당호흡량

RN	registered nurse	등록된 간호사, 면허 간호사
Rn	radium	라듐
RNA	ribonucleic acid	리보핵산
RO	routine	정규, 규칙
R/O	rule out	예외, 제외
ROM	range of motion	운동범위
ROS	review of symptoms	징후 고찰, 징후 확인
rot.	rotation	회전, 돌아가며
rout.	routine	정규, 규칙
Rp	pulmonary resistance	폐 저항
RPA	right pulmonary artery	우른폐동맥
RPV	right pulmonary vein	오른폐정맥
RQ	respiratory quotient	호흡지수
R&R	rate and rhythm	율(수)과 리듬
RRP	relative refractive period	상대적 불응기
RRR	regular rhythm and rate	정상적인 율(수)과 리듬
RS	rectal suppository	항문 좌약
RSR	regular sinus rhythm	규칙적인 굴리듬
RSV	right subclavian vein	오른빗장밑정맥
RT	respiratory therapist	호흡 치료사, 호흡요법 치료사
Rt.	right	오른쪽, 우측
RTC	return to clinic	임상으로 보냄, 재입원, 재진환자
rtd.	retarde	지연된, 늦은, 느린
RTRR	return to recovery room	회복실로 돌아옴
RUE	right upper extremity	오른팔
rupt.	rupture	파열
RV	residual volume	잔기량
Rx.	drug	약물
RXN	reaction	반응
	S	
S	sacral	엉치

S1, S2	first heart sound	제1심음
s̊	without	~ 없이, ~ 밖에
SA	serum albumin	혈청 알부민
SAB	subarachnoid bleeding	지주막밑출혈
SAH	subarachnoid hemorrhage	지주막밑출혈
SANS	sympathetic autonomic nervous system	교감성자율신경계
sanit.	sanitarium	요양소
SaO2	arterial oxygen saturation	동맥혈산소포화도
SARS	severe acute respiratory syndrome	중증급성호흡증후군
sat.	saturate	포화시키다, 포화된
SB	serum bilirubin	혈청빌리루빈
sb.	strabismus	사시
SBA	stand by assistance	보조하에 일어남
SBR	strict bed rest	절대 안정
sc.	without correction	교정 없이, 수정하지 않고
SCB	strictly confined to bed	절대 침대 안정
sched.	schedule	스케줄
SCI	spinal cord injury	척수손상
SCV	sensory nerve coduction velocity	감각신경전도속도
SD	septal defect	사이막결손, 중격결손
SDAT	senile dementia of Alzheimer type	노년 알츠하이머 치매
SDH	subdural hematoma	경막밑혈종
SDS	sensory deprivation syndrome	감각손상증후군
sd.sds	sounds	소리, 음
SE	saline enema	생리식염수 관장
sec.	second	초
sect.	section	절제(술), 절단면
SED	skin erythema dose	피부홍반선량
sed.	sedimentation	침전, 침강
sens.	sensitivity	민감성, 감수성, 감응성

SEP	systolic ejection period	수축박출기
sep.	separate	분리하다
sept.	septum	사이막, 중격
seq.	sequence	순서, 서열, 연쇄
SER	somatosensory evoked response	몸감각유발반응
serv.	service	서비스, 봉사, 사업
sev.	several	다수의, 몇몇의
SF	scarlet fever	성홍열
SFA	superficial femoral artery	표재성대퇴동맥
SG	skin graft	피부이식
sh.	short	짧은
SICU	surgical intensive care unit	외과집중치료실
sig.	let it be labeled(L; signeture)	사인하세요
SLB	short leg brace	짧은다리보조기
SLE	systemic lupus erythematous	전신홍반루푸스
SLR	straight leg raising	뻗은발올림(검사)
sl.tr.	slight trace	약간의 흔적
sm.or sma.	small	적은
sm.amts.	small amount	적은 양
SMS	serial motor seizures	일련성 운동발작, 연속적 운동발작
SN	standard nomenclature	표준 명명법
SNS	sympathetic nervous system	교감신경계
SO2	O2 saturation	산소포화도
SO4	sultate	황산염
SOAA	signed out against advice	퇴원 각서
SOAP	subjective objective assessment plan	주·객관적, 사정, 계획 (문제지향식기록법)
SOB	shortness of breath	숨참
SOL	sleep onset latency	수면시간지연
sol. or soln.	solution	용액
sos	one dose if necessary(L; si opus sit)	필요할 때 한 번만, 위급 시

SP	systolic pressure	수축기압
sp.cd.	spinal cord	척수
spec.	special, specific	특수한, 특별한
SPEP	serum protein electrophoresis	혈청단백 전기영동법
sp.fl	spinal fluid	척수액
sph.	spherical	구형의, 구면의
SPMA	spinal progressive muscular atrophy	척수진행성근위축증
spont.	spontaneous	자발, 자연발생
SQ	subcutaneous	피부밑, 피하
SRM	superior rectus muscle	위곧은근
SSS	sick sinus syndrome	굴기능부전증후군, 동기능부전증후군
S&Sx.	sign and symptoms	증상과 증후
ST	sinus tachycardia	굴빠른맥, 동성빈맥
St.	stet, let it stand	그대로 둬라, 방치하라
STA	second trimester abortion	임신 2기 유산(4, 5, 6개월에)
stand.	standards	표준
stat.	immediately	즉시, 곧, 당장
std.	let it stand	서 있게 하라
STG	short term goals	단기목적
STH	soft tissue hemorrhage	물렁조직 출혈
STI	soft tissue injury	물렁조직 손상
stim.	stimulate, stimulus	자극하다, 자극제
str.	straight	똑바로
strarb.	strabismus	사시
struc.	structure	구조
STU	skin test unit	피부검사단위
subcut.	subsutaneous, subcutaneously	피부밑, 피부아래
sublig.	sublingual, under tongue	혀밑
sub,q	subcutaneous	피부밑, 피부아래
SUD	subjective unit of depression	자각적우울척도

suff.	sufficient	충분한
SUI	stress urinary incontinence	스트레스성 요실금
sup.	superior	위의, 상부의
supp.	suppository	좌약
SV	sinus venosus	정맥굴, 정맥동
S.V.	supraventricular	심실위
SVC	selective venous catheterization	선택적 정맥카테터삽입법
SVI	stroke volume index	박출량지수
SvO2	venous oxygen saturation	정맥혈산소포화도
SW	social worker	사회사업가
Sx.	symptoms	징후
sym.	symmetry, symmetrical	대칭(의)
sympat.	sympathetic	교감(신경계)의
sympt.	symptoms	증후
synd.	syndrome	증후군
syph.	syphilis	매독
syr.	syrup	시럽
sys.	system, systemic	체계, 체계적
syst.	systemic	체계적
SZ	schizophrenia	정신분열병
	T	
T	table spoonful	큰숟가락으로
t.	tea spoonful	찻숟가락으로
T1, T2	tricuspid first heart sound, second, …	삼첨판 제1심음, 제2심음
T_1/T_2	inspiratory-expiratory phase time ratio	들숨-날숨시간 비
T(a)	temperature by axillary	겨드랑체온
TAA	transverse aortic arch	가로 대동맥활
tab.	tablet	정, 정제
TAO	thromboangiitis obliterans	폐쇄성 혈전혈관염
TB	terrible burning	심한 화상

TBA	to be administered	투약한, 처리된, 관리한
TBC	total blood cholesterol	총 혈액내 콜레스테롤
tbc	tuberculosis	결핵
TBI	total body irradiation	전신 방사선 조사
TBNA	treated but not admitted	치료되어 입원 안 함
TBV	total blood volume	총혈액량
TBW	total body water	총체액량
T&C	turn and cough	체위변경과 기침
T/C	to consider	고려할 것, 참작할 것
Tca	terminal cancer	말기암
TC & DB	turn, cough and deep breathe	체위변경, 기침과 심호흡
TCD	transcranial Doppler	두개경유도플러, 경두개도플러
TCI	transient cerebral ischemia	일과성 뇌허혈
T/D	treatment discontinued	치료 중단
TD50	median toxic dose	50%의 독성
TDR	time dose relationship	시간용량관계
TE	tracheoesophageal	기관식도의
tech.	technical, technician	기술적, 기사
TED	threshold erythema dose	문턱홍반선량, 역치홍반선량
temp.	temperature	체온
term.	terminal	말기의, 끝의
TFA	total fatty acid	총지방산
TH	thyroid hormone	갑상샘호르몬
th.	thoracic	가슴
theor.	theoretical	이론적
ther.	therapy	요법
therm.	thermal, thermometer	열, 온도
THR	total hip replacement	전고관절치환술, 전엉덩관절치환술
throm.	thrombosis	혈전증
TI	time interval	시간간격

TI	inspiratory phase time	들숨시간
TIA	transient ischemic attack	일과성허혈발작
tib.	tibia	정강뼈
tid	three times daily(L; ter in die)	하루 세 번
TIE	transient ischemic episode	일과성허혈삽화, 일과성허혈에피소드
TJ	triceps jerk	위팔세갈래근 반사
TLV	total lung volume	총폐용적
TM(J)	temporomandibular(joint)	관자아래턱, 측두하악(관절)
TMA	transmetatarsal amputation	가로발허리 절단
Tn	intraocular tension, normal	안압 정상
T(O)	temperature by mouth(oral)	구강 체온
T/O	telephone order	전화지시
tob.	tobacco	담배
TOC	total organic carbon	총유기탄소
tol.	tolerate	내성, 내성이 생긴
top.	topical	국소적
tox.	toxic, toxicity, toxin	독소적, 독성, 독소
TPHA	Treponema pallidum hemagglutination assay	매독균혈구응집검사
TPBF	total pulmonary blood flow	총폐혈류
TPC	thromboplastin plasma component	트롬보플라스틴혈장성분
TP&P	time, place, and person	시간, 장소, 사람
TPR	temperature pulse respiration	체온 맥박 호흡
T(R)	temperature(rectal)	항문 체온
trach.	tracheostomy	기관절개술
trach.asp.	tracheal aspiration	기도흡인
tract.	traction	견인, 견인장치
train.	training	훈련, 연습
trans.	transverse	가로, 횡
trans.d	transverse diameter	가로지름
transm.	transmission	전달, 전파

transpl.	transplant, transplantation	이식
tras.sect.	transverse section	가로단면, 가로절단
Tren	Trendelenburg (position)	트렌델렌부르크자세
trep.	treponema	트레포네마
TRH	thyrotrophin releasing hormone	갑상샘자극호르몬
trt.	treatment	치료
T-sect.	transverse (cross)section	가로단면, 가로절단
T-set	tracheostomy set	기관 절개 세트
TSH	thyroid stimulation hormone	갑상샘자극호르몬
TT	tetanus toxoid	파상풍 독소
TTH	thyrotropic hormone	갑상샘자극호르몬
TTS	tarsal tunnel syndrome	발목굴증후군
TTT	tilt table test	경사대
tuberc.	tuberculosis	결핵
TU	toxic unit	독성 단위
tuss.	cough(L;tussis)	기침
TV	tidal volume	일회호흡량
TVC	timed vital capacity	단위시간폐활량
TVU	total volume urine	총소변량
Tx.	therapy	요법, 치료
tymp.	tympanogram	고실도
tymp.memb.	tympanic membrane	고막
typ.	typical	전형적인, 고유의
	U	
U/1	1 finger breadth below umbilicus	배꼽에서 손가락 1개폭 아래
1/U	1 finger over umbilicus	배꼽에서 손가락 1개폭 위에
U/	at umbilicus	배꼽위치에
UA	umbilical artery	배꼽동맥, 제동맥
UCG	ultrasonic cardiography	심초음파검사
UE	upper extremity	팔, 상지

UH	umbilical hernia	배꼽탈장
ult.praes.	ultimum praescriptus	최후의 처방, 마지막 처방
UM	upper motor	위운동
umb.	umbilicus	배꼽의
UMN	upper motor neuron	위운동신경세포, 상위운동신경원
uncomp.	uncompensated	비대상성의
uncon.	unconscious	무의식의
uncond.ref.	unconditioned reflex	무조건반사
uncorr.	uncorrected	부정확한
undet.orig.	undetermined origin	원인 불명의
unilat.	unilateral	한쪽의
univ.	universal	전반적인, 절대적인
unk.	unknown	알지 못 함
unoff.	unofficial	비공식으로
unsat.	unsatisfactory	불만
UR	unconditioned response	무조건반응
ur.	urine	소변, 요
URD	upper respiratory disease	상기도병
ureth.	urethral	요도의
URI	upper respiratory infection	상기도 감염
URT	upper respiratory tract	상기도
URTI	upper respiratory tract infection	상기도 감염
US	ultrasonic	초음파
UT	urinary tract	요로
UTI	urinary tract infection	요로감염
UV	ultraviolet	자외선
	V	
V	vein	정맥
v	volt	볼트
V1,V2	chest lead 1, chest lead 2	가슴 심전도 제1유도, 제2유도

VA	vaccum aspiration	진공흡인
Va	volume of alveolar gas	폐포가스량
vac.	vaccum	진공
vacc.	vaccinate, vaccination	예방주사를 놓다(예방접종, 종두)
Vag.	vagina, vaginal	질, 질의
var.	variable	변인, 일정치 않은
vasc.	vascular	혈관
vas.dis.	vascular disease	혈관병
VAT	ventricular activation time	심실흥분 시간
VB	vertebrobasilar	척추뇌바닥
VBI	vertebraobasilar insufficiency	척추뇌바닥부전
VC	color vision	색각
Vcc	vision with correction	교정 시력
VCCA	velocity common carotid artery	온목동맥 속도
VDA	visual discriminatory acuity	분별 시력
vdg	voiding	배뇨
VDT	visual display terminal	영상표시단말기(증후군)
Ve	minute of volume	분당량
vent.	ventilation	환기
vent.fib. or VF	ventricular fibrillation	심실세동, 심실잔떨림
ventr.	ventral	배쪽
ventric.	ventricular	심실의
VEP	visual evoked potential	시각유발 전위
VER	visual evoked response	시각유발 반응
vert.	vertical	수직의, 수직으로
ves.	vessel	맥간, 혈관
vesic.	vesicular	잔물집, 소낭성, 소수포
vest.	vestibular	안뜰, 전정
V/G	very good	매우 좋은, 매우 만족
VGH	very good health	건강상태 매우 좋음
VGM	ventriculogram	뇌실조영사진

VHDL	very high density lipoprotein	초고밀도지질단백질
VHF	visual half field	반측 시야
VI	volume index	용적 지수
vib.	vibration	진동
VIG	vaccinia immune globulin	백신 면역글로불린
vis.	vision	시각, 보기, 시력
visc.	visceral	장기의, 내장의
vit.	vitamin	비타민
vit.cap.	vital capacity	폐활량
viz.	namely(L; videlicet)	즉, 바꾸어 말하면, 다시 말하면
VJ	ventricular jugular	심실 경정맥
VLDL	very low density lipoprotein	처저밀도지질단백질
VM	valsalva maneuver	발살바조작(자율신경기능 검사법)
]V/O or VO	verbal order	구두지시
Vo	volume of dead	사강량
vol.	volume	량
vom	vomiting	구토
VP	venous pressure	정맥압
v.d.s.	vibration per second	초당 진동수
V/Q	ventilation perfusion ratio	환기관류비
VRE	vancomycine resistant staphylococcus	반코마이신 내성 장구균
VRI	viral respiratory infection	바이러스성 기도 감염
VRSA	vancomycine resistant staphylococcus aureus	반코마이신 내성 황색 포도상구균
V/S or VS	vital sign	활력징후
vs	versus	~에 대하여
VSN	vital sign normal	활력징후 정상
VSS	vital sign stable	활력징후 안정
VT	ventricular tachycardia	심실빠른맥
Vt.	tidal volume	일회호흡량

VV	varicose vein	정맥류
VW	vessel wall	혈관벽
	W	
W	white	백색, 흰색
WAIS	Wechsler adult intelligence scale	웩슬러성인용지능검사
wass.	Wassermann test	왓셀만 검사(매독검사 일종)
WB	waist belt	허리벨트
WBC	white blood count	백혈구 검사
WBR	whole body radiation	전신 방사선(치료)
WBT	Wechsler-Bellevue intelligence test	웩슬러-벨르뷔지능검사
W/C	wheelchair	휠체어
wd.	ward	병실
wds.	wounds	상처
wh.	white	백색
whpl. or W/P	whirlpool	훨풀(물리치료용 풀)
WHO	World Health Organization	세계보건기구
WISC	Wechsler intelligence scale for children	소아용 웩슬러지능검사
wk	weak	약한
WL test	water load test	물 부하 검사
WM	white male	백인 남자
WN	well nourished	영양상태가 좋은
WNF	well nourished female	영양상태가 좋은 여자
WNL	within normal limits	정상치, 정상범위 내
WNM	well nourished male	영양상태가 좋은 남자
wr.	wrist	손목
w/s	Watt-second	초당 와트
wt	weight	중량, 무게, 체중
w/u	work-up	완성하다, 발전시키다
WV	whispered voice	속삭이는 목소리, 쉰 목소리
w/v	weight per volume	용적당 무게

X		
X	cross of transverse	교차횡단, 가로지름
x3, x4	three times, four times	3배, 4배
X-match.	cross matching	교차시험
Xfer	transfer	이동, 전이
XP	xiphoid process	칼돌기
XT	exotropia	외사시
XV	fefteen	15, 십오
XX	chromosome normal female chromosome type	정상 여성염색체형
XXX	thirty	삼십
XY	chromosome normal male chromosome type	정상 남성염색체형
Y		
Y	y chromosome	Y염색체
yd.	yard	야드(길이단위)
yell	yellow	황색
YO	year old	나이
YOB	year of birth	나이
yr.	year	해, 년수
Z		
Z	zero	영, 제로

3) 접두사

	접두사	의미
부정과 긍정, 동일과 반대	a, an, ar	~이 없는, 부족한
	in, im	~이 아닌
	anti, contra	길항, 반대
	con, co, com, syn	~와 함께
	iso	같은, 동일한

	접두사	의미
수와 양 및 정도	uni, mono	하나, 하나의
	bi, di, diplo	둘, 2배, 양쪽의
	tri	셋
	quadri	넷
	oligo	적은 소수
	poly	많은
	multi	많은(many)
	macro	큰, 긴
	micro	작은
	hyper	초과, 정상 이상의
	hypo	아래 이하, 결손
	nulli	하나도 없는
	hemi	1/2, 반
	primi	첫째의
방향	ab	~로부터 멀어진
	ad	~에 가까이
	circum, peri	주위
	ec	~에서 밖으로
	dia, trans	~을 통하여
	extra	밖에, 이외에, 덧붙여
	endo, intra	내부, 안쪽
	para	가까이, 주변
	super, supra	~위에
위치, 장소	ante, pre, pro	~앞에, ~전에
	epi	~위에
	hypo, infra, sub	아래에
	inter	사이
	meso, medi	중앙
	post	~뒤에, ~후에
	retro	뒤쪽

	접두사	의미
시간, 속도	chron/o	만성의, 시간
	acutus	급성의
	tach/y	빠른
	brad/y	느린
	nyct/o	어두운, 밤
	noct/i	어두운, 밤
색깔	leuk/o	백색
	erythr/o	적색
	cyan/o	청색
	xanth/o	황색
	poli/o	회색질
	melan/o	흑색
	purpur/o	자색
기타	dys	통증이 있는, 어려운, 나쁜
	eu	잘, 쉬운, 좋은
	mal	부족한, 나쁜
	pan	전부, 범
	pseud/o	위, 거짓
	malac/o	연화
	scler/o	경화

4) 섭미사

	접미사	의미
질환 또는 장애	-sis	질병, 병적 진행
	-osis	질병, 병적 진행
	-asis	질병, 병적 진행
	-esis	질병, 병적 진행
	-iasis	질병, 병적 진행
	-ia, -y	질병, 상태

	접미사	의미
질환 또는 장애	-ism	상태
	-sy	질병, 증상
	-oma	종양, 부종
	-us	질병, 증상
증상 및 징후	-algia	통증
	-dynia	통증
	-ptosis	처짐
	-cele	탈장
	-itis	염증
	-penia	감소, 결핍
	-lithiasis	돌(결석)
	-plasm, -plasia	형성, 발육
	-pathy	질환, 병증
	-emesis	구토
	-phobia	병적인 공포
	-philia	비정상적인 '기호'나 '애착'
	-sclerosis	딱딱함
	-malacia	연화
	-stenosis	협착
	-ectasia(ectasis)	확장
	-megaly	비대
	-staxis	출혈
	-stasis(stasia)	흐름의 정지
	-plegia	마비
	-plexy	치다
	-emia	혈액의 상태
	-uria	요의 상태
	-lysis	분해
	-cyesis	임신
	-partum	출산, 진통

	접미사	의미
증상 및 징후	-tocia	출산, 분만
	-trophy	영양, 발육
	-pnea	호흡
	-esthesia	감각
	-osmia	냄새, 후각
	-phonia	음성, 소리
	-phagia	먹다, 삼키다
	-pepsia	소화
	-dipsia	갈증
	-rrhea(rhea)	유출, 흐름
	-rrhage, rrhagia	출혈
	-rrhexis(rhexis)	파열
치료와 수술	-tomy	절개술
	-ectomy	절제술
	-stomy	누공술
	-rrhaphy	봉합(꿰맴)
	-plasty	정형술
	-pexy	고정술
	-lysis	분해, 용해
	-tripsy	분쇄술, 파쇄술
	-clysis	씻기, 관장
	-centesis	천자
	-desis	고정
진단과 검사	-gram	도표, 그림
	-graph	기록하는 도구
	-graphy	기록하는 방법
	-scope	검사·관찰하는 도구
	-scopy	검사법
	-meter	측정기
	-metry	측정법
	-opsy	조직검사

5) 신체의 운동

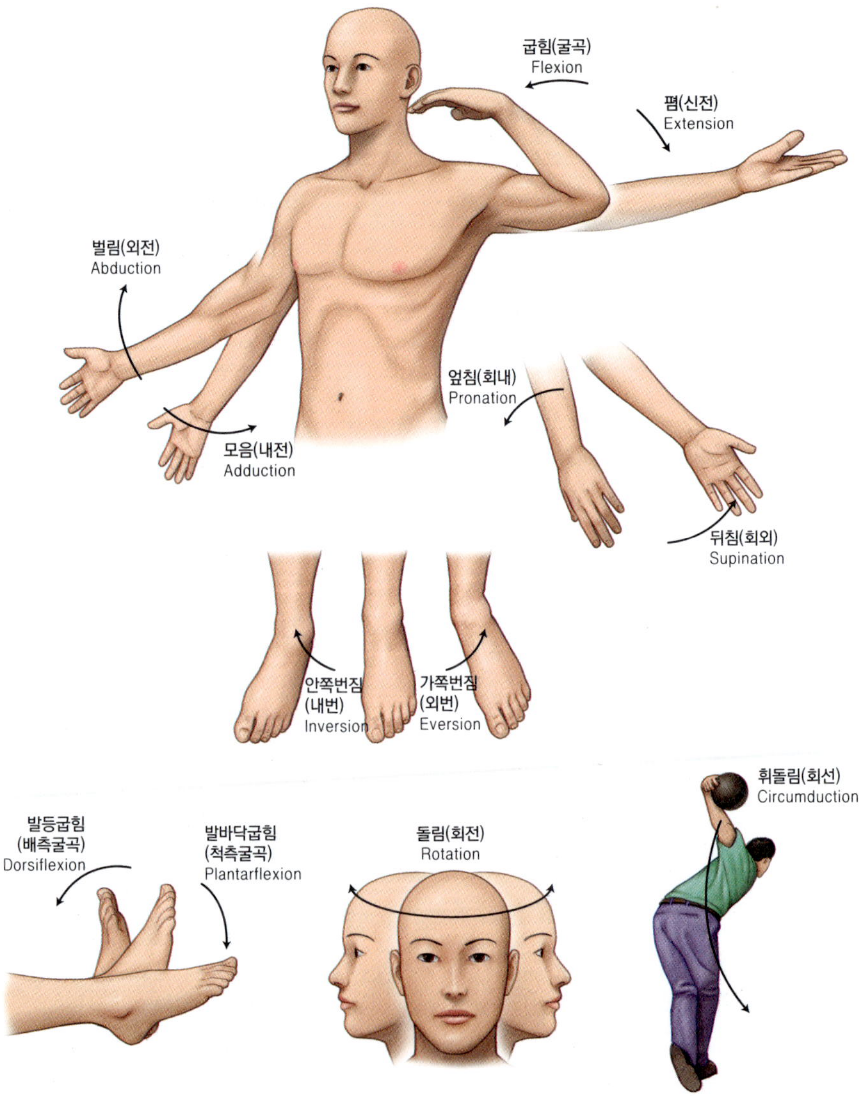

인체의 운동

작용	운동	의미
Flexion	굽힘(굴곡)	2개의 뼈 사이의 각도를 감소시키는 움직임: 사지를 굽힘
Extension	폄(신전)	2개의 뼈 사이의 각도를 증가시키는 움직임: 굽은 사지를 바르게 함
Abduction	벌림(외전)	팔·다리가 중심면에서 멀어지는 운동
Adduction	모음(내전)	몸의 중심쪽으로 팔·다리를 가까이 붙이는 운동
Rotation	돌림(회전)	축(axis) 주위를 회전하는 움직임(circular movement)
Dorsiflexion	발바닥굽힘(배굴)	발을 발등쪽으로 굽히는 운동(발목관절의 각도를 줄임)
Plantarflexion	발바닥굽힘(척굴)	발을 발바닥쪽으로 굽히는 운동(발목관절의 각도를 늘림)
Supination	뒤침(회의)	손바닥이 위로 보이도록 아래팔에서 일어나는 운동
Pronation	엎침(회내)	손등이 위로 보이도록 아래팔에서 일어나는 운동
Inversion	안쪽번짐(내번)	발바닥이 안쪽으로 향하는 운동
Eversion	가쪽번짐(외번)	발바닥이 바깥쪽으로 향하는 발운동

참고문헌

강권영 외(2012). 최신 신경계운동치료학. 하늘뜨락.

강정일(2019). 측정및평가. 현문사.

강정일 외(2012). 신경계질환별물리치료. 대학서림.

강정일 외(2018). 물리의학 개론. 대학서림.

곽광일 외(2014). 신경계물리치료 진단 및 평가. 하늘뜨락.

건강보험심사평가원(2020). 건강보험요양급여비용.

강종호 외(2010). 근육뼈대계 질환별 물리치료학. 범문에듀케이션.

근골격계 물리치료 중재학 편찬위원회(2015). 근골격계 물리치료 중재학. 현문사.

근골격계 물리치료 중재학 편찬위원회(2015). 근골격계 물리치료 중재학. 북엔에듀.

근골격계 물리치료 중재학 편찬위원회(2018). 근골격계 물리치료 중재학(2판). 현문사.

근골격계질환별 물리치료 중재학 편찬위원회(2018). 근골격계 질환별 물리치료 중재학. 범문에듀케이션.

근골격계 임상매뉴얼 편찬위원회(2018). 치료사를 위한 근골격계 임상매뉴얼. 범문에듀케이션.

근골격계 임상매뉴얼 편찬위원회(2018). 치료사를 위한 상하지의 평가와 도수치료 핵심지침서. 범문에듀케이션.

근골격계 임상매뉴얼 편찬위원회(2018). 치료사를 위한 평가와 진단 그리고 치료를 위한 도수치료 핵심지침서. 범문에듀케이션.

근골격계 임상매뉴얼 편찬위원회(2018). 치료사를 위한 척추의 평가와 도수치료 핵심지침서. 범문에듀케이션.

권용철, 박종한(1989). 노인용 한국판 MMSE-K의 표준화 연구: 제 1편 MMSE-K의 개발. 신경정신의학회지. 28(1).125-135.

김경 외(2013). 심장호흡물리치료. 정담미디어.

김경 외(2017). 심장호흡물리치료. 정담미디어.

김경 외(2019). 근골격계 물리치료 진단 및 평가. 학지사메디컬.

김경 외(2019). 노인물리치료의 이해. 학지사메디컬.

김경 외(2019). 정형물리치료학. 대한나래출판사.

김경태 외(2010). 통증유발점, 연관통, 스트레칭으로 알아보는 근골격계 촉진법. 대한나래출판사.

김근조 외(2013). 오'설리반과 슈미츠 질환별물리치료. 개정 5판. 영문출판사.
김상범 외(2013). 물리치료사를 위한 임상진단학. 군자출판사.
김명기 외(2017). 자세교정을 위한 단계별 운동처방. 범문에듀케이션.
김명준 역(2016). 물리치료사를 위한 진단영상학. 영문출판사.
김명준 외(2017). 정형도수물리치료학 총론(2판). 현문사.
김선엽 외(2009). 척추도수물리치료. 대한나래출판사.
김선엽, 황성수(2005). 최신 근에너지 기법(2판). 대학서림.
김인섭 외(2016). 근골격계 질환별 물리치료 중재학. 대한나래출판사.
김원호 역(2012). 치료사를 위한 ICF 기반 문서작성. 정담미디어.
김원호 외(2012). 물리치료 개론(개정판). 정담미디어.
김종만 외(2010). 질환별물리치료(근육뼈대계 · 피부계). 정담미디어.
김종만 외(2010). 질환별물리치료(신경계 · 심폐계) 정담미디어.
김종만 외(2012). 신경계물리치료학. 정담미디어
김종만 외(2014). 신경과학. 정담미디어
김종만 외(2015). 임상신경학. 정담미디어
김종만 · 이충희(2017). 신경계물리치료학 3판. 정담미디어.
김태공 외(2010). 정형외과학. 범문에듀케이션.
김태열 외(2009). 임상 전기생리학. 이퍼블릭.
대한감염학회(2017). 의료관련감염 표준예방지침.
대한수중물리치료학회(2013). 임상 수치료학. 범문에듀케이션.
대한심장호흡물리치료학회 (2019). 심장호흡계 물리치료학. 범문에듀케이션.
대한정형도수물리치료학회 역(2009). 물리치료사를 위한 영상진단학. 한미의학.
대한정형도수물리치료학회(2014). 정형도수치료진단학. 현문사.
대한정형도수물리치료학회(2016). Mulligan의 도수물리치료. 범문에듀케이션.
대한정형도수물리치료학회(2018). 근골격계 통증증후군에 대한 도수치료. 범문에듀케이션.
대한정형물리치료학회 역(2003). 말초관절의 정형의과학적 검사. 이퍼블릭.
문성기 외(2017). 측정 및 평가 3판. 대한나래출판사.
문동철 외(2020). 정형도수치료학. 학지사메디컬.
물리치료 교재편찬위원회(2014). 척추팔다리의 근골격계 검사 및 평가. 에듀팩토리.
물리치료 문제해결 교재편찬위원회(2018). 근거중심 임상의사결정에 따른 물리치료 문제해결 진단평가-중재. 현문사.
물리치료 임상 가이드북(2017). 임상물리치료사협의회.

물리치료학개론 편찬위원회(2014). 물리치료학 개론(2판). 범문에듀케이션.
민경옥(2001). 전기치료학(개정판). 현문사.
민경옥 외(2014). 최신 정형도수물리치료학(개정 3판). 하늘뜨락.
민경옥 외(2016). 근골격계 물리치료 진단평가학. 하늘뜨락.
민경옥 외(2017). 신경계 물리치료 진단 및 평가. 하늘뜨락.
민경옥 외(2017). 핵심 임상운동학. 하늘뜨락.
박경영 외(2009). 척수환자의 독립성지수Ⅲ의 신뢰도와 타당도 연구. 대한작업치료학회지. 17(3):97-109.
박래준 외(2010). 수중운동치료. 대학서림.
박승규(2017). 임상의사결정. 아카데미아.
박영한 외(2016). 전기치료학. 대한나래출판사.
박종철 외(2012). 수치료의 이론과 실제. 현문사.
박지환 외(2011). 물리치료학 개론. 현문사.
박지환 외(2011). 정형도수물리치료학 총론. 현문사.
박지환 외(2012). 근골격계 질환별 물리치료(개정수정판). 현문사.
박지환 외(2013). 피부물리치료중재학. 범문에듀케이션.
박지환 외(2013). AAOS 핵심 정형외과학(4판). 범문에듀케이션.
박찬의 외2005). 광선치료학. 대학서림.
배성수(2011). 물리치료학 개론 9판. 대학서림.
배주한 외(2019). 일상생활활동. 학지사메디컬
배주한 외(2020). 신경계 질환 물리치료 중재학, 학지사메디컬.
백인협(2016). 칼텐본 컨셉에 근거한 정형도수치료. 영문출판사.
서울특별시 물리치료사회 학술교육원(2018). 치료사를 위한 평가와 진단 그리고 치료를 위한 도수치료 핵심지침서. 법문에듀케이션.
세계보건기구 보건복지부(2014). ICF국제 기능 장애 건강 분류 제 2차 개정판.
송창호 외(2010). 치료사를 위한 임상진단평가. 이퍼블릭.
수치료편찬위원회(2013). 임상수치료학. 범문에듀케이션.
수치료학 편찬위원회(2020). 수치료학의 이론과 실제. 현문사.
신경계 물리치료 진단 및 평가 편찬위원회(2019). 신경계 물리치료 진단 및 평가. 현문사.
신경계질환 물리치료 중재학 편찬위원회(2017). 신경계 질환 물리치료 중재학. 대한나래출판사.
신경계질환 물리치료 중재학 편찬위원회(2018). 신경계 질환 물리치료 중재학. 현문사.
신경계질환 중재학편찬위원회(2018). 신경계질환 중재학. 범문에듀케이션.

신경계 물리치료 진단 및 평가 편찬위원회(2019). 신경계 물리치료 진단 및 평가. 현문사.
신경계물리치료 진단평가학 편찬위원회(2018). 신경계 물리치료 진단평가학. 범문에듀케이션.
신경계 운동치료학 교재 편찬위원회(2020). 신경계 운동치료학. 메디컬포럼.
신경계 운동치료학 편찬위원회(2018). 신경계 운동치료학. 범문에듀케이션.
심장호흡물리치료중재학 편찬위원회(2017). 심장호흡 물리치료 중재학. 대한나래출판사.
안전보건공단(2014). 의료기관 재해사례집.
오재섭(2016). 골반바닥을 위한 Fitness. 범문에듀케이션.
윤정규 외(2008). 물리치료학 개론. 현문사.
이규창 외(2014). 근거중심 물리적 인자치료(4판). 학지사메디컬.
이승준(2008). 척추의 이학적 검사. 서울의학사.
이인학 외(2011). 물리치료학 개론. 현문사.
이인학 외(2012). 전기치료학. 현문사.
이인학 외(2013). 광선치료학. 현문사.
이재형 외(2013). 피부물리치료학. 정담미디어.
이재형 외(2016). 최신전기치료학(근거중심). 대학서림.
이재홍 외(2018). 물리치료학 개론. 학지사메디컬.
이한기 외(2011). 사람해부학. 수문사.
임상도수치료연구회(2015). 실전 임상도수치료(제2판). 범문에듀케이션.
장정훈 외(2020). 근력검진 10판. 현문사.
전기치료교재 편찬위원회 (2015). 전기치료학. 현문사.
전국물리치료과교수협의회(2006). 임상 물리치료 진단 평가. 군자출판사.
전부영, 이병권(2015). 도구를 이용한 기능적 운동치료. 범문에듀케이션.
정진우(2014). 척추와 사진의 검진. 대학서림.
정형국 역(2016). 물리치료사를 위한 근골격계 진단영상학. 영문출판사.
차유리 외(2013). 뇌졸중 환자들을 위한 한국어판 Motor Assessment Scale의 신뢰도. 특수교육재활과학연구. 52(1).279-293.
최원제(2019). 측정 및 평가 2판. 범문에듀케이션.
최유림(2017). 트레이드밀 걷기속도가 소형 개의 신체지표, 다리의 기능적 상태, 다열근 두께에 미치는 효과. 용인대학교 대학원.
채윤원 외(2004). 도수치료. 정담미디어.
최재청 외(2018). 운동치료학. 현문사.
탁양주 외(2020). 심전도 기초에서 활용까지. 메디컬사이언스.

한국보건의료인국가시험원(2012). 물리치료사 2차 직무분석연구.

한종만 외(2019). 쉽게 배우는 인체해부학. 학지사메디컬.

황병용(2008). 보바스 개념의 성인신경치료학. 서울 메드-메디아.

홍용근 외(2012). 인체생리학. 정담미디어.

Alexander Kaltenborn(2014). The hip lag sign - prospective blinded trial of a new clinical sign to predict hip abductor damage. plosone.

Anne Shumway-Cook, Marjorie H Woollacott(2017). Motor Control: Translating Research into Clinical Practice. 5th ed. Wolters Kluser.

Brent Brotzman S & Manske RC(2017). Clinical Orthopaedic Rehabilitation. Elsevier.

Brumitt, et al(2013). Physical Therapy Case Files: Orthopaedics (Paperback). McGraw-Hill Education.

Byrd JW(2007). Evaluation of the hip: history and physical examination. North American Journal of Sports Physical Therapy. 2(4):231-240.

Carolyn J(2019). Physical Examination and Health Assessment (8th Ed.). Saunders

Carolyn Jarvis(2016). Laboratory manual for physical examination. ELSEVIER.

Duncan PW, et al(1990). Functional reach: a new clinical measure of balance. J Gerontol. 45(6):192-197.

Flynn T, et al(2008). Users' guide to the musculoskeletal examination fundamentals for the evidence-based clinician. Evidence in Motion.

Fugl-Meyer AR, et al(1975). The post-stroke hemiplegic patient. A method for evaluation of physical performance. Scand J Rehabil Med. 7:13-31.

Granger CV(1979). Outcome of comprehensive medical rehabilitaion; Measurement by PULSES profile and the Barthel Index, Arch Phys Med Rehabil 60(4):145-54.

Hagen C, et al(1979) Levels of cognitive functioning, rehabilitation of the brain injured adult comprehensive physical management. Downey, CA: professional staff Association of Rancho Los Amigos Hospital.

Hess SA(2000). Functional stability of the glenohumeral joint. Manual Therapy, 5:63 - 71.

Isles RC, et al(2004), Normal values of balance test in woman aged 20-80. J Am Geriatr Soc. 52:1367-1372.

Katz S, et al(1979). Progress in the development of the index of ADL. The Gerontologist, 10(1):20-30.

Levine DF, et al(2012). Whittle's Gait Analysis. Elsevier Health Sciences.

Levin HS, et al(1979). The Galveston Orientation and Amnesia Test, J Nerv Ment Dis

167:675-684.

Michael PR(2014). Clinical examination and physical assessment of hip joint-related pain in athletes. Int J Sports Phys Ther. 9(6):737 – 755.

Nikita AV(2002). Quick reference evidence based physical assessment. Professional Health Systems.

Onose G, et al(2009). Neuroprotective and consequent neurorehabilitative clinical outcomes in patients treated with the pleiotropic drug cerebrolysin. J Med Life, 2(4):350-360.

O'Sullivan & Schmitz. (2013). Physical rehabilitation. 6th ed. Davis. F. A.

Rothstein JM, et al(2003). The Hypothesis-Oriented Algorithm for Clinicians II (HOAC II): A Guide for Patient Management. Physical Therapy. 83(5). 455-470.

Shah S(1998). Modified Barthel Index (Expended). In S. Salek. (ED). Compendium of quality of life instruments Part Ⅱ. Chichester: Wiley and sons.

Shah S, et al(1989). improving the sensitivity of the Barthel Index for stroke rehabilitaion. J Clin Epidemiol. 1989;42(8);703-709.

Soucie JM(2011). Range of motion measurements: reference values and a database for comparison studies. Epub Nov 11.

Tae-Woo Kang & Tae-Yoon Kim(2017). A Case Report of PNF Strategy Applied ICF Tool on Upper Extremity Function for Patient Adhesive Capsulitis. Journal of Korean Society of Physical Medicine. 12(4):19-28.

Teasdale G, et al(2014). the Glasgow Coma Scale at 40years: dtanding the test of time. Lancet Neurol. 13(8)844-54.

Walter L & Calmbach, MD(2003). Evaluation of Patients Presenting with Knee Pain: Part I. History, Physical Examination, Radiographs, and Laboratory Tests. AFP Journal.

William G(2010). Primary Care for the Physical Therapist (2nd Ed.). W.B. Saunders Company.

참고사이트

대한고유수용성신경근촉진법학회 http://www.pnf.or.kr/pnf2015/

물리치료사 협회 http://www.kpta.co.kr/center/kpta/ethic. 건강보험심사평가원 청구 방법 및 급여기준 조회 시스템

ASIA www.asia-spinalinjury.org

http://rulesvc.hira.or.kr/lmxsrv/law/lawRevisionInfo.srv?SEQ_HISTORY=1858

https://www.icf-core-sets.org/

https://www.icf-casestudies.org/

찾아보기

ㅅ

ㅇ

ㅊ

ㅋ

ㅌ

B

C

기타